Bandscheibenbedingte Erkrankungen
3. Auflage

Bandscheiben-bedingte Erkrankungen

Ursachen, Diagnose, Behandlung
Vorbeugung, Begutachtung

Jürgen Krämer
unter Mitarbeit von
Roland Schleberger und
Achim Hedtmann

3., überarbeitete und erweiterte Auflage

273 Abbildungen in 416 Einzeldarstellungen, 78 Tabellen

1994
Georg Thieme Verlag
Stuttgart · New York

Prof. Dr. Jürgen Krämer
Direktor der Orthopädischen
Universitätsklinik
im St.-Josef-Hospital
Gudrunstr. 56
44791 Bochum

Priv.-Doz. Dr. Roland Schleberger
Orthopädische Universitätsklinik Bochum

Priv.-Doz. Dr. Achim Hedtmann
Klinik Fleetinsel Hamburg

Die Deutsche Bibliothek – CIP-Einheitsaufnahme
Krämer, Jürgen:
Bandscheibenbedingte Erkrankungen : Ursachen, Diagnose, Behandlung, Vorbeugung, Begutachtung / von Jürgen Krämer. Unter Mitarb. von Roland Schleberger und Achim Hedtmann. – 3., überarb. und erw. Aufl.– Stuttgart ; New York : Thieme, 1994
Engl. Ausg. u.d.T.: Krämer, Jürgen: Intervertebral disk diseases

1. deutsche Auflage 1978
1. englische Auflage 1981
2. deutsche Auflage 1986
1. spanische Auflage 1989
2. englische Auflage 1990

Satz: Druckhaus Götz GmbH,
D-71636 Ludwigsburg, gesetzt auf CCS Textline (Linotronic 630)
Druck: Grammlich, Pliezhausen

ISBN 3-13-555603-4 1 2 3 4 5 6

Wichtiger Hinweis:

Wie jede Wissenschaft ist die Medizin ständigen Entwicklungen unterworfen. Forschung und klinische Erfahrung erweitern unsere Erkenntnisse, insbesondere was Behandlung und medikamentöse Therapie anbelangt. Soweit in diesem Werk eine Dosierung oder eine Applikation erwähnt wird, darf der Leser zwar darauf vertrauen, daß Autoren, Herausgeber und Verlag große Sorgfalt darauf verwandt haben, daß diese Angabe dem Wissensstand bei Fertigstellung des Werkes entspricht.

Für Angaben über Dosierungsanweisungen und Applikationsformen kann vom Verlag jedoch keine Gewähr übernommen werden. Jeder Benutzer ist angehalten, durch sorgfältige Prüfung der Beipackzettel der verwendeten Präparate und gegebenenfalls nach Konsultation eines Spezialisten festzustellen, ob die dort gegebene Empfehlung für Dosierungen oder die Beachtung von Kontraindikationen gegenüber der Angabe in diesem Buch abweicht. Eine solche Prüfung ist besonders wichtig bei selten verwendeten Präparaten oder solchen, die neu auf den Markt gebracht worden sind. Jede Dosierung oder Applikation erfolgt auf eigene Gefahr des Benutzers. Autoren und Verlag appellieren an jeden Benutzer, ihm etwa auffallende Ungenauigkeiten dem Verlag mitzuteilen.

Vorwort zur 3. Auflage

Die Entwicklung auf dem Gebiet der bandscheibenbedingten Erkrankungen ist rasch vorangeschritten. Neue Erkenntnisse aus der Anatomie, Biomechanik und klinischen Forschung erforderten eine gründliche Überarbeitung sämtlicher Kapitel sowie Neuaufnahme der Abschnitte „Kernspintomographie“, „Lokale Injektionsbehandlung“, „Perkutane, lumbale intradiskale Therapie“, „Instrumentierte Fusion“, „Postfusionssyndrom“. Geänderte diagnostische und therapeutische Verfahren machten ein Umdenken in der topographischen Anatomie nötig; ein entsprechendes Kapitel, „Radiologisch-chirurgische Einteilung der lumbalen Bewegungssegmente“, berücksichtigt diese Entwicklung.

Aufgrund der in den letzten Jahren gewonnenen Erkenntnisse können wir degenerative Wirbelsäulenerkrankungen immer besser nachweisen, behandeln oder gar vorbeugende Maßnahmen ergreifen. Nichtinvasive bildgebende Verfahren haben weitgehend die Myelographie verdrängt, und ausgefeilte konservative Behandlungsprogramme einschließlich Akupunktur und autogenem Training ersetzen vielfach den operativen Eingriff. Bei akuter und progredienter neurologischer Symptomatik sind jedoch nach wie vor Dekompressions- und Stabilisierungsoperationen an der Wirbelsäule erforderlich. Diese Eingriffe müssen weiter verbessert werden, um iatrogene Schäden an der Wirbelsäule, wie Postdiskotomie- und Postfusionssyndrome, zu vermeiden.

Neue Akzente für die Grundlagenforschung, die gutachterliche Diagnostik und die Prophylaxe von Wirbelsäulenschäden am Arbeitsplatz sind durch die Anerkennung von bandscheibenbedingten Erkrankungen als Berufskrankheit gesetzt worden. Ein eigenes Kapitel faßt die theoretischen und praktischen Erkenntnisse zusammen.

Um die zahlreichen noch offenstehenden Fragen aus der Grundlagenforschung und Klinik bandscheibenbedingter Erkrankungen wirksam bearbeiten zu können, bedarf es der Kooperation zwischen Orthopäden, Radiologen, Biomechanikern, Anatomen, Pathologen, Psychologen und Arbeitsmedizinern, die nur im Rahmen einer klinischen Forschergruppe zu realisieren ist. Die Neuauflage gibt einen Überblick über das bisher Erarbeitete mit entsprechenden Empfehlungen und Anregungen für weitere Untersuchungen auf den verschiedenen Fachgebieten.

Ich danke meiner Frau, Christa Krämer, für ihre instruktiven Zeichnungen, die auch dem Nicht-Orthopäden anatomische und biomechanische Grundlagen sowie klinische Untersuchungstechniken verständlich machen. Für die bereitwillige Überlassung des Bildmaterials meiner aus allen Regionen kommenden Patienten bin ich den entsprechenden Röntgeninstituten zu Dank verpflichtet. Eigene Aufnahmen stammen aus der Röntgenabteilung des St. Josef-Hospitals Bochum (Leiter: Prof. Dr. Köster). Dem Georg Thieme Verlag danke ich für die großzügige Ausstattung des Buches.

Formentera, im Frühjahr 1994

Jürgen Krämer

Vorwort zur 1. Auflage

Bandscheibenbedingte Erkrankungen aller Wirbelsäulenabschnitte wurden im deutschsprachigen Schrifttum in den letzten Jahren nur im Rahmen von Büchern über die ganze Wirbelsäule sowie in Hand- und Lehrbüchern abgehandelt.
Der Stoff zum Thema Bandscheibe ist inzwischen jedoch so angewachsen, daß eine erschöpfende Darstellung aller mit den degenerativen Wirbelerkrankungen zusammenhängenden Fragen nur im Rahmen einer Monographie möglich erscheint.
Die Thematik umfaßt mehrere Teilgebiete der Medizin und erstreckt sich sowohl auf anatomische, biomechanische und biochemische Grundlagen als auch auf orthopädische, internistische, neurologische, neurochirurgische und gutachterliche Fragestellungen. Den breitesten Raum nehmen dabei orthopädische Belange ein, denn bandscheibenbedingte Erkrankungen sind Folge von Form- und Funktionsstörungen des Bewegungsapparates. Die Zusammenarbeit zwischen den theoretischen und klinischen Instituten an der Universität Düsseldorf stellte gute Voraussetzungen für die Bearbeitung eines so vielschichtigen Themas dar. Ich danke hier besonders den Direktoren und Mitarbeitern der Institute für Biochemie, Gerichtliche Medizin und Pathologie für die großzügige Bereitstellung des Untersuchungsmaterials und die Gelegenheit, an ihren Instituten zu arbeiten.
Prof. Dr. H. Kuhlendahl und seine Oberärzte von der Neurochirurgischen Klinik der Universität Düsseldorf vermittelten mir bereitwillig ihre großen Erfahrungen von über 4000 Bandscheibenoperationen. Viele Anregungen zu weiterführenden wissenschaftlichen Arbeiten entstammen aus persönlichen Gesprächen mit Prof. Dr. H. Junghanns, der mit seinen Arbeiten und dem von ihm geprägten Begriff „Bewegungssegment" wesentliche Grundlagen für unser heutiges Wissen über die bandscheibenbedingten Erkrankungen schuf. Einige interessante und für dieses Buch verwertbare Ergebnisse brachten die Arbeiten meiner Doktoranden H. Albers, H. J. Tannich, A. Gritz, H. Knepel, A. Kaschner, W. Dähne, M. Ripplinger, C. Stahl, T. Finkenrath, H. Laturnus, M. Lindner, G. Vogel, H. Brenner und J. Heisel.
Mein Dank gilt auch meinem langjährigen Chef, Herrn Prof. Prof. h. c. Dr. K. H. Idelberger, der es mir ermöglichte, diese Monographie mit allen experimentellen Grundlagen neben meiner klinischen Tätigkeit fertigzustellen. Das Nebeneinander von Experiment und Klinik erwies sich für die Erforschung bandscheibenbedingter Erkrankungen als zweckmäßig und fruchtbar.
Die meisten bandscheibenbedingten Erkrankungen werden in der Praxis diagnostiziert und behandelt. Der Klinik und Poliklinik bleiben nur die relativ wenigen therapieresistenten Fälle vorbehalten. Deswegen erschien eine enge Zusammenarbeit mit erfahrenen niedergelassenen Kollegen erforderlich, um bewährte Behandlungsmethoden darzustellen und neue praktikable konservative Verfahren zu erarbeiten. Ich danke hier den Fachärzten für Orthopädie, Dr. P. Dann, Dr. R. Brinkmann, Dr. D. Pfennigwerth, Dr. H. Labunski und Dr. R. Könemund für ihre Mitarbeit.
Die vorliegende Monographie wäre ohne das Verständnis und die tätige Mithilfe meiner Frau im gegebenen Zeitraum und Umfang nicht fertiggestellt worden. Sie hat die für das allgemeine Verständnis so wichtigen Zeichnungen angefertigt und war maßgeblich an der Dokumentation beteiligt.
Je tiefer man in ein Teilgebiet der Medizin eindringt, um so größer sind die Wissenslücken, die sich auftun. Trotz des scheinbar unübersehbaren Schrifttums über bandscheibenbedingte Erkrankungen sind noch zahlreiche Fragen offen. Es ist unsere vordringliche Aufgabe, durch enge Zusammenarbeit, vor allem auf dem Gebiet der Grundlagenforschung, weitere Probleme zu lösen.

Düsseldorf/Formentera, im Frühjahr 1978

Jürgen Krämer

Inhaltsverzeichnis

10 Thorakalsyndrom 137

11 Lumbalsyndrom 141

14 Allgemeine Rehabilitation und Prophylaxe, Rückenschule 331

15 Begutachtung 345

1 Einleitung

Unter den bandscheibenbedingten Beschwerden spielen **Erkrankungen auf degenerativer Basis** in jeder Hinsicht eine so überragende Rolle, daß den Tumoren, Entzündungen und Entwicklungsstörungen im Zwischenwirbelabschnitt nur eine untergeordnete klinische Bedeutung zukommt. Die durch degenerative Veränderungen hervorgerufenen Form- und Funktionsstörungen der Wirbelsäule haben in den letzten Jahrzehnten großes Interesse gefunden. Dazu hat nicht nur die weite Verbreitung bandscheibenbedingter Erkrankungen, sondern auch ihre vielfältige Auswirkung auf andere Organe beigetragen. Die Entdeckung des Kausalzusammenhanges zwischen Bandscheibenprolaps und Ischialgie hat zunächst morphologische Gesichtspunkte in den Vordergrund rücken lassen. Das Festhalten an den **pathologisch-anatomischen Veränderungen** führte dazu, daß funktionelle Störungen der Wirbelsäule, die bisher morphologisch nicht objektiviert werden konnten, häufig nicht vom Arzt, sondern von Paramedizinern behandelt wurden. Man erkannte sehr bald, daß sich mit der operativen Entfernung des Prolapses nicht alle Probleme beseitigen ließen. Allzu oft fand man eine erstaunliche Diskrepanz zwischen den pathologisch-anatomischen und den röntgenologischen Veränderungen sowie den tatsächlichen Beschwerden.

Form- und Funktionsstörungen treten entgegen einer vielfach geäußerten Ansicht im Bewegungssegment nicht unbedingt gemeinsam auf. Deformierungen sind nicht gleichbedeutend mit Beschwerden. Symptomlose Mißbildungen, Skoliosen und juvenile Kyphosen legen einen eindeutigen Beweis ab.

Entscheidend für das Auftreten von Beschwerden ist die Entwicklungsdauer der Deformierung im Bewegungssegment.

Die plötzliche Bedrängung der Nervenwurzeln durch eine Fraktur oder einen Prolaps ruft heftigste Beschwerden hervor. Kommt die Dehnung des Nervs jedoch allmählich zustande, wie z. B. bei der idiopathischen Skoliose oder Spondylolisthesis, so bestehen ausreichend Möglichkeiten zur Adaptation, ohne daß neurologische Symptome auftreten.

Grundlage unserer heutigen **funktionell-dynamischen Betrachtungsweise** sind neu hinzugekommene Erkenntnisse auf dem Gebiet der Biochemie und Biomechanik. Morphologisch nicht faßbare Konsistenz- und Volumenänderungen der Bandscheibengrundsubstanz können Auswirkungen auf die Funktion des ganzen Achsenorgans haben. Wirbel, Zwischenwirbelabschnitte, Bänder und Muskeln bilden an der Wirbelsäule eine funktionelle Einheit, die in dem von Junghanns (1951) geprägten Begriff „Bewegungssegment" ihren besten Ausdruck findet (605). Die Störung eines dieser Bestandteile hat auch Auswirkungen auf die anderen Komponenten des Bewegungssegmentes. Wegen der Besonderheiten ihrer Stoffwechsellage bei gleichzeitiger starker mechanischer Beanspruchung sind vor allem die Bandscheiben Ausgangspunkt zahlreicher Erkrankungen im Bewegungssegment. Insbesondere die unteren Bewegungssegmente der HWS und der LWS, wo starre in bewegliche Abschnitte des Achsenorgans übergehen, rufen häufig Beschwerden hervor. Hinzu kommen hier noch die engen topographischen Beziehungen zwischen den zahlreichen Formschwankungen unterlegenen Bandscheibenbegrenzungen und den Nervenwurzeln.

Die Darstellung bandscheibenbedingter Erkrankungen beinhaltet im wesentlichen eine Abhandlung über pathologische Zustände in den unteren zervikalen und lumbalen Bewegungssegmenten.

Entsprechend dem Titel und der Aufgabenstellung sind die Akzente in diesem Buch vor allem auf die **klinischen Krankheitsbilder** gesetzt. Alle Grenzgebiete, wie Embryologie, pathologische Histologie, Elektronenmikroskopie und spezielle Operationsverfahren, wurden nur so weit aufgenommen, wie ihnen eine größere praktische Bedeutung zukam. Es galt, den gemeinsamen Nenner aller bandscheibenbedingten Erkrankungen herauszuarbeiten, um die Diagnostik zu erleichtern und die Therapie zu vereinfachen. Ein Beispiel dafür ist die Positionsabhängigkeit der Schmerzen und ihre Beeinflussung durch Lagerung bzw. Haltungswechsel. Alle weiterführenden Maßnahmen müssen unter Berücksichtigung des Stellenwertes für die Diagnosesicherung und den Gewinn für den Patienten 4 Bedingungen erfüllen: Sie sind nach dem WIRKE-Prinzip möglichst

	[i]nvasiv,
[w]enig	[r]iskant,
	[k]ostspielig,
aber	[e]ffektiv.

Denn bei den immer aufwendiger werdenden diagnostischen und therapeutischen Verfahren muß man sich stets den relativ gutartigen Verlauf der Bandscheibenleiden vor Augen halten. Da von bandscheibenbedingten Erkrankungen vorwiegend jüngere Menschen betroffen sind, ist es erforderlich, daß der Arzt seinem Patienten nach Abschluß der Behandlung einige **Verhaltensmaßregeln** mit auf den Weg gibt. Während man früher dem scheinbar unabwendbaren Entstehen und schicksalhaften Verlauf von Bandscheibenschäden machtlos gegenüberstand, bestehen heute Möglichkeiten, im Rahmen der **Rückenschule** mit einer sinnvollen Rehabilitation und Prophylaxe Häufigkeit und Intensität der Zervikal- und Lumbalsyndrome zu beeinflussen.

2 Geschichte und Terminologie

Geschichte

Degenerative Wirbelsäulenveränderungen und bandscheibenbedingte Erkrankungen sind so alt wie die Menschheit selber. Seit der Zeit des Homo primigenius bis in die Neuzeit liefern uns Skelettreste auch reichlich Nachweise für Aufbrauchschäden an der Wirbelsäule. Obwohl bandscheibenbedingte Erkrankungen wie Schulter-, Nacken-, Kreuz- und Ischiasbeschwerden heute weit verbreitet sind und als sog. Zivilisationsschäden gelten, haben auch schon unsere Vorfahren darunter gelitten, zumal diese Leiden oft schon in jungen Jahren auftreten und nicht an die hohe Lebenserwartung des Neuzeitmenschen gebunden sind.

Es ist erstaunlich, daß ein sowohl pathologisch-anatomisch als auch klinisch-neurologisch so klar umrissenes Krankheitsbild wie z. B. die Prolapsischialgie in ihrem Wesen praktisch bis zur Veröffentlichung von Mixter u. Barr 1934 (826) unerkannt blieb.

Operations- und sektionstechnische Mittel standen bereits seit Jahrzehnten zur Verfügung.
Beschreibungen der Ischialgie als eine der häufigsten und bedeutendsten bandscheibenbedingten Erkrankungen finden sich bei namhaften Autoren der Antike und des Mittelalters (Tab. 2.**1**).
So beschreibt z. B. **Hippokrates** (460–377 v. Chr.) ein *Hüftweh* am Ende des Steißes und der Hinterbacken mit Ausstrahlung in den Schenkel. Er behandelte wie wir auch heute noch unter anderem mit Bädern und warmen Umschlägen (510).
Galenus von Pergamon (129–199 n. Chr.) sah in der Lebensweise des Patienten mit sexuellen Ausschweifungen, Wein und Müßiggang eine wesentliche Mitursache für die Ischialgie. Seine Behandlung bestand in der Reinigung des Körpers, z. B. durch Aderlaß.
Außer einer erstmaligen genauen Beschreibung der Bandscheiben 1543 durch **Vesalius** (1249) und einer Schilderung der Lumbago durch **Sydenham** (1624–1689) finden sich in den folgenden Jahrhunderten keine besonderen Erkenntnisse auf dem Gebiet der bandscheibenbedingten Erkrankungen.
Erst **Cotugno** (1736–1822) hat sich in seiner 1764 erschienenen Abhandlung „De ischiade nervosa commentarius" mit der Ischias eingehend auseinandergesetzt (204). Seine Beobachtungen zur Symptomatologie und Therapie haben das Wissen über diese Erkrankung so bereichert, daß die Ischialgie in der Folgezeit auch als „malum Cotunnii" bezeichnet wurde. Aus der Folgezeit wären noch Namen zu erwähnen, die mit auch heute noch bekannten klinischen Untersuchungstests verbunden sind. **Valleix** beschrieb 1852 die nach ihm benannten Druckpunkte im Ischiasverlauf (1240), die allerdings **Bretschneider** schon 5 Jahre vorher exakt angegeben hatte (125). Vergeblich sucht man in dem 1865 von **Lasègue** veröffentlichten Hauptwerk „Considérations sur la sciatique" (729) nach dem nach ihm benannten Lasègueschen Test. Eine Beschreibung des Ischiasdehnungstests findet sich erst 1881 bei **Forst,** einem Schüler Lasègues (zit. nach 328).
Obwohl die charakteristische eindrucksvolle Fehlhaltung des Rumpfes, welche im Zusammenhang mit einer Prolapsischialgie auftritt, auch schon in den vorhergehenden Jahrhunderten bekannt gewesen sein dürfte, so wurde sie jedoch erst 1888 von **Charcot,** einem Pariser Neurologen, richtig beschrieben.
Trotz dieses Hinweises auf die LWS machten erst 1909 **Krause** u. **Oppenheim** (693) sowie 1911 **Goldthwait** (385) die entscheidende Beobachtung, daß eine Läsion des Discus intervertebralis Ursache einer Cauda-equina-Kompression und der Ischialgie sei. Weitere Untersuchungen blieben jedoch aus. Es bedurfte noch weiterer 20 Jahre, bis der Funke der Erkenntnis auch auf andere übersprang, die anhand eines größeren Patientengutes die Richtigkeit der Goldthwaitschen These bewiesen. Wegweisend dahin waren die erweiterten Möglichkeiten einer genauen Diagnostik durch Kontrastdarstellungen des lumbalen Spinalkanals, die **Dandy** 1919 mit Luft und **Sicard** u. **Forestier** 1922 mit Lipiodol durchführten (223,

Tabelle 2.1 Zeittafel zur Geschichte der bandscheibenbedingten Erkrankungen

Autoren	Jahr	Ereignis
Hippokrates	460–377 v. Chr.	Beschreibung der Ischialgie, benutzt dafür den Begriff Hüftweh. Therapie durch Kauterisation mit dem Glüheisen
Galenus von Pergamon	129–199 n. Chr.	Lebensweise des Menschen als Ursache der Ischias. Therapie: Aderlaß in der Kniekehle, Brechmittel
Andreas Vesalius	1543	eingehende Beschreibung der Bandscheiben
Sydenham	1624–1689	prägt den Begriff Lumbago, Therapie durch Erbrechen, Purgieren und Schwitzen
Cotugno	1736–1822	genaue Beschreibung der Ischiassymptomatologie. Therapie durch warme Umschläge, Massage, Blasenpflaster
Bretschneider	1847	beschreibt die sog. Ischiasdruckpunkte
Valleix	1852	Beschreibung der von Bretschneider entdeckten sog. Valleixschen Druckpunkte
Lasègue	1864	Beschreibung der Ischias in seinem Buch „Considérations sur la sciatique"
Charcot	1888	beschreibt eingehend die ischiatische Fehlhaltung
Krause u. Oppenheim	1909	Cauda-equina-Kompression durch Bandscheibengewebe
Goldthwait	1911	Läsion des Discus intervertebralis als Ursache der Ischias und der Cauda-equina-Kompression erkannt
Dandy	1919	Beschreibung der Pneumenzephalographie
Sicard u. Forestier	1922	subarachnoidale Einspritzung von Lipiodol im Bereich des Lumbosakralkanals zur Lokalisation von Spinaltumoren
Schmorl	1928	Beschreibung intraspongiöser Bandscheibenhernien als Schmorlsche Knorpelknötchen
Mixter u. Barr	1934	Beschreibung des Bandscheibenvorfalls als Ursache der Ischialgie. Therapie durch Entfernung des prolabierten Materials mit Hemilaminektomie
Bärtschi-Rochaix	1949	degenerative Veränderungen der Halsbandscheiben als Ursache der Migraine cervicale entdeckt
Junghanns	1951	schuf den Begriff Bewegungssegment als Grundlage für die moderne Bandscheibenbiochemie und -biomechanik
L. Smith	1964	Injektion von Chymopapain intradiskal zur Behandlung der Bandscheibenprotrusion
Oldendorf/Hounsfield/ Ambrose	1961/1973/1973	Computertomographie zur Diagnostik auch der Wirbelsäulenerkrankungen

1116). Es ist bedauerlich, daß der Pathologe **Schmorl** 1928 bei seinen systematischen Wirbelsäulenuntersuchungen nicht mit entsprechenden Klinikern in Verbindung stand, die mit dem Krankheitsbild der Lumboischialgie täglich zu tun hatten. Sonst wäre ihm und seinen Mitarbeitern sicherlich die klinische Relevanz seiner zahlreichen Entdeckungen aufgefallen. Er beschreibt in seinen Arbeiten Randwülste an den Wirbeln, Verschmälerungen der Zwischenwirbelscheibe, Zerstörungen des Anulus fibrosus und schließlich Verlagerungen von Bandscheibengewebe in die Spon-

giosa der Wirbelkörper, die nach ihm als Schmorlsche Knorpelknötchen in die Literatur eingingen.
Die für die Klinik der bandscheibenbedingten Erkrankungen bahnbrechende Arbeit stammt schließlich von **Mixter** u. **Barr,** die 1934 den lumbalen Bandscheibenvorfall in seiner Bedeutung für die Ischias klar beschrieben und die Effektivität einer operativen Behandlung anhand von 58 Fällen bewiesen (826). Diagnostik und Therapie des lumbalen Bandscheibenvorfalls wurden in den folgenden Jahren und Jahrzehnten weiter verbessert. Neueste Entwicklungen stellen in der Diagnostik die Computertomographie und die Kernspintomographie sowie bei der Therapie die intradiskale Injektionsbehandlung dar.
Die Erkenntnisse über die Ätiologie und Pathogenese lumbaler Bandscheibensyndrome wurden auch auf die HWS übertragen. **Bärtschi-Rochaix** erkannte 1949, daß Schulter-Arm-Syndrome sowie Nacken-Kopf-Schmerzen von Lockerungen und Verlagerungen der zervikalen Bandscheiben verursacht werden (48).
Nachdem die mechanisch bedingten degenerativen Veränderungen im Zwischenwirbelabschnitt als entscheidendes pathogenetisches Prinzip der bandscheibenbedingten Erkrankungen erkannt waren, beschäftigte man sich in den letzten Jahrzehnten eingehender mit der Biomechanik und Biochemie der Bandscheiben. **Junghanns** trug 1951 mit seinen Arbeiten über das Bewegungssegment (1951) als funktionelle Einheit der Wirbelsäule wesentlich zum Verständnis der bandscheibenbedingten Erkrankungen bei.

Terminologie

Alle Erkrankungen, die direkt oder indirekt von den Bandscheiben ausgehen, werden als bandscheibenbedingt bzw. diskogen bezeichnet.

Dazu zählen auch Beschwerden, die zwar von den Wirbelgelenken und Bändern ausgehen, primär aber von pathologischen Vorgängen im Zwischenwirbelabschnitt verursacht werden. Obwohl das mit **Bandscheibe** bezeichnete Gewebe zwischen zwei Wirbelkörpern entwicklungsgeschichtlich nicht zusammengehört, stellt es eine biomechanische Einheit dar. Auch sektionstechnisch läßt sich ohne weiteres ein zusammenhängendes Gebilde zwischen den Wirbelkörperdeckplatten herauspräparieren, das den Aspekt einer Bandscheibe bietet. Den Zwischenwirbelabschnitt kann man wegen der fehlenden Komponenten weder als Gelenk noch als Halbgelenk (**von Luschka** 1858), sondern allenfalls wie **Lindemann** u. **Kuhlendahl** 1953 als Synchondrose bezeichnen (751, 769).

Die Verbindungen an den Gelenkfortsätzen sind echte Gelenke, die man als Wirbelgelenke bezeichnet.

Der Begriff Wirbel„bogen"gelenk ist umständlich, denn der Wirbelbogen stellt einen Bestandteil des Wirbels dar, und Wirbelkörpergelenke sind nicht vorhanden. Ebenso erübrigt sich die Bezeichnung „kleine" Wirbelgelenke. Die Gelenkverbindungen zwischen Querfortsatz und Rippe im Bereich der BWS heißen *Wirbel-Rippen-Gelenke* bzw. Kostotransversalgelenke.

Das Bewegungssegment stellt die funktionelle Einheit in der Wirbelsäule dar und besteht aus zwei Wirbelkörpern, einem Zwischenwirbelabschnitt und den dazugehörigen Weichteilen.

Protrusion und Prolaps. Obwohl die Kenntnis von den pathologischen Veränderungen im Zwischenwirbelabschnitt und ihre Bedeutung für bestimmte Krankheitsbilder noch kein halbes Jahrhundert alt ist, waren die Anschauungen über Ursachen und Therapie schon zahlreichen Wandlungen unterlegen. Dieser Wandel spiegelt sich u. a. in der unterschiedlichen Begriffsbestimmung wider. Bevor Mixter u. Barr 1934 zeigen konnten, daß eine Wurzelkompression durch Bandscheibenläsion eine häufige Ursache von Ischiasschmerzen ist, sahen **Steinke** (1162), **Clymer** (196), **Adson** u. **Ott** (5) und **Elsberg** (294) im prolabierten Bandscheibengewebe Knorpeltumoren, die als ventrale extradurale „Chondrome" bezeichnet wurden.
Bradford u. **Spurling** bezeichneten 1950 ein Vorspringen der intakten Zwischenwirbelscheibe als *Bandscheibenprotrusion* und unterschieden sie von der Bandscheibenruptur mit Nucleus-pulposus-Hernie (116).
Wir verwenden den Begriff *Protrusion* für die Vorwölbung der Bandscheibenkontur nach hinten bei intaktem äußerem Bandscheibenring.
Wenn der Anulus fibrosus perforiert ist und Bandscheibengewebe nach dorsal oder dorsolateral in den Epiduralraum vordringt, sprechen wir vom *Prolaps.* Die Übergangssituationen sind auf S. 158 beschrieben.

Die Bezeichnung Hernie ist mißverständlich, da dieser Begriff bereits für die pathologischen Ausstülpungen des Peritoneums und des Zwerchfells reserviert ist. Dort liegen grundsätzlich andere anatomische Voraussetzungen vor. Außerdem ist der Bruchinhalt von Leisten- oder Diaphragmahernien immer noch von verschiedenen Hüllen umgeben, was beim Bandscheibenprolaps nicht der Fall ist.

Eine Verlagerung von Bandscheibengewebe innerhalb des Zwischenwirbelabschnitts ohne wesentliche Vorwölbung der Bandscheibenkonturen nach außen wird als **intradiskale Massenverschiebung** oder „dérangement interne" bezeichnet. Aus dem Verband gelöste Gewebsfragmente – *Bandscheibensequester* – werden verschoben oder verkantet.
Die altersbedingten Zermürbungen und Risse im Zwischenwirbelabschnitt stellen eine physiologische Umprägung des Bandscheibengewebes dar, die nach **Schmorl** u. **Junghanns** (1074) unter dem Begriff Chondrosis intervertebralis zusammengefaßt werden. Man versteht darunter alle Veränderungen, die sich im Rahmen der *Bandscheibendegeneration* im Zwischenwirbelabschnitt abspielen. Die degenerativen Veränderungen des Zwischenwirbelabschnitts betreffen aber nicht nur den Knorpel, wie man dem Begriff Chondrosis intervertebralis entnehmen könnte, sondern die ganze Bandscheibe. Deswegen erscheint die Bezeichnung **Diskose** zutreffender* (entsprechend Arthrose–Arthritis, Diskose–Diszitis).

Unter Diskose versteht man alle im Rahmen der Bandscheibendegeneration auftretenden pathologisch-anatomischen, biochemischen und biomechanischen Veränderungen des Diskus.

Auch die Bezeichnung „regressive Veränderungen" kann in diesem Zusammenhang verwendet werden. Denn die Bandscheibe ist nicht zu einem Wiederaufbau in der Lage. Der Bandscheibendegeneration bzw. Diskose kommt noch kein Krankheitswert zu, sondern nur die Bedeutung einer Krankheitsbereitschaft. Das gleiche gilt auch für die im Zusammenhang mit der Bandscheibendegeneration auftretenden Veränderungen an den benachbarten Wirbelkörperschlußplatten. Schmorl bezeichnete die Zermürbung der Bandscheibe zusammen mit den reaktiven Verdichtungen der Wirbelkörperendflächen als **Osteochondrose.**

* Das Suffix „ose" kennzeichnet die Zuordnung zu einem degenerativen Geschehen.

Die röntgenologisch eindrucksvollste Erscheinung im Rahmen der Bandscheibendegeneration stellt die **Spondylose** dar. Es handelt sich hierbei um mehr oder weniger stark ausgeprägte reaktive knöcherne Randzacken an der Stelle, wo sich das vordere Längsband vom Wirbelkörper abhebt. An der dorsalen Wirbelkörper-Bandscheiben-Grenze entstehen nur ausnahmsweise spondylotische Ausziehungen, da das hintere Längsband fest mit dem Anulus fibrosus verbunden ist, als sog. Retrospondylose.
Spondylose und Osteochondrose werden häufig, z. B. unter den Diagnosen aufgeführt. Diese Begriffe stellen jedoch keine Erkrankungen für sich dar, sondern sind Bezeichnungen für Alterserscheinungen ohne Krankheitswert, vergleichbar mit grauen Haaren und Falten in der Haut. Altern ist ein physiologischer Vorgang, dem jedes Gewebe im Organismus unterliegt. Die Besonderheiten der Alterungsvorgänge im Zwischenwirbelabschnitt des Menschen besteht darin, daß sie – bedingt durch eine ungünstige Ernährungslage und starke mechanische Beanspruchungen – besonders frühzeitig einsetzen. Frühzeitiges Altern ist das natürliche biologische Schicksal des Bandscheibengewebes beim Menschen. Bei allen älteren Menschen lassen sich Spondylose und Osteochondrose nachweisen, unabhängig davon, ob sie Beschwerden hatten oder nicht.
Neben dem Begriff Diskose wurde die Bezeichnung Bandscheibendegeneration beibehalten, weil sie auch im internationalen medizinischen Sprachgebrauch verwendet wird, obwohl Degeneration zugleich eine gewisse Wertung im Sinne eines krankhaften Vorganges bedeutet, was aber tatsächlich nicht der Fall ist. Degeneration ist ein rein morphologischer Terminus ohne klinische Relevanz, denn Strukturveränderungen bedeuten noch nicht gestörte Funktion oder Beschwerden.

Erst wenn Funktionsstörungen oder Schmerzen auftreten, spricht man von bandscheibenbedingter Erkrankung aufgrund degenerativer Veränderungen.

Es gibt Achsenabweichungen der Wirbelsäule in der Frontal- und Sagittalebene, die mit einer asymmetrischen Druckbeanspruchung der Bandscheiben einhergehen. In den konkavseitig gelegenen schlechter ernährten Anteilen der Zwischenwirbelabschnitte laufen die degenerativen Veränderungen beschleunigt ab, so daß sich dort bevorzugt Rißbildungen und Zermürbungserscheinungen einstellen.

Analog dem Begriff der präarthrotischen Deformität bezeichnet man die zur vorzeitigen Diskose führenden Haltungsanomalien, wie Beckenschiefstand, Rundrücken, Halbwirbel, Skoliose und dergleichen, als prädiskotische Deformität.

Auch hier ist nur das morphologische Substrat ohne Krankheitswert gemeint. Lediglich die Krankheitsbereitschaft ist in diesen oder den benachbarten Wirbelsäulenabschnitten erhöht.

Entzündungen sind durch die Endung „itis" gekennzeichnet. Eine Infektion des Diskus heißt **Diszitis,** die des Wirbels **Spondylitis.** Die gleichzeitige Entzündung von Wirbelkörper und Bandscheibe, die in den meisten Fällen vorliegt, müßte man konsequenterweise als **Spondylodiszitis** bezeichnen. Im medizinischen Sprachgebrauch wird jedoch bei bakteriellen Infektionen mit Wirbel- und Diskusbefall der Begriff Spondylitis eingesetzt, obwohl die Bandscheibeninfektion oft das Krankheitsbild bestimmt. Die Bezeichnung Spondylodiszitis wird im allgemeinen nur bei entzündlich-rheumatischen Affektionen an der Wirbelkörper-Bandscheiben-Grenze verwendet.

Die Begriffe **Zervikal-, Thorakal- und Lumbalsyndrom** sind ungenau und erlauben keinerlei Rückschlüsse auf die Ätiologie und Pathogenese der Erkrankung. Sie besagen lediglich, daß von dem betreffenden Wirbelsäulenabschnitt Beschwerden ausgehen. Nach Leiber u. Olbrich (740) steht Syndrom für Symptome, die durch charakteristischen Verlauf, Anamnese und Prognose miteinander verbunden sind.

Trotzdem erscheint die Beibehaltung dieser Bezeichnungen gerechtfertigt; einmal weil sie aus dem allgemeinen medizinischen Sprachgebrauch nicht mehr wegzudenken sind und zum anderen weil die bandscheibenbedingten Erkrankungen vor allem an HWS und LWS derartig häufig sind, daß man Beschwerdezustände anderer Genese in diesen Wirbelsäulenabschnitten schon zu den Ausnahmen zählen kann.

Für die bessere Verständigung in Klinik und Praxis hat es sich als zweckmäßig erwiesen, das Bandscheibenleiden schon bei der Diagnosebezeichnung genauer zu charakterisieren. Neben den häufigeren lokalen, d. h. in ihrer Symptomatik auf den betroffenen Wirbelsäulenabschnitt beschränkten Syndromen gibt es noch Krankheitsbilder mit radikulären, medullären oder zephalen Erscheinungen. Für die HWS gibt es bereits feststehende Begriffe, die mit ihren internationalen Kurzbezeichnungen in Tab. 2.**2** aufgeführt sind. An der LWS unterscheidet man grundsätzlich lokale, auf die Lendenregion beschränkte Beschwerdezustände und solche, die mit in die unteren Extremitäten ausstrahlenden Schmerzen einhergehen. Da das verlagerte oder ausgestoßene Gewebe nicht allein aus Gallertkern, sondern aus allen Anteilen des Zwischenwirbelabschnitts einschließlich Knorpelplatten und Faserring besteht, heißt es Bandscheibenvorfall (Diskusprolaps) und die entsprechende Operation Diskotomie.

Unter dem Begriff **lokales Lumbalsyndrom** werden alle bandscheibenbedingten Beschwerden im Bereich der LWS zusammengefaßt, die nicht mit segmentalen Nervenwurzelreizerscheinungen einhergehen.

Das lokale Lumbalsyndrom entspricht am ehesten dem englischen „low back pain".

Neben akuten kommen auch chronische Beschwerdezustände vor. Sie alle unter dem Begriff *Lumbago* zusammenfassen zu wollen, wäre terminologisch unrichtig. Die Lumbago stellt nur eine der akuten Erscheinungsformen des lokalen Lumbalsyndroms dar.

Lumbago (lumgabo, f. [lat.], „Lendenlähmung") ist in der Humanmedizin die Bezeichnung für heftige bewegungsabhängige Schmerzen im Bereich der LWS. Dieser akute, oft mit einer vornübergeneigten Fehlhaltung einhergehende Zustand wird im Volksmund, aber auch im medizinischen Sprachgebrauch als Hexenschuß bezeichnet. Nach dem Volksglauben, der sich bis ins 16. Jahrhundert zurückverfolgen läßt, beruht die Krankheit auf dem Schuß einer Hexe (altenglisch heagtessan bzw. ylfa gescor, „Hexen-" bzw. „Elbenschuß"). Wenn man einen frisch vom Hexenschuß getroffenen Patienten mit dem typischen Aussehen einer Hexengestalt vor sich hat, ist man geneigt anzunehmen, daß das Krankheitsbild den Begriff geprägt hat.

Beim Hexenschuß (Lumbago) weisen Schützin und Getroffener Ähnlichkeiten auf.

Der Begriff Lumbago ist auch in der Veterinärmedizin gebräuchlich und stellt hier die Bezeichnung für eine 12–14 Stunden anhaltende Muskelstarre beim Pferd dar.

Sammelbezeichnung für die bandscheibenbedingten radikulären Erscheinungen an der LWS ist **lumbales Wurzelsyndrom;** nicht jeder ins Bein ausstrahlende Schmerz ist eine Ischialgie. Es gibt auch hohe lumbale Wurzelsyndrome, die durch Kompression der ventralen Äste von L2/L3 hervorgerufen werden, welche nicht zum N. ischiadicus ziehen.

Tabelle 2.2 Gebräuchliche Begriffe und Synonyma

Gebräuchlicher Begriff	Synonym	Englische Bezeichnung	Erläuterung
Bandscheibe	Discus intervertebralis, Zwischenwirbelabschnitt, Zwischenwirbelscheibe	intervertebral disc	Gewebe zwischen zwei Wirbelkörpern
Bandscheibenbedingte Erkrankungen	diskogene Erkrankungen	disc diseases	alle krankhaften Zustände, die direkt oder indirekt von den Bandscheiben ausgehen
Bandscheibenlockerung	Instabilitas intervertebralis	segmental instability	Stabilitätsverlust des Bewegungssegments durch Nachlassen des Quelldrucks
Bandscheibenring	Anulus fibrosus, Faserring	anulus fibrosus	vorwiegend aus Fasern bestehender Bandscheibenrand
Bandscheibensequester		sequestrated disc fragment	aus dem Verband gelöste Bandscheibengewebsfragmente
Bewegungssegment	Segmentum mobilitatis	motion segment	Funktionseinheit der Wirbelsäule
Chemonukleolyse	Diskolyse, Nukleolyse	chemonucleolysis	Auflösung bzw. Erweichung von Bandscheibengewebe durch intradiskale Injektion
Diskose	Bandscheibendegeneration, Chondrosis intervertebralis, Bandscheibenverschleiß, regressive Bandscheibenveränderungen	discosis, disc-degeneration	alle mit der Bandscheibendegeneration zusammenhängenden biomechanischen und pathologisch-anatomischen Veränderungen im Zwischenwirbelabschnitt
Diskotomie	lumbale Bandscheibenoperation, Prolapsoperation, Nukleotomie	discectomy	Operation an der Bandscheibe
Diszitis	Bandscheibenentzündung	discitis	isolierte Bandscheibeninfektion
Facettensyndrom	pseudoradikuläres Syndrom	facet syndrome	von den Wirbelgelenken ausgehende Schmerzen, z. T. in die Extremitäten ausstrahlend, ohne segmentalen Bezug
Facettektomie		facetectomy	Entfernung von Teilen des Wirbelgelenks
Flavektomie	Fenestrotomie, Fensterung	fenestration	Entfernung des Lig. flavum zur Eröffnung des Wirbelkanals von dorsal

Fortsetzung ▶

Tabelle 2.**2** Gebräuchliche Begriffe und Synonyma (1. Fortsetzung)

Gebräuchlicher Begriff	Synonym	Englische Bezeichnung	Erläuterung
Foramen interarcuale	Zwischenbogenloch	interlaminar space	vom Lig. flavum überspannte dorsale Öffnung des Wirbelkanals zwischen zwei Wirbelbögen
Foramen intervertebrale	Zwischenwirbelloch	intervertebral foramen	von Nerven durchzogene seitliche Öffnung des Wirbelkanals zwischen zwei Wirbelbögen
Foraminotomie		foraminotomy	Erweiterung des eingeengten Foramen intervertebrale
Fusionsoperation	Spondylodese	spinal fusion	vertebrale oder dorsale operative Versteifung eines Bewegungssegments
Gallertkern	Nucleus pulposus	nucleus pulposus	vorwiegend aus Grundsubstanz bestehendes Bandscheibenzentrum
Hemilaminektomie		hemilaminectomy	Entfernung einer Wirbelbogenhälfte bis zum Gelenk
Hohes lumbales Wurzelsyndrom	Femoralisneuralgie	upper lumbar radiculitis	Lumbalsyndrom mit Beteiligung der Spinalnervenwurzeln L2, L3, z. T. L4
Hüft-Lenden-Strecksteife	Brettsymptom	tight hamstrings	reflektorische Anspannung der ischiokruralen und Rückenstreckmuskeln
Intradiskale Injektion	Bandscheibeninjektion	disc injection	Einbringen eines Medikamentes direkt in die Bandscheibe
Intradiskale Massenverschiebung	Dérangement interne	internal disc derangement	unphysiologische starke Verlagerung von Gewebe innerhalb der Bandscheibe
Intrathekale Instillation		intrathecal injection	Einbringen eines Medikaments direkt in den Subarachnoidalraum
Ischialgie	Ischias, Lumboischialgie	sciatica	Lumbalsyndrom mit Beteiligung des Ischiasnervs (Spinalnervenwurzeln L5, S1, z. T. L4 und S2)
Ischiatische Fehlhaltung	Ischiasskoliose	sciatic list	typische Rumpffehlhaltung beim lumbalen Wurzelsyndrom
Knorpelplatte		cartilaginous endplate	hyalinknorpelige Schicht auf der Wirbelkörperschlußplatte

Fortsetzung ▶

Tabelle 2.**2** Gebräuchliche Begriffe und Synonyma (2. Fortsetzung)

Gebräuchlicher Begriff	Synonym	Englische Bezeichnung	Erläuterung
Laminektomie		laminectomy	Entfernung des ganzen Wirbelbogens bis zu den Gelenken
Laminotomie		laminotomy	Entfernung von Teilen des Wirbelbogens ohne Kontinuitätsdurchtrennung
Lokales Lumbalsyndrom	Lumbalgie, Kreuzschmerzen	low back pain	auf die Kreuz-Lenden-Region beschränkte Beschwerden
Lokales Zervikalsyndrom	internationale Abkürzung: LCS, HWS-Syndrom	local cervical syndrome	auf die HWS-Region beschränkte Beschwerden
Lumbago	Hexenschuß	lumbago	akute Form des lokalen Lumbalsyndroms
Lumbales Wurzelsyndrom		lumbar radiculitis	Lumbalsyndrom mit segmentaler Ausstrahlung ins Bein
Lumbalsyndrom	LWS-Syndrom, lumbales Bandscheibensyndrom	lumbar disc disease	Beschwerden von der LWS durch Funktionsstörungen und degenerative Veränderungen
Wirbelkanalstenose	Spinalkanalstenose, Lumbalstenose	spinal stenosis	Einengung des Wirbelkanals
Wirbel-Rippen-Gelenk	Kostotransversalgelenk	costotransverse joint	Gelenkverbindung zwischen Querfortsatz und Rippe
Zervikalsyndrom	internationale Abkürzung: CS, HWS-Syndrom	cervical syndrome	Beschwerden von der HWS durch Funktionsstörungen und degenerative Veränderungen
Zervikobrachiales Syndrom	internationale Abkürzung: CBS, Schulter-Arm-Syndrom, zervikales Wurzelsyndrom, Zervikobrachialgie	cervical radiculitis	Zervikalsyndrom mit Ausstrahlung in den Arm
Zervikomedulläres Syndrom	internationale Abkürzung: CMS	cervical myelopathy	zervikale Rückenmarkkompression durch degenerative Veränderungen
Zervikozephales Syndrom	internationale Abkürzung: CCS, Migraine cervicale, zervikale Kopfschmerzen	cervicocephalic syndrome	Zervikalsyndrom mit Kopfschmerzen, Schwindel, Hör-, Seh- und Schluckstörungen

Deutsche Begriffe nach den Empfehlungen des Arbeitskreises Degenerative Wirbelsäulenerkrankungen der DGOT (nach Krämer, englische Begriffe vom Committee for Standardization of Nomenclature der ISSLS und nach Wiesel u. Rothman)

Unklarheiten herrschen auch unter Orthopädiemechanikern noch über die Benennung von **Rumpfstützen bzw. -orthesen,** die insbesondere beim lumbalen Bandscheibensyndrom zum Einsatz kommen.

Im allgemeinen deutschen Sprachgebrauch gibt es keinen Unterschied zwischen Mieder und Korsett. Mit Mieder bezeichnet man ein die Brust und den Oberleib umschließendes Kleidungsstück, das auf den mittelhochdeutschen Begriff „Müeder" zurückgeht. Daraus entwikkelte sich später der Mode entsprechend das Schnürleibchen, welches dem Leib fest anliegen sollte, um die Taille zu betonen und den Bauch wegzuschnüren. In dieser Funktion werden Stützmieder auch heute noch beim Lumbalsyndrom mit Hängeleib eingesetzt. Der Begriff Korsett ist dem Französischen entlehnt (altfranzösisch cors, „Körper") und hat seit dem 18. Jahrhundert das deutschstämmige Wort Mieder zurückgedrängt.

In der Orthopädie versteht man unter *Korsett* eine starr gearbeitete Rumpforthese, etwa als Spondylitis- oder Milwaukee-Korsett, während als *Mieder* elastische Rumpf(muskel)stützen bezeichnet werden, in die mehr oder weniger große feste Teile eingearbeitet sind. Freilich gibt es gewisse Übergänge, wie z. B. in dem von **Hohmann** 1941 angegebenen halbstarren Überbrückungsmieder (528).

In Tab. 2.**2** finden sich weitere in der Klinik gebräuchliche Begriffe und Synonyma, die in den entsprechenden Kapiteln näher erläutert werden.

Für internationale Kongresse und englische Summaries ist auch die Kenntnis spezieller medizinischer Fachausdrücke erforderlich, die nicht immer der wörtlichen Übersetzung aus dem Deutschen entsprechen, sondern oft nur sinngemäß angewandt werden können. Soweit sie das Gebiet der bandscheibenbedingten Erkrankungen betreffen, sind sie in Tab. 2.**2** mit aufgeführt.

3 Bedeutung und Häufigkeit

Häufigkeit und geographische Verbreitung. Bandscheibenbedingte Erkrankungen sind weit verbreitet.

Es gibt kaum einen Menschen, der nicht irgendwann im Laufe seines Lebens an Beschwerden leidet, die auf degenerative Veränderungen seiner Bandscheiben zurückzuführen sind.

Pathologisch-anatomische Untersuchungen von Schmorl (1072), Schmorl u. Junghanns (1074), Conventry (206), Hirsch (512) u. a. haben gezeigt, daß nach dem 30. Lebensjahr jeder Mensch degenerative Veränderungen an seinen Bandscheiben aufweist.

Nach den Statistiken der Krankenkassen und Rentenversicherungsanstalten der Bundesrepublik Deutschland erfolgen 20% aller krankheitsbedingten Arbeitsniederlegungen und 50% der vorzeitig gestellten Rentenanträge wegen bandscheibenbedingter Erkrankungen. Im Bericht des Bundesgesundheitsministeriums nehmen degenerative Erkrankungen am Bewegungsapparat unter den chronischen Leiden eine bevorzugte Stellung ein. In der Bundesrepublik Deutschland gibt es angeblich über 2 Millionen Rheumakranke. Die Zahl der durch diese Kranken ausgefallenen Arbeitstage wird auf 10 Millionen pro Jahr geschätzt. Nur die wenigsten dieser Patienten haben ein echtes Rheumaleiden. Entsprechend der ungenauen Terminologie bei den rheumatischen Erkrankungen verbergen sich hinter dem Begriff „Rheuma" vor allem degenerative Schäden des Stütz-, Halte- und Bewegungsapparates, unter denen die bandscheibenbedingten Erkrankungen eine dominierende Rolle spielen.

Berichte über die große Häufigkeit bandscheibenbedingter Erkrankungen unter den Berufstätigen liegen auch aus anderen Ländern vor: England (262, 275), USA (1297), Canada (1295), Israel (785, 786), Schweden (1006). Die Zahl der pro Jahr ausgefallenen Arbeitstage durch „low back pain" schwankt zwischen 1400 pro 1000 Arbeiter in den USA und 2600 pro 1000 Arbeiter in einigen Fabriken Großbritanniens (1343). Um Genaueres über die Verbreitung chronisch verlaufender Erkrankungen in der Bevölkerung zu erfahren, sind Reihenuntersuchungen an einem größeren Kollektiv erforderlich.

Angaben über Häufigkeit sowie Alters- und Geschlechtsverteilung bandscheibenbedingter Erkrankungen finden sich bei zahlreichen Autoren (28, 246, 351, 364, 449, 489, 560, 588, 751, 1026, 1074, 1261).

Die Morbiditätsstatistik, d. h. der Krankheitsstand, bezogen auf die Gesamtbevölkerung oder den Anteil einer bestimmten Erkrankung unter den übrigen Krankheiten, gibt einen Überblick über die Bedeutung und Häufigkeit eines bestimmten Leidens.

Durch den Rückgang von Knochentuberkulose, Rachitis und Poliomyelitis sowie durch die erhöhte Lebenserwartung haben die degenerativen Wirbelsäulenleiden, speziell die Bandscheibenschäden, absolut und relativ zugenommen. Aufschlußreich erschien uns z. B. die Zusammensetzung des Krankenguts und die prozentuale Beteiligung bandscheibenbedingter Erkrankungen in einer Allgemeinpraxis und in einer orthopädischen Fachpraxis bzw. Poliklinik. Entsprechende Untersuchungen wurden an unserer Poliklinik sowie in Allgemein- und Fachpraxen der Umgebung von Knepel (648) und Brux (147) sowie von den Mitgliedern des Arbeitskreises Degenerative Wirbelsäulenerkrankungen der DGOT (674) durchgeführt. Danach sucht jeder 10. Patient in einer Allgemeinpraxis den Arzt wegen bandscheibenbedingter Erkrankungen auf. In einer orthopädischen Poliklinik ist es jeder 3. und beim niedergelassenen Orthopäden sogar jeder 2. Patient, der an einem Bandscheibensyndrom leidet und sich deswegen in spezielle Behandlung begibt. Unter den ambulant behandelten orthopädischen Leiden spielen die bandscheibenbedingten Erkrankungen mit insgesamt 37,8% eine dominierende Rolle. Diese wird noch deutlicher, wenn man die Wirbelsäulenerkrankungen isoliert betrachtet. Hiervon betreffen 92,7% degenerative Bandscheibenschäden. Der Rest entfällt auf Skoliosen, Osteoporose, Morbus Scheuermann, Tumoren, Entzündungen usw. Wie häufig die einzelnen Extremitätenabschnitte Anlaß zu einer fachorthopädischen Behandlung geben, geht aus Abb. 3.**1** hervor. Der Rest entfällt auf nicht lokalisierbare Allgemeinerkrankungen.

Geschlechts- und Altersverteilung. Unter den ambulant behandelten Patienten sind insgesamt gesehen bandscheibenbedingte Erkrankungen bei Männern (47,2%) fast so häufig wie bei Frauen (52,8%), wobei das Zervikalsyndrom vorwiegend Frauen (60,6%) betrifft, während beim Lumbalsyndrom die Männer (51,3%) leicht überwiegen. Bei den schweren Lumbalsyndromen, die stationär behandelt und eventuell operiert werden müssen, überwiegen die Männer noch stärker.

An behandlungsbedürftigen bandscheibenbedingten Erkrankungen leiden vorwiegend Menschen des mittleren Alters.

68% der Patienten befinden sich zwischen dem 30. und 60. Lebensjahr; der Häufigkeitsgipfel liegt bei den 40–50jährigen. Die Altersverteilung der Patienten mit Zervikal- bzw. Lumbalsyndrom findet sich im jeweiligen Kapitel.

Lokalisation.
Die einzelnen Wirbelsäulenabschnitte sind unterschiedlich häufig von bandscheibenbedingten Erkrankungen betroffen (Abb. 3.**2**). Die Lumbalsyndrome überwiegen bei weitem mit 61,94% vor den Zervikalsyndromen mit 36,1%. Von der BWS gehen nur selten (1,96%) Bandscheibensyndrome aus.

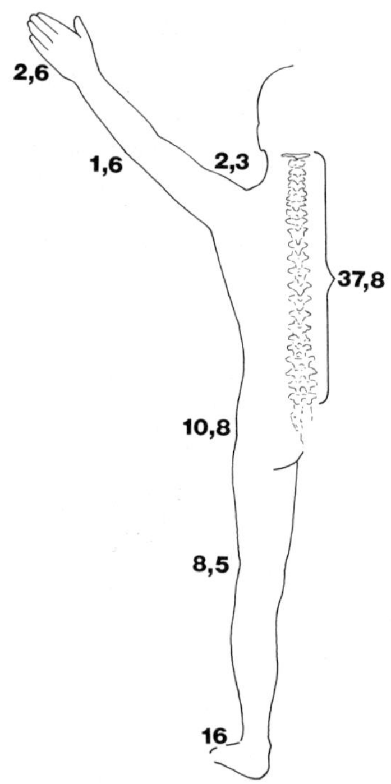

Abb. 3.**1** Anteil bandscheibenbedingter Leiden im Krankengut orthopädischer Fachpraxen und Polikliniken

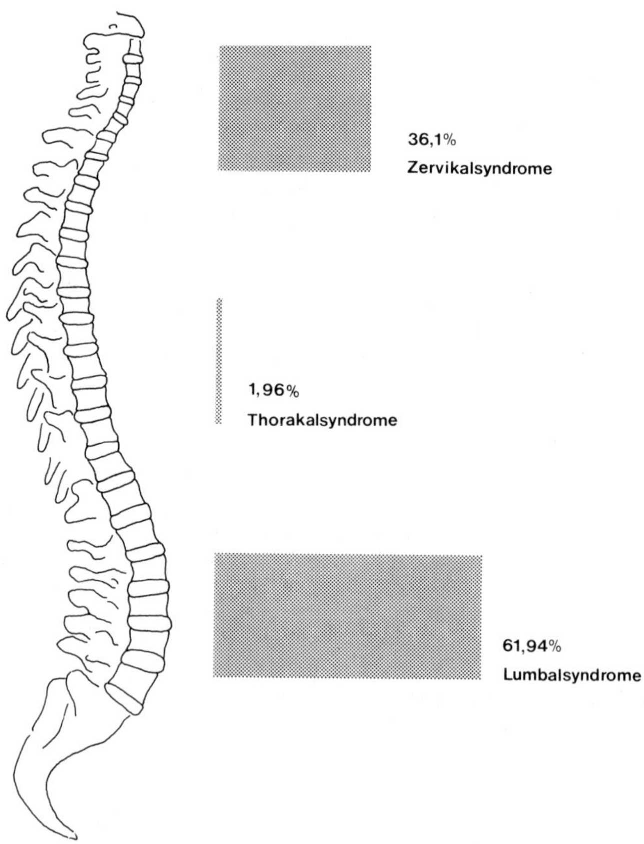

Abb. 3.**2** Häufigkeit bandscheibenbedingter Erkrankungen in den einzelnen Wirbelsäulenabschnitten bei ambulant behandelten Patienten

4 Anatomie und Physiologie

Entwicklung des Zwischenwirbelabschnitts

Für das Verständnis der pathologisch-anatomischen Veränderungen in den Bandscheiben des erwachsenen Menschen ist die Kenntnis von der Entwicklung des Zwischenwirbelabschnitts bei Embryo und Kleinkind unerläßlich. Denn häufig finden sich bereits hier erste Ansätze für die beim Menschen relativ früh einsetzende Bandscheibendegeneration. Anatomische Untersuchungen über die Entwicklungsgeschichte und die Fehlbildungen der Wirbelsäule stammen vor allem von Töndury (1217–1219, 1222) und seinen Mitarbeitern Larcher (728), Prader (969) und Ecklin (283) sowie von Bell u. Mitarb. (64). Sie konnten anhand einer Reihe von histologischen Schnitten den Ablauf der **Chordarückbildung** mit Aufbau der Wirbelkörper und der Bandscheibenanlage zeigen (Abb. 4.**1**–4.**3**).

Als Vorläufer der Wirbelsäule entsteht bei den Wirbeltieren ein zelliger Achsenstrang, der Rückensaite oder Chorda dorsalis genannt wird. Bei den Lanzettfischchen und der kleinen Gruppe der im Meer lebenden Manteltiere, den Chordaten, ist die Chorda dorsalis zeitlebens das einzige Achsenskelett.

Im Laufe der Keimesentwicklung wird die Chorda dorsalis bei den Wirbeltieren schon frühzeitig durch die knorpelige bzw. knöcherne Wirbelsäule ersetzt.

Bereits wenige Wochen alte Embryonen von 12 mm SSL (Scheitel-Steißbein-Länge) besitzen eine in Wirbel und Zwischenwirbelabschnitte gegliederte Wirbelsäulenanlage, die in ihrer ganzen Länge von der Chorda dorsalis durchsetzt wird (Abb. 4.**1**).

Mit zunehmender Entwicklung wird die Chorda dorsalis in der Wirbelkörperanlage durch den Wachstumsdruck der Korpelzellen zusammengepreßt, so daß schließlich nur noch rundliche Chordafragmente im Zwischenwirbelabschnitt verbleiben. Sie sind der Platzhalter des späteren Gallertkernes. Die parachordale Bandscheibenanlage besteht aus einer Außen-und einer Innenzone. Aus der Außenzone, in der sich bereits frühzeitig längs

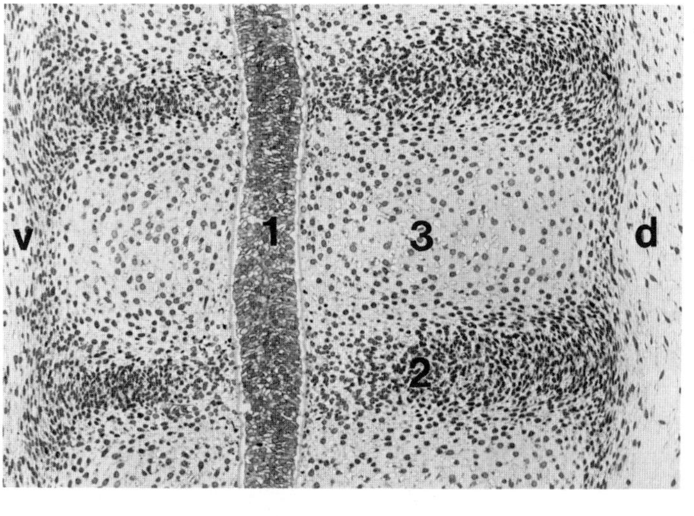

Abb. 4.**1** Sagittal geführter Mediananschnitt an der Wirbelsäulenanlage eines 12 mm großen Embryos. Die Chorda dorsalis (1) läuft von kranial nach kaudal durch die Bandscheibenanlage (2) und Wirbelkörper (3). d = dorsal (Abb. 4.**1**–4.**3** sind Originalphotos von Prof. Christ, Anatomisches Institut der Universität Bochum)

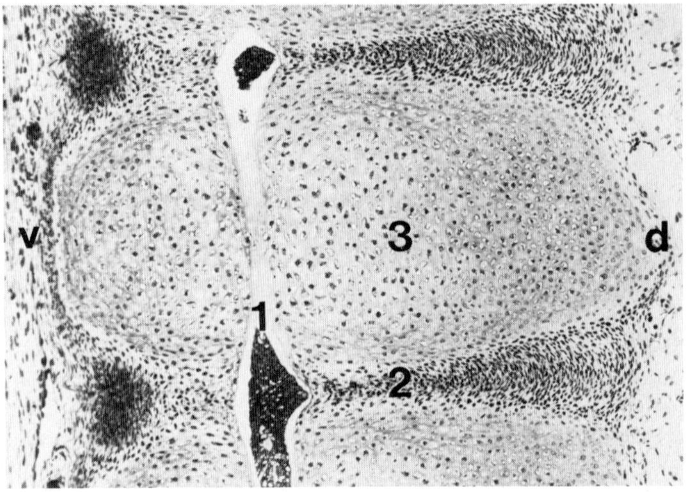

Abb. 4.2 Beim 30 mm großen Embryo ist die Chorda in Höhe der Bandscheibe verdickt. Im weiteren Verlauf verschwindet die Chorda normalerweise vollständig aus der Wirbelkörperanlage, d = dorsal

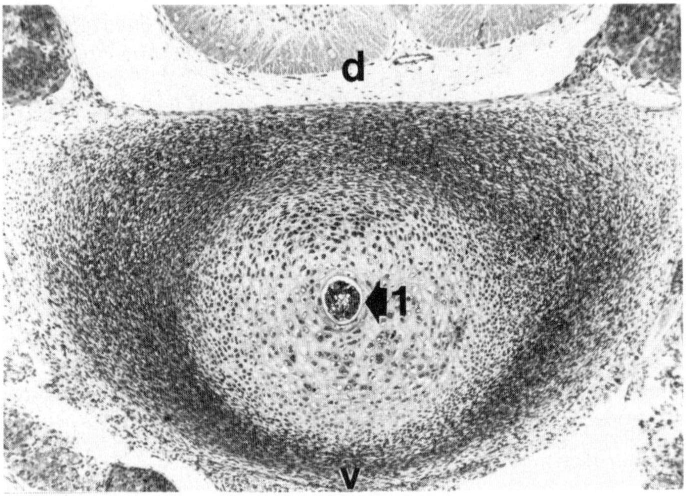

Abb. 4.3 Transversalschnitt durch die Bandscheibe bei einem 30 mm großen Embryo. Die Chorda dorsalis (1) liegt zentral. Der peripher dicht strukturierte Abschnitt des Bandscheibenblastems stellt den Anulus fibrosus dar. v ventral, d dorsal

verlaufende Fibrillen befinden, entwickelt sich der **Anulus fibrosus.** Die Fibrillen strahlen in die Knorpelschicht der Wirbelkörperanlage ein und bilden in der Übergangszone die Grundlage für die späteren Sharpeyschen Fasern. Die faserreiche zellarme Außenzone geht kontinuierlich in die strukturärmere gallertige parachordale Innenzone über (Abb. 4. **4**).

Die parachordale Innenzone und das etwas exzentrisch liegende residuelle Chordasegment bilden schließlich die Grundlage für die Entstehung des **Gallertkerns** der Bandscheibe. Während das Zentrum des Wirbelkörpers allmählich verknöchert, entwickelt sich an der Wirbelkörper-Bandscheiben-Grenze die Knorpelplatte mit ihrer knorpeligen Randleiste, aus der später die knöcherne Randleiste hervorgeht.

Bei der Geburt sind bereits alle Strukturen im Zwischenwirbelabschnitt vorhanden, die später eine Bedeutung für die funktionsmechanische Beanspruchung der Wirbelsäule haben.

Der wachsende Zwischenwirbelabschnitt wird beim Embryo und Säugling noch mit Blutgefäßen versorgt.

Die Gefäße gelangen von dem der Wirbelsäule außen anliegenden Gefäßnetz, besonders aus der Gegend der Foramina intervertebralia, direkt in den Anulus fibrosus, durchbohren radial dessen Lamellen und bilden interlamelläre Kapillarnetze,

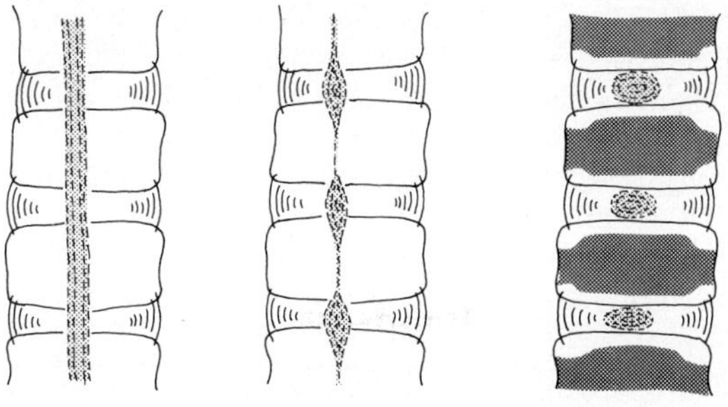

a b c

Abb. 4.4a–c Entwicklung des Zwischenwirbelabschnitts.
a Embryo, 12 mm SSL. Wirbelsäulenanlage mit knorpeligen Wirbelkörpern, Zwischenwirbelabschnitt mit längs verlaufenden Fibrillen in der Außenzone; die Chorda dorsalis durchsetzt alle Segmente.
b Embryo, 50 mm SSL. Verdrängung der Chorda dorsalis im Wirbelkörper, Ansammlung im Zwischenwirbelabschnitt.
c 6jähriges Kind. Reste der Chorda dorsalis finden sich nur noch im zentralen Zwischenwirbelabschnitt. Zentrale Verknöcherung des Wirbelkörpers. Die Wirbelkörper-Bandscheiben-Übergangszone bildet Knorpelplatten mit knorpeligen Randleisten, aus denen später knöcherne Randleisten hervorgehen

dringen aber niemals bis in die inneren Schichten des Faserringes oder gar in den Gallertkern vor. Die zentralen Bandscheibenabschnitte werden also von Anfang an durch Diffusion ernährt. Die Knorpelplatten sind gut vaskularisiert. Es lassen sich periphere Rand- von zentralen axialen Gefäßen unterscheiden.

Wirbelkörper und Zwischenwirbelabschnitt entwickeln sich während des weiteren Wachstums nach der Geburt zu ihrer endgültigen Form beim jugendlichen Erwachsenen. Das Wachstum des Wirbelkörpers erfolgt von der Proliferationszone der Knorpelplatten her. An der markhöhlenwärts gerichteten Fläche der Knorpelplatten ist eine typische Knorpelwachstums- und -abbauzone ausgebildet, die erst um das 20. Lebensjahr verschwindet.

In dem knorpeligen Randleistenring entstehen Knochenkerne, die sich um das 12. Lebensjahr zum knöchernen Randleistenring verbinden. Von da ab beginnt die Verschmelzung der knöchernen Randleiste mit dem Wirbelkörper.

Die knöchernen Randleisten sind für die Bandscheibe insofern von Bedeutung, weil sich hier die Lamellen des Anulus fibrosus durch die sog. Sharpeyschen Fasern im Knochen verankern (Abb. 4.5).

Die Volumenzunahme des Anulus fibrosus und des Gallertkerns erfolgt durch interstitielles appositionelles Wachstum. Es bilden sich in den äußersten Schichten dichte Lamellenbündel, die in verschiedenartigen, ineinander verwobenen Schraubenwindungen von Wirbelkörper zu Wirbelkörper ziehen.

Anzahl und Stärke der Faserringlamellen werden zum Bandscheibenzentrum hin geringer, so daß hier auch in der endgültigen Form des Gallertkernes die strukturlose Grundsubstanz überwiegt. Die Fasern und Grundsubstanz produzierenden Bindegewebszellen im Bandscheibenring werden

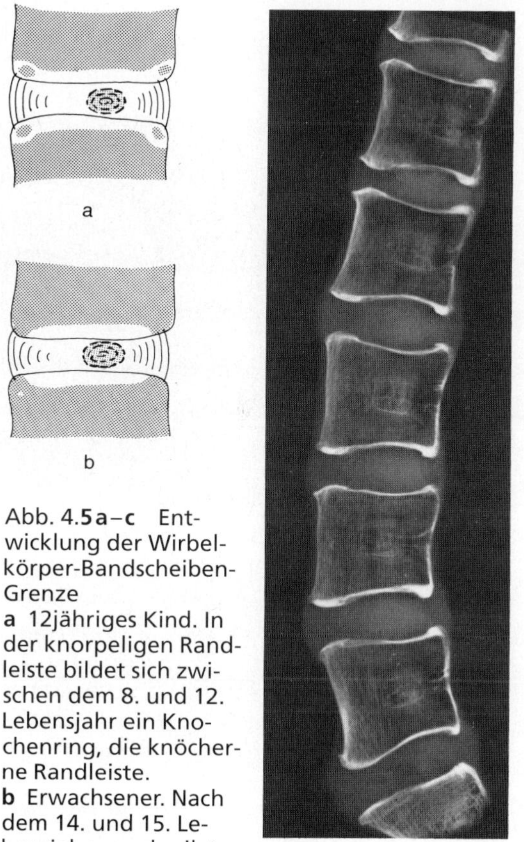

a b c

Abb. 4.5a–c Entwicklung der Wirbelkörper-Bandscheiben-Grenze
a 12jähriges Kind. In der knorpeligen Randleiste bildet sich zwischen dem 8. und 12. Lebensjahr ein Knochenring, die knöcherne Randleiste.
b Erwachsener. Nach dem 14. und 15. Lebensjahr verschmilzt die knöcherne Randleiste mit dem Wirbelkörper.
c Seitliche Röntgenaufnahme einer in der Sagittalebene durchsägten Wirbelsäule eines 17jährigen

nach den Untersuchungen von Töndury (1218) nur etwa bis zum 2. Lebensjahr mit Blutgefäßen versorgt. Danach bilden sich die Gefäße zurück, so daß bereits in den Faserringen 4jähriger Kinder keine Blutgefäße mehr zu finden sind. Eine Erklärung für die **Gefäßrückbildung** hat man noch nicht finden können. Der zell- und faserreiche Zwischenwirbelabschnitt, in dem ein kontinuierlicher Auf- und Abbau von Makromolekülen stattfindet, erfordert auch beim Menschen eigentlich eine Vaskularisation.

Da beim Menschen das Verschwinden der Blutgefäße aus dem Zwischenwirbelabschnitt mit dem Beginn der aufrechten Haltung zwischen dem 1. und 2. Lebensjahr zeitlich zusammenfällt, kann ein Zusammenhang zwischen der anhaltenden Druckbelastung der Bandscheiben und ihrer Gefäßlosigkeit gesehen werden.

Im Gegensatz zu den Wirbelkörperarterien und -venen, die im Hohlraumsystem der Wirbelkörpertrabekel nicht der axialen Belastung ausgesetzt sind, werden die Gefäße in homogen-gallertigem Bandscheibengewebe, das physikalisch die Eigenschaften einer Flüssigkeit besitzt, je nach Körperposition in Abhängigkeit vom intradiskalen Druck oft anhaltend komprimiert. Dadurch wird der Metabolismus in den Bandscheiben empfindlich gestört.

Die verschlechterte Ernährungslage hat Rückwirkungen sowohl auf die Qualität als auch auf die Quantität des Binde- und Stützgewebes im Zwischenwirbelabschnitt.

Im weiteren Verlauf bleibt die Volumenzunahme des Anulus fibrosus und des Gallertkernes durch interstitielles appositionelles Wachstum hinter dem Wirbelkörperwachstum zurück. Die **Relation Wirbelkörper-Zwischenwirbelabschnitt** verschiebt sich mit zunehmendem Wachstum zugunsten des Wirbelkörpers. Während bei der Ge-

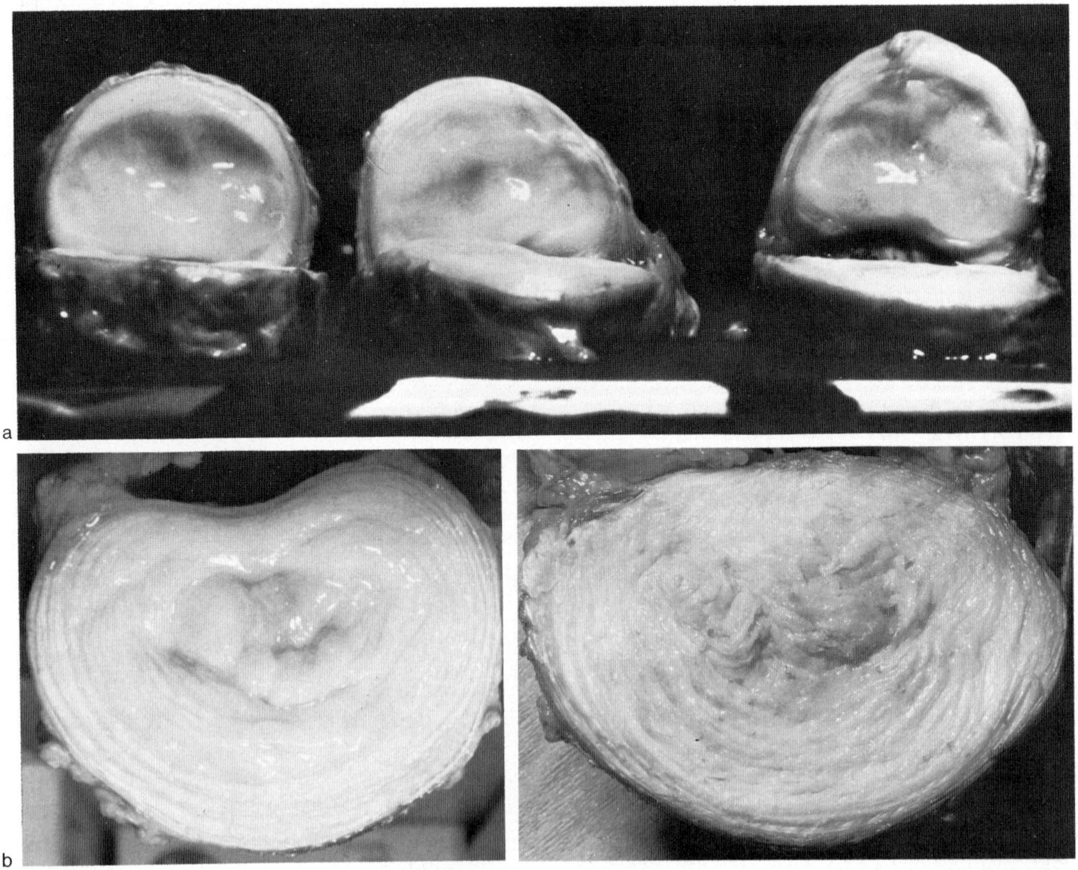

a b c

Abb. 4.6 a–c Querschnitt lumbaler Bandscheiben: **a** 2jähriger, **b** 15jähriger, **c** 42jähriger burt beide noch gleich hoch sind, weist der Zwischenwirbelabschnitt bei Abschluß des Wachstums nur noch etwa $^1/_3 - ^1/_5$ der Höhe des benachbarten Wirbelkörpers auf. Auch in qualitativer Hinsicht zeigen die Bandscheiben Jugendlicher Veränderungen, die auf eine frühzeitige **Altersinvolution** hinweisen. Diese machen sich vor allem in der raschen Abnahme des Wassergehaltes bemerkbar. Infolgedessen kommt es auch zu Konsistenz- und Farbänderungen des Bandscheibengewebes in den ersten Lebensjahren, die schon makroskopisch beim Aufschneiden frisch entnommener Bandscheiben ins Auge fallen.

Beim Neugeborenen und Kleinkind ist die Schnittfläche glasig-gallertig und hat ein flüssiges Aussehen (Abb. 4.**6**). Tatsächlich kann man das zentrale halbflüssige Bandscheibengewebe z. B. bei einem 2jährigen mit einem Tupfer wegwischen, was bei Bandscheiben Erwachsener nicht mehr möglich ist.

Auch **nach Abschluß des Wachstums** ändert die Bandscheibe durch regressive Veränderungen ihr Aussehen. Im höheren Alter verliert das zentrale Bandscheibengewebe seinen ursprünglichen gallertig-homogenen Charakter und erhält ein trockenes, faseriges Aussehen. Wenn das Bewegungssegment durch spondylotische Spangen immobilisiert ist, können im Rahmen einer bindegewebigen Organisation wieder Blutgefäße in den Bandscheibeninnenraum einsprießen. Hassler (465) fand bei stark degenerierten Bandscheiben regelmäßig Granulationsgewebe mit Blutgefäßen.

So unterliegen Form und Konsistenz der Bandscheiben im Laufe des prä- und postnatalen Lebens einem ständigen Wandel.

> Bestimmte Phasen in der Entwicklung des Zwischenwirbelabschnitts vom Kleinkind zum Greis zeichnen sich durch ein erhöhtes Krankheitspotential aus, was sich u. a. im gehäuften Auftreten von bandscheibenbedingten Beschwerden äußert.

Anatomie

An der Entstehung bandscheibenbedingter Erkrankungen sind nicht allein die Bandscheiben beteiligt, sondern es spielen auch benachbarte und funktionell mit dem Zwischenwirbelabschnitt in enger Beziehung stehende Gebilde eine entscheidende Rolle. Diese seien hier nur insoweit mit aufgeführt, als sie später für die pathologische Anatomie von Bedeutung sind. Spezielle anatomische Gegebenheiten der einzelnen Wirbelsäulenabschnitte werden in den jeweiligen Kapiteln besprochen.

> Das Bewegungssegment stellt die Bau- und Funktionseinheit der Wirbelsäule dar.

Wesentlicher Bestandteil des Bewegungssegmentes ist der Zwischenwirbelabschnitt mit Gallertkern, Anulus fibrosus und Knorpelplatten, wobei letztere entwicklungsgeschichtlich dem Wirbel zuzuordnen sind. Weiterhin gehören zum Bewegungssegment die Hälften der benachbarten Wirbel, vorderes und hinteres Längsband, gelbes Band (Lig. flavum), Wirbelgelenke und alle Weichteile, die sich in gleicher Höhe im Wirbelkanal, im Foramen intervertebrale sowie zwischen den Dorn- und Querfortsätzen befinden.

Die Wirbelsäule des Menschen hat im allgemeinen 24 Bewegungssegmente, wobei die obersten Segmente zwischen Axis und Atlas sowie Atlas und Schädel keine Bandscheiben besitzen. Die Bezeichnung der **Bandscheiben** erfolgt nach den benachbarten Wirbeln. Es gibt normalerweise 23 Bandscheiben, darunter 5 Hals-, 11 Brust- und 4 Lendenbandscheiben sowie je eine am zervikothorakalen, thorakolumbalen und lumbosakralen Übergang. Der unterste Zwischenwirbelabschnitt wird auch als präsakraler Bandscheibenraum bezeichnet. Bei 6 freien Lendenwirbeln gibt es neben der präsakralen noch 5 lumbale Bandscheiben (Abb. 4.**7**, 4.**8**). Beim erwachsenen Menschen machen die Zwischenwirbelabschnitte $^1/_4$ der Wirbelsäulenhöhe aus.

Von kranial nach kaudal nehmen die Bandscheiben an Höhe zu und sind entsprechend den physiologischen Krümmungen in der Sagittalebene trapezoidförmig gestaltet. Die Konvexität der zervikalen und lumbalen Lordose beruht auf der Dicke der ventralen Bandscheibenabschnitte, während die Brustkyphose durch die Form der Wirbelkörper bedingt ist.

> Die nichtknöchernen Bestandteile zwischen zwei Wirbelkörpern bezeichnet man als Bandscheibe, sie bestehen aus Knorpelplatten, Anulus fibrosus und Gallertkern.

Die **Knorpelplatten** gehören zum Wirbelkörper. Sie setzen sich aus hyalinem Knorpel zusammen und enden nach Wachstumsabschluß allseitig am inneren Rand der knöchernen Wirbelkörperrandleiste. Die Knorpelplatten sind auf der Wirbelkörperschlußplatte mit einer Kalkschicht befestigt, die feine Poren zur Ernährung des Zwischenwir-

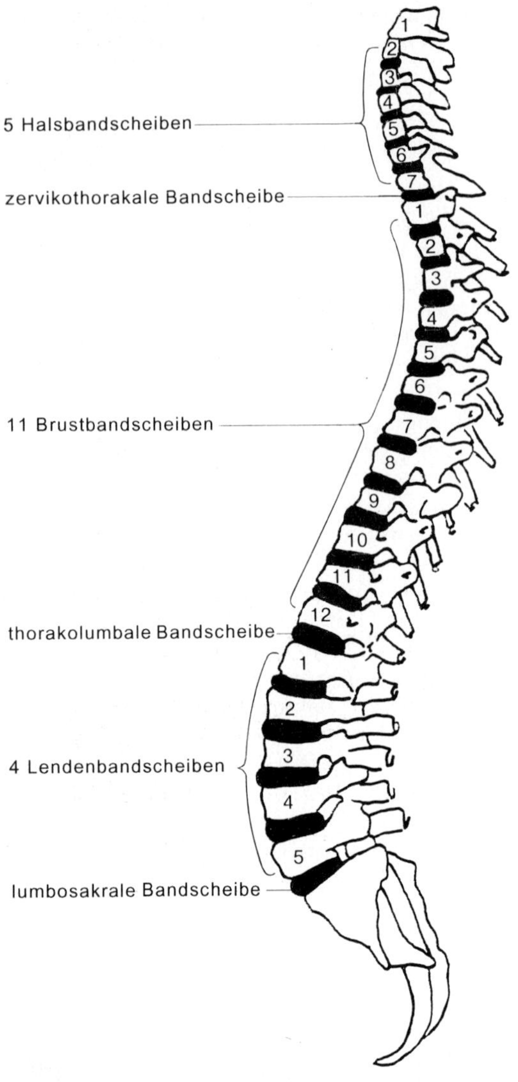

Abb. 4.7 Seitenansicht der Wirbelsäule eines Erwachsenen

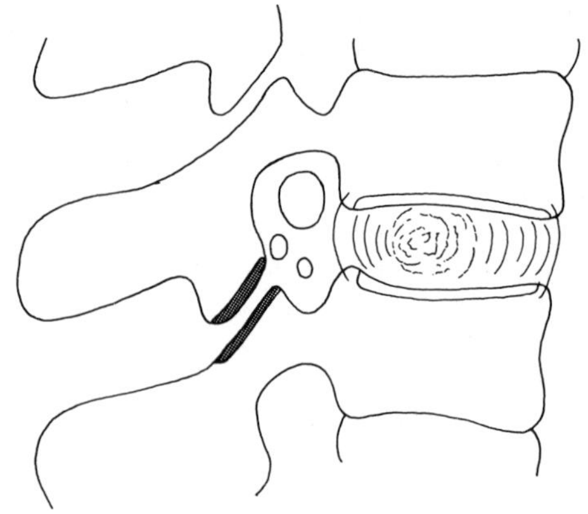

Abb. 4.8 Bewegungssegment (nach Junghanns)

belabschnitts besitzt. Die Markräume des Wirbelkörpers stehen durch den siebartigen Charakter der Wirbelkörperoberfläche (Lamina cribrosa) mit der Knorpelplatte in Verbindung. Hier findet ein großer Teil des Stofftransports per diffusionem statt.

Der **Bandscheibenring (Anulus fibrosus)** besteht vorwiegend aus Fasern, die in Schraubenwindungen sich miteinander verflechtend von Wirbelkörper zu Wirbelkörper ziehen. In der Randzone des Anulus fibrosus finden sich derbe sog. Sharpeysche Fasern, die in die knöchernen Randleisten einstrahlen und dort fest verankert sind. Die Faserringlamellen sind ventral und lateral zahlreicher und kräftiger als dorsal. Hinten und hinten seitlich ist der Anulus fibrosus schmal und weist nur wenige, relativ dünne Lamellen auf. Der Bandscheibenring geht ventralwärts allmählich und ohne besondere Grenzen in den Gallertkern über. Die Grundlage des **Gallertkerns (Nucleus pulposus)** stellt restliches Gewebe der Chorda dorsalis dar. Er liegt deswegen in Mittelstellung mehr im dorsalen Anteil des Zwischenwirbelabschnitts.

Neben den bläschenförmigen Chordazellen liegen im Gallertkern während der Wachstumszeit noch netzartige Stränge aus direkt zusammenstehenden Kernen vom Aussehen der Chordazellkerne (Chordaretikulum). Die Maschenräume des Netzes enthalten eine flüssig-schleimige Grundsubstanz. So entsteht ein weitverzweigter Hohlraum, der zunächst mit synoviaähnlicher Flüssigkeit und später mit Gallertgewebe ausgefüllt ist, das nach dem Aufschneiden der Bandscheibe sofort herausquillt (Abb. 4.**9**, 4.**10**).

Das Gewebe des Gallertkerns läßt sich in höherem Alter leichter auseinanderschieben und zeigt Hohlräume, so daß es eher gelingt, 1–2 cm^3 Flüssigkeit zu instillieren als bei einem Jugendlichen, wo der Zusammenhalt des Bandscheibengewebes noch sehr groß ist.

Beim Aufschneiden der Bandscheibe eines Jugendlichen wölben sich die gallertartigen Massen des zentralen Bandscheibengewebes sofort über das Niveau der Schnittfläche. Die aus dem Verband der Wirbelkörper herausgenommene Zwischenwirbelscheibe strebt infolge des in ihr, insbesondere in dem des Nucleus pulposus befindlichen Innendrucks, des Turgors, Kugelform an.

Bänder. Das vordere Längsband *(Lig. longitudinale anterius)* überzieht als breiter Streifen die Wirbelkörpervorderwand und die ventralen Anteile des Anulus fibrosus. Man kann es präparatorisch leicht vom Bandscheibenring trennen. Demgegenüber läßt sich das *hintere Längsband (Lig. longitudinale posterius)* nicht so ohne weiteres vom Bandscheibenring abpräparieren, da es mit diesem innig verbunden ist. Es ist kranial breiter als kaudal und verschmälert sich in Höhe der lumbalen Wirbelkörper zu einem schmalen Streifen (Abb. 4.**11**). Bei unseren Bandscheibenpräparationen stellten wir fest (1148), daß entgegen den Darstellungen in vielen Anatomiebüchern das hintere Längsband im Lumbalbereich die hintere Bandscheibenbegrenzung nicht ganz bedeckt, sondern in den dorsolateralen Abschnitten frei läßt, wo bekanntlich Bandscheibenvorfälle am häufigsten vorkommen. Die in Bandscheibenhöhe schräg nach kaudal verlaufenden lateralen Anteile des hinteren Längsbandes ziehen zum Periost der Wirbelbogenwurzel. Wenn diese Fasern z. B. durch eine Bandscheibenprotrusion unter Spannung gesetzt werden, kann es zum Periostschmerz kommen.

Der **ventrale Epiduralraum** befindet sich zwischen Wirbelkörperhinterwand und dorsaler Bandscheibengrenze auf der einen Seite und der ventralen Dura auf der anderen Seite. Dieser Raum ist durch mediale bindegewebige Stränge zwischen

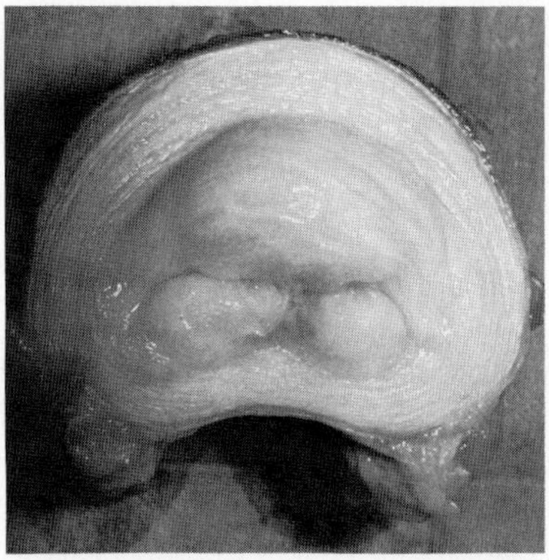
a

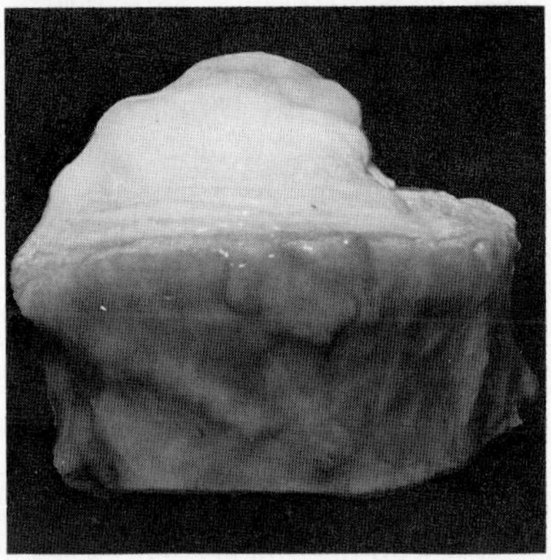
b

Abb. 4.**9** a u. **b** Lumbale Bandscheibe eines 17jährigen. Sofort nach dem Aufschneiden wölbt sich der Gallertkern über das Niveau der Schnittfläche

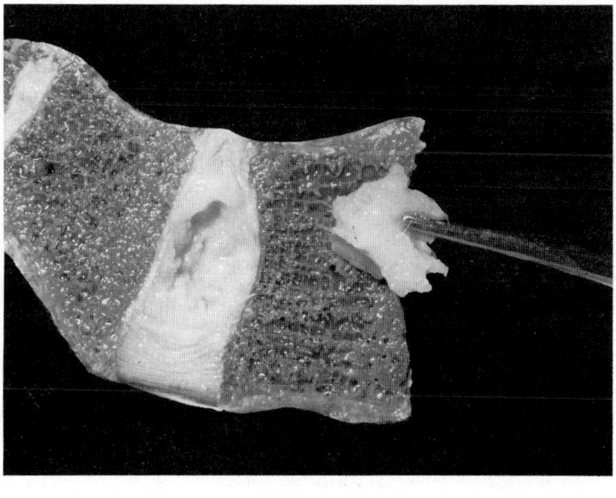

Abb. 4.**10** Lumbosakrale Bandscheibe eines 18jährigen. Das zentrale mobile Bandscheibengewebe läßt sich mit der Pinzette herausnehmen

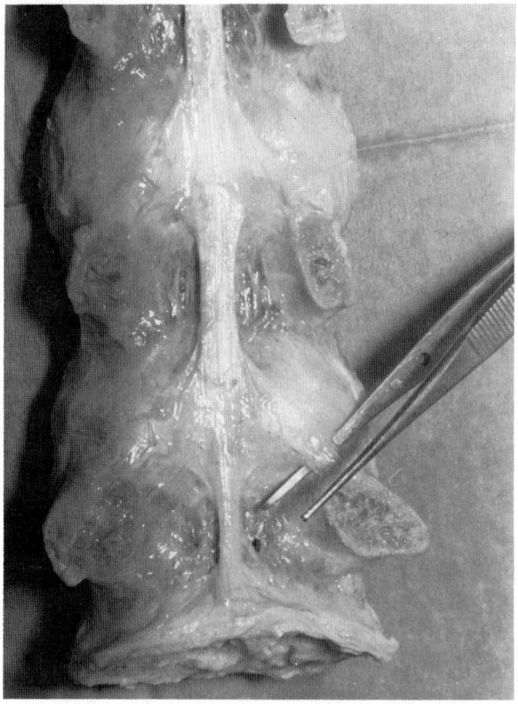

Abb. 4.**11** Hinteres Längsband bei einem Präparat einer lumbalen Bandscheibe. Es verbreitert sich in Höhe der Bandscheibe und zieht mit einigen Fasern schräg nach unten zur Bogenwurzel. Die oberen lateralen Anteile der hinteren Bandscheibenbegrenzung bleiben unbedeckt

Dura und Wirbelkörper in ein rechtes und linkes Kompartment geteilt (526).

Die medialen Durasackaufhängungen verhindern eine Verschiebung großer freier Bandscheibensequester zur gegenüberliegenden Seite.

Im ventralen Epiduralraum zwischen Wirbelkörperhinterwand und ventraler Dura findet sich im Lumbalbereich eine mit Venen durchzogene dünne Periduralmembran (264, 326, 1327), unter die sich extradiskale Bandscheibensequester schieben können. Im Diskogramm sieht man dann kranial oder kaudal der Bandscheibe ein rundliches Kontrastmitteldepot ohne weiteren epiduralen Abfluß. Das MRI zeigt einen rundlichen membranbedeckten Schatten. Bei der offenen Operation muß man diese Membran erst eröffnen, bevor man an den Sequester gelangt.

Mediale Duraaufhängung und ventrale Epiduralmembran bestimmen Verlagerungsrichtung, Verlauf und Prognose lumbaler Bandscheibenvorfälle.

Der Raum zwischen ventraler Epiduralmembran und Wirbelkörperhinterwand ist medial durch das relativ straff anliegende Lig. longitudinale posterius und lateral in der infradiskalen Ebene durch den Pedikel begrenzt. In der supradiskalen Ebene ergibt sich eine Begrenzung nach lateral dadurch, daß die entsprechende Bindegewebsschicht in diesem Bereich sich vom Wirbelkörper nicht abheben läßt.

Submembranöse Sequester liegen paramedial.

Hämatombildungen im ventralen Epiduralraum sind möglich und können mit submembranösen Bandscheibensequestern verwechselt werden (1327) (Abb. 4.**12**, 4.**13**).

Wichtig für die Bandscheibenchirurgie ist das *Lig. flavum (gelbes Band).* Das Lig. flavum kleidet den rückwärtigen Teil des Wirbelkanals aus und zieht, die Foramina interarcualia überspannend, von einem Wirbelbogen zum anderen. Bei der Operation läßt es sich leicht vom Wirbelbogen lösen, so daß man bei der Laminektomie oder Hemilaminektomie noch eine schützende Schicht zur Dura hin hat.

Das Lig. flavum weist im Lumbalbereich zwei Schichten auf, die durch eine präparatorisch und

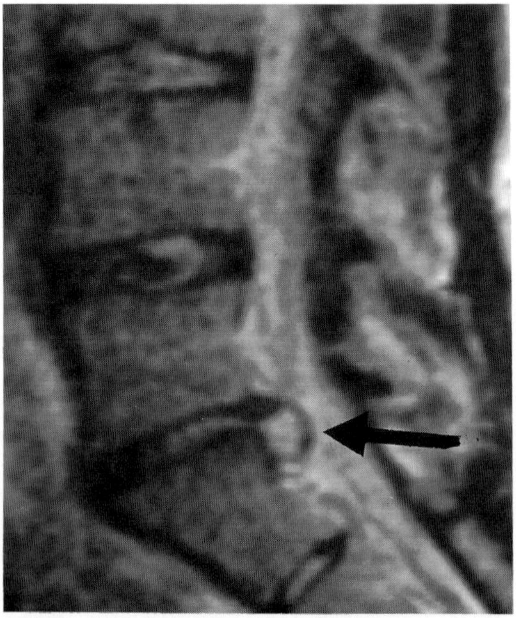

Abb. 4.**12** Nach kaudal dislozierter submembranöser Bandscheibensequester unter der ventralen Epiduralmembran (Pfeil)

operationstechnisch darstellbare Spalte getrennt sind. Diese Spalte trennt das dorsale vom ventralen Blatt des Lig. flavum. Bei der lateralen (partiellen) Flavektomie geht man so vor, daß man dorsales Blatt scharf und ventrales Blatt stumpf durchtrennt, damit die darunterliegende Dura nicht verletzt wird.

Das Lig. flavum nimmt von der HWS nach kaudal ständig an Dicke zu.

Lig. flavum und die *Ligg. interspinalia* unterstützen den Zusammenhang der rückwärtigen Anteile des Bewegungssegments beim Vornüberbeugen in Totalkyphose und bei der aufrechten Haltung.

An der Entstehung bzw. Verschlimmerung bandscheibenbedingter Beschwerden können auch die Gefäße des vertebralen **Venensystems** beteiligt sein. Die klappenlosen Venen im Wirbelkanal bilden eine von der Schädelbasis bis zum Kreuzbein durchgehende Anastomosenkette. Der Füllungszustand der Venen ist von der Körperposition abhängig. Im Sitzen und bei flacher Bauchlage sind die Venen prall gefüllt. Wie unsere intraoperativen Messungen gezeigt haben, ist der Füllungszustand der lumbalen epiduralen Venen vom zentralen Venendruck abhängig (369). In der Kniehocklage (S. 283) sind Füllungszustand und zentraler Venendruck am niedrigsten. Bei der lumbalen Prolapsoperation sieht man die epiduralen Venengeflechte als platte, nur wenig mit Blut gefüllte Stränge, die bei Verletzung nicht merklich bluten, so daß eine *Elektrokoagulation zur Blutstillung im Wirbelkanal meistens nicht erforderlich* ist. Untersuchungen von Clemens (190) haben gezeigt, daß das vertebrale Venensystem über seine lokale Bedeutung als abführendes Gefäßsystem der Wirbelbögen, Dorn- und Querfortsätze hinaus insofern eine Rolle spielt, als es über Emissarien mit dem Schädelinneren in Verbindung steht. Die Venenplexus der Wirbelsäule stellen das Bindeglied zwischen den Vv. cavae superior und inferior dar. Sie bilden gemeinsam mit dem Azygossystem einen über das örtliche Gebiet hinaus wirksamen kollateralen Kreislauf, der physiologischerweise bei allen Druckerhöhungen in der Brust-, Bauch- und Schädelhöhle – wie Husten, Niesen und Pressen – wirksam wird. Damit kann man sich u. a. die häufige Verschlimmerung bandscheibenbedingter Beschwerden bei diesen Vorgängen erklären.

Druckerhöhungen im Thorax und Abdomen führen über eine vermehrte Füllung epiduraler Venen zur Verstärkung bandscheibenbedingter Schmerzen.

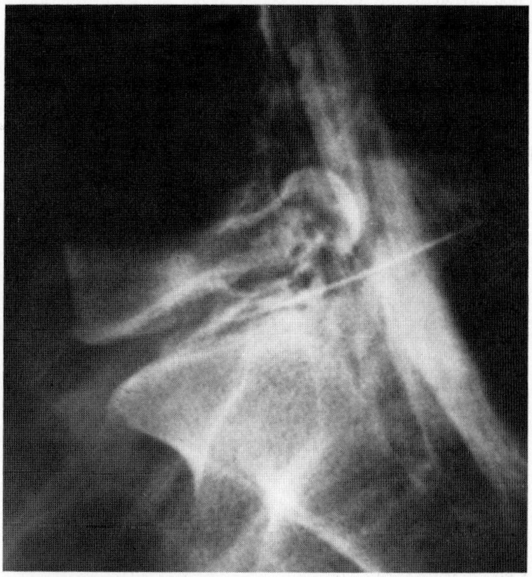

Abb. 4.**13** Myelodiskographie (Myelographie mit anschließender Diskographie) von L5/S1. Das Diskogramm zeigt einen nach kranial verlagerten submembranösen Sequester, der noch von einem dünnen Häutchen, der ventralen Epiduralmembran, überzogen ist. Im Operationssitus fand sich ein bohnengroßer Sequester auf der Schulter der S1-Wurzel unter der ventralen Epiduralmembran, die sich leicht mit dem stumpfen Dissektor perforieren ließ

Feinstruktur und Biochemie

Bis auf vereinzelte Chordareste finden sich im Zwischenwirbelabschnitt des Menschen grundsätzlich nur Gewebsbestandteile, die auch im Stütz- und Bindegewebe des übrigen Organismus vorkommen. Die einzelnen Komponenten des Bindegewebes sind zwischen den Wirbelkörpern entsprechend ihrer speziellen mechanischen Beanspruchung angeordnet und so klar gegen die Umgebung abgegrenzt, daß man von der Bandscheibe als **bindegewebigem Organ** sprechen kann. Im Zwischenwirbelabschnitt sind die histologisch und biochemisch grundverschiedenen Hauptelemente des Bindegewebes auch räumlich voneinander getrennt.

Der Bandscheibenring besteht vorwiegend aus Fasern, der Gallertkern aus Grundsubstanz und die Knorpelplatten aus hyalinem Knorpel.

Diese Gewebe werden von Bindegewebszellen aufgebaut, die zwischen 20 und 30% des Gewebevolumens ausmachen. Im Bandscheibengewebe finden sich Fibroblasten, Knorpelzellen und vereinzelt Chordazellen. Die Bindegewebszellen produzieren Grundsubstanz und Fasern, teils intra-, teils extrazellulär. Zur Synthese der extrazellulären Makromoleküle benötigen die Zellen niedermolekulare Stoffwechselsubstrate, wie Aminosäuren, Salze, Glucose und Wasser. Die Zelldichte im Bandscheibengewebe ist abhängig von der Ernährungssituation. Im Bandscheibenzentrum gibt es deswegen weniger Zellen (1150).

Der Wassergehalt im Nucleus pulposus sinkt von 90% im 1. Lebensjahr auf 74% im 8. Lebensjahrzehnt.

Dabei ergeben sich unterschiedliche Werte für die einzelnen Abschnitte im Anulus fibrosus, wie wir es in unseren Versuchen nachweisen konnten (653, 691). Das Wasser liegt nicht in freier Form vor, sondern findet sich vorwiegend als Strukturbestandteil der Makromoleküle. Es ist reversibel an die freien ionisierten Gruppen der Makromoleküle gebunden und kann gegen hydrophile Gruppen bestimmter Substanzen ausgetauscht und in die interstitielle Flüssigkeit abgegeben werden. Es ist möglich, den Wassergehalt der Bandscheiben im MRI quantitativ zu bestimmen (925). Die Differenz des Wassergehaltes im Zwischenwirbelabschnitt zwischen Morgen und Abend wurden von unseren Radiologen quantitativ durch MRI anhand verschiedener Echozeiten bestimmt (81).
Neben der *interstitiellen Flüssigkeit* finden sich im Bandscheibengewebe noch **Mineralstoffe,** Enzyme, organische Matrix und in geringen Mengen auch Fett.
Eine selbständige Mineralphase kommt im Bandscheibengewebe normalerweise nicht vor. Nur im Alter können Kristalle von apatitischen Calciumphosphaten auftreten. McCarty (774) fand im menschlichen Bandscheibengewebe Brushit und Calciumphosphat in kristalliner Form. Die anorganischen Ionen, wie Natrium, Kalium, Calcium, sind teils strukturgebunden, teils in der extrazellulären Flüssigkeit gelöst. Die Calciumionen sind an die sauren Mucopolysaccharide der Matrix gebunden und gegenüber der extrazellulären Flüssigkeit bis zu 35fach anreicherungsfähig. Man kann deshalb zu Recht von der Calciumfängerschaft der Bandscheiben sprechen. Die Mineralisation geht mit einem Phosphorzuwachs und oft mit einer langsamen Kristallabscheidung einher. Der hohe Kaliumgehalt im Knorpelanteil der Bandscheiben ist durch den Zellgehalt zu erklären. Natrium ist teilweise matrixgebunden; alle übrigen Ionen finden sich in der interstitiellen Flüssigkeit.
Die **Grundsubstanz** gehört zur organischen Matrix. Der Grundsubstanzgehalt nimmt vom Bandscheibenring zum Gallertkern hin zu. In der Grundsubstanz finden sich vorwiegend Glykoproteine und hochmolekulare Polysaccharide. Glykoproteine bestehen aus Eiweiß und Kohlenhydraten und zeichnen sich als Bestandteil von Sekreten (Mucoproteine) durch starke Wasseranziehungskraft und Viskosität aus. Unter den hochmolekularen Polysacchariden finden sich vor allem die sauren Mucopolysaccharide, wie Hyaluronsäure, Chondroitinsulfat, Keratansulfat und Heparin. Die Mucopolysaccharide bilden ein hochpolymeres dreidimensionales Gittersystem, das der Grundsubstanz Viskosität verleiht.

Aufgrund ihres hohen effektiven hydrodynamischen Volumens binden die Makromoleküle einen großen Teil der Bandscheibenflüssigkeit.

Mit ihrer Hydratationskraft bestimmen die Mucopolysaccharide Quellbarkeit, Elastizität und Viskosität der Grundsubstanz. Die Synthese der Mucopolysaccharide und der Makromoleküle vollzieht sich zum Teil intra-, zum Teil extrazellulär. Aminozucker und andere Bausteine der sauren Mucopolysaccharide werden intrazellulär aus Intermediärprodukten des Glucosestoffwechsels gebildet. In erster Linie sind die Knorpelzellen Träger der Stoffwechselaktivitäten in der Bandscheibe. Sie synthetisieren mit Hilfe ihres Betriebsstoffwechsels ihre eigene organische Matrix, die aus Kollagen und einem Mucopolysaccharid-Protein-Komplex besteht. Der Abbau der Makromolekülkomplexe erfolgt durch eine Vitamin-A-abhängige zytoplasmatische saure Protease der Knorpelzellen, die durch Cortison gehemmt wird (261).
Die *Biosynthese der Makromolekülgruppen* im Bandscheibengewebe stellt keinen einmaligen Vorgang dar, sondern ist eine sich wiederholende Zelleistung. Aufgrund der begrenzten Lebensdauer müssen die extrazellulären Strukturen immer wieder erneuert werden. Es besteht normalerweise ein Gleichgewicht zwischen Synthese und Depolymerisation der Makromoleküle. Die sauren Mucopolysaccharide weisen z. B. eine hohe Umsatzrate auf. Für Chondroitinsulfat wurden biologische Halbwertszeiten von 7–16 Tagen, für die Hyaluronsäure von 2–4 Tagen gefunden (110, 231, 1051).

Es erfordert einen regelmäßigen Stoffaustausch im Zwischenwirbelabschnitt, um Biosynthese und Abbau der extrazellulär gelegenen Strukturelemente aufrechtzuerhalten. Schlecht versorgte Bandscheibenzellen produzieren Makromoleküle von minderer Qualität und Quantität.

Der *Kollagengehalt* der Matrix macht im Bandscheibengewebe zwischen 44 und 51% des Trokkengewichts aus. Das **fibrilläre Proteinkollagen** setzt sich vorwiegend aus den Aminosäuren Glycin (30%), Prolin (12%) und Hydroxyprolin (12 – 14%) zusammen und besitzt eine hochgeordnete makromolekulare Struktur. Kollagenfasern finden sich vorwiegend im Bandscheibenring in Form von dicht gebündelten Fibrillen mit geflechtartigem Verlauf. Lichtoptische und elektronenmikroskopische Untersuchungen zeigen eine allmählich dichter werdende Struktur des Bandscheibengewebes zur äußeren Begrenzung hin (148, 149, 219, 1193). Die Grenzbezirke der menschlichen Bandscheibe haben eine straff gebündelte Faseranordnung. Zwischen ihnen sieht man Streifen, die eine maschenwerkähnliche Ordnung erkennen lassen. Die Fasern liegen mehr oder weniger parallel in Bündeln, meistens dicht und unregelmäßig in einem Zwiebelschalenmuster gepackt. Die faserbildenden Zellen liegen in bikonvexer Form zwischen den Kollagenfibrillen. Für den Zusammenhalt der Kollagenfasern sorgen Mucopolysaccharide. Durch Verzahnung ihrer einzelnen Moleküle untereinander bildet sich eine makromolekulare Überstruktur, die durch das dreidimensionale Netzwerk der kollagenen Fasern mechanisch verfestigt wird. Solche Systeme stellen ein Hindernis für die Diffusion von Molekülen dar. Sie bilden eine Permeabilitätsbarriere, die den extrazellulären Stofftransport kontrollieren kann (150). Unsere Diffusionsversuche mit Farbstoffen unterschiedlicher Molekülgröße haben gezeigt, daß nur Substanzen mit einem Molekulargewicht von unter 400 die Bandscheibengrenzen passieren können (663).

Der Grenzschicht der Bandscheibe kommt die Funktion einer selektiv permeablen Membran zu.

Auch die *Synthese der Kollagenfasern* vollzieht sich in der Initialphase intrazellulär. Von der Bandscheibenzelle wird zunächst die lösliche Vorstufe, das sog. Tropokollagen, bereitgestellt (1169). Erst nach Verlassen der Zelle wird das Tropokollagen in einem extrazellulären Polymerisationsvorgang zur unlöslichen Kollagenfaser umgewandelt (313). Ähnlich den Mucopolysacchariden unterliegen auch die Kollagenmakromoleküle einem ständigen Auf- und Abbau. Das in der Fibrille lokalisierte Kollagen hat eine biologische Halbwertszeit von 30 – 60 Tagen (150). Ältere Individuen haben einen langsameren Kollagenumsatz. Der Abbau des Kollagens erfolgt über Kollagenasen.

Enzyme werden in den Lysosomen der Bandscheibenzellen gebildet (943) und beschleunigen als Biokatalysatoren den Ablauf der Stoffwechselvorgänge. Sie wirken nicht nur spaltend, sondern auch synthetisierend.

Enzymaktivitäten und kurze biologische Halbwertszeiten weisen darauf hin, daß der Stoffwechsel im Zwischenwirbelabschnitt relativ intensiv ist und durch zahlreiche mechanische sowie biochemische Faktoren auch von außen her beeinflußt werden kann.

Biomechanik

Die Bandscheibe als osmotisches System

Bandscheibeninnenraum, Knorpelplatten, Anulus fibrosus und paravertebrales Gewebe bzw. Spongiosa der angrenzenden Wirbel stellen ein Stoff- und Flüssigkeitsaustauschsystem – osmotisches System – dar.

Die begrenzenden Gewebsschichten des Zwischenwirbelabschnitts haben Eigenschaften einer **semipermeablen Membran.** Dabei ist die Durchlässigkeit der Bandscheibengrenzen für Flüssigkeiten und gelöste Stoffe nicht in allen Abschnitten gleich. Untersuchungen haben gezeigt, daß Glucose vorwiegend durch die Endplatten und Sulfationen bevorzugt durch den Anulus fibrosus diffundieren (535, 797, 1010, 1237, 1239). Anulus fibrosus und Knorpelplatten besitzen in ihren äußeren Anteilen durch Verzahnung und Verflechtung der einzelnen Moleküle mit dem dreidimensionalen Netzwerk der Fasern ein submikroskopisches Maschenwerk, das nur kleinere Moleküle durchläßt. Dazu zählen neben Wasser auch die niedermolekularen Stoffwechselsubstrate und -schlakken. Mit Knorpelplatten und Bandscheibenring ist eine Permeabilitätsbarriere zwischen zwei biologisch und mechanisch grundverschiedene Gewebsräume geschaltet: Bandscheibeninnenraum auf der einen Seite und paravertebrales Gewebe bzw. Wirbelkörperspongiosa auf der anderen Seite. Diese Räume unterscheiden sich in erster Linie durch den **Belastungsdruck (hydrostatischer Druck).** Während in den Weichteilen neben der Bandscheibe und in dem durch Knochentrabekel abgestützten Hohlraumsystem des Wirbels der normale Gewebsdruck von nur wenigen mmHg herrscht, ist der Zwischenwirbelabschnitt je nach Körperposition und Gewichten, die angehoben werden (Abb. 4.**14**), einem hohen Belastungsdruck ausgesetzt, der über 1000 kp (1000 N) betragen kann. Gegen dieses Druckgefälle muß ein bandscheibenwärts gerichteter Flüssigkeitsstrom erfolgen, damit der Zwischenwirbelabschnitt nicht in kürzester Zeit ausgepreßt wird und austrocknet. Die Flüssigkeitsaufnahme gegen ein derartiges Druckgefälle ist u. a. mit Hilfe von osmotischen Kräften möglich.

Die im Bandscheibeninnenraum befindlichen Makromoleküle – in erster Linie Mucopolysaccharide – besitzen eine sehr große Wasseranziehungskraft und sind in der Lage, Flüssigkeit auch bei hoher Druckbelastung zu halten bzw. aufzunehmen.

Der Ansaugdruck, mit dem konzentrierte Lösungen Wasser oder andere Lösungsmittel durch semipermeable Membranen hindurch zu sich heranziehen, wird als *osmotischer Druck* bezeichnet. Die osmotische Flüssigkeitsbewegung erfolgt gegen den Belastungsdruck und hält so lange an, bis dieser Druck dem osmotischen Druck das Gleichgewicht hält.

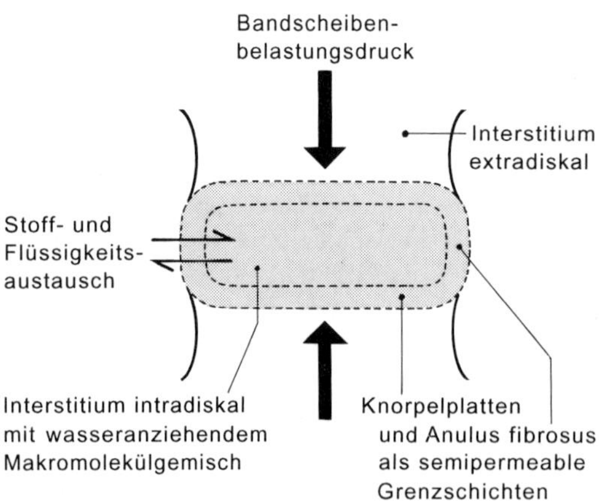

Abb. 4.**14** Die Bandscheibe als osmotisches System

Der *kolloidosmotische Druck* ist der von hochmolekularen Lösungen ausgeübte osmotische Druck. Im Organismus und besonders in der Bandscheibe ist außerdem der *Quelldruck* von Bedeutung. Es handelt sich dabei um den Druck, mit dem ein quellbarer Körper sich bei Wasserangebot gegen Widerstände ausdehnt. Der Ausdehnungsdruck der Bandscheiben läßt sich experimentell ermitteln. Wenn man eine Bandscheibe komprimiert hat, richtet sie sich wieder auf, sobald der Druck nachläßt. Wiederaufrichtungsgeschwindigkeit und Quellkraft sind von den elastischen Eigenschaften und vom Flüssigkeitsaufnahmevermögen des Bandscheibengewebes abhängig. Die Bandscheiben jüngerer Individuen richten sich nach Kompression nicht nur kraftvoller, sondern auch schneller wieder auf als bei älteren.

Kolloidosmotischer Druck und Quelldruck zusammen ergeben den **onkotischen Druck.**

Der Bandscheibeninnenraum zeichnet sich im Gegensatz zur Umgebung des Zwischenwirbelabschnitts durch einen hohen hydrostatischen und onkotischen Druck aus, wobei beide Kräfte den Flüssigkeitsstrom in den Bandscheibeninnenraum hinein und aus der Bandscheibe heraus entgegengesetzt beeinflussen.

Aufgrund der Konzentrations- und Druckunterschiede an den Bandscheibengrenzen ergibt sich damit folgende **Wechselbeziehung:**

hydrostatischer Druck extradiskal		hydrostatischer Druck intradiskal
+	⇄	+
onkotischer Druck intradiskal		onkotischer Druck extradiskal

Gewebsdruck außerhalb der Bandscheibe und Ansaugkraft des Bandscheibengewebes stehen auf der einen und Gewebsdruck in der Bandscheibe sowie Ansaugkraft des Gewebes außerhalb der Bandscheibe auf der anderen Seite. Gewinnt eine Seite das Übergewicht, so kommt es zu Flüssigkeits- und Substanzverschiebungen.

Das Wechselspiel zwischen hydrostatischem und onkotischem Druck ist von Bedeutung für die Ernährung des Bandscheibengewebes sowie für die Funktion des Bewegungssegmentes.

Das osmotische System im Zwischenwirbelabschnitt ist sowohl von der mechanischen als auch von der biochemischen Seite her zu beeinflussen.

Kurzfristigen Änderungen in diesem System unterliegt vor allem die mechanische Komponente durch Erhöhung oder Erniedrigung des hydrostatischen intradiskalen Druckes. Dieser Bandscheibenbelastungsdruck, kurz intradiskaler Druck genannt, zeigt durch den Wechsel der Körperposition erhebliche Schwankungen. In keinem anderen Organ treten anhaltende Gewebsspannungen in solchen Größenordnungen auf wie in der Bandscheibe.

Die Abhängigkeit des intradiskalen Drucks von der Körperposition wurde 1966 von **Nachemson*** durch direkte In-vivo-Messungen bestimmt (862). Die Belastungsdrücke der unteren lumbalen Bandscheiben betragen im Liegen zwischen 15 und 25 kp (150–250 N), im Stehen 100 kp (1000 N), im Sitzen 150 kp (1500 N) und steigern sich beim Bücken, Heben und Tragen auf mehrere hundert kp (S. 155).

Unsere Diffusionsversuche mit Farbstoffen und radioaktiven Substanzen haben gezeigt, daß Druckerhöhung über 80 kp (800 N) Flüssigkeitsabgabe und Druckreduzierung unter 80 kp Flüssigkeitsaufnahme bedeuten. Die Umkehr des Flüssigkeitsstromes findet bei einem Belastungsdruck zwischen 70 und 80 kp statt (Abb. 4.**15**).

Untersuchungen über den Wasser- und Elektrolytgehalt des Bandscheibengewebes vor und nach Kompression bestätigten die osmotischen Vorgänge. Die relative Zunahme des Elektrolytgehaltes durch den Wasserverlust unter Belastung baut einen osmotischen Druckgradienten auf, der einen weiteren Wasserverlust nicht zuläßt (653).

> Der Flüssigkeitsstrom an der Bandscheibengrenze ist bei konstantem onkotischem Druck proportional dem Druckgefälle.

Starke Belastung, wie Sitzen, Heben, Tragen, bedeutet beschleunigte Flüssigkeitsabgabe, und starke Entlastung, also Extension, unter Umständen mit Unterdruck im Zwischenwirbelabschnitt, bedeutet beschleunigte Flüssigkeitsaufnahme (Abb. 4.**16**).

Unter physiologischen Bedingungen sind den druckabhängigen Flüssigkeitsverschiebungen im Zwischenwirbelabschnitt dadurch Grenzen gesetzt, daß mit der Wasseraufnahme auch gleichzeitig eine Verdünnung des Makromolekülgemisches eintritt, womit sich die Ansaugkraft der

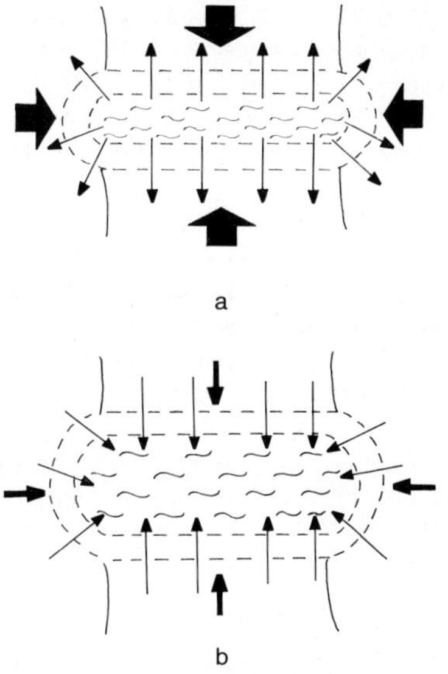

Abb. 4.**15a** u. **b** Intradiskale Druckveränderungen.
a Intradiskale Druckerhöhung: Bei einem Belastungsdruck über 80 kp (800 N) werden Flüssigkeit und Stoffwechselschlacken aus der Bandscheibe herausgepreßt. Das Volumen der Bandscheibe vermindert sich, der Zwischenwirbelabschnitt verliert an Höhe. Es kommt zu einer Konzentration des Makromolekülgemischs im Bandscheibeninnenraum mit Erhöhung der Ansaugkraft.
b Intradiskale Druckerniedrigung: Bandscheibenbelastungsdruck unter 80 kp: Es werden Flüssigkeit und Stoffwechselsubstrate aufgenommen. Gleichzeitig kommt es zu einer Volumenzunahme der Bandscheibe mit Erhöhung des Zwischenwirbelabschnitts. Das Makromolekülgemisch wird verdünnt und verliert an Ansaugkraft

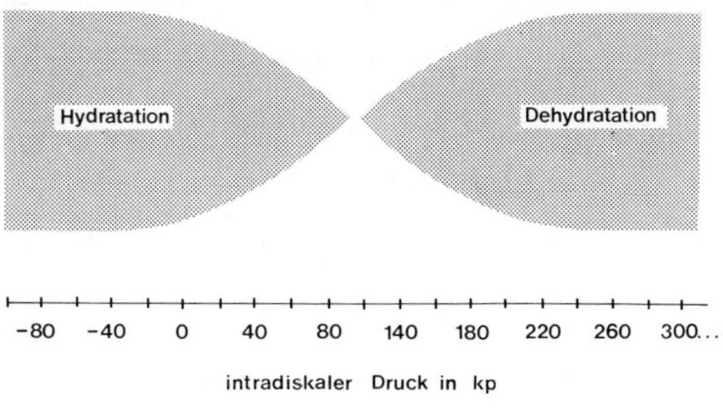

Abb. 4.**16** Flüssigkeitsverschiebungen im Zwischenwirbelabschnitt in Abhängigkeit vom Bandscheibenbelastungsdruck

---

* Alf Nachemson, zeitgen. Orthopäde, Göteborg

Bandscheibe reduziert. Umgekehrt kann die Bandscheibe bei hoher Druckbelastung nur bis zu einem bestimmten Maße ausgepreßt werden, da sich mit der Wasserabgabe das Makromolekülgemisch konzentriert und seine Ansaugkraft erhöht.
Asymmetrische Belastung des Zwischenwirbelabschnitts ruft Flüssigkeits- und Substanzverschiebungen innerhalb der Bandscheibe hervor. Wasser und gelöste Stoffe wandern aus den stark belasteten Bandscheibenabschnitten zur weniger stark belasteten Seite. Im Versuch enthalten die stärker komprimierten Bandscheibenanteile weniger Wasser (691).
Druckabhängige Flüssigkeitsverschiebungen im Zwischenwirbelabschnitt wurden auch von Shtrazi (1115) im Finite-Element-Simulationsmodell und von Adams u. Hutton (3) sowie von Monat u. Mitarb. (833) in ihren Versuchen nachgewiesen. Sie stellten ebenso wie wir fest, daß im Stehen, also bei Lordose, die ventralen und im Sitzen, bei Kyphose, die dorsalen Bandscheibenabschnitte besser diffundiert werden.
Wie die intradiskalen Druckmessungen zeigen, ist jede Seit- und Vorneigung des Rumpfes auch mit einer Änderung des Gesamtbelastungsdruckes verbunden. Körperliche Bewegung ermöglicht Flüssigkeitsverschiebungen zwischen intra- und extradiskalem Raum sowie innerhalb der Bandscheibe selbst.

Der druckabhängige Flüssigkeitsaustausch im Zwischenwirbelabschnitt des Menschen stellt einen Pumpmechanismus dar, der Wasser und niedermolekulare Stoffwechselsubstanzen an den Bandscheibengrenzen hin- und herbewegt. Dieser Mechanismus verbessert sowohl die Versorgung der Bandscheibenzellen mit Substraten als auch den Abtransport von Stoffwechselschlacken.

Jede Stellungsänderung der Wirbelsäule, die mit Druckschwankungen im Intervertebralabschnitt einhergeht, bedeutet entweder Beschleunigung oder Verlangsamung mit oder ohne Richtungsänderung des Flüssigkeitsstromes im Bandscheibengewebe.

Regelmäßiger Wechsel zwischen Vertikal- und Horizontallagerung verbessert den Stofftransport. Haltungskonstanz führt zum Sistieren der druckabhängigen Flüssigkeitsverschiebungen.

Die Haltungskonstanz wirkt sich besonders dann nachteilig auf den Stoffaustausch im Zwischenwirbelabschnitt aus, wenn Körperpositionen eingenommen werden, bei denen der intradiskale Druck sehr groß ist.

Höhenänderungen des Zwischenwirbelabschnitts

Druckabhängige Flüssigkeitsverschiebungen im Zwischenwirbelabschnitt führen zu meßbaren Volumen- und Höhenänderungen der Bandscheiben. Diese sind sowohl für die Entstehung als auch für die Behandlung bandscheibenbedingter Beschwerden von Bedeutung. Die Höhenänderungen des Zwischenwirbelabschnitts lassen sich indirekt an der **Körperlänge** und direkt im Röntgenbild nachmessen.

Auf physiologische Änderungen der Körpergröße während des Tages hatten De Puky (247), Heiss (482), Tynell u. Troup (1231) und Wing u. Mitarb. (1328) hingewiesen. Über röntgenologisch meßbare Höhenzunahmen des Zwischenwirbelabschnitts nach Extension liegen ebenfalls Berichte vor (198, 211, 215, 249, 292, 338, 600, 658, 663, 705, 735, 739, 804, 1344).

Entsprechend den druckabhängigen Flüssigkeitsverschiebungen kommt es bei Belastung, z. B. im Sitzen und Stehen, zur Höhenminderung und bei Entlastung, z. B. im Liegen und unter Extension, zur Höhenzunahme des Zwischenwirbelabstands. Die Summation dieser Veränderungen in allen Bandscheiben ergibt eine signifikante Änderung der Körperlänge. Der Mensch ist morgens größer als abends.

Bei Körperlängenmessungen müssen Fehler durch Haltungsänderungen berücksichtigt werden. Variationen der Körpergröße ergeben sich durch willkürliche Betonung der Abflachung der physiologischen Wirbelsäulenkrümmungen: Man kann sich bewußt groß und klein machen. Unwillkürlich ergeben sich auch Krümmungsänderungen durch den Tonus der Rumpfmuskeln. Um diese Fehler zu vermeiden, ist eine Meßvorrichtung erforderlich, bei der die physiologischen Krümmungen berücksichtigt werden. Wir führten Körperlängenmessungen zur Anfertigung von Tagesprofilen mit einer Meßlatte durch, die eine Konstanteinstellung der physiologischen Krümmungen beim Meßvorgang erlaubte (412).

Der absolute Körperlängenverlust beträgt beim Menschen am Tage durchschnittlich 17,6 mm, was im Verhältnis zur Körperlänge einem Durchschnittswert von 1,13% entspricht. Mit zunehmendem Alter wird die Längendifferenz zwischen morgens und abends geringer (Abb. 4.**17**).
Das normale Körperlängentagesprofil läßt sich durch zusätzliche Gewichtsbelastung oder vorübergehende Entlastung ändern. Schon einstündi-

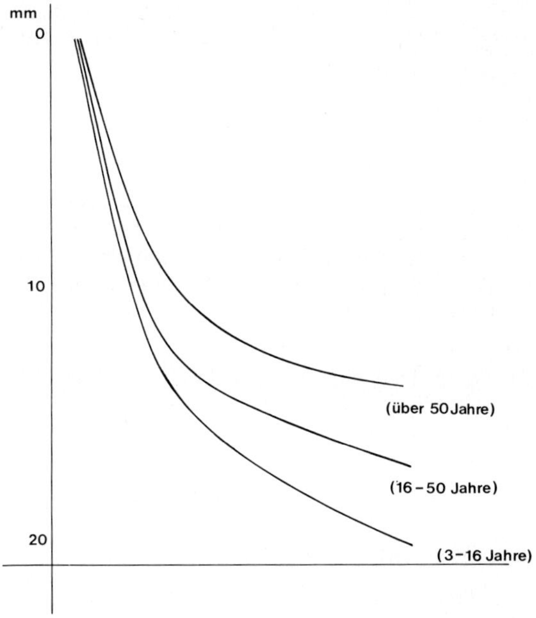

Abb. 4.**17** Körperlängenverlust durch Höhenminderung der Bandscheiben bei verschiedenen Altersgruppen im Tagesverlauf

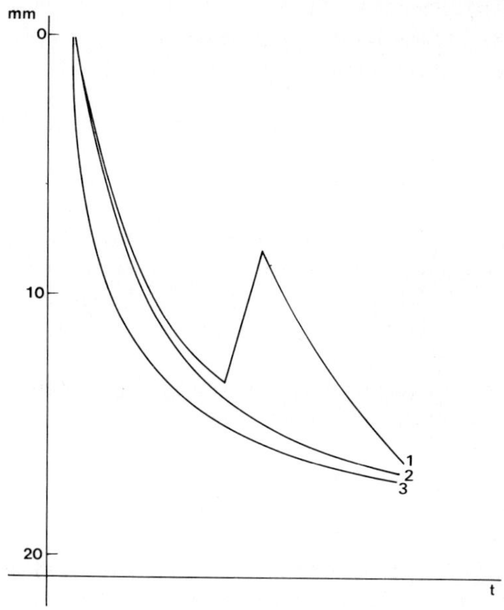

Abb. 4.**18** Körperlängentagesprofile bei Be- und Entlastung (Altersgruppe: 16–50 Jahre): 1 nach 1stündiger Horizontallagerung in der Mittagszeit, 2 bei ganztägiger normaler Belastung, 3 bei zusätzlicher Gewichtsbelastung mit 10 kg für 1 Stunde morgens

ge Entlastung durch Horizontallagerung in der Mittagszeit bewirkt eine Zunahme der Körperlänge von durchschnittlich 4,5 mm bzw. 0,2% (Abb. 4.**18**).

Entsprechend der auf S. 26 aufgestellten Gleichung sind die **Flüssigkeitsverschiebungen** im Zwischenwirbelabschnitt proportional dem Druckgefälle und hängen von der Ausgangssituation (onkotischer Druck) bzw. vom Füllungszustand der Bandscheiben ab.

Eine prall gefüllte Bandscheibe verliert nach längerer Horizontallagerung unter Belastung deutlicher an Höhe als eine bereits ausgepreßte.

Umgekehrt füllt sich eine durch Kompression dehydrierte Bandscheibe rascher auf als eine vollgesogene. Wechselnde Konzentrationen des Makromolekülgemisches im Bandscheibenraum mit unterschiedlicher Wasseranziehungskraft verhindern eine völlige Kompression der Bandscheiben unter der erheblichen anhaltenden Druckbelastung bei der aufrechten Haltung und eine übermäßige Volumenzunahme unter Entlastung, z. B. beim Aufenthalt im schwerelosen Raum. Deswegen erfolgt die Abnahme der Körpergröße bei Belastung nicht linear, sondern nähert sich allmählich einem Endwert. Zwei Drittel der Körperlängenänderung finden bereits in den ersten 3 Morgenstunden statt. Bei hohem Körpergewicht ist der Längenverlust noch rascher.

Der Kurvenverlauf in Abb. 4.**18** entspricht einer Exponentialgleichung und stellt einen typischen Ausgleichsvorgang in der Biologie dar.

Derartige Ausgleichsvorgänge sind auch bei Körperlängenmessungen von Astronauten vor, während und nach dem Aufenthalt im schwerelosen Raum zu registrieren. Die Größenzunahme betrug schon nach wenigen Tagen über 4 cm und verblieb dann auf der gleichen Höhe. Mit Beendigung der Raumfahrt ging die Verlängerung der Wirbelsäule rasch zurück, vorübergehend sogar unter den Ausgangswert (Abb. 4.**19**) (1209).

Bandscheibe und Extension (Traktion)

Die Extension (Traktion) der Wirbelsäule stellt eine gesteigerte Form der Entlastung dar. Je nach Größe der angewandten Zugkräfte am oberen und

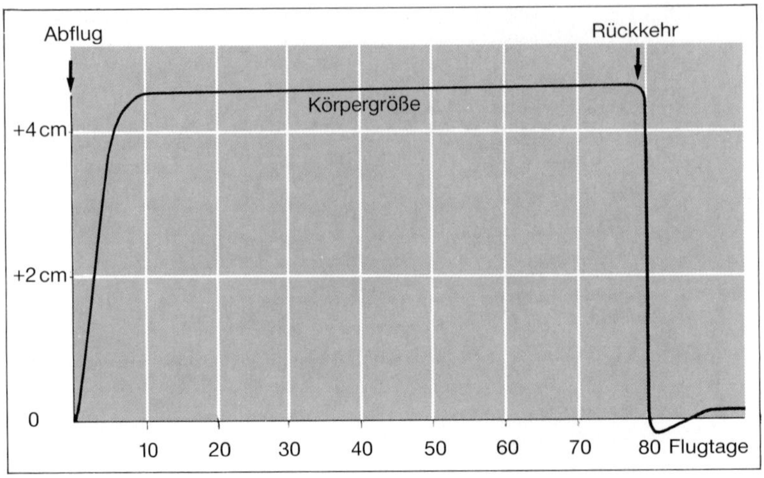

Abb. 4.**19** Veränderungen der Körpergröße bei Astronauten von Skylab 4 während und nach der Flugzeit von 80 Tagen (aus Thornton, W. E., G. W. Hottler, J. A. Rummel: in Junghanns, H.: Die Wirbelsäule in der Arbeitsmedizin. Hippokrates, Stuttgart 1979)

unteren Ende der Wirbelsäule kann der intradiskale Druck sogar negativ werden. Da die Flüssigkeitsaufnahme proportional dem Druckgefälle ist, muß unter der Extension mit einer beschleunigten Volumenzunahme der Bandscheiben gerechnet werden. Längenmessungen der Wirbelsäule vor und nach Extension ergeben eine signifikante Erweiterung der Zwischenwirbelabschnitte (249, 338, 735).

Nach 10 Minuten Extension mit der Streckbandage verlängert sich die LWS zwischen Th1 und L4 durchschnittlich um 4,8 mm; das sind 1,2 mm pro Zwischenwirbelabschnitt. Bei jüngeren Probanden waren die Höhenzunahmen der Bandscheiben nach Extension erwartungsgemäß größer als bei älteren (665).

Man kann durch Extension (Traktion) in kurzer Zeit eine Volumenzunahme der Bandscheibe erreichen, für die bei einfacher Entlastung durch Horizontallagerung 8–9 Stunden benötigt würde.

Dauerextension bringt die Gefahr einer vermehrten Volumenzunahme der Bandscheibe mit sich; es können Beschwerden entstehen.

Umgekehrt führt zusätzliche Gewichtsbelastung (Tragen schwerer Gegenstände) zu einer über das physiologische Ausmaß hinaus gehenden Flüssigkeitsabgabe mit Volumenminderung und stärkerer (statischer) Belastung der Wirbelgelenke.

Auch hier ist eine Situation zur Entstehung von Beschwerden gegeben.

Bandscheibe und Vibration

Es gibt zahlreiche biomechanische Untersuchungen über den Einfluß von Vibration auf die Bandscheiben (128, 536, 571, 624, 929, 962). Klingenstierna u. Pope (645) wiesen eine Höhenabnahme des Zwischenwirbelabschnitts nach Vibrationseinwirkung nach, die sich nach 2 Stunden wieder ausglich. Epidemiologische Studien wiesen den Zusammenhang von gehäuft auftretendem Kreuzschmerz mit Vibrationseinwirkungen, z. B. bei Hubschrauberpiloten (366), Lastwagenfahrern (352) und Traktorfahrern (1311), nach. Die Ganzkörperschwingungen sind nur in sitzender Position bei ungefederten Fahrzeugen wirksam.

Nach Coermann u. Okada (197) wird die Kraftübertragung auf den Menschen nur unterhalb von 1,5 Hz im wesentlichen durch die Masse bestimmt. Über 1,5 Hz setzen Resonanzphänomene ein. Die Eigenfrequenz der Wirbelsäule liegt nach verschiedenen Untersuchungen etwa zwischen 3,5 und 8 Hz (929).

Aus der Technik wie auch der Biomechanik ist bekannt, daß die Belastung von Strukturen mit zur Resonanz anregenden Schwingungen besonders hoch ist.

Schwingungen im Resonanzbereich stören die druckabhängigen Flüssigkeitsverschiebungen in der Bandscheibe.

Bestimmte Wirbelsäulenstellungen in Verbindung mit Vibration im Resonanzspektrum führen zu einem erhöhten Energieverbrauch, wahrscheinlich durch eine experimentell nachgewiesene 2,5fach erhöhte axiale Belastung bei derartigen

Resonanzvibrationen. Die Ursache hierfür ist unter solchen Bedingungen in vermehrter Muskelaktivität zu sehen. Dies kann zu frühzeitiger Muskelermüdung führen.
Unsere Untersuchungen haben gezeigt, daß bei den Berufsgruppen, die Vibration unterschiedlicher Art ausgesetzt sind, eher Sitzverhalten und Haltungskonstanz für das Auftreten von Kreuzschmerzen maßgebend sind als die Vibration selbst (704).

Mechanische Aufgaben der Bandscheiben

Dir Wirbelsäule des Menschen wird sowohl durch dynamische als auch durch statische Kräfte beansprucht. Die Einlagerung elastischen Bindegewebes zwischen die inkompressiblen Wirbel macht die Wirbelsäule zu einem nach allen Richtungen hin beweglichen Organ. Je nach Stellung der Wirbelgelenke sind in den einzelnen Wirbelsäulenabschnitten **Bewegungsausschläge** in ganz bestimmten Richtungen möglich. Die Bandscheibe nimmt als verformbares Gebilde an diesen Bewegungen teil und gestattet mit ihrer begrenzten Kompressibilität und Dehnbarkeit den Wirbelgelenken einen gewissen Bewegungsspielraum. Intervertebrale Bewegungen vollziehen sich um den Drehpunkt Bandscheibe und werden von den Wirbelgelenken geführt. Diese Gelenke sind mehr auf Lenken und Gleiten als auf statische Belastung eingestellt. Entsprechend der unterschiedlichen Stellung der Gelenkflächen im Raum resultieren für die einzelnen Wirbelsäulenabschnitte unterschiedliche Drehpunktverhältnisse und Bewegungsmöglichkeiten, auf die in den jeweiligen Kapiteln näher eingegangen wird.
Für den Bewegungsausschlag ist auch die Ausgangsstellung des Bewegungssegmentes von Bedeutung. Variationen ergeben sich hier z. B. durch die belastungsabhängigen Höhenänderungen des Zwischenwirbelabschnitts.

> Die Rückneigung des Rumpfes mit Hyperlordosierung von HWS und LWS bedeutet bei höhenverminderter Bandscheibe gegen Abend eine stärkere Bedrängung der Nervenwurzel im Foramen intervertebrale als bei normaler Bandscheibenhöhe in den Vormittagsstunden.

Unter physiologischen Bedingungen sind die übrigen Komponenten des Bewegungssegmentes den Höhenänderungen und Bewegungsausschlägen im Zwischenwirbelabschnitt angepaßt. Auch langsam einsetzende Form- und Funktionsstörungen, wie z. B. bei einer Skoliose, werden im allgemeinen durch Anpassung toleriert. Beschwerden treten vor allem durch rasch einsetzende Veränderungen auf.
Neben der Bewegungsvermittlung haben die Bandscheiben des Menschen auch **statische Aufgaben** zu erfüllen. Aufgrund ihrer enormen Eigenelastizität üben die Bandscheiben Stoßdämpferfunktionen bei allen axialen Belastungen der Wirbelsäule aus. Der Gallertkern verhält sich wie eine Flüssigkeitsblase und überträgt den axialen Druck gleichmäßig auf die knorpeligen Deckplatten sowie auf den Anulus fibrosus, dessen Fasern dann auf Zug beansprucht werden.
Unter axialer symmetrischer Druckbelastung wird der nach allen Seiten hin ausweichende Nucleus pulposus gegen den elastischen Anulus fibrosus gepreßt und, sobald der Druck nachläßt, wieder zum Zentrum gedrückt.

Unsere quantitativen Untersuchungen mit Hilfe von Quecksilberdehnungsmeßstreifen an Lendenwirbelsäulen haben gezeigt, daß die Längsbänder unter normalen Bedingungen nicht überdehnt werden können. Bei degenerierter Bandscheibe kommt es zu einer Überbeanspruchung. Der Drehpunkt des Bewegungssegments wandert bei Reklination nach hinten und liegt noch hinter dem hinteren Längsband.

Bei asymmetrischer Belastung weicht das mobile zentrale Bandscheibengewebe, das auch als Gallertkern bezeichnet wird, zum weniger belasteten Bandscheibenabschnitt aus, d. h. bei Vorneigung nach dorsal, bei Rückneigung nach ventral und bei Seitneigung zur jeweils gegenüberliegenden Seite (Abb. 4.**20**).
Durch Markieren des Gallertkerns mit einem Metallstift, der unverrückbar im Gewebsverband haften blieb, haben wir die intradiskalen Massenverschiebungen bei asymmetrischer Bandscheibenbelastung röntgenologisch verfolgen können (1148, 1257). Die stärksten Verschiebungen ergaben sich innerhalb der ersten 3 Minuten mit einer Geschwindigkeit von 0,6 mm/min. Bei anhaltender asymmetrischer Kompression war noch eine Bewegung des Gallertkerns zur weniger belasteten Bandscheibenhälfte, wenn auch mit geringerer Geschwindigkeit, über mehrere Stunden zu beobachten. Krag u. Mitarb. (659) sowie Schnebel u. Mitarb. (1075) konnten im Versuch und im Computersimulationsmodell ebenfalls nachweisen, daß sich der Nucleus pulposus bei asymmetrischer Belastung immer zur weniger belasteten Seite hin verlagert.
Die zunehmende Dezentralisierung des Gallertkerns bei Haltungskonstanz mit ungleichmäßiger

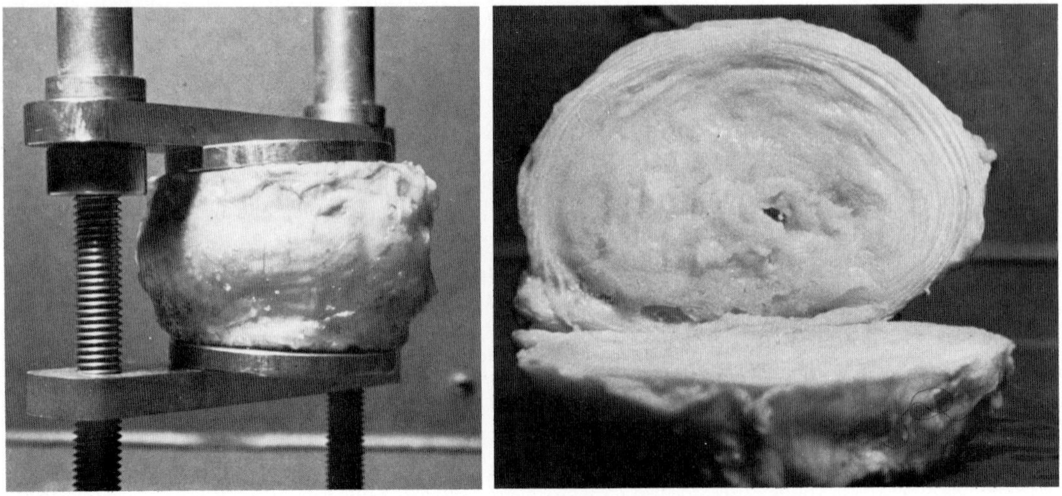

a b

Abb. 4.**20a** u. **b** Verhalten der Bandscheibe bei asymmetrischer Kompression:
a asymmetrische Kompression des Präparats einer lumbalen Bandscheibe mit 150 kp (1500 N),
b aufgeschnittene Bandscheibe unmittelbar nach asymmetrischer Kompression. Das mobile zentrale Bandscheibengewebe ist zur entlasteten Seite ausgewichen und wurde dort vom Anulus fibrosus abgefangen. Die zwiebelschalenartig angeordneten Faserringlamellen sind etwas nach außen vorgewölbt

Belastung der Zwischenwirbelabschnitte ist für die Entstehung von bandscheibenbedingten Beschwerden und deren Prophylaxe von großer Bedeutung.

Bei sofortigem Nachlassen der asymmetrischen Belastung verharrt das träge Gallertgewebe (Abb. 4.**20b**) zunächst noch in der veränderten Lage und schiebt sich dann erst allmählich, gleichsam im Zeitlupentempo, ins Zentrum zurück. Die Tendenz des zentralen mobilen Bandscheibengewebes, sich bei asymmetrischer Belastung des Zwischenwirbelabschnitts zu verlagern, läßt mit zunehmendem Alter nach. Je länger und stärker die asymmetrische Kompression anhält, um so beharrlicher verbleibt der Gallertkern in seiner dezentralisierten Position. Die Rückverlagerungszeit kann durch symmetrische Kompression oder Extension beschleunigt werden.

Aufgrund der physiologischen Verlagerungsmöglichkeiten des Gallertkerns und der elastischen Eigenschaften ihres Faserrings stellt die Bandscheibe ein hochelastisches, anpassungsfähiges biomechanisches System dar, das bei normalem Gewebsturgor und Verstreckungsgrad den erheblichen statischen und dynamischen Belastungen der menschlichen Wirbelsäule gewachsen ist.

Dieses System weist so viel Stabilität auf, daß es selbst stärksten Gewalteinwirkungen standhält. Bei maximaler Biegungs-, Kompressions- oder Torsionsbeanspruchung kommt es sowohl im Versuch als auch bei Verletzungen eher zu einer Wirbelkörperfraktur als zu Bandscheibenläsionen, vorausgesetzt, daß die Bandscheiben intakt sind. In der Wirbel-Bandscheiben-Reihe stellt die Bandscheibe mit ihren ligamentären Verankerungen das stärkste Glied in der Kette dar. Sie rangiert in ihrer Beanspruchbarkeit und Wiederstandskraft gegenüber traumatischen Einwirkungen vor dem Wirbelkörper. Wenn der Anulus fibrosus aufgrund von Rissen und Zermürbungserscheinungen seine Eigenelastizität verloren hat und das zentrale mobile Gallertgewebe über die physiologischen Grenzen hinaus verlagert werden kann, stellt die Bandscheibe hingegen ein anfälliges Gebilde dar.

Bandscheibe und Wirbelgelenke

Von besonderer Bedeutung für die Funktion des Bewegungssegmentes und die Entstehung von indirekt bandscheibenbedingten Beschwerden sind die Wirbelgelenke. Volumen- und Höhenänderungen im Zwischenwirbelabschnitt rufen immer auch Stellungsänderungen der Wirbelgelenke her-

vor. Bei den Wirbelgelenken handelt es sich um echte Gelenke mit hyalinknorpeligen Oberflächen, Synovialis, Synovia und Gelenkkapsel.
Im Schrifttum wurde bei der **Diskussion von Wirbelsäulenschmerzen** den Wirbelgelenken bisher eine unterschiedliche Beachtung geschenkt.

Lange* wies 1936 in seiner Monographie auf die Bedeutung von Stellungsänderungen der Wirbelgelenkfortsätze für die Entstehung von Rückenschmerzen hin (721). Weitere Untersuchungen finden sich in der Literatur (144, 291, 296, 428, 628, 1217, 1368). Emminger (296) beschreibt Synovialfalten, die als meniskusartige Gebilde in den Gelenkspalt hineinragen und zu Einklemmungserscheinungen führen sollen. Die Kenntnisse von der Existenz und dem histologischen Aufbau dieser Gelenkinterponate sind heute noch ungenügend. Umstritten ist auch die Ansicht vieler Autoren, daß unter bestimmten Bedingungen „Blockierungen" der Wirbelgelenke entstehen, die mit speziellen „Manipulationen" wieder gelöst werden können.

Wir haben bei unseren Untersuchungen über die **Biomechanik** des Bewegungssegmentes neben allen Veränderungen der Bandscheiben auch das Verhalten der Gelenkfacetten und Gelenkkapseln mitregistriert (479, 623, 663). Die Wirbelgelenke sind verzapfte Scharniergelenke, die je nach Stellung im Raum ganz bestimmte Bewegungsrichtungen zulassen. Ähnlich wie Extremitätengelenke sind auch die Wirbelgelenke von einer aus elastischen Fasern bestehenden Kapsel umgeben. Am oberen und unteren Gelenkrand findet sich jeweils ein Rezessus unterschiedlicher Größe.

* Max Lange, Orthopäde, München (1899–1972)

Bei axialer Belastung der Wirbelsäule mit symmetrischer Kompression und Höhenminderung des Zwischenwirbelabschnitts kommt es zu einer teleskopartigen Verschiebung der Gelenkflächen in kraniokaudaler Richtung

(Abb. 4.**21**).
In gleicher Weise verschieben sich auch die Gelenkflächen bei Lordosierung und Kyphosierung. Entsprechend der Gelenkstellung im Raum findet die Bewegung in den oberen Abschnitten der Wirbelsäule mehr in der Frontal- und in der LWS mehr in der Sagittalebene statt. Durch die Sagittalstellung der Wirbelgelenke sind in der LWS in gewissem Umfang auch Verschiebungen der Wirbel in dorsoventraler Richtung, auch ohne Unterbrechung des Gelenkfortsatzes, möglich (Dorsaldislokation, Pseudospondylolisthesis). In der HWS und BWS wird eine solche Verschiebung durch querstehende Gelenkflächen verhindert.

Wir untersuchten das Verhalten der lumbalen Wirbelgelenkkapseln bei den einzelnen Bewegungsabläufen durch Arthrographie und Gelenkausgüsse mit Kunststoff (623). Bei der Präparation der Wirbelgelenke konnten keine Miniszi oder meniskusähnliche Interponate gefunden werden. Es zeigte sich, daß die Wirbelgelenkkapsel vor allem bei Belastung und Lordosierung (Reklinationsbewegung) unter starke Zugspannungen gesetzt wird. Gleichzeitig vermindert sich das Gelenkvolumen. Die Wirbelgelenkflächen werden in Lordosestellung stärker ineinandergepreßt (274, 504, 760, 981, 1203). Wir untersuchten das Dehnungsverhalten der Wirbelgelenkkapseln mit Quecksilberdehnungsmeßstreifen. Bei Höhenminderung und Lockerung der Bandscheibe werden die vermehrt auftretenden Gelenkkapselspannungen durch leichte Flexion wieder aufgehoben. Leichte Kyphosierung mit Dekompression der Bandscheibe (Stu-

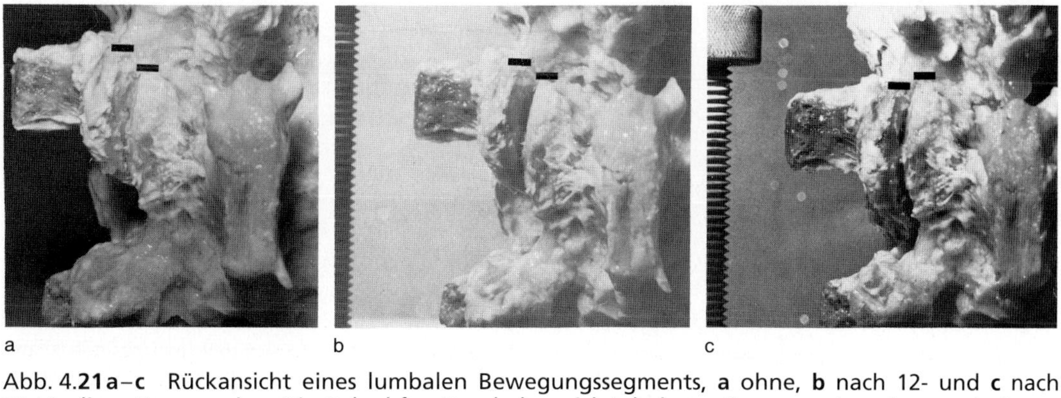

a b c

Abb. 4.**21** a–c Rückansicht eines lumbalen Bewegungssegments, **a** ohne, **b** nach 12- und **c** nach 24stündiger Kompression. Die Gelenkfacetten haben sich teleskopartig gegeneinander verschoben

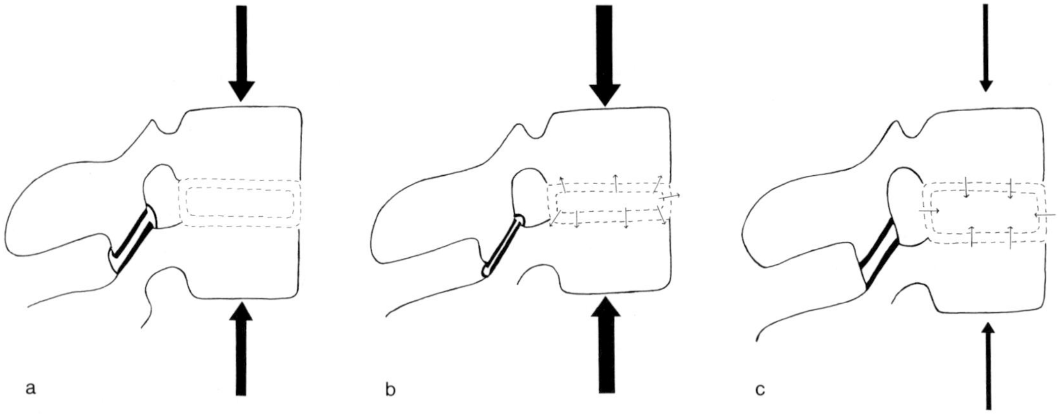

Abb. 4.**22 a–c** Höhenminderung des Zwischenwirbelabschnitts und des Wirbelgelenks:
a Mittelstellung,
b vermehrte Belastung mit Flüssigkeitsabgabe, Höhenminderung des Zwischenwirbelabschnitts: Druckbelastung der Wirbelgelenke,
c längere Entlastung mit Flüssigkeitsaufnahme, Höhenzunahme des Zwischenwirbelabschnitts: vermehrter Zug an den Kapseln der Wirbelgelenke

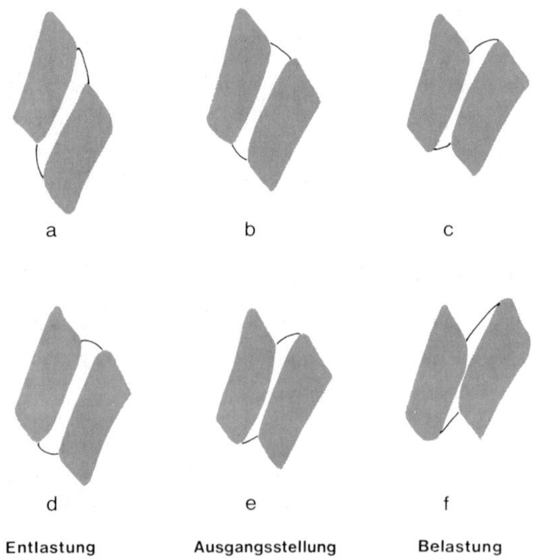

Abb. 4.**23 a–f** Verhalten eines Wirbelgelenks bei Flexion und Extension in normaler (**a–c**) und pathologischer (**d–f**) Ausgangsstellung. Die pathologische Ausgangsstellung **e,** wie sie z. B. bei höhenverminderter oder gelockerter Bandscheibe auftritt, läßt sich durch leichte Flexion bzw. Entlordosierung wieder normalisieren. Extension ist gleichbedeutend mit Lordosierung, Reklination bzw. Rückneigung des Rumpfes

fenlagerung und Extension) bewirkt eine größtmögliche Entlastung der Wirbelgelenkkapseln mit Vergrößerung des Gelenkhohlraumes. Die Druckbelastung der Gelenkflächen wird unter diesen Umständen reduziert. Gleiches bewirken die Flexionsorthesen (1203). Unsere experimentellen Untersuchungen zur Drehpunktveränderung des Bewegungssegmentes nach Bandscheibenausräumung (1158) unterstreichen die Bedeutung der Flexionstherapie.

Diese Versuche, ebenso wie unsere früheren Untersuchungen an den Wirbelgelenken, haben gezeigt, daß *Bandscheibe und Wirbelgelenke eine funktionelle Einheit bilden, die auch bei starker mechanischer Beanspruchung elastisch reagiert.* Nach symmetrischer und asymmetrischer Kompression sowie nach Extension und Torsion kehrt das System, wohl aufgrund der elastischen Eigenschaften der Bandscheiben, immer wieder in seine Ausgangsposition zurück. Wirbelgelenke lassen sich bei erhaltener Kapsel auch durch extreme Erniedrigung des Zwischenwirbelabschnitts (Entfernung der Bandscheibe) oder durch Verdrehung und Distraktion der Wirbel weder luxieren noch verhaken. Unter starker mechanischer Beanspruchung entsteht eher eine Wirbelfraktur als eine Läsion der Bandscheibe oder der Wirbelgelenke.

Beschwerdenauslösende Situationen am Wirbelgelenk entstehen immer dann, wenn die Gelenkkapsel unter starke Zugspannungen gerät oder die Gelenkflächen abnormen Druckbelastungen ausgesetzt sind.

Der Ausgangspunkt für eine funktionsmechanische Überbeanspruchung der Wirbelgelenke ist fast immer in Lockerungen, Volumenänderungen oder irreversiblen Sinterungen der Bandscheibe zu suchen.

Wenn bei einer traumatischen oder degenerativen **Bandscheibenlockerung** die bewegungshemmende oder stoßdämpfende Funktion des Bandscheibengewebes wegfällt, werden die von den starken Rumpfmuskeln ausgelösten Bewegungsausschläge der Wirbelsäule ungebremst und unkontrolliert auf die Wirbelgelenke übertragen. Es entstehen typische Wirbelgelenkschmerzen (S. 212). Wenn die Bandscheibenlockerung mit Fehlbeanspruchung der Wirbelgelenke längere Zeit besteht, entwickelt sich eine *Spondylarthrose.*

Auch stärkere **Volumenschwankungen** der Bandscheiben, die sich in relativ kurzer Zeit entwickeln, können Wirbelgelenkschmerzen verursachen. Bei anhaltender Druckbelastung entsteht eine deutliche Höhenminderung des Zwischenwirbelabschnitts. Wenn der intradiskale onkotische Druck niedrig ist, kann die Volumenabnahme der Bandscheibe relativ rasch erfolgen, so daß die Wirbelgelenke unter vermehrte Druckbelastung gesetzt werden (Abb. 4.**22 b**).
Umgekehrt führen langanhaltende Entlastung und Extension bei hohem intradiskalem onkotischem Druck zur vermehrten Flüssigkeitsaufnahme in den Bandscheibeninnenraum mit Vergrößerung des Zwischenwirbelabstandes: Die Wirbelgelenkkapseln werden überdehnt (Abb. 4.**22 c**).

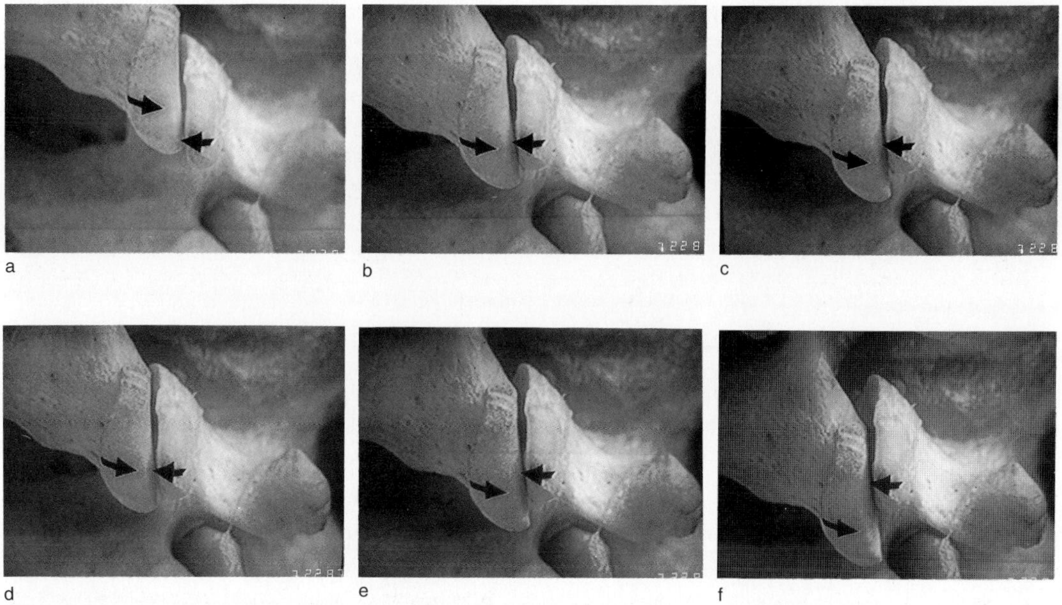

Abb. 4.**24 a–f** Gelenkstellung bei Flexion und Extension (Lordosierung) im normalen oder degenerativ bzw. therapeutisch gelockerten lumbalen Bewegungssegment.
a Flexion im normalen Segment. Die Gelenkflächen schieben sich auseinander: physiologische Gelenkkapselspannung.
b Mittelstellung im normalen Segment. Die Gelenkflächen stehen sich genau gegenüber: entspannte Gelenkkapsel.
c Extension im normalen Segment. Die Gelenkflächen schieben sich teleskopartig ineinander: physiologische Gelenkkapselspannung.
d Flexion im gelockerten Segment bringt wieder die Mittelstellung wie im normalen Segment (**b**) und normalisiert die Gelenkkapselspannung.
e Mittelstellung im gelockerten Segment entspricht der Extensionsstellung im normalen Segment (**c**).
f Extension und Belastung im gelockerten Segment aus schon vorgegebener Extensionsstellung bedeutet weiteres Ineinanderschieben der Gelenkflächen mit pathologischer Gelenkkapselspannung

Die durch Volumenschwankungen der Bandscheibe hervorgerufene Kapseldehnung bzw. Gelenkkompression wird durch bestimmte Bewegungen der Wirbelsäule, wie z. B. die Hyperlordosierung, noch verstärkt.

Wenn die Bandscheibe z. B. bei degenerativen Veränderungen oder nach offener bzw. perkutaner Diskotomie und Chemonukleolyse irreversibel gesintert ist und der Zwischenwirbelabschnitt mehrere Millimeter an Höhe verloren hat, ändert sich auch die Ausgangsstellung der Wirbelgelenke. Dann rufen unter Umständen schon normale Belastungen mit physiologischen Bewegungsausschlägen durch Überschreitung der Endstellung eine Kapselüberdehnung oder Gelenkkompression mit entsprechenden Beschwerden hervor (Abb. 4.**23**).

Therapie. Unsere Versuche an Wirbelgelenkkapseln und Bändern (478, 479) haben eindeutig gezeigt, daß man die durch Bandscheibenlockerung und -Sinterung vermehrt auftretenden schmerzhaften Band- und Kapselüberdehnungen durch leichte Flexion bzw. Entlordosierung der LWS wieder entspannen kann (Abb. 4.**24**). Diese Untersuchungen stellen wesentliche Grundlagen für unsere Flexionstherapie mit Stufenlagerung, Würfelgymnastik und Flexionsorthesen dar (478, 479).

Ebenso wie Stellung und Bewegungsausmaß der Wirbelgelenke von den Vorgängen im Zwischenwirbelabschnitt beeinflußt werden, gibt es auch eine Möglichkeit, vom Wirbelgelenk her eine gewisse Stabilisierung im ganzen Bewegungssegment herzustellen. Bei der posterolateralen Fusion mit Verblockung der Wirbelgelenke und Spananlagerungen an Bögen und Querfortsätzen macht man von dieser Möglichkeit Gebrauch, vor allem wenn gleichzeitig eine Entlordosierung stattfindet wie bei der Distraktionsspondylodese mit und ohne Instrumentation.

Die gegenseitige Beeinflussung von Bandscheibe und Wirbelgelenk unterliegt in den einzelnen Wirbelsäulenabschnitten je nach Bewegungsmöglichkeiten durch die Gelenkfacetten eigenen Gesetzmäßigkeiten, die in den jeweiligen Kapiteln besprochen werden.

5 Pathologische Anatomie und Pathophysiologie

Entwicklungsstörungen

Chordareste

Die embryonale Rückbildung der Chorda dorsalis kann in allen Entwicklungsstufen gehemmt sein, so daß sich daraus alle möglichen Formvarianten im Bewegungssegment ergeben. Bei weitgehend persistierender Chorda durchzieht ein Weichteilzylinder in voller Länge den Wirbelkörper und erweitert sich zwischen den Wirbeln zu einer intervertebralen spindelförmigen Chordaanschwellung. Derartige Entwicklungsstörungen sind sehr selten und wurden bisher nur von **Schmorl*** (1072) und Schmorl u. Junghanns (1074) beschrieben. Minimale Manifestierungen von Chordarückbildungsstörungen stellen bogenförmige Eindellungen im dorsalen Drittel der Deck- und Bodenplatten mit Verdünnung der Kortikalis dar. Im Bereich dieser Eindellungen haben sich die Durchtrittsstellen des Chordakanals nicht regelrecht geschlossen, sondern sind dünn geblieben. An solchen ausgebuchteten Stellen ist auch die Knorpelplatte stets etwas dünner, als es der Regel entspricht, so daß hier bevorzugt Bandscheibenmaterial in die Wirbelkörperspongiosa vordringen kann. Es bilden sich dann die nach Schmorl (1072) benannten Knorpelknötchen. Derartige Veränderungen sind relativ häufig und werden zufällig entdeckt. Sie sind klinisch bedeutungslos und rufen keine Beschwerden hervor. Es können sich Verwechslungen mit Wirbelkörperentzündungen und -frakturen ergeben. Charakteristisch für die Residuen der Chordaanlage ist ihre Lokalisation im dorsalen Drittel der Wirbelkörperdeck- bzw. -bodenplatten und ihr gleichzeitiges Vorkommen in mehreren Bewegungssegmenten (Abb. 5.**1**).

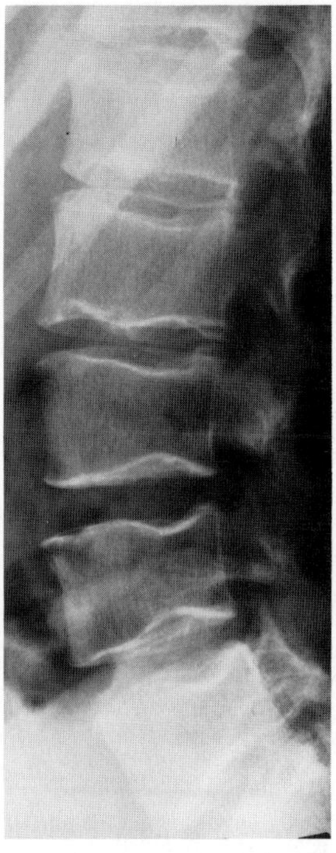

Abb. 5.**1** Seitliche Röntgenaufnahme der LWS eines 20jährigen. Chordarückbildungsstörungen mit bogenförmiger Eindellung der Deck- und Bodenplatten im hinteren Drittel. Keine Beschwerden

Juvenile Aufbaustörungen

Chordarückbildungshemmungen dürfen nicht mit den Knorpelverknöcherungsstörungen an der Wirbelkörper-Bandscheiben-Grenze verwechselt werden, die vorwiegend in den ventralen Anteilen des Zwischenwirbelabschnitts anzutreffen sind. Diese juvenilen Aufbaustörungen betreffen sowohl das Wachstum des Wirbelkörpers als auch das der Bandscheibe. Die Ursachen sind noch nicht restlos aufgeklärt.

Bandscheibengewebe tritt infolge seines hohen onkotischen und hydrostatischen Druckes beim Jugendlichen an Orten geringerer Widerstandsfähigkeit durch die Knorpelplatte und die Wirbelkörperdeckplatte unter Zerstörung der Wachstumszonen hindurch und wölbt sich in die Wirbelkörperspongiosa vor.

---

* Christian Schmorl, Pathologe, Dresden (1861–1932)

Neben Chordaresiduen werden Gefäßdurchtrittsstellen (105), Ossifikationslücken (1072) oder Faserausfallsgebiete (35) für die umschriebene verminderte Widerstandskraft der Bandscheibenbegrenzung gegenüber dem enormen Ausdehnungsdruck des Bandscheibengewebes verantwortlich gemacht. Mau (810) hält die Veränderungen für vereinbar mit denen einer enchondralen Dysostose.
Je nach Größe des Einbruchs und dem Entwicklungsstand der Wirbelkörper-Bandscheiben-Anlage kommt es zu mehr oder weniger starken Deformierungen, die entsprechend der Belastungssituation in den einzelnen Wirbelsäulenabschnitten unterschiedliche Erscheinungsformen zeigen.
In der BWS entsteht das charakteristische Bild der Adoleszentenkyphose (Scheuermannsche Krankheit) mit Wachstumsstörungen der Wirbelkörper, die ventral niedriger bleiben als dorsal, *Schmorlschen Knorpelknötchen* und unregelmäßiger Konturierung der Deck- und Bodenplatten. Gleichzeitig verschmälern sich die vorderen Abschnitte der Zwischenwirbelräume.

Die Entwicklungsstörungen der Bandscheiben im Rahmen der Scheuermannschen Krankheit sind sekundär und werden durch vermehrte Druckbelastung des wachsenden Bandscheibengewebes in den ventralen Abschnitten der Zwischenwirbelräume im Kyphosescheitel verursacht.

Auf S. 31 wurde bereits darauf hingewiesen, daß die asymmetrische Belastung des Zwischenwirbelabschnitts Flüssigkeits- und Substanzverschiebungen innerhalb der Bandscheibe hervorruft. Wasser und gelöste Stoffwechselsubstrate wandern aus den stark belasteten Bandscheibenabschnitten zum konvexseitigen Anteil des Zwischenwirbelraumes. Bei anhaltender Kompression gelangen die für den Aufbau des Bandscheibengewebes erforderlichen Substanzen nur in unzureichendem Umfang zu den Zellen. Folge: Das interstitielle appositionelle Bandscheibenwachstum bleibt in diesen Abschnitten zurück. An der fixierten Achsenabweichung der Wirbelsäule in der Sagittalebene beim Morbus Scheuermann sind ähnlich wie bei der strukturellen Skoliose auch die Bandscheiben im hohen Maße beteiligt.
In den anhaltend und stark belasteten ventral gelegenen Bandscheibenteilen der betroffenen thorakalen Bewegungssegmente treten frühzeitig regressive Veränderungen auf. Die Stadien der Bandscheibenalterung werden hier relativ rasch durchschritten, so daß frühzeitig eine fibröse Teilversteifung des Zwischenwirbelabschnitts in Fehlstellung eintritt.
Bei der Behandlung der Adoleszentenkyphose sollte das therapeutische Bemühen, vor allem in den Anfangsstadien, wenn noch eine ausreichende Beweglichkeit vorhanden ist, darauf gerichtet sein, die Ernährungssituation des Bandscheibengewebes durch regelmäßigen Wechsel zwischen Be- und Entlastung zu verbessern.
Die Aufbaustörungen der Wirbel-Bandscheiben-Grenze im thorakolumbalen Übergang und in der LWS stellen sich aufgrund der veränderten Belastungssituation anders dar als in der BWS. Sie werden häufig als lumbale Form des Morbus Scheuermann bezeichnet, obwohl **Scheuermann*** 1921 ein Krankheitsbild beschrieb, das sich nur auf die mittlere und untere BWS bezog (1049).
Die intraspongiösen Bandscheibenhernien erreichen im LWS-Bereich ein größeres Ausmaß als in der BWS und rufen wegen der damit verbundenen Wachstumsstörungen oft erhebliche Deformierungen im Bewegungssegment hervor. Es kann zu Kantenabgliederungen und tiefen Einbuchtungen in den Wirbelkörper kommen (Abb. 5.**2**).
Die röntgenologische Diagnose wird meistens dadurch erleichtert, daß mehrere Segmente gleichzeitig betroffen sind und ein reaktives Wachstum an den gegenüberliegenden Wirbeln erkennbar ist. Diese tritt dann in Form von bandscheibenwärts gerichteten Knochenwülsten auf, die meistens einer tiefen Einbuchtung der gegenüberliegenden Schlußplatte entsprechen (Abb. 5.**3**).
Bei der Entstehung dieser Aufbaustörungen wirken endogene und exogene Faktoren zusammen. Anlagebedingt sind umschriebene Bezirke verminderter Widerstandskraft in den knorpeligen Schlußplatten der Wirbelkörper. Der enorme Ausdehnungsdruck des Bandscheibengewebes schädigt zusammen mit dem hydrostatischen Druck die Wirbelkörperwachstumszone. Es entstehen Defekte, die vom expansiven Bandscheibengewebe ausgefüllt werden.

Dadurch entsteht wiederum an dieser Stelle eine Entlastung der Bandscheibe in axialer Richtung, so daß an der Verknöcherungsschicht des nächsten Wirbelkörpers ein überschüssiges Knochenwachstum auftritt und schließlich an der Wirbelkörperendplatte zum Zwischenwirbelraum hin ein buckelförmiger Knochenvorsprung entsteht. Die-

---

* Holger Scheuermann, Radiologe, Kopenhagen (1877–1960)

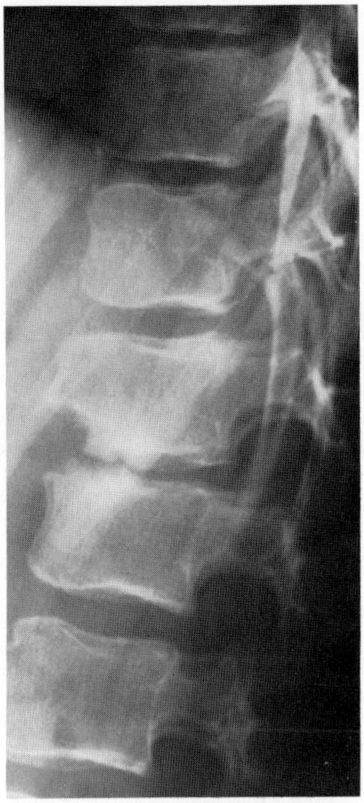

Abb. 5.2 Juvenile Aufbaustörungen im Bereich der LWS bei einer 12jährigen mit Deformierung der Bandscheibe und der angrenzenden Wirbelkörperschlußplatten. Klinisch bestehen Rückenmuskelinsuffizienzerscheinungen

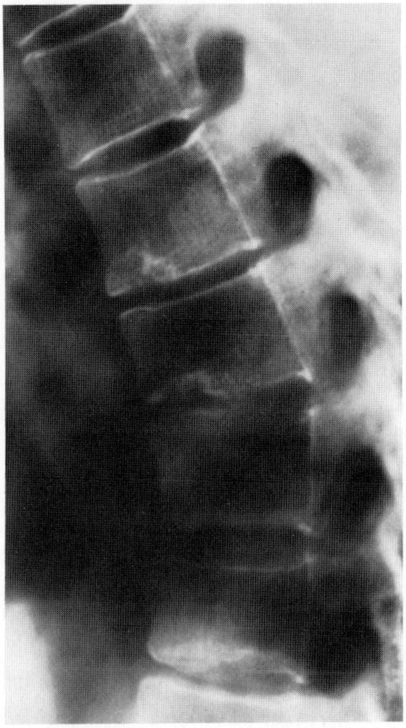

Abb. 5.3 Juvenile Aufbaustörungen der Bandscheiben und der Wirbel im Bereich der BWS bei einer 25jährigen aktiven Turnerin. Keine Beschwerden

se Veränderungen können nur während der Wachstumszeit entstehen. Für eine maßgebliche Beteiligung des Bandscheibenbelastungsdruckes bei der Entstehung juveniler Aufbaustörungen spricht auch die Tatsache, daß sie vorwiegend in den Wirbelsäulenabschnitten auftreten, die bei axialen Gewalteinwirkungen auch am häufigsten von Kompressionsfrakturen betroffen sind.

Man muß sich davor hüten, die oft eindrucksvollen Röntgenbefunde überzubewerten oder dem Patienten mitzuteilen. Das Röntgenbild steht oft in krassem Gegensatz zu den geschilderten Schmerzen, die meistens in anderen Abschnitten der Wirbelsäule lokalisiert sind und den üblichen bandscheibenbedingten Beschwerden aus den unteren zervikalen und lumbalen Bewegungssegmenten zugeordnet werden müssen. Von den deformierten Zwischenwirbelabschnitten gehen sogar auffallend wenige Beschwerden aus: Das Bandscheibengewebe ist durch intraspongiöse Knorpelknötchen und Einbuchtungen bzw. Vorwölbungen der Schlußplatten mit seiner Umgebung verankert und zeigt nur wenig Tendenz, sich zu verlagern.

Der betroffene Zwischenwirbelabschnitt ist verschmälert und entspricht in biomechanischer Hinsicht einem „inaktiven" Bewegungssegment.

Das Vorhandensein juveniler Aufbaustörungen spricht lediglich für eine mindere Qualität der begrenzenden Bandscheibenstrukturen, die schon im Wachstumsalter dem Ausdehnungsdruck des Bandscheibengewebes nicht gewachsen sind. Dementsprechend ist bei den Betroffenen auch mit einem gehäuften Auftreten von bandscheibenbedingten Beschwerden zu rechnen. Darauf haben bereits Idelberger (567), Alajonanine u. Thurel (11), Kuhlendahl (708), Brocher (129) und Hanraets (449) hingewiesen. Mau (810) betont, daß metaphysär-dysostotische Schwachzeichen bei Patienten mit Bandscheibenvorfällen öfter zu erwarten sind als bei einer normalen Vergleichsserie. Da die über mehrere Segmente verteilten juvenilen Aufbaustörungen meistens zu Achsenabweichungen der Wirbelsäule in der Sagittal- und Frontalebene führen, entstehen auch Über- und Fehlbeanspruchungen der Bandscheiben in benachbarten Abschnitten der Wirbelsäule. Aus diesem Grunde ist bei den Betroffenen mit gehäuften bandscheibenbedingten Erkrankungen zu rechnen.

Kongenitale Fehlbildungen

Im Gegensatz zu den juvenilen Aufbaustörungen, die sich während des Wachstums teilweise unter Einwirkung der Schwerkraft entwickeln, gibt es Fehlbildungen im Zwischenwirbelabschnitt, die schon bei der Geburt bestehen. Wenn die Bandscheibe völlig fehlt, spricht man von einem Blockwirbel. Unvollständige Blockwirbel mit stark erniedrigter hypoplastischer Bandscheibe können differentialdiagnostische Schwierigkeiten bereiten. Es muß insbesondere eine Spondylitis ausgeschlossen werden. Für kongenitale Mißbildungen sprechen neben den fehlenden entzündlichen Symptomen bei der klinischen Untersuchung auch die vordere konkave Begrenzung des Blocks mit veränderter Gesamtgröße der beteiligten Wirbel im Vergleich zu den angrenzenden Wirbeln sowie eine scharfe Abgrenzung der Bandscheibenreste gegen den Wirbelkörper. Deckplattennahe Sklerosierungen und Defekte sind bei kongenitalen Fehlbildungen der Zwischenwirbelabschnitte in der Regel nicht anzutreffen. Die Diagnose erleichtern oft Verschmelzungen im Bogenbereich und an den Dornfortsätzen. Beschwerden gehen von verblockten Bewegungssegmenten nicht aus, selbst wenn das Foramen intervertebrale stark eingeengt oder sogar knöchern verlegt ist. Diesen schmerzfreien Verblockungszustand streben wir schließlich auch mit Fusionsoperationen an. Bei der Verblockung zweier Wirbel können lediglich schmerzhafte Funktionsstörungen von den mechanisch überbeanspruchten benachbarten Bewegungssegmenten ausgehen, vor allem wenn es sich um einen in Fehlstellung fixierten Block handelt.
Partielle vordere Blockbildungen über mehrere Segmente sind nicht angeboren und entstehen im Zusammenhang mit der Scheuermannschen Krankheit oder bei schweren Alterskyphosen der BWS.

Entzündungen

Bakterielle Bandscheibenentzündung

Unter den bandscheibenbedingten Erkrankungen spielen die bakteriellen Infektionen des Zwischenwirbelabschnitts trotz ihrer relativ geringen Häufigkeit eine bedeutende Rolle. Bei der überwiegenden Anzahl degenerativer Krankheitsbilder können die Entzündungen besonders im Anfangsstadium leicht übersehen werden.
Bakterielle Infektionen können im Zwischenwirbelabschnitt durch spezifische (z. B. Tbc) oder unspezifische Erreger (Staphylokokken, Streptokokken, Koli u. a.) hervorgerufen werden. Bei den unspezifischen Infektionen sind am häufigsten die lumbalen Bewegungssegmente betroffen. In letzter Zeit ist eine Zunahme der Infektionen mit gramnegativen Erregern (Escherichia coli, Proteus) zu verzeichnen. Bei der isolierten Diszitis ohne primäre Wirbelkörperbeteiligung gelangen die Erreger entweder direkt, meistens iatrogen durch Diskotomie oder Diskuspunktion in den Zwischenwirbelraum. Eine hämatogene Diszitis setzt Blutgefäße im Bandscheibengewebe voraus. Diese sind aber nur beim Kleinkind noch oder im Alter schon wieder vorhanden.
Schmorl konnte die hämatogene Primärinfektion einer Bandscheibe in seinem großen Material nur in vereinzelten Fällen nachweisen. Er berichtet z. B. über einen Gallertkernabszeß in einer vaskularisierten 2. Lendenbandscheibe im Anschluß an eine Pyämie nach Angina.
Den meisten in der Literatur mitgeteilten primären Bandscheibeninfektionen beim Erwachsenen dürften deckplattennahe Wirbelkörperentzündungen zugrunde liegen. Diese sind oft erst auf Schichtaufnahmen zu erkennen. Bakterielle Infektionen im Zwischenwirbelabschnitt sind röntgenologisch durch eine Verschmälerung des Zwischenwirbelraumes und subchondrale Schlußplattendefekte gekennzeichnet, die von einer sklerosierten Zone umgeben sind. Im Gegensatz zu den Schmorlschen Knorpelknötchen ist die Sklerosezone um einen Entzündungsherd nicht glatt abgegrenzt. Sie reicht übergangslos bis weit in die Wirbelspongiosa hinein. Auch sind die an die infizierte Bandscheibe grenzenden Deck- und Bodenplatten der Wirbelkörper unscharf konturiert und verwaschen. Bakterielle Infektionen der Bandscheibe können sich nach oben oder unten unter dem vorderen Längsband ausbreiten und zu ausgedehnten spindelförmigen Abszessen führen. Auf diesem Wege können dann auch benachbarte Band-

scheiben infiziert werden. In der LWS entwickelt sich der paravertebrale Abszeß entlang der Psoasloge und bewirkt eine Verbreiterung des Psoasschattens im Röntgenbild.
In den Anfangsstadien kann die Diagnose einer Infektion im Zwischenwirbelabschnitt noch Schwierigkeiten bereiten, weil die Röntgenübersichtsaufnahmen bis auf eine diskrete Bandscheibenerniedrigung keinen Anhalt bieten. Im Szintigramm sieht man unter Umständen eine vermehrte lokale Aktivität. Man ist hier vornehmlich auf die klinischen Untersuchungskriterien angewiesen: Anamnese mit vorausgegangener Infektion anderer Lokalisation (Angina, Furunkel, Abszeß), Fieber, umschriebener Rüttel- und Stauchungsschmerz. Laborwerte, CT und Schichtaufnahmen erhärten die Diagnose. Im weiteren Verlauf zeigen sich dann die typischen breiten Knochenspangen, welche den Zwischenwirbelabschnitt überbrücken. Zwischen spezifischen und unspezifischen Infektionen im Zwischenwirbelabschnitt bestehen im Röntgenbild nur graduelle Unterschiede. Die unspezifischen Entzündungen verlaufen meistens foudroyanter und zeigen stärkere knöcherne Reaktionen mit breiten Spangenbildungen und Sklerosierungen (Abb. 5.**4**).

Rheumatische Bandscheibenentzündung

Eine abakterielle Entzündung im Zwischenwirbelabschnitt kann man nur bei entzündlich-rheumatischen Erkrankungen, vor allem bei der ankylosierenden Spondylitis und der rheumatischen Polyarthritis, beobachten. Dihlmann stellte bei einer Untersuchungsreihe von floriden ankylosierenden Spondylitiden in 18% der Fälle spondylodiszitische Veränderungen auf den Schichtaufnahmen der LWS fest (259). Gegenüber den bakteriellen Spondylitiden ist bei rheumatischen Entzündungen an der Wirbelkörper-Bandscheiben-Grenze von vornherein eine breite Spongiosaverdichtungszone um den Defekt zu sehen, der an mehreren Segmenten gleichzeitig auftreten kann. Spondylodiszitiden treten häufig in Segmenten auf, die keine Syndesmophyten zeigen. Eine Verschmälerung des Zwischenwirbelabschnitts (Diszitis) mit usurierten Wirbelkörperabschlußplatten und reaktiven Sklerosierungen (Spondylodiszitis) ist auch bei der rheumatischen Arthritis zu beobachten. Nach Verhaeghe kann es im weiteren Verlauf sogar zur Blockwirbelbildung kommen (1247). Die Bandscheiben der HWS sind am häufigsten betroffen. Der entzündlich-granulomatöse Prozeß geht

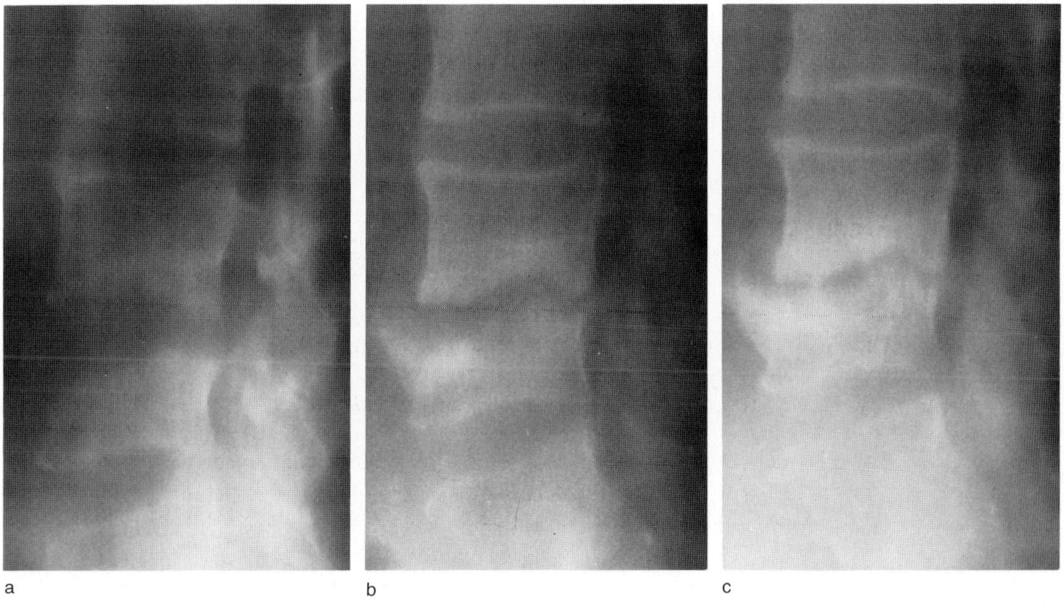

a b c

Abb. 5.**4a–c** Unspezifische Spondylitis von L4/L5 bei einem 62jährigen. Zunächst einschmelzende Wirbelkörper-Bandscheiben-Entzündung (**a**), dann innerhalb weniger Monate Konsolidierung mit breit ausladender spondylotischer Ausziehung (**b, c**) von den Unkovertebralverbindungen aus. Im Gegensatz zu den bakteriellen Infektionen verursachen die abakteriellen rheumatischen Entzündungen im Zwischenwirbelabschnitt keine auffallende klinische Symptomatik. Eine spezielle Therapie ist nicht erforderlich.

Tumoren

Obwohl im Zwischenwirbelabschnitt Binde- und Stützgewebe vorhanden ist, das regelmäßig erneuert wird, sind primäre Bandscheibentumoren bisher noch nicht beschrieben. Schmorl (1072) und Schmorl u. Junghanns (1074) fanden in ihrem umfangreichen Material keinen einzigen Fall. Bandscheibenprolapse und Protrusionen wurden früher fälschlicherweise als Knorpeltumoren angesehen, die vom Diskus ausgegangen sein sollen.
Wenn Geschwulstgewebe im Zwischenwirbelabschnitt angetroffen wird, so stammt es von aus angrenzenden Wirbelkörpern eingedrungenen Tumormassen, die relativ häufig von Metastasen betroffen sind. Das vordringende Tumorgewebe benutzt bereits vorhandene Einrisse oder Einlagerungen von fibrösem Gewebe, Blutgefäße oder Knochen als Wegbereiter. Auch vom Bauchraum oder Mediastinum her können die Bandscheiben durch Tumoren bedrängt oder infiltriert werden. Im allgemeinen bleibt die Bandscheibe in der Umgebung von Tumorgewebe erstaunlich lange intakt, so daß man den erhaltenen Zwischenwirbelabschnitt bei zerstörtem Wirbel als diagnostisches Kriterium für einen Tumor verwerten kann. Bei einer Entzündung ist die Bandscheibe immer mitbetroffen.

Verhalten der Bandscheiben bei Allgemeinerkrankungen

Mögliche Reaktionen

Da das Bandscheibengewebe beim Erwachsenen nicht direkt dem Blutkreislauf angeschlossen ist, nimmt es – wenn überhaupt – nur verzögert an den Allgemeinreaktionen des Organismus teil. Noch mehrere Stunden nach Todeseintritt ist es möglich, die physiologischen Quellreaktionen, Diffusionsvorgänge und Volumenschwankungen im Zwischenwirbelabschnitt auch in vitro nachzuvollziehen (663). Die Versuche haben u. a. gezeigt, daß Bandscheibengewebe äußeren Einflüssen gegenüber, wie Sauerstoffmangel, Temperaturschwankungen, pH-Änderungen, relativ unempfindlich ist. Bis auf die theoretisch zwar mögliche, praktisch aber seltene hämatogene Bandscheibeninfektion bei einer Sepsis im Kleinkindesalter rufen schwere Allgemeinerkrankungen des Organismus, wie komatöse Zustände, Azidose, Alkalose, Ernährungsstörungen oder andere Stoffwechselschäden, keine sichtbaren Veränderungen am Bandscheibengewebe hervor. Von Bedeutung sind lediglich generalisierte Bindegewebserkrankungen unter Einbeziehung der Bandscheiben und alle pathologischen Zustände, die sich in unmittelbarer Umgebung des Zwischenwirbelabschnitts, also vorwiegend im Wirbel, abspielen.

Chondrodystrophie

Bei diesem dominant vererbten Leiden kommt es zu einer ungenügenden Knorpelzellproliferation im Bereich der Wachstumsfugen. Das Längenwachstum bleibt zurück. Auch an der Wirbelsäule entstehen Wachstumsstörungen. Beim Neugeborenen erscheint der Knochenkern als flache Scheibe, die vorn unregelmäßig gezackt ist (1074). Der erwachsene Chondrodystrophiker hat kurze, hohe dorsale Wirbelkörper und einen engen Wirbelkanal. Dieser wird einerseits durch die nach hinten sich vorwölbenden Wirbelkörper und andererseits durch einen abnorm kurzen Wirbelbogen eingeengt, der durch eine frühzeitige Vereinigung an der Wirbelbogenepiphyse entsteht. Chondrotische Zwerge zeigen nach den Untersuchungen von Donath u. Vogt (265), Bergström (68) und Nelson (879) eine Stenosierung des Wirbelkanals mit Verminderung der Interpedikulardistanz und Verkürzung des Wirbelbogens. Es handelt sich um ein typisches Beispiel einer anlagebedingten Wirbelkanalstenose. Ob unter diesen Umständen noch eine anlagebedingte Minderung der Bandscheibenqualität erforderlich ist, um gehäufte und massive bandscheibenbedingte Beschwerden auftreten zu lassen, erscheint fraglich. Den Chondrodystrophikern wird im allgemeinen eine besondere Neigung zum Bandscheibenverschleiß wegen des gehäuften Auftretens von bandscheibenbedingten Beschwerden unterstellt. In der Literatur findet sich eine Reihe von Beobachtungen über Kaudaquerschnittslähmungen durch Bandscheibenprolaps bei Chondrodystrophikern (710, 1086, 1256). Nach Kuhlendahl u. Hensell (710) stellt die Chondrodystrophie eine Systemstörung dar, aufgrund welcher unter Einwirkung der funktionsmechanischen Belastung am exponierten lumbalen Wirbelsäulenabschnitt ein gehäuftes Auftreten von Bandscheibenvorfällen verständlich ist.
Grundlegende histologische und biochemische

Untersuchungen über die Qualität des Bandscheibengewebes beim Chondrodystrophiker fehlen jedoch noch.
Seit den Untersuchungen von Verbiest (1244) wissen wir, daß einer stärkeren Einengung des Wirbelkanals eine pathogenetische Bedeutung für Nervenwurzelkompressionssyndrome zukommt: Schon geringe Bandscheibenprotrusionen oder Wirbelverschiebungen können schwere Ausfallserscheinungen hervorrufen.

Beim Chondrodystrophiker spielen offensichtlich beide Faktoren eine Rolle: Schlechte Bandscheibenqualität und Spinalkanalstenose.

Ochronose (Alkaptonurie)

Zu den typischen generalisierten Erkrankungen mit Manifestation u. a. in den Bandscheiben gehört die Ochronose. Bei diesem allerdings seltenen erblichen Stoffwechselleiden ist die fermentative Aufspaltung verschiedener Aminosäuren, z. B. von Tyrosin und Phenylalanin, gestört. Der Abbau geht nur bis zum Stadium der Homogentisinsäure, die in verschiedenen bradytrophen Geweben, u. a. auch in den Bandscheiben, abgelagert wird.
Die Ausscheidung von Homogentisinsäure über die Nieren führt zur charakteristischen Dunkelfärbung des Urins. Auch die Veränderungen in den Bandscheiben sind durch eine Schwarzfärbung gekennzeichnet (Abb. 5.**5**). Daneben kommt es zu frühzeitigen Zermürbungserscheinungen in allen Gewebsteilen des Zwischenwirbelabschnitts, so daß das Bild einer ausgedehnten Osteochondrose besonders in den mechanisch stark beanspruchten Teilen der unteren HWS und LWS entsteht. Die großen Gelenke der unteren Extremitäten zeigen starke arthrotische Veränderungen mit symmetrischem Befall. Im Röntgenbild sieht man mitunter eine Luftsichel in den zentralen Anteilen des Zwischenwirbelabschnitts als Vakuumsphänomen. Außerdem kommen Spaltbildungen und Verkalkungen vor. Wenn bei einem jugendlichen Patienten neben einer generalisierten Arthrosis deformans auch zermürbte Bandscheiben mit fortgeschrittener Osteochondrose gefunden werden, besteht Verdacht auf eine Ochronose, die durch die Urinuntersuchung auf Homogentisinsäure identifiziert werden kann.

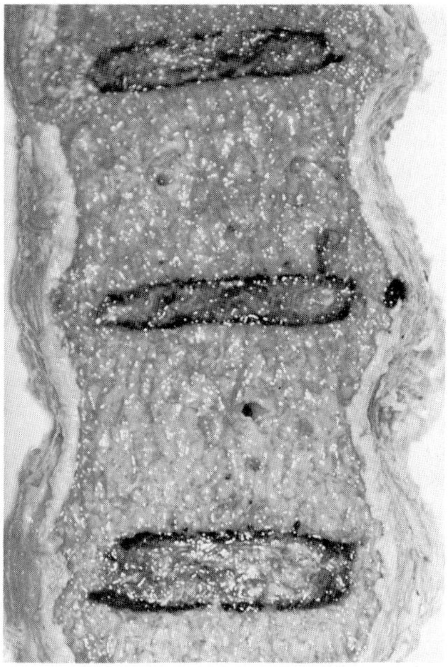

Abb. 5.**5** Ochronose bei einem 24jährigen. Das Gewebe im Zwischenwirbelabschnitt ist dunkel gefärbt (Präparat aus dem Pathologischen Institut der Universität Düsseldorf)

Wirbelkörpererweichungen

Wenn der Ausdehnungs- bzw. Wiederaufrichtungsdruck des Bandscheibengewebes größer als die Widerstandskraft des Wirbelkörpers ist, kommt es zu einer Höhenzunahme des Zwischenwirbelabschnitts auf Kosten der Wirbelkörperhöhe. Dabei ist der Ausdehnungsdruck des Bandscheibengewebes auf der Höhe des Gallertkerns am größten, so daß eine charakteristische bikonkave Eindellung der Wirbelkörperschlußplatten im dorsalen Anteil entsteht. Die im mittleren Abschnitt vom hydrostatischen Belastungsdruck befreiten Bandscheiben nehmen entsprechend der auf S. 26 aufgestellten Gleichung vermehrt Flüssigkeit auf. Das kann zu zystischen Erweiterungen der Gallertkernhöhle führen, die sich im Röntgenbild durch Aufhellung im Zwischenwirbelraum erkennen lassen (1074). Histologisch finden sich durch vermehrte Wasseraufnahme aufgeblähte Knorpelzellen.
Zu den häufigsten Wirbelkörpererkrankungen, die sekundäre Veränderungen an den Bandscheiben hervorrufen, zählen die **Osteoporosen.** Bei der Osteoporose kommt es durch verminderten Knochenaufbau bei normalem Knochenabbau zu

einer Schwächung der mechanischen Widerstandskraft von Spongiosa und Kortikalis. Die Knochentrabekeln verdünnen sich und verschwinden zum Teil, so daß die Markräume weiter werden. Die krankhafte Nachgiebigkeit der Wirbelkörper führt zu Vorbuchtungen der Zwischenwirbelscheibe in den Wirbelkörper. Der Vorgang findet nicht lokal begrenzt wie bei den Schmorlschen Knorpelknötchen statt, sondern es kommt zu gleichmäßigen breitbasigen Eindellungen der Schlußplatten. Bei großem Ausdehnungsdruck des Bandscheibengewebes nehmen dabei die Zwischenwirbelabschnitte an Volumen zu, die Wirbel werden kleiner. Der Wirbel sintert an der Stelle der größten Druckbelastung zuerst. Wegen der vorwiegenden Vorderkantenbelastung entstehen in der BWS Keilwirbel. Bei axialer Belastung, die im thorakolumbalen Übergang und in der LWS vorherrscht, kommt es zur bikonkaven Wirbelform. Die Eindellungen können bis zur Wirbelkörpermitte reichen, so daß die Zwischenwirbelabschnitte fast aneinandergrenzen.

Bandscheibenbedingte Verformungen erweichter Wirbelkörper setzen die erhaltene Quellkraft des Gallertkerns voraus. Deswegen entstehen Fischwirbel nur bei frühem Beginn der Osteoporose.

Eine krankhafte Nachgiebigkeit des Knochengerüsts mit Eindellung der Wirbelkörperschlußplatten ergibt sich auch bei **anderen Knochenerkrankungen.** Der Vorgang der kompensatorischen Bandscheibenausdehnung beim Zusammensintern der Wirbelkörper ist prinzipiell immer der gleiche. Differentialdiagnostische Kriterien ergeben sich nur durch unterschiedliche Lokalisation, Ausbreitung, Progredienz sowie klinische Parameter. Erhaltene oder erhöhte Bandscheiben neben einem sinternden Wirbelkörper beim Erwachsenen finden sich außer bei der Osteoporose auch bei Tumormetastasen, Plasmozytom, Osteomalazie, Osteodystrophia fibrosa (Recklinghausen) und bei Frakturen. Wenn die Bandscheibe in den Prozeß miteinbezogen ist und ebenfalls sintert, so spricht dies eher für eine Entzündung.

Auch im Kindesalter kann es schon zu Erweichungen der Wirbelkörper mit sekundären Veränderungen an den Bandscheiben kommen. Ein typisches Beispiel ist die **Osteogenesis imperfecta.** Diese Erbkrankheit beruht auf einer unzulänglichen Bildung der Grundsubstanz aller Mesenchymabkömmlinge und geht mit einer pathologischen Knochenbrüchigkeit bzw. -erweichung einher. Weitere typische Merkmale sind blaue Skleren und Otosklerose. Neben der meistens frühzeitig letal ausgehenden Osteogenesis imperfecta congenita gibt es eine Spätform, die in ihrem Verlauf auch typische Veränderungen an der Wirbelsäule bzw. an den Bandscheiben zeigt. Es bilden sich schon beim Jugendlichen die für die Osteoporose typischen Keilwirbel der BWS und Fischwirbel der LWS. In extremen Fällen entstehen sehr hohe Zwischenwirbelabschnitte mit Flachwirbeln. Bei asymmetrischer Sinterung der Wirbelkörper kommt es zu Skoliosen und vermehrter Kyphose. In manchen Osteogenesis-imperfecta-Familien besteht eine auffällige Häufung von präsenilen Osteoporosen, die nach Idelberger (567) als Manifestatio minima des Leidens zu betrachten sind.

Generalisierte Wirbelkörpererweichungen mit sekundären Bandscheibenveränderungen im Kindesalter können auch erworben sein. Bei der **Rachitis** sind die Bandscheiben im Bereich des Sitzbuckels schon im Kindesalter erheblichen Druckbelastungen ausgesetzt und neigen zu frühzeitigen Verschleißerscheinungen. Fisch- und Plattwirbel sind bei der Rachitis selten, weil sich das Leiden vorwiegend an den schnell wachsenden langen Extremitätenknochen manifestiert.

Bandscheibenverkalkungen und -verknöcherungen

Verkalkungen entstehen in bradytrophen Geweben durch Auskristallisation von Kalksalzen. In der Bandscheibe finden sie sich sowohl im Gallertkern als auch im Anulus fibrosus. Falls der Nucleus pulposus Sitz der Verkalkungen ist, läßt sich seine Ausdehnung genau feststellen. Calvé und Galland (171) wiesen anhand von Röntgenbildern auf Verkalkungen des Gallertkernes hin. Schmorl (1072) fand bei seinen vielen Wirbelsäulenpräparationen auch einige Fälle mit Bandscheibenverkalkungen. Es zeigten sich Ablagerungen von kohlensaurem oder phosphorsaurem Kalk. Bei Gichtkranken können es auch Uratkristalle sein. Im Schnittbild sieht man feinbröckelige Einlagerungen im Spaltwerk der Gallertkernhöhle oder Kalkflecke im Faserring (1074).

Die Kalkeinlagerungen kommen in inaktivierten Bewegungssegmenten (Abb. 5.**6**) und als Ausdruck degenerativer Veränderungen bei älteren Menschen vor. Gesetzmäßige Beziehungen zu allgemeinen Stoffwechselstörungen sind bisher nicht nachgewiesen, zumal Bandscheibenverkalkungen relativ selten vorkommen und nur auf einzelne Bewegungssegmente beschränkt sind.

Kalkdichte Verschattungen im Zwischenwirbelabschnitt können auch von regelrechten Verknöcherungen herrühren. Die Knochenneubildung setzt

eine Vaskularisation mit der Einsprossung von Gefäßbindegewebe voraus. Diese kann im Rahmen der bindegewebigen Organisation nach Entzündungen oder Verletzungen im Bandscheibenraum entstehen. Mit dem Bindegewebe wandern auch knochenbildende Zellen ein. Auf diesem Wege können ganze Zwischenwirbelabschnitte durch spongiösen Knochen ersetzt werden, was man häufig z. B. bei der Bechterewschen Erkrankung sieht (Abb. 5.**7**).
Auch bei Kindern und Jugendlichen gibt es schon Bandscheibenverkalkungen. Hierüber liegen zahlreiche Berichte vor (41, 95, 130, 165, 208, 213, 336, 631, 1021, 1074, 1342). Bär u. Fischer (38) sahen eine Calcinosis intervertebralis bei einem 10jährigen Knaben nach Sportunfall. Die Ursachen der Bandscheibenverkalkungen sind weitgehend unbekannt. Neben einer entzündlich-rheuma-

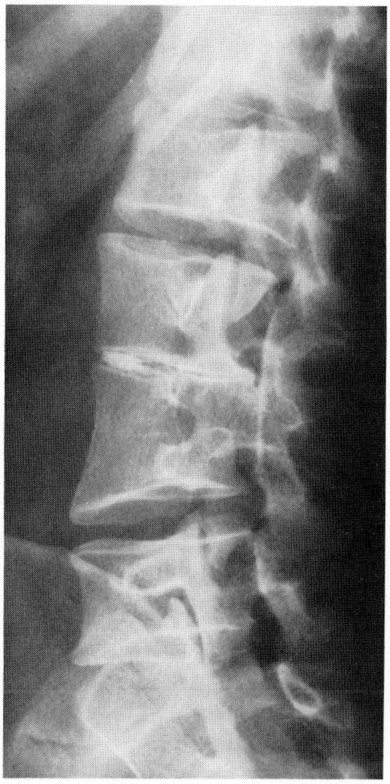

Abb. 5.**6** Bandscheibenverkalkungen bei partiellem Blockwirbel eines 20jährigen. Keine Beschwerden ▶

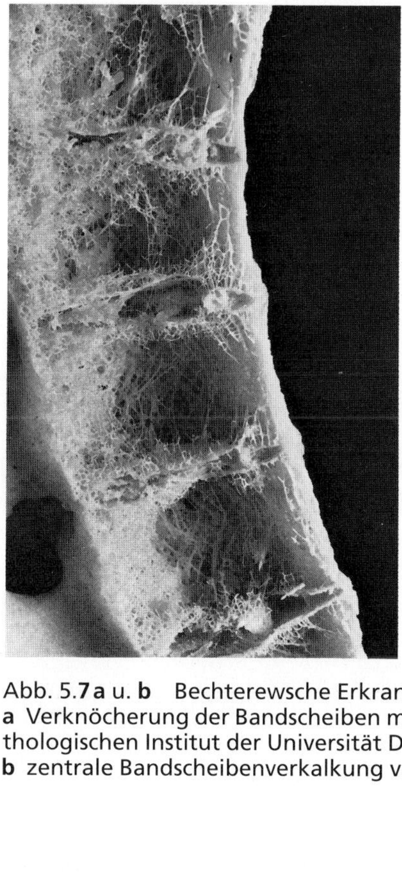

a

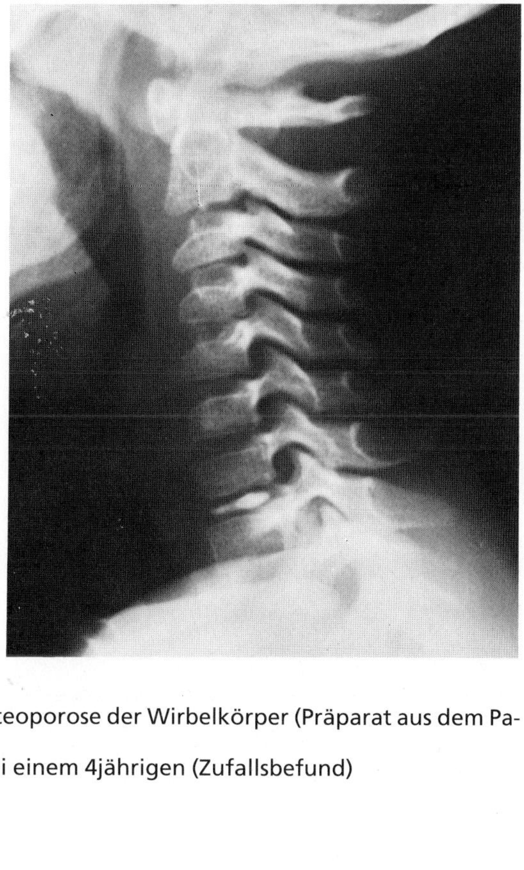

b

Abb. 5.**7 a** u. **b** Bechterewsche Erkrankung:
a Verknöcherung der Bandscheiben mit starker Osteoporose der Wirbelkörper (Präparat aus dem Pathologischen Institut der Universität Düsseldorf),
b zentrale Bandscheibenverkalkung von C7/Th1 bei einem 4jährigen (Zufallsbefund)

tischen Genese werden auch bakteriell-entzündliche oder traumatische Ursachen diskutiert (313). Ähnlich wie die paraartikulären Kalkherde bei der Periarthropathia humeroscapularis können sich auch die Bandscheibenverkalkungen im Jugendalter wieder zurückbilden.

Eine klinische Bedeutung kommt den Verkalkungen und Verknöcherungen im Zwischenwirbelabschnitt nicht zu.

Die Immobilisierung bzw. Teilfixierung eines Bewegungssegments durch Einlagerungen von Kalk oder Knochen stellt eine Art Ausheilungszustand dar, den wir bei der Therapie mit Fusionsoperationen oder intradiskalen Instillationen sogar anstreben.

6 Bandscheibendegeneration (Diskose)

Ätiologie

Im **Gegensatz** zu einer prinzipiell gleich gebauten **Vierfüßlerwirbelsäule,** die an zwei Stellen ihres Verlaufs unterstützt wird, ist die Wirbelsäule des Menschen infolge ihrer vertikalen Einstellung wesentlich größeren Belastungen ausgesetzt.

Sein Bandscheibenproblem hat der Mensch in erster Linie dem aufrechten Gang zu verdanken.

Umschriebene Bandscheibeneinbrüche in Deck- und Bodenplatten (Schmorlsche Knorpelknötchen) werden bei Vierfüßlern nicht beobachtet. Die Wirbelsäulen einiger Laufvögel, die durch ihre Zweifüßigkeit eine ähnliche Skelettbelastung haben wie der Mensch, zeigen gewisse Parallelen zu den Störungen an der menschlichen Wirbelsäule (642). Exner (312) beschreibt schwere Formen der Spondylosis deformans bei Anthropoiden mit aufrechter Haltung. Yamada (1348), Wassilev u. Dimova (1273) sowie Cassidy u. Mitarb. (179) zwangen Mäuse durch Amputation der vorderen Extremitäten zum aufrechten Gang. Ein Jahr nach der Operation fanden sich strukturelle Veränderungen am Anulus fibrosus und an den Knorpelplatten, die auf vertikale Druckbelastungen zurückzuführen waren.

Abgesehen von den individuell unterschiedlichen anlagebedingten Faktoren, liegt die

Hauptursache der allgemeinen Bandscheibendegeneration beim Menschen in der **frühzeitigen Alterung bradytropher Gewebe**, begünstigt durch statisch-mechanische Einflüsse.

Die Zwischenwirbelabschnitte des Menschen stellen ursprünglich kein bradytrophes Gewebe dar. Noch im Säuglingsalter findet ein reger Stoffaustausch über die Gefäße der Bandscheibe ohne nennenswerte Druckbelastung statt. Verdrehungen und Verbiegungen des Rumpfes beim Strampeln in Horizontallage verstärken beim Säugling weiterhin die Durchsaftung des Bandscheibengewebes.

Mit der aufrechten Haltung ändert sich die biomechanische Situation im Zwischenwirbelabschnitt grundlegend. Während die Blutgefäße der Wirbelkörper durch das knöcherne Trabekelwerk geschützt sind, überträgt sich der Belastungsdruck – zusammengesetzt aus Oberkörpergewicht und Muskeltonus – im gallertig-homogenen Bandscheibengewebe direkt auf die Blutgefäßwand. Da der Venen- und Arteriolendruck geringer als der hydrostatische Druck ist, wird das Blut herausgedrückt bzw. gelangt nicht erst in die Bandscheibe. Die Blutgefäße kollabieren, fallen der Druckatrophie anheim und verschwinden schließlich. Die Versorgungslage der vom Blutkreislauf abgeschnittenen Fibroblasten und Knorpelzellen verschlechtert sich relativ kurzfristig. Der Stoffaustausch muß jetzt über eine lange Gewebsstrecke mit Hilfe von Transportmechanismen erfolgen, die einer normalen Vaskularisation unterlegen sind.

Eine Bandscheibe stellt das größte zusammenhängende nicht vaskularisierte Gebilde im Organismus dar.

Der auf Durchblutung, Entlastung und Bewegung eingestellte, im Aufbau befindliche Zwischenwirbelabschnitt ist mit der aufrechten Haltung neuen, ungünstigeren Bedingungen ausgesetzt. Mangelnde Anpassungsfähigkeit der Bandscheibenzellen an die verschlechterte Versorgungslage hat beim Menschen die Entwicklung eines minderwertigen Binde- und Stützgewebes zur Folge, das frühzeitig verschleißt.

Deswegen werden Bandscheibenerkrankungen auf degenerativer Basis bereits im Kindesalter angetroffen. Töndury (1220) konnte schon in den Bandscheiben 4jähriger Kinder mikroskopisch sichtbare Degenerationszeichen erkennen. Anatomische und klinische Befunde sprechen dafür, daß bereits zur Pubertätszeit – wenn nicht schon früher – Diskopathien in allen drei Wirbelsäulenabschnitten vorkommen (566). Der jüngste Patient, bei dem ein Bandscheibenvorfall operiert werden mußte, war bei Daschner u. Mitarb. (226) 13 Jahre alt, bei Mittelmeier (825) 10 Jahre, bei Seyfarth (1108) 16 Jahre und bei Ford (333) 9 Jahre. Von 2755 in der Neurochirurgischen Klinik der Universität Düsseldorf wegen eines bandscheibenbedingten Kompressionssyndroms operierten Patienten waren 36 jünger als 19 Jahre. Es handelte sich bei diesen Patienten meistens um massive monoradikuläre Ischialgien (39). Weitere Berichte über Bandscheibenvorfälle im Kindesalter finden sich bei zahlreichen Autoren (227, 301, 633, 640, 903, 936).

Auch der häufig zu beobachtende akute Schiefhals beim Kind (Tortikollis) ist primär auf Involutionserscheinungen in den zervikalen Bandscheiben zurückzuführen (S. 89).

Jenseits des 30. Lebensjahres gibt es fast keine Wirbelsäule beim Menschen mehr, die nicht schon degenerative Veränderungen aufweist.

Die aktiven und passiven Transportmechanismen an der Bandscheibengrenze sind bei den meisten Menschen nicht in der Lage, über Jahrzehnte eine konstante Versorgung der Bandscheibenzellen zu gewährleisten.

Bewegungsarmut und Haltungskonstanz in ungünstiger Position beeinträchtigen die bewegungsabhängigen Flüssigkeitsverschiebungen an der Bandscheibengrenze.

Weniger Traumen und vorübergehende Überlastungen als vielmehr längere Ruhigstellung des Zwischenwirbelabschnitts schädigen die Versorgung der Bandscheibenzellen.
Neben vertikaler Wirbelsäuleneinstellung und Haltungskonstanz wirken auch **anlagebedingte Faktoren** beim frühzeitigen Auftreten regressiver Bandscheibenveränderungen mit.

Eine endogene Komponente wird von vielen Autoren angenommen (28, 120, 129, 449, 567, 1074, 1222, 1321). Nach Idelberger (565) ist die Neigung zur vorzeitigen Bandscheibenermüdung konstitutionell verankert. Hanraets (449) und Wilson (1321) wiesen eine familiäre Häufung bei Bandscheibenleiden nach. Wilson (1321) und Beard u. Stevens (57) machen genetische Faktoren für Qualität und Anordnung der Kollagenfasern im Anulus fibrosus verantwortlich. Nach Untersuchungen von Braun (120) waren bei Familienangehörigen der Patienten mit Bandscheibenvorfall wesentlich öfter Wirbelsäulenbeschwerden aufgetreten als bei den Angehörigen gesunder Kontrollpersonen.

Gewisse *erbliche Belastungen* bei bandscheibenbedingten Erkrankungen sind nicht von der Hand zu weisen, obwohl eine Verbindung zu einem bestimmten Habitus wie bei anderen Krankheiten (z. B. Diabetes, Ulcus ventriculi) nicht zu erkennen ist. Unsere Untersuchungen an einem größeren Krankengut haben eindeutig gezeigt, daß Bandscheibenläsionen bei athletisch, leptosom, pyknisch und dysplastisch gebauten Menschen in gleicher Häufigkeit vorkommen.

Pathologische Anatomie

Mit der verschlechterten Stoffwechsellage, die schon in den ersten Lebensjahren einsetzt, ändert sich neben der chemischen Zusammensetzung auch die anatomische Struktur des Zwischenwirbelabschnitts. Die mit Substraten und Energie unzureichend versorgten Fibroblasten bilden Fasern und Grundsubstanz unzulänglicher Qualität und gehen schließlich zugrunde. Histologische Untersuchungen, die schon von vielen Autoren an Bandscheiben eines unausgelesenen Sektionsmaterials vorgenommen wurden, bestätigen diesen Verlauf.

Literaturüberblick. Grundlegende Arbeiten stammen von **Hirsch*** (512–518). Kuhlendahl u. Richter (711) fanden in den Bandscheiben Jugendlicher Verfettungen in der Grundsubstanz sowie vereinzelt auch Fetttropfen in den Zellen des Anulus fibrosus. In der Altersstufe jugendliche Erwachsene (25–40 Jahre) zeigte sich das Fortschreiten regressiver Strukturumwandlungen in der beginnenden Dehydratation, schärferen Konturierung der Faserringlamellen sowie in einer Verwischung der Grenze zwischen Faserring und Gallertkern. Nach pathologisch-anatomischen Untersuchungen zeigen alle Strukturen des Zwischenwirbelabschnitts bereits im 3. Lebensjahrzehnt regelmäßig degenerative Veränderungen in Form von Zelluntergängen, Zellschwund, Faserzerfall und Auflockerung der Grundsubstanz (209, 219, 305, 461, 718, 823, 973, 1026, 1042). Harris u. Macnab (461) fanden im histologischen Bild von Nucleus-pulposus-Gewebe Erwachsener nur pyknotische, verklumpte, körnig zerfallene oder als Schatten nachweisbare Zellkerne. Elektronenoptische Untersuchungen am Bandscheibengewebe Erwachsener zeigten unregelmäßige Fibrillen ohne erkennbare Ordnung mit veränderter Dichte und Querstreifung (219). Weitere ausführliche Beschreibungen der pathologisch-anatomischen Veränderungen im Zwischenwirbelabschnitt finden sich im umfangreichen Schrifttum (64, 75, 342, 365, 428, 641, 751, 980, 1009, 1026, 1074, 1222, 1308).

Im weiteren Verlauf stellen sich unter der erheblichen Druckbelastung Zusammenhangstrennungen im Bandscheibengewebe in Form von *konzentrischen* **Spalten** *und radiären Fissuren* ein. Das Höhlensystem des Gallertkerns erweitert sich und schafft Verbindungen zu den Fissuren im Anulus fibrosus (Abb. 6.**1**).
Hohlraumsystem und Fissuren werden auch bei der Diskographie dargestellt. Der Hohlraum kann mit einer Nadel punktiert und mit Kontrastmittel

* Carl Hirsch, Orthopäde, Stockholm (1913–1973)

oder Medikamenten aufgefüllt werden. Je stärker die Bandscheibenzermürbung ausgeprägt ist, um so mehr Flüssigkeit läßt sich in den Innenraum instillieren mit geringem Anpreßdruck (930). Bei jüngeren Patienten sind es etwa 1–2 cm^3. Bei älteren Patienten mit verschlissenen Bandscheiben gelingt es mitunter, bis zu 5 cm^3 Flüssigkeit in einen lumbalen Zwischenwirbelabschnitt zu applizieren, ohne daß die Bandscheibengrenzen lädiert sind und die eingebrachte Substanz wieder heraustritt.

Gasansammlungen im Hohlraumsystem der Bandscheiben stellen sich im Röntgenbild als sog. Vakuumphänomen dar (28, 365, 521, 649, 975, 1074). Nähere Einzelheiten über Entstehungsursachen und Zusammensetzung des Gases sind nicht bekannt.

Gelb- und Braunfärbungen des Bandscheibengewebes werden ebenfalls zur Bandscheibendegeneration gerechnet. Güntz (428) konnte in einer systematischen Untersuchung solcher farbveränderten Zwischenwirbelscheiben feststellen, daß es nur dann zu einer solchen Verfärbung der Fasern in der Zwischenwirbelscheibe kommt, wenn Spalt- und Rißbildungen derselben durch Lücken in der Knorpelplatte hindurch bis zu den Gefäßwucherungen heranreichen, die vom Knochenmark ihren Ausgang nehmen (Abb. 6.**2**).
Verschleiß- und Zermürbungsvorgänge im Zwischenwirbelabschnitt bezeichnen Schmorl u. Junghanns (1074) als Chondrosis intervertebralis.

Da nicht nur der Knorpel, sondern alle übrigen Anteile der Bandscheibe von den degenerativen Veränderungen betroffen sind, ist der Begriff Diskose zutreffend.

Die Vorgänge sind zunächst nur auf das Bandscheibengewebe beschränkt und spielen sich daher im röntgenologisch transparenten Raum ab. Man sieht im Röntgenbild allenfalls eine Verschmälerung des Zwischenwirbelabschnitts oder haltungsbedingte Achsenabweichungen. Das Zusammensinken der Bandscheiben hat eine vermehrte Druckbelastung der Wirbelgelenke und eine Einengung der Foramina intervertebralia zur Folge. Wegen der fehlenden Vaskularisation finden im Bandscheibengewebe selbst keine reparativen Vorgänge statt. Diese gehen bei länger bestehender Bandscheibenzermürbung vom benachbarten Wirbel aus. Da es sich bei den regenerativen Vorgängen in diesem Stadium auch um Knochenveränderungen handelt, werden sie nach Schmorl

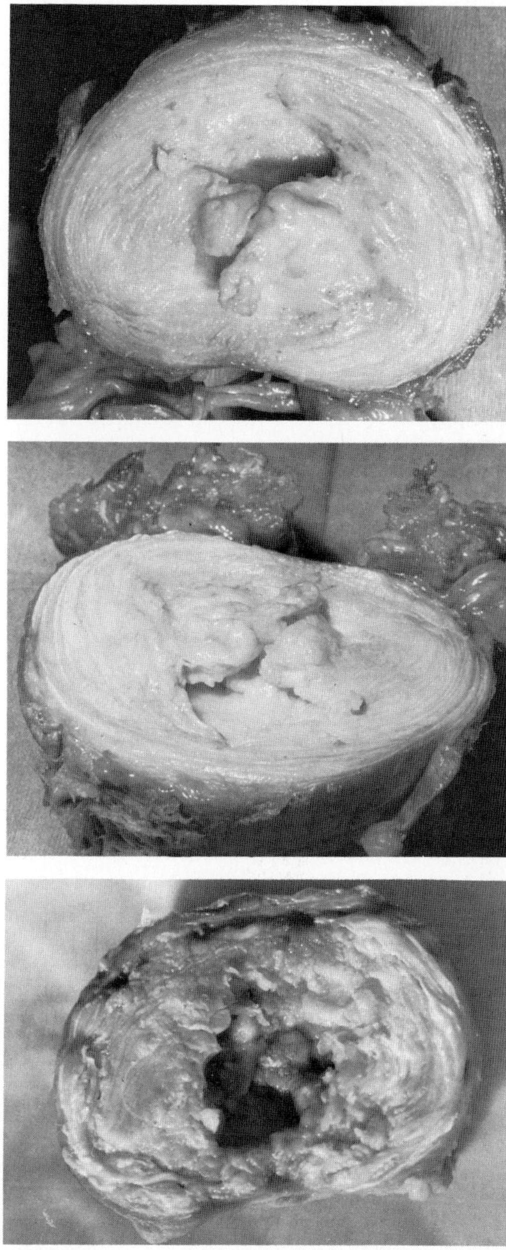

a

b

c

Abb. 6.**1** **a–c** Hohlraumsystem an der 3. Lumbalbandscheibe eines 42jährigen (**a, b**) und eines 66jährigen (**c**)

(1072) unter dem Begriff **Osteochondrose** zusammengefaßt. Die angrenzenden Wirbelkörperschlußplatten zeigen sklerotische Verdichtungen mit einer unregelmäßigen Konturierung. Im Gegensatz zur Spondylitis erstreckt sich die Sklero-

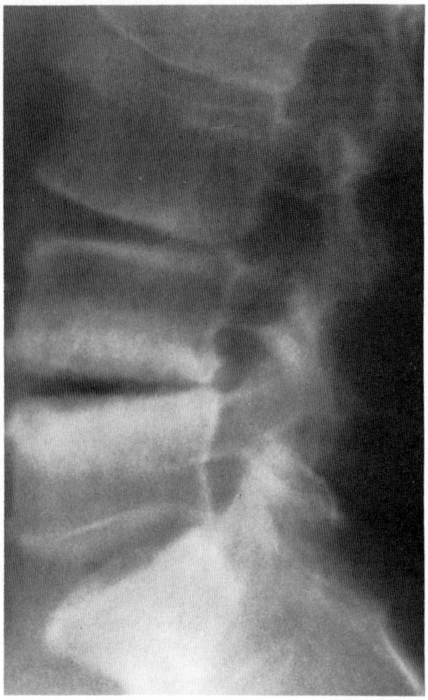

Abb. 6.**2** Vakuumphänomen mit Gasansammlung im zentralen Hohlraumsystem der Bandscheiben L4/L5 bei einer 68jährigen Frau mit fortgeschrittener Spondylose und Osteochondrose. Klinisch: chronisch-rezidivierende Kreuzschmerzen

sierungszone bei der Osteochondrose nur auf den schlußplattennahen Anteil des Wirbelkörpers. Vereinzelt kommen, wie bei der Arthrose, subchondrale Geröllzysten vor.

Osteochondrotische Zwischenwirbelabschnitte findet man am häufigsten und ausgeprägtesten in den unteren Bewegungssegmenten der HWS und der LWS, weil dort die mechanische Beanspruchung am größten ist.

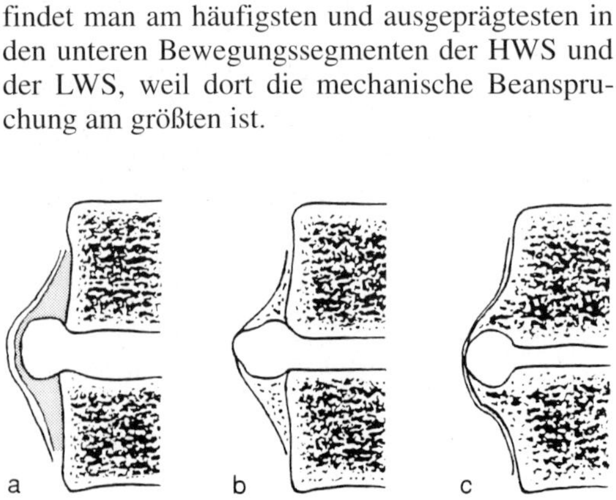

Abb. 6.**3** Entstehung der Randwülste bei Spondylose

Als Folge der allgemeinen Zermürbung und des Turgorverlusts stellt sich eine Lockerung des Zwischenwirbelabschnitts ein. Mit der Bandscheibenlockerung kommt es auch zur übermäßigen Zerrung an den intervertebralen Bandverbindungen. Betroffen ist vor allem das vordere Längsband, das die Bandscheiben frei überspringt und mit Sharpeyschen Fasern am Wirbelkörper jenseits der Randleisten ansetzt. An dieser Stelle entstehen knöcherne Reaktionen, die sich im weiteren Verlauf des Längsbandes entwickeln. **Spondylotische Randwülste** (Abb. 6.**3**) mit ihrem typischen, erst horizontalen Abgang und dann vertikalen Verlauf entwickeln sich nur im Bereich des Längsbandes am vorderen und seitlichen Rand der Wirbelkörper. Mitunter findet man auch dorsal kleine Kantenausziehungen, wie sie in Abb. 6.**4** zu sehen sind. Durch den Reiz der Knochenneubildung werden immer größere Bezirke erfaßt, so daß mitunter ausgedehnte Randwulstbildungen eine sog. *Spondylosis hyperostotica* entstehen lassen (Abb. 6.**5**). Trotz der eindrucksvollen Veränderungen bestehen keine entsprechenden Beschwerden.

Klinisch bedeutungsvoller sind vor allem die Vorgänge in der Bandscheibe selber.

Bei weit fortgeschrittener Zermürbung können sich Teile des Anulus fibrosus als sog. Bandscheibensequester herauslösen. Radiäre Spalten ermöglichen **intradiskale Massenverschiebungen** – solange die Sprengkraft des Nucleus pulposus erhalten ist –, wobei Teile des Gallertkerns und Faserringsequester unter Druckbelastung, dem Weg des geringsten Widerstandes folgend, in die Fissuren eindringen und als *Bandscheibenvorfall* nach außen treten können. Bei einem Bandscheibenvorfall besteht das prolabierte Material selten allein aus Nucleus-pulposus-Gewebe, sondern enthält auch Anteile vom Bandscheibenring und von den Knorpelplatten. Deswegen ist der Begriff Bandscheibenvorfall korrekter als Nucleus-pulposus-Prolaps. Das erste Auftreten radiärer Fissuren fällt in den Lebensabschnitt, in dem Lumbago und Ischias die größte Frequenz aufweisen.

Einbrüche und Risse der Knorpelplatten gewähren Blutgefäßen und Bindegewebe der Wirbelkörperspongiosa freien Zutritt in den Zwischenwirbelabschnitt (Abb. 6.**6**). Die Blutgefäße breiten sich, falls Bandscheibenreste vorhanden sind, wie Wurzeln im Erdreich aus, verdrängen das Gewebe und ersetzen es durch ein lockeres zell- und gefäßreiches Narbengewebe (1219). Derbe ausgetrocknete Faserstränge und spondylotische Randzacken sorgen für die nötige Abstützung des Zwischenwirbelabschnitts, so daß die einsprießenden Blut-

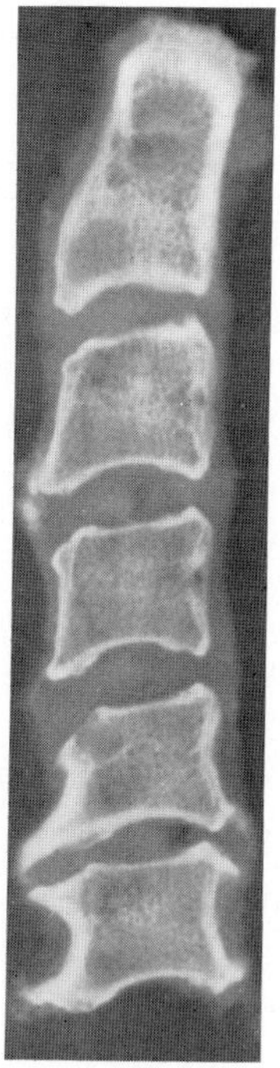

Abb. 6.4 Medialer Sagittalschnitt durch das HWS-Präparat eines 65jährigen. Spondylotische Ausziehungen finden sich ventral stärker ausgeprägt als dorsal

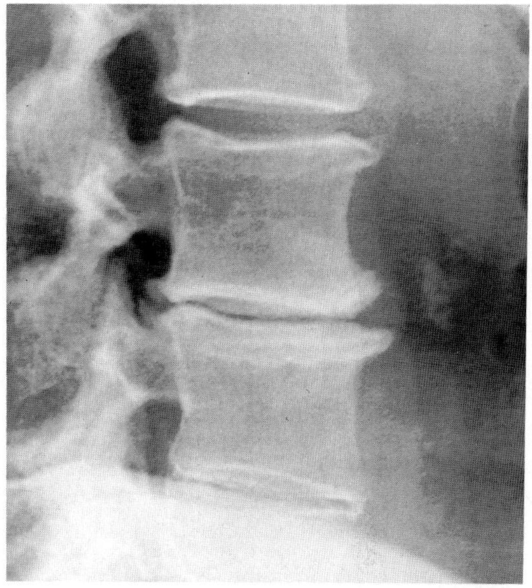

Abb. 6.5 Fortgeschrittene Osteochondrose und Spondylose mit Entwicklung von Osteophyten sowohl ventral als auch dorsal

gefäße nicht direkt dem Belastungsdruck ausgesetzt sind. So kommt es zur fibrösen und unter Umständen knöchernen **Ankylose** mit Inaktivierung des Bewegungssegments. Höhenminderung und Fixierung sind meistens trotz starker Einengung des Foramen intervertebrale mit vollkommener Schmerzfreiheit verbunden, wenn sich der Vorgang über mehrere Jahrzehnte erstreckt und den übrigen Komponenten des Bewegungssegmentes (Nervenwurzeln, Gefäße) genügend Anpassungsmöglichkeiten läßt.

Der zunehmende Bandscheibenverschleiß wird allgemein zu den degenerativen Veränderungen gerechnet. Schmorl u. Junghanns (1074) weisen darauf hin, daß es sich um ein altersbedingtes, also mehr oder weniger physiologisches Nachlassen der Gewebsqualität handelt, das man auch als schicksalsmäßige Umprägung des Bandscheibengewebes bezeichnen kann. Töndury (1222) spricht von der Lebenskurve der Zwischenwirbelscheiben.

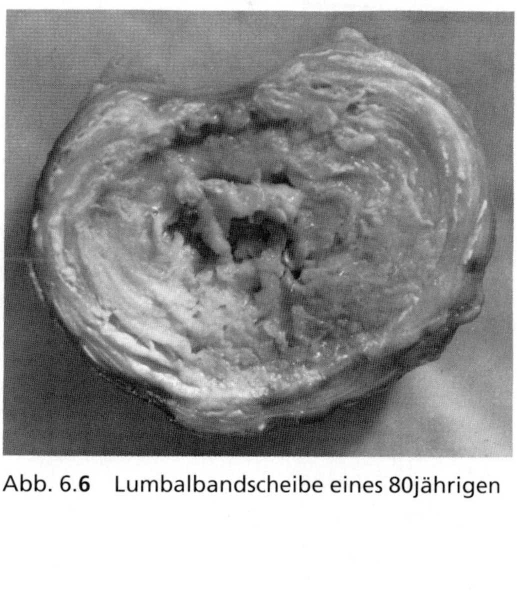

Abb. 6.6 Lumbalbandscheibe eines 80jährigen

Die Bandscheibendegeneration (Diskose) stellt keine Krankheit, sondern einen biologischen Regelvorgang dar, allerdings mit einem großen Potential funktioneller Störungsmöglichkeiten in bestimmten Lebensabschnitten.

Die mit der Bandscheibendegeneration verbundene zunehmende Bewegungseinschränkung der Wirbelsäule läßt sich funktionell ohne weiteres verkraften und wird von den meisten Menschen nicht einmal registriert.

Klinische Bedeutung erlangen rasch entstehende Risse, Zermürbungen und Gewebsverschiebungen vor allem dort, wo Nerven und Gefäße infolge unmittelbarer Nachbarschaft betroffen sind.

Dies ist insbesondere in den unteren Bewegungssegmenten der HWS und der LWS der Fall.

Biochemische Altersveränderungen

Parallel zu den morphologischen Alterserscheinungen im Zwischenwirbelabschnitt kommt es auch zu einer Verringerung des Wassergehaltes mit Änderung der chemischen Zusammensetzung. Damit sind gleichzeitig Auswirkungen auf die Biomechanik des Bewegungssegmentes verbunden.

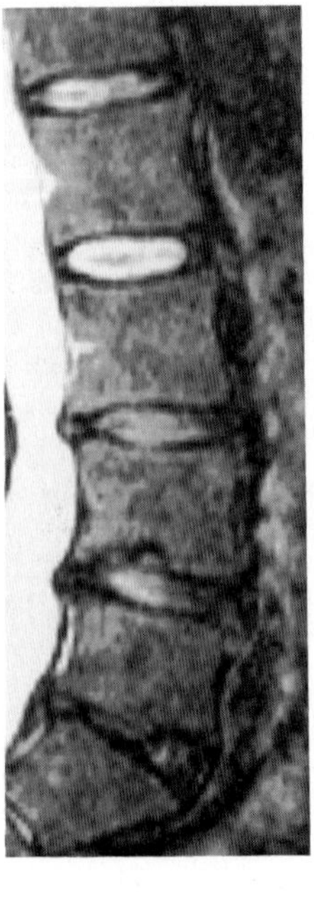

Abb. 6.7 MRI der LWS (T2 betont): Der Wassergehalt in den unteren 3 Lumbalbandscheiben (dunkel) ist infolge Degeneration geringer als in den beiden oberen (hell)

Ein charakteristisches Zeichen der Bandscheibenalterung ist die Abnahme des Wassergehaltes.

Während das Bandscheibengewebe beim Neugeborenen noch zu 88% aus Wasser besteht, beträgt der Wassergehalt beim 12jährigen 83% und beim 72jährigen nur noch 70% (635). Der Nucleus pulposus enthält in den ersten Lebensjahren mehr Wasser als der Anulus fibrosus. Später wird die Differenz immer geringer. Diese Feststellungen wurden durch unsere Untersuchungen (691) sowie durch die von Beard u. Stevens (57) bestätigt. Mit dem MRI-Verfahren erkennt man die Verminderung des Wassergehaltes an der geringeren Signalintensität. Wasserarme Bandscheiben sind dunkler als wasserreiche.
Mit dem Flüssigkeitsverlust verschlechtert sich die Versorgungslage im Zwischenwirbelabschnitt, denn Wasser stellt nicht nur einen Strukturbestandteil der intradiskalen Makromoleküle dar, sondern es dient auch als Transportmittel von Substraten und Schlacken des Zellstoffwechsels (Abb. 6.**7**).

Mineralgehalt. Mit zunehmendem Alter erfährt auch die organische Matrix der Bandscheibe typische Veränderungen. Der Calciumgehalt des Bandscheibengewebes verdoppelt sich im Laufe des Lebens; das Kalium nimmt – bedingt durch den Rückgang der Zellzahl – allmählich ab. Der Magnesiumgehalt nimmt bis zum 17. Lebensjahr zunächst ab und steigt dann langsam wieder an. Der Schwefelgehalt in der Bandscheibe nimmt kontinuierlich ab; der Stickstoffgehalt nimmt zu.
Bedeutungsvoll für Stoffaustausch und Biomechanik sind vor allem die Veränderungen des **Kollagens** und der **Mucopolysaccharide.** Parallel zum Stickstoffgehalt findet eine Zunahme der nichtkollagenen Proteine statt. Der Kollagengehalt des Bandscheibengewebes steigt bis zum 20. Lebensjahr an und bleibt dann annähernd konstant. Die Gesamtmucopolysaccharide erfahren mit zunehmendem Alter eine qualitative und quantitative Änderung.

Ein charakteristisches Zeichen der Bandscheibenalterung ist die Abnahme der Mucopolysaccharide.

Außerdem erniedrigt sich ihr Molekulargewicht. Da die Hydratationskraft der Bandscheiben, d. h. ihre Fähigkeit, Flüssigkeit auch bei starker Druckbelastung zu halten, vorwiegend von Anzahl und Größe der Mucopolysaccharidmoleküle abhängt, reduziert sich der intradiskale onkotische Druck mit zunehmendem Alter: Die Bandscheiben trocknen aus.

Biomechanische Konstellation zur Verlagerung von Bandscheibengewebe

Bei der enzymatischen Depolymerisation der Makromoleküle im Zwischenwirbelabschnitt entstehen als Abbauprodukte ionisierte Zwischenstufen, die über eine vermehrte Teilchenzahl den **intradiskalen onkotischen Druck** vorübergehend erhöhen. Wir haben bei Quelldruckmessungen an Bandscheiben von Individuen unterschiedlicher Altersgruppen feststellen können, daß die Wiederaufrichtung der Bandscheiben nach Kompression bei Jugendlichen und Individuen mittleren Alters nicht nur kraftvoller, sondern auch schneller als bei älteren erfolgt.

Die Quelldruckkurven zeigten erstaunlich hohe Werte bei Individuen mittlerer Altersgruppen zwischen dem 30. und 50. Lebensjahr.

Danach kommt es zu einem deutlichen Abfall des Bandscheibenquelldruckes (663) (Abb. 6.**8**).
Dem durch erhöhten Quelldruck zur Expansion neigenden zentralen mobilen Bandscheibengewebe steht nach dem 25. bis 30. Lebensjahr ein in seiner mechanischen Widerstandskraft bereits **beeinträchtigter Anulus fibrosus** gegenüber. Im Bandscheibenring jugendlicher Erwachsener finden sich schon regelmäßig Faserverwerfungen und Rißbildungen; jenseits des 30. bis 35. Lebensjahres werden Faserringdurchbrüche immer frequenter. Mikroskopisch finden sich in diesem Alter gewöhnlich eine gewisse Verquellung der Grundsubstanz, zunehmende Homogenisierung im Gallertkernbereich, Zeichen des Kernzerfalls im Faserring sowie mikroskopische Rißbildungen in den Lamellen des Faserringes. Der Zusammenhalt des Bandscheibengewebes ist dadurch gestört.

Im jugendlichen und mittleren Lebensabschnitt besteht die biomechanische Konstellation zur Verlagerung von Bandscheibengewebe: Es entstehen intradiskale Massenverschiebungen, Protrusionen und Prolapse.

Mit der größeren Anzahl ionisierter Moleküle im Zwischenwirbelabschnitt wird vorübergehend vermehrt Flüssigkeit in diesem aufgenommen. Durch die starke Volumenzunahme steht der Anulus fibrosus schon in Ruhe ohne Belastung unter starker Spannung. Der Verstreckungsgrad ist erhöht, und die Zwischenwirbelscheibe erhält eine feste, unelastische Konsistenz. Wie Virgin (1254) an Kompressionsversuchen und Hartmann (463) an Druck- und Stauchungsdiagrammen nachweisen konnten, geraten die überspannten Anulus-fibrosus-Fasern bei Belastung eher in den Grenzbereich, in dem sie anfangen zu fließen und zu reißen. Jede zusätzliche Belastung hinterläßt in diesem Zustand einen Rest irreversibler Verformung, die sich auch nach längerer Zeit nicht mehr ausgleicht (Hysterese). Nach starker Volumenzunahme treffen plötzliche Belastungen die Zwischenwirbelscheibe in einer Art von glasartigem Zustand: Die Fasern können reißen. Die Ruptur findet primär im peripheren Anulus fibrosus statt (390).
Obwohl – wie alle pathologisch-anatomischen Untersuchungen eindeutig gezeigt haben – die radiären Rißbildungen und Faserringaufbrüche sich mit zunehmendem Alter verstärken, nehmen Ausmaß und Frequenz der prolaps- und protrusionsbedingten Beschwerden ab, weil der Ausdehnungsdruck des Gallertkerns und damit die Neigung, sich zu verlagern, nachläßt.

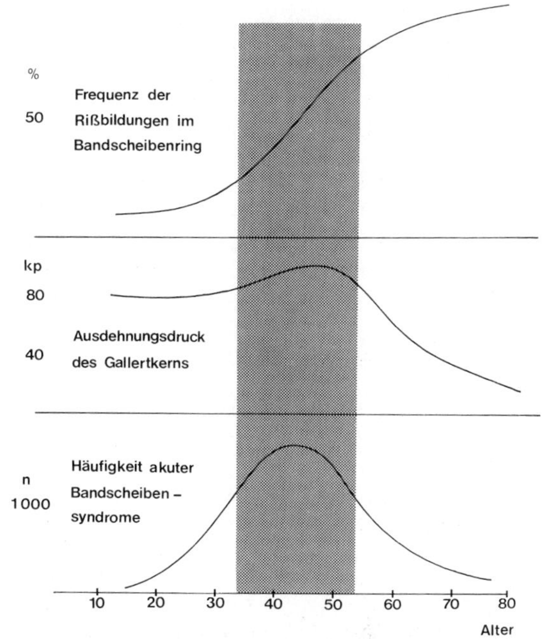

Abb. 6.**8** Biomechanische Konstellation für einen Bandscheibenvorfall im mittleren Lebensalter: hoher Quelldruck des Bandscheibengewebes bei zunehmender Anzahl von Rißbildungen im Anulus fibrosus

Wie lange im Einzelfall die Depolymerisation der Makromoleküle mit intradiskaler Drucksteigerung anhält und welchen Gesetzmäßigkeiten sie unterliegt, ist noch nicht bekannt. Nach Naylor (874) ist ein vermehrtes Auftreten von Hyaluronidase für das Auseinanderfallen der Makromoleküle im Bandscheibengewebe verantwortlich zu machen.

Unser therapeutisches Bemühen ist u. a. darauf ausgerichet, durch Instillation bestimmter Substanzen die Depolymerisation zu beschleunigen (Chemonukleolyse), aufzuhalten (Hyaluronidaseinhibitoren) oder die ionisierten Depolymerisationszwischenstufen zu neutralisieren (Quelldruckerniedrigung).

Neben dem Zusammentreffen von hohem Quelldruck und verminderter Widerstandskraft des Anulus fibrosus sind noch **weitere biomechanische Faktoren** für die Entstehung eines Bandscheibenvorfalls von Bedeutung. Dazu gehören z. B. auch Lockerungen im Bandscheibengefüge mit Demarkierung eines größeren Sequesters, der sich bei intradiskaler Druckerhöhung und dem Einwirken von Schub- bzw. Scherkräften aus dem Gewebsverband löst und in Richtung des kleinsten Widerstandes, d. h. bei asymmetrischer Belastung des Zwischenwirbelabschnitts zur Konvexseite, verlagert. Diese Verlagerung (Tab. 6.**1**) findet dann über das physiologische Ausmaß hinaus statt und kann zu Protrusionen und Prolapsen führen. Hoher Belastungsdruck mit Schub- und Scherkräften wird verschiedentlich – besonders in Begutachtungsfragen – als alleinige Ursache eines Bandscheibenvorfalls angeschuldigt. Ohne die übrigen in Tab. 6.**1** aufgeführten Veränderungen im Zwischenwirbelabschnitt ist ein solches Ereignis jedoch nicht möglich. Deswegen kommt den von außen einwirkenden Kräften – von Schmorl u. Junghanns (1074) Zusatzimpuls genannt – nur die Bedeutung eines auslösenden Moments zu (s. Kap. 15, Begutachtung).

Tabelle 6.**1** Auslösende Momente für die pathologische Verlagerung von Bandscheibengewebe

Hoher Bandscheibenbelastungsdruck
Hoher Quelldruck des Bandscheibengewebes
Gefügelockerung mit Demarkierung von Bandscheibengewebe
Schub- und Scherkräfte

Rückwirkungen auf das osmotische System

Durch weiteren fermentativen Abbau erreichen die Spaltprodukte der intradiskalen Makromoleküle eine geringere Größe mit einem Molekulargewicht von weniger als 400, so daß sie die semipermeablen Grenzschichten des Zwischenwirbelabschnittes passieren können. Wenn nicht entsprechend Makromoleküle im Bandscheibeninnenraum nachproduziert werden, reduziert sich mit zunehmendem Alter der intradiskale onkotische Druck. Entsprechend der auf S. 26 aufgestellten Gleichung vermindern sich mit der reduzierten Ansaugkraft des Bandscheibengewebes auch **Wassergehalt** und Wasseraufnahmevermögen. Es kommt zur Volumen- und Höhenminderung des Zwischenwirbelabschnittes. Durch Volumenänderung der Bandscheibe ändert sich die Ruhespannung der Fibrillen im Anulus fibrosus. Bei vermehrter Flüssigkeitsabgabe mit Höhenminderung des Intervertebralabschnitts erschlaffen die Fasern. Der Verstreckungsgrad nimmt ab, und Bewegungen können bei Belastung weniger gedämpft und weniger gleichmäßig auf den Faserring übertragen werden. Eine Zermürbung der Fasern ist die Folge. Davon sind in erster Linie die sog. Spannfasern betroffen, welche die Lamellen aneinander binden und größere Verschiebungen verhindern sollen.

Die unelastisch und rissig gewordene Bandscheibe vermag ihre Aufgabe als Stoßdämpfer und Halbgelenk im Bewegungssegment nicht mehr zu erfüllen.

> Durch die Bandscheibenlockerung werden die anderen Bestandteile des Bewegungssegmentes, vor allem Wirbelgelenke und Bänder, über- und fehlbeansprucht. Damit sind Voraussetzungen für eine Enstehung indirekt bandscheibenbedingter Beschwerden gegeben.

Bei niedrigem onkotischem Druck im Bandscheibeninnenraum kann schon ein relativ geringer Belastungsdruck (hydrostatischer Druck intradiskal) zur Flüssigkeitsabgabe führen. Entsprechend den reduzierten Flüssigkeitsverschiebungen verringern sich auch die Tagesschwankungen der Körperlänge, die in erster Linie auf Volumenschwankungen der Zwischenwirbelabschnitte zurückzuführen sind. Bei Jugendlichen beträgt die Körperlängendifferenz zwischen morgens und abends 2% und bei älteren Erwachsenen nur noch 0,2% der Körperlänge. Ein weiterer Grund für die zunehmende Austrocknung der Bandscheibe im Al-

ter sind die bereits beschriebenen Risse im Anulus fibrosus. Fissuren in den Grenzschichten des Zwischenwirbelabschnitts heben deren semipermeable Eigenschaften auf: Wasser, gelöste Stoffe oder sogar Makromoleküle können schon bei geringem Druckgefälle austreten. Das osmotische Gleichgewicht an der Bandscheibengrenze ist gestört. Gleiches gilt auch für den Zustand nach Bandscheibenverletzung bzw. Diskotomie.
Mit fortschreitender Austrocknung wird das Bandscheibengewebe weiter rissig und spröde. Im trokkenen Gewebe verlangsamt sich die Diffusionsgeschwindigkeit für gelöste Stoffwechselsubstrate und Schlacken. Dieser Circulus vitiosus führt schließlich zur weitgehenden Austrocknung und Zermürbung der Bandscheiben. Mit dem Flüssigkeits- und Substanzverlust tritt eine deutliche Höhenminderung des Zwischenwirbelabschnitts ein.
Die degenerativen Bandscheibenveränderungen sind zuerst in den Zervikal- und unteren Lumbalsegmenten nachweisbar, obwohl sich die gleichen Vorgänge prinzipiell in allen Zwischenwirbelabschnitten abspielen.

Prädiskotische Deformitäten

Es gibt auch Form- und Funktionsstörungen an den Bewegungsorganen, welche die Bandscheibendegeneration (Diskose) in einem oder mehreren Bewegungssegmenten begünstigen: Sie werden prädiskotische Deformitäten genannt.

Dabei kann die klinisch und röntgenologisch erkennbare Fehlstellung entweder in der Wirbelsäule selbst oder entfernt davon liegen. *Mehr noch als die Präarthrosen stellen prädiskotische Deformitäten nur ein Krankheitspotential dar.* Sie müssen nicht unbedingt mit Krankheitserscheinungen verbunden sein.

Zu den prädiskotischen Deformitäten zählen alle Veränderungen am Bewegungsapparat, welche eine anhaltende asymmetrische Belastung einer oder mehrerer Zwischenwirbelabschnitte zur Folge haben.

Unsere Untersuchungen haben, ebenso wie die anderer Autoren (778), gezeigt, daß überwiegend statische Störungen wie Skoliosen und Hyperlordosen als prädiskotische Deformitäten für das frühzeitige und vermehrte Auftreten degenerativer Veränderungen an der LWS verantwortlich zu machen sind (703, 1176, 1268). Durch ungleichmäßige Beanspruchung des Zwischenwirbelabschnitts kommt es im Kindesalter zur Beeinträchtigung des interstitiellen appositionellen Bandscheibenwachstums mit konkavseitiger Erniedrigung und Deformierung des Diskus. Auch nach Abschluß des Wachstums entstehen hier Störungen. Exner (312) konnte im Tierexperiment nachweisen, daß stärker komprimierte Anteile des Zwischenwirbelabschnitts auch mehr degenerative Veränderungen aufweisen. Anhaltende asymmetrische Belastung führt zu Stoffaustauschstörungen in der konkavseitigen Bandscheibenhälfte. Auf diesen Anteil des Intervertebralabschnitts wirkt sich fast der gesamte Belastungsdruck aus, der sich sonst auf die ganze Bandscheibe verteilt. Gallertkern und mobile Anteile des inneren Bandscheibenringes verlagern sich dem Druckgefälle entsprechend zur weniger belasteten Seite hin. Die fest verankerten Strukturen des Anulus fibrosus und der Knorpelplatten können dem Druck jedoch nicht ausweichen und ihn auch nicht, wie in einer Flüssigkeit, weiterleiten. Schon der Ruhetonus der Rumpfmuskulatur erzeugt bei Wirbelsäulenverbiegungen im konkavseitigen Bandscheibenabschnitt so große Belastungsdrücke, daß dort Flüssigkeit und niedermolekulare Stoffwechselsubstrate nicht hingelangen. Der Stoffwechsel faser- und knorpelbildender Zellen ist in diesem Gewebsbezirk gestört.
Zwischenwirbelabschnitte erleiden durch asymmetrische Belastung typische Veränderungen. An der Konkavseite einer Skoliose kommt es infolge des gesteigerten Druckes frühzeitig zu regressiven Erscheinungen im Faserring, die das Auftreten von Bandscheibenverlagerungen begünstigen. Die anhaltende Kompression und die mangelhafte Versorgung der Fibroblasten führen zur Entwicklung einer vorzeitigen Diskose. Objektivierbar sind Bandscheibenerniedrigungen, spondylotische Ausziehungen und Deckplattensklerosierungen im betroffenen Wirbelsäulenabschnitt (Abb. 6.**9**).

Austrocknung, Gewebsalterung und Sinterung laufen unter der ständigen Druckbelastung besonders schnell ab, so daß das Endstadium der Diskose, die fibröse Ankylose, oft schon bei Jugendlichen mit Wirbelsäulenverkrümmungen anzutreffen ist.

Im Scheitel jugendlicher Kyphosen (Adoleszentenkyphose) und Skoliosen finden sich dementsprechend häufig bindegewebig versteifte Bewegungssegmente.
Bandscheibenbedingte Beschwerden gehen weniger vom fixierten Wirbelsäulenabschnitt als vielmehr von den benachbarten erhaltenen Bewe-

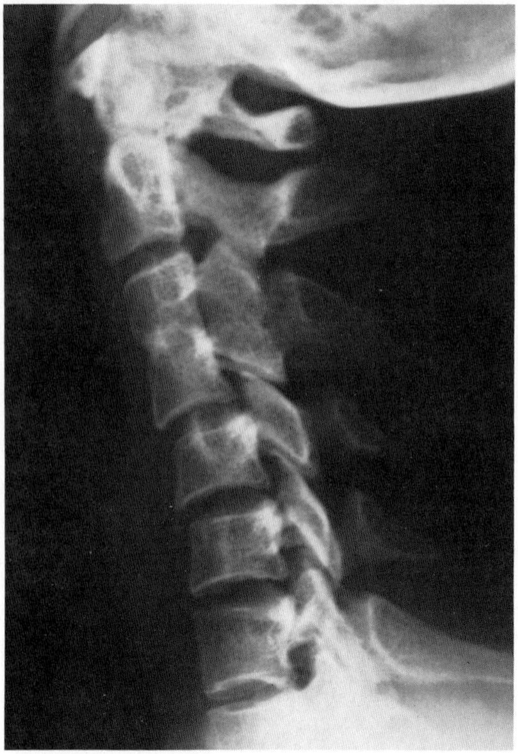

Abb. 6.**9** Angeborener Blockwirbel C3/4 als prädiskotische Deformität für die benachbarten Bewegungssegmente. Bei der 26jährigen Patientin bestehen seit mehreren Jahren chronisch-rezidivierende Zervikalsyndrome

gungssegmenten aus. Diese sind vermehrter mechanischer Beanspruchung ausgesetzt und neigen zu Gefügelockerungen und Gewebsverlagerungen.

Eine asymmetrische Einstellung des Zwischenwirbelabschnitts ist sowohl in der Sagittal- als auch in der Frontalebene möglich.

Die dorsoventrale Höhendifferenz der Zwischenwirbelabschnitte im Bereich der normalen sagittalen Wirbelsäulenverkrümmungen ist physiologisch. Die Bandscheiben haben sich während ihres Wachstums dem Abstand der Wirbelkörperdeck- und -bodenplatten anpassen können. Verstärkung oder Aufhebung der physiologischen Krümmungen nach Wachstumsabschluß bedeutet vermehrte Belastung der vorderen bzw. hinteren Bandscheibenhälfte und führt dort zu vorzeitiger Diskose. Anhaltende Vorderlastigkeit des Rumpfes, z. B. bei Gravidität, schlechter Haltung und Fettleibigkeit, führt über eine *Beckenkippung mit verstärkter Lendenlordose* zur ständigen Überlastung und Minderernährung der dorsalen lumbalen Bandscheibenabschnitte. Hängebauch und schlechte Haltung stellen somit prädiskotische Deformierungen dar. Überhaupt stören pathologische Lordosen die Statik der unteren Lendengegend und schädigen Lumbosakralbandscheibe und Wirbelgelenke. Sie treten häufig im Gefolge von Hüftgelenkerkrankungen mit Beugekontrakturen auf.

Häufigste statische Formabweichung der Wirbelsäule in der Sagittalebene stellt die **fixierte Brustkyphose** beim Zustand nach Morbus Scheuermann dar. Nach statistischen Untersuchungen haben diese Patienten vermehrt bandscheibenbedingte Erkrankungen im Bereich der LWS (520, 565, 892, 1137). Neben einer endogenen Komponente durch Minderwertigkeit des Bandscheibenknorpels ist es vor allem die veränderte Statik, welche zu einer Überbeanspruchung der benachbarten, nicht fixierten Wirbelsäulenabschnitte führt (Tab. 6.**2**). Meistens beobachtet man bei ausgeprägter BWS-Kyphose eine kompensatorische Hyperlordose der HWS und der LWS.

Tabelle 6.**2** Prädiskotische Deformitäten

HWS	BWS/LWS
Muskulärer Schiefhals	Pathologische Lordose (Hängebauch, schlechte Haltung)
Narbenzug	Morbus Scheuermann
Oberarmamputation	Beinlängendifferenz
Blockwirbel	Spondylolyse (-listhesis)
In Fehlstellung verheilte Wirbelfrakturen und -entzündungen	Asymmetrischer Übergangswirbel
Plexusparese	Oberschenkelamputation
Trapeziusparese	Hypersegmentierte LWS
	In Fehlstellung verheilte Wirbelfrakturen und -entzündungen

Die klinische Erfahrung lehrt, daß häufig dasselbe Individuum, welches während der Adoleszentenperiode eine pathologische Brustkyphose entwikkelte, in der 3. Lebensdekade von Lumbago und Ischias befallen wird sowie ferner 10–20 Jahre später unter den Folgen einer Zervikalarthrose zu leiden hat.

Auch die *lumbale Form juveniler Aufbaustörungen* gehört zu den prädiskotischen Deformitäten, weil häufig statische Abweichungen damit verbunden sind. Der obere Teil der LWS zeigt statt der physiologischen Lordose eine Kyphose. Brocher (129) fand sowohl bei thorakalen als auch bei lumbalen juvenilen Aufbaustörungen erstaunlich oft eine Erniedrigung der Lumbosakralbandscheibe. Durch die kompensatorische Hyperlordose im unteren LWS-Abschnitt ist diese Bandscheibe erheblichen Druck- und Scherkräften ausgesetzt und verschleißt eher; auch die entsprechenden Wirbelgelenke zeigen vermehrt Arthrosen.

Häufig sind Veränderungen am Bewegungsapparat, die eine Wirbelsäulenabweichung in der Frontalebene zur Folge haben. Bei längerem Bestehen einer seitlichen Wirbelsäulenverbiegung entwikkelt sich u. a. wegen der beschriebenen fibrösen Festigung der Zwischenwirbelabschnitte eine nicht mehr ausgleichbare Verkrümmung, die als **Skoliose** bezeichnet wird. Häufigste Ursache einer Seitverbiegung der Wirbelsäule ist der *Beckenschiefstand* bei Beinverkürzung. Ungleiche Beinlängen, die eine Beckenkippung in der Frontalebene verursachen, sind nach Taillard (1192) bei 60–75% aller Menschen nachweisbar.

Zu den selteneren prädiskotischen Deformitäten zählen **Spondylolyse und Spondylolisthesis.** Durch Lockerung und Gleitvorgang wird die betroffene Bandscheibe zermürbt und ausgewalzt.

Eine ständige asymmetrische Belastung der lumbalen Zwischenwirbelabschnitte kann auch durch angeborene Assimilationsstörungen am lumbosakralen Übergang gegeben sein (Abb. 6.**10**). Lange (722) gibt an, daß bei den angeborenen Assimilationsstörungen (Lumbalisation, Sakralisation) ein Diskusprolaps 2- bis 3mal häufiger auftritt als an anderen Wirbelsäulen. Bei unseren Untersuchungen fanden sich in der Gruppe von Patienten mit Rückenschmerzen 3mal häufiger asymmetrische lumbosakrale Übergangswinkel als im Vergleichskollektiv ohne Rückenschmerzen (1268).

Assimilationsstörungen am lumbosakralen Übergang stellen nur dann eine prädiskotische Deformität dar, wenn sie asymmetrisch sind und zu einer ungleichen Belastung der darüberliegenden lumbalen Bewegungssegmente führen.

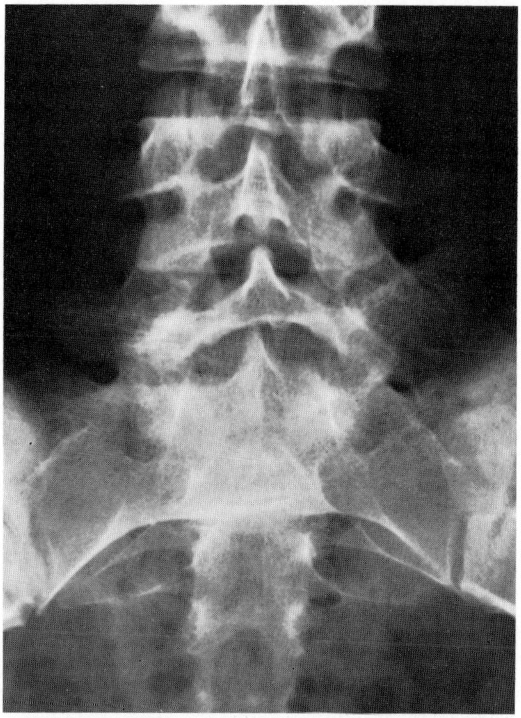

Abb. 6.**10** Asymmetrischer lumbosakraler Übergangswirbel als prädiskotische Deformität. Die darüberliegenden Bandscheiben werden ungleichmäßig belastet. Bei der 19jährigen Patientin bestehen Kreuzschmerzen, zeitweilig mit Wurzelsymptomen einhergehend

Eine **hypersegmentierte LWS** ist wesentlich mobiler und bedarf zur Stabilisierung eines guten Muskelkorsetts. Sie neigt auch leichter zu seitlichen und torquierenden Ausweichbewegungen im Sinne einer Lumbalskoliose. Bei unseren Probanden mit (1268) Rückenschmerzen fanden Wansor u. Fleischhauer das Merkmal 6teilige LWS doppelt so häufig wie im Vergleichskollektiv ohne Rückenprobleme.

Für die HWS gibt es weniger prädiskotische Deformitäten als für die LWS. Durch **Blockwirbel,** die an der HWS relativ häufig sind, kommt es in den daruntergelegenen Bandscheiben zu einer vermehrten mechanischen Beanspruchung. Das gleiche gilt auch für den Zustand nach ventraler interkorporaler Fusionsoperation eines oder mehrerer Segmente. Zu den außerhalb der HWS gelegenen prädiskotischen Deformitäten zählen alle Krank-

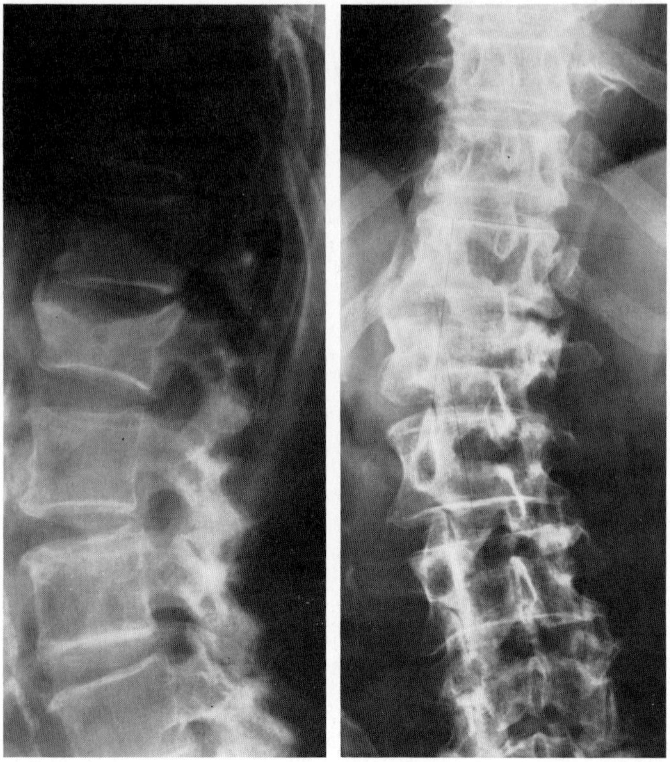

a b

Abb. 6.**11 a, b** In Fehlstellung verheilte Fraktur des 1. Lendenwirbelkörpers als prädiskotische Deformität für die darunterliegenden lumbalen Bandscheiben. Der Zwischenwirbelabschnitt L2/3 zeigt eine konkavseitige Erniedrigung. Bei dem 58jährigen Patienten bestehen seit dem Unfall gehäufte lokale und radikuläre Lumbalsyndrome (Privatunfall, kein Versicherungsschaden)

heitszustände, welche eine **ständige Schiefhaltung** *der Kopf-Hals-Region* bewirken, wie z. B. der muskuläre Schiefhals, der Narbenzug oder der Zustand nach Oberarmamputation. Aus der zunächst noch ausgleichbaren skoliotischen Fehlhaltung entwickelt sich allmählich die fixierte Skoliose.

In Fehlstellung verheilte Wirbelfrakturen und -entzündugnen stellen in allen Wirbelsäulenabschnitten prädiskotische Deformitäten dar.

Die benachbarten, nicht unmittelbar betroffenen Bandscheiben sind vermehrten asymmetrischen Druckbelastungen ausgesetzt und entwickeln eher Verschleißerscheinungen. Ähnlich wie bei den gelenknahen Frakturen ist auch für Wirbelbrüche eine möglichst achsengerechte Reposition zu fordern, um keine Folgekrankheiten entstehen zu lassen (Abb. 6.**11**).

Obwohl prädiskotische Deformitäten nur ein Krankheitspotential und noch kein Krankheitsobligatorium darstellen, müssen sie im Rahmen einer Vorsorgeuntersuchung erkannt und nach Möglichkeit ausgeglichen werden.

7 Traumatologie

Ätiologie, Arten der Verletzungen und Abhängigkeit von der Vorschädigung

Die Bandscheiben werden, wie auch die übrigen Anteile des Bewegungssegmentes, nur selten von direkten Verletzungen betroffen. Durch ihre zentrale Lage ist die Wirbelsäule als Achsenorgan allseitig von einem breiten Weichteilmantel umgeben, der einen guten Schutz gegenüber allen direkten Gewalteinwirkungen bietet. Die häufig gestellte Diagnose Wirbelsäulenprellung bzw. -kontusion dürfte nur in seltenen Fällen zutreffen.

Ätiologie. Verletzungen der Wirbelsäule entstehen meistens durch ein indirektes Trauma, sei es durch Stauchung, Biegung oder Verdrehung. Aufgrund ihrer segmentalen Gliederung mit dem abwechselnden Einbau fester und elastischer Elemente scheint die Wirbelsäule allen Gewalteinwirkungen gegenüber relativ viel Widerstand entgegensetzen zu können. Die Praxis zeigt jedoch, daß Wirbelsäulenverletzungen häufig vorkommen. Diese entstehen entweder durch axiale Stauchung, z. B. beim Sturz aus großer Höhe, oder durch Biegung mit Kompression auf der Konkav- und Extension auf der Konvexseite. Häufig kommt noch eine Verdrehung (Torsion) mit hinzu. Die Bandscheiben können auf unterschiedliche Weise am Trauma des Bewegungssegmentes beteiligt sein. Nach dem **Ausmaß** der Verletzungen unterscheidet man:

- Distorsion des Bewegungssegmentes,
- Bandscheibenzerreißung,
- Wirbelbruch mit Bandscheibenverletzung.

Am häufigsten sind Bewegungsssegmente betroffen, die sich am Übergang zwischen starren und beweglichen Wirbelsäulenabschnitten befinden, also an den Kopfgelenken in den unteren Abschnitten der HWS und der LWS sowie am thorakolumbalen Übergang. Von besonderer Bedeutung bei allen Bandscheiben- bzw. Wirbelsäulenverletzungen ist die Tatsache, daß sich die traumatische Deformierung mit ihren Begleiterscheinungen (Hämatom, Ödem) in unmittelbarer Nähe des Rückenmarkes und seiner Nervenwurzeln abspielen kann und diese direkt oder indirekt in das Verletzungsgeschehen mit einbezogen sein können. Im Gegensatz zu den meisten Verletzungen am übrigen Bewegungsapparat sind traumatisch bedingte Form- und Funktionsstörungen im Bewegungssegment häufig auch mit neurologischen Symptomen verbunden.

Für das Ausmaß einer traumatischen Bandscheibenschädigung ist neben der Richtung und Stärke der Gewalteinwirkung auch der Zustand des Gewebes im Zwischenwirbelabschnitt entscheidend. Wir haben im Versuch nachweisen können, daß intakte Bandscheiben durch alle möglichen Krafteinwirkungen nicht lädiert werden können, ohne daß vorher der Wirbel frakturiert. Ähnliche Erfahrungen finden sich in der Literatur (3, 380, 429, 515, 568, 755, 958, 1347). Anders verhält es sich bei degenerativ **vorgeschädigten Bewegungssegmenten.** Hier genügen oft relativ geringfügige Vorderkantenbelastungen, um eine Verlagerung von Bandscheibengewebe über die dorsale Begrenzung hinaus zu provozieren. Wegen des geringen Zusammenhalts der intervertebralen Bandverbindungen bei einer degenerativ bedingten Bandscheibenlockerung kann es auch leichter zu traumatisch bedingten Verschiebungen der Wirbel gegeneinander kommen. Auch Hinz (506) hat nachweisen können, daß bei den Verletzungen der HWS durch Schleuderung und Abknickung immer in dem am meisten vorgeschädigten Segment sichtbare Läsionen entstehen. Das gleiche Trauma hat also je nach Alter des Patienten und dem Zustand seiner Bandscheiben unterschiedliche Verletzungsfolgen. Durch das unterschiedliche Ausmaß der Vorschädigung und Gewalteinwirkung ergeben sich bei der Begutachtung von Bandscheibenschäden Beurteilungsschwierigkeiten.

Distorsion des Bewegungssegmentes

Ätiologie und Pathogenese. Die leichteste Verletzung im Bewegungssegment ist die Distorsion. Es handelt sich hierbei um eine Zerrung oder Dehnung der intervertebralen Bandverbindungen und Wirbelgelenkkapseln ohne Kontinuitätsdurchtrennung. Ähnlich wie bei den Distorsionen der Extremitätengelenke kann es auch an den beweglichen Verbindungen der Wirbelsäule durch gewaltsame Verbiegung oder Verdrehung zu einer Überdehnung der Kapseln und Bänder kommen. Es handelt sich um Bewegungsausschläge, die über das physiologische Ausmaß hinausgehen. Solche Distorsionen sind am ehesten an der HWS möglich. Ein typisches Beispiel ist das sog. Schleudertrauma. Gewaltsame Verdrehungen und Verbiegungen der Wirbelsäule, die zu einer Distorsion im Bewegungssegment führen, sind in den übrigen Wirbelsäulenabschnitten seltener, weil die äußere Stabilisierung durch Rumpfmuskeln bzw. Brustkorb extreme Bewegungsexkursionen verhindert. Hinter den oft diagnostizierten Rückenprellungen und -zerrungen steckt meistens eine Lumbago, die auf degenerativ bedingte intradiskale Massenverschiebungen zurückzuführen ist.

Klinik und Therapie. Wenn die inter- und paravertebralen Bandverbindungen sowie Wirbelgelenkkapseln bei einer Distorsion kurzfristig elongiert und überdehnt werden, entstehen – ähnlich wie bei der Zerrung von Extremitätengelenken – Rupturen kleiner Blutgefäße mit posttraumatischer Hämatom- und Ödembildung. Klinisch ist der Zustand durch eine schmerzhafte Bewegungseinschränkung des betroffenen Wirbelsäulenabschnitts infolge reflektorischer Anspannung der Muskulatur (Muskelhartspann) gekennzeichnet. Mitunter findet sich ein umschriebener Klopf- und Rüttelschmerz am Dornfortsatz des betroffenen Segmentes. Im Röntgenbild ist, bis auf eine eventuelle schmerzbedingte Fehlhaltung (Aufhebung der Lordose), kein pathologischer Befund zu erheben.

> Nach einer einfachen Distorsion bilden sich Schmerzen und Bewegungseinschränkungen mit der Resorption des Ödems innerhalb weniger Tage bzw. Wochen zurück.

Traumatische Funktionsstörungen in den Wirbelsäulenweichteilen (Distorsion) sind fast immer reversibel und hinterlassen keine Dauerschädigung. Der Heilungsvorgang sollte durch Schonung und Ruhigstellung des betroffenen Wirbelsäulenabschnitts (Halskrawatte) unterstützt werden. Abschwellende Mittel fördern den Rückgang der Schwellung. Die manuelle Therapie ist kontraindiziert, da hiermit das Distorsionstrauma erneuert wird.

> Die einfache Distorsion muß von der traumatisch induzierten intradiskalen Massenverschiebung bei degenerativ vorgeschädigter Bandscheibe unterschieden werden.

Hier kommt es zu den typischen positions- und quelldruckabhängigen Beschwerden mit Entlastungsfehlhaltung und positivem Extensionstest. Die gutachterliche Beurteilung solcher „Verletzungen“ ist schwierig und bedarf in jedem Fall einer genauen Abklärung.

Isolierte traumatische Bandscheibenruptur

Die Frage einer traumatischen Bandscheibenzerreißung ohne gleichzeitigen Wirbelbruch war schon oft Gegenstand wissenschaftlicher und vor allem gutachterlicher Auseinandersetzungen. Häufigkeit und Ausmaß isolierter Bandscheibenverletzungen lassen sich nicht so ohne weiteres feststellen, weil es keine sicheren klinischen und röntgenologischen Erkennungszeichen gibt. Nur bei kompletter Kontinuitätsdurchtrennung ist die Diagnose anhand von Funktionsaufnahmen möglich.

Ätiologie und Pathogenese. Eine Bandscheibenruptur kann durch zwei verschiedene traumatische Einwirkungen zustande kommen: einmal durch Kompression, zum anderen durch Extension. Beide können mit Torsionsbewegungen verbunden sein. Kombinationstraumen sind häufig. Die Bandscheibenruptur durch Kompression bei axialer Stauchung der Wirbelsäule setzt immer eine degenerativ vorgeschädigte Bandscheibe voraus. Wir haben im Versuch gesehen, daß es unter dieser Gewalteinwirkung eher zur Impresionsfraktur des Wirbels als zur Bandscheibenzerquetschung kommt. Die tägliche Praxis bestätigt diese Beobachtung: Stauchungsverletzungen der Wirbelsäule finden sich meistens im thorakolumbalen Übergang; hingegen kommen die vermeintlichen Bandscheibenverletzungen immer dort vor, wo auch die degenerativen Veränderungen am ehesten anzutreffen sind, nämlich in den unteren Abschnitten der HWS und der LWS. Wenn man die breiten Bandmassen einer intakten Bandscheibe präpariert, verwundert es nicht, daß dieses Gewebe durch Kompression nicht so leicht zu lädieren ist. Wenn allerdings der Zusammenhalt des Bandscheibengewebes durch Risse und Lockerungen im Gefüge nicht mehr gewährleistet ist, kann ein Sequester bei axialer Kompression herausgedrückt werden und die Bandscheibe perforieren.

Das Trauma gibt nur den letzten Anstoß zur Bandscheibenruptur, die ohnehin bald „fällig" war.

Durch starke Distraktion ist eine isolierte Bandscheibenruptur schon eher möglich. Starke Zugkräfte treten z. B. bei allen plötzlichen Verbiegungen der Wirbelsäule an den jeweils konvexseitig gelegenen Anteilen der Zwischenwirbelabschnitte auf.

Ein solcher Verletzungsmechanismus ist bei Hyperflexions- bzw. Extensionstraumen gegeben. Diese kommen z. B. bei der Schleuderverletzung der HWS und der Klappmesserbewegung am thorakolumbalen Übergang vor. Starke Bewegungsexkursionen zur Seite werden durch die Stellung der Wirbelgelenke verhindert. Die Bandscheibenrupturgefahr wird erhöht, wenn eine Torsionsbewegung hinzukommt.

Eine primär traumatische Bandscheibenzerreißung ist grundsätzlich von den Horizontalspalten der HWS (S. 73) und von den degenerativ bedingten radiären Fissuren in den übrigen Zwischenwirbelabschnitten zu unterscheiden.

Die **Diagnose** einer isolierten Bandscheibenzerreißung ergibt sich aus der Anamnese mit einem adäquaten Trauma und aus dem Röntgenbild. Bei einer Zusammenhangstrennung der intervertebralen Bandverbindungen läßt sich der betroffene Zwischenwirbelabschnitt auf den Funktionsaufnahmen abnorm weit aufklappen (Abb. 7.**1**).

Bei starkem reflektorisch bedingtem Muskelhartspann kann die Diagnosestellung ähnlich wie bei der Seitenbandverletzung am Knie oder Sprunggelenk schwierig sein. Oft lassen sich Verletzungsfolgen erst später an der rasch und isoliert eingetretenen Höhenminderung der betroffenen Bandscheibe erkennen. Verschiedentlich stellen sich Randzackenbildungen ein, die häufig zu einer spangenartigen Überbrückung des Zwischenwirbelabschnitts führen. Schmorl u. Junghanns (1074) reihen diese Veränderungen in das Gebiet der *Spondylosis deformans traumatica* ein. Die Voraussetzung für Randzackenbildungen nach Trauma ist allerdings, daß sich an der Zwischenwirbelscheibe gleichartige Veränderungen abspie-

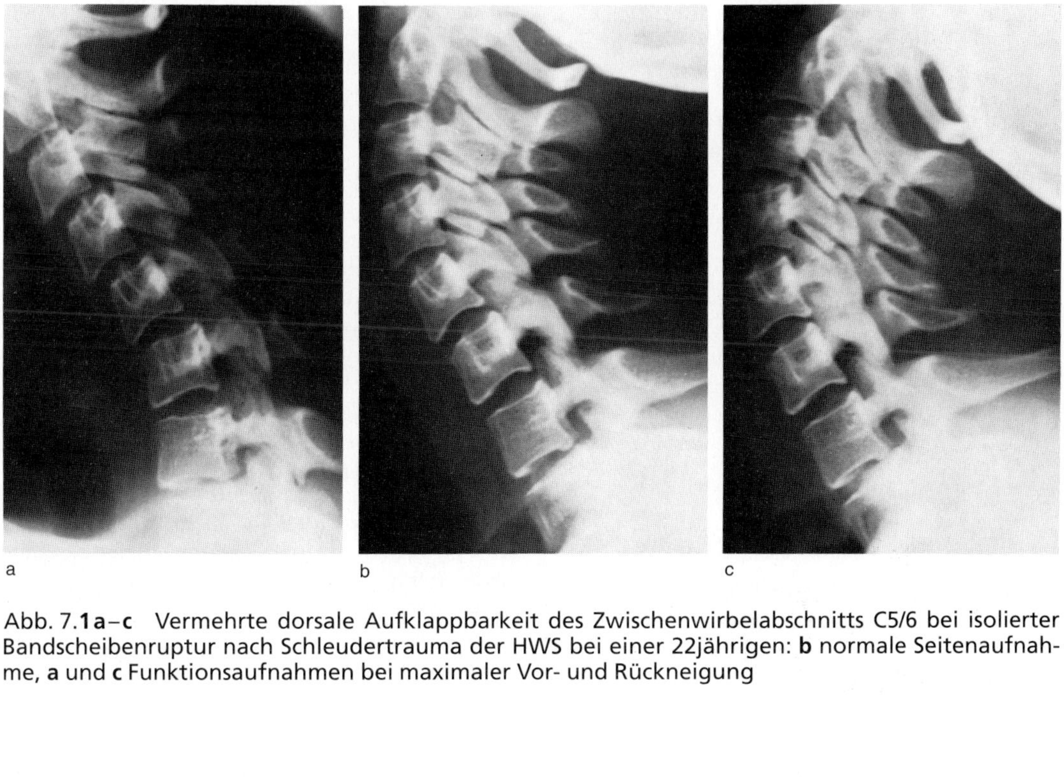

a b c

Abb. 7.**1a–c** Vermehrte dorsale Aufklappbarkeit des Zwischenwirbelabschnitts C5/6 bei isolierter Bandscheibenruptur nach Schleudertrauma der HWS bei einer 22jährigen: **b** normale Seitenaufnahme, **a** und **c** Funktionsaufnahmen bei maximaler Vor- und Rückneigung len wie bei der Entstehung der typischen Spondylosis deformans; es müssen Abtrennungen bzw. Abrisse der Faserringschichten von der knöchernen Randleiste vorn oder seitlich am Wirbelkörper vorliegen, wie sie Schmorl (1072) für die Ursache der Spondylosis deformans nachgewiesen hat. Die spondylotische Verklammerung nach isolierter traumatischer Bandscheibenruptur kann zur vollständigen Wirbelblockbildung führen. In der Gutachterpraxis kann die traumatisch bedingte Spondylose nur selten als Beweis für eine isolierte Bandscheibenverletzung herangezogen werden, weil sie sich nur in wenigen Fällen entwickelt.

Therapie. Eine Wiederverfestigung der rupturierten Bandscheibe ist nur durch konsequente Ruhigstellung möglich. Isometrische Spannungsübungen der Rumpf- bzw. Schulter-Nacken-Muskulatur schaffen ein Muskelkorsett, das die Stabilität des Bewegungssegmentes von außen her gewährleistet.

Da Bandscheibengewebe beim erwachsenen Menschen keine Blutgefäße besitzt, ist eine Eigenregenerationsmöglichkeit nicht gegeben. Der Bandscheibenriß kann sich lediglich mit fibrösem Gewebe ausfüllen, das über die Einwanderung von gefäßführendem Granulationsgewebe entsteht. Eintrittspforten sind die traumatisch entstandenen Risse und ihre Verbindungen zum paravertebralen Gewebe oder zum Wirbelkörper.

Bei unsachgemäßer Behandlung traumatischer Bandscheibenrupturen – z. B. durch manuelle Therapie – und bei ausbleibender Fibrosierung der Rupturstelle kann eine dauernde Instabilität des Bewegungssegmentes als Unfallfolge zurückbleiben.

In diesen Fällen muß eine operative Versteifung (Spondylodese) des betroffenen Zwischenwirbelabschnitts vorgenommen werden.

Wirbelfraktur mit Bandscheibenverletzung

Kombinationsverletzungen von Wirbel und Bandscheiben sind sowohl bei Bogenbrüchen als auch bei Frakturen des Wirbelkörpers möglich. Frakturen der Gelenkfortsätze können mit Verschiebungen der Wirbel gegeneinander und Zerreißung der Bandscheibe einhergehen. Es kommt dann zu Luxationen oder Subluxationen der Wirbel, die häufig mit Rückenmarkskompressionen verknüpft sind. Wirbelkörperfrakturen im Bereich der Deck- und Bodenplatten sind häufig auch mit Einrissen der Knorpelplatten verbunden. Durch die Spalten dringt dann das vom Quelldruck getriebene gallertige Bandscheibengewebe in die Wirbelkörperspongiosa ein. Dieser Vorgang läßt sich auch in vitro am Bandscheibenpräparat nachvollziehen (Abb. 7.**2**).

Mit der Verletzung der Bandscheibengrenzen ist die Integrität des osmotischen Systems zerstört. Neben dem Substanzverlust durch Eindringen des Bandscheibengewebes in den Wirbel kommt es auch zur vermehrten Flüssigkeitsabgabe. Als Folge stellt sich eine Höhenminderung des betroffenen Zwischenwirbelabschnitts mit Lockerung des Bewegungssegmentes ein. Das im Rahmen der Frakturheilung auftretende Kallusgewebe bildet zusammen mit den spondylotischen Ausziehungen im Verlauf der Längsbänder ausgeprägte Überbrückungsvorgänge, die bald zu einer Ankylosierung des Bewegungssegmentes führen. Bei der Beurteilung von Spätfolgen können oft Schwierigkeiten entstehen, weil sich die Ausheilungszustände nach Traumen und Infektionen ähneln.

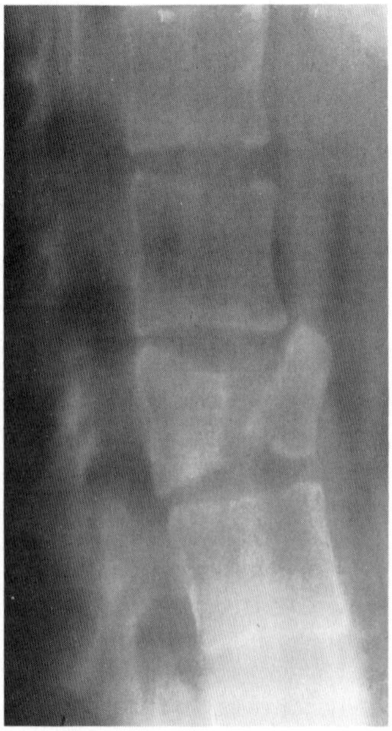

Abb. 7.**2** Wirbelkörperbruch von L3 bei einer 23jährigen unter Beteiligung der Bandscheiben L2/3 und L3/4. In den Bruchspalt ist Bandscheibengewebe vorgedrungen

8 Schmerzentstehung im Bewegungssegment

Lokalisation

Im Rahmen bandscheibenbedingter Beschwerden treten Schmerzformen und -ausbreitungen auf, die auf Irritation unterschiedlicher Anteile des Nervensystems zurückzuführen sind. Es kommen Neuralgien, d.h. sog. projizierte Schmerzen, vor, bei denen der Schmerz im Ausbreitungsgebiet des segmentalen Nervs empfunden wird. Die verursachende Störung liegt nicht im Schmerzgebiet. Typisch hierfür sind die Brachialgien und die Ischialgien.
Durch ihre Lokalisation unterscheidet sich die Neuralgie vom Organschmerz, bei dem Schmerzort und Ort der Störung identisch sind, wie z.B. bei den lokalen Zervikal- und Lumbalsyndromen.
Daneben gibt es noch Schmerzzustände, vor allem an der HWS, die durch Beeinträchtigung des Sympathikus entstehen. Hier handelt es sich um gleichförmige Schmerzen mit diffuser Ausbreitung und vasomotorisch-trophischen Begleiterscheinungen. Die Koppelung der Schmerzperioden an den 24-Stunden-Rhythmus und an hormonelle Rhythmen sowie die Häufung bei vegetativ Labilen läßt die Sympathikusabhängigkeit erkennen. Trotz zahlreicher nicht genau definierbarer Symptome lassen die meisten bandscheibenbedingten Beschwerden eine gewisse Zugehörigkeit zu bestimmten Nervenstrukturen im Bewegungssegment erkennen.

Nervenversorgung der Wirbelsäule

Schmerzempfindliche Strukturen. Die Bandscheiben des Menschen besitzen keine Nervenfasern. Sensible Nervenendigungen wurden bisher nur in den äußersten Lagen des Anulus fibrosus am hinteren Längsband nachgewiesen (707, 711, 818, 852). Die histologischen Untersuchungen wurden von Smith u. Wright (1133) im Experiment bestätigt: Sie befestigten intraoperativ dünne Nylonfäden an verschiedenen Strukturen im Bewegungssegment und an der Nervenwurzel. Nach der Operation konnten die typischen Beschwerden nur durch Zug am dorsalen Anulus fibrosus und an der Nevenwurzel hervorgerufen werden. Kuslich u. Ulstrom (714) stimulierten bei lumbalen Bandscheibenoperationen in Lokalanästhesie die verschiedenen Gewebestrukturen im Bewegungssegment und registrierten die Schmerzempfindlichkeit: Schmerzen ließen sich vor allem in der Haut und an der komprimierten Nervenwurzel provozieren, gefolgt vom äußeren Anulus fibrosus und hinterem Längsband. Bandansätze und Kapsel der Wirbelgelenke waren seltener schmerzempfindlich. Als völlig schmerzunempfindlich erwiesen sich Lig. flavum, Lumbalfaszie, Lamina, Facettenknorpel und nicht komprimierte Nervenwurzeln.
Die Punktion der Bandscheibe von ventral – wie z.B. bei der zervikalen Diskographie – verläuft schmerzfrei. Bei intakter Bandscheibe treten unter der Instillation des Kontrastmittels oder Farbstoffs auch keinerlei Schmerz- oder Drucksensationen auf. Wenn die Bandscheibe über eine Protrusion bereits in Kontakt mit einer Nervenwurzel steht, kann es durch die Volumenzunahme zu einem Ausdehnungsschmerz kommen, der beim sog. Distensionstest (S. 127) diagnostisch verwertbar ist.
Bei der medialen transduralen Diskuspunktion im Lumbalbereich gibt der Patient nur einen kurzen lumbagoartigen Kreuzschmerz im Moment der Perforation des hinteren Längsbandes bzw. des dorsalen Anulus fibrosus an. Auch bei der Prolapsoperation in Lokalanästhesie läßt sich durch Sondendruck auf die dorsale Bandscheibenbegrenzung der typische Kreuzschmerz in heftiger Intensität auslösen.
Die schmerzempfindlichen Strukturen im Wirbelkanal, also vorwiegend hinteres Längsband und dorsaler Anulus fibrosus, aber auch Periost und Wirbelgelenkkapseln, werden von einem **speziellen Wirbelsäulennerv** versorgt.

Von Luschka beschrieb 1850 einen distal vom Spinalganglion abgehenden Ast des Spinalnervs, der als R. meningeus (menigicus) nach Aufnahme sympathischer Fasern vom Grenzstrang wieder durch das Foramen intervertebrale zurück in den Wirbelkanal zieht (768). Er wird auch R. recurrens oder N. sinuvertebralis genannt. Die Untersuchungen von Luschkas wurden später von Hovelacque (552), Roofe (1019) und Wiberg (1303) bestätigt.

Der R. meningeus des Spinalnervs verzweigt sich nach Wiedereintritt in den Wirbelkanal und versorgt die inneren Anteile der Wirbelgelenkkapsel. Wirbelperiost, hinteres Längsband sowie die Hüllen des Rückenmarks mit efferenten, afferenten und sympathischen Fasern.

Mechanisch reizbare, sensible Nervenelemente finden sich vor allem im hinteren Längsband, in der Wirbelgelenkkapsel und im Spinalnerv selbst.

Der aus motorischen, sensiblen und sympathischen Bestandteilen gemischte Spinalnerv teilt sich bei seinem Austritt aus den Foramen intervertebrale in einen R. ventralis und einen R. dorsalis. Der ventrale Ast stellt den umfangreicheren Teil des Spinalnervs dar. Er versorgt die vordere Körperregion, zu der auch die Gliedmaßen gehören.
Der kleinere dorsale Ast des Spinalnervs zieht zur Haut und zu den Muskeln im Rückengebiet. Außerdem gibt er Zweige an die äußere Facette des Wirbelgelenks und dessen Kapsel ab. Die dorsalen Äste treten paarweise vom Okziput bis zum Os coccygis neben der Wirbelsäule durch die Faszie, um die entsprechenden Hautareale zu versorgen: im Thorakalbereich (Th1 – 11) relativ nahe an der Mittellinie, im Lumbalbereich (L1 – 5) lateral vom Muskelwulst der Rückenstrecker und sakral (S1 – 4) paramedian über den dorsalen Foramina. Richter (998) weist auf Einklemmungsneuropathien dieser Nervenäste hin, insbesondere im Zusammenhang mit der *Okzipitalisneuralgie* und *Kokzygodynie*.
Aus der Art der Nervenversorgung ergeben sich Hinweise für die **Schmerzentstehung** im Bewegungssegment und den komplexen Charakter eines Bandscheibensyndroms (Abb. 8.**1**).

Eine für die Schmerzentstehung bedeutungsvolle „Wetterecke" im Bewegungssegment stellt die Gegend um das Foramen intervertebrale dar.

Dies gilt vor allem für die unteren Abschnitte der HWS und der LWS, wo das Foramen intervertebrale sowohl vom Wirbelgelenk als auch vom Zwischenwirbelabschnitt begrenzt wird. Es kann hier zu mechanischen Irritationen der sensiblen R.-meningeus-Fasern in der Wirbelgelenkkapsel, im hinteren Längsband und in der Spinalwurzel selbst kommen. Schmerzauslösend wirken Verlagerungen des Bandscheibengewebes mit Druck auf das hintere Längsband oder auf die Spinalnervenwurzel. Diese Schmerzen wären als primär diskogene oder bandscheibenbedingte Beschwerden zu bezeichnen. Dem gegenüber stehen die sekundär diskogenen Schmerzen, die von den Wirbelgelenken oder der Rumpfmuskulatur ausgehen.
Neben den rein mechanischen Schmerzursachen müssen auch andere Irritationsmöglichkeiten der im Bewegungssegment befindlichen Nervenendigungen in Erwägung gezogen werden. Ähnlich wie an anderen Organen (z. B. an Zähnen, Magen) kommt auch im Bewegungssegment eine Änderung der Tonizität, des pH-Wertes oder der chemischen Zusammensetzung als Schmerzursache in Frage.

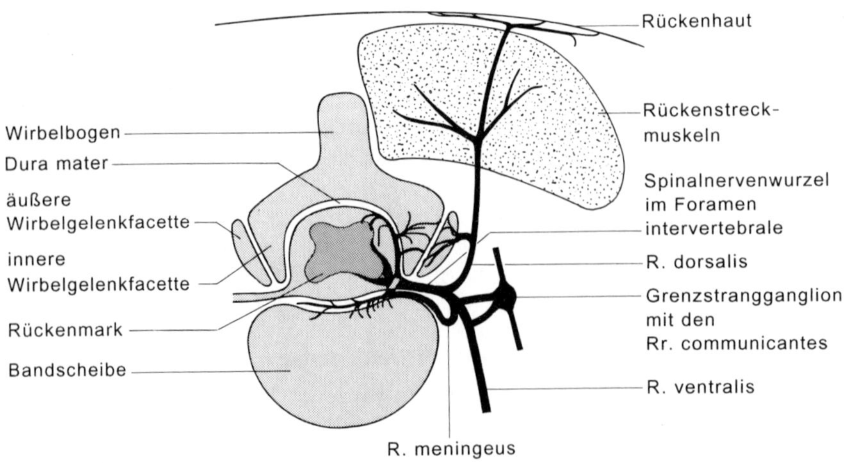

Abb. 8.**1** Eigeninnervation der Wirbelsäule durch den R. meningeus des Spinalnervs. Sensible Fasern finden sich vor allem im Wirbelgelenk, im hinteren Längsband und im Spinalnerv selbst

Nachemson (863) hat mit einer nadelförmigen Antimonelektrode den pH-Wert in Zwischenwirbelscheiben von Patienten mit Bandscheibenvorfall gemessen. Waren die pH-Werte niedriger als 7, so zeigten sich auch gewisse entzündliche Reaktionen an den Nervenwurzeln. Derartige Reaktionen wurden bei pH-Werten über 7 nicht beobachtet. Bei signifikant erniedrigten pH-Werten (6,1) waren die Nervenwurzeln von verdicktem, reaktivem Narbengewebe umgeben. Demnach kann auch die chemische Zusammensetzung prolabierten Bandscheibenmaterials, abgesehen von seiner Größe, für das Ausmaß der Beschwerden von Bedeutung sein. Aber auch ohne Prolaps ist eine Irritation angrenzender Nervenstrukturen, z. B. im hinteren Längsband, durch chemische Veränderungen an der Bandscheibensubstanz möglich. Analog zur Chemie anderer Organe sammeln sich auch bei der schlechten Versorgungslage der Bandscheiben Stoffe an, die Tonizität und pH-Wert der Grundsubstanz verändern. Nachemson (863) vermutet, daß proteolytische Enzyme in den Lysosomen des Bindegewebes saure Aminosäuren aus den Protein-Polysaccharid-Komplexen der Grundsubstanz freisetzen und dadurch den pH-Wert erniedrigen. Auch eine Zunahme der freien sauren Mucopolysaccharide soll dazu beitragen. Karlsson u. Mitarb. (621) und Diamant u. Mitarb. (253) fanden einen Zusammenhang zwischen intraoperativ gemessenem pH-Wert und Lactatspiegel in der Bandscheibe. Bei erniedrigtem pH war der Lactatspiegel regelmäßig erhöht.

Aufgrund biochemischer Untersuchungen von Mooney (834) und MacCarron u. Mitarb. (773) sind rein diskogene, d. h. direkt von der Bandscheibe ausgehende Schmerzen möglich. Dementsprechend können gelöste saure Metaboliten bei anhaltendem erhöhtem hydrostatischem Druck aus dem Bandscheibenraum gepreßt werden und entzündliche Reaktionen angrenzender Nervenfasern hervorrufen. Bei Fissuren im Anulus fibrosus sind nicht einmal größere Belastungsdrücke erforderlich.

Entscheidend für die Entstehung von Schmerzen im Bewegungssegment ist nicht das Ausmaß der Deformierung, sondern der Zeitraum, in dem die Deformierung entsteht.

Selbst stärkste Achsenabweichungen der Wirbelsäule mit Torsion, Spondylosen, Osteochondrosen gehen ohne Beschwerden einher, wenn sie sich über Jahre entwickeln. Nervenwurzeln, Bänder und Kapseln der Wirbelgelenke haben offensichtlich ausreichende Adaptationsmöglichkeiten. Hingegen kann schon eine kleine dorsale Bandscheibenprotrusion heftigste Beschwerden hervorrufen, wenn sie plötzlich entsteht und einen minimalen Kontakt mit druckempfindlichen Nervenelementen im hinteren Längsband oder in der Nervenwurzel bewirkt.

Schmerzen vom hinteren Längsband

Die vom hinteren Längsband ausgehenden Schmerzen sind dumpf und schwer lokalisierbar. Sie können plötzlich und heftig entstehen wie beim Hexen- bzw. Nackenschuß oder allmählich einsetzen, wenn die dorsalen Bandscheibenabschnitte durch starke Kyphosierung oder abnorme Volumenzunahme des Zwischenwirbelabschnitts unter starke Zugspannungen gesetzt werden. Als Träger der eigenen Schmerzsensibilität der Wirbelsäule kommt der R. meningeus des Spinalnervs in Betracht. Ob die Dura bei mechanischer Kompression als Schmerzausgangspunkt eine Rolle spielt, kann nicht mit Sicherheit gesagt werden. Große mediane Prolapse und spinale Tumoren verursachen mitunter keinerlei Schmerzen.

Wurzelschmerz

Mechanische Nervenwurzelirritation. Der spinale Nervenwurzelabschnitt ist der weitaus störbarste und verletzlichste Teil der nervalen Leitungsbahn. Die wesentlichsten **mechanischen Faktoren,** die für die Krankheitsauslösung eine Rolle spielen, sind Kompression und Dehnung der Nervensubstanz. Nur an der präganglionären Wurzelstrecke ruft die mechanische Irritation – meistens durch Druck und Zug – am meningealen, also mesenchymalen Gewebe einen Reizzustand hervor, der mit Schmerzen verbunden ist. Es kommt dabei zu den unterschiedlichsten Beschwerdebildern (Abb. 8.**2**).
Radikuläre Syndrome haben folgende Charakteristika:

- Die Schmerzausstrahlung erstreckt sich entlang den Dermatomstreifen.
- Die Sensibilitätsstörung betrifft ausschließlich die Algesie.
- Muskelatrophien sind isoliert und passen zu keinem peripheren Nerv.
- Reflexausfälle gehören nicht zu dem scheinbar betroffenen peripheren Nerv.
- Vegetative Ausfallserscheinungen fehlen.

Da eine Spinalnervenwurzel Fasern führt, die Haut und Muskeln am Stamm und an den Extremitäten versorgen und außerdem die Wirbelsäule noch selbst innervieren, sind verschiedene **Beschwerdekombinationen** möglich, die sich vor allem dann segmental einordnen lassen, wenn die Symptomatik des R. ventralis im Vordergrund

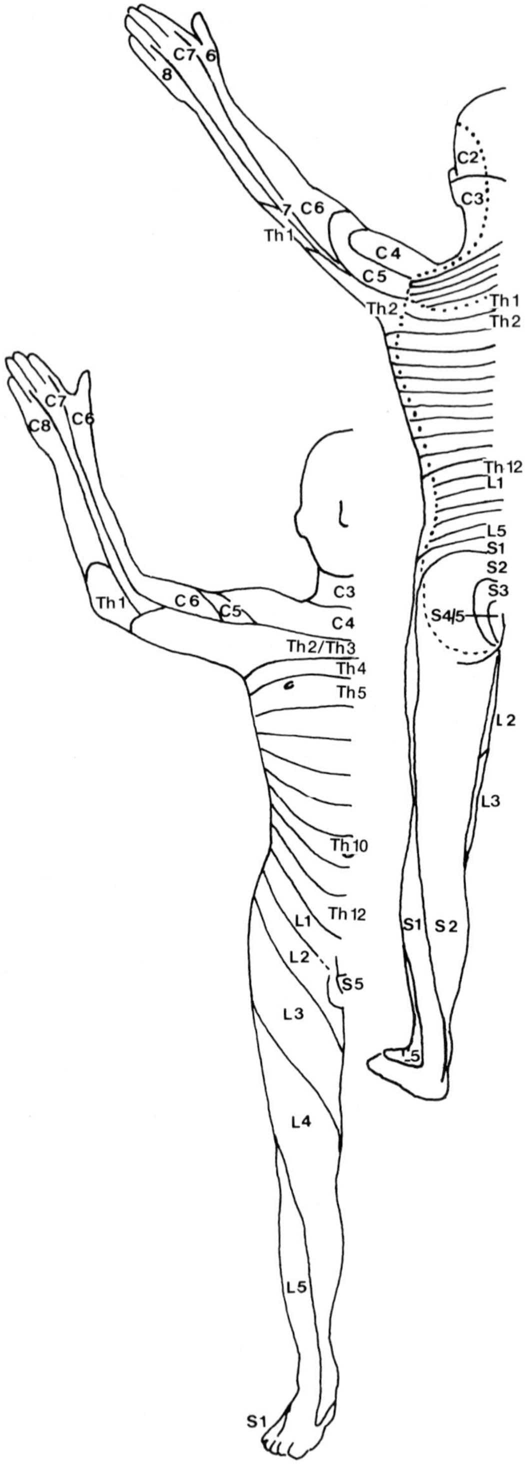

Abb. 8.2 Radikuläre Innervation. Vorder- und Rückansicht

steht. Diagnostische Leitlinien sind hier neben den typischen Segmenten der ventralen Äste an der Rumpfvorderwand und an den Extremitäten auch die Muskelversorgungsgebiete der Rr. dorsales des Spinalnervs.

Wenn eine Spinalnervenwurzel komprimiert wird, kann man das betroffene Bewegungssegment durch abgrenzbare sensible und motorische Störungen am Stamm und an den Extremitäten identifizieren. Je nachdem, an welcher Stelle und wie stark die Spinalwurzel irritiert ist, können Erscheinungen des einen oder anderen Spinalnervenastes im Vordergrund stehen. Im segmental begrenzten Rahmen kommen alle Schmerzkombinationen vor, die sich in ihrer Zusammensetzung sowie in Qualität und Quantität mit dem Druck auf die Nervenwurzel ändern. Es sind alle Übergänge von der reinen Schmerzausstrahlung (Schmerzband) ohne „objektivierbare" Zeichen bis zur völligen Anästhese möglich. Untersuchungen von Smith u. Wright (1133) haben gezeigt, daß die Länge des Schmerzbandes proportional dem Druck ist, der auf die Nervenwurzel ausgeübt wird, d. h., bei geringem Kontakt strahlt z. B. ein Ischiasschmerz nur bis zum Oberschenkel, bei starker Kompression geht er bis in den Fuß.

Nervenwurzelkompressionen im Bereich der HWS und der LWS sind in der Regel nicht mit vegetativen Ausfallserscheinungen verbunden. Schliack (1062) wies wiederholt darauf hin, daß oberhalb von Th2 und unterhalb von L2 keine vegetativen Efferenzen das Rückenmark verlassen, die über den Grenzstrang laufen. Das heißt: Gerade jene Segmente, die von akuten und chronischen Bandscheibenschäden bei weitem am meisten betroffen werden, nämlich C5 – C8 und L4 – S1, liegen außerhalb der vegetativen sympathischen Kernsäule des Rückenmarks.

Das Fehlen einiger vegetativer Begleiterscheinungen wie z. B. Störungen der Schweißsekretion bei zervikalen und lumbalen Wurzelschäden ist ein wichtiges differentialdiagnostisches Kriterium gegenüber Läsionen von Plexus oder peripheren Nerven. Die **diskogene Kompression** der Nervenwurzel läßt sich durch Volumen- und Konsistenzänderungen des Bandscheibengewebes wie durch Stellungsänderungen im Bewegungssegment beeinflussen. Darauf beruhen viele diagnostische und therapeutische Maßnahmen bei bandscheibenbedingten Beschwerden. In den vorhergehenden Kapiteln wurde darauf hingewiesen, daß es sich bei Bandscheiben im Jugendlichen- und frühen Erwachsenenalter nicht um starre Gebilde handelt, sondern um in sich abgeschlossene bindegewebige Organe, die schon physiologischerweise bei Be- und Entlastung sowie asymmetrischer Kompression Form- und Volumenschwankungen zeigen. Die übrigen Teile des Bewegungssegmentes – auch die Nervenfasern – sind diesen Veränderungen angepaßt. Zwischen dem Durasack und seinen austretenden Nervenwurzelpaaren und der hinteren Bandscheibenbegrenzung steht unter normalen Bedingungen ausreichend Raum zur Verfügung, der bei den Wirbelsäulenbewegungen sowohl Konturänderungen der Bandscheibe als auch Lageänderungen der Nervenwurzel in gewissem Umfang erlaubt, ohne daß es zu einer Bedrängung des Spinalnervs kommt. Der mit lockerem Fettgewebe und Venenplexus ausgefüllte Reserveraum zwischen Dura bzw. Nervenwurzel und Bandscheibe zeigt in den einzelnen Wirbelsäulenabschnitten eine unterschiedliche Weite. Auch im Foramen intervertebrale ist normalerweise ausreichend Platz zwischen dem Nerv und seiner knöchernen Umgebung. Wenn nun der Reserveraum um den Spinalnerv durch Bandscheibenvorwölbungen, Osteophyten, verdickte Gefäße oder eine Einengung des Wirbelkanals (Spinalkanalstenose) ausgefüllt ist, wird die Nervenwurzel unter Druck gesetzt.

> Beim Kontakt mit der Bandscheibenoberfläche übertragen sich die physiologischen, druckabhängigen Konsistenz- und Volumenschwankungen auf den Spinalnerv, der seinerseits zu keinen Lageänderungen mehr fähig ist und bei bestimmten Bewegungsausschlägen der Wirbelsäule empfindlich reagiert.

Daraus ist der überaus wechselhafte Charakter bandscheibenbedingter Beschwerden zu erklären. Neben der diskogenen ist auch eine ossäre Nervenwurzelkompression möglich. Diese Voraussetzungen sind vor allem an der HWS durch osteophytäre Reaktionen, die von den Processus uncinati ausgehen, gegeben. Aber auch an der LWS finden sich mitunter arthrotische Ausziehungen an den Wirbelgelenken oder spondylotische Zacken an der Wirbelkörperhinterkante mit Bedrängung der Nervenwurzel.

Der **osteogene Nervenwurzelkompressionsschmerz** ist durch seine Hartnäckigkeit und Therapieresistenz gegenüber konservativen Maßnahmen gekennzeichnet. Außerdem läßt er sich gut lokalisieren, da immer die gleichen Anteile des Nervs gereizt werden. In vielen Fällen ist eine operative Behandlung unumgänglich.

Wenn Bandscheibengewebe als Prolaps durch den Anulus fibrosus in den Epiduralraum gepreßt wird und in direkten Kontakt mit der Nervenwurzel tritt, kommt es auch zu einer **biochemisch induzierten Nervenwurzelirritation.**

Normalerweise gehört Bandscheibengewebe nicht in den Wirbelkanal und löst dort eine Fremdkörperreaktion aus. Saal u. Saal (1033) sowie Olmarker u. Rydevik (908) haben eine direkt toxische Einwirkung von Bandscheibenmaterial auf Nervengewebe experimentell nachweisen können.

> Bei einem Bandscheibenvorfall sind neben der mechanischen Bedrängung auch entzündliche Reaktionen an der Nervenwurzel für die Schmerzentstehung maßgebend.

Die mechanische oder chemische Reizung einer Spinalnervenwurzel ruft **makroskopisch sichtbare Veränderungen** an dieser hervor: Sie zeigt sich ödematös gequollen oder nach längerer Kompression atrophisch-dünn. Zuweilen sieht man im Operationssitus auch eine rötliche oder bläulich-livide Verfärbung. In der durch Kompression geschädigten Nervenfaser entstehen spontan Aktionspotentiale. Die Erregbarkeit des durch Kompression demyelinisierten Axons ist verändert (1283).

> Eine entzündlich gereizte Wurzel ist Berührungsreizen gegenüber viel empfindlicher als im Normalzustand.

Diese Feststellung läßt sich bei der Berührung einer gereizten Nervenwurzel während der Prolapsoperation immer wieder bestätigen. Viele Behandlungsmaßnahmen, besonders die lokalen Infiltrationen mit Novocain. Lidocain und Cortison, sind darauf ausgerichtet, die Überempfindlichkeit der Nervenwurzel zu reduzieren und eine Desensibilisierung zu erreichen. Die Erregbarkeit der Nervenfasern gegenüber mechanischer Irritation wird herabgesetzt (therapeutische Lokalanästhesie, TLA). Selbst wenn der schmerzauslösende Prolaps beseitigt und die Nervenwurzel frei beweglich ist, können von dieser noch Schmerzen und Empfindungsstörungen ausgehen, gleich einer Gräte im Hals, die auch nach der Entfernung noch längere Zeit ein Fremdkörpergefühl hinterläßt.

Wirbelgelenkschmerz (Facettensyndrom, pseudoradikuläres Syndrom)

Neben den primär diskogenen Schmerzen gibt es auch Beschwerden, die sekundär auf degenerative Veränderungen im Zwischenwirbelabschnitt zurückzuführen sind, wie z. B. der Kapselschmerz der Wirbelgelenke und der Muskelschmerz.

Wegen ihrer zahlreichen Rezeptoren sind die Wirbelgelenke als Schmerzursache im Bewegungssegment von großer Bedeutung.

Gelenkkapsel, Synovialis sowie Periost der Gelenkfacetten haben neben eingekapselten Nervenendigungen (Vater-Pacini-Typ) vorwiegend freie Nervenendigungen.
Die Wirbelgelenke sind mit der Stellung ihrer Knorpelflächen und der Dehnbarkeit ihrer Kapsel wie alle anderen Gelenke des Organismus auf bestimmte Bewegungsexkursionen eingerichtet. Ausgangs- und Endstellungen eines Wirbelgelenkes werden durch die dazugehörigen Bandscheiben bestimmt. Wir haben bei unseren Kontrastdarstellungen und Kompressionsversuchen gesehen, daß der Bewegungsspielraum der Wirbelgelenke recht groß ist. Das plötzliche Überschreiten einer physiologischen Endstellung nennt man Gelenkzerrung oder Distorsion. Derartige Zustände sind – vor allem, wenn sie plötzlich entstehen – immer mit Schmerzen verbunden, die von den druck- und zugempfindlichen Rezeptoren in der Gelenkkapsel ausgehen.
Die Höhenminderung des Zwischenwirbelabschnitts – etwa im Rahmen einer Bandscheibendegeneration – ist mit einer Änderung der Ausgangsstellung der betreffenden Wirbelgelenke verbunden (S. 35). Normale Bewegungsausschläge der Wirbelsäule rufen unter diesen Umständen durch Überschreitung der Endstellung Kapseldehnungsschmerzen hervor.
Die abnorme Stellung der Gelenkfacetten führt auch zu einer unphysiologischen Belastung der Gelenkflächen mit Knorpelabrieb. Es kann eine Arthrose der Wirbelgelenke (Spondylarthrose) entstehen. Bei der Wirbelgelenkarthrose handelt es sich um dumpfe, schwer lokalisierbare Schmerzen, die im Gegensatz zu den primär diskogenen Beschwerden nicht sofort auf Haltungsänderungen und Extension ansprechen. Die von den Wirbelgelenkfacetten ausgehenden Schmerzen wurden von Ghormley (370) als Facettensyndrom bezeichnet. Man versteht darunter Rücken- und Beinschmerzen, die nicht von der Nervenwurzel ausgehen. Mooney u. Robertson (836) wiesen mit arthrographisch kontrollierten Facetteninjektionen nach, daß die von den Gelenken ins Bein ausstrahlenden Schmerzen ein bestimmtes nichtradikuläres Verteilungsmuster aufweisen. Einzelheiten zur Klinik des Facettensyndroms finden sich auf S. 212.

Schulter-Nacken-, Rumpf- und Ischiokruralmuskeln können bei pathologischen Vorgängen im Zwischenwirbelabschnitt auf zweierlei Weise in Mitleidenschaft gezogen werden. Einerseits besteht die Möglichkeit einer Fehl- bzw. schmerzhaften Dauerinnervation bei Irritation des R. dorsalis im Spinalnerv (Abb. 8.**1**), zum anderen soll die Rumpf- und proximale Extremitätenmuskulatur bei Instabilität des Bewegungssegmentes kompensatorisch eingreifen und kann hierbei überfordert werden.
Elastizitätsverlust der Fasern und zunehmende Wasserverarmung der Grundsubstanz rufen die häufigste Leistungsstörung der Bewegungssegmente hervor: die Bandscheibenlockerung. In ihren Anfangszuständen wird die Lockerung der intervertebralen Verbindungen bei gewohnter Wirbelsäulenbelastung durch die Rumpfmuskeln kompensiert.

Sind die Leistungsreserven der Muskeln erschöpft, kommt es zu Muskelinsuffizienzerscheinungen mit dumpfen Rückenschmerzen.

Die relative Leistungsschwäche der Rumpfmuskulatur stellt selbst bei Leistungssportlern einen Störfaktor für die Funktion des Bewegungssegmentes dar. Die Rücken- und Nackenmuskulatur gehört zu den am wenigsten trainierten Muskelgruppen des Körpers, obwohl ihr die unphysiologischen Bedingungen unserer Arbeitswelt oftmals sehr große Dauerbelastungen abverlangen.

In die Rumpf- sowie proximale Extremitätenmuskulatur ausstrahlende Schmerzsensationen ohne Zugrundelegung einer direkten Wurzelreizung sind pseudoradikuläre Syndrome.

Sie sind Ausdruck einer Störung der funktionellen Beziehung zwischen den Gelenken und den dieselben bewegenden Muskeln (144, 421, 422, 854). Eine schmerzhafte Bewegungshemmung von Muskeln findet man vor allem bei gereizten Gelenkkapseln. Der Muskeltonus wird zum Teil von Rezeptoren der Gelenkkapsel gesteuert. Die funktionellen Veränderungen sind mit einem Schmerzhaftwerden der Muskulatur verbunden. Es entwikkelt sich ein Spontanschmerz in der betroffenen Muskulatur, der sich bei Druck und Bewegung verstärkt. So rufen z. B. Reizzustände der unteren lumbalen Wirbelgelenke reflektorische Schmerzen der lumbalen Rückenstrecker sowie der Gesäß- und dorsalen Beinmuskeln hervor (ischiokrurale Gruppe, Wadenmuskeln) (Abb. 8.**3**). Aus der Schmerzhaftigkeit eines Muskels vom Ursprung

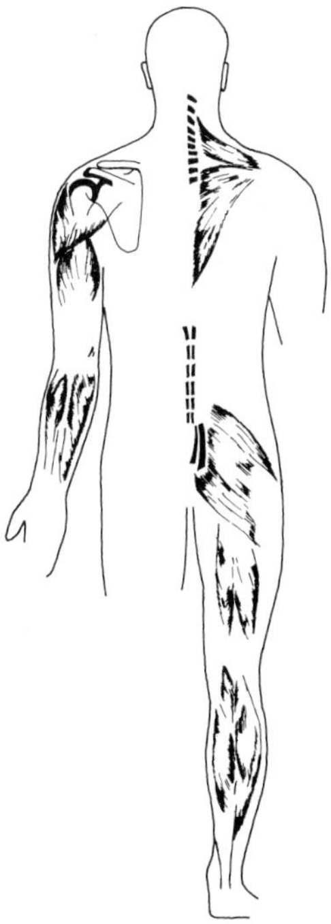

Abb. 8.3 Pseudoradikuläre Schmerzen im Bereich der Schulter-Nacken-Muskeln, die von den Wirbelgelenken der HWS bzw. vom Schultergelenk ausgehen, und ischialgiforme Beschwerden in der ischiokruralen Muskulatur, die von den lumbalen Wirbelgelenken und den Kreuzdarmbeinfugen ausgehen

bis zum Ansatz resultiert ein ischialgiformer oder brachialgischer Schmerz. Eine umschriebene Druckempfindlichkeit mit Ausstrahlung in das schmerzhafte Areal an diesen Stellen (trigger points) läßt am ehesten an den pseudoradikulären Charakter der Beschwerden denken. Eine gezielte Lokalanästhesie trägt zur Diagnosesicherung bei. Pseudoradikuläre Schmerzempfindungen finden sich als Vorboten einer Diskusprotrusion oder als Restsymptome nach operativ oder konservativ behandelten Bandscheibenvorfällen.

Schmerzkombinationen

Dadurch, daß die Schmerzausgangspunkte im Bewegungssegment nahe beieinander liegen und alle Nervenfasern motorische, sensible und vegetative Fasern führen, die zudem noch untereinander verbunden sind, können im Rahmen eines Segmentes unterschiedliche Beschwerdekombinationen auftreten. Als Segment bezeichnet man das Versorgungsgebiet eines Spinalnervs. Hierzu gehört das Dermatom als Einflußzone der sensiblen Nervenfasern in der Haut und das Myotom als Einflußgebiet der motorischen Spinalnervenfasern innerhalb der Skelettmuskulatur. Störungen im somatischen wie auch im vegetativen Bereich des R. ventralis des Spinalnervs haben gewisse Rückwirkungen auch auf die Wirbelsäule selbst, auf den Funktionsbereich des R. meningeus wie auch auf den R. dorsalis. In Tab. 8.**1** sind die Komponenten bandscheibenbedingter Beschwerden einzeln aufgeführt. In seltenen Fällen treten die Schmerzen isoliert auf. Meistens handelt es sich um eine Mischsymptomatik, die sich im Verlauf der Erkrankung ständig ändert. Insbesondere bei ausgedehnten Reizzuständen im Bewegungssegment, wie sie mitunter nach Prolapsoperationen auftreten, entstehen Krankheitserscheinungen mit Beteiligung aller Nervenäste.

Tabelle 8.**1** Ausgangspunkte und Komponenten bandscheibenbedingter Beschwerden

	Ausgangspunkt		Schmerzvermittler	Identifikation
Primär diskogen	hinteres Längsband, Dura		R. meningeus	–
	Spinalnerv	diskogen	N. spinalis	Dermatom dorsal und ventral
		osteogen	vorwiegend R. ventralis	motorische Beteiligung
Sekundär diskogen	Wirbelgelenk	Kapseldehnungsschmerz	R. meningeus und R. dorsalis	–
		Arthroseschmerz		–
	dorsale Muskulatur	reflektierender Muskelkrampf bei primär diskogenen Beschwerden	R. dorsalis	Dermatom dorsal
		Muskelinsuffizienz bei Bandscheibenlockerung	R. dorsalis	–

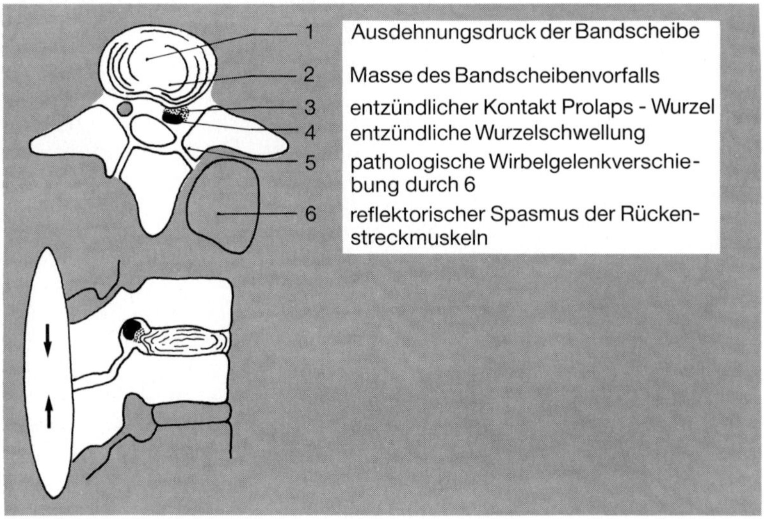

Abb. 8.**4** Entstehung von Schmerzkombinationen durch ein primär diskogenes Geschehen

Bei einem dorsolateralen Prolaps mit Wurzelkompression entwickelt sich nach einer rein radikulären Symptomatik eine Schmerzkombination mit radikulären, pseudoradikulären und tendomyogenen Komponenten.

Aus Abb. 8.**4** geht hervor, daß über die reflektorische Anspannung der Rückenstreckmuskeln eine abnorme Verschiebung der Wirbelgelenke mit schmerzhafter Verspannung der Gelenkkapseln eintreten kann. Pseudoradikuläre und verstärkte lokale Beschwerden gesellen sich zu den radikulären. Aus dieser Schmerzkombination ergeben sich auch die therapeutischen Ansätze.

Das Nebeneinander von Bewegungseinschränkung der Wirbelsäule, Muskelhartspann, radikulärer Symptomatik und vegetativen Begleiterscheinungen rechtfertigt den zusammenfassenden Begriff Bandscheibensyndrom.

Bei den meisten Wirbel- und Muskelschmerzen sowie pseudoradikulären Syndromen handelt es sich um quantitative und qualitative Varianten bandscheibenbedingter Erkrankungen.

Die Wahl der eingesetzten therapeutischen Mittel richtet sich danach, welche Schmerzkomponente im Vordergrund steht.

9 Zervikalsyndrom

Bedeutung und Häufigkeit

Definition: Unter einem Zervikalsyndrom versteht man Krankheitserscheinungen, die durch Funktionsstörungen und degenerative Veränderungen zervikaler Bewegungssegmente verursacht werden.

Diese gehen mit einer Bewegungseinschränkung der HWS, Verspannungen der Schulter-Nacken-Muskulatur und u. U. mit radikulären Zeichen an den oberen Extremitäten sowie vegetativen Symptomen einher. Es handelt sich um einen rein klinischen Begriff. Schmerzlose Teilversteifungen der HWS bei fortgeschrittener Osteochondrose und Spondylose – wie man sie im höheren Lebensalter häufig antrifft – werden nicht zum Zervikalsyndrom gerechnet.

Die unmittelbare Nachbarschaft der im Laufe ihrer Altersinvolution starken Formschwankungen unterliegenden zervikalen Bandscheiben mit wichtigen Teilen des Zentralnervensystems und der Gefäße läßt Beschwerdensyndrome entstehen, die

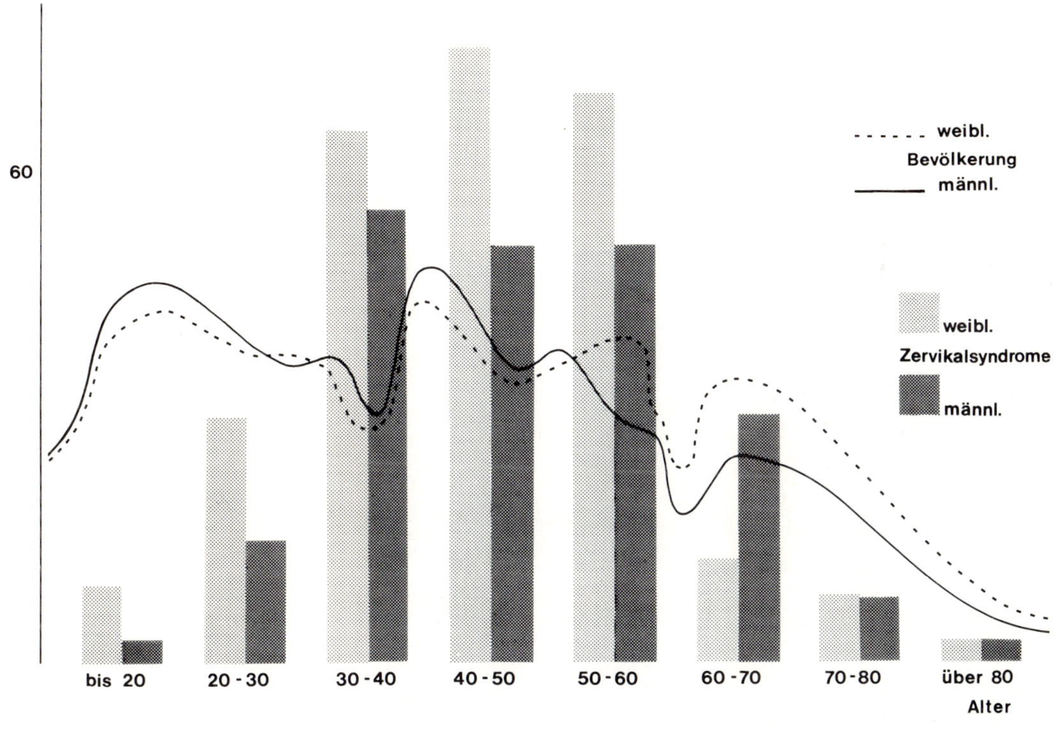

Abb. 9.1 Alters- und Geschlechtsverteilung bei ambulant behandelten Zervikalsyndrompatienten der Orthopädischen Universitätsklinik Bochum in Relation zur Altersverteilung der männlichen und weiblichen Bevölkerung Nordrhein-Westfalens (Statistisches Jahrbuch Nordrhein-Westfalen)

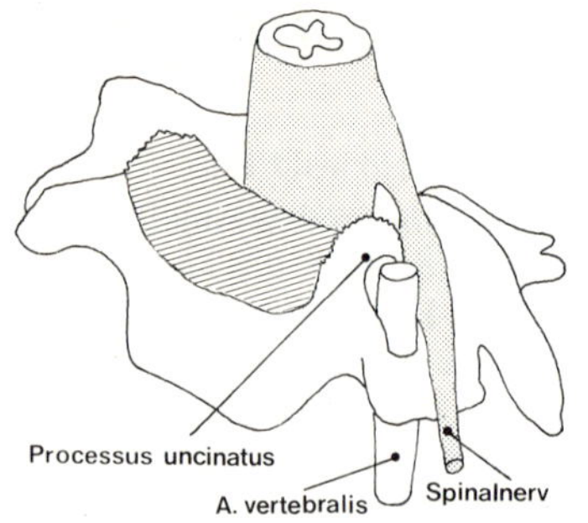

Abb. 9.3 Topographische Beziehung zwischen Processus uncinatus, A. vertebralis und Spinalnerv

einer Erhöhung der Beweglichkeit (283, 1109, 1219).

Die Horizontalspalten der HWS entstehen im Gegensatz zu den degenerativen radiären Fissuren anderer Wirbelsäulenabschnitte in vollkommen normalem Bandscheibengewebe. Sie beginnen in den äußeren Lamellen des Anulus fibrosus und verlieren sich allmählich zum Bandscheibenzentrum hin. Häufig wächst aus dem paravertebralen Bindegewebe ein meniskusartiger Gewebekeil in den Spalt vor. Nach Ecklin (283) resultiert schließlich ein anatomisches Gebilde, das an Gelenkähnlichkeit nichts mehr zu wünschen übrig läßt: glatt begrenzter Gelenkraum, hyalinknorpeliger Belag am Processus uncinatus und Gegenpol (von Luschkas Gelenkfacette), meniskusartiger Gelenkeinschluß und häufig gelenkkapselähnliche, derbe Bänder, die das „Gelenk" gegen den Intervertebralkanal hin begrenzen. (1149) Bei unseren Untersuchungen fand sich der morphologische Nachweis synovialer Spalträume in der Unkovertebralregion in allen Altersdekaden.

Die Horizontalspalten verbessern zwar die Beweglichkeit der HWS; sie stellen durch ihre Tendenz, sich nach medial und lateral zu erweitern, aber auch einen Locus minoris resistentiae in der Biomechanik der HWS dar.

Arteria vertebralis und Halssympathikus

Von besonderer klinischer Bedeutung ist die unmittelbare Nachbarschaft der A. vertebralis und des Halssympathikus zur Unkovertebralregion. Diese nahe Nachbarschaft erklärt, daß beide bei den sich hier abspielenden Alterungsprozessen in Mitleidenschaft gezogen werden können und für eine vielschichtige neurovaskuläre Symptomatik in Frage kommen. Der **Halsgrenzstrang des Sympathikus,** der über die Rr. communicantes grisei mit den Spinalnerven in Verbindung steht, bestreitet mit drei Halsganglien die vegetative Innervation der Kopf-Hals-Region und der oberen Extremitäten. Das obere umfaßt die Segmente C1 – C4, das mittlere C5 – C6 und das untere, das mit dem obersten Thorakalganglion zum Ganglion stellatum verschmolzen ist, die Segmente C7 – Th2. Dem Ganglion stellatum kommt eine besondere Bedeutung als Großverteilerstelle zu, da alle efferenten und fast alle afferenten sympathischen Fasern für Kopf, Hals, Arm und oberen Thorax es durchlaufen. Von hier aus gelangen die Fasern u. a. auch über die sympathischen arteriellen Plexus der A. vertebralis nach kranial.

Untersuchungen von Hovelacque (552), Wrete (1346) und zuletzt von Kummer (712), Kehr u. Jung (627) und Bogduk u. Mitarb. (103) haben auf die Verflechtungen des Halssympathikus mit den zervikalen Spinalnerven und der A. vertebralis aufmerksam gemacht. Sympathische Nervenfasern ziehen von allen drei Halsganglien des Grenzstranges zu den Spinalnerven C4 – C8 und umgreifen teilweise die A. vertebralis.

Die **A. vertebralis** durchläuft nach ihrem Abgang aus der A. subclavia die Foramina processuum transversorum des 2. – 6. Halswirbels. Auf der Höhe jedes Zwischenwirbelabschnitts zieht sie unmittelbar am Processus uncinatus vorbei. Jung u. Mitarb. (602) haben auf die relative Enge der Foramina im Vergleich zum Lumen der A. vertebralis hingewiesen. Schon normale Kopfbewegungen haben bei regelrechten anatomischen Verhältnissen Lumeneinengungen der A. vertebralis zur Folge. Weitere Bedrängungsmöglichkeiten für die A. vertebralis ergeben sich in den Gelenken am Kopf-Hals-Übergang.

Posttraumatische oder hypermobilitätsbedingte Gelenkfehlstellungen können die A. vertebralis an ihren Umbiegungsstellen einengen.

Brown u. Tissington (135) fanden bei Kopfdrehung und -reklination eine erhebliche Verengung der A. vertebralis der Gegenseite. Die beiden Aa. vertebrales bilden eine funktionelle Einheit, d. h., eine Störung der einen Seite wird durch die andere Seite kompensiert. Die Kompensation ist in Frage gestellt, sobald eine A. vertebralis schon von vornherein ungenügend funktioniert. Gefäßvarianten und Kaliberschwankungen zwischen der rechten und der linken Seite kommen vor und können für

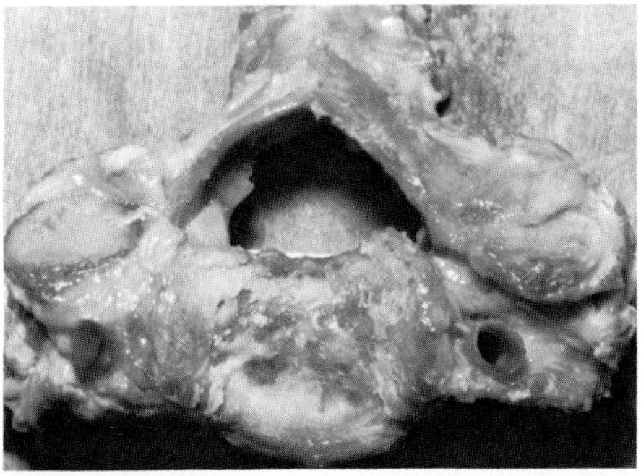

Abb. 9.**4** Horizontalschnitt durch das Bewegungssegment C4/C5 eines 23jährigen. Das Lumen der A. vertebralis befindet sich unmittelbar neben den lateralen Anteilen des Processus uncinatus und der Weichteilrinne des Spinalnervs

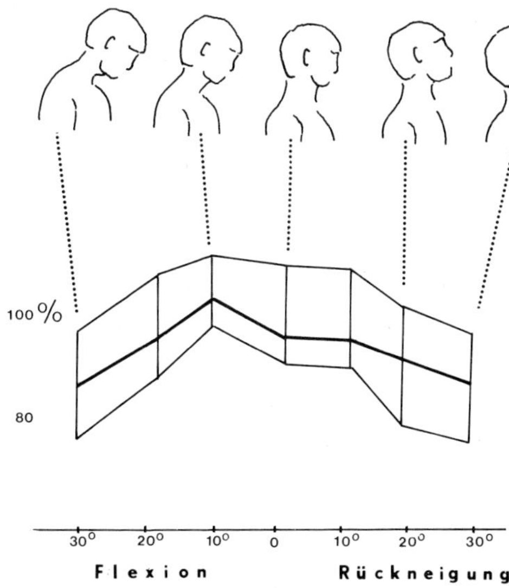

Abb. 9.**5** Die Durchblutung der A. vertebralis in verschiedenen Kopfhaltungen. Bei leichter Kopfvorneigung von etwa 10 Grad ist die Durchblutung der A. vertebralis besser als in der Normalhaltung. Bei weiterer Flexion und Kopfrückneigung aus dieser Haltung heraus verschlechtert sich die Durchblutung mit zunehmenden Winkelgraden

hartnäckige Beschwerden bei relativ geringfügigen unkovertebralen Veränderungen verantwortlich sein. Infolge der anatomischen Verflechtung zwischen A. vertebralis, Halssympathikus und Bandscheibenbegrenzung können vaskuläre und neurovegetative Erscheinungen im Rahmen eines Zervikalsyndroms auftreten. Entsprechend dem Versorgungsgebiet der A. vertebralis und des Halssympathikus sind davon u. a. auch Hirnstamm und Innenohr betroffen (Abb. 9.**4**).
Unsere Durchflußmessungen an der A. vertebralis (915) in verschiedenen Kopfstellungen haben gezeigt, daß die Durchblutungsverhältnisse der A. vertebralis positionsabhängig sind.

Bei leichter Flexion der Halswirbelsäule ist der Durchfluß in der A. vertebralis am größten.

Weitere Flexion, aber auch Mittelstellung und Extension, d. h. Kopfrückneigung, sind mit zunehmender Durchblutungsverschlechterung verbunden (Abb. 9.**5**).
In leichter Flexion kommt es auch zu einer deutlichen Erweiterung der Foramina intervertebralia (409, 1177).
Bei grenzwertiger Druchblutung der A. vertebralis, eingeschränkt z. B. durch Arteriosklerose, Anomalien und vor allem durch seitliche Osteophyten an den Processus uncinati, kann sich durch einen Zusatzimpuls wie z. B. Fehlhaltung oder Trauma eine vertebrobasilare Insuffizienz ergeben, welche durch Haltungsänderung mit leichter Flexion kompensierbar ist.

Biomechanik

Die HWS ist der beweglichste Teil des Achsenorgans. **Bewegungen** des Kopfes und der HWS sind nach allen Richtungen hin möglich. Ein großer Teil der Beweglichkeit ergibt sich in den beiden oberen bandscheibenlosen Segmeten. Das Atlantookzipitalgelenk ermöglicht „Nick“-Bewegungen; im Dens-Atlas-Gelenk finden vor allem Rotationsbewegungen statt.

Unter den übrigen bandscheibenhaltigen Segmenten zeigen die unteren zwischen C4 und C7 die größten Bewegungsausschläge. Die Stellung der Gelenkfacetten ermöglicht auch hier Bewegungen nach allen Richtungen. Vor- und Rückneigung sind allerdings begünstigt, da die sagittal eingestellten Processus uncinati diesen Bewegungsablauf in ganzer Länge führen (589).
Durch die schienenartig wirkenden Processus uncinati werden extreme Rotationsbewegungen der HWS vermieden, die mit einer allzu starken Bean-

spruchung der Bandscheiben verbunden wären. Die Flexionsbewegung der HWS ist, ähnlich wie die Bewegung an Kniegelenk, ein Dreh-Gleit-Vorgang. Die Wirbelkörper vollziehen vor allem bei Jugendlichen neben der Kippung auch noch eine Gleitbewegung in dorsoventraler Richtung. Im Röntgenbild sieht man dann eine typische treppenförmige Anordnung der Wirbelkörperhinterkanten. Die Flexion aus der Mittelstellung führt zu einer Verschiebung des kranialen Wirbels über den kaudalen um 2–3 mm nach ventral, die Extension zu einer gegensinnigen Verschiebung um 1–2 mm (312).

Bei allen Bewegungen der HWS verändert sich auch das Lumen der Foramina intervertebralia. Am Wirbelsäulenpräparat wie auch auf Röntgenfunktionsaufnahmen läßt sich nachweisen, daß die Zwischenwirbellöcher auf der jeweils konvex gelegenen Seite am weitesten sind und sich auf der konkaven Seite verengen. Bei Vorneigung bzw. Kyphosierung der HWS erweitern sich alle Foramina intervertebralia; bei Rückneigung bzw. Lordosierung verengen sie sich. Hieraus läßt sich auch die Entlastungshaltung beim akuten Zervikalsyndrom (Schiefhals) erklären. Typische Kopfhaltung und Bewegungssperre in bestimmten Richtungen erlauben Rückschlüsse auf den Sitz der Läsion.

Durch das relativ große Kopfgewicht beim Menschen sind die Halsbandscheiben hohen Druckbelastungen ausgesetzt.

Berechnungen von Groh (414) ergaben einen Belastungsdruck für die unteren Halsbandscheiben von 5,6 kp/cm^2 (550 kPa) bei normaler Haltung und normalem Muskeltonus. Fällt die Muskulatur aus, so erhöht sich der Druck auf 40 kp/cm^2 (3900 KPa). Ähnlich wie in den übrigen Wirbelsäulenabschnitten verlagert sich auch der Gallertkern der Halsbandscheiben bei asymmetrischer Kompression.

Wir sind der Frage nachgegangen, ob das zentrale mobile Bandscheibengewebe bei asymmetrischer Belastung des Zwischenwirbelabschnitts an der HWS eine ähnliche Verlagerungstendenz aufweist wie an der LWS. In das Zentrum des Gallertkerns zervikaler Wirbelkörper-Bandscheiben-Präparate wurde ein kurzer Metallstift vorgeschoben, der im Gewebsverband haftenblieb und

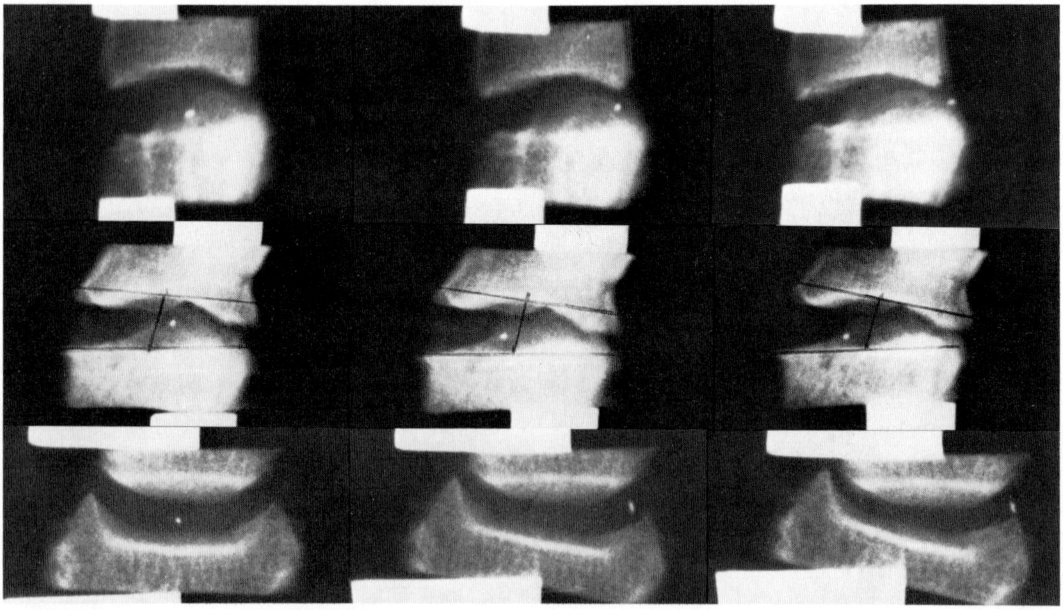

a

b

c

Abb. 9.6 a–c Verschieblichkeit des mit einem Metallstift markierten zentralen Bandscheibengewebes bei asymmetrischer Kompression (50–100 kp = 500–1000 N) des Zwischenwirbelabschnitts C4/C5 eines 18jährigen:
a Vorderkantenbelastung (Kyphose),
b Hinterkantenbelastung (Lordose),
c Seitenkantenbelastung

röntgenologisch sichtbar alle Bewegungen des zentralen mobilen Bandscheibengewebes mitmachte (1148).

Bei asymmetrischer Belastung wandert das verschiebliche Bandscheibenmaterial zur weniger belasteten Seite, d. h. bei Vorderkantenbelastung (Kyphose) nach dorsal, bei Hinterkantenbelastung (Lordose) nach ventral und bei Seitenbelastung zur jeweils konvexen Seite (Abb. 9.**6**). Die Verlagerungswege zeigten bei unseren Versuchen schon nach wenigen Minuten erstaunlich große Distanzen. Bei anhaltender asymmetrischer Kompression waren auch nach mehreren Stunden noch Verschiebungen des Gallertkerns festzustellen. Die Verschiebbarkeit des zentralen Bandscheibengewebes durch asymmetrische Belastung ist bei älteren Individuen geringer als bei Jugendlichen und jüngeren Erwachsenen.

Man muß auch an der HWS bei Haltungskonstanz und asymmetrischer Kompression der Bandscheiben mit intradiskalen Massenverschiebungen rechnen.

Sie spielen bei der Entstehung von Zervikalsyndromen eine Rolle.

Spezielle pathologische Anatomie und Pathophysiologie

Die unteren Bewegungssegmente der HWS zeigen schon frühzeitig degenerative Veränderungen, die jedoch erst relativ spät im Röntgenbild zu erkennen sind. Als wesentliche **Ursache** kommen besondere mechanische Beanspruchungen durch erweiterte Bewegungsexkursionen am Übergang zur relativ starren BWS in Frage. Auch ist die Druckbeanspruchung im Bereich der zervikalen Bandscheiben pro cm^2 durch das relativ hohe Kopfgewicht beim Menschen größer als vergleichsweise im Bereich der BWS und der LWS. In der HWS besteht zudem nicht die Möglichkeit, durch Erhöhung des intraabdominellen Druckes (Bauchpresse) den intradiskalen Druck zu reduzieren.

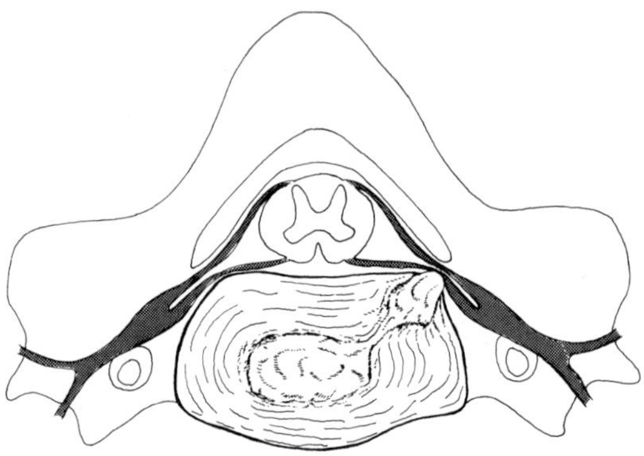

Abb. 9.7 Verlagerung des zentralen mobilen Bandscheibengewebes (Gallertkern) nach dorsolateral mit Bedrängung einer zervikalen Nervenwurzel

Anhaltend starke Druckbelastungen und die erweiterten Bewegungsmöglichkeiten, insbesondere bei der Torsion, führen zur Überdehnung des Anulus fibrosus mit Einrissen und intradiskalen Massenverschiebungen: Diskusprotrusionen wird Vorschub geleistet.

> Primärer Manifestationsort pathologischer Veränderungen in den zervikalen Bewegungssegmenten sind die Horizontalspalten.

Der gelenkähnliche Aufbau der Horizontalspalten stellt nur einen vorübergehenden Idealzustand dar, denn die Begrenzung dieser Spalten ist keineswegs scharf; sie können sich sowohl nach medial als auch nach lateral erweitern.

Lateral kommt es durch die noch stehengebliebenen äußersten Faserringlamellen zur Vorwölbung (Protrusion) gegen das Foramen intervertebrale. Durch die Spalte kann sich auch mobiles Bandscheibenmaterial nach außen vorarbeiten und über die Bandscheibengrenze hinaus vorwölben, obwohl die Durchtrittspforte eng ist. Töndury (1219) hat in histologischen Schnitten schon beim Kind solche intradiskalen Protrusionen in der Un-

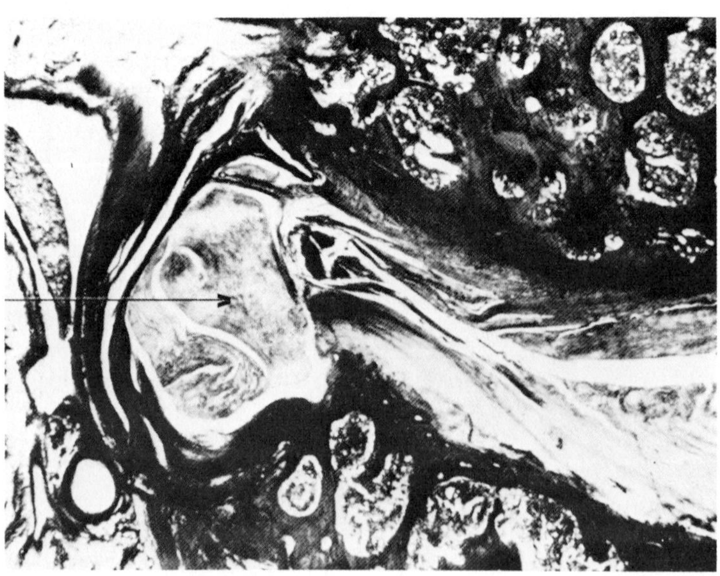

Abb. 9.8 Prolabiertes Gallertkerngewebe (Pfeil), das sich als strukturlose Masse unter der unkovertebralen Bandverbindung pilzartig vordrängt. Der Spalt kommuniziert im Innern mit der Gallertkernhöhle (aus Ecklin, U.: Die Alterveränderungen der Halswirbelsäule. Springer, Berlin 1960)

kovertebralregion nachweisen können: Überdehnte innere Faserringlamellen zwängen sich durch gerissene äußere hindurch, ohne zunächst über den eigentlichen Bandscheibenraum hinauszutreten. Bei Erwachsenen fand er Gallertkerngewebe, das sich durch den Horizontalspalt nach außen gedrängt hatte und nur noch von den kapselartig wirkenden unkovertebralen Bandverbindungen zurückgehalten wurde. Das Vorquellen von Bandscheibengewebe setzt einen normalen oder erhöhten Quelldruck im Zwischenwirbelabschnitt voraus, wie er nur im jugendlichen Alter anzutreffen ist (Abb.9.**7** , 9.**8**). Töndury hat in seinem Material größere zervikale Protrusionen nur bei Jugendlichen gefunden; bei eingetrockneter Bandscheibe im höheren Alter fehlten auch bei durchgehenden Horizontalrissen jegliche Gewebsaustritte.

Die Horizontalspalten können sich nach medial so weit ausbreiten, daß eine regelrechte Halbierung der Halsbandscheiben eintritt. Ein Zusammenhalt ist dann nur noch durch die intervertebralen Bandverbindungen und Gelenkkapseln gewährleistet: Das Bewegungssegment ist gelockert und instabil.

Mit der Erweiterung der Horizontalspalten nach lateral ist die Integrität des osmotischen Systems der Bandscheibe zerstört.

Die Bandscheibengrenzen werden auch für größere Moleküle durchgängig, so daß der intradiskale onkotische Druck sinkt: Die betroffenen Bandscheiben trocknen aus und verlieren an Höhe.

Durch das Aneinanderrücken der Wirbel vergrößert sich der knöcherne Kontakt an den Processus uncinati sowie an den Wirbelgelenken. Die Processus uncinati biegen sich zur Seite aus und zeigen **knöcherne Appositionen.** Auch am Gegenpol des gegenüberliegenden Wirbels kommt es zu reaktiven Verdichtungen. Es bildet sich eine Stützfunktion der Unkovertebralregion heraus. Qualitativ sind die Processus uncinati mit ihrem Knorpelbelag dieser Aufgabe jedoch nicht gewachsen, so daß sich rasch arthroseähnliche Veränderungen entwickeln.

Osteophytäre Reaktionen, welche von den Processus uncinati ausgehen, führen zusammen mit der Höhenminderung des Zwischenwirbelabschnitts zu einer Einengung des Foramen intervertebrale.

Wie aus Abb. 9.**9** hervorgeht, sind an dieser Einengung nicht nur die im Röntgenbild sichtbaren knöchernen Ausziehungen am Processus uncinatus, sondern auch röntgentransparente Weichteilwülste beteiligt, welche den Knochen umgeben. Manchmal sind es nur diese, welche bei einem zer-

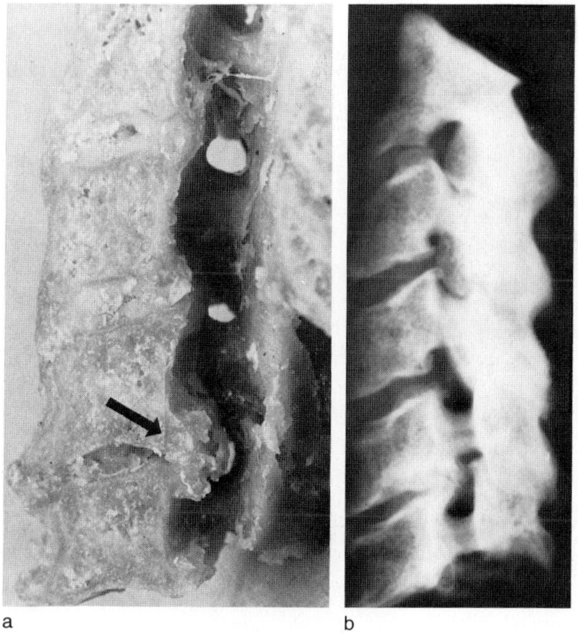

Abb. 9.**9** **a** u. **b** Lateraler Sagittalschnitt durch die HWS eines 65jährigen im Präparat (**a**) und Röntgenbild (**b**). Osteophytäre Reaktionen am Processus uncinatus und am gegenüberliegenden Wirbelpol mit Einengung des Foramen intervertebrale C5/C6

vikalen Wurzelreizsyndrom trotz scheinbar freier Durchgängigkeit der Foramina intervertebralia auf den Schrägaufnahmen für die klinischen Symptome verantwortlich sind.
Wenn der Reserveraum erschöpft ist, kann es zu Nervenwurzelirritationen sowie zur Bedrängung von Gefäßen kommen. Die Zwischenwirbellöcher der HWS sind im Vergleich zu denen im BWS- und LWS-Bereich relativ eng, so daß hier eher Voraussetzungen für eine osteogene Konstriktion gegeben sind. An der Einengung sind neben den unkovertebralen Exostosen auch die Wirbelgelenkfacetten beteiligt, die sich im Rahmen der osteochondrotischen Bandscheibensinterung ineinanderschieben, wodurch besonders der obere Teil des Zwischenwirbelloches enger wird. Es handelt sich beim zervikalen Wurzelreizsyndrom in den meisten Fällen nicht um einen direkten Druck der Bandscheiben wie in der LWS, sondern um die sekundären Auswirkungen der Bandscheibendegeneration an den Wirbelkanten und -gelenken. Dementsprechend liegt der Häufigkeitsgipfel bei den Zervikobrachialgien 10 Jahre später als bei den Ischialgien.
Alle **übrigen degenerativen Veränderungen,** wie Spondylose, Osteochondrose sowie Spondylarthrose, laufen an der HWS in ähnlicher Weise ab wie in den übrigen Wirbelsäulenabschnitten.

Entsprechend ihrer stärkeren mechanischen Beanspruchung sind zuerst und am häufigsten die Segmente C5/C6 und C6/C7 betroffen.

Die pathologisch-anatomischen Veränderungen entsprechen auch der Häufigkeitsverteilung bei den monoradikulären Wurzelsyndromen (Abb. 9.**17**).

Jenseits des 70. Lebensjahrs haben 95–100% aller Menschen mehr oder weniger stark ausgeprägte spondylotische HWS-Veränderungen.

Die osteochondrotischen Segmente verlieren durch Bandscheibenerniedrigung ihre Lordose und verbleiben in Streckstellung, was zu einer kompensatorischen Hyperlordose der darüber- und daruntergelegenen Segmente führt.
Arthrotische Erscheinungen der Wirbelgelenke (Spondylarthrose) sind seltener, als man früher annahm. Beim Zusammensinken der zervikalen Bandscheiben treten zuerst die Processus uncinati mit dem Gegenwirbel in Kontakt, bevor größere Druckbelastungen an den Wirbelgelenken entstehen. Die Arthrose der Wirbelgelenke tritt auch vorzugsweise im Bereich der oberen und mittleren HWS auf.
Durch **fibröse Ankylose** mit Einsprossung von organisierendem Gefäßbindegewebe kommt es schließlich zur „wohltätigen" Teilversteifung der betroffenen zervikalen Bewegungssegmente. Osteophyten, Randzacken und Verdichtungen bilden sich zurück, wenn die Bandscheibenlockerung als Ursache der knöchernen Abstützungsvorgänge wegfällt. Der funktionelle Ausfall durch die Immobilisierung verschiedener Bewegungssegmente wird vom älteren Menschen toleriert, zumal ein großer Teil der Kopfbeweglichkeit in den oberen beiden Segmenten erhalten bleibt.

Allgemeines zur Klinik und Diagnose

Überblick über die Symptome und Einteilung

Unter dem **Begriff** Zervikalsyndrom versteht man alle Krankheitszustände, die direkt oder indirekt auf degenerative Veränderungen der Halsbandscheiben zurückzuführen sind. Dazu zählen neben der eigentlichen schmerzhaften Bewegungseinschränkung der HWS auch Muskelverspannungen im Schulter-Nacken-Bereich, segmentale Nervenwurzelsymptome im Arm, Kopfschmerzen, Schwindelanfälle, Rückenmarksymptome, kochleovestibuläre Reizerscheinungen und verschiedene funktionelle Störungen, welche von den inneren Organen ausgehen. Die systematische Einteilung einer solchen Vielfalt von Krankheitserscheinungen muß immer unzureichend sein, gleichviel ob man nach der Lokalisation ein oberes und unteres oder nach dem Verlauf ein akutes oder chronisches Zervikalsyndrom unterscheidet.

Eine strenge **Abgrenzung** der einzelnen Krankheitsbilder ist nicht möglich, weil viele Symptome oft gleichzeitig bestehen, ineinander übergehen oder im Verlauf der Erkrankung wechseln. Eine Unterteilung der zervikalen Syndrome in ein oberes, mittleres und unteres erscheint nicht angebracht, weil hierdurch der Eindruck entstehen könnte, daß die betreffenden Syndrome den oberen, mittleren oder unteren zervikalen Bewegungssegmenten zuzuordnen sind.

Fast alle Zervikalsyndrome gehen von den Segmenten der unteren HWS aus, wo auch die stärksten degenerativen Form- und Funktionsstörungen anzutreffen sind.

Primär akute und chronische zervikale Syndrome voneinander abzugrenzen ist ebenfalls problematisch, da bandscheibenbedingte Beschwerden einen sehr wechselhaften Verlauf zeigen.

Die Einteilung richtet sich in erster Linie nach der Beteiligung der einzelnen Spinalnervenäste am Beschwerdesyndrom. Meistens handelt es sich um Mischbilder mit Betonung eines Astes.

Beschwerdeangaben

Einen wesentlichen Stützpfeiler für die Diagnose beim Zervikalsyndrom stellen Schilderungen des Patienten über seine Beschwerden dar, weil objektivierbare Zeichen häufig fehlen. Hieraus ergeben sich auch Schwierigkeiten bei der Begutachtung. Bei unseren Reihenuntersuchungen, die Schuster u. Ochmann (1103) am Krankengut niedergelassener Orthopäden durchführten, registrierten wir die charakteristischen Beschwerdeangaben der Patienten mit zervikalen Syndromen.

Die charakteristischen Schulter-Nacken-Schmerzen mit dem Steifigkeitsgefühl im Bereich der HWS **treten plötzlich auf.** Auslösend sind Drehbewegungen des Kopfes und längere kyphotische Einstellung der HWS beim Lesen, Fernsehen oder bei der Schreibtischarbeit (Tab. 9.**1**).

Oft wird das erste Auftreten der Beschwerden mit einer *Unterkühlung* der Schulter-Nacken-Muskulatur durch Zugluft, etwa beim Autofahren oder beim Aufenthalt in Räumen mit Klimaanlage, in Zusammenhang gebracht.

Pathogenetisch wirken Haltungskonstanz in ungünstiger Position (totalkyphotische Einstellung unter Belastung) und Verstärkung des Muskelzuges durch Unterkühlung sowie Verspannungen der Muskeln mit Erhöhung des intradiskalen Druckes.

Bisweilen beginnen die Symptome eines Zervikalsyndroms morgens mit dem Aufwachen. Wenn die Beschwerden einsetzen, zeichnen sie sich durch ihre **Positionsabhängigkeit** aus. Die typischen Schmerzen lassen sich bei bestimmten Bewegungen und Stellungen der HWS auslösen oder intensivieren. Der Patient nimmt dann eine Entlastungshaltung ein, die beim akuten Schiefhals extreme Formen annimmt. Oft schildert der Patient, wie er durch eine Gegenbewegung oder durch Hochdrücken einer Kopfseite seine Schmerzen beeinflussen kann.

Die Positionsabhängigkeit der Beschwerden muß durch gezieltes Fragen ermittelt werden, da sich hieraus wichtige Hinweise für die Differentialdiagnose ergeben.

Charakteristisch für das Zervikalsyndrom ist die **Verschlimmerung der Beschwerden in der**

Tabelle 9.**1** Charakteristische Beschwerdeangaben beim Zervikalsyndrom

Plötzliches Auftreten
Positionsabhängigkeit
Nächtliche Schmerzzunahme

Nacht. Die Patienten wachen vor Schmerzen auf. Durch Herabsetzung des Muskeltonus und Ausschaltung der Willkürmotorik nimmt der Patient im Schlaf ungewollt Positionen ein, die bei ihm beschwerdeauslösend wirken. Starke Seitneigung mit Hyperlordosierung führt z. B. zur Einengung der konkavseitigen Foramina intervertebralia. Wenn der Reserveraum für Nerven und Gefäße erschöpft ist, wird der Circulus vitiosus Nervenirritationsschmerz – Muskelspannung in Gang gesetzt. Solche Situationen entstehen z. B. beim Schlafen in Bauchlage oder bei der Lagerung auf zu hohem Kopfkissen. Schmerzen im Rahmen eines Zervikalsyndroms gehen meistens auch mit einem gewissen Steifigkeitsgefühl einher. Je nach Syndromtyp sind *Schulter-Nacken-Schmerzen, Parästhesien, Hinterkopfschmerzen, Ohrensausen, synkopale Anfälle, Stenokardien* oder *migräneartige Beschwerden* damit verbunden.

Bei großen spondylotischen Ausziehungen an den Vorderkanten klagen die Patienten mitunter über ein *Globusgefühl mit Schluckbeschwerden.* Seltener sind *Atemstörungen* durch Verdrängung der Trachea und *Augenstörungen.*

Alle Patienten klagen neben den eigentlichen Beschwerden über **allgemeine Begleiterscheinungen,** wie Abgeschlagenheit, Leistungsabfall und Gereiztheit. Auch funktionelle Störungen an inneren Organen, speziell am Herzen, können auftreten. Im Gegensatz zu den monotonen Klagen bei organischen Herzerkrankungen stellen die Pseudosymptome vertebraler Genese ein buntes, schillerndes Klagebild dar. Es finden sich Angaben über Stiche, leises Ziehen, Herzpochen, Rieseln, Reißen. Diese Empfindungen setzen plötzlich mit bestimmten Körperbewegungen ein und lassen sich durch Extension in der Glissonschen Schlinge beeinflussen.

Wenn man in der Praxis oder Poliklinik zahlreiche Patienten mit einem Zervikalsyndrom betreut, kann man sich des Eindrucks nicht erwehren, daß bei den meisten Fällen eine gewisse **psychische Überlagerung** vorliegt. Diese Vermutung wurde durch psychologische Tests in unserer Poliklinik bestätigt.

> Zervikalsyndrompatienten sind psychisch auffälliger als ein vergleichbares Kollektiv Nichterkrankter.

Da an der rein mechanisch-organischen Genese eines Zervikalsyndroms heute kein Zweifel mehr besteht, bleibt zu diskutieren, ob nicht der ständige bohrende Schulter-Nacken-Schmerz, der zudem auch noch die Nachtruhe stört, im Laufe der Zeit den Patienten aus seinem seelischen Gleichgewicht bringt und psychisch auffällig macht. Beim Umgang mit solchen Patienten und vor allem bei der Behandlung sollte man dieser psychischen Beeinträchtigung Rechnung tragen.

Klinische Untersuchungsbefunde

Die Untersuchungsbefunde beim Zervikalsyndrom lassen sich in zwei große Gruppen einteilen. Das sind einmal solche, die allgemein auf eine Erkrankung der HWS deuten – dazu zählen Verspannungen der Schulter-Nacken-Muskeln, schmerzhafte Bewegungseinschränkungen der HWS und Druckempfindlichkeit der ganzen Halsregion. Andere Untersuchungsbefunde erlauben eine gewisse segmentale Einordnung: umschriebener Druck- und Rüttelschmerz eines Dornfortsatzes, Bewegungseinschränkung bestimmter HWS-Abschnitte, segmentale Nervenwurzelreizerscheinungen und schließlich die Ergebnisse spezieller Untersuchungsmethoden, wie EMG, Neurographie, Myelographie, Diskographie, CT. MRI und Distensionstest.

Die Untersuchung fängt mit der **Inspektion** an. Dem geübten Untersucher fällt sofort eine gewisse Steifhaltung des Halses auf, die der Patient beim Aus- und Ankleiden beibehält. Oft sind die Schulter hochgezogen. Der Patient ist vor allem bemüht, keine Rotationsbewegungen in der HWS durchzuführen, und dreht sich lieber mit dem ganzen Rumpf herum. Nicht zu übersehen ist auch die oft groteske Schiefhaltung des Kopfes beim Tortikollis. In dieser Position hat der Patient die relativ geringsten Beschwerden. Bei der Bewegungsprüfung sollte man darauf Rücksicht nehmen. Neben der Seitneigung und der Rotation ist die Schiefhaltung auch immer mit einer mehr oder weniger starken Vorneigung (Kyphosierung) verbunden, die sich im Röntgenbild als sog. Streckstellung dokumentiert. Wie unsere Untersuchungen gezeigt haben, ist der Reserveraum für Nerven und Gefäße in der Unkovertebralregion in dieser Stellung am größten. Bei der **Palpation** imponiert zunächst die Verspannung der Schulter-Nacken-Muskulatur. Druckempfindliche umschriebene Verhärtungen – vielfach als Myogelosen bezeichnet – finden sich besonders am oberen Trapeziusrand vom Okziput bis zum Akromioklavikulargelenk, im Skalenusbereich und in den Mm. rhomboidei. Lokale Druckdolenzen palpiert man weiterhin über den Dorn- und Querfortsätzen. Die Querfortsätze des Atlas kann man im Mandibulomastoidwinkel

tasten. Der Druckschmerz läßt sich meistens beidseitig an den Prädilektionsstellen auslösen; er ist jedoch auf der betroffenen Seite stärker ausgeprägt.
Die **Funktionsprüfung** der HWS ergibt beim Zervikalsyndrom fast immer eine Einschränkung der Beweglichkeit, die oft nur bestimmte Abschnitte betrifft. Geprüft werden Vor- und Rückneigung (Kinn-Sternum-Abstand) sowie Seitneigung und Rotation, die nach der Neutral-Null-Methode in Winkelgraden anzugeben sind.
Da die absoluten Bewegungsausmaße der HWS je nach Halslänge, Muskeldicke und Alter des Patienten variieren, erkennt man eine pathologische Bewegungseinschränkung in erster Linie an der Seitendifferenz der Motilität und an der Schmerzhaftigkeit einer bestimmten Endstellung.
Neben den Winkelgraden, die wegen der Ungenauigkeit der Fixpunkte eine größere Fehlerbreite aufweisen, kann man zur objektiven Verlaufsbeurteilung eines Zervikalsyndroms noch die Kinn-Akromion-Distanz messen, die eine Aussage über die Rotationsfähigkeit erlaubt.
Die **segmentale Beweglichkeitsprüfung** wird am liegenden und sitzenden Patienten durchgeführt. Dabei werden die Facettenränder der Wirbelgelenke und Querfortsätze in jedem Segment einzeln fixiert und Rotations-, Seitneigungs-und Flexions-Extensions-Bewegungen im darüberliegenden HWS-Abschnitt durchgeführt.
Im Zusammenhang mit der Funktionsprüfung der HWS sollte man auch immer den **Extentionstest** vornehmen. Man stellt sich hinter den Patienten, erfaßt mit der flachen Hand beiderseits die dorsolaterale Kopfpartie in der Gegend des Mastoids und drückt den Kopf nach oben unter gleichzeitigem Abstützen mit dem Ellenbogen auf der Schulter des Patienten. Man kann mit diesem Griff kurzfristig einen starken axialen Zug auf die HWS ausüben und erhält dabei wichtige Aussagen von Patienten über ein eventuelles Nachlassen des Schulter-Arm-Schmerzes (Abb. 9.**10**). Hieraus ergeben sich auch wichtige Hinweise für die Therapie
Zur klinischen Untersuchung bei einem zervikalen Bandscheibensyndrom gehört immer auch ein **neurologischer Status.** Die wichtigsten Hinweise für den Ausgangspunkt eines zervikalen Wurzelreizsyndroms ergeben sich aus den Schilderungen des Patienten über den Schmerzverlauf. Man muß sich Schmerzband und Parästhesieareal möglichst mit einem Finger genau zeigen lassen, denn typische objektivierbare neurologische Symptome, wie Reflexdifferenzen, Paresen, Muskelhypotonien und Atrophien sowie Hyperästhesien, trifft man unter den vielen bandscheibenbedingten HWS-Syndromen eher selten an.

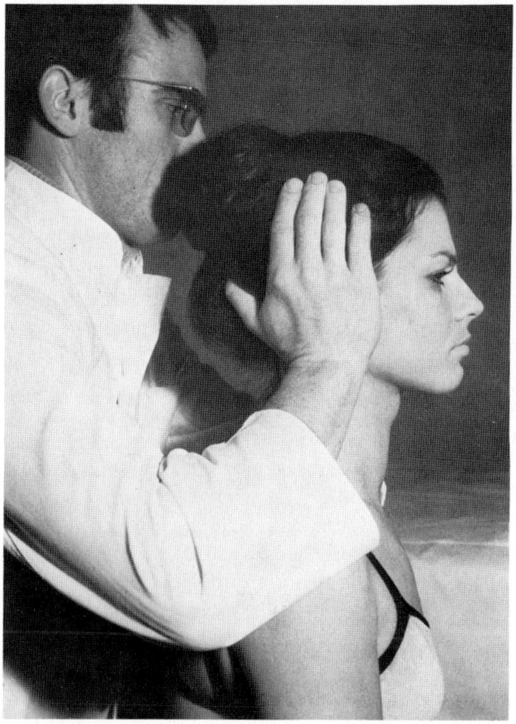

Abb. 9.**10** Extensionstest an der HWS: Das Mastoid wird beiderseits mit der flachen Hand erfaßt; unter gleichzeitigem Abstützen mit dem Ellenbogen auf der Schulter wird der Kopf nach oben gedrückt. Dieser Griff findet auch in der manuellen Therapie Anwendung

Röntgen

Röntgenübersichtsaufnahmen der HWS gehören ebenso wie orientierende Laboruntersuchungen (Blutsenkungsgeschwindigkeit, Elektrophorese) zur Routineuntersuchung beim Zervikalsyndrom. Mit diesen einfachen Untersuchungsmethoden gelingt es, Tumoren (Metastasen) und Entzündungen (Spondylitis) auszuschließen. Zur speziellen Diagnostik des Zervikalsyndroms und zur Bestimmung des betroffenen Bewegungssegmentes tragen die Röntgenaufnahmen nur wenig bei. Sie werden oft überbewertet.
Auf das häufige Vorkommen der Spondylose und der Osteochondrose im Alter und ihre klinische Bedeutungslosigkeit wurde bereits hingewiesen.

Zur Routineuntersuchung eines Zervikalsyndroms gehören im allgemeinen Röntgenübersichtsaufnahmen der HWS im a.-p. und seitlichen Strahlengang (Abb. 9.**11**).

Die **a.-p. Aufnahme** der HWS erlaubt eine Aussage über die Achsenverhältnisse in der Frontalebene sowie über den Zustand der Processus uncinati im mittleren und unteren HWS-Bereich. Wenn der Bandscheibenraum erniedrigt ist und die Processus uncinati in knöchernen Kontakt mit dem gegenüberliegenden Wirbelpol treten, flachen sie sich ab, so daß die Deckplatte einen *tellerartigen Aspekt* erhält. Bei fortgeschrittener Spondylarthrose überragen Gelenkkantenosteophyten zusätzlich das seitliche Profil der HWS.

Die **Seitenaufnahme** der HWS ist zum Ausschluß von Metastasen und Entzündungen sowie auch zur Beurteilung degenerativer Bandscheibenschäden bedeutungsvoller als die a.-p. Aufnahme. Verschmälerungen der Zwischenwirbelabschnitte mit Sklerosierungen der entsprechenden Deck- und Bodenplatten sowie spondylotische Ausziehungen an den Vorderunterkanten der Halswirbelkörper sind nicht Ursache aktueller Beschwerden, sondern stellen Dokumente früher durchgemachter Bandscheibenlockerungen dar.

Man darf sich von den Veränderungen im Röntgenbild nicht allzusehr beeindrucken lassen.

Selbst bei massiven Spondylosespangen, Bandscheibenerniedrigungen und Verschiebungen der Wirbel gegeneinander verspüren die Patienten oft nur geringe oder gar keine Beschwerden.

Meistens werden diese Veränderungen zufällig entdeckt. Entscheidend ist allein der klinische Befund.

Röntgenologisches Symptom eines akuten zervikalen Bandscheibensyndroms ist allenfalls eine gewisse Streckstellung der HWS mit Aufhebung der physiologischen Lordose.

Man muß bei der seitlichen Röntgenaufnahme darauf achten, daß der Patient den Kopf in seiner gewöhnlichen Position hält. Die Abflachung der Lordose kann auch auf einzelne Abschnitte der HWS beschränkt sein. Die segmentale Streckstellung mit leichtem kyphotischem Knick entsteht reflektorisch durch Muskelzug. Es wird unwillkürlich eine kyphotische Haltung mit größter Weite des Foramen intervertebrale im betroffenen Bewegungssegment eingenommen. Das dorsale Klaffen des Zwischenwirbelabschnitts wirkt zusätzlich einer Nervenkompression entgegen.

Meistens stehen alle Bewegungssegmente oberhalb der lädierten Bandscheibe ebenfalls in Streckstellung (Güntzsches Zeichen).

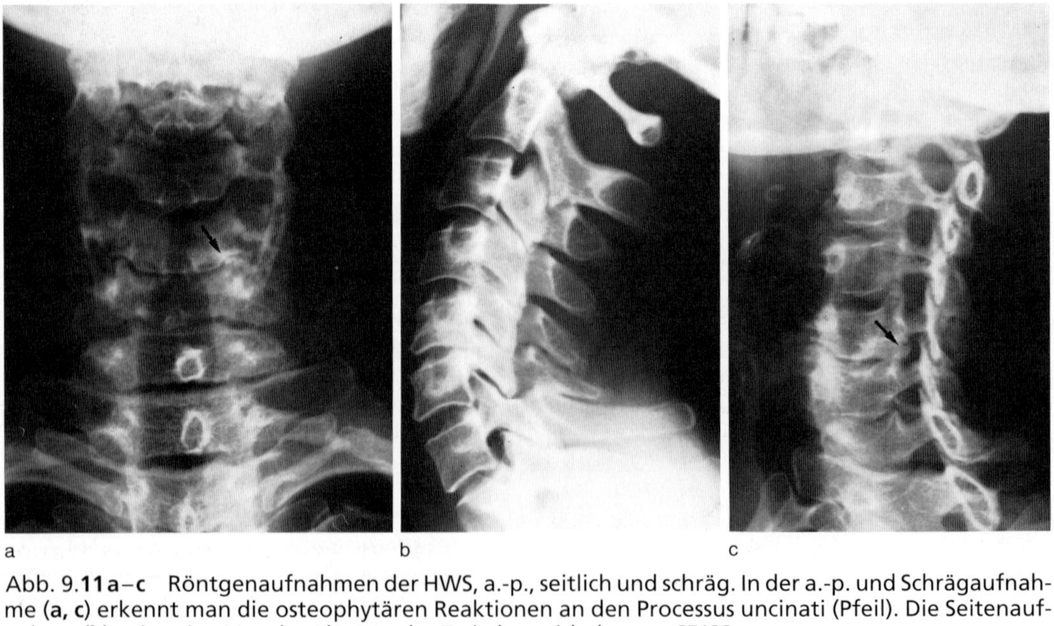

a b c

Abb. 9.**11** a–c Röntgenaufnahmen der HWS, a.-p., seitlich und schräg. In der a.-p. und Schrägaufnahme (**a**, **c**) erkennt man die osteophytären Reaktionen an den Processus uncinati (Pfeil). Die Seitenaufnahme (**b**) zeigt eine Verschmälerung des Zwischenwirbelraums C5/C6

Bei einem akuten Bandscheibensyndrom bleiben Streckstellung und segmentale Kyphose auch auf den **Funktionsaufnahmen** in maximaler Vor- und Rückneigung bestehen. Unter Vorneigung der HWS kommt es neben dem nach dorsal konvexen Bogen auch zu einer geringen begleitenden Ventralverschiebung des oberen auf dem jeweils unteren Wirbel mit dem sog. *Treppenphänomen.* Die Begleitverschiebung findet sich vor allem bei jüngeren Menschen und kann sich bei zervikaler Bandscheibenlockerung im betroffenen Segment verstärken.

Eine weitere Möglichkeit, degenerative Segmentlockerungen zu objektivieren, besteht in dem von White u. Panjabi (1298) angegebenen sog. „Stretch"-Test. Seitliche Röntgenaufnahmen und neurologische Untersuchung werden vor und während der Glissonschen Extension der HWS mit 1/3 Körpergewicht durchgeführt.

Beim zervikobrachialen und zervikozephalen Syndrom sollte man zusätzlich **Schrägaufnahmen** mit Einblick in die Foramina intervertebralia anfertigen lassen (Abb. 9.**11c**). Hier sieht man gegebenenfalls osteophytäre Reaktionen an den Processus uncinati, die zu einer Einengung des Foramen intervertebrale führen. Die degenerativen Veränderungen der Processus uncinati zeigen sich im Röntgenbild teils als spitze, teils als wulstige Ausziehungen, welche nach lateral auf das Zwischenwirbelloch hin gerichtet sind. Am gegenüberliegenden Teil der Wirbelkörperbodenplatte finden sich häufig reaktive Sklerosierungen und Kantenausziehungen.

Wir haben bei Ausmessungen im Röntgenbild und am Präparat nachweisen können (Abb. 9.**9**), daß sich röntgenologisch immer nur ein Teil, und zwar der schattengebende harte Kern einer unkovertebralen Vorwölbung, darstellt. Der knöcherne Kern ist oft noch von einer derben bindegewebigen Schicht umgeben, die aus Resten des Anulus fibrosus und der Längsbänder besteht und sich röntgenologisch nicht darstellt. Somit sind Bedrängungen der Nervenwurzel im Foramen intervertebrale durch Appositionen am Processus uncinatus möglich, ohne daß sie sich im Röntgenbild darstellen.

Umgekehrt findet man, vor allem bei älteren Leuten, häufig ausgedehnte Osteophyten an den Processus uncinati mit weitgehender Einengung der Foramina intervertebralia ohne jegliche Beschwerden.

Enengungen des Zwischenwirbellochs im Bereich der HWS sind vor allem dann klinisch bedeutungsvoll, wenn sie rasch entstehen, ohne Nerven und Gefäßen eine Adaptationsmöglichkeit zu lassen. Rasche Lumenänderungen ergeben sich z. B. bei Lockerungen im Bewegungssegment mit ständiger Positionsänderung der Wirbel gegeneinander.

CT und MRI bieten gute Möglichkeiten, einen zervikalen Bandscheibenvorfall darzustellen. Eine Myelographie muß man nur selten ergänzend durchführen, um zur Diskussion stehende neurologische Erkrankungen auszuschließen (Abb. 9.**12**, 9.**13**).

Die zervikale Computertomographie läßt sich methodenbedingt nur auf ausgewählte Segmente anwenden. Sie gibt vor allem Aufschluß über die Weite des Wirbelkanals sowie über die osteophytären Reaktionen an den Processus uncinati. Zusätzliche Kontrastmittelgabe erlaubt Aussagen über die Nervenwurzeltaschen.

Die MRI bietet eine Darstellung sämtlicher Halssegmente, vor allem der Bandscheiben. Bandscheibenprotrusionen sieht man in den Seitenaufnahmen besonders gut. Man muß allerdings vor Überbewertungen warnen.

Das MRI zeigt den Bandscheibenvorfall größer, als er tatsächlich ist.

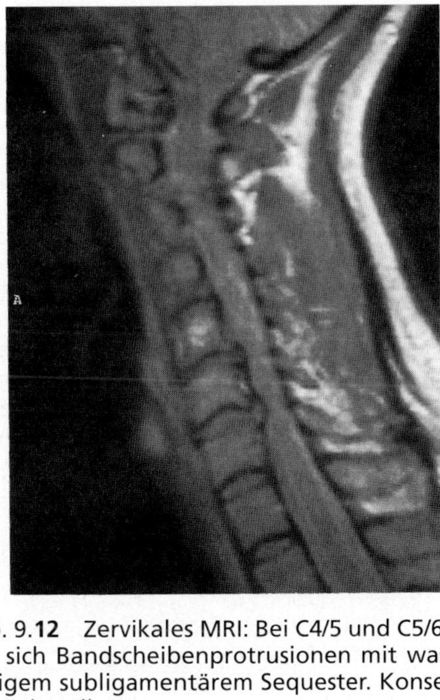

Abb. 9.**12** Zervikales MRI: Bei C4/5 und C5/6 finden sich Bandscheibenprotrusionen mit wasserhaltigem subligamentärem Sequester. Konservative Behandlung

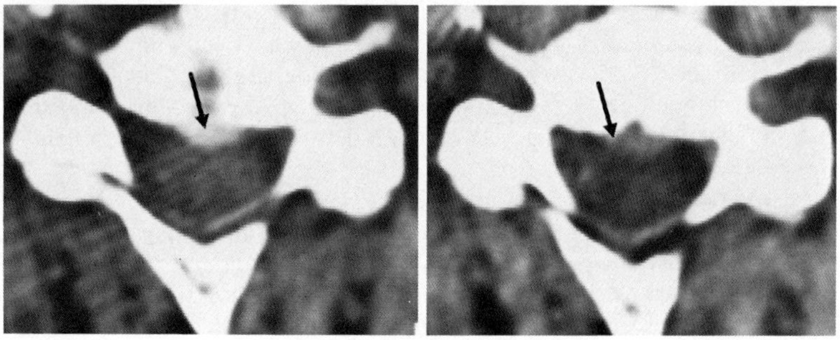

Abb. 9.**13** CT der HWS. Im Segment C4/5 findet sich eine mediane breitbasige Bandscheibenprotrusion, welche in der Mittellinie die Dura etwas eindellt (Pfeil). Konservative Behandlung

Elektromyogramm (EMG)

Technik. Ein wichtiges Hilfsmittel zur Objektivierung zervikaler Wurzelreizerscheinungen ist die Elektromyographie. Dabei werden die Aktionsströme des Muskels von der Haut oder durch Nadelelektroden direkt vom Muskel abgeleitet, verstärkt und als Kurve aufgezeichnet. Man gewinnt damit eine Aussage über den Zustand der Muskulatur und der die Muskulatur erregenden Nerven, oft noch bevor klinische Zeichen wie Paresen und Atrophien in Erscheinung treten.

Muskelaktionspotentiale werden mit zwei oder mehr konzentrischen Nadelelektroden, die etwa 1 cm voneinander entfernt im Querabstand der Faserrichtung eingeführt werden, abgeleitet. Um sich ein repräsentatives Bild über die Funktion des Muskels zu machen, ist es notwendig, in verschiedenen Tiefen und von verschiedenen Einstichstellen aus abzuleiten.

Indikation. Da bei einem Nervenwurzelkompressionssyndrom neben segmentalen Schmerzen und Parästhesien auch motorische Störungen in bestimmten Muskeln (sog. Kennmuskeln) vorliegen, ist es möglich, mit dem EMG Rückschlüsse auf das betroffene Segment zu ziehen, was z. B. wichtig für die Operation und die zervikale Wurzelblockade ist. Hieraus ergeben sich auch entscheidende differentialdiagnostische Hinweise. Bei den meisten zervikalen Bandscheibensyndromen dürfte sich das EMG jedoch erübrigen, wenn die Diagnose aus der typischen Anamnese und dem klinischen Untersuchungsbefund gesichert ist und keine speziellen therapeutischen Maßnahmen, wie Wurzelblockaden oder Operationen, vorgesehen sind. *Die übliche konservative Therapie ist nicht segmentbezogen.*
Da Diskographie und Distensionstest nur im Rahmen der Vorbereitung zur Operation durchgeführt werden, sind diese diagnostischen Maßnahmen im Operationskapitel mit aufgeführt.

Allgemeine Differentialdiagnose

Durch die Vielfalt der Symptome, die im Rahmen eines Zervikalsyndroms auftreten können, gibt es zahlreiche Erkrankungen, die in die differentialdiagnostischen Erwägungen mit einbezogen werden müssen. Jede Erscheinungsform eines bandscheibenbedingten HWS-Syndroms ist gegenüber ähnlichen Krankheitsbildern anderer Genese abzugrenzen. Ein zervikales Syndrom darf erst dann diagnostiziert werden, wenn alle anderen Möglichkeiten ausgeschlossen wurden.

Die Diagnose eines Zervikalsyndroms sollte per exclusionem gestellt werden.

Die große Häufigkeit bandscheibenbedingter Erkrankungen darf nicht dazu verführen, bei Schulter-Nacken-Beschwerden nach kurzer orientierender klinischer Untersuchung die Diagnose Zervikalsyndrom zu stellen und gleich mit der Therapie zu beginnen. Massagen, Extensionen und manuelle Therapie können bei einer Wirbelmetastase oder Spondylitis unangenehme Folgen haben. Auf der anderen Seite sollte man die Primärdiagnostik nicht allzu kostenaufwendig gestalten. Neben der eingehenden klinischen Untersuchung einschließlich eines neurologischen Status sind Blutsenkungsgeschwindigkeit und Röntgenübersichtsaufnahmen der HWS zunächst völlig ausreichend. Entscheidende Hinweise für ein bandscheibenbedingtes HWS-Syndrom ergeben sich aus dem plötzlichen Beginn und der Positionsabhängigkeit der Beschwerden. Auch das Alter des Patienten ist wichtig (s. Häufigkeitskurven, Abb. 9.**1**, S. 71). Abweichende Befunde sollten zu **weiteren Untersuchungen** Anlaß geben:

- schleichender Beginn,
- anhaltende, durch Haltungsänderung wenig beeinflußbare Schmerzen,

- hohes Lebensalter,
- erhöhte Blutsenkungsgeschwindigkeit,
- Knochendestruktionen im Röntgenbild,
- erhöhte Temperaturen,
- Blutbildveränderungen.

Bei unklaren neurologischen Symptomen sind speziellere Untersuchungen wie zervikale Myelographie, CT, MRI, EMG und elektrosensible Diagnostik auszuschließen.

Lokales Zervikalsyndrom

Ätiologie und Symptome

Definition: Unter einem lokalen Zervikalsyndrom versteht man alle klinischen Erscheinungen, welche direkt oder indirekt von degenerativen und funktionellen Störungen zervikaler Bewegungssegmente ausgehen und in ihrer Symptomatik auf die Halsregion beschränkt bleiben.

Es handelt sich um Beschwerdebilder, die allein durch positionsabhängige Schulter-Nacken-Schmerzen, Muskelverspannungen und Bewegungseinschränkungen der HWS charakterisiert sind (Tab. 9.**2**).

Ausgangspunkt der Beschwerden sind degenerative und posttraumatische Veränderungen der zervikalen Bewegungssegmente mit **mechanischer Irritation** des hinteren Längsbandes, der Wirbelgelenkkapseln und des Wirbelperiosts. Es sind vorwiegend sensible Fasern der Rr. meningeus und dorsalis betroffen. Je nach Intensität und Dauer der Beschwerden unterscheidet man akute und chronische Krankheitsbilder. Die von den Wirbelgelenkkapseln ausgehenden Beschwerden werden analog zur Lendenwirbelsäule als **zervikales Facettensyndrom** bezeichnet, sofern sie sich z. B. durch lokale Injektion identifizieren lassen.

Lokale Zervikalsyndrome sind unter den bandscheibenbedingten Beschwerden der HWS am häufigsten. Eine genaue statistische Erfassung ist nicht möglich, weil die meisten Patienten wegen der Geringfügigkeit der Beschwerden nicht zum Arzt gehen. Die Schmerzen verschwinden zudem oft von selbst und zeigen eine gute Ansprechbarkeit auf bewährte Hausmittel, wie Wärmeanwendungen aller Art.

Im Vordergrund eines lokalen Zervikalsyndroms steht die **Tonuserhöhung der Schulter-Nacken-Muskulatur,** die als unangenehm und schmerzhaft empfunden wird. Diese Muskeln werden von den Rr. dorsales der zervikalen Spinalnerven versorgt. Eine genaue segmentale Einordnung der Symptome wie bei der Reizung des R. ventralis ist jedoch nicht möglich, da jeder einzelne Muskel von dorsalen Ästen mehrerer Segmente gleichzeitig versorgt wird. Die Symptome eines lokalen Zervikalsyndroms können akut einsetzen, etwa durch eine abrupte Drehbewegung des Kopfes, oder auch schleichend ohne besondere Ursachen. Häufig werden Unterkühlung und Zuglufteinwirkung in der Anamnese angegeben. Längeres Sitzen in vornübergeneigter Haltung mit kyphotischer Einstellung der HWS, wie z. B. bei Schreibmaschinenschreiben, Lesen, Schreibtischarbeit, wirkt auch oft schmerzauslösend. Hier kommen allerdings diskogene Beschwerden und Muskelinsuffizienzerscheinungen zusammen.

Bei der Untersuchung kann der Patient seine Schmerzausgangspunkte ziemlich genau lokalisieren. Sie liegen im Versorgungsgebiet der Rr. dorsales *am oberen Trapeziusrand* vom Okziput bis zum Akromioklavikulargelenk, wenn die kranialen Segmente der HWS betroffen sind.

Bei einer Irritation der unteren zervikalen Bewegungssegmente werden Schmerzen zwischen den Schulterblättern angegeben.

Druckempfindlich sind dann die Mm. rhomboidei, levator scapulae, subscapularis.

Neben den typischen Schmerzpunkten findet sich ein mehr oder weniger ausgeprägter Hartspann der gesamten Schulter-Nacken-Muskulatur mit Bewegungseinschränkung der HWS. Die Schmerzen können über die Schulter in das dorsolaterale Schmerzfeld des Oberarmes ausstrahlen. Da die Beschwerden nur proximale Armabschnitte betreffen und sich segmental nicht einordnen lassen, werden sie auch als pseudoradikuläre Brachialgie bezeichnet. Bei der Diskographie bzw. beim Distensionstest (S. 128) lassen sich häufig solche Schmerzausstrahlungen auslösen.

Eine Sonderform des lokalen Zervikalsyndroms stellt die **Okzipitalisneuralgie** dar. Es handelt sich um ein lokales Geschehen in der Nacken-Hinterhaupt-Region mit Irritation des N. occipitalis major, der in der Höhe der Protuberantia occipitalis externa unter die Haut zieht und dort als schmerzempfindlicher Druckpunkt nachweisbar ist. Dort finden sich auch die Druckpunkte bei Insertionstendinosen des oberen Trapeziusansatzes.

Lokale zervikale Bandscheibensyndrome zeigen

Tabelle 9.2 Leitsymptome des lokalen Zervikalsyndroms

Positionsabhängige Schulter-Nacken-Schmerzen
Bewegungseinschränkung der HWS
Verspannungen der Nacken-Schultergürtel-Muskulatur

einen chronisch-rezidivierenden Verlauf. Beschwerdefreie Intervalle, die manchmal monate- oder jahrelang anhalten, wechseln mit stärksten Krankheitserscheinungen ab. Die Patienten kennen oft „ihre" schmerzauslösenden Momente (Unterkühlung, Haltungskonstanz in ungünstiger Position) und versuchen, diese zu vermeiden.

Differentialdiagnose

Geschwülste und Entzündungen können, je nach Sitz und Ausdehnung, klinische Erscheinungsformen eines lokalen Zervikalsyndroms hervorrufen. Neben den relativ seltenen primären Tumoren im Halsabschnitt des Zentralnervensystems, wie Neurinomen der Spinalnervenwurzeln und spinalen Meningeomen, kommen an der HWS vor allem **Karzinommetastasen** vor. Der Primärtumor sitzt meistens in Bronchien, Mamma, Schilddrüse oder Niere. Hinweise für ein Tumorgeschehen ergeben sich aus dem schleichenden Beginn der Krankheitserscheinungen, beschleunigter Blutsenkungsgeschwindigkeit, Destruktionen in den Röntgenübersichtsaufnahmen und dem schlechten Allgemeinzustand (Gewichtsabnahme). Auch handelt es sich in der Regel um ältere Patienten. Die weiterführende Diagnostik erstreckt sich auf Schichtaufnahmen der HWS, Szintigraphie, weitere Laboruntersuchungen und vor allem auf die Suche nach dem Primärtumor.

Eine Entzündung (**Spondylitis**) macht sich durch eine Erhöhung der Blutsenkungsgeschwindigkeit und erhöhte Temperaturen bemerkbar. Die Erniedrigung des Zwischenwirbelabschnitts bei der Diszitis kann anfangs mit einer Chondrosis intervertebralis verwechselt werden. Die Halswirbelsäule ist beim Rheuma häufig in das Krankheitsgeschehen mit der rheumatischen Zervikalarthritis einbezogen (1359).

Auch muß man bei allen Wirbelsäulenerkrankungen immer einen **Morbus Bechterew** ausschließen (Atembreite, Schobersche Distanz). Wenn ausreichender Verdacht besteht, sind Röntgenaufnahmen der Kreuzbein-Darmbein-Gelenke gerechtfertigt, auch ohne daß dort Beschwerden angegeben werden.

Beim **sternalen Syndrom** handelt es sich nach Brügger (144) um Beschwerden, die vom Sternum bzw. Sternoklavikulargelenk ausgehen und zu reflektorischen Schmerzen der Muskulatur des Schultergürtels und des Nackens führen. Sternale Überlastungsschmerzen treten vorwiegend nach längerem Sitzen in vornübergeneigter Haltung auf, in der das Kopf- und Schultergürtelgewicht mittels Schlüsselbein und Rippen auf das Sternum übertragen wird. Von den Gefügestörungen der HWS müssen weiterhin die **Tendopathien** *an den Dorn- und Querfortsätzen* abgegrenzt werden. Bei der Untersuchung lassen sich hier isolierte Druckschmerzen mit Ausstrahlungen auslösen bzw. durch Anspannung der Muskulatur verstärken. Durch probatorische Infiltration mit einem Lokalanästhetikum läßt sich die Diagnose sichern.

Akuter Schiefhals (Tortikollis)

Ätiologie und Symptome

Der akute Schiefhals (Tortikollis) stellt eine Sonderform des lokalen Zervikalsyndroms dar, bei der Fehlhaltung und Bewegungseinschränkung der HWS im Vordergrund stehen.

Er kommt in erster Linie bei Kindern und Jugendlichen vor und ist eine *Frühform diskogener Erkrankungen der HWS*. Über die Ursachen herrscht jedoch noch keine absolute Klarheit.

Da ein akuter Schiefhals vorwiegend bei Jugendlichen und jüngeren Erwachsenen auftritt, ist er offensichtlich an eine bestimmte biomechanische Situation im Bewegungssegment gebunden, die man nur in diesem Lebensalter findet. Dazu gehört das Auftreten von Horizontalspalten und eine außerordentliche Mobilität des zentral gelegenen Bandscheibengewebes bei bereits nachlassender Widerstandskraft des Anulus fibrosus. Intradiskale Massenverschiebungen führen, ähnlich wie bei einer akuten Lumbago, zur Irritation der sensiblen Fasern des R. meningeus im hinteren Längsband. Muskuläre und arthrogene Symptome sind sekundär. Durch die reflektorische entlastende Schiefhaltung stellen sich die Wirbelgelenkfacetten in eine extreme Position ein. Zur Aufrechterhaltung dieser Stellung ist eine Dauerkontraktur der Schulter-Nacken-Muskeln erforderlich.

Anamnestisch finden sich uncharakteristische Angaben. Mitunter sind bei Kindern Drehbewegungen der HWS unter Belastung vorausgegangen, wie sie z. B. beim Herumtoben (Kopfstand) häufig vorkommen.

Manchmal entwickelt sich ein akuter Schiefhals morgens beim Aufstehen, wenn der Patient verdreht im Bett gelegen hat; oft ist die Anamnese leer.

Bei der Inspektion imponiert eine **groteske Schiefstellung des Kopfes** (Abb. 9.**14**). Palpatorisch findet sich eine einseitig betonte Anspannung der Schulter-Nacken-Muskulatur. Mit dem Schief-

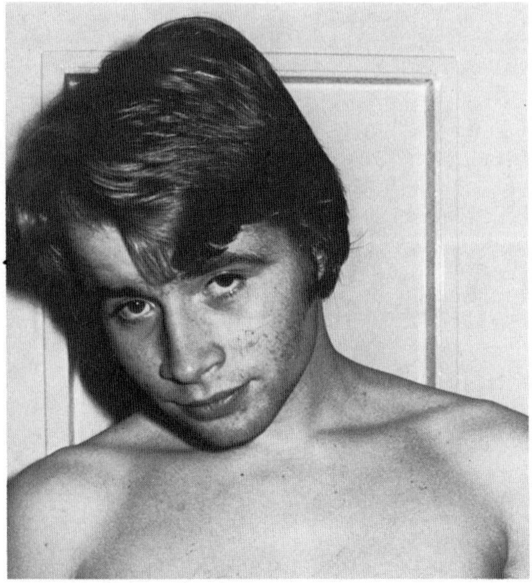

Abb. 9.**14** Akuter Schiefhals. Neben der Seitneigung und der Rotation besteht eine deutliche Vorneigung

hals wird, vergleichbar mit der ischiatischen Fehlhaltung, reflektorisch eine Schonhaltung eingenommen, die eine Weiterverlagerung der intradiskalen Massenverschiebungen verhindern und den Druck auf die Nervenfasern reduzieren soll. Alle übrigen Bewegungsausschläge, insbesondere zur Mittelstellung und gegenüberliegenden Seite hin, sind fast vollständig aufgehoben. Die HWS ist aus der Fehlhaltung heraus nur geringgradig und als kompakte Einheit bewegbar. Schmerzen sind, vor allem bei Kindern und Jugendlichen, kaum vorhanden. Neurologische Ausfallserscheinungen fehlen. Das Röntgenbild, das wegen der Fehlhaltung oft schwer zu interpretieren ist, zeigt keinen pathologischen Befund.
Entscheidende **diagnostische Hinweise** ergeben sich aus plötzlichem Beginn, fixierter Fehlhaltung des Kopfes und Besserung der Symptome durch Extension in Richtung Schonhaltung (Tab. 9.**3**).

Der akute Schiefhals ist vor allem bei Kindern und Jugendlichen durch seinen stets gutartigen Verlauf gekennzeichnet.

Tabelle 9.**3** Leitsymptome beim akuten Schiefhals

Plötzlicher Beginn
Fixierte Fehlhaltung
Besserung unter Traktion

Unter der Therapie kommt es rasch zur Beseitigung der Fehlhaltung. Beim Erwachsenen kann sich aus der intradiskalen Massenverschiebung ein zervikaler Diskusprolaps entwickeln, der dann mit radikulären oder medullären Symptomen einhergeht.

Differentialdiagnose beim Schiefhals

Wenn sich ein Trauma in der Anamnese findet, müssen in erster Linie **Knochenverletzungen** und **Subluxationen** der HWS ausgeschlossen werden. Dem dienen a.-p. und seitliche Übersichtsaufnahme der HWS, eine Spezialaufnahme des Dens bei geöffnetem Mund und in Zweifelsfällen Schichtaufnahmen.
Allmählich entstehende permanente Schiefhaltungen des Kopfes, wie beim muskulären, ossären oder okulären Schiefhals, bereiten im allgemeinen keine differentialdiagnostischen Schwierigkeiten. Sie gehen auch mit einer Gesichtsasymmetrie einher. Eine plötzlich einsetzende Schiefstellung des Kopfes wie beim Tortikollis kann auch andere Ursachen haben. Der Begriff ist auch ungenau und bezeichnet lediglich ein Symptom. Die Verdrehung des Kopfes kann als **Torticollis spasticus** infolge tonisch-klonischer Krämpfe der Mm. sternocleidomastoidei und der tiefen Halsmuskeln meistens als extrapyramidale Hyperkinese im Zusammenhang mit einer Encephalitis epidemica auftreten. Hinter dem sog. **psychogenen Schiefhals** steckt häufig ein bandscheibenbedingtes Syndrom. Früher wurde der bandscheibenbedingte Schiefhals vielfach als psychogen bezeichnet, da man die Ursache nicht kannte und objektivierbare klinische Symptome fehlten.

Zervikobrachiales Syndrom

Ätiologie und Überblick über die Symptome

Definition: Unter einem zervikobrachialen Syndrom versteht man ein Zervikalsyndrom, welches mit Ausstrahlungen in den Arm einhergeht.

Bandscheibenbedingte Brachialgien gehen von den Bewegungssegmenten C5–C7 aus. Man bezeichnete sie deswegen früher auch als „unteres Zervikalsyndrom". Charakteristisch für das zervikobrachiale Syndrom sind von der HWS ausstrahlende Schmerzen und Sensibilitätsstörungen der oberen Extremität, die sich mehr oder weniger klar segmental einordnen lassen. Daneben bestehen meistens die Symptome eines lokalen Zervikalsyndroms. Unter Segment versteht man in diesem Zusammenhang das Einflußgebiet des R. ventralis des Spinalnervs. Bei seiner Reizung können sich Erscheinungen sowohl im betreffenden Dermatom als auch im Myotom mit Muskelinnervationsstörungen ergeben. Deswegen könnte man das zervikobrachiale Syndrom auch als R.-ventralis-Syndrom bezeichnen.

Die **Topik** der Myotome und der Dermatome weicht an vielen Stellen stark voneinander ab. Besonders auffällig ist die Verschiebung bei den zervikalen Wurzeln. Große Teile der am oberen Rumpf befindlichen Muskeln gehören ausschließlich zervikalen Myotomen an und sind beim zervikalen Syndrom mehr oder weniger mit betroffen. Dazu gehören: M. rhomboideus, M. supra- und infraspinatus, M. deltoideus, M. serratus anterior und M. latissimus dorsi. Die häufig vom Patienten geklagten Schmerzen zwischen den Schulterblättern gehen von den Rr. dorsales der unteren zervikalen Bewegungssegmente aus.
Unsere Reihenuntersuchungen von Patienten mit zervikobrachialen Syndromen, die sich in ambulanter fachorthopädischer Behandlung befanden, zeigten, daß objektivierbare neurologische Symptome nur in 43% der Fälle nachzuweisen sind (838).

Je nachdem welcher Teil des ventralen Astes stärker betroffen ist, entstehen Schmerzen, Sensibilitätsstörungen oder motorische Ausfälle. In der Initialphase handelt es sich noch um eine Mischsymptomatik mit Nackenschmerzen und Fehlhaltung.

Im Vordergrund stehen Schmerzausstrahlungen entlang dem Dermatomstreifen, die mitunter in diesem Bereich auch von Sensibilitätsstörungen begleitet sind.

Nachweisbare *hyperästhetische Zonen* finden sich nur in einem kleinen Teil der Fälle und stellen sich erst bei länger dauernder bzw. massiver Kompression ein. Ob es im Zusammenhang mit einer diskogenen Wurzelsymptomatik auch zu einer dermatombezogenen gesteigerten Empfindlichkeit, insbesondere für Berührungsreize *(Hyperästhesie),* kommen kann, ist fraglich. Aus der Praxis kennt man jedenfalls einige Patienten mit diskogenem Wurzelreizsyndrom, die eine Überempfindlichkeit der betroffenen Hautareale angeben.

Bei einem zervikobrachialen Syndrom empfinden die Patienten häufig ein Gefühl der Spannung und Schwellung in der Hand, ohne daß diese Zustände objektivierbar sind.

Es findet sich allenfalls eine Akrozyanose mit feuchten, kalten Händen, die auf eine Beteiligung sympathischer Elemente hinweist. Im Rahmen eines zervikobrachialen Syndroms kann auch eine Bewegungseinschränkung der Schulter entstehen, die nicht mit der Periarthropathia humeroscapularis verwechselt werden darf.

Ein ursächlicher Zusammenhang der Periarthropathia humeroscapularis und der Epicondylitis radialis humeri mit dem Zervikalsyndrom besteht trotz eines scheinbar häufigen gemeinsamen Vorkommens nicht, denn diese Krankheitsgeschehen stellen lokale degenerative Prozesse in der Rotatorenmanschette bzw. im Ansatz der Sehne des M. extensor carpi radialis dar. Es handelt sich hier um eigenständige Krankheiten. Eine zervikale Schultersteife kommt auf grundsätzlich andere Weise zustande: Schultergürtel und Schultergelenk sind in die Fehlhaltung beim Zervikalsyndrom mit einbezogen. Die Schulter der erkrankten Seite steht immer etwas höher. Der Kranke bemüht sich, die Schulter so wenig wie möglich zu bewegen, und hält den Arm in der entlastenden Adduktionsstellung. Wenn dies bei einer chronischen Zervikobrachialgie längere Zeit geschieht, entsteht – ähnlich wie im zu lange getragenen Desaultschen Verband – eine Schultersteife.

Muskelatrophien sind beim zervikobrachialen Syndrom selten und können manchmal scheinbar isoliert auftreten. In der Anamnese findet sich dann, wenigstens zu Beginn, ein in den Arm ausstrahlender Schmerz.

Das zervikobrachiale Syndrom wird durch einen (weichen) Diskusprolaps oder durch eine (harte) knöcherne Konstriktion am Processus uncinatus hervorgerufen.

Tabelle 9.**4** Unterschiedliche Symptomatik bei weicher und harter Wurzelkompression im Bereich der HWS

	Zervikobrachialgie durch Diskusprotrusion (weiche Vorwölbung)	Zervikobrachialgie durch unkovertebrale Osteophyten (harte Vorwölbung)
Alter	30–45	50–65
Beginn	plötzlich	allmählich
Führendes Symptom	Fehlhaltung	Brachialgie
Röntgen	Streckstellung	unkovertebrale Osteophyten
Verlauf	akut	chronisch
Therapeutische Ansprechbarkeit auf konservative Mittel	gut	schlecht

Beide unterscheiden sich durch Symptomatik und Verlauf (Tab. 9. **4**). Gemeinsam ist die dermatombezogene Zervikobrachialgie.

Brachialgie durch weiche Diskusprotrusion

Zervikale Diskusprotrusionen oder -prolapse mit der sog. „weichen" Nervenwurzelkompression sind im Vergleich zum lumbalen Bandscheibenvorfall selten.

Die zervikale Diskusprotrusion liegt dorsolateral und führt zu einer Wurzelkompression mit Schmerzen, Fehlhaltung und neurologischen Ausfällen. Sie ist auf Verlagerungen von Bandscheibengewebe zurückzuführen, die über das Niveau des Anulus fibrosus hinausgehen und diesen unter Umständen sogar perforieren. In diesen Fällen handelt es sich dann um einen der seltenen *zervikalen Diskusprolapse*. Quellkraft und Verlagerungstendenz des Bandscheibengewebes sind nur bei Jugendlichen und jungen Erwachsenen vorhanden. Deswegen treten zervikale Diskusprotrusionen und -prolapse viel früher auf als Kompressionssyndrome durch unkovertebrale Osteophyten. Prädilektionsalter für die zervikale Diskusprotrusion bzw. den -prolaps ist das 30.–45. Lebensjahr.

Die Symptome setzen akut ein und sind neben der dermatombezogenen Brachialgie vor allem durch eine starke Fehlhaltung des Kopfes gekennzeichnet, die immer mit einer kyphotischen Einstellung der HWS einhergeht.

Motorische Störungen und Muskelatrophien treten erst später auf. Durch Husten und Niesen wird der Schmerz verstärkt. Im Röntgenbild ist, bis auf eine Streckstellung der HWS oberhalb der lädierten Bandscheibe (Güntzsches Zeichen), kein pathologischer Befund zu erheben. Unkovertebrale Veränderungen fehlen, da es sich meistens um jüngere Patienten handelt. Auf Kontrollaufnahmen sieht man eventuell später eine Sinterung der betroffenen Bandscheibe (Abb. 9.**15**).

Eine Spondylose und eine Osteochondrose stellen sich eventuell erst nach Jahren als Dokument der durchgemachten Bandscheibenlockerung ein. Der zervikale Diskusprolaps läßt sich auch im Myelogramm, CT und MRI darstellen. Diese Untersuchungen sollten aber erst dann durchgeführt werden, wenn eine operative Behandlung in Frage kommt.

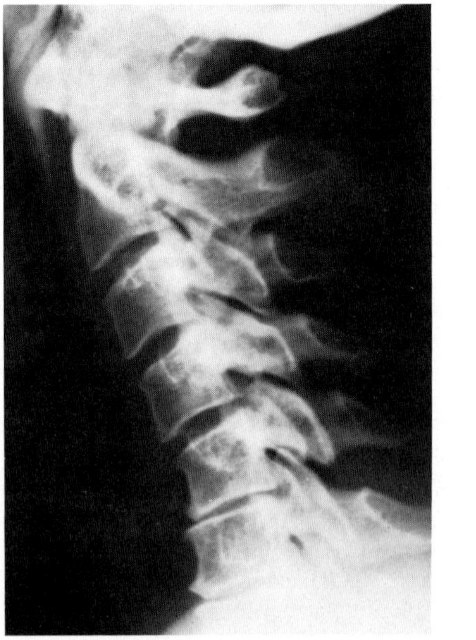

Abb. 9.**15** Seitliche HWS-Aufnahme eines 34jährigen Patienten 1 Jahr nach Diskusprolaps C5/C6. Der Bandscheibenraum ist bis auf einen schmalen Spalt zusammengesintert

Brachialgie durch Exostosen am Processus uncinatus

Wurzelreizerscheinungen, welche durch osteophytäre Reaktionen an den Processus uncinati verursacht werden, sind an der HWS wesentlich häufiger als prolaps- bzw. protrusionsbedingte Krankheitszustände. Die knöchernen Ausziehungen entstehen allmählich und erreichen gewöhnlich erst nach dem 50. Lebensjahr solche Ausmaße, daß sie die Nervenwurzeln bedrängen können. Wenn der Reserveraum im Foramen intervertebrale ausreicht und die altersbedingte Fibrosierung der Bandscheiben keine allzu großen Bewegungsexkursionen der HWS erlaubt, treten überhaupt keine Beschwerden auf.

Klinische Bedeutung erlangt die Kombination: Segmentlockerung und unkovertebraler Osteophyt.

Hieraus ergibt sich auch der therapeutische Ansatz. Es genügt, eine dieser Komponenten auszuschalten, um Beschwerdebesserung zu erzielen.
Die Symptome eines zervikobrachialen Syndroms durch knöcherne Bedrängung der Nervenwurzel setzen allmählich ein und werden durch eine positionsabhängige, dermatombezogene Brachialgie bestimmt. Die Fehlhaltung und die übrigen Zeichen des lokalen Zervikalsyndroms sind nicht so stark ausgeprägt wie bei der „weichen" Protrusion. Charakteristisch ist der nächtliche Schmerz, der mit Ameisenkribbeln und Taubheitsgefühl im Dermatom einhergeht **(Brachialgia paraesthetica nocturna).** Im Röntgenbild sieht man auf den Schrägaufnahmen in das Lumen des Foramen intervertebrale ragende Ausziehungen an den Processus uncinati (Abb. 9.**11**). Obwohl nur ein Segment einseitig klinisch in Erscheinung tritt, finden sich die unkovertebralen Veränderungen in gleicher Ausprägung oft doppelseitig und in mehreren Etagen, so daß zusätzliche Faktoren, wie z. B. die Segmentlockerung, als Krankheitsauslöser angenommen werden müssen.
Mitbestimmend für die Symptomatik ist außerdem die Wachstumsrichtung des Osteophyten. *Posterolateral wird die Nervenwurzel, lateral die A. vertebralis bedrängt* (Abb. 9.**7**). Kombinationssyndrome sind häufig.
Im ersteren Fall stehen radikuläre, im letzteren neurovaskuläre Symptome als zervikozephales Syndrom im Vordergrund (Tab. 9.**4**).
Häufig treten Brachialgien und Zirkulationsstörungen der A. vertebralis gemeinsam auf.

Zervikobrachialgien durch unkovertebrale Osteophyten zeigen einen chronisch-rezidivierenden Verlauf. Durch äußere Einwirkungen (Schleudertrauma), Haltungskonstanz in ungünstiger Stellung (Schreibtischarbeit, Fernsehen) kann das Syndrom aktualisiert werden. Beschwerdefreie Intervalle, die oft monate- oder jahrelang anhalten, wechseln mit Phasen stärkster Schmerzen ab.

Erst mit zunehmender Verfestigung der Bewegungssegmente im Alter, wenn der Zusatzfaktor Lockerung wegfällt, lassen die Beschwerden nach, obwohl die knöchernen Ausziehungen an den Processus uncinati unverändert bestehen oder sich sogar noch vergrößern.

Segmentale Syndrome

Anatomische Beziehungen und Segmentidentifikation

Anatomische Beziehungen. Man versteht unter Segment einmal den Zwischenwirbelabschnitt (Bewegungssegment) und zum anderen den Spinalnerv mit seinem Versorgungsgebiet. Das Bewegungssegment wird nach seinen beiden benachbarten Wirbeln benannt, die Spinalnervenwurzelpaare nach dem Rückenmarksegment. Es gibt 7 Halswirbel und 8 zervikale Rückenmarksegmente. Infolge Wachstumsverschiebung liegen Bewegungs- und Rückenmarksegmente nicht immer auf gleicher Höhe (Abb. 9.**16**). Die von kranial nach kaudal zunehmende Verschiebung ist bereits in den unteren zervikalen Segmenten deutlich. Auf die Dornfortsätze bezogen, liegen die Rückenmarksegmente im unteren Halsbereich einen Wirbel höher. Die Spinalnervenwurzeln von C4 an abwärts verlaufen nach kaudal und lateral absteigend zu ihrer Austrittsstelle durch das Foramen intervertebrale. Segmentale Syndrome werden nach der betroffenen Spinalnervenwurzel bezeichnet. Die Zahl kennzeichnet dabei gleichzeitig den unteren Wirbelkörper des lädierten Bewegungssegments. Bei einem C6-Syndrom ist z. B. die Bandscheibe C5/6, beim C7-Syndrom die Bandscheibe C6/7 betroffen. Die Wurzel C8 tritt durch das Foramen intervertebrale C7/Th1.

Wegen ihrer großen Häufigkeit sind die Syndrome der unteren zervikalen Spinalnervenwurzeln am bedeutungsvollsten.

Eine genaue **Identifikation des betroffenen Segmentes** ist für die lokale Therapie bei der dorsalen Nervenwurzelblockade sowie bei der Operation

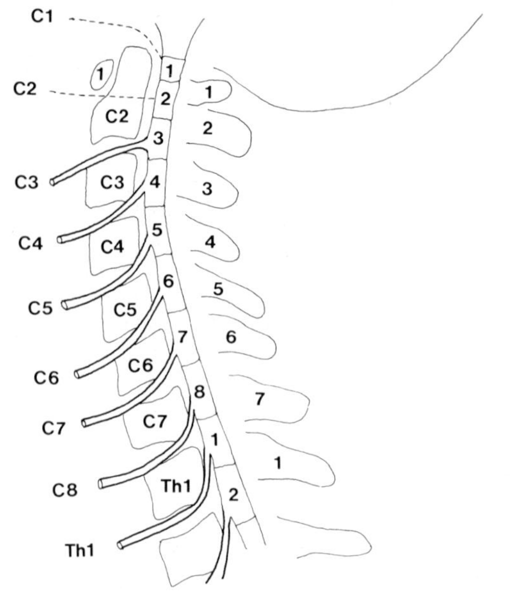

Abb. 9.**16** Bewegungssegmente, Rückenmarksegmente und Spinalnervenwurzeln an der HWS

wichtig. Mit der Diskographie bzw. dem Distensionstest und den zahlreichen operativen Eingriffen beim Zervikalsyndrom war es in den letzten Jahren möglich, rein empirisch die Kenntnisse vom Versorgungsbereich der einzelnen Spinalnervenwurzeln zu ermitteln. Die zervikal bedingten Wurzelreizsyndrome treten meistens monoradikulär auf. Überschneidungen und Mischsymptome können sich bei Anastomosen unter den Spinalnerven, die zum Teil schon innerhalb des Durasackes stattfinden (802), und bei gleichzeitiger Irritation zweier oder mehrerer Nervenwurzeln ergeben. In unserem Krankengut (147, 648) waren 28,4% der zervikobrachialen Syndrome polyradikulär oder aufgrund ihrer Mischsymptomatik segmental nicht genau einzuordnen.

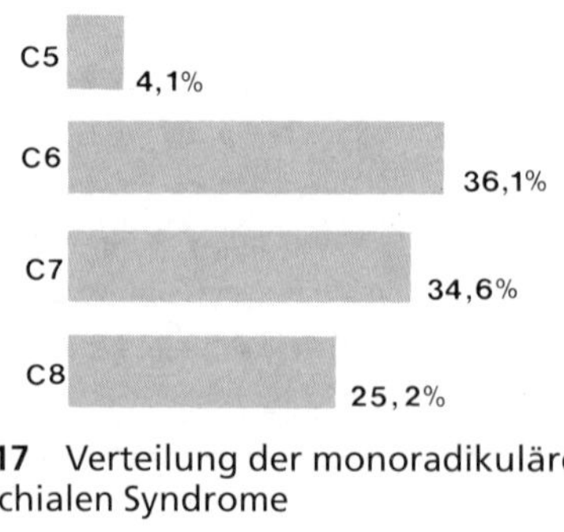

Abb. 9.**17** Verteilung der monoradikulären zervikobrachialen Syndrome

Die Verteilung der monoradikulären Syndrome geht aus Abb. 9.**17** hervor. Am häufigsten waren die Wurzeln C6, C7 und C8 betroffen. Bei den ambulant behandelten Patienten erfolgte die Identifikation in erster Linie anhand klinischer Kriterien. Nur in Ausnahmefällen – wenn eine Operation zur Diskussion stand – wurden ergänzende Untersuchungen wie Elektromyographie CT, MRI und Distensionstest durchgeführt.
Die Dermatome der Wurzelreizsyndrome mit Ausbreitung bis zur Hand zeigen im Ober- und Unterarmbereich Überschneidungen. Allen gemeinsam ist ein dorsolaterales Schmerzband und Parästhesiefeld an Schulter und Oberarm. Am Unterarm liegt das C6-Syndrom mehr auf der radialen und das C8-Syndrom mehr auf der ulnaren Streckseite; das C7-Syndrom befindet sich dazwischen. Zuverlässiger ist die Verteilung an der Hand.
Wurzelreizsyndrome von C3 (Bandscheibe C2/3) und C4 (Bandscheibe C3/4) sind äußerst selten und kommen in unserem Krankengut nicht vor. Unter den zervikalen Diskussyndromen spielen sie nur eine untergeordnete Rolle. Läsionen beider Segmente verursachen Schmerzen und Parästhesien am Hals und im proximalen Schulterbereich. Kennmuskel ist das Zwerchfell. Reflexausfälle oder andere charakteristische Symptome sind nicht bekannt.

C5-Syndrom

Das C5-Syndrom ist mit 4,1% relativ selten und bietet wenig typische Anhaltspunkte für die klinische Diagnostik. Laterales Schmerzfeld an der Schulter bis zum halben Oberarm und motorische sowie reflektorische Störungen des M. biceps brachii kommen auch beim C6-Syndrom vor (Tab. 9.**5**). Schmerzen und Sensibilitätsstörungen an Unterarm und Hand fehlen. Wegen der auf die Schulterregion beschränkten Schmerzen kann ein C5-Syndrom auch mit der Periarthropathia humeroscapularis verwechselt werden (s. unter Differentialdiagnose).

C6-Syndrom

Von der Bandscheibe C5/C6 gehen mit 36,1% die meisten monoradikulären Zervikobrachialsyndrome aus. Das C6-Dermatom erstreckt sich über die Radialseite des Ober- und Unterarmes bis zum Daumenende. Teile des Zeigefingers können mit betroffen sein. Die Abgrenzung ist jedoch nicht so exakt wie bei Läsionen peripherer Nerven. Mitunter stahlt der Schmerz nach vorn in den Thorax. Muskelinnervationsstörungen finden sich im M.

Tabelle 9.**5** Zervikale Wurzelreizsyndrome

Nervenwurzel	Bandscheibe	Peripheres Dermatom	Kennmuskel	Reflexabschwächung
C5	(C4/C5)		Deltoideus	Bizeps
C6	(C5/C6)	Daumen Teil Zeigefinger	Bizeps Brachioradialis	Bizeps Radiusperiost
C7	(C6/C7)	Zeige- und Mittelfinger, Teil Ringfinger	Daumenballen Trizeps Pronator teres	Trizeps
C8	(C7/Th1)	Kleinfinger, Teil Ringfinger	Kleinfingerballen Fingerbeuger Interossei	(Trizeps)

biceps und M. brachioradialis. Der Bizepsreflex ist abgeschwächt oder erloschen (Abb. 9.**18**).
Das Bewegungssegment C5/C6 ist häufig Ausgangspunkt eines Zervikalsyndroms. Wenn die klinische Untersuchung nicht genügend oder nur unsichere Anhaltspunkte für die Segmentlokalisation bietet und eine Operation (ventrale Fusion) in Erwägung gezogen wird, sollte man die Diskographie bzw. den Distensionstest zuerst bei C5/C6 durchführen. Die Bandscheibe C5/C6 ist bei der Diskuspunktion leicht von vorn zu erreichen.

C7-Syndrom

Die C7-Symptomatik steht mit 34,6% in ihrer Häufigkeit an zweiter Stelle. Ihr Dermatom zieht vom gemeinsamen dorsolateralen Schmerzfeld der Schulter und des Oberarmes entlang der mittleren Unterarmstreckseite zum 2. und 3., teilweise zum 4. Finger. Schmerzempfindungen und Parästhesien finden sich auch an der Volarseite der betroffenen Finger.

Als Kennmuskeln gelten M. triceps brachii, M. pronator teres und die Daumenballenmuskulatur, die sich aus den Mm. abductor pollicis brevis, opponens pollicis und flexor pollicis brevis zusammensetzt. Neben einer Minderung der groben Kraft bei der aktiven Unterarmstreckung im Ellenbogengelenk findet sich auch eine Schwäche oder Aufhebung des Trizepsreflexes (Abb. 9.**19**). Auffallend und als einziges Symptom übrigbleibend ist häufig eine Atrophie des Daumenballens.

Die Zugehörigkeit der Daumenballenmuskulatur zur C7-Wurzel wurde durch die Beobachtungen von Mumenthaler u. Schliack (854) bestätigt. Bei Querschnittsläsionen im Segment C8 fanden sie die Daumenballenmuskulatur intakt, während alle anderen kleinen Handmuskeln atrophisch waren. Querschnittsgelähmte mit einer Läsion bei C7 zeigten hingegen stets eine Atrophie aller kleinen Handmuskeln.

Auf der Daumenseite der Hand sind Dermatom (C6) und Kennmuskel (C7) voneinander getrennt.

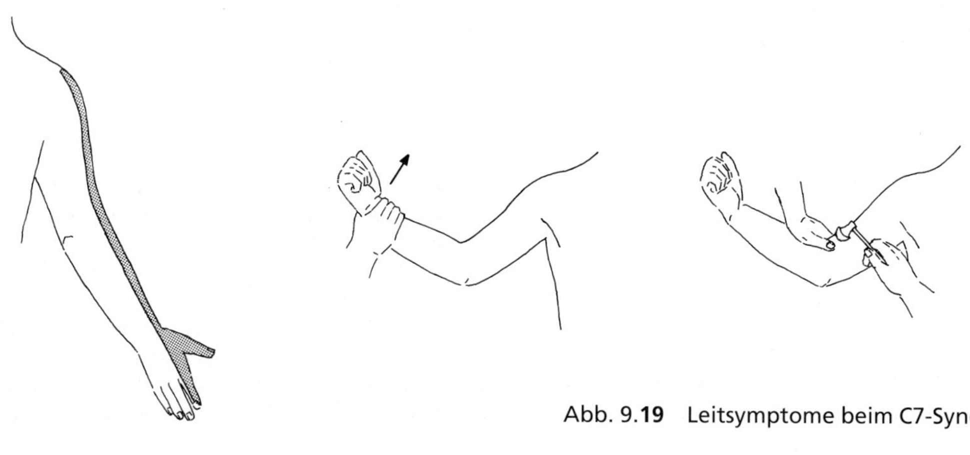

Abb. 9.**19** Leitsymptome beim C7-Syndrom

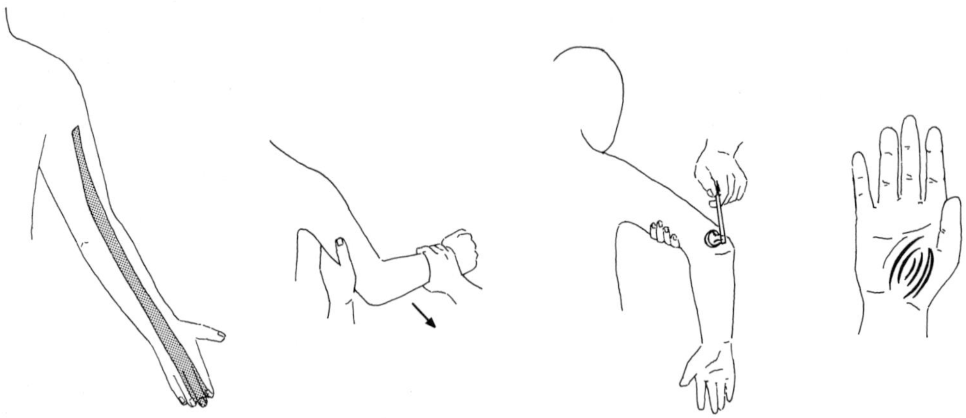

Abb. 9.**18** Leitsymptome beim C6-Syndrom

C8-Syndrom

Schmerzen und Parästhesien finden sich beim C8-Syndrom, das 25,2% aller monoradikulären Syndrome ausmacht, auf der Kleinfingerseite der Hand unter Einschluß des 4. und 5. Fingers. Im Bereich des Ober- und Unterarmes bestehen Überschneidungen mit dem C7-Dermatom.
Motorische Störungen betreffen die Fingerbeuger, die Mm. interossei und vor allem die Muskeln des Kleinfingerballens (Abb. 9.**20**). Hier liegen Dermatom und motorische Störungen auf einer Handseite. Die Atrophie des Hypothenars ist nicht so ausgeprägt wie die am Daumenballen beim C7-Syndrom. Eine Abschwächung des Trizepsreflexes findet sich nicht so häufig und ausgeprägt wie beim C7-Syndrom.

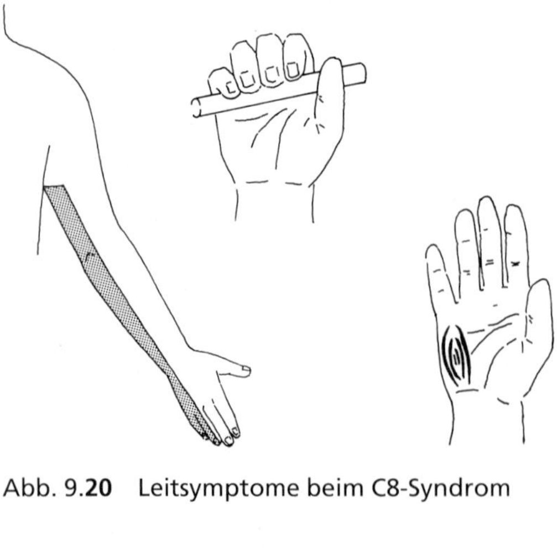

Abb. 9.**20** Leitsymptome beim C8-Syndrom

Differentialdiagnose

Dem zervikobrachialen Syndrom ähnliche Schmerzen und neurologische Störungen können auch bei anderen Erkrankungen auftreten. Verwechslungen ergeben sich immer wieder mit den Kompressionssyndromen des Plexus brachialis und der peripheren Armnerven. Während die bandscheibenbedingten Wurzelreizsyndrome oft mit heftigen Schmerzen einhergehen, entwickeln sich die Läsionen der peripheren Nerven häufig mit allmählich zunehmenden Defektsymptomen ohne besondere Schmerzen. Die **Schweißsekretion** ist beim zervikobrachialen Syndrom im Gegensatz zu den Läsionen peripherer Nerven in der Regel ungestört. In Zweifelsfällen helfen spezielle neurologische Untersuchungsmethoden wie das EMG und die Prüfung der Nervenleitgeschwindigkeit (596) weiter.
Plexus brachialis und A. subclavia können in der Skalenuslücke durch eine Anomalie dieser Muskeln oder eine Halsrippe komprimiert werden **(Skalenussyndrom).** Auch eine Bedrängung des Gefäß-Nerven-Stranges zwischen Klavikula und 1. Rippe ist möglich **(Kostoklavikularsyndrom).** Neben der Brachialgie, die vorwiegend die ulnaren Bezirke von Unterarm und Hand betrifft, finden sich dann auch positionsabhängige Störungen der Blutzirkulation. Bei längerer Dauer entsprechen die neurologischen Ausfälle einer unteren Armplexusparese mit Befall der kleinen Handmuskeln. Nach Mumenthaler (853) wird das Skalenussyndrom viel zu häufig diagnostiziert. Für die klinische Diagnose sollten immer objektive Untersuchungsbefunde gefordert werden. Dazu gehört z. B. das *Adsonsche Manöver:* Der Patient rekli-

niert die HWS unter tiefer Einatmung und rotiert den Kopf zur erkrankten Seite. Wenn hierbei der Radialispuls verschwindet, so spricht dies für eine relative Enge der Skalenuslücke. Mitunter kann man an der Kompressionsstelle auch bei den verschiedenen Arm- und Kopfstellungen Stenosegeräusche auskultieren. Die Symptome eines kostoklavikulären Syndroms intensivieren sich, wenn man beim aufrecht stehenden Patienten die Schulter herunterdrückt.

Beim **Karpaltunnelsyndrom** wird der periphere Teil des N. medianus bei seinem Durchtritt unter dem Retinaculum flexorum (Lig. carpi transversum) im Karpaltunnel komprimiert. Als Ursache kommen rheumatische Entzündungen, Arthrosen oder anlagebedingte Einengungen des Karpaltunnels in Frage. Die typische Symptomatik ist durch Schmerzen, Kribbelgefühle und Schwellungszustände gekennzeichnet, die sich durch Positionsänderung im Handgelenk beeinflussen lassen. Sensibilitätsstörungen finden sich am 1. –3., zum Teil auch am 4. Finger. Die Schmerzen gehen aber oft über das eigentliche Ausbreitungsgebiet des N. medianus hinaus und werden auch proximal von der Druckstelle gefunden. Im weiteren Verlauf eines Karpaltunnelsyndroms können sich eine Abduktionsschwäche des Daumens sowie Atrophie der lateralen Thenarpartie (M. abductor pollicis brevis) entwickeln. Durch Injektion eines Lokalanästhetikums mit Cortison in den Karpaltunnel kann man die Beschwerden vorübergehend beseitigen und damit gleichzeitig auch die Diagnose sichern. Zervikalbedingte Beschwerden in der Hand kann man auf diese Weise nicht beeinflussen.

In gleicher Weise lassen sich auch **andere Läsionen peripherer Nerven** wie z. B. das *Ulnariskompressionssyndrom* von zervikalen Wurzelsyndromen differenzieren.

Da beim Zervikalsyndrom auch die Schulter durch ausstrahlende Schmerzen in das Krankheitsgeschehen miteinbezogen ist – man spricht von Schulter-Nacken-Beschwerden –, müssen die **eigentlichen Schultererkrankungen** differentialdiagnostisch ausgeschlossen werden. Hier kommen in erster Linie die regressiven Veränderungen im subakromialen Nebengelenk in Frage, die das Krankheitsbild einer *Periarthropathia humeroscapularis* hervorrufen. Primär von der Schulter ausgehende Beschwerden, die meistens auf Läsionen der Supra- und Infraspinatussehne zurückzuführen sind, bezeichnet man auch als Supra- bzw. Infraspinatussehnensyndrom bzw. als Subakromial-

Tabelle 9.6 Differentialdiagnose beim Zervikalsyndrom und Periarthritis humeroscapularis (nach E. Müller)

Zervikalsyndrom	Periarthropethia humeroscapularis
1. Leitsymptom: neuralgischer Schmerz; den Wurzelsegmenten folgende Nacken-Schulter-Arm-Schmerzen. Ruheschmerzen, die bei Beanspruchung kaum zunehmen. Bei Extension am Kopf Abnahme des Schmerzes (Glissonscher Test)	1. Leitsymptom: isolierter Schulterschmerz. In Ruhe nur geringe Beschwerden. Starke, auf Schultergelenk und Oberarm beschränkte Schmerzen bei unkontrollierten Bewegungen, selten Ausstrahlungen bis in die Hand
2. Leitsymptom: schlafstörende nächtliche Schmerzattacken	2. Keine tageszeitlichen Schmerzunterschiede, nachts nur Schmerzen, wenn der Patient auf der kranken Schulter liegt
3. Leitsymptom: periphere segmentäre Symptomatik (Hyp- und Parästhesien, Abschwächung von Sehnenreflexen)	3. Fehlende neurologische Symptomatik
4. Evtl. erhebliche Einschränkung der passiven und aktiven Schultergelenkbeweglichkeit	4. Leitsymptom: Abduktionsphänomen. Besonders schmerzhaft: Abduktion und Innenrotation. Wesentlich geringere Beschwerden bei Abduktion und Außenrotation. Passive Beweglichkeit stärker als aktive pos. Impingementzeichen
5. Druckdolenz des zum Segment gehörenden Dornfortsatzes und der Nackenmuskeln der kranken Seite (Myogelosen)	5. Druckdolenz im Schulterbereich (Tuberculum majus oder minus, Sulcus intertubercularis, Zentrum des M. deltoideus)
6. Nicht selten auffällige psychische und vegetative Labilität des Gesamtorganismus	6. Keine auffälligen psychischen und vegetativen Störungen

syndrom. In Tab. 9.**6** sind die entsprechenden Leitsymptome des Zervikalsyndroms und der Periarthropathia humeroscapularis gegenübergestellt.
Wie bereits beschrieben, kann sich eine Periarthropathia humeroscapularis auch im Rahmen eines Zervikalsyndroms entwickeln und so verselbständigen, daß sie schließlich das Krankheitsgeschehen bestimmt. Bewegungseinschränkungen der HWS, Verspannungen der Nackenmuskulatur und Schultersteife treten dann parallel auf und müssen gleichzeitig behandelt werden.
Beim **Pancoastschen Syndrom** gehen Schmerzen und Parästhesien am Arm mit einem Hornerschen Syndrom und einer quadrantenförmig angeordneten Anhidrose einher. Meistens liegt diesem Syndrom ein Lungenspitzentumor zugrunde, der zuerst die der Pleurakuppel am nächsten liegenden medialen Faszikel des Plexus brachialis in Mitleidenschaft zieht. Das dadurch entstehende Schmerzbild kann leicht mit einem C7- oder C8-Syndrom verwechselt werden.
Ein *Zoster* kann sich ausnahmsweise auch einmal an einem Halssegment manifestieren und heftige Zervikobrachialgien hervorrufen. Er bleibt so lange unerkannt und wird als Bandscheibensyndrom behandelt, bis sich die typischen Hauterscheinungen zeigen. Im allgemeinen sollten Anamnese und klinischer Befund zur Diagnose einer Zosterradikulitis oder *Radikulitis nach Zeckenbiß* ausreichen.
Die **Insertionsendopathien** des Armes wie die *Epicondylitis radialis et ulnaris humeri,* die Styloiditis radii et ulnae u. a. erkennt man am typischen lokalen Druckschmerz. Der Spontanschmerz läßt sich durch Anspannen der am betreffenden Knochen inserierenden Muskeln auslösen. So intensiviert sich z. B. durch Dorsalextension im Handgelenk gegen Widerstand der Schmerz bei der Epicondylitis lateralis humeri. Durch probatorische Lokalanästhesie läßt sich die Diagnose sicherstellen.
Hartnäckige segmentale Symptome können in seltenen Fällen auch von einem **Wurzelneurinom** herrühren. Dieses zeigt in Form der Sanduhrgeschwulst eine typische Erweiterung des betroffenen Foramen intervertebrale.

Zervikozephales Syndrom

Ätiologie und Überblick über die Symptome

Definition: Unter einem zervikozephalen Syndrom versteht man ein Zervikalsyndrom, welches mit Kopfschmerzen, Schwindelattacken, mitunter auch mit Hör-, Seh- und Schluckstörungen einhergeht.

Ein große Rolle spielt dabei die A. vertebralis, deswegen auch die Bezeichnung vertebrobasilare Insuffizienz.

Barré beschrieb 1926 ein Syndrom, bestehend aus Schwindelerscheinungen und Hörstörungen, das er auf eine Irritation des hinteren Halssympathikus durch Veränderungen der HWS zurückführte (43). Er nannte es „Syndrome sympathique cervical postérieur". Bärtschi-Rochaix (48) beschrieb in seiner Monographie über die „Migraine cervicale" die Bedeutung der Processus uncinati bei der Entstehung von Kopfschmerzen und Schwindelerscheinungen. Kuhlendahl (708) wies auf die mißverständliche Deutungsmöglichkeit des Terminus „Migraine cervicale" hin und führte den Begriff zervikozephales Syndrom ein. Er machte auch auf die Bedeutung der A. vertebralis aufmerksam.

Das zervikozephale Syndrom wird durch eine Bedrängung der A. vertebralis und des Halssympathikus im Bereich der HWS verursacht. Als Störfaktoren kommen Fehlstellungen der Gelenke am Kopf-Hals-Übergang, Achsenabweichungen der HWS, Verschiebung der Wirbel gegeneinander und Einengung des A.-vertebralis-Kanals durch laterale knöcherne Ausziehungen an den Prozessus uncinati C4–C7 in Frage (Abb. 9.**21**). Meistens handelt es sich um eine Kombination von Ursachen.
Wie bereits beschrieben, besteht eine enge topographische Beziehung zwischen A. vertebralis, Halssympathikus und Unkovertebralregion.

Form- und Funktionsanomalien in diesem Wetterwinkel des zervikalen Bewegungssegmentes stellen den gemeinsamen Störfaktor für die Entstehung von lokalen, segmentalneurologischen und zerebralen Krankheitserscheinungen dar.

Neben den Symptomen des lokalen Zervikalsyndroms können deswegen auch vaskulärbedingte und neurovegetative Krankheitserscheinungen bestehen. Wenn diese das Krankheitsgeschehen bestimmen, spricht man vom zervikozephalen Syndrom. Auch hier gibt es noch weitere Unterteilungen, je nachdem, ob anfallartige Kopfschmerzen (Migraine cervicale), Schluckbeschwerden (pharyngoösophageales Zervikalsyndrom), Schwindelattacken, Flimmerskotome oder Ohrensausen im Vordergrund stehen. Allen gemeinsam ist die Positionsabhängigkeit der Beschwerden.
Die Durchströmungsverhältnisse der A. vertebralis sind schon unter normalen Bedingungen von der Kopfhaltung abhängig. Eine deutliche Strombahnverengung ergibt sich z. B. bei Reklination und Rotation der HWS. Wenn der Reserveraum im knöchernen Kanal der A. vertebralis ohnehin schon durch degenerative Exostosen eingeengt ist, können bei solchen an sich physiologischen Bewegungsabläufen Krankheitserscheinungen auftreten. Wie unsere Durchflußmessungen gezeigt haben, sind die Durchblutungsverhältnisse der A. vertebralis bei leichter Flexion der Halswirbelsäule am günstigsten (s. S. 75).
In Abb. 9.**22** sind die Symptome beim zervikozephalen Syndrom ihrer Häufigkeit nach zusammengestellt.
Die Patienten wurden uns zum Teil konsiliarisch aus anderen Polikliniken (HNO-, Innere, Augenklinik) überwiesen. Bei allen Patienten bestanden mehr oder weniger ausgeprägte **Symptome** eines lokalen Zervikalsyndroms oder einer Zervikobrachialgie. Meistens war es nur eine endgradige Bewegungseinschränkung oder das Ansprechen der

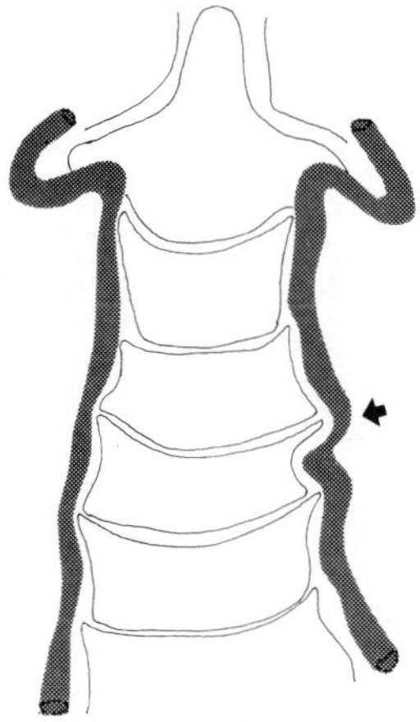

Abb. 9.**21** Bedrängung der A. vertebralis durch seitliche Ausziehungen der Processus uncinati

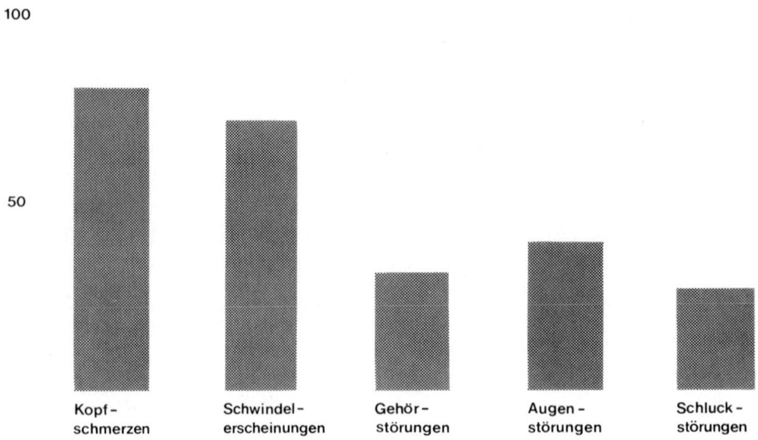

Abb. 9.22 Häufigkeit der einzelnen Symptome beim zervikozephalen Syndrom in Prozent

orthopädischen Therapie (Extension, Halskrawatte), die auf eine zervikale Genese der enzephalen Krankheitserscheinungen hinwiesen. Nach Ausschluß anderer Ursachen wurde schließlich in allen Fällen die Diagnose zervikozephales Syndrom gestellt, die sich durch Verlaufskontrollen bestätigen ließ. Entsprechend den Beobachtungen von Terrache (1199) und Jung u. Mitarb. (602) klagten auch unsere Patienten vor allem über Kopfschmerzen und Schwindelerscheinungen. Nach genauerem Befragen gaben aber auch einige Hör-, Seh- und Schluckstörungen an.

Kopfschmerzen

Führendes Symptom beim zervikozephalen Syndrom sind Kopfschmerzen, die anfallsweise in Abhängigkeit von der Kopfhaltung auftreten bzw. sich verstärken. Die Erscheinungsformen zervikaler Kopfschmerzen sind unterschiedlich (Tab. 9.7). Neben den migräneartigen halbseitigen Kopfschmerzen mit Ausstrahlung bis zur Stirn gibt es den beidseitigen, allerdings seitenbetonten neuralgischen Nacken-Hinterkopf-Schmerz.

Tabelle 9.7 Charakteristika zervikaler Kopfschmerzen

Seitenbetonung
Positionsabhängigkeit
Anfallsweises kurzfristiges Auftreten
Gleichzeitig bestehende Symptome eines lokalen Zervikalsyndroms

Die Kopfschmerzen sind gelegentlich mit Schwindelerscheinungen, subjektiven Sehstörungen und teilweise objektivierbaren Symptomen des N. vestibularis cochlearis sowie des Vestibularapparates verbunden.

Durch bestimmte Kopfbewegungen lassen sich zervikale Kopfschmerzen auslösen, verschlimmern oder auch kupieren.

Deswegen beherrscht die manuelle Medizin hier vielfach die Therapie.
Die Diagnosesicherung eines zervikal bedingten Kopfschmerzes erfolgt nach Ausschluß anderer Kopfschmerzursachen durch probatorische Behandlung mit einer Halskrawatte und paravertebralen Blockaden (S. 122). Eine A.-vertebralis-Angiographie sollte nur diagnostisch unklaren Fällen vorbehalten bleiben.

Eine Sonderform zervikal bedingter Kopfschmerzen ist der sog. Schulkopfschmerz (432): Er wird durch starke Kopfanteflexion bei Übermüdung in späten Schulstunden hervorgerufen. Die Ursache soll in einer Insuffizienz des Lig. transversum atlantis liegen.

Schwindelattacken

Ätiologie. Gleichgewichtsstörungen und Schwindelgefühle treten beim zervikozephalen Syndrom ebenfalls in Abhängigkeit von bestimmten Kopfhaltungen auf: Bei Rotation der HWS entsteht ein Drehschwindel, der meistens nur wenige Sekunden bis Minuten anhält. Oft ruft nur die Kopfdrehung nach einer bestimmten Seite den Drehschwindel hervor, häufig auch die Hyperextension. Viele Patienten geben an, daß die Schwindel-

Tabelle 9.8 Charakteristika zervikaler Schwindelattacken

Auslösung durch Hyperextension und Rotation der HWS
Kurzfristige Dauer
Schwer objektivierbar
Gleichzeitig bestehende Symptome eines lokalen Zervikalsyndroms

attacken bei allen plötzlichen Kopfbewegungen, vor allem beim raschen Nach-oben-Schauen, auftreten. Ohnmachtsanfälle mit längerer Bewußtlosigkeit kommen nicht vor (Tab. 9.8). Schwindelattacken zervikaler Genese können auch vom Propriozeptorenfeld der Kopfgelenke verursacht werden (556, 1199, 1212).

Der Zervikalnystagmus (CN) stellt das Kernstück aller **diagnostischen Maßnahmen** bei zervikalen Gleichgewichtsstörungen dar (101, 556). Als Zervikalnystagmus wird der Nystagmus bezeichnet, der bei feststehendem Kopf, d. h. unbewegten Labyrinthen, allein durch die Drehung des Halses hervorgerufen wird. Die Untersuchung erfolgt im dunklen Raum. Der Untersucher hält den Kopf des Patienten konstant mit beiden Händen, während ein weiterer Untersucher den Pendelstuhl nach jeder Seite um 60 Grad dreht, woraus eine reine Rotation der HWS bei unbewegten Labyrinthen resultiert. Da Kopfschmerzen und Gleichgewichtsstörungen sowohl vom Propriozeptorenfeld der Kopfgelenke als auch von einer A.-vertebralis-Insuffizienz herrühren können, gibt es einen propriozeptiven Zervikalnystagmus, der sofort auftritt, und einen vaskulären Zervikalnystagmus, der verzögert einsetzt, mit einer Latenzzeit bis zu 50 Sekunden (556).

Hör-, Seh- und Schluckstörungen

Fast ein Drittel aller Patienten mit einem zervikozephalen Syndrom klagt über **Ohrensausen** (Tinnitus), das immer einseitig auftritt. Die meisten haben auch eine Beeinträchtigung ihres Gehörs. Das tieftönige Ohrensausen tritt wie alle Symptome des zervikozephalen Syndroms anfallsweise auf.

Auch **Ohrenschmerzen** können im Zusammenhang mit einem Zervikalsyndrom entstehen (zervikale Otalgie). Der Schmerz wird dabei von einer Neuralgie der aus C2 und C3 stammenden Haut und Weichteile retroaurikulär versorgenden Nn. occipitalis minor sowie auricularis magnus fortgeleitet. Charakteristisch ist auch hier wieder die Positionsabhängigkeit.

> Ohrensausen, Schwerhörigkeit und Ohrenschmerzen werden durch bestimmte Kopfhaltungen ausgelöst oder intensiviert, was bei Gehörstörungen anderer Genese nicht der Fall ist.

Neben den bis in die Orbita ausstrahlenden Kopfschmerzen gibt es beim zervikozephalen Syndrom auch regelrechte **Sehstörungen.** Es handelt sich hier in erster Linie um kurzdauernde Flimmerskotome, nebelhaftes Sehen und Sehstörungen, die im Zusammenhang mit den Schwindelerscheinungen auftreten. Die Patienten geben ein kurzfristiges Schwarzwerden vor den Augen an. Ernsthafte und nachhaltige Sehbeeinträchtigungen kommen jedoch beim Zervikalsyndrom nicht vor. Mit der erfolgreichen Behandlung des Zervikalsyndroms verschwinden auch die Störungen.

Bei degenerativen Veränderungen an der HWS können auch **Schluckstörungen** vorkommen. Diese haben verschiedene Ursachen: Mächtige spondylotische Ausziehungen an den Vorderkanten der HWS verursachen mitunter eine mechanische Bedrängung des Ösophagus, die sich im seitlichen Röntgenbild durch Breischluck objektivieren läßt. Mechanisch bedingt sind auch die Schluckstörungen nach der ventralen Fusionsoperation oder bei HWS-Verletzungen. Mit der Resorption des Hämatoms und dem Abklingen des periösophagealen Ödems verschwinden die Beschwerden spontan.

Daneben gibt es aber auch noch Schluckstörungen auf nervaler Basis. Die Patienten klagen über Dysphagie, Globusgefühl und Mißempfindungen im Pharynx.

Diese Zustände sind auf eine mechanische Bedrängung des Halssympathikus und der A. vertebralis zurückzuführen (713). Es bestehen Verbindungen zwischen dem oberen sympathischen Zervikalganglion, über den N. jugularis mit dem Ganglion inferius des N. glossopharyngeus sowie von dorsalen Zweigen mit dem N. hypoglossus.

Zervikozephale Syndrome zeigen den gleichen Verlauf wie lokale oder brachiale Zervikalsyndrome: Schwerste Krankheitszustände wechseln mit Phasen relativer Beschwerdearmut oder Beschwerdefreiheit ab. Mit fortschreitender Fibrosierung und Verklammerung der Bewegungssegmente im höheren Lebensalter tritt eine Bewegungseinschränkung der HWS ein, die extreme Kopfbewegungen unmöglich macht. Die Prognose kann man deswegen als gut bezeichnen.

Differentialdiagnose

Kopfschmerzen, Schwindelerscheinungen sowie Hör-, Seh- und Schluckstörungen werden seltener durch Veränderungen an der HWS als durch andere Krankheiten verursacht. Deswegen sind hier differentialdiagnostische Erwägungen besonders wichtig. Meistens suchen die Patienten zunächst auch den für das betreffende Organ zuständigen Facharzt auf.

Kopfschmerzen kommen bei vielen Erkrankungen vor. Man sollte zunächst mit einfachen diagnostischen Mitteln häufige Kopfschmerzursachen wie *Bluthochdruck, Stoffwechselerkrankungen, Sehstörungen* u. ä. ausschließen.

Eine echte Migräne ist vom zervikozephalen Syndrom durch stundenlanges Anhalten der Schmerzen sowie durch typische Begleiterscheinungen wie langdauernde Flimmerskotome, Übelkeit, Lichtscheu und Erbrechen zu unterscheiden.

Beiden gemeinsam ist das anfallsweise Auftreten seitenbetonter Kopfschmerzen. Zur Diagnose zervikal bedingter Kopfschmerzen muß man sich an die Kardinalsymptome (Tab. 9.**9**) halten.

Tabelle 9.**9** Differentialdiagnostische Gegenüberstellung von Migräne und zervikozephalem Syndrom

Migräne	Zervikozephales Syndrom (Migraine cervicale)
Tritt spontan auf	Läßt sich durch bestimmte Kopfhaltungen auslösen
Durch Haltungsänderung unbeeinflußbar	Durch Haltungsänderung beeinflußbar
Schmerzen halten stundenlang an	Kurzfristige Dauer (Positionsabhängigkeit)
Übelkeit, Erbrechen	Kein Erbrechen
HWS frei beweglich	Bewegungseinschränkungen der HWS, Verspannung der Nackenmuskeln
Beschwerdebesserung durch Mutterkornalkaloide	Beschwerdebesserung durch HWS-Extension, Halskrawatte

Eine klare Differenzierung ist erschwert, wenn Krankheitserscheinungen und Verlauf durch therapeutische Maßnahmen beeinfluß werden. So können z. B. auch beim zervikozephalen Syndrom Übelkeit und Erbrechen auftreten, wenn die Patienten zahlreiche und starke Schmerzmittel einnehmen. Bei der großen Häufigkeit bandscheibenbedingter Beschwerden kann ein Patient mit echter Migräne durchaus auch gleichzeitig ein Zervikalsyndrom haben. Verlaufskontrollen führen auch in solchen Fällen schließlich zur richtigen Diagnose.

Die meisten **Schwindelerscheinungen** sind kreislaufbedingt. Es herrschen Schwankschwindel, Benommenheit, Schwarzwerden und Flimmern vor den Augen vor. Ängstliches Vermeiden bestimmter Kopfbewegungen – wie es für die zervikal bedingten Schwindelerscheinungen typisch ist – tritt dabei nicht auf.

Bei Gleichgewichtsstörungen und Schwindelgefühlen muß man auch immer an einen *Morbus Ménière* denken. In der Tat besteht auch meistens eine gute Zusammenarbeit zwischen Orthopäden und HNO-Fachärzten bei der Abklärung solcher Beschwerdezustände. Der Ménièresche Symptomenkomplex umfaßt Schwindelerscheinungen mit Erbrechen und objektiv nachweisbarem Nystagmus, Innenohrschwerhörigkeit und Ohrensausen. Die Symptome treten plötzlich anfallsweise und ohne erkennbare äußere Einwirkungen auf. Als Ursache werden angioneurotische Spasmen im Bereich der Labyrinthgefäße und Drucksteigerungen im Innenohr diskutiert.

Ménièreartige Zustandsbilder sind beim zervikozephalen Syndrom nicht selten. Alle Symptome des Morbus Ménière können auch beim zervikozephalen Syndrom auftreten. Wichtige Unterscheidungsmerkmale beider Erkrankungen ergeben sich im Auftreten und Verlauf der Symptome sowie wiederum aus der therapeutischen Ansprechbarkeit (Tab. 9.**10**) auf spezielle Behandlungsmittel. Die beim zervikozephalen Syndrom wirksamen Mittel wie axiale Traktion und Schanzscher Verband sprechen beim Morbus Ménière nicht an. Hier helfen eher Infusion von hypertonischer Lösung und Dehydrierung.

Zervikale Vestibularisstörungen unterscheiden sich von solchen anderer Genese durch Auslösbarkeit und Verstärkung des Nystagmus mit Bewegungsausschlägen der HWS in bestimmten Richtungen (vor allem Reklination).

Der HWS-Provokationsnystagmus tritt häufig erst nach einer Latenzzeit von mehr als 10 Sekunden auf. Hauptunterscheidungsmerkmale des Kleinhirnbrückenwinkeltumors gegenüber dem zervikozephalen Syndrom sind gleichmäßiger Dauerschwindel, Dauerohrgeräusche und Kleinhirnsymptome, die in dieser Form beim zervikozephalen Syndrom nicht vorkommen.

Bei der Differentialdiagnose von **Hör-, Seh- und Schluckstörungen** gilt es vor allem, organspezifische Erkrankungen durch die betreffenden Fachkollegen ausschließen zu lassen, bevor man mit der Therapie beginnt.

Voraussetzung für die Anerkennung einer zervikal bedingten Hörstörung ist der reine Schallempfindungscharakter der Schwerhörigkeit.

Obwohl es wahrscheinlich doppelseitige symmetrische Hochtonverluste zervikaler Genese gar nicht so selten gibt, kann mit einiger Sicherheit nur bei einseitigen oder deutlich seitenbetonten Hochtonverlusten eine zervikale Ursache angenommen werden. Plötzlicher Beginn und Wechselcharakter der Hörstörungen sprechen ebenfalls für das zervikozephale Syndrom. Ein Zervikalsyndrom kommt relativ selten als Ursache von Krankheitserscheinungen im Hals-, Nasen-, Ohren- und Augengebiet in Frage. Wichtige Hinweise für die Differentialdiagnose ergeben sich immer wieder aus der Positionsabhängigkeit der Beschwerden und dem Ansprechen auf die Therapie, wobei man mit der Applikation einer Halskrawatte und einer schonenden Bindegewebsmassage auch bei Erkrankungen anderer Genese keinen Schaden anrichten kann.

Tabelle 9.**10** Differentialdiagnostische Gegenüberstellung des Ménièreschen Symptomenkomplexes und mènièriformer Zustandsbilder beim zervikozephalen Syndrom

Morbus Ménière	Schwindelerscheinungen, Gehörstörungen und Nystagmus beim zervikozephalen Syndrom
Tritt spontan auf	Läßt sich durch bestimmte Kopfhaltungen auslösen
Durch Haltungsänderungen unbeeinflußbar	Durch Haltungsänderungen beeinflußbar
Beschwerden halten stundenlang an	Kurzfristige Dauer (Positionsabhängigkeit)
Erbrechen	Kein Erbrechen
HWS frei beweglich	Bewegungseinschränkung der HWS, Verspannungen der Nackenmuskeln
Beschwerdebesserung durch Infusion mit 20%iger Glucoselösung und Dehydrieren mit Furosemid	Beschwerdebesserung durch HWS-Extension, Halskrawatte

Zervikomedulläres Syndrom (zervikale Myelopathie)

Definition: Beim zervikomedullären Syndrom handelt es sich um Rückenmarksymptome, die von degenerativen Veränderungen der zervikalen Bewegungssegmente ausgeht.

Medulläre Syndrome durch degenerative Veränderungen an der HWS sind selten. Die Hauptrichtung intradiskaler Massenverschiebungen und unkovertebraler Exostosen zielt nach lateral oder dorsolateral. Nur in Ausnahmefällen wölbt sich ein medialer oder paramedianer Diskusprolaps so weit vor, daß er Kompressionserscheinungen am Rückenmark verursacht. Diese äußern sich dann in erster Linie an den unteren Extremitäten mit pathologischen Reflexen (Pyramidenbahn) oder dissoziierten Empfindungsstörungen (Querschnittssyndrome). Auch spastische Hemi- und Paraparesen kommen vor. Schmerzen fehlen häufig. Beim Übergang ins chronische Stadium treten Gangstörungen und Ataxien auf (532, 700). Die Rückenmarkschädigung beim zervikalen Diskusprolaps tritt im Gegensatz zum bandscheibenbedingten Kaudalsyndrom der LWS ganz allmählich auf. Wenn bei einem inkompletten Querschnittssyndrom kein Sperrliquor gefunden wird, muß man an einen Bandscheibenvorfall an der HWS denken. Die Diagnosesicherung erfolgt durch CT, MRI und Myelographie. Als Therapie kommt meistens eine Operation in Frage, vor allem wenn die Symptome fortschreiten.

Posttraumatisches Zervikalsyndrom

Definition: Das posttraumatische Zervikalsyndrom entsteht nach Verletzungen der HWS.

Unter Verletzungen versteht man in diesem Zusammenhang reine Weichteilschäden nach einer Distorsion. Im Englischen ist der Begriff „soft tissue neck injury" gebräuchlich. Er soll nur für Nicht-Kontakt-Verletzungen (non-contact injury) ohne Aufprall des Kopfes eingesetzt werden (837). Das traumatische Zervikalsyndrom unterscheidet sich von den übrigen auf degenerativer Basis entstandenen bandscheibenbedingten HWS-Erkrankungen nur hinsichtlich seiner Entstehungsweise und im Krankheitsverlauf. Krankheitserscheinungen und deren Therapie sind die gleichen.

Die HWS ist wegen ihrer biomechanisch ungünstigen Lage zwischen Kopf und Rumpf besonders verletzungsgefährdet.

Wird eine der beiden Massen isoliert beschleunigt oder gebremst, so sind die Weichteile der HWS einschließlich der Zwischenwirbelabschnitte erheblichen Zugspannungen ausgesetzt. Solange die Bandscheiben und intervertebralen Bandverbindungen noch keine degenerativen Veränderungen aufweisen, sind sie durch ihre elastische Widerstandskraft größten Druck- und Zugspannungen gewachsen. Erhebliche Gewalteinwirkungen, wie z. B. beim Extraktionsvorgang während der Geburt und beim Sport (Ringkampf), werden schadlos überstanden.

Bei Aufprall eines anderen Kraftfahrzeuges wirken auf die HWS Beschleunigungskräfte aus jeder Richtung ein.

Hinz (506) hat bei seinen Versuchen nach weisen können, daß intakte Halswirbelsäulen Jugendlicher bis 140 Grad rekliniert werden können, ohne daß es zu einer Zerreißung im Längsbandsystem oder überhaupt zu traumatischen Schädigungen kam. Auch bei unseren Kompressions-, Torsions- und Biegeversuchen an HWS-Präparaten (1148) erwiesen sich die zervikalen Zwischenwirbelabschnitte Jugendlicher und jüngerer Erwachsener als sehr widerstandsfähig: Es kam eher zur Wirbelfraktur als zu einer Läsion der Bandscheiben.
Bei Verletzungen der HWS ergibt sich aufgrund der biomechanischen Beanspruchung ein bestimmtes Verteilungsmuster. Saternus (1039, 1040) fand bei einer Untersuchung von 427 ausgewählten HWS-Traumata eine von kranial nach kaudal zunehmende Häufigkeit der Verletzungen (15,1% an C3/C4 bis 26,2% an C6/C7). Modifiziert wird das Verletzungsmuster durch degenerative Veränderungen.
Bei **degenerativer Vorschädigung** sind Bandscheibenverletzungen im Bereich der HWS schon eher möglich.

Die am stärksten degenerativ veränderten Bewegungssegmente sind bei Verletzungen besonders betroffen.

Bei monosegmentären Spondylosen und Osteochondrosen kommt es unter der Gewalteinwirkung speziell in diesem Segment zu Zerreißungen mit Aufbruch der spondylotischen Brücke (506). Wir haben bei unseren HWS-Präparaten immer wieder gesehen, daß degenerativ veränderte Zwischenwirbelabschnitte im wesentlichen nur noch durch die äußeren Anteile des Anulus fibrosus und Längsbänder zusammengehalten werden. Die zentralen Bandscheibenabschnitte sind bröckligmürbe und lassen sich im Gegensatz zu jugendlichem Bandscheibengewebe mit der Pinzette leicht verschieben und aus dem Zusammenhang lösen.
Je nach Richtung und Stärke der Gewalteinwirkung sind verschiedene **Verletzungsmechanismen** an der HWS möglich. Dadurch, daß die HWS praktisch nach allen Seiten hin frei beweglich ist, ergeben sich neben der Stauchung auch Verletzungen durch Überschreiten der physiologischen Bewegungen bei der Beugung, Streckung, Seitneigung und Drehung. Dementsprechend sind neben der Flexions- und Extensionsbeschleunigungsverletzung auch Lateralflexions- und Rotationsbeschleunigungsverletzungen möglich. Kombinationen sind häufig. Eine Distorsion oder Kontusion der HWS mit nachfolgendem Zervikalsyndrom kann auf verschiedene Weise zustande kommen. Bei Sport und Spiel, Ausstieg von Piloten im Schleudersitz, Kopfsprung ins Wasser usw. sind immer auch Verletzungsmöglichkeiten für die HWS gegeben. Auch unsachgemäß ausgeführte Manipulationen an der HWS mit Hyperrotation stellen eine Distorsion dar und können ein posttraumatisches Zervikalsyndrom hervorrufen.
Am häufigsten sind Überbeugungs- und Überstreckungstraumen als sog. Beschleunigungsverletzung im Zusammenhang mit Verkehrsunfällen. Meistens handelt es sich um kombinierte Bewegungsabläufe, zu denen auch das sog. Schleuder-

trauma zählt. Die Verletzungsmechanismen können entsprechend dem Ausmaß der Gewalteinwirkung Zerrungen, Bandscheibenrupturen oder Wirbelfrakturen zur Folge haben.

Anteflexionstrauma (Flexionsbeschleunigungsverletzung)

Bei ungebremster maximaler Vorneigung des Kopfes entsteht eine Überbeugung der HWS (Anteflexion, Hyperflexion) mit Extension der dorsalen und Kompression der ventralen Anteile des Bewegungssegmentes.
Unter diesen Umständen können ventral Kompressionsfrakturen und dorsal Einrisse im Anulus fibrosus, im hinteren Längsband sowie im Lig. interspinale entstehen (Abb. 9.**23**). Auch die Kapseln der Wirbelgelenke können mitbetroffen sein. Bei stärkeren Gewalteinwirkungen zerreißen die Wirbelgelenkkapseln. Die Gelenkflächen verschieben sich gegeneinander und verharren in einer Kippstellung. In der Nackenmuskulatur entwickeln sich Muskelfaserrisse und umschriebene Hämatome. Die A. vertebralis hat in der Längsrichtung anscheinend ausreichend Bewegungsspielraum, denn Gefäßverletzungen treten beim Anteflexionstrauma nicht auf. Lediglich wenn eine posttraumatische Fehlstellung der Wirbel resultiert, besteht die Möglichkeit einer seitlichen Kompression der A. vertebralis mit den klinischen Symptomen eines zervikozephalen Syndroms. Sofern keine Frakturen oder Bandscheibenrupturen (Funktionsaufnahmen) vorliegen, entwickelt sich nach einem Anteflexionstrauma der HWS ein lokales Zervikalsyndrom, dessen Erscheinungen mit der Resorption der Hämatome und Ödeme allmählich verschwinden.

Retroflexionstrauma (Extensionsbeschleunigungsverletzung)

Wenn der Kopf bei feststehendem Rumpf eine starke Beschleunigung nach hinten erfährt, kommt es zur Überstreckung der HWS (Abb. 9.**24**). Der gleiche Bewegungsablauf entsteht, wenn der Rumpf einen plötzlichen Impuls in ventraler Richtung erhält, wie es z. B. in der ersten Phase des Schleudertraumas der Fall ist. Die Retroflexion (Überstrekkung, Hyperextension, Reklination) hat eine Überdehnung der Halsweichteile und ventralen Bandscheibenabschnitte zur Folge. Hinz (506) fand als regelmäßigen Befund bei Extensionstraumen retropharyngeale Hämatome, die als pathomorphologisches Substrat für die Schluckbeschwerden der Verletzten aufzufassen sind. Wenn Schluckbeschwerden bei einem Hyperextensionstrauma fehlen, so können gröbere Traumatisierungen ausge-

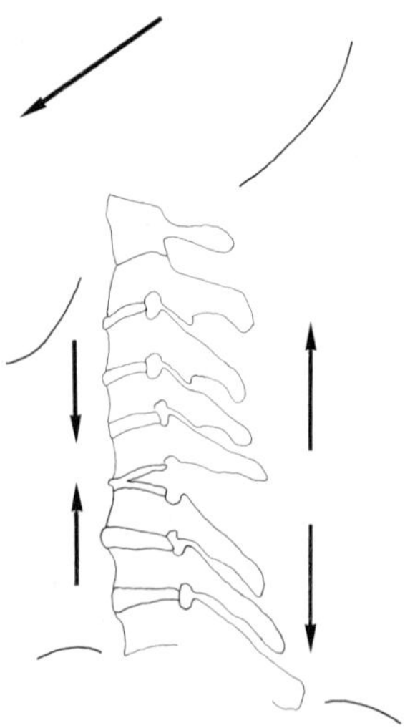

Abb. 9.**23** Anteflexionstrauma der HWS mit ventraler Kompression und dorsaler Distraktion der mittleren und unteren zervikalen Bewegungssegmente

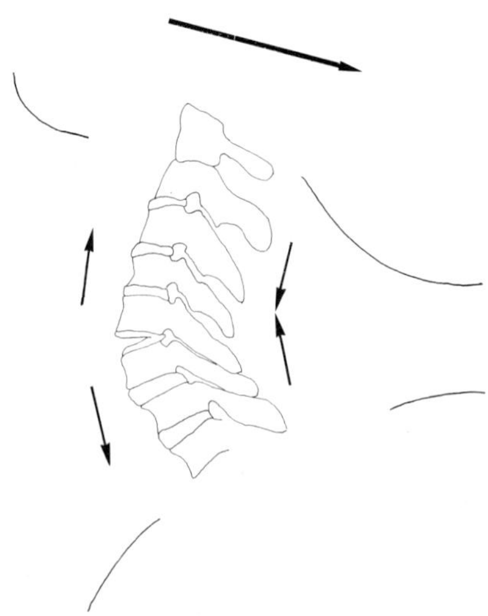

Abb. 9.**24** Retroflexionstrauma (Hyperextensionstrauma) der HWS mit ventraler Distraktion und dorsaler Kompression der mittleren und unteren zervikalen Bewegungssegmente

schlossen werden, da bei extremer Reklination der HWS zuerst Rhexisblutungen in den lokalen Gewebsabschnitten des Retropharynx entstehen.
Eine maximale Überstreckung der HWS wird durch die schräg horizontal stehenden Wirbelgelenkfacetten verhindert. Bei stärkeren Gewalteinwirkungen entstehen Gelenkfortsatzfrakturen mit der Möglichkeit einer Wirbelluxation.
Überstreckungsverletzungen der HWS entstehen z. B. beim Schlag gegen das Kinn (Kinnhaken) und bei plötzlicher, unvermuteter Beschleunigung eines Fahrzeugs. Neben den Schluckbeschwerden überwiegen auch beim Hyperextensionstrauma die Symptome eines lokalen Zervikalsyndroms. Die Quetschung der Nn. occipitales majores kann zu hartnäckigen posttraumatischen Okzipitalneuralgien führen.

Translationstrauma

Nach Untersuchungen von Thomas u. Jessop (1206) kommt es initial beim Frontalaufprall zunächst nicht nur zu einer Hyperflexion, sondern auch zu einer horizontalen Translation des Kopfes, die später in eine (Hyper-)Extension des kraniozervikalen Überganges wie auch der mittleren HWS führt.
Beim Heckaufprall kommt es nach dieser Analyse zu einer Dorsaltranslation mit sekundärer (Hyper-)Flexion bis in die mittlere HWS. Dieses Konzept wurde auch durch Katapultversuche an Freiwilligen von Frisch u. Frisch (345) bestätigt. Eine radiologische Analyse hierzu lieferte auch Penning (946). Danach kommt es bei der Translation des Kopfes zwischen C0 und C2 zu Bewegungsausschlägen, die diejenigen zwischen C2 und Th1 sogar übersteigen. Bei der Translation nach vorn liegt für die obere und mittlere HWS eine Extension und erst etwa ab C6 eine Flexion vor. Bei der Translation nach hinten entstehen korrespondierende Bewegungsausschläge in die entgegengesetzte Richtung.
Derartige Unfallmechanismen können eine echte, segmentale Translation nur in der oberen HWS hervorrufen, da alle diskal verbundenen Segmente nur zu angulatorischen Bewegungen (z. B. Extension/Flexion) in der Lage sind. In den mit Bandscheiben versehenen Segmenten treten dabei Scherkräfte auf, die z. B. Bandscheibenzerreißungen und Deck- bzw. Grundplattenablösungen erklären können. Die bei Frontalkollisionen auftretenden Kräfte sind gewaltig, sie betragen experimentell gemessen bei Fahrzeugen der Mittelklasse und oberen Mittelklasse zwischen 45 und über 100 g in den ersten 3 ms beim Off-set-Crash mit 55 km/h. Bei einem angenommenen Kopfgewicht von 4 kg resultieren daraus Kräfte zwischen 180 und über 400 kg.
Nach Unterharnscheidt (1235) spielt es vor allem beim Heckaufprall eine große Rolle, ob der Kopf sich beim Aufprall in der orthooptischen Position mit annähernd horizontaler Blickachse befunden hat oder aber flektiert war. Der horizontalisierte Kopf wird dabei dorsal translatiert unter Aufrichtung der HWS und schlägt schließlich an der Kopfstütze an. Nennenswerte axiale Kompressionskräfte treten dabei an der HWS nicht auf. Bei flektiertem Kopf kommt es hingegen zu einer Krafteinleitung in die HWS, den sog. Concertina-Effekt nach Unterharnscheidt (1235). Die eingeleiteten Kräfte müssen dann zu einem großen Teil in der HWS absorbiert werden.

Schleudertrauma (kombinierte Beschleunigungsverletzung der HWS)

Ätiologie. Unter Schleudern versteht man das Erteilen einer raschen Rotationsbewegung, so daß im geschleuderten Körper Zentrifugalkräfte auftreten. An der HWS ist es der Kopf, der gegenüber dem Rumpf eine plötzliche starke Beschleunigung in irgendeine Richtung erfährt, bis er durch den Zug der HWS zurückfedert und eine erneute Beschleunigung in die Gegenrichtung erhält. Die HWS wird dabei zu heftigen, unkontrollierten Bewegungsabläufen gezwungen, die nahezu ungebremst verlaufen. Dieser Bewegungsablauf ist z. B. dann möglich, wenn der Rumpf stark beschleunigt wird und der Kopf entsprechend der Massenträgheit zunächst zurückbleibt und dann von der HWS nachgezogen wird. Rumpf und Schultern werden plötzlich unter dem Kopf nach vorn weggerissen. Die HWS als relativ schwacher Kraftüberträger gibt zunächst durch Umbiegung so lange nach, bis ihre Haltestrukturen genügend angespannt sind.

Man hat diesen Bewegungsablauf auch mit einem Peitschenschlag (whiplash injury nach Gay u. Abbott (363) verglichen. Die Größen- und Kräfteverhältnisse sind an einer flexiblen Schnur mit kleinem Peitschenknoten jedoch anders. Beiden gemeinsam ist allenfalls eine gewisse Schnickbewegung.

Das ursprüngliche Konzept von Gay u. Abbott (363) bezog sich nur auf den Heckaufprall eines Fahrzeugs auf ein stehendes Fahrzeug ohne Kopfstützen. Dabei soll es zu einer massiven Hyperextension des Kopfes durch den mit dem Sitz abrupt nach vorn gerissenen Kopf kommen. Nach der Theorie von Macnab (782) ist dieser Verletzungsimpuls besonders schädlich, da nach hinten keine Begrenzungsmöglichkeit des Kopfanschlages gegeben ist, während bei seitlichem oder ventrodorsalem Impuls der Kopf durch das Anschlagen auf den Schultern bzw. dem Sternum gebremst werden soll. Diese Erkenntnisse waren die Grundlage für die Einführung der Kopfstützen in Kraftfahrzeugen. Später wurde das Konzept erweitert, um die Verletzungen der (angegurteten) Insassen des auf ein anderes Fahrzeug oder sonstiges Hindernis aufprallenden Fahrzeuges zu mindern. Hierbei wurde eine Hyperflexion der HWS durch den vorschnellenden Kopf gegenüber dem durch Sicherheitsgurte gehaltenen Körper angenommen und auch experimentell bestätigt.

Alternativ wurde auch für den Heckaufprall eine der initialen Extension gegen die Kopfstütze folgende Hyperflexion angenommen (102), die derartige Verletzungen nach einem Heckaufprall trotz Kopfstützen erklären sollten.

Das Hin- und Herpendeln des Kopfes bei einer plötzlichen Rumpfbewegung ist prinzipiell nach allen Seiten hin möglich. Wenn ein Fahrzeug frontal auf ein Hindernis prallt und der Fahrzeuginsasse durch einen Sicherheitsgurt fest mit dem Sitz verbunden ist, resultiert zuerst eine Anteflexion mit nachfolgender Retroflexion. Auch beim seitlichen Anprall ist unter bestimmten Bedingungen eine Schleuderbewegung des Kopfes möglich.

Am häufigsten und bedeutsamsten sind jedoch Beschleunigungsbewegungen der HWS in der Sagittalebene durch einen Auffahrunfall mit Heckaufprall.

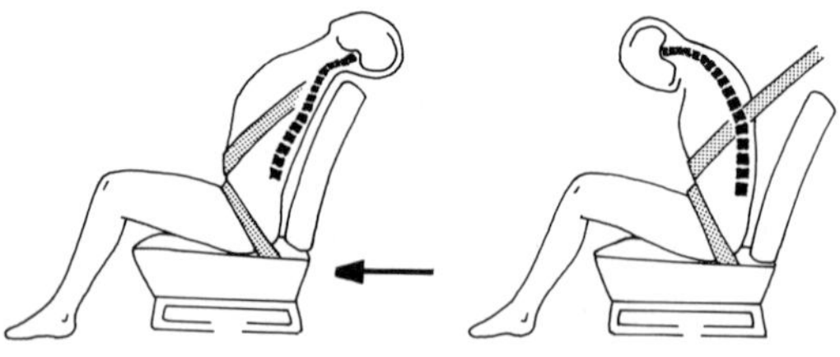

Abb. 9.**25** a u. **b** Beschleunigungsverletzung der HWS bei Heckaufprall.
a 1. Phase: plötzliche Vorwärtsbeschleunigung des Rumpfes mit Retroflexion der HWS,
b 2. Phase: Zurückfedern des Kopfes mit Anteflexion

Wird ein langsam fahrendes oder stehendes Fahrzeug von hinten angefahren, so erfährt es eine plötzliche Vorwärtsbeschleunigung (Abb. 9.**25**). Während der Rumpf des Fahrzeuginsassen durch die Rückenlehne in gleicher Geschwindigkeit nach vorwärts beschleunigt wird, bleibt der Kopf infolge Trägheit der Masse stehen und vollzieht dadurch eine starke Retroflexionsbewegung. Aus dieser Position federt der Kopf mit einer ebenso heftigen Anteflexionsbewegung wieder nach vorn. Die Anteflexionsbewegungen in der 2. Phase des Schleudertraumas wird noch verstärkt, wenn das Fahrzeug in diesem Moment frontal gegen ein Hindernis prallt. Dieser Ablauf – Heckaufprall mit anschließendem Frontalaufprall in kurzer Reihenfolge – findet z. B. bei Serienauffahrunfällen statt.

Mit einer stabilen Nackenstütze, die dem Okziput unmittelbar anliegt, kann man sich gegen die Retroflexionsbewegung der ersten Phase des Schleudertraumas weitgehend schützen. Ein Anteflexionstrauma ist auf diese Weise jedoch nicht zu vermeiden, wenn der Rumpf – wie vorgeschrieben – mit dem Sicherheitsgurt fixiert ist. Einer verstärkten Nickbewegung des Kopfes nach vorn kann man mit dem „Airbag-System“ entgegenwirken. Bei der entlastenden Sitzhaltung mit einer um 45 Grad schräg gestellten Rückenlehne ist die Anteflexionsbewegung der HWS weniger heftig, da ein Teil der vorwärts beschleunigenden Kräfte in axialer Richtung verarbeitet wird. Die Wirbelsäule ist axialen Belastungen mit Stauchung eher gewachsen als Abbiegungen und Knickungen.

Wichtig für die Beurteilung einer Beschleunigungsverletzung ist neben der Frage nach der Nackenstütze auch die Frage, ob der Unfall vorhergesehen wurde oder nicht.

Die Gefahr, eine Beschleunigungsverletzung zu erleiden, ist mit Überraschungseffekt größer als bei Wahrnehmung der Gefahr.

Bei relaxierten Muskeln sind die Bewegungsausschläge heftiger, als wenn die Schulter-Nacken-Muskulatur in Erwartung des Aufpralls angespannt wird. Geringer Querschnitt und schlechter Wirkungsgrad der Halsmuskeln können allerdings angesichts der erheblichen Gewalteinwirkungen und der Größe der bewegten Massen nur wenig ausrichten.

Der Begriff Schleudertrauma bzw. Beschleunigungsverletzung kennzeichnet nur einen Verletzungsmechanismus und stellt noch keine klinische Diagnose dar. Der Krankheitszustand, der sich nach einem Schleudertrauma einstellen kann, ist das „posttraumatische Zervikalsyndrom“ (PTCS).

Die Betonung liegt hier auf *kann,* weil Bewegungsabläufe in ähnlicher Weise im täglichen Leben häufig vorkommen, ohne daß sich Krankheitserscheinungen einstellen. Man denke nur an Sport und Spiel sowie an Kirmeskarussels und Achterbahnen, deren Belustigungseffekt gerade in unverhofften Beschleunigungs-und Abbremsbewegungen besteht.

Das nach einer Beschleunigungsverletzung sich entwickelnde Zervikalsyndrom zeigt einen typischen Verlauf. Charakteristisch ist ein beschwerdefreies Intervall zwischen der Verletzung und dem Auftreten der ersten Symptome.

Diese bestehen bei einer einfachen Distorsion in Nacken-Hinterkopf-Schmerzen und in einer schmerzhaften Bewegungseinschränkung der HWS als Ausdruck eines akuten **posttraumatischen, lokalen Zervikalsyndroms (PTLCS).** Im Gegensatz zu den üblichen Formen des Zervikalsyndroms kommt es bei Beschleunigungsverletzungen innerhalb der ersten 2–3 Tage nach Einsetzen der Symptome zu einem Anschwellen der subjektiven Beschwerden, wie wir es auch von anderen Distorsionen, z. B. an den Extremitäten, her kennen.

Entsprechend dem Schweregrad der Gewalteinwirkung und dem Ausmaß der Vorschädigung können auch andere Anteile des Bewegungssegmentes sowie benachbarte Organe in Mitleidenschaft gezogen werden. Je nachdem welche Strukturen betroffen sind, entwickelt sich ein zervikobrachial oder zervikozephal betonter Symptomenkomplex. Auch zervikomedulläre Syndrome mit Rükkenmarkkompression sind möglich.

Eine Brachialgie als **posttraumatisches zervikobrachiales Syndrom (PTCBS)** entsteht beim Schleudertrauma durch Wurzelirritation in der Unkovertebralgegend mit Veränderung der Lage zwischen degenerativ vergrößertem Processus uncinatus und Spinalnerv oder durch Zerrung an den Wurzeln, die in den Intervertebrallöchern relativ unbeweglich sind.

Ein **posttraumatisches zervikozephales Syndrom (PTCCS)** tritt z. B. als hartnäckiger Hinterkopfschmerz mit Okzipitalneuralgien in Erscheinung. Die seitenbetonten Nacken-Kopf-Schmerzen halten oft mehrere Monate an, dauern aber selten länger als ein halbes Jahr.

Auch die A. vertebralis kann bei einer HWS-Verletzung in Mitleidenschaft gezogen werden. Hinz (506) hat zwar nachweisen können, daß diese Arterie relativ geschützt und widerstandsfähig ist, so daß keine Rupturen auftreten; es genügen jedoch schon vorübergehende Einengungen der Strombahn ohne anatomisch sichtbare Läsionen, um zephale Symptome mit Kopfschmerzen und Schwindelerscheinungen entstehen zu lassen. Besonders wenn schon Obstruktionen der A. vertebralis durch degenerative HWS-Veränderungen vorliegen, die bis dahin noch nicht klinisch in Erscheinung getreten waren, kann eine unfallbedingte Kompression durch Abknickung oder Abwinkelung zu einer vorübergehenden Mangeldurchblutung führen. Zur Objektivierung derartiger Zustände wurde verschiedentlich die Vertebralisangiographie herangezogen. Sie ist aber nur vertretbar, wenn eine operative Behandlung ansteht. Weniger invasiv ist die Doppler-Sonographie.

Das traumatisch entstandene zervikozephale Syndrom unterscheidet sich in seiner klinischen Symptomatik nicht vom rein degenerativ bedingten zervikozephalen Syndrom. Die Erscheinungen bilden sich mit zunehmender Stabilisierung des traumatisch gelockerten Bewegungssegmentes wieder zurück. Dauerschäden sind, abgesehen von gravierenden Verletzungen des Bewegungssegmentes, nicht zu erwarten.

Bei schweren, traumatisch bedingten Abknickungen der HWS kann auch das Rückenmark in Bedrängnis geraten. Es entsteht ein **posttraumatisches zervikomedulläres Syndrom (PTCMS).** Die zentrale Halsmarkläsion kommt durch einen „Kneifzangenmechanismus“ bei der Retroflexion zustande: Das Rückenmark wird von dorsal her vom Wirbelbogen und Lig. flavum und von ventral durch die Wirbelkörperkanten komprimiert. Die medulläre Schädigung liegt überwiegend ventral, d. h., es sind Vorderhornzellen und innere Anteile der kortikospinalen Bahnen betroffen (596). Man findet demzufolge klinisch meist schlaffe Lähmungen an den oberen Extremitäten ohne oder mit nur geringer Beteiligung der unteren Extremitäten. Die häufig geklagten radikulären Brennschmerzen bei C7–C8 werden auf eine Hinterhorn- und mediale Teilschädigung der Hinterstränge bezogen.

Schweregrad der Verletzung

Aus versicherungsrechtlichen Gründen hat man immer wieder versucht, den Schweregrad einer HWS-Verletzung zu klassifizieren. Schwierigkeiten ergeben sich aus der vielschichtigen Symptomatik, bei degenerativen Vorschäden und aus der unzureichenden Objektivierbarkeit des Schadens.

Kopfhaltung und Ausmaß der Beschleunigung spielen eine wesentliche Rolle bei der Verletzungsschwere.

Niedrige Beschleunigungen mit Differenzgeschwindigkeiten bei Aufprall unter 10 km/h können allenfalls bei vorbestandenen anatomischen Besonderheiten Verletzungen hervorrufen (837).
In der ACIR-Verletzungsskala (Automobile Crash Injury Research) wird zwischen I = leicht, II = mittel und III = schwer verletzt unterschieden (122, 152, 1330). Hauptkriterien sind klinische, neurologische und röntgenologische Befunde.
Eine Schweregradeinteilung, wie sie in Tab. 9.**11** gegeben ist, kann nur grobe Anhaltspunkte für die Bewertung liefern. Überschneidungen sind möglich. Bei bereits vorgeschädigtem Bewegungssegment mit weicher oder harter Vorwölbung der Bandscheibe, die bisher klinisch noch nicht in Erscheinung getreten war, kann eine relativ leichte Distorsion der HWS bereits Nervenwurzelreizerscheinungen mit einem zervikobrachialen Syndrom hervorrufen. Umgekehrt ist eine Kompressionsfraktur im vorderen Anteil eines Halswirbelkörpers nicht als gefährlich zu bezeichnen.

Ein relativ verläßliches Zeichen für die Schwere eines Schleudertraumas ist die Dauer des beschwerdefreien Intervalls.

In den meisten Fällen, bei denen es lediglich zu einer Distorsion der HWS kam, beträgt die posttraumatisch schmerzfreie Phase mehrere Stunden. Typische Nacken-Hinterkopf-Schmerzen mit Bewegungseinschränkung der HWS treten meistens erst in der darauffolgenden Nacht oder am nächsten Morgen auf.

Man weiß bisher noch nicht, welche pathophysiologischen Vorgänge für das Phänomen des beschwerdefreien Intervalls beim Schleudertrauma der HWS in Frage kommen. Es sind wahrscheinlich die gleichen Mechanismen mit allmählicher Hämatom- und Ödementstehung wie bei Distorsionen anderer Gelenke. Es ist jedoch auch möglich, daß die Muskelentspannung während der Nachtruhe im Zusammenhang mit einer traumatisch bedingten Lockerung und Überdehnung der intervertebralen Bandverbindungen eine vermehrte Flüssigkeitsaufnahme mit Volumenvermehrung im Zwischenwirbelabschnitt zur Folge hat.
Intervalle von mehr als 16 Stunden sind mit Skepsis zu betrachten; mehr als 24 Stunden erscheinen unglaubwürdig.

Tabelle 9.**11** Schweregrade bei Beschleunigungsverletzungen der HWS

Schweregrad	Morphologischer Befund	Klinischer Befund	Röntgen	Neurologischer Befund	Beschwerdefreies Intervall
I Leicht	leichte Distorsion der HWS	Nacken-Hinterkopf-Schmerz, geringe Bewegungseinschränkung der HWS	o. B.	o. B.	über 1 Stunde
II Mittel	Gelenkkapselbänderrisse ohne Bandscheibenruptur, Muskelzerrungen, retropharyngeales Hämatom	starke Beschwerden, Nackensteife, Schluckbeschwerden	Steilstellung der HWS, evtl. kyphotischer Knick	o. B.	unter 1 Stunde
III Schwer	isolierter Bandscheibenriß, Rupturen im dorsalen Bandapparat, Frakturen, Luxationen	Zwangshaltung der HWS, Kopf- und Armschmerzen	abnorme Aufklappbarkeit (Funktionsaufnahmen), Fehlstellung, Frakturzeichen	Wurzel- und Rückenmarksymptome	sofort einsetzende starke Beschwerden

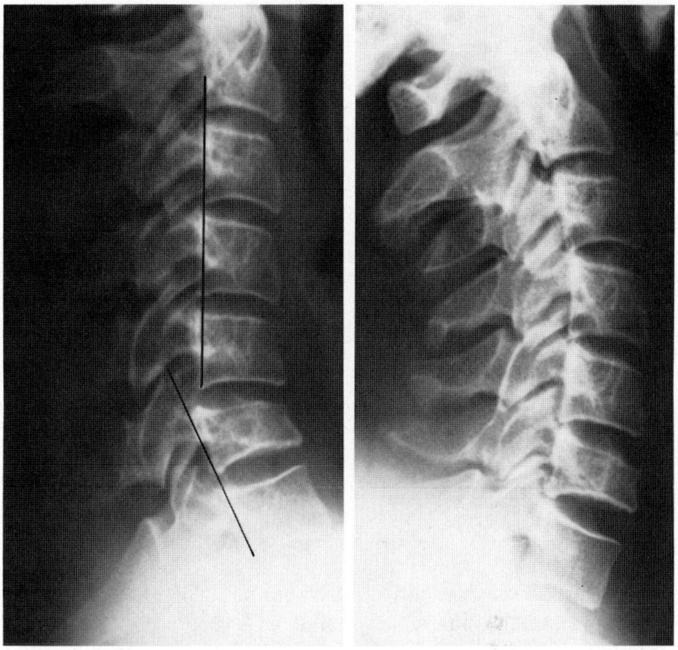
a b

Abb. 9.**26 a** u. **b** Instabilität mit vermehrter dorsaler Aufklappbarkeit des Zwischenwirbelabschnitts C5/C6 nach Beschleunigungsverletzung der HWS mit Kompressionsfraktur von C6 und inkompletter Bandscheibenruptur bei einem 52jährigen Patienten. Noch 3 Jahre nach dem Unfall bestand ein C6-Syndrom beiderseits. Therapie: ventrale interkorporale Fusion C5/C6

Sichere traumatisch bedingte Veränderungen im Röntgenbild finden sich nur beim Schweregrad III in der abnormen Aufklappbarkeit des betroffenen Zwischenwirbelraumes, wie auf Funktionsaufnahmen (Abb. 9.**26**) erkennbar. Eine Steilstellung der HWS unter Aufhebung der physiologischen Lordose ist nicht unbedingt beweisend für ein Schleudertrauma.

Schleudertraumen mit den Schweregraden I und II zeigen einen gutartigen Verlauf. Die Folgen einer leichten Distorsion der HWS heilen innerhalb von 2–3 Wochen aus. Vorausgesetzt ist eine adäquate Behandlung mit stabilisierenden (Halswikkel, Halskrawatte) und nicht mobilisierenden (manuelle Therapie) Maßnahmen. Ausgedehnte Hämatome und posttraumatische Ödeme, wie sie bei dem Schweregrad II vorhanden sind, bewirken eine etwas längere Krankheitsdauer von etwa 6–8 Wochen.

Komplette Bandscheibenrupturen und Frakturen benötigen eine wesentlich längere Behandlungszeit. Hier sind auch Dauerschäden möglich (Kap. 15, Begutachtung).

Differentialdiagnose

Wenn nach einem Unfallgeschehen Nacken-Hinterkopf-Schmerzen auftreten, können diese auch von einer **Commotio cerebri** herrühren. Abgesehen davon, daß eine Commotio cerebri ohne Bewegungseinschränkung der HWS und Verspannungen der Schulter-Nacken-Muskulatur einhergeht, setzen die Symptome beim Schädel-Hirn-Trauma ohne Intervall sofort ein. Bewußtlosigkeit, Erbrechen und retrograde Amnesie kommen bei einem Schleudertrauma nicht vor. Eine Kombination von Commotio cerebri und HWS-Verletzung findet sich besonders bei erheblichen Gewalteinwirkungen. Hier stehen zunächst die Erscheinungen des Schädel-Hirn-Traumas im Vordergrund. Erst wenn diese abklingen und der Patient allmählich mobilisiert wird, kommen Schulter-Nacken-Schmerzen und Bewegungseinschränkung der HWS zum Tragen. Bei einer posttraumatischen Brachialgie ergeben sich die gleichen differentialdiagnostischen Überlegungen wie beim zervikobrachialen Syndrom. Darüber hinaus sind noch direkte **Verletzungen im Schulter-Arm-Bereich** auszuschließen. Zeigt die Schmerzlokalisation keine typisch segmentale Ausbreitung, so können auch äußerlich nicht sichtbare Muskel- und Bänderzerrungen zugrunde liegen.

Therapie der Zervikalsyndrome

Überblick über die verschiedenen Methoden

Trotz unterschiedlicher Entstehungsweise und Erscheinungsformen der zervikalen Bandscheibensyndrome wendet man bei ihnen immer wieder die gleichen therapeutischen Mittel an. Je nachdem, ob akute oder chronische Schmerzzustände vorliegen, ändert sich lediglich die Reihenfolge der einsetzenden Mittel, die in Tab. 9.**15**, S. 136, noch einmal zusammengefaßt sind.
Das Spektrum der Behandlungsmöglichkeiten ist bei bandscheibenbedingten Erkrankungen und speziell beim Zervikalsyndrom sehr groß. Es reicht von einfachen konservativen Mitteln wie Wärmeapplikation und Halskrawatte bis zu komplizierten Operationen.

Wegen der vielschichtigen Symptomatik eines Zervikalsyndroms ist bei der Therapie auch eine gewisse Polypragmasie erlaubt.

Neben der primären mechanischen Komponente muß man auch sekundäre Krankheitserscheinungen wie Muskelverspannungen, Haltungsfehler und psychische Veränderungen behandeln.
Kausale und symptomatische Behandlungsmittel werden parallel eingesetzt. Wie ausgeführt, entstehen klinische Erscheinungen immer dann, wenn Deformierung und kurzfristige Stellungsänderungen bzw. Hypermobilität zusammentreffen. Eine kausale Therapie muß immer darauf ausgerichtet sein, eine dieser pathogenetischen Komponenten auszuschalten. Dazu dienen vor allem isometrische Muskelkräftigungsübungen, Halsstützen und Fusionsoperationen.
Wärme, Elektrotherapie, Massagen und Analgetika sollen die sekundären Erscheinungen beseitigen und den Circulus vitiosus Schmerz – Verspannung – Fehlhaltung – Schmerz unterbrechen. Vordergründig ist die Schmerzausschaltung, denn deswegen sucht der Patient den Arzt auf.

Konservative Therapie

Wärme

Wirkungsweise. Wärmeapplikation in jeder Form stellt einen wesentlichen Bestandteil der Behandlung zervikaler Bandscheibensyndrome dar, besonders wenn es sich um akute Schmerzzustände handelt. Wärme wirkt durch Hyperämie und Lockerung der verspannten Schulter-Nacken-Muskeln. Auf reflektorischem Wege kommt auch ein ähnlicher Effekt in den entsprechenden Bewegungssegmenten zustande. Durch tiefgreifende Erwärmung werden die hier entzündlichen Vorgänge bei lokalisierten tendoperiostischen Reizzuständen – wie sie im Rahmen der Bandscheibendegeneration vorkommen – gedämpft. Gleichzeitig beeinflußt Wärme die Leitungsgeschwindigkeit der motorischen Nerven und die spinalmotorische Aktivität der α- und γ-Motoneurone, so daß es zur Entspannung schmerzhaft hypertoner Muskelpartien kommt.

Applikation. Wärme kann auf verschiedene Weise appliziert werden. Sie wird entweder durch direkten Kontakt vom Wärmeträger auf den Patienten fortgeleitet, oder man wendet sie indirekt als strahlende Wärme an.
Fango- und Moorpackungen sollen eine gute Tiefenwirkung entwickeln. Aber auch einfache Trokkenapplikationen, wie Rotlicht und Heißluftkasten, haben sich in der Praxis bewährt. Für die Heimbehandlung als Sofortmaßnahme empfehlen sich Heizkissen, Wärmflasche oder ein heißes Bad. Mit einem dicken Wollschal kann man sich die körpereigene Wärme zunutze machen und die HWS in gewissem Umfang ruhigstellen. Direkt oder indirekt wärmeerzeugend wirken auch einige Strahlenqualitäten, die auf S. 246 aufgeführt sind.

Halskrawatte

Die anatomischen Gegebenheiten im Schulter-Nacken-Bereich ermöglichen eine Abstützung und Fixierung der HWS ohne großen Aufwand. Mit dem Schanzschen Watteverband oder ähnlich wirkenden Fertigprodukten stehen relativ einfache und preiswerte Mittel zur Verfügung. Beim **Anpassen** einer rundum gleich hohen Halskrawatte ist die richtige Breite des Verbandes wichtig. Eine zu groß gewählte Halskrawatte verstärkt die Beschwerden durch Hyperextension, und eine zu kleine ist ineffektiv (Abb. 9.**27**).
Da der Abstand zwischen Schultergürtel und Mandibula vorn geringer ist als hinten zwischen Hinterhaupt und Schultergürtel, kann durch eine sehr breite Halskrawatte der sog. Reklinationseffekt mit Hyperlordosierung der HWS auftreten. Diese Position wirkt oft beschwerdeauslösend. Die Patienten bevorzugen meistens eine leichte kyphotische Einstellung der HWS, weil hierbei die Fora-

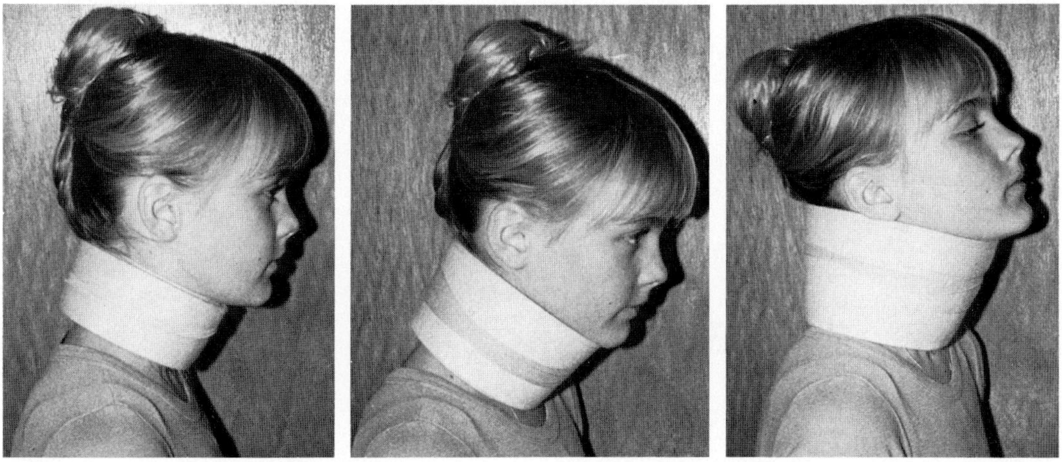

a b c

Abb. 9.**27 a–c** Richtiger Sitz und Fehlermöglichkeiten bei rundum gleich hoher Halskrawatte:
a Halskrawatte zu schmal, Beugung und Streckung sind noch möglich; **b** richtiger Sitz der Halskrawatte,
c Halskrawatte zu breit, Reklination verursacht vermehrte Beschwerden

mina intervertebralia am weitesten sind und eine Druckentlastung der dorsalen Bandscheibenabschnitte sowie Nervenwurzeln gewährleistet ist.
Mit einer richtig sitzenden Halskrawatte lassen sich gleichzeitig drei therapeutische Wirkungen erzielen:

- Immobilisation,
- Wärme,
- Entlastung.

Mit der Fixierung der HWS durch eine Halskrawatte werden alle Bewegungen unterbunden, die zu wiederholten mechanischen Irritationen der gereizten Nervenwurzel oder der sensiblen Rezeptoren im hinteren Längsband führen.

Schmerzauslösende Kopfhaltungen ergeben sich unwillkürlich bei unbedachten Bewegungen oder im Schlaf. Deswegen ist das Tragen der Halskrawatte besonders nachts wichtig. Wenn man die HWS mit der Schulter-Nacken-Muskulatur bewußt in der richtigen Stellung fixiert, kann man die Halsstütze auch beim akuten Zervikalsyndrom vorübergehend, z. B. beim Duschen, weglassen. Bei einem posttraumatischen Zervikalsyndrom ist die Ruhigstellung der gezerrten und gerissenen Muskeln sowie der intervertebralen Bandverbindungen wesentlicher Bestandteil der Therapie. Wenn man die Distorsion der HWS mit Zerrungen und Bänderläsionen an anderen Gelenken gleichsetzt, so ist eine kontinuierliche Immobilisation mit der Halskrawatte von mindestens 3 Wochen zu fordern.
Mit dem Schanzschen Watteverband oder einer ähnlich wirkenden fertigen Halskrawatte erzielt man auch eine ausgezeichnete **Wärmewirkung.**

Die körpereigene Wärme wird durch den isolierten Verband im Schulter-Nacken-Bereich gestaut und entspannt dort die Muskeln.

Bei bandscheibenbedingten Beschwerden ist die Entlastung des lädierten Bewegungssegmentes von großer Bedeutung. Wie auf S. 75 ausgeführt, sind die zervikalen Bandscheiben durch den relativ großen Kopf beim Menschen erheblichen Druckbelastungen ausgesetzt. Da mitstützende Organe oder Skeletteile, wie an der BWS oder der LWS, fehlen, muß die HWS bei aufrechter Haltung den Kopf im labilen Gleichgewicht halten. Jede Haltungsänderung verlangt eine Ausbalancierung des Kopfes durch Tonusänderung der Schulter-Nacken-Muskeln.

Entlastung.

Mit einer gutsitzenden Halskrawatte besteht die Möglichkeit, die schmerzhaft verspannte oder gezerrte Halsmuskulatur zu entlasten.

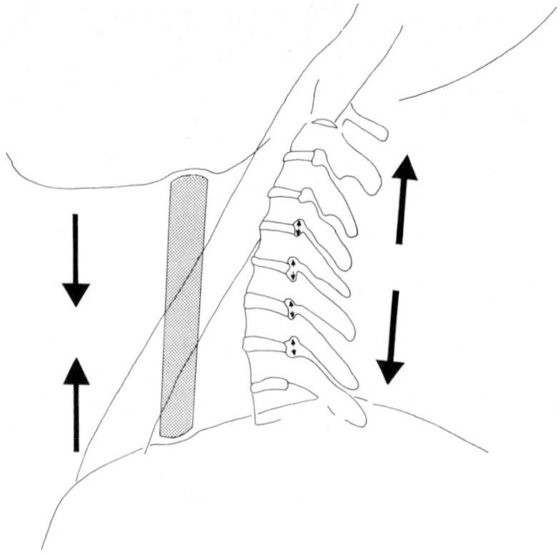

Abb. 9.**28** Extensionswirkung auf die HWS durch die Flexionskrawatte

Ein Teil des Kopfgewichts wird unter Umgehung der HWS über die Halsstütze zum Schultergürtel geleitet. Bei starken Beschwerden sollte zusätzlich Horizontallagerung (Bettruhe) zur Entlastung der Wirbelsäule eingenommen werden.

Man kann mit einer Halskrawatte auch eine gewisse **Extensionswirkung** auf die HWS ausüben. Bei symmetrischer Anspannung der ventralen Halsmuskeln werden die zervikalen Bewegungssegmente, vor allem in ihren dorsalen Anteilen, geringgradig auseinandergezogen (Abb. 9.**28**). Dieser Effekt tritt jedesmal ein, wenn der Patient versucht, den Kopf nach vorn zu neigen.

Bei der kyphosierenden Halskrawatte bzw. Flexionskrawatte (Cerviflex*) wird die Distraktionswirkung auf die dorsalen Anteile im Bewegungssegment noch verstärkt (Abb. 9.**29**). Der verstellbare Nackenteil drückt den Kopf in eine leichte Vorneigung, und zwar so weit, bis der vordere schmalere Teil der Krawatte zwischen Unterkiefer und oberem Brustbeinrand ein ausreichendes Widerlager bietet. Die schmerzauslösende Reklination ist blockiert. Die Flexionskrawatte ist insbesondere bei zervikobrachialen und zervikozephalen Syndromen geeignet.

* Erhältlich im Fachhandel. Hersteller: Fa. Bauerfeind, Kempten.

Nach längerer Immobilisation und passiver Abstützung der HWS muß man die teilinaktivierten Schulter-Nacken-Muskeln allmählich wieder an ihre eigentlichen Aufgaben heranführen. Bei den Patienten entstehen Unsicherheitsgefühle und unter Umständen schmerzhafte Muskelinsuffizienzerscheinungen, wenn man eine lange Zeit getragene Halsstütze gleich vollständig wegläßt. Um den Übergang zu erleichtern, empfiehlt sich zunächst das stundenweise Weglassen der Halskrawatte; außerdem sollten isometrische Muskelkräftigungsübungen durchgeführt werden.

In der Rehabilitationsphase sind alle Aktivitäten zu vermeiden, die eine erhöhte HWS-Beweglichkeit erfordern, wie z. B. Rückwärtsfahren mit dem Auto oder Überkopfarbeiten. Der Patient bevorzugt eine Flexionshaltung des Kopfes mit verringertem Kinn-Sternum-Abstand („Kinn runter").

Die krankengymnastische Übungsbehandlung zur Kräftigung der Schulter-Nacken-Muskulatur ist bei einem Zervikalsyndrom nicht nur Teil der Therapie, sondern vor allem Aufgabe der Rehabilitation und der Prophylaxe.

Medikamente

Die medikamentöse Therapie beim Zervikalsyndrom ist rein **symptomatisch** und soll die physikomechanischen Maßnahmen unterstützen. Eine Einflußnahme auf Konsistenz- und Volumenänderungen des Bandscheibengewebes durch allgemein verabreichte Mittel ist nicht erwiesen.

Angesichts der Vielzahl pathogenetischer Momente werden verschiedene Mittel bei einem Zervikalsyndrom erfolgreich eingesetzt. Wirksam sind die in der Rheumatologie üblichen *Analgetika* und *Antiphlogistika* wie Diclofenac (Voltaren), Ketoprofen (Alrheumun) und Indometacin (Amuno).

Der Patient sucht in erster Linie den Arzt auf, um sich seine bohrenden Schulter-Nacken-Schmerzen oder Hinterkopfschmerzen beseitigen zu lassen.

> Deswegen muß bei heftigen Schmerzen am Beginn der Behandlung ein starkes Analgetikum stehen.

Mit dem rechtzeitigen Einsatz wirksamer Analgetika gelingt, vor allem in Frühfällen, die Lösung abnorm reflektorischer Spannungszustände der Muskulatur.

Bei der Auswahl der Präparate, die im Prinzip gleiche oder ähnlich wirkende Substanzen enthalten und durch gleiche Nebenwirkungen belastet sind, spielen letztlich auch wirtschaftliche Gesichtspunkte eine Rolle.

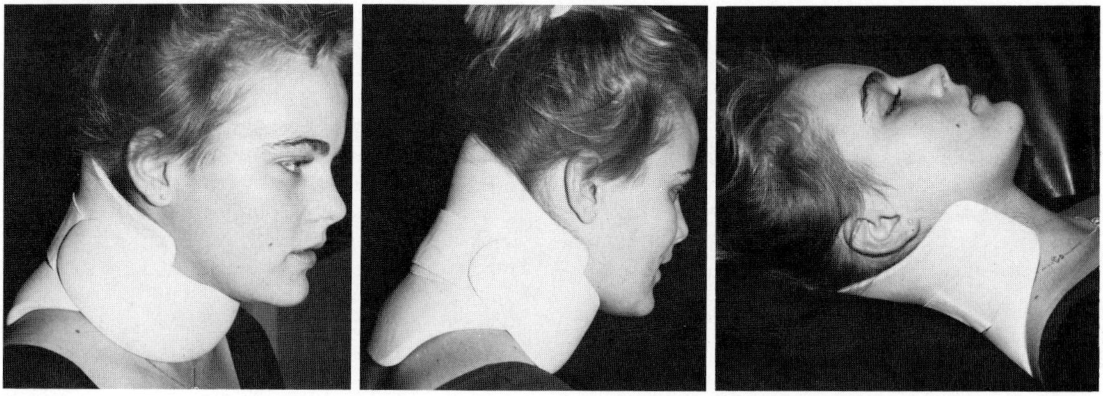

a b c

Abb. 9.**29 a – c** Flexionskrawatte Cerviflex mit entlordosierender Wirkung auf die HWS. Der Nackenteil ist verstellbar und sollte unmittelbar dem Hinterhaupt und der Schulter-Nacken-Oberfläche anliegen (**a, b**). Der dorsale Teil der Halskrawatte dient nachts als Liegeschale für die Kopf-Nacken-Region. Beschwerdeauslösende Kopfhaltungen bei Nachlassen des positionsschützenden Muskeltonus im Tiefschlaf werden so vermieden (**c**)

Mit der **antiphlogistischen Komponente** dieser Substanzen beeinflußt man sekundär entzündliche Veränderungen der mechanisch irritierten nervalen Teile im Bewegungssegment. Bei der operativen Freilegung einer vom Prolaps bedrängten Nervenwurzel ist man immer wieder erstaunt, wie stark diese entzündlich gerötet und angeschwollen ist.

Die antiphlogistische Wirkung eines Medikamentes wird durch Kombination mit Cortison noch erhöht. Die Nebenwirkungen einer solchen Therapie sind allgemein bekannt. Beachtenswert sind vor allem Magenanamnese und Blutbildveränderungen. Man sollte diese stark wirksamen Medikamente nur kurzfristig einsetzen. Da die Symptome des akuten Zervikalsyndroms eine gute Rückbildungstendenz zeigen, kommt man im allgemeinen mit einer, maximal mit 3 intramuskulären Injektionen aus.

Wegen des sofortigen Wirkungseintrits und der genauen Medikamentenkontrolle ist in diesen Fällen die intramuskuläre der oralen Applikationsform vorzuziehen.

Zahlreiche Präparate enthalten noch **B-Vitamine** in unterschiedlicher Dosierung. Sie sollen wegen ihrer neurotropen Wirkung für die Regeneration der druckgeschädigten Nervenfasern von Bedeutung sein. Man kann sie dementsprechend vor allem beim chronischen Nervenwurzelsyndrom verwenden. Vitamin E mit seiner muskel- und bindegewebstabilisierenden Wirkung stellt in höherer Dosierung (300 – 600 mg/die) eine gute, auf jeden Fall unschädliche Adjuvanstherapie bei Bandscheibensyndromen dar.

Einen grundsätzlich anderen Wirkungsmechanismus als die bisher genannten Substanzen haben **muskelerschlaffende Mittel** wie Norflex, Muskel-Trancopal, Paraflex u. a. Diese Myotonolytika setzen den Muskeltonus herab und unterstützen die Therapie, wenn schmerzhafte Verspannungen der Schulter-Nacken-Muskulatur im Vordergrund stehen, wie z. B. Beim Tortikollis.

Eine indirekt muskelrelaxierende Wirkung haben auch **Sedativa und Tranquilizer,** die sich häufig in Kombinationspräparaten befinden oder zusätzlich verordnet werden. Mit Tranquilizern wird die „Ärgerbarkeit“ der mechanisch irritierten Nervenelemente im Bewegungssegment herabgesetzt. Der Circulus vitiosus Schmerz-Krampf-Schmerz kann auch auf diese Weise beeinflußt werden. Außerdem sind Patienten mit chronisch-rezidivierendem Zervikalsyndrom durch die vor allem nächtlich auftretenden Schmerzen allmählich physisch und psychisch so mitgenommen, daß vorübergehend eine psychoregulierende Medikation indiziert erscheint. Unter diesem Aspekt kann auch Diazepam (Valium) als barbiturfreies Sedativum, Psychoregulans und Muskelrelaxans beim akuten und chronischen Zervikalsyndrom ergänzend zu den übrigen therapeutischen Maßnahmen eingesetzt werden.

Trotz dieser Medikamente, die sich bei Arzt und Patient allgemeiner Beliebtheit erfreuen, darf man nicht die psychoregulierende Wirkung einer **gründlichen Aussprache mit dem Patienten** vergessen. Eine kurze, anschauliche Erklärung des Krankheitsbildes anhand eines Modells mit dem Hinweis auf die Harmlosigkeit der Erkrankung quoad vitam et sanationem und eine **eindringliche Belehrung über die richtige Verhaltensweise** wirken sich beruhigend auf den Patienten aus und regen ihn zur Mitarbeit an.

Massage, Elektrotherapie

Beim Zervikalsyndrom setzen viele Behandlungsmittel primär an der verspannten Schulter-Nacken-Muskulatur an.

Die auf Muskellockerung ausgerichtete **Massage** nimmt deswegen bei der Behandlung zervikaler Bandscheibensyndrome einen breiten Raum ein. Für alle muskellockernden Behandlungen ist zu berücksichtigen, daß die Anspannung der Schulter-Nacken-Muskulatur bei bandscheibenbedingten Krankheitsbildern eine reflektorische Schutzmaßnahme des Organismus darstellt, die den lädierten Wirbelsäulenabschnitt ruhigstellen soll.

Die zunächst sinnvolle Anspannung der paravertebralen Muskeln kann jedoch in einen pathologischen Verkrampfungszustand einmünden, der dann von sich aus Beschwerden verursacht. Beim Zervikalsyndrom versucht der Kranke oft schon selbst, durch Drücken und Reiben der kontrakten Muskeln den Schmerzzustand günstig zu beeinflussen. Wirkungsvoller geschieht dies durch eine planmäßige Massage, die allerdings erst nach Abklingen der akuten Schmerzen zum Einsatz kommen sollte.

> Besonders beim akuten Zervikalsyndrom können die Schmerzen durch Massage eher verstärkt werden, weil jede Manipulation am Hals mit einer Nervenwurzelirritation im gelockerten Bewegungssegment verbunden ist.

Erst beim Abklingen des akuten Zustandes sollte mit leichten Streichmassagen begonnen werden. Je hochgradiger der Schmerzzustand war, um so vorsichtiger müssen die Massagegriffe anfangs eingesetzt und langsam gesteigert werden. Wenn bei einem chronischen Zervikalsyndrom ausgeprägte Muskelhärten verbleiben, ist eine Knet-, Schüttel- und Druckmassage erforderlich. Die Wirkung der Muskelmassage beruht auf dem unmittelbaren mechanischen Effekt und einer reflektorischen Beeinflussung des entsprechenden Bewegungssegmentes. Adhäsionen zwischen einzelnen Muskeln werden gelöst; Blut- und Lymphzirkulation werden angeregt. Mit der Herabsetzung des Muskeltonus reduziert sich auch der intradiskale Druck in den zervikalen Bandscheiben. Eventuell verlagerte Bandscheibenteile können sich zurückverlagern. Das derangierte Bewegungssegment arrangiert sich wieder.

Auch die **Bindegewebsmassage** hat sich bei der Behandlung chronisch-rezidivierender Zervikalsyndrome bewährt.

Bei der Technik der Bindegewebsmassage handelt es sich um in besonderer Weise auszuführende Streichungen (Striche) mit einer (meist der 3. oder 4.) Fingerkuppe bei leicht federnder Haltung von Hand, Arm und Schulter. Die Streichungen orientieren sich segmental in ihrer Verlaufsrichtung.

> Mit dem segmentweisen Ausstreichen der Schulter-Nacken-Region ist es möglich, über die Fasern der R. dorsalis Einfluß auf die reflektorischen Störungen im Bewegungssegment zu nehmen.

Wichtig erscheint in diesem Zusammenhang auch der Hinweis auf die *richtige Lagerung des Patienten während der Massage.* Wie auf S. 75 beschrieben, stellt die Überlordosierung der HWS bei einfacher Bauchlagerung eine ungünstige Position für die unteren zervikalen Bewegungssegmente dar.

Die Massage der Schulter-Nacken-Muskeln erfolgt beim sitzenden und liegenden Patienten deswegen am besten unter leichter Kyphosierung der HWS (Abb. 9.**30**).

Beim sitzenden Patienten ist darauf zu achten, daß er sich mit dem Oberkörper über einen niedrigen Tisch beugt und den Kopf auf seine Hände legt. Die übereinandergelegten Hände dienen als Stütze für die Stirn des Patienten, dessen Schulter-Nacken-Muskulatur in dieser Position gelockert und entspannt ist. Beim liegenden Patienten ist die Kopf-Arm-Haltung grundsätzlich gleich, man muß nur auf eine geeignete Polsterunterlage unter dem Thorax achten.

Nach der Massagebehandlung muß der Patient ein Wohlbefinden verspüren. Bleibt eine Schmerzsteigerung zurück, so war der Patient entweder falsch gelagert, oder diese Therapieform wurde zu früh eingesetzt. Erst wenn durch Wärme und Massage einwandfreie Muskelverhältnisse geschaffen sind, kann mit krankengymnastischen Übungen begonnen werden.

Mit der **Elektrotherapie** bestehen weitere Möglichkeiten, ohne großen personellen Aufwand die schmerzhaften Vorgänge im Bewegungssegment – vor allem im Muskelbereich – zu beeinflussen. Nähere Einzelheiten über die Elektrotherapie finden sich auf S. 246. Beim Zervikalsyndrom bestehen allerdings oft Schwierigkeiten, mit den Geräten an die richtigen Stellen, z. B. an das Okziput, heranzukommen. Die Vakuumelektroden bei der heute in der Fachpraxis allgemein angewandten Interferenzstromtherapie (Nemectrodyn) hinterlassen oft an Schulter und Nacken kosmetisch störende Saugnapfeffekte, die sich erst nach mehreren Wochen wieder zurückbilden. Deswegen wird an der HWS in der Praxis den Handmassagen der Vorzug gegeben.

Extension (Traktion)

Höhenänderungen des Zwischenwirbelabschnitts sind für die Entstehung bandscheibenbedingter Beschwerden von großer Bedeutung. Vor allem Höhenminderungen mit Einengung der Foramina intervertebralia können an der HWS zu lokalen und segmentalen Bandscheibensyndromen führen. Während man die sich über Jahrzehnte hinziehende allmähliche und im allgemeinen auch schmerzfreie Bandscheibensinterung als schicksalhaft gegeben hinnehmen muß, bestehen mit der Wirbelsäulenextension Möglichkeiten, kurzfristige Höhenänderungen und Volumenschwankungen im Zwischenwirbelabschnitt zu beeinflussen, welche sich z. B. an der HWS im Tag-Nacht-Rhythmus ergeben.

Wenn eine Diskusprotrusion oder ein unkovertebraler Osteophyt sich in unmittelbarer Nähe einer Nervenwurzel befindet, genügen schon geringe Höhenänderungen, um Beschwerden entstehen oder verschwinden zu lassen.

Ansatzpunkte. Die therapeutische Wirkung der Extension setzt an verschiedenen Punkten des Bewegungssegmentes an:

- Erweiterung des Foramen intervertebrale.
- Erweiterung des Zwischenwirbelabschnitts,
- Dehnung paravertebraler Muskeln und Bänder,
- Reposition abnormer Wirbelgelenkstellungen,
- Volumenzunahme der Bandscheibe.

• Extension mit gleichzeitiger Kyphosierung der HWS *erweitert das Foramen intervertebrale* und beseitigt den direkten Druck auf die Nervenwurzel. Eine indirekte **Druckentlastung der Nervenwurzel** kommt durch Abfließen des Blutes aus den paravertebralen klappenlosen Venengeflechten zustande. Ödeme bilden sich zurück.

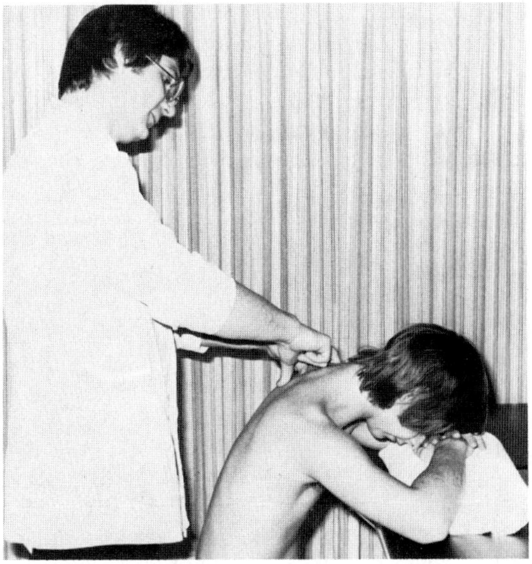

Abb. 9.30 Massage der Schulter-Nacken-Muskeln unter Kyphosierung der HWS beim sitzenden Patienten

•*Erweiterung des Intervertebralabschnitts* bei gleichzeitiger **Druckreduzierung im Bandscheibeninnenraum** gibt verlagerten, eventuell prolabierten Bandscheibenteilen Gelegenheit, sich an ihren ursprünglichen Ort zurückzuziehen. **Intradiskale Massenverschiebungen werden zurechtgerückt.**

• Extension der HWS bewirkt eine *Dehnung der inter- sowie paravertebralen Bandverbindungen und der Nackenmuskeln.* Der Muskelhartspann bei einem vertebragenen Kompressionssyndrom, die sog. **Muskelzange, wird gelockert** und der Druck auf die neuralen Elemente und die Blutgefäße verringert.

• Durch Extension werden aneinandergepreßte Facetten der Wirbelgelenke entlastet. Die infolge Trauma in *abnorme Stellung gebrachten Halswirbelgelenke* zeigen eine Neigung, **in ihre normale Nullstellung zurückzugleiten,** sobald die Wirbelsäule entlastet bzw. extendiert wird. Um dieses Zurückgleiten zu ermöglichen, ist ein Auseinanderziehen der HWS in streng axialer Richtung erforderlich. Zusätzliche Rotationsbewegungen und Seitneigungen sind insbesondere bei degenerativ gelockerten Bewegungssegmenten nicht angebracht.

• Eine Umkehr des Flüssigkeitsstroms mit *Volumenzunahme der Bandscheibe* kann man schon durch Horizontallagerung erreichen. Zusätzliche Extension verringert den Druck weiterhin und läßt ihn bei ausreichend starker Traktion negativ werden. Das Druckgefälle vom extradiskalen zum intradiskalen Raum beschleunigt den Flüssigkeitsstrom in Richtung Bandscheibe. Die **Volumenzunahme der Halsbandscheiben** unter Extension ist zwar nicht ganz so stark und eindrucksvoll wie an der LWS; bei der Bedrängung einer Nervenwurzel durch eine harte oder weiche Diskusprotrusion genügen jedoch Bruchteile von Millimetern, um Schmerzerleichterung zu erzielen.

Für die Streckung der HWS gibt es zahlreiche, mehr oder weniger aufwendige Vorrichtungen. Ein schonender, gut dosierbarer Zug ist mit der **Glissonschen Schlinge** möglich, die sich seit langem in Klinik und Praxis bewährt hat. Die Glissonsche Schlinge muß sich dem Kopf gut anpassen und darf keinen Druck auf Kinn oder Kehlkopf ausüben und niemals zur Stauung der großen Halsgefäße führen. Ähnlich wie bei der Massage ist auch bei der Extensionsbehandlung der HWS die richtige Lagerung des Patienten wichtig. Die Glissonsche Extension der HWS erfolgt grundsätzlich im Liegen, weil durch Wegfall des Kopfgewichts weniger Zugkraft erforderlich ist als im Sitzen. Auch kommt es im Liegen eher zur Muskelrelaxation.

Die Spinalnervenwurzeln sind bei leichter Abduktion und Elevation der Arme am meisten entspannt. Eine Extension der HWS im Sitzen oder Stehen mit herabhängenden Armen ruft vermehrte Beschwerden hervor, weil die zervikalen Spinalnervenwurzeln unter diesen Umständen gedehnt werden. Die Zugrichtung bei der Glissonschen Extension sollte auch nicht in Verlängerung der Körperachse, sondern nach vorn im Sinne einer leichten HWS-Kyphosierung erfolgen, möglichst in Richtung der Schonhaltung.

Es darf kein Korrektur- oder Lordosezug angelegt werden.

Abgesehen von der geringen Weite der Foramina intervertebralia bei HWS-Lordose, führt die Extension in dieser Stellung zur Überdehnung der ventralen Halsmuskeln.

Das Prinzip des Kyphosezuges findet sich bei der Extension der LWS in Stufenlagerung wieder (Abb. 9.**31**).

Der Zug an der HWS kann durch Gewichte über Rollen angebracht werden oder mit Motorkraft als intermittierende Traktion erfolgen. Nach jeder Extension muß sofort eine Halskrawatte oder Stütze zur Retention angelegt werden. Die Extension der HWS darf nicht allzulange erfolgen, weil es durch anhaltende Druckreduzierung im Zwischenwirbelabschnitt zur raschen Volumenzunahme der Bandscheiben mit vermehrten Beschwerden kommen kann.

Indikationen für eine Extensionsbehandlung an der HWS stellen vor allem Zervikalsyndrome dar, bei denen der Extensionstest (S. 83) positiv ist.

Manuelle Therapie an der Halswirbelsäule

Bei der manuellen Therapie handelt es sich um eine mit den Händen ausgeübte Untersuchungs- und Behandlungstechnik für reversible Funktionsstörungen an den Bewegungsorganen.

Während mit der Glisson-Traktion Kräfte über Geräte einwirken, legt bei der manuellen Therapie der Therapeut definitionsgemäß selbst Hand an. Wie auf S. 35 ausgeführt, kann es im Rahmen der pathologisch-anatomischen Vorgänge im Zwischenwirbelabschnitt sekundär zu Stellungsänderungen der Wirbelgelenke über den physiologischen Bewegungsspielraum hinaus kommen. Volumenschwankungen sowie Konsistenz und Hö-

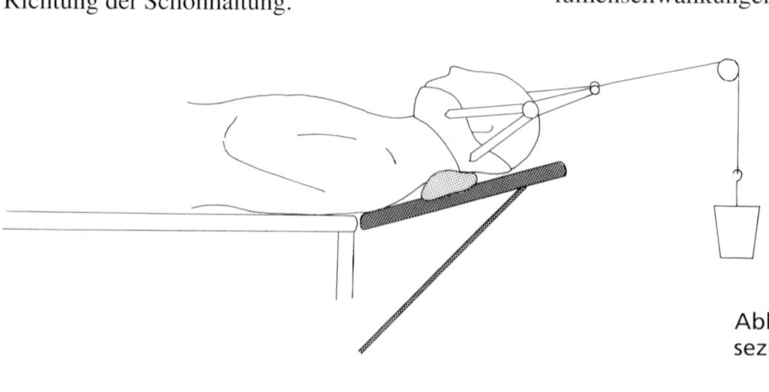

Abb. 9.**31** Glissonscher Kyphosezug der HWS

henänderungen der Bandscheiben verändern auch die Mittelstellung der Wirbelgelenke. Bestimmte Bewegungen, meistens Reklination und Rotation, führen dann zu Fehlstellungen der Wirbelgelenke mit schmerzhafter Dehnung der Gelenkkapseln und Kompression der Gelenkflächen. Gelingt es nicht allein, durch einfache Wärmeanwendung, Entlastung und Lagerung die Funktionsmittelstellung zu erreichen, kann man zusätzlich mit manueller Therapie durch kurzfristige dynamische Impulse auf das derangierte Bewegungssegment einwirken.

Das Ziel der manuellen Therapie an der Wirbelsäule besteht darin, derangierte Bewegungssegmente wieder in ihre Mittelstellung zu bringen (Abb. 9.**32**).

Hierfür kommen in erster Linie Manipulationen mit axialer Zugrichtung in Frage, wie sie z. B. beim Extensionstest (Abb. 9.**10**, S. 83) angewandt werden.

Wenn die manuelle Therapie auch primär auf das Wirbelgelenk ausgerichtet ist, so werden die Bandscheiben bei den Bewegungsimpulsen immer in den Vorgang miteinbezogen, denn Wirbelgelenk und Bandscheibe stellen im Bewegungssegment eine funktionelle Einheit dar. Durch kurze, kräftige Traktion, die Grundlage fast aller chiropraktischen Handgriffe an der HWS ist, kommt es zur Erniedrigung des intradiskalen Druckes mit einer Art Sogwirkung. Eventuell nach lateral oder dorsal verschobene Bandscheibenteile können sich an ihren ursprünglichen Ort zurückverlagern. Es tritt also ein ähnlicher Effekt wie bei der Extension ein. In diesen Fällen kann der Geübte mit einem Griff das erreichen, was mit Wärme, Halskrawatte und Analgetika erst innerhalb von mehreren Tagen eintritt.

Indikation und Kontraindikationen. Allerdings sollten auch hier – wenn überhaupt – nur reine *Traktionshandgriffe* (Abb. 9.**10**) verwandt werden. Alle sog. „Sprenggriffe", die mit einer starken Rotation der HWS einhergehen, erscheinen angesichts der Topographie an der HWS mit unmittelbarer Nachbarschaft der A. vertebralis und des Rückenmarks gefährlich. Außerdem muß man bedenken, daß die Bandscheiben schon beim Jugendlichen durch Horizontalspalten eine verminderte Rotationsstabilität besitzen können.

Indikationen für die manuelle Therapie bei Zervikalsyndromen sind akut einsetzende, nicht allzu heftige schmerzhafte Bewegungssperren im Bereich der HWS bei Jugendlichen und jüngeren Erwachsenen.

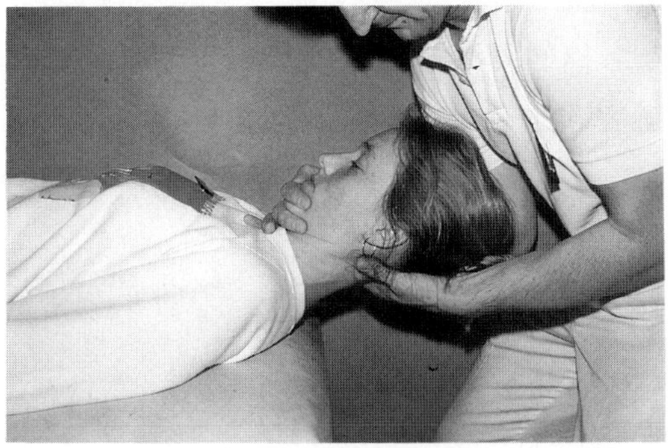

Abb. 9.**32** Manuelle Therapie beim Zervikalsyndrom mit Traktion in die Entlastungsrichtung

Stärkere Muskelverspannungen dürfen noch nicht eingesetzt haben. Unter diesen Umständen ist eine manuelle Traktion der HWS durch axiale Zugrichtung erlaubt. Wenigstens kann man damit keinen Schaden anrichten. Man sollte die Manipulationen nicht allzu oft vornehmen, um keine Lockerung der zervikalen Bewegungssegmente zu erzeugen.

Bei allen übrigen Zervikalsyndromen ist eine manuelle Therapie nicht angebracht. Bei einem lokalen Zervikalsyndrom mit erhöhtem Tonus der Schulter-Nacken-Muskeln müßte erst der erhebliche Widerstand der Muskulatur durchbrochen werden, bevor das betroffene Segment bewegt werden kann. Ein typisches Beispiel ist die Fehlhaltung beim Tortikollis. Die Muskelverspannungen stellen Bemühungen des Organismus dar, das lädierte, gelockerte Bewegungssegment zu stabilisieren. Lockernde Behandlungen an der Wirbelsäule würden dieser sinnvollen Stabilisierung entgegenwirken. Durch Zerrungen an den Muskeln werden die Schmerzen darüber hinaus noch verstärkt.

Auch segmentale Nervenwurzelreizerscheinungen beim zervikobrachialen Syndrom, sei es, daß sie durch eine harte oder eine weiche Bedrängung im Foramen intervertebrale hervorgerufen werden, kann man durch Manipulationen an der HWS nur verschlimmern. Die gereizten Nervenwurzeln benötigen Ruhe.

Alle prolapsbedingten Beschwerdezustände beim zervikobrachialen oder zervikomedullären Syndrom stellen eine absolute Kontraindikation für die manuelle Therapie dar, weil hier die Gefahr besteht, daß der Prolaps weiter aus der Bandscheibe gedrückt wird und Lähmungen verursacht. Eine manuelle Therapie beim zervikozephalen Syn-

Tabelle 9.**12** Kontraindikationen für die manuelle Therapie an der HWS

Segmentale Wurzelerscheinungen
Zervikozephale Syndrome
Zervikomedulläre Syndrome
Distorsion der HWS (Zustand nach Schleudertrauma)
Alter über 65 Jahre

drom erscheint wegen der möglichen negativen Auswirkungen auf die Zirkulation der A. vertebralis zu gefährlich. Eine relative Stenose der A. vertebralis durch vorspringende osteophytäre Wucherungen, die von den Processus uncinati ausgehen, kann sich durch Verschiebungen oder Verdrehungen der HWS noch verstärken. Bedrohlich wird die Situation, wenn arteriosklerotische Veränderungen, Aneurysmen oder Anomalien der A. vertebralis vorhanden sind.

Die wichtigste und bedeutungsvollste Kontraindikation für Manipulationen an der HWS stellt das Alter dar. Die mit zunehmendem Alter einsetzende „wohltätige" Teilversteifung der Wirbelsäule wird durch chiropraktische Manöver durchbrochen und führt zu neuen Lockerungen. Sog. Einrenkungsmanöver werden dann in immer kürzeren Abständen erforderlich.

Das gleiche gilt auch für den Zustand nach Distorsion der Halswirbelsäule mit posttraumatischem Zervikalsyndrom. Die überdehnten und teilrupturierten Halsweichteile benötigen Ruhe. Mit der manuellen Therapie von Verletzungen der HWS wird das Distorsionstrauma erneuert (Tab. 9.**12**).

Lokale Injektionsbehandlung an der Halswirbelsäule

Indikation und anatomische Gegebenheiten

Wenn die Schmerzen und Muskelverkrampfungen beim Zervikalsyndrom durch Ruhigstellung, Wärme und Analgetika nicht zu beherrschen sind, kommt eine lokale Injektionsbehandlung in Frage. Vielfach – vor allem bei akuten Zervikobrachialgien – wird diese Therapieform auch an den Anfang gesetzt.

Mit lokaler Applikation analgetischer und antiphlogistischer Mittel gewinnt man direkten Einfluß auf die Schmerzursachen von Zervikalsyndromen.

Die Grundsatzausführungen zur diagnostischen und therapeutischen lokalen Injektion mit Lokalanästhetika und Steroiden an der Lendenwirbelsäule (s. S. 252) gelten auch für die Halswirbelsäule.

Bei der therapeutischen Lokalanästhesie an der HWS gilt es, den Circulus vitiosus Schmerz – Muskelverspannung – Schmerz am Ort seiner Entstehung zu unterbrechen.

Als Reizquelle kommt in erster Linie die Gegend des Foramen intervertebrale mit den lateralen Anteilen des Processus uncinatus in unmittelbarer Nachbarschaft der Kreuzungsstelle zwischen Spinalnervenwurzel und A. vertebralis mit ihrem vegetativen Geflecht in Frage. Von hier gehen lokale zervikobrachiale und zervikozephale Syndrome aus. Wirbelgelenke und Schulter-Nacken-Muskulatur sind sekundär betroffen.

Lokale Muskelinfiltration

Die Infiltration schmerzhafter Muskelareale oder die verschiedenen *neuraltherapeutischen* Verfahren in Form *subkutaner Quaddeln* bieten als Routinemethoden in der Praxis Hilfen zur Unterbrechung der Schmerzkette in der Peripherie, ähnlich wie Wärmeapplikationen und Massagen. Die Infiltration des Gelenkareals erfolgt durch Einstich 2 Finger breit paravertebral in Bauchlage des Patienten, wobei man sich am Kostotransversalfortsatz entlang nach innen tastet und die ganze Gegend mit Lidocain durchflutet. Bei Okzipitalneuralgien hat sich die lokale Injektion am oberen Trapeziusrand mit einem Lidocain-Cortisonkristallsuspensions-Gemisch bewährt.

Durch *Infiltration der Schulter-Nacken-Muskeln,* besonders am oberen Trapeziusrand und im Bereich der Mm. rhomboidei, mit Licocain oder ähnlich wirkenden Lokalanästhetika, kann man im Zusammenhang mit einer leichten Streichmassage die schmerzhaften Muskelverspannungen lösen. Eine direkte Ausschaltung der Reizquellen im Bewegungssegment ist durch diese Behandlungsform jedoch nicht möglich. Auch erscheint die lokale Muskelinfiltration sinnlos, wenn es sich um ein peripheres Projektionsschmerzfeld des dorsalen Spinalnervenastes handelt.

Zervikale Sympathikus- und Nervenwurzelblockade

Als sehr wirksame Behandlungsmaßnahme bei allen Formen des Zervikalsyndroms hat sich die gezielte Lidocainumflutung des zervikalen Sympathikus, vor allem des Ganglion stellatum und der betroffenen Spinalnervenwurzeln, erwiesen. Hiermit hat man die Möglichkeit, die Reizquelle im Bewegungssegment direkt auszuschalten.

Ziel der Behandlung ist die Desensibilisierung der gereizten Spinalnervenwurzel und die vorübergehende Ausschaltung von Teilen des Halssympathikus mit seinen vielfältigen Verflechtungen in der Umgebung der A. vertebralis.

Mit der Lidocainumflutung will man die mechanisch irritierten, überempfindlich gewordenen Nervenstrukturen desensibilisieren und ihre „Ärgerbarkeit" herabsetzen.
Es hat sich gezeigt, daß die Neuralgiebereitschaft zervikaler Spinalnervenwurzeln, ja sogar ihre Ausfallsymptome, durch Sympathikusblockaden in weitem Maße zu beeinflussen sind. Nach Schmitt (1071) und Reischauer (988, 989, 991) ist im zervikalen Bereich der Spinalnerv als ein wesentliches Erfolgsorgan des Sympathikus anzusehen. Dabei ist es nicht erforderlich – wie vielfach gefordert –, immer eine Stellatumblockade mit klassischem Hornerschen Syndrom zu erzielen. Entscheidend ist die Infiltration der irritierten Spinalnervenwurzel mit ihren zugehörigen sympathischen Nervenfasern der gleichen Etage.
Bei C7 und C8 erzielt man mit der Infiltration gleichzeitig eine Stellatumblockade; bei C6 werden die Ausläufer des Ganglion cervicale medium getroffen. Die sympathischen Nervengeflechte in der Umgebung der A. vertebralis erreicht man in allen unteren zervikalen Bewegungssegmenten.
Es gibt verschiedene Möglichkeiten, mit einer Injektionskanüle zu den betroffenen ventrolateralen Anteilen der unteren zervikalen Bewegungssegmente zu gelangen. Für die Infiltration des Ganglion stellatum werden z. B. sowohl ventrale als auch laterale und dorsale Techniken angegeben.

Am einfachsten und treffsichersten erscheinen nach Herget (497) der direkte ventrale und nach Lériche u. Fontaine (743) und Mandl (795) der ventrolaterale Zugang. Die Gefahren liegen in einer möglichen endoduralen Injektion bei schräger Nadelrichtung. Über den dorsalen Zugang zur Blockade des Ganglion stellatum wird von zahlreichen Autoren berichtet (794, 795, 933, 989, 991), wobei die Einstichstelle unterschiedlich in Höhe von C7 oder Th1 angegeben wird (Abb. 9.**33**).

Indikation zur zervikalen Nervenwurzelblokkade. Für die Behandlung des Zervikalsyndroms hat sich die Injektion von dorsal bewährt.

Eine Indikation stellen in erster Linie zervikobrachiale Syndrome, aber auch lokale und zervikozephale Syndrome dar.

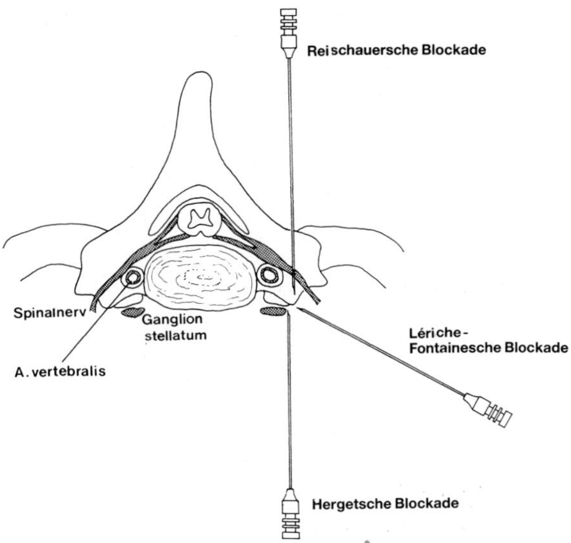

Abb. 9.**33** Topographie des Spinalnervs der A. vertebralis und des Ganglion stellatum und seine verschiedenen Punktionsmöglichkeiten

Man erreicht beim dorsalen Zugang die zervikalen Spinalnerven und Anteile des Halssympathikus sowie die Umgebung der A. vertebralis, ohne die Gefahr einer Durapunktion oder der Verletzung der großen Halsgefäße einzugehen.

Die Injektion von hinten hat gegenüber den ventralen Methoden den Vorteil, daß der Patient nicht verängstigt wird, weil er die lange Nadel und die übrigen Vorbereitungen nicht zu Gesicht bekommt. Die Vorneigung des Kopfes wird beim Zervikalsyndrom auch angenehmer empfunden als die starke Reklination der HWS, die für eine Punktion von vorn oder seitlich erforderlich ist. Außerdem kann man die gleiche Technik auch für die über dem Ganglion stellatum gelegenen Segmente verwenden. Da das Hauptziel dieser Injektionsmethode nicht die Blockade des Ganglion stellatum ist, was man in den nächsthöheren Etagen auch nicht erreichen kann, verwenden wir den Begriff zervikale Nervenwurzelblockade.

Technik. Die zervikale Nervenwurzelblockade wird im Sitzen bei maximaler Flexion der HWS und seitlich herunterhängenden Armen durchgeführt. Man markiert sich zunächst die Einstichstelle. Als Orientierungspunkte dienen dabei die Dornfortsätze von C6, C7 und Th1, die durch eine Längslinie miteinander verbunden werden.

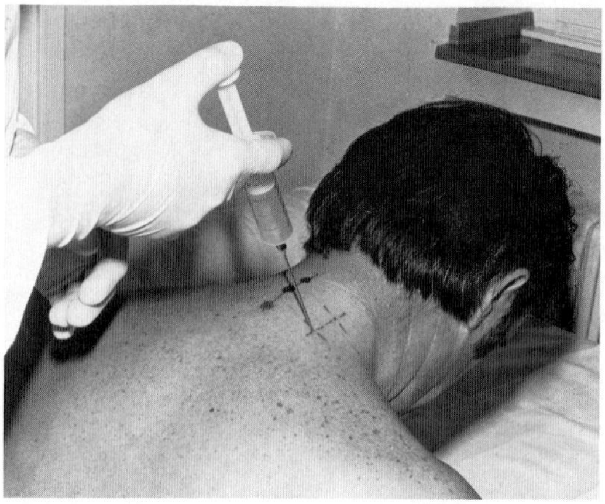

Abb. 9.**34** Einstich bei C8-Blockade zwischen C7/Th1, 4 cm lateral der Mittellinie

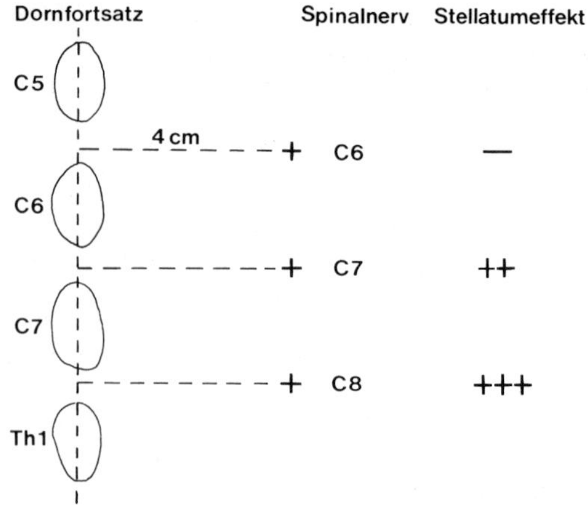

Abb. 9.**35** Markierung der Einstichstellen bei der zervikalen Wurzel- und Stellatumblockade von dorsal

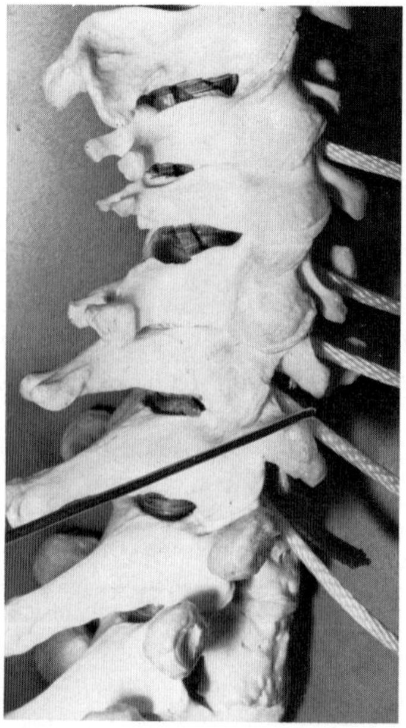

Abb. 9.**36** Nadelführung bei der Stellatum- und Nervenwurzelblockade von dorsal nach Reischauer. Die Nadel wird 4 cm paramedian senkrecht bis zum Knochenkontakt vorgeschoben, dann gesenkt nach medial abgewinkelt und außen an der Knochenkante vorbei bis in die Gegend der Spinalnervenwurzel vorgeschoben

Bei fast allen Individuen, selbst bei adipösen, ist der Dornfortsatz des 7. Halswirbels bei Vorneigung des Kopfes gut zu tasten (Vertebra prominens). Wenn am zervikothorakalen Übergang zwei Dornfortsätze vorstehen, handelt es sich in der Regel um den 6. und 7. Halswirbel; nur in seltenen Fällen springt der Dornfortsatz des 6. Halswirbels allein stark hervor.

Die Einstichstelle liegt 4 cm lateral der markierten Medianlinie (Abb. 9.**34**) und auf der halben Distanz zwischen zwei Dornfortsätzen, d. h. für die Wurzel C6 zwischen C5/C6, für C7 zwischen C6/C7 und für C8 zwischen C7/Th1 (Abb. 9.**35**). Bei den beiden letztgenannten Segmenten erzielt man gleichzeitig den Effekt der Stellatumblockade, unseren Erfahrungen nach eher zwischen C7/Th1 als zwischen C6/C7.

Die Injektion gestaltet sich wie folgt: Eine etwa 10 cm lange Kanüle mit aufgesetzter Spritze wird zunächst senkrecht zur Hautoberfläche in die Tiefe vorgeschoben, bis sie nach 3–5 cm Nadellänge mit der Spitze aud die sich hier dachziegelförmig überdeckenden Seitenmassen der Halswirbelbögen trifft; nun wird die Nadelspitze unter ständiger Aspiration und leichtem Vorspritzen des Lokalanästhetikums oben außen an der seitlichen Knochenbegrenzung vorbeigeführt und etwa 1 cm weiter vorgeschoben. Hier wird der Rest des Lokalanästhetikums injiziert (Abb. 9.**36**). Wir verwenden 10 cm^3 einer 0,5%igen Lidocainlösung. Man kann aber ebensogut auch ein anderes Lokalanästhetikum nehmen.

Während der Injektion signalisiert der Patient zunächst einen Schulterblattschmerz und dann u. U.

einen spinalsegmentalen Ausstrahlungsschmerz im Arm. Bei langsamem Vorgehen unter ständigem Vorspritzen eines Flüssigkeitspolsters (und Aspiration) können diese Schmerzphänomene auch fehlen. Wegen möglicher Komplikationen und Nebenwirkungen lassen wir die Patienten nach der Injektion 1/2 Stunde lang liegen, um sie unter klinischer Beobachtung zu haben. Aktive Verkehrstüchtigkeit ist erst wieder nach 5 Stunden gegeben.

Injektionswirkung. Wenige Minuten nach der zervikalen Nervenwurzelblockade tritt bei der C8-Infiltration ein Hornersches Syndrom auf. Die meisten Patienten geben ein Wärmegefühl im Arm und in der betroffenen Kopfhälfte an. Die Wirkung hält individuell verschieden und je nach Depoteffekt des Lokalanästhetikums 1–5 Stunden an. Unsere Untersuchungen über die Effektivität der zervikalen Wurzelblockade (1005) haben gezeigt, daß mit einer deutlichen Besserung bei akuten zervikobrachialen Syndromen schon nach 1–3 Injektionen gerechnet werden kann, sofern sich die betroffene Etage klinisch-neurologisch genau feststellen läßt und ein gezieltes Vorgehen erlaubt. Beim zervikozephalen Syndrom tritt die Wirkung erst nach 5–6 Injektionen ein, da hier auch mehrere Etagen unter Umständen beidseitig behandelt werden müssen. Am besten ist die Wirkung der zervikalen Wurzelblockade beim akuten Zervikalsyndrom mit kurzer Anamnese und bei jüngeren Patienten. Chronisch-rezidivierende Beschwerdezustände bei älteren Menschen sprechen auf diese Behandlungsmethode weniger an und wenn, dann nur verzögert.

Komplikationen. Sie gehören bei Stellatum- und zervikalen Nervenwurzelblockaden zu den Seltenheiten. Die in der Literatur mitgeteilten Reflextodesfälle bei Stellatumblockaden (795, 955, 989, 1071) dürften wahrscheinlich zu einem nicht geringen Teil auf *endodurale Injektionen* bei Konvergenz der Nadelrichtung zur Medianlinie zurückzuführen sein. Beim Vorgehen von dorsal in sagittaler Richtung ist diese Komplikation ausgeschlossen, da der Weg zur Dura durch das breite Bogenmassiv knöchern verbaut ist.

> Wesentlichste Komplikation bei den Wurzelblockaden von C7 und C8 ist die Pleurapunktion mit Ausbildung eines Pneumothorax.

Reischauer (989) berichtet von 0,165% Pleurapunktionen mit Pneumothorax bei über 20 000 Injektionen. Da das Ganglion stellatum ventral unmittelbar von Pleura bedeckt ist, wird ein Pneumothorax mit keiner Technik absolut vermeidbar sein. Bei der C8-Injektion ist eine Pleurapunktion eher zu erwarten als bei C7. Eine Regreßsituation ist nicht gegeben, sofern man in der anschließenden Phase seine Sorgfaltspflicht nicht verletzt.
Klinisch verraten sich Pleura- und Lungenverletzungen sofort durch stechende Schmerzen, Atemnot und Hustenreiz. Ein Hustenreiz kann auch schon durch einfache Berührung der Pleura entstehen. Lebensgefahr besteht im allgemeinen nicht. Das einfache Anstechen der Lungenspitze führt gewöhnlich nicht zum Pneumothorax, da sich die Verletzungsstelle sofort wieder schließt. Nur wenn erweiterte randständige Lungenalveolen oder größere Emphysemblasen angestochen werden, strömt fortlaufend Luft in den Pleuraspalt. Es besteht auch die Möglichkeit einer reflektorischen Atelektase mit nachfolgendem Pneumothorax, der sich frühestens nach 20–40 Minuten, oft erst nach einigen Tagen bemerkbar macht (94).
Die Behandlung sowohl des artifiziell wie des reflektorisch entstandenen Pneumothorax gleicht dem des Spontanpneumothorax: Solange keine Spannungszeichen bestehen, macht man nichts (1071); die eingedrungene Luft resorbiert sich in 10–14 Tagen von selbst. Es ist jedoch ratsam, den Patienten einige Tage lang stationär aufzunehmen und zu beobachten, denn es besteht immerhin die Möglichkeit, daß Erscheinungen der Verdrängung des Mittelfells nach der Gegenseite auftreten, die das Anlegen einer Ventildrainage erfordern. Häufigste Erscheinungen nach Stellatumblockade sind *Kollapszustände,* die man nicht als eigentliche Komplikation bezeichnen darf, weil einige Patienten schon vor dem Eingriff wie auch vor anderen Injektionen einen Kollaps erleiden.
Intravasale Injektionen mit massiveren Kreislaufreaktionen sollte man durch Aspiration vor der Injektion vermeiden. Intravenöse oder intraarterielle Injektionen wäßriger Lidocainlösungen in periphere Gefäße werden zwar prinzipiell vom Organismus toleriert, können aber bei der hirnwärts gerichteten A. vertebralis vorübergehend zu bedrohlichen Reiz- und Lähmungserscheinungen führen. Diese Zustände müssen durch künstliche Beatmung und Infusionen überbrückt werden.
Starke Zunahme der eigentlichen Beschwerden nach einer zervikalen Wurzelblockade ist meistens auf ein *paravertebrales Hämatom* durch Anstechen auf dem Wege liegender arterieller Gefäße, meistens in Periostnähe, zurückzuführen. Diese Beschwerden bilden sich innerhalb von 1–2 Tagen spontan zurück.

Überempfindlichkeitsreaktionen und lokale Infektionen haben wir bei therapeutischer Lokalanästhesie bisher nicht erlebt, obwohl an unserer Klinik täglich zahlreiche zervikale und lumbale Wurzelblockaden durchgeführt werden. Trotzdem sind diese für die konservative Therapie so wichtigen Injektionen nur unter sterilen Bedingungen und unter Wahrung aller Vorsichtsmaßnahmen vorzunehmen.

Wenn der behandelnde Arzt mit allen Notfallmaßnahmen vertraut ist und ein Beatmungsgerät zur Verfügung steht, können zervikale Wurzelblockaden und Stellatumblockaden auch ambulant in der Praxis durchgeführt werden.

Zervikale Wurzelblockaden stellen bei allen Formen des Zervikalsyndroms eine der effektivsten konservativen Behandlungsmaßnahmen mit niedriger Komplikationsrate dar.

Zervikale epidurale Injektion

Prinzip: Injektion einer Steroidkochsalzlösung durch das interlaminare Fenster in den Epiduralraum der unteren Halswirbelsäule.

Die Nervenwurzel wird an der Stelle vom Antiphlogistikum umspült, wo sie von Osteophyten des Processus uncinatus oder (und) disloziertem Bandscheibengewebe mechanisch gereizt wird und ödematös aufgequollen eingeklemmt ist (Abb. 9.**37**). Mit der therapeutisch induzierten lokalen Wurzelabschwellung ist die relative Raumenge in der Umgebung des Spinalnervs soweit beseitigt, daß die gestauten Epiduralvenen abfließen und das perineurale Ödem sich weiter abbaut.

Als Begleittherapie und zur Rehabilitation sind physikalische Maßnahmen mit Glisson-Traktion, Flexionslagerung und Krankengymnastik aus der Entlastungshaltung erforderlich.

Indikation. Therapieresistente Zervikobrachialsyndrome stellen die Hauptindikation für die zervikale epidurale Injektion dar. Ergänzend werden zervikale Nervenwurzelblockaden durchgeführt. Auch zervikozephale und posttraumatische Zervikalsyndrome sprechen gut auf die Kombination zervikal epiduraler Injektionen und zervikaler Nervenwurzelblockaden an.

Wegen des erhöhten Risikos, gegeben durch ZNS-Nähe und epidurale Kontrastmittelgabe, ist diese Behandlungsmethode nur am Ende des Behandlungsspektrums bei Therapieresistenz gegenüber allen anderen Verfahren einzusetzen.

Bei entsprechender Vorbereitung ist die Methode ambulant durchführbar (40).

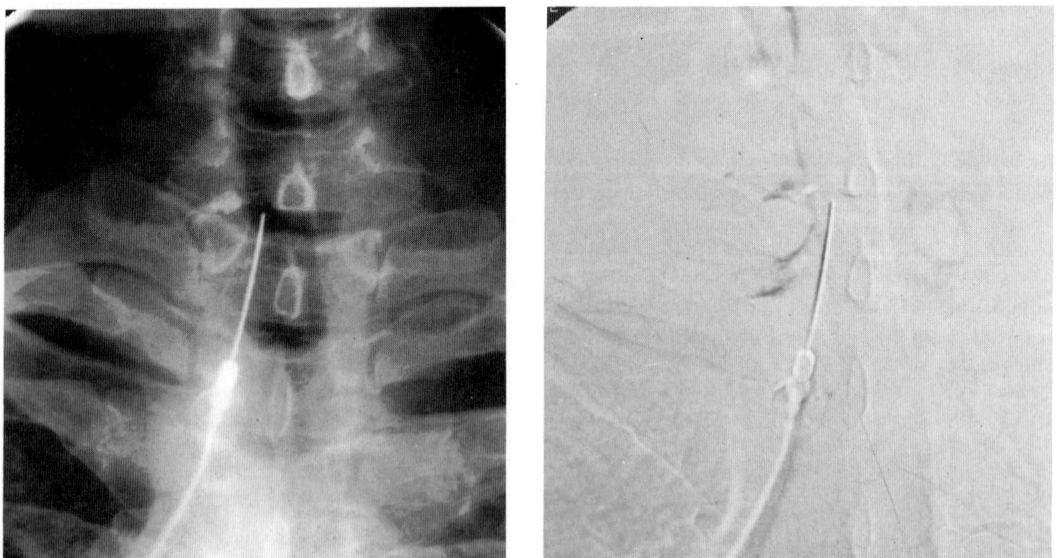

a b

Abb. 9.**37** a u. **b** Zervikale epidurale Injekton. Die Steroidkochsalzlösung injiziert man über den interlaminaren Zugang in den Epiduralraum zu den Spinalnervenwurzeln

Kontraindikation. Neurologische Grunderkrankungen, Anfallsleiden, bekannte Kontrastmittelunverträglichkeiten, Hautinfektionen am Injektionsort und die üblichen Cortisonkontraindikationen schließen diese Therapieform aus.

Technik der zervikalen epiduralen Injektion. Der Eingriff wird in Stand-by-Anästhesie bei liegendem venösem Zugang durchgeführt. Der Patient befindet sich in Bauchlage mit leichter Kyphosierung der Halswirbelsäule, um den interlaminaren Zugang zu erleichtern. Am besten erreicht man den zervikalen Epiduralraum zwischen den Bögen C6 und C7 sowie C7/Th1. Zunächst markiert man sich den oberen Bogenrand C7 mit einem Kirschner-Draht (Nutzstrahl!) unter Bildwandlerkontrolle auf der Haut. An dieser Stelle führt man eine 22-G-Spinocankanüle bis zum knöchernen Kontakt zum Wirbelbogen unter Bildwandlerkontrolle vor. Unmittelbar oberhalb des Bogenrandes schiebt man die Nadel mit einer 0,9%igen kochsalzhaltigen Spritze unter ständigem Stempelandruck in das Lig. flavum, ähnlich wie bei der lumbal epiduralen Injektion, vor. Plötzlicher Widerstandsverlust (loss of resistance) signalisiert epidurale Nadelspitzenlage. Um die Position der Nadelspitze abzusichern, wird eine seitliche Bildwandlerkontrolle durchgeführt. Anschließend tauscht man die NaCl-Spritze gegen eine kontrastmittelhaltige (Solutrast wie bei der Myelographie) Spritze, welche über einen Überleitungsschlauch (Nutzstrahl!) mit der Spinocankanüle verbunden ist. Das nachfolgende Epidurogramm mit 1–2 cm^3 Kontrastmittelgabe soll nur die epidurale Nadellage sichern und dokumentieren. Anschließend erfolgt die Injektion von 2–3 cm^3 0,9%iger NaCl-Lösung, versehen mit 10 mg Triamcinolon.

Verhalten nach der Injektion. Der Patient sollte auf der schmerzhaften Seite liegen, damit sich die Steroidlösung in der betroffenen Unkovertebralregion sammelt. Wir führen die zervikal epidurale Injektion ohne jegliches Lokalanästhetikum durch. Die Gefahr einer intrathekalen Lokalanästhesieapplikation fällt damit weg. Trotzdem sollte der Patient 2 Stunden überwacht werden. Nach diesem Zeitraum kann das physikalisch therapeutische Programm fortgeführt werden.

Wirkung. Die schmerzerleichternde Wirkung der zervikal epiduralen Injektion tritt meistens erst nach einigen Stunden ein. Einige Patienten geben einen Soforteffekt an. Ob es sich hier um einen Placeboeffekt handelt oder das Wegspülen von Entzündungsmediatoren eine Rolle spielt, ist nicht geklärt. Die Wirkung ist bei entsprechender physikalischer Begleittherapie anhaltend, so daß in einem Behandlungszyklus von 8–14 Tagen mitunter nur eine zervikal epidurale Injektion erforderlich ist, die durch tägliche Nervenwurzelblockaden ergänzt wird.

Komplikationen. Wie bei der lumbal epiduralen Injektion (s. S. 259) kann es zur versehentlichen Durapunktion mit postpunktionellem Kopfschmerz kommen. Die Verhaltensweise ist wie dort: Flachlagerung, Analgetika, Flüssigkeitszufuhr. Eine intrathekale Cortisonapplikation – in der Neurologie auch therapeutisch eingesetzt – dürfte durch die vorausgehende Epidurographie weitgehend zu vermeiden sein.
Eine wesentliche Komplikation stellt wie bei allen Injektionen die Infektion dar. Deswegen ist hier ganz besonders auf Hautunreinheiten und steriles Arbeiten zu achten.

Zervikale Facetteninfiltration

Prinzip: Ausschaltung sensibler Nervenfasern in den Wirbelgelenkkapseln durch vorübergehende Blockade mit einem Lokalanästhetikum.

Indikationen stellen Zervikalsyndrome dar, die mit einer pseudoradikulären Ausstrahlung in die Arme, d. h. ohne segmentale Identifikation, einhergehen. Besonders gut sprechen die vom R. dorsalis des Spinalnervs ausgehenden Schmerzen an, die in die Gegend zwischen den Schulterblättern projiziert werden. Sie verstärken sich, wenn der Kopf nach hinten geneigt wird und sich die Wirbelgelenke teleskopartig (s. S. 33) ineinander schieben.

Technik: Die Injektion kann beim sitzenden oder liegenden Patienten durchgeführt werden. Der Kopf sollte nicht zu stark nach vorn geneigt werden, damit das interlaminare Fenster weitgehend geschlossen bleibt. Die dorsalen Anteile der Wirbelgelenke im unteren Halsbereich erreicht man durch Vorschieben einer dünnen Kanüle ca. 2 cm paravertebral jeweils in der Mitte zwischen den Dornfortsätzen C5/6 und C6/7. Diese lordotischen Segmente sind am häufigsten Ursache pseudoradikulärer Beschwerden im Zervikalbereich. Das Vorschieben der Nadel erfolgt unter ständiger Aspiration und Vorinjizieren bis zum Knochenkontakt auf der dorsalen Gelenkfacette. Man kann

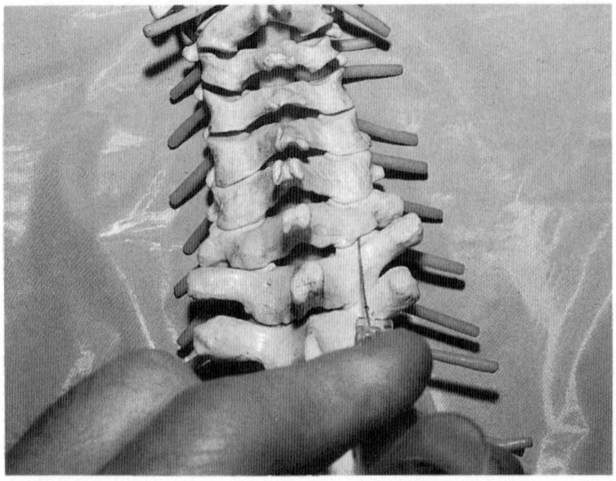

Abb. 9.**38** Zervikale Facetteninfiltration 2 cm paravertebral auf der Mittellinie zwischen den Dornfortsätzen C5/C6 bzw. C6/C7 wird die Nadel bis zur dorsalen Gelenkkapsel (Knochenkontakt) vorgeschoben

diese Injektion auch unter sonographischer Kontrolle durchführen (406). Vor Ort, d. h. am Wirbelgelenk angelangt, injiziert man jeweils 2 ml einer 0,5%igen Lokalanästhesielösung. Insgesamt verbraucht man dementsprechend 10 cm^3 Lokalanästhesielösung. Initial empfiehlt sich ein Steroid-Lokalanästhetikum-Gemisch mit insgesamt 10 mg Cortison auf 10 cm^3 einer 0,5%igen Lokalanästhesielösung (Abb. 9.**38**).

Wirkung und Verhalten nach der Injektion. Eine entspannende und schmerzlindernde Wirkung ist sofort zu verzeichnen und hält 3–4 Stunden an. In dieser Zeit sollte die physikalische Therapie mit Glisson-Traktion, Krankengymnastik und Rückenschule erfolgen. Der Patient muß nach allen Infiltrationen im Halswirbelsäulenbereich ca. 30 Minuten unter Beobachtung bleiben, da immer mit Kreislaufreaktionen zu rechnen ist. Er darf innerhalb der darauffolgenden 5 Stunden kein Fahrzeug führen.

Operative Therapie

Indikation und Diagnosemethoden

Indikation. Wenn alle konservativen Maßnahmen einschließlich zervikaler Wurzelblockaden bei einem chronisch-rezidivierenden Zervikalsyndrom mit unerträglichen Schmerzen keine Beschwerdebesserung bringen, muß man eine operative Behandlung in Erwägung ziehen.

Angesichts der großen Anzahl von Patienten mit zervikalen Bandscheibensyndromen, die uns zugewiesen werden, stellen wir die Indikation zur Operation relativ selten.

Massive neurologische Ausfälle, wie sie beim zervikomedullären Syndrom vorkommen, erfordern nach Diagnosesicherung durch zervikale Myelographie, CT und MRI ein sofortiges Eingreifen.

Bei den übrigen Formen des Zervikalsyndroms ergibt sich die Operationsindikation erst nach langwierigem Krankheitsverlauf. Vorübergehende Erfolge der konservativen Behandlung und Spontanremissionen, wie sie bei allen bandscheibenbedingten Erkrankungen vorkommen, zögern die Entscheidung zur Operation beim behandelnden Arzt und beim Patienten immer wieder hinaus, zumal Operationen an der HWS in Rückenmarknähe allen Beteiligten immer noch einen gewissen Respekt abgewinnen.

Es ist die Aufgabe des Arztes, der den Patienten über Jahre behandelt und beobachtet hat, die psychologische und sozialmedizinische Situation von einer eventuellen Operation genau zu klären. Es hat keinen Sinn, einen Patienten zu operieren, der sein Schulter-Arm-Syndrom „braucht", weil er z. B. Schwierigkeiten im Beruf oder Familienleben hat. Zur Operation stehen dann schließlich Patienten mit zervikalem Diskusprolaps oder chronisch-rezidivierenden segmentalen Zervikobrachialgien bei Unkovertebralarthrose an, die sich konservativ nicht mehr beeinflussen lassen. Mitentscheidend für einen Entschluß zur Operation ist die Aussage des Patienten, daß er sich mit den Beschwerden nicht abfinden kann und zur Operation bereit ist (Tab. 9.**13**).

Tabelle 9.**13** Indikation zur Operation beim Zervikalsyndrom und präoperative Diagnose bzw. Segmentsicherung

Indikation	Diagnose bzw. Segmentsicherung
Zervikaler Diskusprolaps mit Myelopathie	Myelographie, Ct, MRI
Therapieresistentes zervikobrachiales Syndrom	Distensionstest, CT, MRI
Instabiles Bewegungssegment nach HWS-Trauma	Funktionsaufnahmen und Distensionstest
Zervikozephales Syndrom	A.-vertebralis-Angiographie, DSA

Auch ein konservativ nicht stabilisierbares *gelokkertes Bewegungssegment nach Schleudertrauma* kann Anlaß zur operativen Intervention sein. Diese Situation tritt z. B. ein, wenn eine Bandscheibenruptur nicht ausheilt. Therapieresistente Beschwerden und eindeutige Funktionsaufnahmen mit vermehrter Aufklappbarkeit des betroffenen Segmentes führen hier zur Operationsindikation. Zusätzlich wird der Distensionstest durchgeführt. Schließlich können auch therapieresistente Kopfschmerzen und Schwindelzustände bei einem zervikozephalen Syndrom, das durch Unkovertebralosteophyten unterhalten wird, eine Indikation für die Unkoforaminektomie sein. In diesen Fällen ist eine Angiographie der A. vertebralis angezeigt.

Als wichtigste diagnostische Maßnahme bei der Stellung der Indikation zur Operation eines Zervikalsyndroms hat sich die zervikale **Diskographie** bzw. der *Distensionstest* erwiesen (168, 423, 1302).

Die alleinige Aussagekraft der Kontrastdarstellung zervikaler Bandscheiben wurde früher überbewertet. Man sah in der Durchlässigkeit der dorsalen Bandscheibenbegrenzung einen Beweis dafür, daß dieses Segment das betroffene sei. Die zervikale Diskographie gibt nur ein Bild der strukturellen degenerativen Veränderungen in der Bandscheibe; sie erlaubt jedoch noch keine Aussage darüber, ob dieses Segment auch für die Beschwerden verantwortlich ist. Viele stark verschlissene Bandscheiben mit Durchlässigkeit ihres Anulus fibrosus verursachen keinerlei Beschwerden. Es hat sich gezeigt, daß mit der Instillation des Kontrastmittels häufig auch das typische Schmerzsyndrom beim Patienten ausgelöst wurde. Dieses Phänomen, auch als Distensionszeichen bezeichnet, erwies sich für die Identifikation des zu operierenden Segments bedeutender als die eigentliche Kontrastdarstellung des Zwischenwirbelabschnitt.

Wie auf S. 79 ausgeführt, erfolgt die Raumbeengung im Foramen intervertebrale nicht allein durch die im Röntgenbild sichtbaren Knochenvorsprünge, sondern auch durch darüberliegende Weichteile, die sich aus den dorsolateralen Anteilen des Anulus fibrosus und des Längsbandes zusammensetzen. Bei der „weichen“ Protrusion (S. ■) sind diese allein für die Wurzelbedrängung verantwortlich.

Durch kurzfristige Aufblähung der Bandscheibe mit Flüssigkeit intensiviert sich der Kontakt zwischen Bandscheibengrenze und Nervenwurzel.

Die typischen segmental ausstrahlenden Schmerzen treten auf bzw. verstärken sich (Abb. 9.**39**). Dieser Effekt tritt auch unter der intradiskalen Instillation beim lumbalen Bandscheibensyndrom ein.

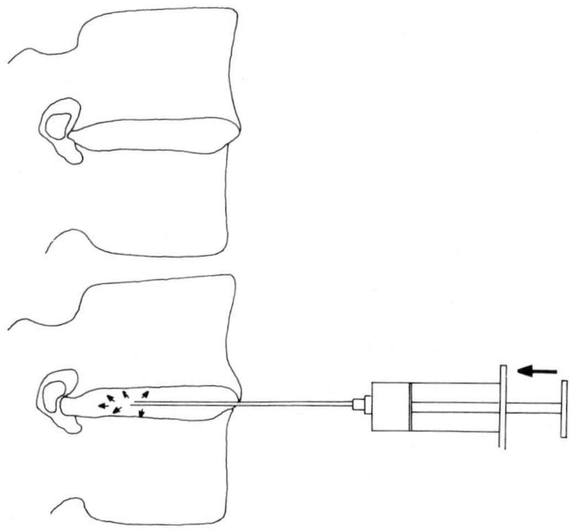

Abb. 9.**39** Zervikaler Distensionstest mit Auslösung des typischen Schmerzsyndroms. Durch Aufblähen der Bandscheibe mit Flüssigkeit intensiviert sich der Kontakt zwischen Bandscheibenprotrusion und Nervenwurzel

Die Punktion der unteren zervikalen Bandscheiben von vorn ist mit relativ einfacher Technik ohne großen Aufwand möglich.

Der Patient liegt auf dem Rücken, wobei ein Kissen unter die Schultern geschoben wird, um eine größtmögliche Reklination der HWS zu erreichen. Der Kopf wird leicht nach rechts gedreht. Der Patient soll sich möglichst mit den Händen an der seitlichen Tischkante festhalten und seine Schultern fußwärts ziehen, damit diese im seitlichen Röntgenbild die unteren Anteile der HWS nicht verdecken. Nach Desinfektion der Haut und Lokalanästhesie punktiert man die linke Halsseite am medialen Rand des M. sternocleidomastoideus etwa in Höhe des Krikoids mit einer einen Mandrin enthaltenden Nadel. Gleichzeitig verdrängt man durch Fingerdruck (Abb. 9.**40**) den M. sternocleidomastoideus mit der A. carotis und der V. jugularis nach lateral sowie Schildknorpel, Trachea und Ösophagus nach medial. Unter dem Finger tastet man deutlich die Wirbelsäule. Die Nadel wird langsam unter Bildwandlerkontrolle in der Mittellinie durch das vordere Längsband bis ins Bandscheibenzentrum vorgeschoben.

Die Beantwortung der Frage, welcher Zwischenwirbelabschnitt zuerst punktiert werden soll, ergibt sich aus dem klinisch-neurologischen Befund. Bestehen hier Unklarheiten, so wählt man zuerst das Segment C5/C6 und dann C6/C7, weil

diese am häufigsten betroffen sind. Man kann auch ohne weiteres in einem Untersuchungsgang mehrere Bandscheiben punktieren.
Ist eine exakte Nadellage erreicht, wovon man sich im Bildwandler überzeugt, so wird etwas physiologische Kochsalzlösung in die Bandscheibe instilliert. Da oft ein größerer Andruck erforderlich ist, nehmen wir Spritzen mit dem Luer-Lock-Ansatz. In eine normale Halsbandscheibe kann man nur 0,2 –0,5 ml Flüssigkeit instillieren. Gehen mehr hinein, so spricht dies für einen degenerativ veränderten Zwischenwirbelabschnitt, eventuell mit Zerreißung des dorsalen Anulus fibrosus. Man kann auch Kontrastmittel verwenden. Dies dient dann vor allem dazu, auf einer unmittelbar nach der Diskographie angefertigten Röntgenaufnahme das betroffene Segment zu dokumentieren. Man kann auch etwas Methylenblau in die Bandscheiben applizieren, um das Auffinden der richtigen Etage während der Operation zu erleichtern.

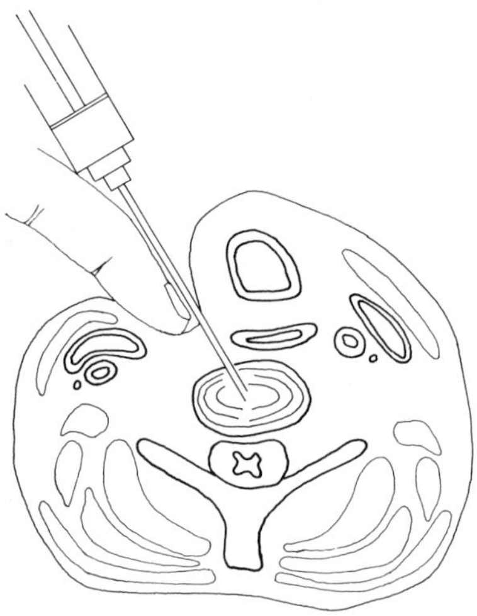

Abb. 9.**40** Punktion einer zervikalen Bandscheibe von ventral. Gefäße und Nerven werden mit dem Finger nach lateral, Thyreoidea, Trachea und Ösophagus nach medial gedrückt

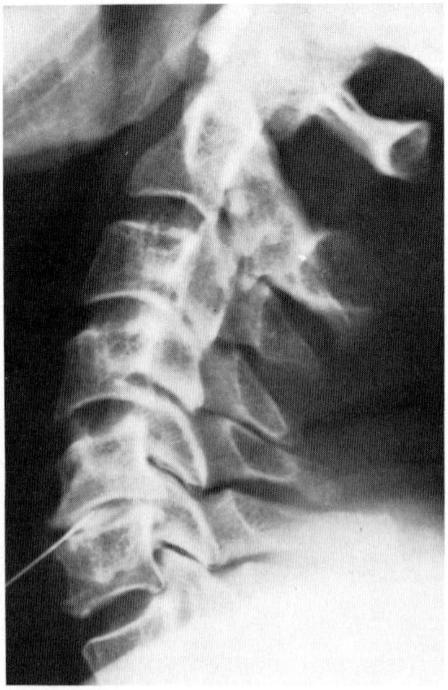

Abb. 9.**41** Zervikale Diskographie und Distensionstest bei C5/C6

Die Auslösung des typischen Schmerzes unter der Instillation ist diagnostisch von Bedeutung.

Asymptomatische Bandscheiben kommen für eine Operation nicht in Frage, selbst wenn sie stärkste degenerative Veränderungen aufweisen.
Beim **Distensionstest** (Abb. 9.**41**) werden sowohl die Schmerzen im Arm im charakteristischen Dermatomstreifen als auch die vom R. dorsalis vermittelten Schmerzen im Schulterblatt provoziert. Bei einer Ausbuchtung des Anulus fibrosus nach medial dorsal kann es auch zu kurzfristigen myelogenen Empfindungen mit Schmerzen in beiden Armen und Ausstrahlung am Rücken entlang bis zu den unteren Extremitäten kommen. Alle diese Erscheinungen sind reversibel. Eine spezielle Lagerung nach der Untersuchung ist nicht erforderlich.

Ventrale Fusionsoperation

Verfahren, Technik und Nachbehandlung

Verfahren und Ziele. Die pathologisch-anatomischen und pathophysiologischen Vorgänge bei degenerativen Veränderungen an den Halsbandscheiben mit chronisch-rezidivierenden Zervikobrachialgien weisen auch den Weg für das anzuwendende Operationsverfahren. Wie auf S. 78 ausgeführt, sind Instabilität und Deformierung im Bewegungssegment wesentliche Ursachen für die Entstehung eines Zervikalsyndroms. Aus der großen Anzahl von Operationsverfahren erfüllen nur wenige diese beiden Grundbedingungen:

- Entlastung der mechanisch irritierten Nervenelemente,
- Stabilisierung des Bewegungssegmentes.

Den Vorrang haben heute Operationsverfahren mit interkorporaler Stabilisierung nach vorheriger Distraktion zur Entlastung der Spinalnervenwurzel. Damit werden beide Forderungen gleichermaßen erfüllt.

Für die Fusion eines zervikalen Bewegungssegmentes stellt die ventrale interkorporale Verblokkung nach **Robinson** oder **Cloward** das gebräuchlichste Verfahren dar (Abb. 9.**42**). Nach Cloward (194) kommt es nicht nur darauf an, das betroffene Segment mit der Fusion ruhigzustellen und schmerzauslösende Minimalbewegungen zu beseitigen, sondern durch Spreizung des Zwischenwirbelabschnitts soll es auch gleichzeitig zu einer Vergrößerung des Foramen intervertebrale kommen, um die Raumbeengung der Nervenwurzel zu beseitigen. Deswegen ist ein präzises Vorgehen mit genauer Aufeinanderfolge der einzelnen Instrumententeile erforderlich.

Technik nach Cloward. Die Handhabung des Clowardschen Instrumentariums bereitet bei einiger Übung keine Schwierigkeiten. Wegen ihrer Exaktheit haben wir die Methode der millimetergenauen Knochenbolzung unter Distraktion auch bei anderen orthopädischen Operationen verwandt, wie z. B. bei Arthrodesen am Fuß und bei Pseudarthrosen (686).

Bei der Clowardschen Operation erfolgt nach Bestimmung der richtigen Bandscheibe durch Röntgenkontrolle die Ausräumung des Zwischenwirbelabschnitts. Es ist wichtig, alles Bandscheibengewebe zu entfernen, um eine größtmögliche Distraktion zu erzielen. Auch müssen die angrenzenden Wirbelkörperdeckplatten, vor allem in den seitlichen Partien, säuberlich mit dem scharfen Löffel von Knorpelresten befreit werden, damit eine breite Fusionsfläche entsteht.

In dem mit einem speziellen Distraktor maximal aufgespreizten Zwischenwirbelabschnitt wird mit einem 12-mm-Bohrer ein Bohrschacht bis zur dorsalen Wirbelkörperkortikalis vorgetrieben.

In den Bohrschacht wird dann ein autologer kortikospongiöser Knochenbolzen mit gleichem Radius aus dem

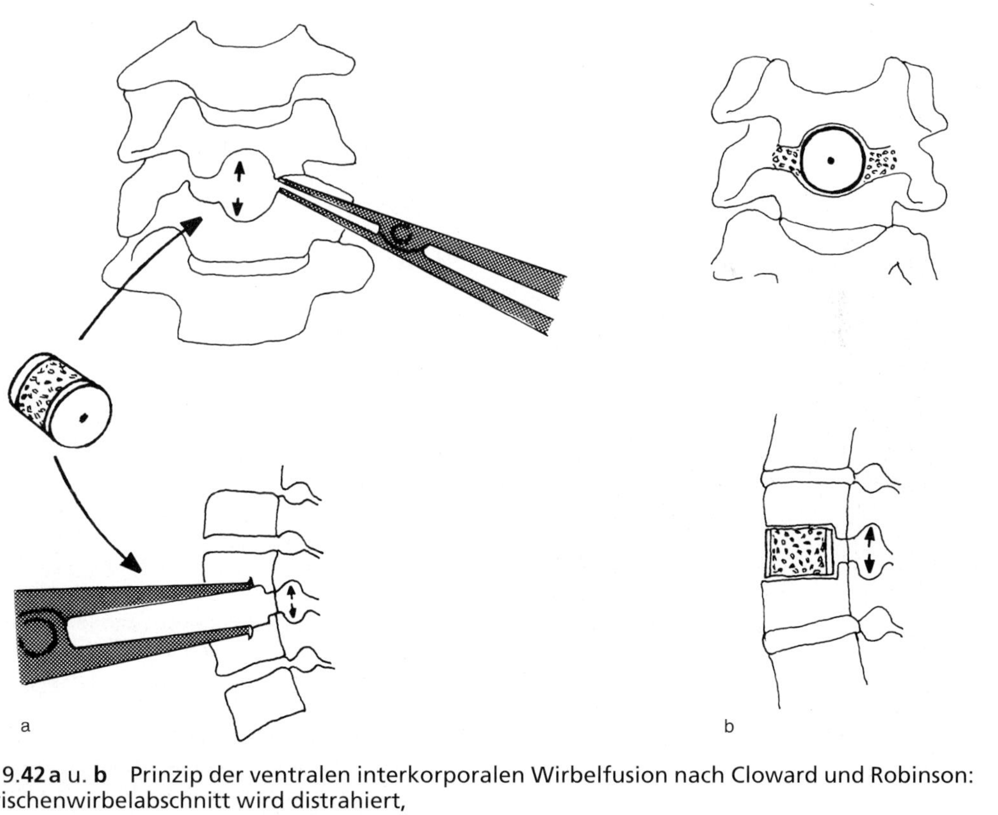

Abb. 9.**42** a u. **b** Prinzip der ventralen interkorporalen Wirbelfusion nach Cloward und Robinson:
a Zwischenwirbelabschnitt wird distrahiert,
b ein entsprechender Knochendübel sorgt für die Aufrechterhaltung der Distraktion und fixiert das Bewegungssegment in dieser Stellung

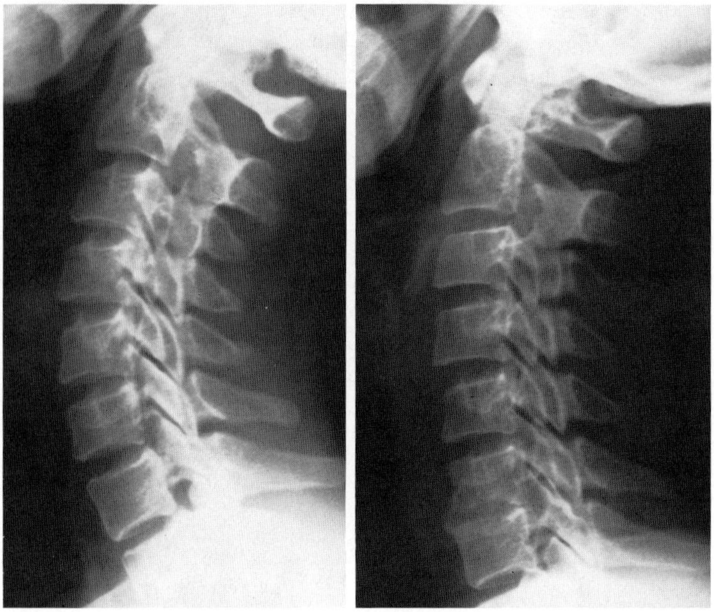

a b

Abb. 9.**43** **a** u. **b** Chronisch-rezidivierendes zervikobrachiales Syndrom mit C7-Symptomatik bei einer 56jährigen:
a Zustand vor der Operation,
b Zustand nach ventraler interkorporaler Fusion mit autologem Knochendübel

Beckenkamm eingesetzt. Erst nach dem Einsetzen des Bolzens wird der Distraktor entfernt. Die lateralen Anteile des Zwischenwirbelabschnitts füllt man nach Entfernen des Distraktors zusätzlich mit autologen Spongiosachips aus dem Beckenkamm auf (Abb. 9.**43**).

Die Fusion unter Distraktion erübrigt eine zusätzliche Abtragung der dorsalen und seitlichen Osteophyten.

Nach der knöchernen Ankylose des Bewegungssegmentes verschwinden diese ohnehin meistens von selbst. Da Knochenbolzen und Bohrkanal exakt ineinanderpassen und nach Entfernen des Distraktors durch Muskel- und Bänderzug regelrecht aneinandergepreßt werden, besteht sofort volle Stabilität, die vorerst weitere Fixationsmaßnahmen erübrigt. Wir haben mit Zug-, Torsions- und Druckversuchen sowie bei symmetrischer und asymmetrischer Kompression an HWS-Präparaten, die wir in einem oder mehreren Segmenten vorher nach der Clowardschen Methode fusioniert hatten, keine Spanverschiebungen oder sonstige Dislokationen der Wirbel untereinander erzielen können.

Technik nach Robinson. Ein hufeisenförmiger kortikospongiöser Knochenspan wird unter Distraktion in den vorher ausgeräumten Zwischenwirbelabschnitt geklemmt. Indikation und Nachbehandlung entsprechen dem Vorgehen bei der Cloward-Operation.

Nachbehandlung. Der Patient darf sofort am ersten postoperativen Tag aufstehen. In der ersten postoperativen Phase sollte man eine Halskrawatte oder Halsstütze verordnen, um eine ungestörte Wundheilung zu ermöglichen und um schmerzhafte Bewegungsexkursionen zu vermeiden.

Die entscheidende Phase für die Stabilität im fusionierten Segment tritt erst 6–10 Wochen nach der Operation ein, wenn der Knochenbolzen durch Resorptionsvorgänge seine Festigkeit vorübergehend einbüßt, bis er vollständig reossifiziert und eingebaut wird. Der Einbau erfolgt bei autologem Span rascher als bei homologem oder heterologem Material. Die Reossifikation des Bolzens ist auch von seinem Radius und vom Spanbett abhängig.

In der zweiten postoperativen Phase der Spanresorption und des Spaneinbaus zwischen der 6. und 12. Woche ist das konsequente Tragen einer Halsstütze (Abb. 9.**44**) erforderlich. Eine sichere Fixation mit optimaler Einstellung der HWS erreicht man nur mit vorn und hinten höhenverstellbaren Halsstützen. Die Auflageflächen an Hinterhaupt, Unterkiefer, Sternum und zwischen den Schulterblättern müssen gut abgepolstert und anmodelliert

sein, um auch Rotationsbewegungen auszuschalten.
Auf den Röntgenaufnahmen kann man sich vom endgültigen Spaneinbau überzeugen und die Halsstütze allmählich weglassen. Eine solide Verknöcherung ist erst nach 2–4 Monaten zu erwarten.

Begleiterscheinungen und Komplikationen

Bei dem genau vorgezeichneten Weg im Operationsablauf und durch die Präzision des Instrumentariums mit Bohrschutzvorrichtung, Anschlagsperren und Möglichkeiten zur ständigen Tiefenauslotung sind gravierende Komplikationen wie Rückenmarkläsionen bei diesem Operationsverfahren im allgemeinen nicht zu erwarten. Dadurch, daß dorsale und laterale Osteophyten nicht mehr abzutragen sind, spielt sich das Operationsgeschehen auch vorwiegend im ventralen Anteil des Bewegungssegmentes ab.
Unmittelbar nach der Operation haben einige Patienten *Schluckbeschwerden* als Folge des periösophagealen Hämatoms und Wundödems. Eine Läsion des N. laryngeus recurrens kann zur vorübergehenden *Heiserkeit* führen, die manchmal bis zu einem halben Jahr und länger anhält. Da bei dem stumpfen Präparieren vom Platysma bis zur Wirbelsäule eine Durchtrennung unwahrscheinlich ist, kommt nur eine Schädigung durch Hakendruck in Frage.
Verstärkte postoperative Beschwerden im Sinne eines lokalen Zervikalsyndroms sind auf das lokale Wundhämatom zurückzuführen. Die Symptome bilden sich spontan zurück.
Wesentlichste Komplikation bei der ventralen Fusionsoperation ist das **Zusammensintern des eingesetzten Knochendübels** oder dessen Impression in die benachbarte Wirbelspongiosa. In diesen Fällen bildet sich ein kyphotischer Knick, und die alten Beschwerden stellen sich unter Umständen in vermehrtem Umfang und doppelseitig wieder ein. Es wird eine Reoperation mit breiter Spanüberbrückung des Defektes erforderlich.
Hauptursachen für diese Komplikation sind unsachgemäße Implantation des Knochenbolzens, mangelnde oder fehlende Abstützung der HWS in der 6.–12. postoperativen Woche und Osteoporose der Wirbelsäule. Letztere stellt deswegen eine Kontraindikation der ventralen Fusionsoperation dar.

Wichtigste Voraussetzungen für das Gelingen der ventralen Fusionsoperation an der HWS sind richtige Indikationsstellung und Identifikation des betroffenen Segmentes.

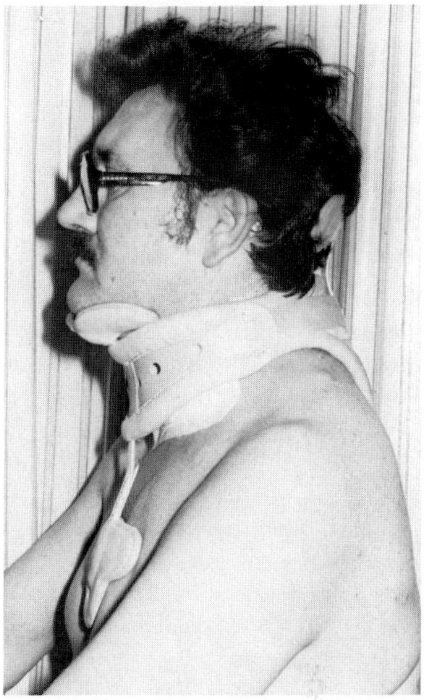

Abb. 9.**44** Verstellbare Halsstütze zur postoperativen Fixation der HWS nach der Clowardschen Operation und bei HWS-Verletzungen

Operationen des zervikalen Bandscheibenvorfalls

Im Vergleich zur lumbalen Prolapsoperation sind Operationen wegen eines zervikalen Bandscheibenvorfalls wesentlich seltener. Dies liegt einmal daran, daß regelrechte Bandscheibenvorfälle mit Perforation des Anulus fibrosus, wie sie an der LWS vorkommen, an der HWS nicht häufig sind und daß andererseits die konservative Behandlung in den meisten Fällen zum Erfolg führt. Der zervikale Diskusprolaps betrifft vorwiegend die Segmente C5/C6 und C6/C7. Etwas weiter medial gelegene Vorfälle können bei engem Spinalkanal zu einer zervikalen Myelopathie führen. Zur Diagnosesicherung und Höhenlokalisation ist ein CT oder eine Myelographie erforderlich. Beim zervikalen Diskusprolaps wird neben dem Zugang von dorsal (Foraminotomie oder Facettektomie nach Frykholm) der Zugang von ventral oder von lateral gewählt. Bei medullären Symptomen ist zusätzlich eine Laminektomie angezeigt. Laminektomie und Hemilaminektomie bieten den Vorteil der guten Übersicht über Duralschlauch, Nervenwurzeln, Zwischenwirbelscheiben und Foramina intervertebralia. Die Resektion der Dornfortsätze und Wirbelbögen wird in der Regel gut toleriert und führt kaum zu einer Beeinträchtigung der HWS-Statik.

Unkoforaminektomie

Wenn Kompressionserscheinungen der A. vertebralis durch breit ausladende unkovertebrale Osteophyten (Abb. 9.**21**) im Vordergrund stehen, reicht eine ventrale Wirbelkörperfusion nicht aus. In diesen Fällen muß nach Klärung der Diagnose durch Angiographie der A. vertebralis und CT eine Dekompressionsoperation mit Abtragung der Osteophyten vorgenommen werden.

Der von Frykholm (348) angegebene hintere Zugang zur Eröffnung des Foramen intervertebrale durch Laminektomie und Hemifacettektomie ist für dieses Vorgehen weniger geeignet, da sich die osteophytären Wucherungen der Processus uncinati mehr seitlich befinden und dort die ebenfalls ventrolateral verlaufende A. vertebralis bedrängen.

Der direkte Zugang zur Unkovertebralregion von vorn seitlich nach Jung (601) hat deswegen eine weite Verbreitung gefunden. Bei dieser als Unkoforaminektomie bezeichneten Operation wird zunächst das Foramen processus transversi (Transversotomie) eröffnet und die A. vertebralis zur Seite geschoben. Dann wird der vordere Teil des Processus uncinatus abgetragen (Unkusektomie). Zuletzt erfolgt die Abtragung des hinteren Unkusanteiles mit Eröffnung des Foramen intervertebrale (Foraminotomie).

Wenn die Symptomatik allein von der Kompression der A. vertebralis bestimmt ist und keine zusätzliche Brachialgie vorliegt, kann man sich auch auf den ersten Teil der Operation, also auf die Unkusektomie, beschränken. Zur Rezidivprophylaxe kombinieren einige Autoren die Unkoforaminektomie mit einer ventralen Spondylodese, denn mit der Abtragung der Osteophyten ist deren Ursache, die Bandscheibensinterung und Segmentlockerung, noch nicht beseitigt.

Die Unkoforaminektomie ist nach Kehr u. Jung (627) eine diffizile Operation, die neurochirurgische Erfahrungen voraussetzt. Sie ist bei schweren Fällen eines zervikozephalen Syndroms und nur nach vorheriger Vertebralisangiographie indiziert.

Spezielle Rehabilitation und Prophylaxe

Bandscheibenbedingte Beschwerden im Bereich der HWS zeigen einen wechselhaften Verlauf. Stärkste Schmerzzustände wechseln mit beschwerdearmen oder -freien Phasen ab. Der Rezidivprophylaxe kommt deswegen eine entscheidende Bedeutung zu.

Ruhigstellung. Nach einer erfolgreich durchgeführten Behandlung beim Zervikalsyndrom gilt es zunächst, das erreichte Ergebnis zu „halten".

Das rearrangierte Bewegungssegment muß möglichst in Mittelstellung gehalten werden, um erneute intradiskale Massenverschiebungen oder Fehlstellungen der Wirbelgelenke zu verhindern.

Die gereizten Nervenwurzeln sollen sich beruhigen und abschwellen. Deswegen ist die Halskrawatte trotz erreichter Beschwerdefreiheit auch aus prophylaktischen Gründen in bestimmten Situationen weiter zu tragen. Dies gilt insbesondere für die Nacht. Im Schlaf nimmt der Patient unter Umständen unwillkürlich eine Position ein, die er tagsüber bewußt vermeiden würde, weil sie schmerzauslösend wirkt.
Während der Rehabilitationsphase sind auch **Kräftigungsübungen für die Schulter-Nacken-Muskulatur** angebracht. Einmal gilt es, die durch das lange Tragen der Halsstütze atrophierten Muskeln wieder zu kräftigen, und zum anderen soll eine Stabilisierung der degenerativ gelockerten Bewegungssegmente erfolgen.

In einem von außen muskulär geführten und stabilisierten Zwischenwirbelabschnitt sind Verlagerungen von Bandscheibengewebe sowie Verschiebungen der Wirbel und Wirbelgelenke gegeneinander weniger leicht möglich als bei schlaffen Muskeln und Bändern.

Um eine nachhaltige Kräftigung der Schulter-Nakken-Muskeln zu erreichen, läßt man den Patienten mehrmals täglich isometrische Spannungsübungen durchführen. Es handelt sich hier um Muskelanspannungen ohne Bewegung, d. h., Kopf und Hals bleiben immer in der gleichen Position (Abb. 9.**45**). Die Halsmuskulatur wird mit einem Minimum an Zeitaufwand trainiert. Die Effektivität des isometrischen Muskeltrainings ist erwiesen (499). Danach genügt es, täglich zweimal 3 Minuten lang die in Abb. 9.**45** angegebenen Übungen durchzuführen, um die Schulter-Nacken-Muskeln in einen guten Kräftezustand zu versetzen und diesen Zustand aufrechtzuerhalten.
Isotonische, d. h. mit Bewegung einhergehende Muskelkontraktionen sind für die Rehabilitation beim Zervikalsyndrom ungeeignet, da es immer wieder zu Irritationen der Spinalnerven, vor allem des R. meningeus, kommen kann.
Die *isometrischen Spannungsübungen* sollen zunächst unter krankengymnastischer Anleitung durchgeführt und entsprechend rezeptiert werden. Unmittelbar vor den Übungen sind Massagen und Wärmeanwendungen angebracht, um etwaige Verspannungen zu lösen. Erst wenn durch Wärme und Massage einwandfreie Muskelverhältnisse geschaffen sind, kann man mit der Krankengymnastik beginnen.
Später, wenn auch die krankengymnastische Nachbehandlung abgeschlossen ist, sollte der Patient die Übungen selbsttätig durchführen und zu einer täglichen Gewohnheit werden lassen.
Das vielfach empfohlene Schwimmen ist nur in Form des Rückenschwimmens angebracht. Brustschwimmen mit Hyperlordosierung der HWS wirkt eher beschwerdeauslösend.
Der behandelnde Arzt sollte den für ein Zervikalsyndrom anfälligen Patienten bei Abschluß der Behandlung auch einige **Verhaltensmaßregeln** mit auf den Weg geben. Starke Drehbewegungen der Wirbelsäule (Rückwärtsfahren mit dem Auto) sind vorerst zu vermeiden. Auch sollte sich der Patient vor Unterkühlung der Nackengegend schützen. Gefährdete Patienten mit chronisch-rezidivierenden Zervikalsyndromen haben auf Reisen am besten immer ihre Halskrawatte bei sich, um sie gegebenenfalls bei beginnenden Beschwerden sofort anlegen zu können.
Zu den ein Zervikalsyndrom auslösenden Faktoren gehört auch die **Haltungskonstanz in ungünstiger Position.** Dazu zählt z. B. die vornübergeneigte Kopfhaltung im Stehen oder Sitzen, wie z. B. bei der Schreibtischarbeit. Gefährdete Patienten sollten immer wieder Ausgleichsbewegungen der HWS durchführen und den Kopf vorübergehend mit den Armen abstützen.
Ungünstige Einstellungen der HWS ergeben sich auch im Schlaf. Ein großes Kopfkissen führt zur starken Abwinkelung der HWS, die intradiskalen Massenverschiebungen Vorschub leistet. Das Schlafen in Bauchlage ist mit einer für die HWS ungünstigen Hyperlordosierung und Rotation verbunden. Am besten ist die Seit- oder Rückenlage

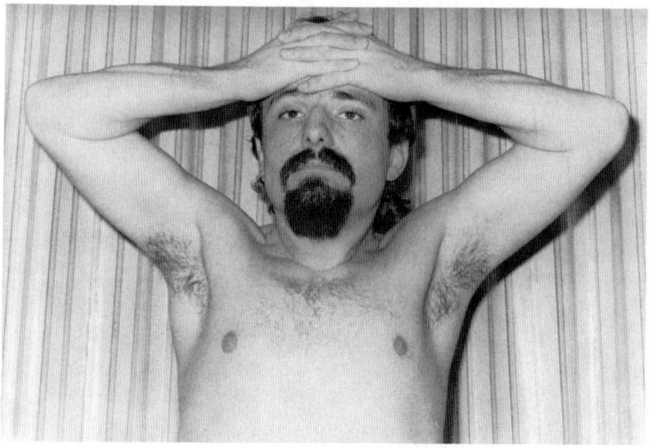

a

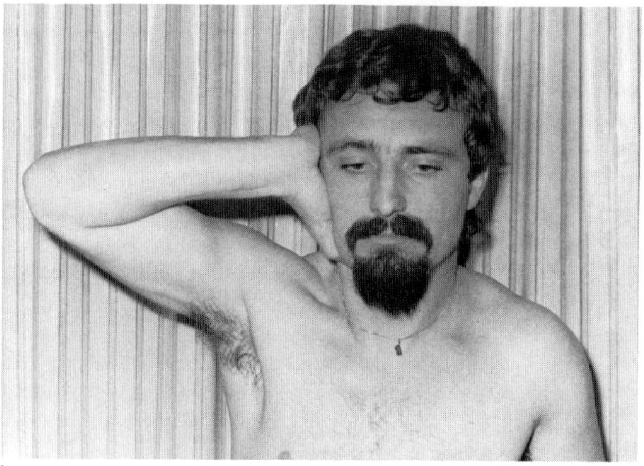

b

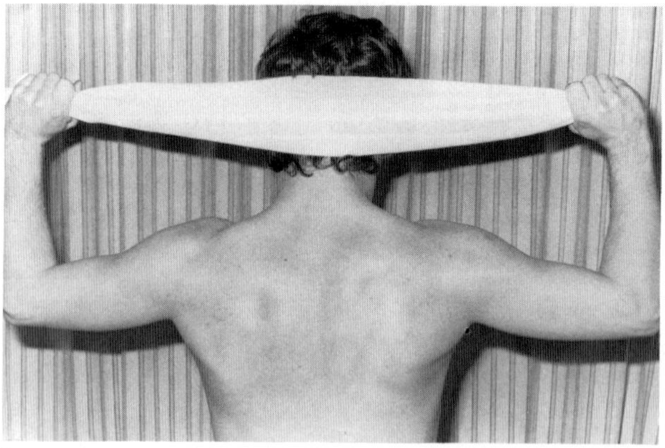

c

Abb. 9.**45 a–c** Isometrische Muskelkräftigungsübungen für die Schulter-Nacken-Muskulatur zur Rehabilitation und Prophylaxe beim Zervikalsyndrom auf festem Untergrund mit Unterstützung der Kopf-Nacken-Gegend durch ein kleines Kopfkissen oder eine Nackenrolle.

Zur *Prophylaxe der Beschleunigungsverletzung* ist eine fest mit der Rückenlehne verbundene Nackenstütze erforderlich, die unmittelbar dem Hinterhaupt anliegt.

Die Verhaltensrichtlinien für Patienten mit anfälligen zervikalen Bewegungssegmenten werden u. a. in der Rückenschule (680) zusammengefaßt (Tab. 9.**14**).

Tabelle 9.**14** Verhaltensrichtlinien nach der Rückenschule für Patienten mit rezidivierendem Zervikalsyndrom

1.	Beim Lesen, Handarbeiten, Fernsehen, Autofahren öfter eine Pause machen
2.	Keine abrupte Drehbewegung des Kopfes, besser mit dem ganzen Körper drehen
3.	Zugluft vermeiden, Schals und Kragen tragen
4.	Beim Liegen kleines Kopfkissen, keine Bauchlage
5.	Beim Laufen – Kinn runter, beim Radfahren – Lenker hoch
6.	Nicht über Kopfhöhe arbeiten, besser Leiter oder Stuhl benutzen
7.	Im Theater oder Kino nicht in den ersten Reihen, besser hinten sitzen
8.	Beim Trinken aus Büchse oder Flasche besser Strohhalm nehmen
9.	Haarewaschen unter der Dusche, nicht im Waschbecken
10.	Trainiere täglich Deine Halsmuskeln!

Therapieplan

Jeder Arzt, der bandscheibenbedingte Beschwerden therapiert, muß sich ein bestimmtes Behandlungskonzept zurechtlegen, um mit geringem Aufwand ein Höchstmaß an Effektivität zu erzielen, ohne Schaden anzurichten. Art und Reihenfolge der eingesetzten Behandlungsmittel richten sich u. a. nach dem Ausmaß der Beschwerden und dem Alter des Patienten.

Tabelle 9.**15** Behandlungsplan beim Zervikalsyndrom

Ambulant (alle Formen des Zervikalsyndroms)
I Erstmalig auftretende Beschwerden: Wärme, Halskrawatte, Analgetika
II Chronisch-rezidivierende Beschwerden: Massage, Elektrotherapie, lokale Injektionsbehandlung, Extension
Bei Therapieresistenz starker Beschwerden: CT, MRI, stationäre Einweisung zum Distensionstest, zervikale Myelographie, Vertebralisangiographie
Stationär
III (zervikomedulläres Syndrom und therapieresistentes zervikobrachiales Syndrom, zervikozephales Syndrom)
Konservativ: Nervenwurzel- und Stellatumblockaden, Glissonscher Zug, Sedativa
Operativ: ventrale Fusionsoperation, Unkoforaminektomie, Prolapsoperation
IV Zur Rehabilitation: Krankengymnastik, Rückenschule

In Tab. 9.**15** ist der Behandlungsplan wiedergegeben, wie er sich an unserer Klinik in Zusammenarbeit mit niedergelassenen Kollegen in den letzten Jahren ergeben hat. Die meisten Zervikalsyndrome werden **ambulant** behandelt, wobei sich einfache Mittel, wie Wärmeanwendungen, Analgetika, Antiphlogistika und das Tragen einer Halskrawatte, bewährt haben. Zur Durchführung der lokalen Injektionsbehandlung und der physikalischen Therapie wird der Patient meistens zum Facharzt überwiesen, falls dieser nicht schon von vornherein der behandelnde Arzt war. Bei leichteren Formen chronisch-rezidivierender Zervikobrachialgien und zervikozephaler Syndrome sind die ambulanten Methoden im allgemeinen ausreichend. Erst wenn auf diesem Wege keine Besserung mehr zu erzielen ist, der Patient wiederholt arbeitsunfähig geschrieben werden muß und ständig Analgetika braucht, sollte er in einer entsprechenden **Klinik** vorgestellt werden. Hier wird zunächst eine der in Tab. 9.**13** aufgeführten diagnostischen Maßnahmen vorgenommen, bevor die endgültige Indikation zur Operation gestellt wird. Es besteht immerhin noch die Möglichkeit, eine stationäre konservative Behandlung durchzuführen. Tägliche Stellatum- bzw. Nervenwurzelblockaden mit anschließendem Glissonschen Kyphosezug (Abb. 9.**31**) über mehrere Stunden unter allgemeiner Sedierung des Patienten vermögen oft eine erstaunliche Remission bei einem anscheinend therapieresistenten zervikobrachialen oder zervikozephalen Syndrom herbeizuführen. Die Bedeutung der stationären Behandlung besteht u. a. auch darin, daß die beschwerdeauslösenden Situationen wie Schreibtischarbeit, Fernsehen, Hausarbeit usw. wegfallen. Wenn auf irgendeine Art Beschwerdefreiheit erzielt ist, gestalten sich Rehabilitation und Prophylaxe bei allen Formen des Zervikalsyndroms in gleicher Weise.

10 Thorakalsyndrom

Definition und Häufigkeit

Unter einem Thorakalsyndrom versteht man Krankheitserscheinungen, die durch Funktionsstörungen und degenerative Veränderungen thorakaler Bewegungssegmente verursacht werden.

Bandscheibenschäden der BWS spielen im Vergleich zu denen in der HWS und der LWS nur eine untergeordnete Rolle. Dies gilt sowohl für die Frequenz als auch für die Schwere der Krankheitserscheinungen. Lediglich 2% aller bandscheibenbedingten Erkrankungen betreffen die BWS. Selten kommt es einmal zu einer therapieresistenten Wurzelirritation (Interkostalneuralgie), die eine operative Behandlung erforderlich macht. Ein Massenprolaps mit medullären Ausfällen bis zum Querschnittsyndrom kommt vor, stellt jedoch eine Rarität dar (423). Nur eine von 1000 Bandscheibenoperationen betrifft die BWS (1026). Obwohl die Bandscheibendegeneration alle Wirbelsäulenabschnitte mit einbezieht und die BWS mitunter sogar verstärkt davon betroffen ist, kommen hier Krankheitserscheinungen nur sehr selten vor. Die Ursache liegt in der speziellen Anatomie und Biomechanik der thorakalen Bewegungssegmente.

Spezielle Anatomie, Biomechanik und pathologische Anatomie der thorakalen Bewegungssegmente

Spezielle Anatomie. Die Bandscheiben der BWS nehmen von kranial nach kaudal an Höhe und Breite zu. Im Vergleich zur Wirbelkörperhöhe sind die Bandscheiben in der BWS flacher als in der HWS und der BWS.

Der Wirbelkanal ist im BWS-Bereich relativ eng und verfügt nur über einen schmalen Epiduralraum zwischen Rückenmark und knöcherner Umgebung bzw. Bandscheibe. Die schmalste Stelle liegt zwischen Th 4 und Th 9.

Neben den eigentlichen Wirbelgelenken gibt es an der BWS noch Wirbel-Rippen-Gelenke (Kostotransversalgelenke), die gegen den unteren Teil der Foramina intervertebralia vorspringen und den Spinalnerv in den freien oberen Abschnitt drängen. Wegen des relativ großen Durchmessers der Foramina intervertebralia kommen osteogene Konstriktionen, wie wir sie z. B. an der HWS kennen, an der BWS kaum vor.

Die bei der HWS beschriebene Verschiebung der Rückenmarksegmente gegenüber den dazugehörigen Bewegungssegmenten setzt sich in der BWS weiter fort.

Zwischen dem 1. und 6. Brustwirbeldorn beträgt die Verschiebung zwei, vom 7. bis 10. Processus spinosus drei Segmenthöhen.

Ventrale Äste der thorakalen Spinalnerven versorgen als Nn. intercostales die Wand des Brustkorbs, und zwar die Interkostalmuskulatur, die Kostotransversalgelenke, die Pleura parietalis und die Haut. Bei Reizung eines dieser thorakalen Spinalnerven entsteht eine Interkostalneuralgie.

Biomechanik und pathologische Anatomie. Durch die nach dorsal konvexe Ausbiegung der BWS sind die ventralen Abschnitte der thorakalen Bewegungssegmente starken Druckbelastungen ausgesetzt. Der intradiskale Druck ist hier sehr groß. Während in den lordotisch eingestellten Abschnitten der HWS und der LWS bei axialer Stauchung ein Teil der einwirkenden Kräfte von den Wirbelgelenken und Weichteilen zwischen den Wirbelbögen abgefangen wird, müssen die Wirbelkörper und Bandscheiben der BWS die Last allein tragen. Infolgedessen kommt es hier häufig zu ventralen Kompressionsfrakturen und Einbrüchen des Bandscheibengewebes durch die Deckplatten hindurch in die Wirbelkörperspongiosa. Durch den anhaltend hohen intradiskalen Druck stellen sich vor allem in den mittleren und unteren thorakalen Zwischenwirbelabschnitten frühzeitig regressive Erscheinungen mit oft ausgedehnten spondylotischen und osteochondrotischen Veränderungen ein, die meistens zufällig entdeckt werden. Der Befund überrascht um so mehr, weil keine entsprechenden Beschwerden vorhanden sind. Gerade an der BWS kann man erkennen, daß selbst fortgeschrittene Spondylosen und Osteochondrosen an sich klinisch völlig bedeutungslos sind. Erst wenn sie sich in unmittelbarer Nachbarschaft einer Nervenwurzel abspielen und eine Instabilität im Bewegungssegment besteht, kommt es zu Beschwerden. Diese Voraussetzungen sind an der BWS nicht gegeben. Im wesentlichen sind zwei Gründe dafür verantwortlich, daß bandscheibenbedingte Erkrankungen an der BWS nicht in gleicher Frequenz auftreten wie an der HWS und der LWS:

- Anders als in der HWS und LWS befinden sich die Foramina intervertebralia der BWS nicht hinter den Bandscheiben, sondern auf der Höhe des Wirbelkörpers (Abb. 10.**1**). Es müssen schon ausgedehnte Prolapse sein, die sich nach oben oder unten vorarbeiten, um in Kontakt mit einer Spinalnervenwurzel zu treten. Diese Situationen kommen – wenn auch selten – vor und verursachen unter Umständen die klinischen Erscheinungen eines thorakalen Bandscheibensyndroms mit Interkostalneuralgie.
- Im thorakalen Abschnitt der Wirbelsäule finden im Vergleich zu HWS und LWS nur geringfügige Bewegungsexkursionen statt. Die Lagebeziehung der schmerzempfindlichen Nervenelemente im Bewegungssegment – in erster Linie Spinalnerven zu ihrer knöchernen und bindegewebigen Umgebung – ist relativ konstant.

Deformierungen (Skoliose, Morbus Scheuermann) entwickeln sich langsam und erlauben den Nervenwurzeln ausreichende Adaptationsmöglichkeiten.

Selbst wenn es im Rahmen der Bandscheibendegeneration zur Lockerung des Zwischenwirbelabschnitts kommt, ist das thorakale Bewegungssegment über die Kostotransversalgelenke durch den Brustkorb geschient, so daß klinisch relevante Verschiebungen der Wirbel nicht entstehen.
Trotz dieser günstigen Voraussetzungen können auch von der BWS bandscheibenbedingte Erkrankungen ausgehen.
Durch die ventrale Belastung des Zwischenwirbelabschnitts besteht die Möglichkeit, daß sich zentrale mobile Teile des Bandscheibengewebes nach dorsal verlagern und dort den Anulus fibrosus vorwölben oder gar perforieren. Je nach Ausmaß der Vorwölbung kommt es dann zur Kompression des Rückenmarks und der intrathekal befindlichen Nervenwurzeln. Hier werden dann einmal die Nervenfasern selbst und zum anderen die sie versorgenden Blutgefäße des Rückenmarks komprimiert. Gefährdet ist vor allem die ventral verlaufende A. spinalis anterior.

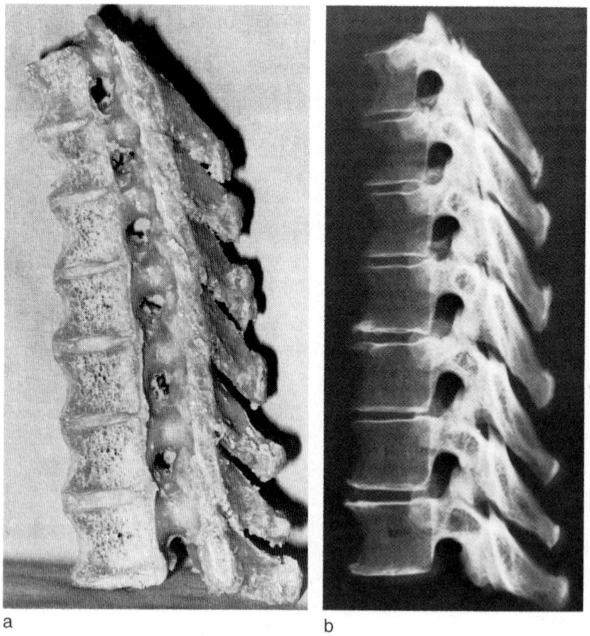

a b

Abb. 10.**1** **a** u. **b** Lateraler Sagittalschnitt durch die mittlere Brustwirbelsäule. Die Foramina intervertebralia finden sich nicht neben den Bandscheiben wie in Abb. 9.**9** und 11.**3**, sondern auf der Höhe der Wirbelkörper

Das sequestrierte Bandscheibenmaterial erreicht oft die Größe einer Kirsche und wird im Laufe der Zeit mit der Dura adhärent (67). Zentrale und ventrolaterale bzw. laterale Bandscheibenverlagerungen nach hinten kommen etwa gleich häufig vor (246). Die Zwischenwirbelabschnitte Th 7–Th 12 sind am meisten betroffen (67, 702, 765).

Klinik des thorakalen Bandscheibenvorfalls

In der Vorgeschichte findet sich häufig eine axiale Stauchung des Rumpfes, wie z. B. der Sturz aufs Gesäß oder das Anheben eines schweren Gegenstandes in vornübergeneigter Haltung. Ein im lädierten Bewegungssegment lokalisierter Schmerz, der sich beim Husten und Pressen verstärkt, gehört fast immer zur Ausgangssymptomatik. Im Zusammenhang damit entwickeln sich dann medulläre oder radikuläre Erscheinungen. Diese können aber auch fehlen, so daß es nur beim lokalen Schmerz bleibt.

Bei medialer Verlaufsrichtung des thorakalen Diskusprolaps entstehen medulläre Symptome, die meistens uncharakteristisch sind und je nach Ausmaß der Kompression in mehr oder weniger ausgeprägten **Querschnittserscheinungen** bestehen. Es finden sich Sensibilitätsstörungen in den Beinen, Blasen-Mastdarm-Störungen, Reflexanomalien und Gangbehinderungen. Bei den meisten Patienten beginnen die Krankheitserscheinungen mit einer gewissen Kraftlosigkeit in beiden Beinen. Daneben findet sich ein lokaler Druck- und Bewegungsschmerz im lädierten Brustwirbelsäulenabschnitt.

Die endgültige Diagnose eines thorakalen Bandscheibenvorfalls mit Rückenmarkkompression ist erst durch das MRI, gegebenenfalls durch die Myelographie möglich.

Wenn sich ein Bandscheibenvorfall im Bereich der BWS mehr nach dorsolateral entwickelt, entstehen Nervenwurzelreizerscheinungen.

Interkostalneuralgie

Die Symptomatologie der thorakalen Spinalnervenwurzel erschöpft sich im allgemeinen in typisch lokalisierten gürtelförmigen Schmerzen, eventuell diskreten Störungen der Algesie, deren Topik sich aus dem Dermatomschema ergibt. Die Abgrenzung der einzelnen Hautbezirke ist im Thoraxbereich aber nicht so eindeutig wie in den peripheren Extremitätenabschnitten.

> Ein wichtiges diagnostisches Kriterium für die Interkostalneuralgie durch degenerative Veränderungen ist auch an der BWS die Positionsabhängigkeit der Beschwerden.

Unter Entlastung bzw. Extension lassen sie nach; bei Belastung und bestimmten Körperdrehbewegungen verstärken sie sich. Hieraus ergeben sich auch Hinweise für den therapeutischen Ansatz.

Differentialdiagnose

Wegen der relativen Seltenheit bandscheibenbedingter Syndrome im Thorakalbereich denkt man bei Beschwerden in dieser Region in erster Linie an Erkrankungen der inneren Organe oder bei einer Querschnittssymptomatik an primäre Störungen des Zentralnervensystems. Erst wenn sich die vermuteten Krankheiten nicht bestätigen lassen, findet man zur Diagnose thorakale Bandscheibenläsion. Bei Patienten mit einem partiellen Querschnittssyndrom verstreicht oft lange Zeit mit der Zwischendiagnose multiple Sklerose, Rückenmarktumor usw., ehe im MRI oder Myelogramm und dann im Operationssitus der Diskusprolaps gefunden wird.

Eine Interkostalneuralgie kann verschiedene Ursachen haben. In erster Linie kommen segmental ausstrahlende Schmerzen bei und nach einem **Zoster** in Frage. Durch die typischen Hautveränderungen ist hier die Diagnose meistens sichergestellt. Mumenthaler u. Schliack (854) und Neundörfer (886) weisen auf den „Zoster ohne Herpes“ hin, wenn die Eruptionen sehr diskret sind und sich unter den Mammae oder in der Leiste verbergen. Beim Zoster beherrschen anfangs Allgemeinerscheinungen wie Abgeschlagenheit, Glied- und Kopfschmerzen das Bild. Die herpetiformen Eruptionen stellen sich erst am 3.–5. Tag ein.

Segmentale Schmerzen können auch von den Kostotransversalgelenken durch Kompression der Nervenwurzel im Foramen intervertebrale ausgehen.

Das sog. **Kostotransversalgelenksyndrom** entsteht durch entzündliche oder arthrotische Veränderungen sowie Stellungsanomalien in diesen Gelenken. Solche Beschwerden entstehen spontan oder z. B. bei Spreizung des Interkostalraumes nach thoraxchirurgischen Eingriffen oder nach Rippenfrakturen. Klinische Symptome von seiten der Kostotransversalgelenke treten auf als (529, 531):

- unbestimmte, bei forcierter und vertiefter Atmung sich verstärkende, im Rippenverlauf ziehende Schmerzen, zeitweilig „Reifengefühl“;
- plötzliche, blitzartige schmerzhafte Atemsperren mit dem Gefühl, nicht mehr durchatmen zu können.

Weiterhin können **Entzündungen, Tumoren** und **erweiterte Brustwandarterien** beim Kollateralkreislauf Ursachen einer Interkostalneuralgie sein. Bei der differentialdiagnostischen Beurteilung von Schmerzzuständen im Bereich des Rumpfes muß besonders an den „referred pain“ bei Viszeralerkrankungen, also an die **Headschen Zonen,** gedacht werden. Die entsprechenden inneren Erkrankungen sind auszuschließen.

Beim **Tietzeschen Syndrom** finden sich neben den Schmerzen auch Schwellungen der parasternalen Rippenknorpel. Spontan- oder Druckschmerzen im Bereich der oberen BWS zwischen den Schulterblättern gehen nicht von thorakalen Bewegungssegmenten aus. Wie in Kap. 9 beschrieben, handelt es sich hierbei um Schmerzen in den Mm. rhomboidei, die im Rahmen eines **Zervikalsyndroms** auftreten.

Therapie

Sofern keine bedrohlichen Rückenmarksymptome vorliegen, ist die Behandlung beim thorakalen Bandscheibensyndrom **konservativ**. Wichtig ist die Entlastung der Bandscheiben durch Horizontallagerung. Wärmeanwendungen aller Art werden als wohltuend empfunden, weil sie die reflektorischen Verkrampfungen der Rumpfmuskeln, insbesondere der paravertebralen Rückenstrecker, lösen und die Durchblutung fördern. Ergänzend werden paravertebrale Infiltrationen mit einem Lokalanästhetikum durchgeführt.

Bei eindeutigen Kompressionserscheinungen des Rückenmarks muß **operiert** werden. Die Lokalisation des Prolaps erfolgt mit Myelographie, CT und MRI. Den Bandscheibenvorfall kann man durch eine Laminektomie oder von lateral durch eine erweiterte Kostotransversektomie erreichen. Die Komplikationsrate ist bei diesen Eingriffen wegen der möglichen Rückenmarkläsionen relativ hoch (67, 174, 269, 555, 700, 1026, 1216). Deswegen empfehlen Scharfetter u. Twerdy (1045) bei gesicherter präoperativer Diagnose transthorakale Spondylotomie und Spondylodese. In den letzten Jahren haben sich die dorso- und ventrolateralen Eingriffe bewährt, entweder als Kostotransversektomie oder als ventrolateraler Zugang über eine Thorakotomie (374, 1052, 1053).

11 Lumbalsyndrom

Definition und Häufigkeit

Unter einem Lumbalsyndrom versteht man Krankheitserscheinungen, die durch Funktionsstörungen und degenerative Veränderungen lumbaler Bewegungssegmente verursacht werden.

Dazu zählen neben lokalen Beschwerden im Bereich der LWS (lokales Lumbalsyndrom) auch ins Bein ausstrahlende Schmerzen (lumbales Wurzelsyndrom) und tiefe Querschnittssymptome (Kaudasyndrom). Bis auf letzteres sind Lumbalsyndrome sehr häufig.

Fast zwei Drittel aller bandscheibenbedingten Erkrankungen betreffen die LWS.

Jeder 12. Patient in der Allgemeinpraxis und jeder 3. in der orthopädischen Fachpraxis sucht den Arzt wegen eines Lumbalsyndroms auf. Hierbei sind nur die behandlungsbedürftigen Fälle erfaßt. Nicht alle Patienten mit einem Hexenschuß oder

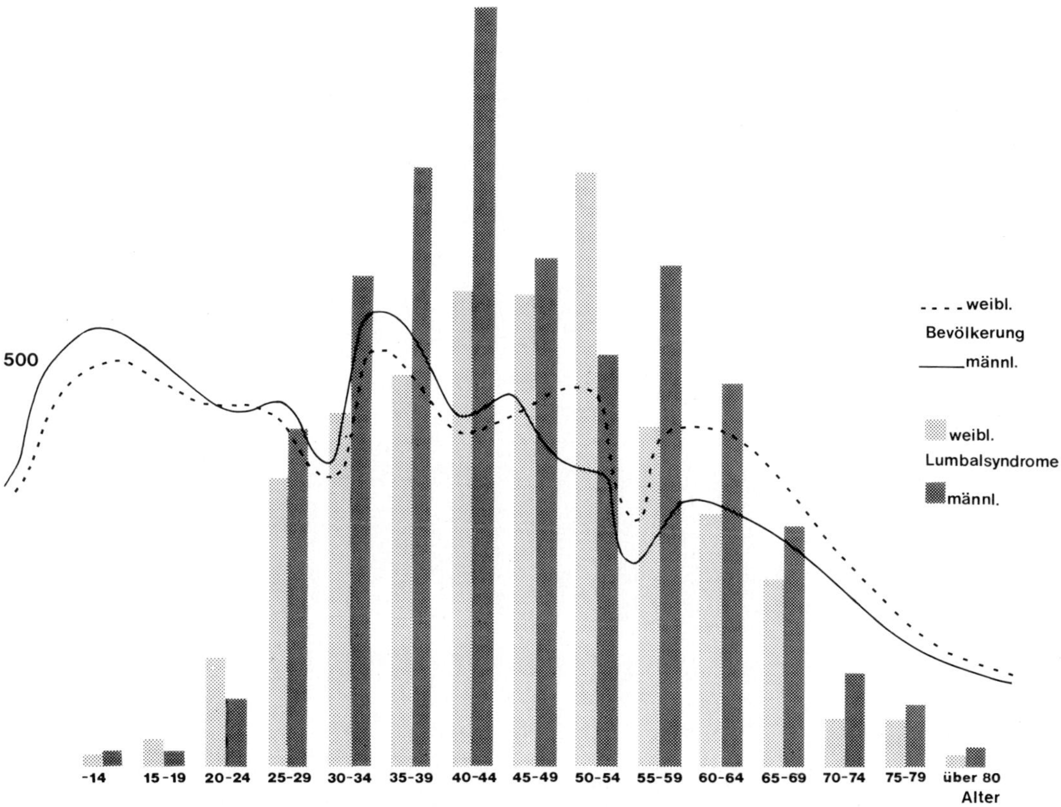

Abb. 11.1 Alters- und Geschlechtsverteilung bei ambulant behandelten Lumbalsyndrompatienten in Relation zur Altersverteilung der weiblichen und männlichen Bevölkerung in Nordrhein-Westfalen

belastungsabhängigen Kreuzschmerzen gehen zum Arzt. Der absolute und relative Anteil von Lumbalsyndromen unter allen Erkrankungen dürfte demnach noch viel höher liegen.

Alters- und Geschlechtsverteilung. Männer sind insgesamt von lumbalen Bandscheibenschäden etwas häufiger betroffen als Frauen.
Das Überwiegen des männlichen Geschlechts ist nicht nur auf eine vermehrte funktionsmechanische Belastung, sondern auch auf einen noch unbekannten geschlechtsspezifischen Faktor zurückzuführen.
Neben der großen Häufigkeit ist auch die medizinische und vor allem soziale Bedeutung des Lumbalsyndroms darin zu sehen, daß es vorwiegend im mittleren Lebensabschnitt auftritt und den Menschen auf dem Höhepunkt seiner Leistungsfähigkeit trifft.

Die Beschwerden stellen sich meistens zwischen dem 25.–30. Lebensjahr ein und erreichen um das 40. Lebensjahr ihre größte Häufigkeit (Abb. 11. **1**).

In diesem Alter sind auch die meisten Operationen lumbaler Prolapse erforderlich. Wie auf S. 53 ausgeführt, besteht in diesem Lebensabschnitt eine besondere biomechanische Konstellation in den Bandscheiben mit noch hohem Quelldruck des Gallertkerns bei bereits nachlassender Widerstandskraft des Anulus fibrosus: Es sind Möglichkeiten zur Verlagerung zentral gelegenen Bandscheibengewebes nach außen gegeben.

Ätiologie. Syndrome lumbaler Bandscheiben lassen nur wenig statistische Gesetzmäßigkeiten erkennen. Hexenschuß und Ischias entwickeln sich scheinbar spontan ohne erkennbare äußere Ursache. Die Abhängigkeit des Lumbalsyndroms von schwerer bzw. leichter körperlicher Arbeit wird auf S. 361 erläutert. Verschiedene Krankheiten (z. B. Ulkusleiden) treten mit jahreszeitlichen Schwankungen auf. Bei Lumbalsyndromen ist ein gewisser Rückgang der Erkrankungshäufigkeit im Frühjahr festzustellen (663). Während der übrigen Monate ist die Anzahl der behandlungsbedürftigen Patienten mit Lumbalsyndrom annähernd konstant.

Das Auftreten von Beschwerden wird weitgehend von den autonom ablaufenden biochemisch-biomechanischen Vorgängen im Bandscheibengewebe bestimmt, die sich im Verlauf der Altersinvolution ergeben.

Spezielle Anatomie der lumbalen Bewegungssegmente

Lumbale Bandscheiben

Die LWS besitzt im allgemeinen 5 freie Lendenwirbel, 4 lumbale Bandscheiben und je eine Bandscheibe am thorakolumbalen sowie lumbosakralen Übergang. Die lumbalen Bandscheiben nehmen von kranial nach kaudal an Größe zu, mit Ausnahme des lumbosakralen Zwischenwirbelabschnitts. Dieser ist um etwa ein Drittel niedriger als der nächsthöhere. Die bikonvexe Form der Bandscheiben erscheint im lumbalen Teil der Wirbelsäule am ausgeprägtesten. In Abhängigkeit vom Ausmaß der Lendenlordose sind die Bandscheiben ventral höher als dorsal. Im lumbosakralen Zwischenwirbelabschnitt ist diese ventrodorsale Differenz am größten. Diese Bandscheibe zeigt im Seitbild einen trapezförmigen Zuschnitt (Abb. 11. **2**).

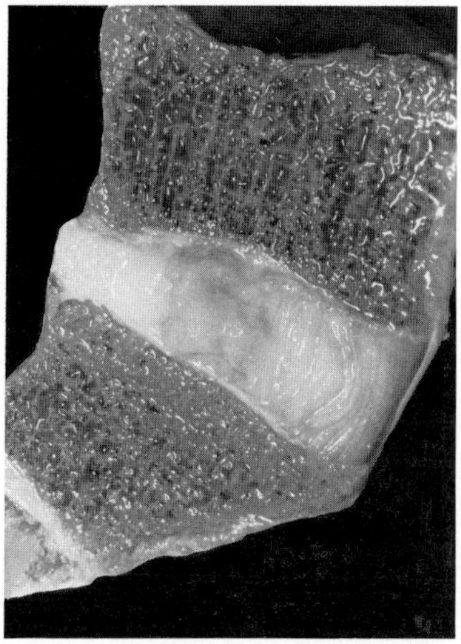

Abb. 11.2 Lumbosakrale Bandscheibe eines 18jährigen

Foramina intervertebralia

Von besonderer Bedeutung an der LWS ist die **Lagebeziehung** zwischen den Bandscheiben und den Zwischenwirbellöchern mit ihren Spinalnervenwurzeln.
Wie in Abb. 11.**3** zu erkennen ist, befinden sich die Zwischenwirbellöcher in Höhe der Bandscheiben. Spinalganglion und ventrale Wurzeln liegen weiter ventral als im Brustbereich und befinden sich somit unmittelbar neben der Bandscheibe. Nach kranial hin nimmt der Anteil der knöchernen Begrenzung des Foramen intervertebrale durch die dorsolaterale Wirbelkörperkante zu, besonders im oberen Bereich des Zwischenwirbelloches, durch den die Nervenwurzel zieht. Das Kaliber der Nervenwurzeln nimmt an der LWS von kranial nach kaudal zu und erreicht bei L5 ein Maximum. Das Dickenverhältnis von L1 zu L5 beträgt 1:5 (1221).
Die Zwischenwirbellöcher werden im Bereich der LWS von dorsal durch die Facetten der Wirbelgelenke begrenzt. Während die Spalten der Wirbelgelenke L1–L4 in der Sagittalebene stehen, befinden sich die Gelenkflächen am lumbosakralen Übergang in der Frontalebene, ähnlich wie an der BWS. Das lumbosakrale Zwischenwirbelloch ist dadurch besonders klein. Variationen und Seitendifferenzen sind häufig. Veränderungen an den Gelenkfacetten und Stellungsänderungen der Wirbelgelenke können das Zwischenwirbelloch von dorsal her einengen.

Alle anatomischen Gegebenheiten stellen eine ungünstige Ausgangssituation für die Nervenwurzeln in den unteren lumbalen Bewegungssegmenten dar. Bei Veränderungen der Bandscheibenkontur oder Verschiebungen der Wirbel durch Bandscheibenlockerung geraten sie in Bedrängnis.

Auch der **Weite des lumbalen Wirbelkanals** in der Frontal- und Sagittalebene wird heute bei der Entstehung von Kreuzschmerzen und Wurzelreizerscheinungen eine immer größere Bedeutung beigemessen. Näheres hierüber findet sich auf S. 236. Bei angeborenen oder erworbenen Einengungen des lumbalen Wirbelkanals kann schon eine geringe Konturänderung der hinteren Bandscheibenbegrenzung zu Beschwerden führen.

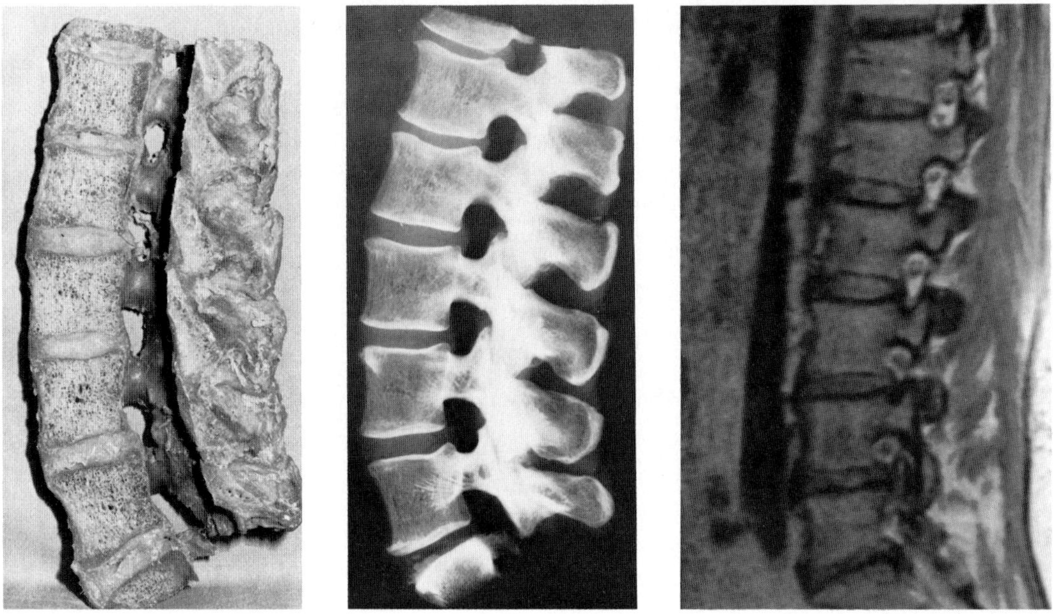

a b c

Abb. 11.3a–c Lateraler Sagittalschnitt durch die LWS: **a, b** Die Foramina intervertebralia befinden sich auf der Höhe der Bandscheiben **c** MRI: Im kranialen Abschnitt der Foramina intervertebralia sieht man die Querschnitte der austretenden Nervenwurzeln als dunkle Punkte

Numerische Variationen und Übergangswirbel

Fehlbildungen und Entwicklungsstörungen an der LWS werden hinsichtlich ihrer klinischen Bedeutung und als Ursache bandscheibenbedingter Beschwerden meistens überbewertet.

Numerische Variationen haben ihre Bedeutung für die klinisch-praktische Tätigkeit, z. B. bei der Segmentidentifikation. Es ist auf die Anzahl der rippenlosen präsakralen Lendenwirbel zu achten. Bei 4 freien Lendenwirbeln spricht man im allgemeinen von Sakralisation und bei 6 freien Lendenwirbeln von Lumbalisation. Da nur bei Auszählung sämtlicher Wirbel auf Ganzaufnahmen die Frage nach der Sakralisation oder Lumbalisation klar beantwortet werden kann, sollte man sich auf die Bezeichnung Übergangswirbel beschränken. Die Zugehörigkeit der Nervenwurzeln bei numerischen Variationen geht aus Abb. 11.**4** hervor. In diesen Fällen hat sich das Abwärtszählen von L1 – dem ersten rippenlosen Wirbel – nach kaudal eher bewährt als das Aufwärtszählen. Bei 6 freien Lendenwirbeln ruft z. B. ein Bandscheibenvorfall zwischen L5 und L6 ein S1-Syndrom hervor. Ein Prolaps zwischen dem 4. Lendenwirbel und dem Kreuzbeinmassiv bei nur 4 freien Lendenwirbeln hat in der Regel ein L5-Syndrom zur Folge.

Für die Segmentidentifikation bei der perkutanen intradiskalen Therapie oder der Diskotomie mit Mikrotechnik ist es besser, die Bandscheiben in ihrer Reihenfolge von unten anzugeben, z. B. als letzte, vorletzte oder drittletzte bzw. als dritte Bandscheibe von unten.
Dabei ist auf die unterschiedliche Darstellung rudimentärer Bandscheiben im MRI und auf der normalen Röntgenseitenaufnahme zu achten.

Übergangswirbel weisen Charakteristika beider Nachbarregionen auf. Lumbosakrale Übergangswirbel können freie Querfortsätze haben oder fest bzw. gelenkig mit dem Kreuzbein in Verbindung stehen. Der Zwischenwirbelabschnitt zeigt alle möglichen Übergangsformen (Abb. 11.**5**).

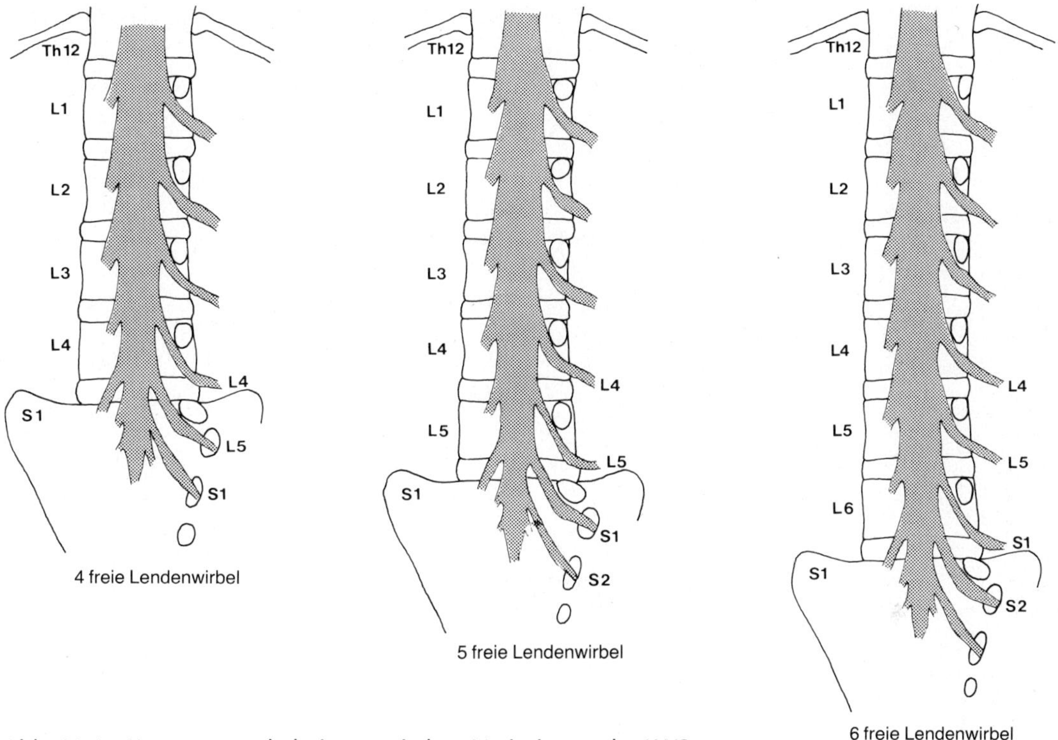

Abb. 11.**4** Nervenwurzeln bei numerischen Variationen der LWS

Solange der Übergangswirbel symmetrisch entweder gelenkig oder knöchern eingepaßt ist, sind keine Beschwerden zu erwarten. *Zu Veränderungen der Wirbelsäulenstatik kommt es erst bei asymmetrischer Entwicklung,* wenn z. B. einseitig ein freier Querfortsatz vorliegt und auf der anderen Seite eine gelenkige oder feste Verbindung zum Kreuzbein besteht (Abb. 11.**5**). Auch asymmetrisch ausgebildete Seitenflügel bei doppelseitiger gelenkiger Assimilation können zu einer Verkantung des Übergangswirbels mit tiefsitzender Lumbalskoliose führen. In solchen Fällen werden frühzeitig die darüberliegenden Bandscheiben durch asymmetrische Beanspruchung in Mitleidenschaft gezogen.

Topographische Beziehungen zwischen Spinalnervenwurzeln und Bandscheiben im lumbalen Wirbelkanal

Daß die meisten lumbalen Wurzelsyndrome von den beiden untersten Bewegungssegmenten ausgehen, liegt einmal an der besonderen mechanischen Beanspruchung dieser Wirbelsäulenregion, zum anderen auch am engen Kontakt zwischen Nervenwurzel und Bandscheibe. Anders als an der HWS, wo sich die klinisch relevanten degenerativen Vorgänge vorwiegend außerhalb des Wirbelkanals abspielen, kommt es an der LWS häufiger zur Einengung des Wirbelkanallumens durch dorsale Bandscheibenprotrusionen und -prolapse. Der **lumbale Wirbelkanal** ist ventral von Wirbelkörper und Bandscheiben und dorsal vom Lig. flavum und von den Wirbelbögen begrenzt. Lateral finden sich die Bogenwurzeln und die Foramina intervertebralia. Der Hohlraum stellt einen Zylinder dar, der mit jeder Rumpfbewegung Form- und Volumenschwankungen zeigt.

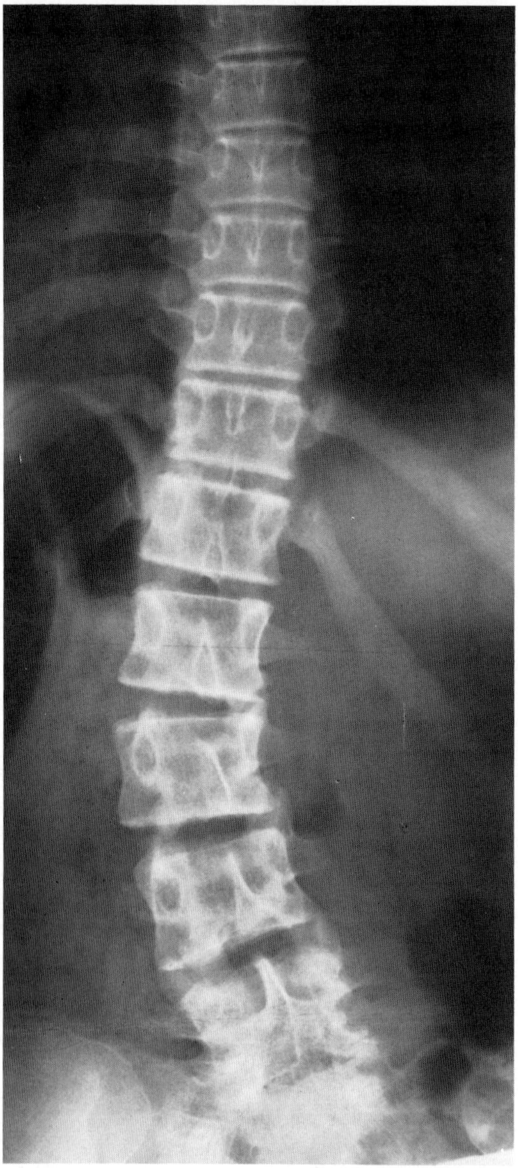

Abb. 11.5 Asymmetrischer lumbosakraler Übergangswirbel bei einer 15jährigen mit Lumbalskoliose

Den Inhalt des lumbalen Wirbelkanals bilden Durasack, Nervenwurzeln und das peridurale Gewebe. Dieses besteht aus Venen und Fett, welche die Nervenwurzeln umhüllen, so daß sie von den knöchernen Begrenzungen des Wirbelkanals auch bei extremen Bewegungsausschlägen der LWS geschont werden.

Die Verschiebung zwischen dem Rückenmarksegment und dem entsprechenden Bewegungssegment an der Wirbelsäule ist im Lendenabschnitt am größten. Dadurch, daß sich das untere Ende des Rückenmarks mit seiner Spitze nur bis zum 1.–2. Lendenwirbelkörper erstreckt, die Spinalnerven aber weiter kaudal in ihrem zugehörigen Foramen intervertebrale aus dem Wirbelkanal austreten, verlaufen sie eine längere Strecke im Subarachnoidalraum. Hier befinden sie sich vorwiegend lateral, so daß bei medialer Lumbalpunktion und Myelographie sowie transduraler Diskuspunktion keine Verletzungen zu befürchten sind.

Paramediale Protrusionen und Prolapse können zu einer intrathekalen Kompression von Spinalnerven führen und tiefergelegene Wurzelsyndrome hervorrufen.

Die Gesamtheit der langen kaudalen Spinalnerven zusammen mit dem Filum terminale, dem Endfaden des Rückenmarks, der bis zum 2. Steißbeinwirbel reicht, nennt man Cauda equina.

Die Verlaufsrichtung der **Nervenwurzeln** nach Verlassen des Durasackes richtet sich nach der Höhe des Segments. Je weiter die Wurzeln nach kaudal ziehen, um so spitzwinkliger ist ihr Abgang aus dem Durasack.

Dadurch finden sich in den lumbalen Bewegungssegmenten jeweils andere topographische Beziehungen zwischen Nervenwurzeln und Bandscheibe (Abb. 11.**6**). Die Abgangsstelle der Wurzel L4 befindet sich in Höhe des Wirbelkörpers L3. Die Wurzel L5 verläßt den Durasack in Höhe der Unterkante des 4. Lendenwirbels und die Wurzel S1 an der Unterkante des 5. Lendenwirbelkörpers. Ein Prolaps der Bandscheibe L4/L5 bedrängt in erster Linie die Wurzel L5. Die Wurzel L4 ist nur dann betroffen, wenn der Prolaps sehr massiv ist und sich nach lateral verschiebt, denn die Wurzel L4 verläuft oberhalb der Zwischenwirbelscheibe.

Im Zwischenwirbelabschnitt L5/S1 können die Wurzeln S1 und L5 auch bei einem kleineren lateralen Prolaps gleichzeitig betroffen sein.

Die Spinalnervenwurzel L5 liegt im oberen Abschnitt des Foramen intervertebrale direkt den äußeren Lamellen der Zwischenwirbelscheibe auf. Der Spielraum der Wurzel L5 im Foramen intervertebrale L5/S1 ist sehr klein. Die lumbalen Nervenwurzel werden nur in den beiden unteren Segmenten durch Bandscheiben tangiert. Hier ist die Gefahr einer bandscheibenbedingten Kompression am größten.

Radiologisch-chirurgische Einteilung der lumbalen Bewegungssegmente

Um anatomische Strukturen und ihre pathologischen Veränderungen auf Röntgenbildern, CT und MRI richtig zuordnen zu können und zur besseren Orientierung im Operationssitus, ist eine topographisch anatomische Einteilung des lumbalen Bewegungssegments unter Berücksichtigung der Lagebeziehung zwischen Spinalnerven, Bandscheibe, Pedikel und Foramen intervertebrale sinnvoll. Auch Prognose und Verlauf einer Ischialgie hängen von Größe und Lage des Prolapses in seiner Umgebung ab. Dabei ist neben den drei radiologisch anatomischen Ebenen anterior-posterior (frontal), seitlich (sagittal) und transversal auch eine chirurgisch-anatomische Perspektive mit querliegender a.-p. Wirbelsäule von Bedeutung. McCulloch (777) nahm eine Einteilung von kau-

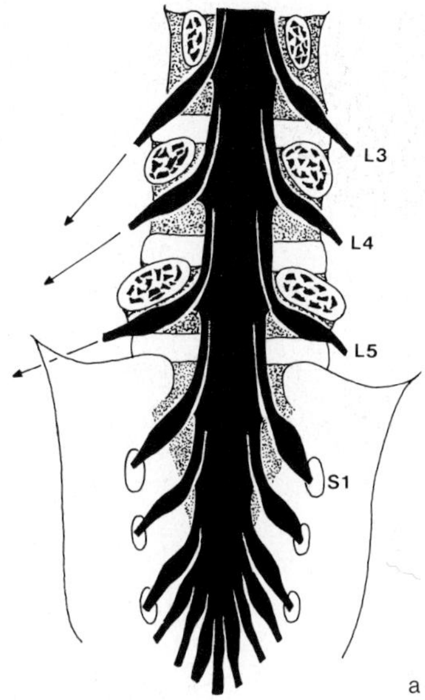

a

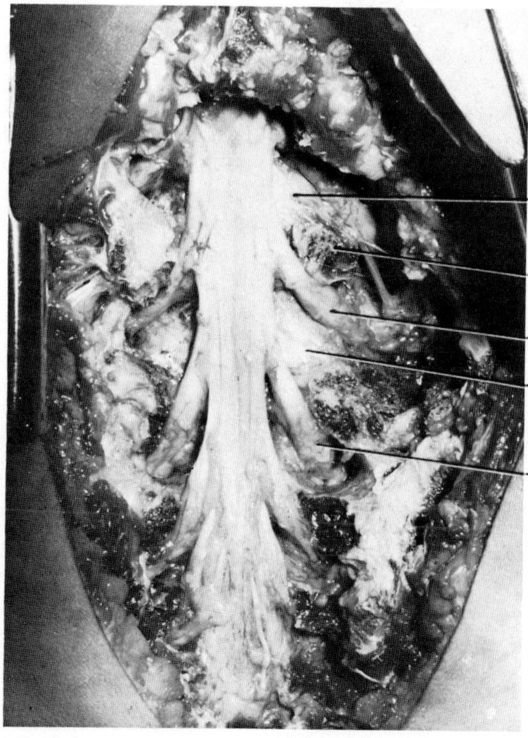

b

Abb. 11.**6a** u. **b** Dura und Nervenwurzeln im lumbosakralen Wirbelkanal und ihre topographische Beziehung zu den Bandscheiben:
a Schemazeichnung (nach Duus und Töndury),
b Präparat einer 32jährigen. Die Wirbelbögen sind bis zur Bogenwurzel abgetragen worden

dal nach kranial in Stockwerken wie bei einem Haus vor und bezeichnete die Diskusebene als 1., die infrapedikuläre als 2. und die pedikuläre Ebene als 3. Stockwerk. Wiltse u. Mitarb. (1326) unterscheiden zusätzlich eine suprapedikuläre Ebene.
Da man die Pedikel im Operationssitus nicht genau ausmachen kann, erscheint eine diskusbezogene Einteilung praktischer.

Frontalansicht (a.-p. Projektion)

In der a.-p. Ansicht überblickt man die Topographie eines lumbalen Segmentes am besten. Sie entspricht auch der Sicht des Operateurs – allerdings um 90 Grad gedreht.
Von kranial nach kaudal spricht man von *Ebenen* und von medial nach lateral von *Zonen* (Abb. 11.7).

Ebenen. Die Grenzen von Zwischenwirbelraum und Pedikel an der Wirbelkanalvorderwand dienen von kaudal nach kranial zur Einteilung in Ebenen. In der Praxis der Radiologie und Bandscheibenchirurgie ist die Bandscheibe der Hauptorientierungspunkt, weil man sie sowohl in den bildgebenden Verfahren als auch im Operationssitus gut ausmachen kann.
Die **diskale Ebene** wird von der Deck- bzw. Bodenplatte der benachbarten Wirbel begrenzt.
Über der diskalen findet sich die **supradiskale Ebene,** die bis zum Pedikelunterrand reicht, was etwa der Wirbelkörpermitte entspricht.
Unter der diskalen findet sich die **infradiskale** Ebene, die bis zum Unterrand der Pedikel des darunterliegenden Wirbels reicht.

Ein nach kranial dislozierter Sequester liegt supradiskal und ein nach kaudal dislozierter infradiskal.

Zonen. Bei der Einteilung in der Frontalebene von medial nach lateral in Transversalaufnahmen (CT, MRI) ist es von Bedeutung, in welcher Ebene (von kaudal nach kranial) man sich befindet. In der **diskalen Ebene** ohne weitere Orientierungspunkte unterscheidet man eine mediale, paramediale und laterale Zone.
Die mediale Zone teilt sich in eine rechte und linke Hälfte. Die Mitte der paramedialen Zone entspricht der Mitte (Punkt) des interlaminären Operationssitus nach Entfernung des Lig. flavum. Alle Befunde in unmittelbarer Umgebung gelten als paramedial, liegen sie weiter zur Mittellinie sind sie medial und weiter nach außen lateral, wobei die Übergangszone von paramedial nach lateral durch die mediale Pedikelbegrenzung der benachbarten Wirbelkörperebenen gegeben ist.
In der **supra- und infradiskalen Ebene** gilt die gleiche Einteilung. Innerhalb der medialen Pedikelbegrenzungen liegen mediale und paramediale Wirbelanteile und lateral der medialen Pedikelbegrenzung die lateralen Wirbelanteile, d. h. der Pedikel selbst und die infrapedikuläre Zone, die dem oberen Anteil des Foramen intervertebrale entspricht.

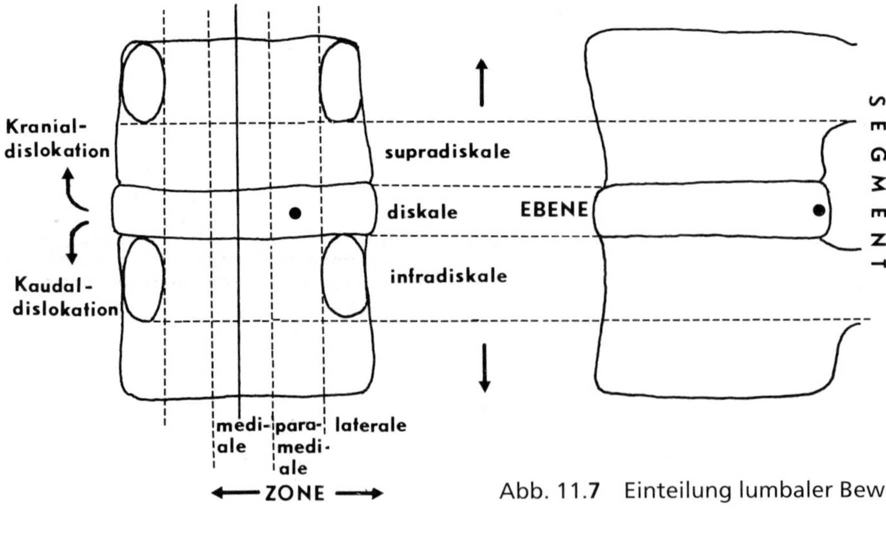

Abb. 11.7 Einteilung lumbaler Bewegungssegmente

Infradiskale Ebenen haben keine lateralen Zonen. Diskale und supradiskale laterale Zonen entsprechen der intraforaminalen Lage.

Frontalansicht mit Wurzeln. Eine gleichzeitige Darstellung des Durasackes mit seinen Wurzelabgängen, projiziert auf die a.-p. Ansicht von Wirbelkörper und Bandscheibe, findet sich im Myelogramm, MRI und im Operationssitus.
In den unteren lumbalen Bewegungssegmenten überqueren (traversieren) die Wurzeln erst eine Bandscheibe, bevor sie im darunterliegenden Segment unterhalb des Pedikels durch das Foramen intervertebrale aus dem Wirbelkanal treten.
Im lumbalen interlaminaren Fenster hat man es jeweils mit zwei Wurzeln zu tun (Abb. 11.**8**).
Die **traversierende** Wurzel liegt in Bandscheibenebene paramedial und ist meist von diskalen paramedialen Prolapsen und Protrusionen betroffen.
Die **austretende** Wurzel findet man lateral oberhalb (kranial) der Bandscheibe.
Die austretende Nervenwurzel stammt aus dem darüberliegenden Segment und verläßt unterhalb

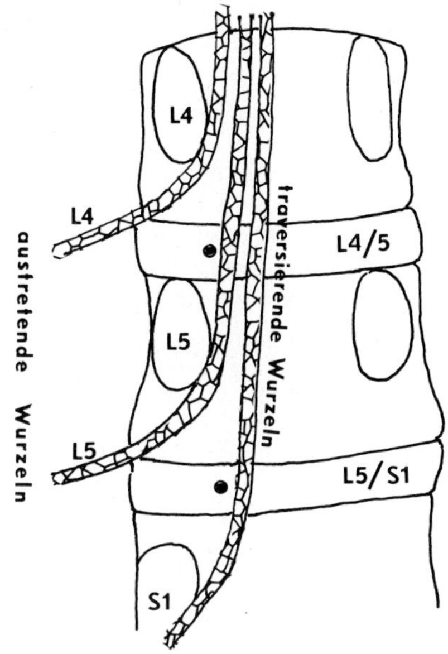

Abb. 11.**8** Frontansicht lumbaler Bewegungssegmente mit Wurzeln

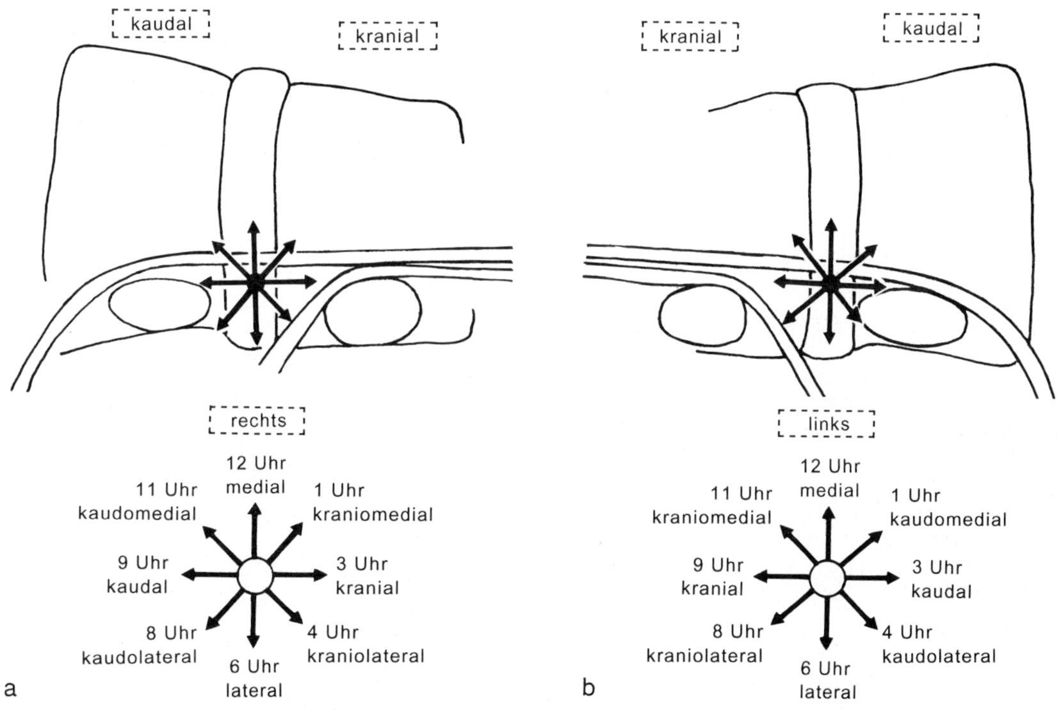

Abb. 11.**9a** u. **b** Lokalisation freier Sequester im Spinalkanal. Bezugspunkt ist das Zentrum der Paramedialazone in der diskalen Ebene

des gleichnamigen Pedikels den Wirbelkanal. Nach kraniolateral dislozierter Prolapse können die austretende Wurzel in der supradiskalen Zone (infrapedikulär, foraminal) komprimieren.
Weiter lateral in der diskalen und supradiskalen Ebene finden sich die extraforaminalen Prolapse.

Frontalansicht im Operationssitus. Bei der Operation an der lumbalen Bandscheibe blickt der Operateur auf die quer vor ihm gelagerte Wirbelsäule. Nach Resektion des Lig. flavum im lateralen Anteil stößt er beim interlaminaren Zugang bei L4/5 und L5/S1 auf die **traversierende** Wurzel und darunter auf den paramedialen Abschnitt der diskalen Ebene.
Auf der rechten Seite liegt die **austretende** Nervenwurzel rechts und auf der linken Seite links von der Bandscheibe, und zwar jeweils in kraniolateraler Richtung im oberen Anteil des Foramen intervertebrale. Interforaminal nach kranial dislozierte Sequester sind hier zu suchen, allerdings unter weitgehender Schonung der darüber befindlichen Wirbelgelenkfacetten.
Bandscheibensequester können von ihrer Perforationsstelle im paramedialen Diskusabschnitt grundsätzlich in alle Richtungen wandern.

Die austretende Wurzel liegt immer kraniolateral von der Bandscheibe.

Neben den Hauptrichtungen kranial, kaudal, medial, lateral gibt es die Übergangsrichtungen kraniomedial, kraniolateral sowie kaudomedial und kaudolateral. Zur Dokumentation und Unterstützung des Vorstellungsvermögens ist es möglich, die verschiedenen Richtungen mit dem Uhrzeiger zu vergleichen (Abb. 11.**9**).
Im Operationsbericht ist neben der Dislokationsrichtung auch die Entfernung von der Perforationsstelle anzugeben.

Die meisten Prolapse, die schließlich operiert werden müssen, wandern nach kaudal (9 bzw. 3 Uhr).

An zweiter Stelle folgen Kranialdislokationen (3 bzw. 9 Uhr). Die kraniolaterale Dislokation (4 bzw. 8 Uhr) als infraforaminaler Prolaps ist relativ selten. Das gleiche gilt für den lateralen (6 Uhr) Prolaps.
Schon vor der Operation eines lumbalen Bandscheibenvorfalls sollte man sich im klaren darüber sein, in welche Richtung man den Wirbelkanal explorieren muß, um Sequester ausfindig zu machen, ohne den Wirbelkanal breit zu eröffnen. Im CT bzw. MRI finden sich schon die entscheidenden Hinweise.

Seitenansicht

Sagittalschnitte im MRI ergeben die beste Ansicht prolabierten Bandscheibengewebes. Es liegt entweder in Bandscheibenhöhe, ist mehr oder weniger nach kranial bzw. kaudal disloziert oder befindet sich hinter dem Wirbelkörper. Meistens läßt sich die Donor-Bandscheibe (Ausgangsbandscheibe) ausmachen.
Je nach Schnittebene ist auch auf der Sagittalaufnahme eine Seitenzuordnung möglich. Laterale und kraniolaterale Dislokation sprechen für infraforaminale Sequesterlage mit Kompression der austretenden Wurzel. Alle übrigen Richtungen betreffen traversierende Wurzeln.
Neben der Prolapslokalisation ist auch die **Segmentzuordnung** in der seitlichen Aufnahme von Bedeutung. Die normale Röntgenübersichtsaufnahme mit liegender Nadel muß mit der prolapshaltigen Kernspinaufnahme in Übereinstimmung gebracht werden. Rudimentäre Bandscheiben und Übergangswirbel stellen sich im MRI anders dar als auf der normalen Röntgenseitaufnahme (Abb. 11.**10**). Fehlinterpretationen lassen sich durch die Verwendung deskriptiver Termini wie letzte bzw. vorletzte Bandscheibe vermeiden.

Überlappende Wirbelbögen. Bei seitlicher Betrachtung der unteren Wirbelsäule ist für den interlaminaren Zugang weiterhin zu berücksichtigen, daß der Wirbelbogen immer weiter die Bandscheibenebene überdeckt, je höher man kommt. Das

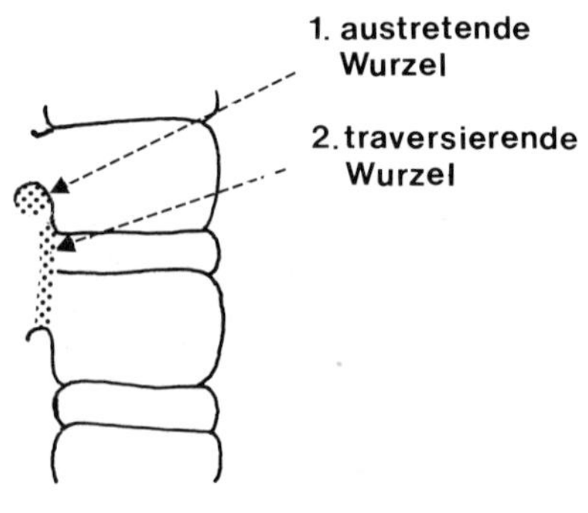

Abb. 11.**10** 1. Kraniolaterale Dislokation mit Kompression der austretenden Nervenwurzel, 2. diskale Sequesterlage und Kaudaldislokationen komprimieren traversierende Nervenwurzeln

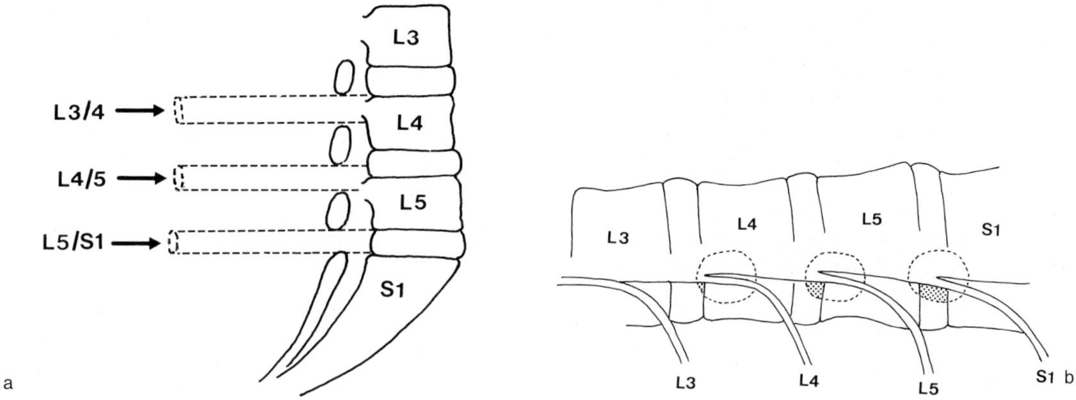

Abb. 11.**11** a u. **b** Operationssitus im interlaminaren Fenster in den unteren lumbalen Segmenten. Bei L5/S1 befindet sich die Bandscheibe noch zwischen den Bögen. Je höher man kommt, um so mehr überlappt der untere Wirbelbogenanteil den Bandscheibenraum

heißt, bei L5/S1 stößt man nach Flavektomie direkt auf die Bandscheibe, während man bei L4/5 und noch mehr bei L3/4 und höher eher infradiskale Wirbelkörperanteile antrifft und die Bandscheibe erst nach Entfernung unterer Bogenanteile weiter kranial zu Gesicht bekommt (Abb. 11.**11**).

Kranial dislozierte Prolapse erfordern deswegen oft eine Abtragung des unteren Bogenrandes bis zur Hemilaminektomie.

Transversal

Die Transversalschnitte lumbaler Bewegungssegmente sieht man im CT und MRI (Abb. 11.**12**). Aus der Zuordnung von Bandscheiben bzw. Wirbelkörper auf der einen Seite zu Foramen intervertebrale bzw. Pedikel auf der anderen Seite läßt sich die Ebene auch ohne Topogramm ermitteln. Die anderen posterioren Elemente wie Gelenke, Dorn- und Querfortsätze tragen schon wegen ihrer zahlreichen Variationen nur zur Verwirrung bei.
Eine seitendifferente Darstellung ergibt sich bei Skoliosen und fehlerhafter Schnittführung.
Der Transversalschnitt der **diskalen Ebene** zeigt neben der Bandscheibe mit eventuellen noch angeschnittenen Teilen der Wirbelkörperdeck- bzw. -bodenplatten das Foramen intervertebrale. Supradiskal sind Wirbelkörper und Foramen nebeneinander abgebildet, infradiskal Wirbelkörper und Pedikel, d. h. ohne Foramen.

Supradiskal findet sich lateral die austretende und paramedial die traversierende Wurzel. In der Umgebung der austretenden Wurzel, die meist schräg angeschnitten ist, liegen intraforaminale Prolapse, die mit der Wurzel verwechselt werden können und umgekehrt.

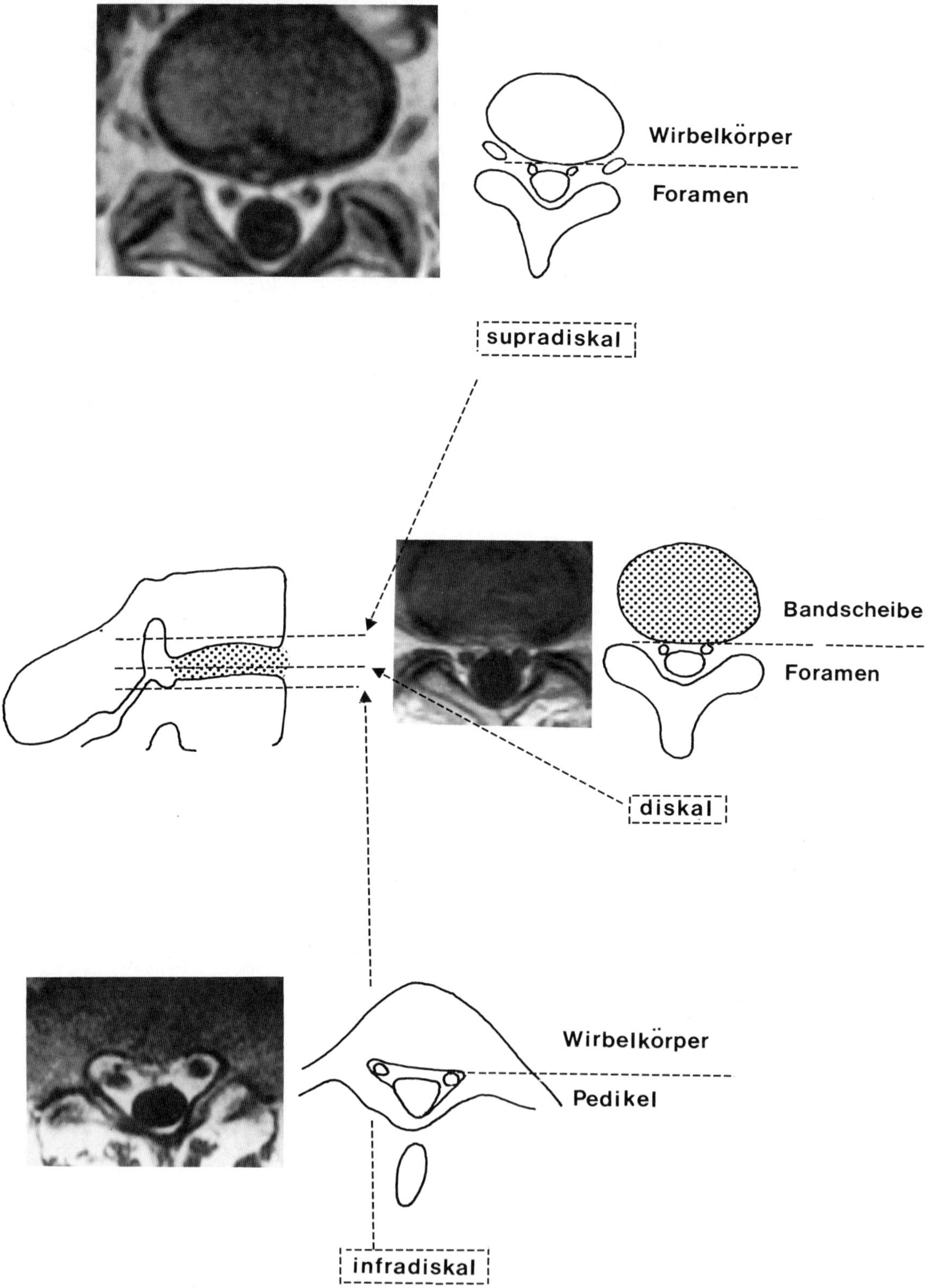

Abb. 11.**13** Einteilung in der Transversalebene

In den **infradiskalen** Schnittebenen geht die Wirbelkörperdarstellung kontinuierlich über in die dorsalen Bogenanteile. Dort, wo sich in der diskalen und supradiskalen Ebene das Foramen intervertebrale hinprojiziert, findet sich in der infradiskalen Ebene der Recessus lateralis. Im Recessus lateralis findet sich die traversierende Wurzel neben dem gleichnamigen Pedikel, d. h., im Recessus lateralis, z. B. des Wirbels L5, findet sich die Wurzel L5.

Die Zoneneinteilung der Transversalabschnitte in den verschiedenen Ebenen entspricht der Einteilung in der Frontalansicht (Abb. 11.**13**).

Zwischen Mittellinie und lateraler Bandscheibenbegrenzung liegt die Mitte der paramedialen Zone, die auch meistens der Mitte des Operationssitus beim interlaminaren Zugang entspricht. Die mediale Pedikelbegrenzung aus Aufnahmen der infradiskalen Ebene (mit Pedikeldarstellung) ergibt die Grenze zur lateralen Zone. Mediale Prolapse und Protrusionen können rechts oder links betont sein.

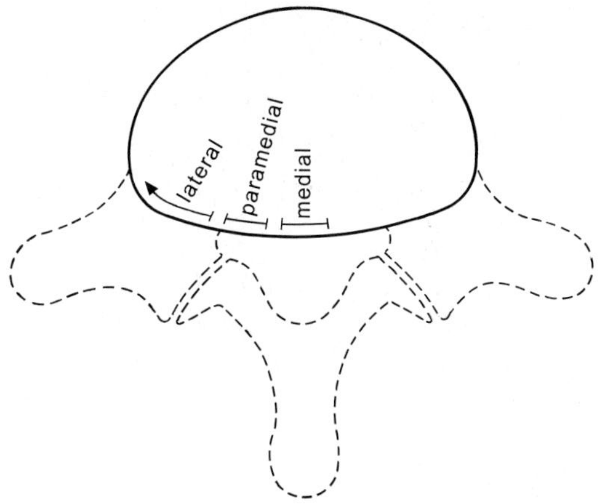

Abb. 11.**12a–c** Transversalebenen im CT und MRI

Biomechanik der Lendenwirbelsäule

Belastungsdruck der lumbalen Bandscheiben

Über die im Grundlagenabschnitt aufgeführten allgemeinen biomechanischen Eigenschaften der Bewegungssegmente hinaus finden sich an der LWS noch einige Besonderheiten, die für die Entstehung bandscheibenbedingter Erkrankungen von Bedeutung sind.

Durch die aufrechte Haltung sind beim Menschen besonders die unteren Abschnitte der Wirbelsäule **starken Belastungen** ausgesetzt. Hier muß das Gewicht aller höhergelegenen Abschnitte des Organismus auf einer kleinen Fläche von wenigen cm^2 getragen werden. Andererseits vergrößert sich der Belastungsdruck bei Verlagerungen des Oberkörpers aus der Mittellinie um ein Vielfaches. Nachemson u. Morris führten 1964 die ersten intradiskalen Druckmessungen in der 3. Lumbalscheibe in vivo beim Menschen in verschiedenen Körperhaltungen durch (869).

Die Autoren sind dabei so vorgegangen,. daß sie eine mit einer feinen druckempfindlichen Polyäthylenmembran überzogene Nadel in den Bandscheibenraum vorschoben und mit einem Meßinstrument nach dem Manometerprinzip verbanden. Die gemessenen Belastungsdrücke sind in Abb. 11.**14** wiedergegeben.

In entspannter Rückenlagerung lastet auf den untern Lendenbandscheiben allein durch Muskel- und Bänderzug ein Druck von 15 kp (1500 kPa). Schon die mit leichter Wirbelsäulenverbiegung verbundene Seitenlagerung bedeutet eine Belastungssteigerung auf den doppelten Wert. Der Druck erhöht sich im Stehen auf 100 kp (10000 kPa), bei Vorneigung auf 140 kp (14000 kPa) und bei Vorneigung mit 20 kp (2000 kPa) Armbelastung auf 200 kp (2000 kPa) und mehr.

In unangelehnter sitzender Stellung ist die Bandscheibengelastung mit 140 kp größer als im Stehen.

Vorneigung und Vorneigung mit Gewichten gehen mit weiteren Drucksteigerungen einher. Umgerechnet auf die Bandscheibenoberfläche ergeben sich Druckwerte von 10–60 kp/cm^2 (1000–6000 kPa). Okushima (154) hat die Ergebnisse von Nachemson u. Morris (869) durch eigene intradiskale Druckmessungen (in vivo) bestätigt.

Nachemson (860–866), Andersson u. Mitarb. (24, 25) und Zetterberg u. Mitarb. (1361) publizierten noch weitere Arbeiten über intradiskale Druckmessungen, die zum Teil mit elektromyographischen Untersuchungen kombiniert wurden. Dabei stellte sich z. B. heraus, daß Husten, Pressen und Lachen eine Druckerhöhung in den lumbalen Bandscheiben um 50 kp (5000 kPa) bedeuten. Beim Sitzen reduziert sich der Belastungsdruck mit zunehmender Schrägstellung der Rückenlehne. In der entlastenden Sitzhaltung (Abb. 14.**2**, S. 335) liegt der lumbale intradiskale Druck unter 80 kp (8000 kPa) (864, 866). Muskelbeanspruchung und Bandscheibenbelastung sind beim Heben und Tragen um so größer, je weiter der Gegenstand von der Rumpfachse gehalten wird.

Im Bandscheibenzentrum sind die größten Hauptspannungsdifferenzen und damit die stärksten Schubspannungen anzunehmen.

Angesichts der hohen Druckbelastungen, die beim Menschen oft stundenlang wirksam sind, ist es nicht verwunderlich, daß in einem so relativ schlecht ernährten (bradytrophen) Gewebe Degenerationserscheinungen auftreten.

Die pathogenetische Bedeutung der großen Druckbelastung für die vorzeitige Bandscheibendegeneration beim Menschen wird von vielen Autoren betont. Das lumbosakrale Bewegungssegment wird besonders stark beansprucht und stellt bei verschiedenen Körperhaltungen einen Locus minoris resistentiae dar.

Bei kyphotischer Einstellung im Sitzen und beim Vornüberneigen ist der intradiskale Druck dadurch erhöht, daß der Belastungsmittelpunkt nicht, wie bei lordotischer Einstellung, auf das Bandscheibenzentrum, sondern auf den ventralen Anulus fibrosus fällt. Dorsaler Anulus fibrosus und die Bandverbindungen zwischen den Bögen werden unter Zugspannung gesetzt. Als Hypomochlion dient der inkompressible Gallertkern.

Die mobilen, zentral gelegenen Anteile des Zwischenwirbelabschnitts verlagern sich dabei aus der Hauptbelastungszone in die weniger komprimierten dorsalen Anteile des Zwischenwirbelabschnitts.

Durch Anspannen der Bauchmuskulatur (Bauchpresse) gelingt es, einen Teil des Oberkörpergewichts über den Luft- und Flüssigkeitsballon des Abdomens vom Brustkorb zum Becken direkt überzuleiten. Der **intraabdominelle Druck** kann bis zu 140 mmHg (19 kPa) erreichen (45, 288).

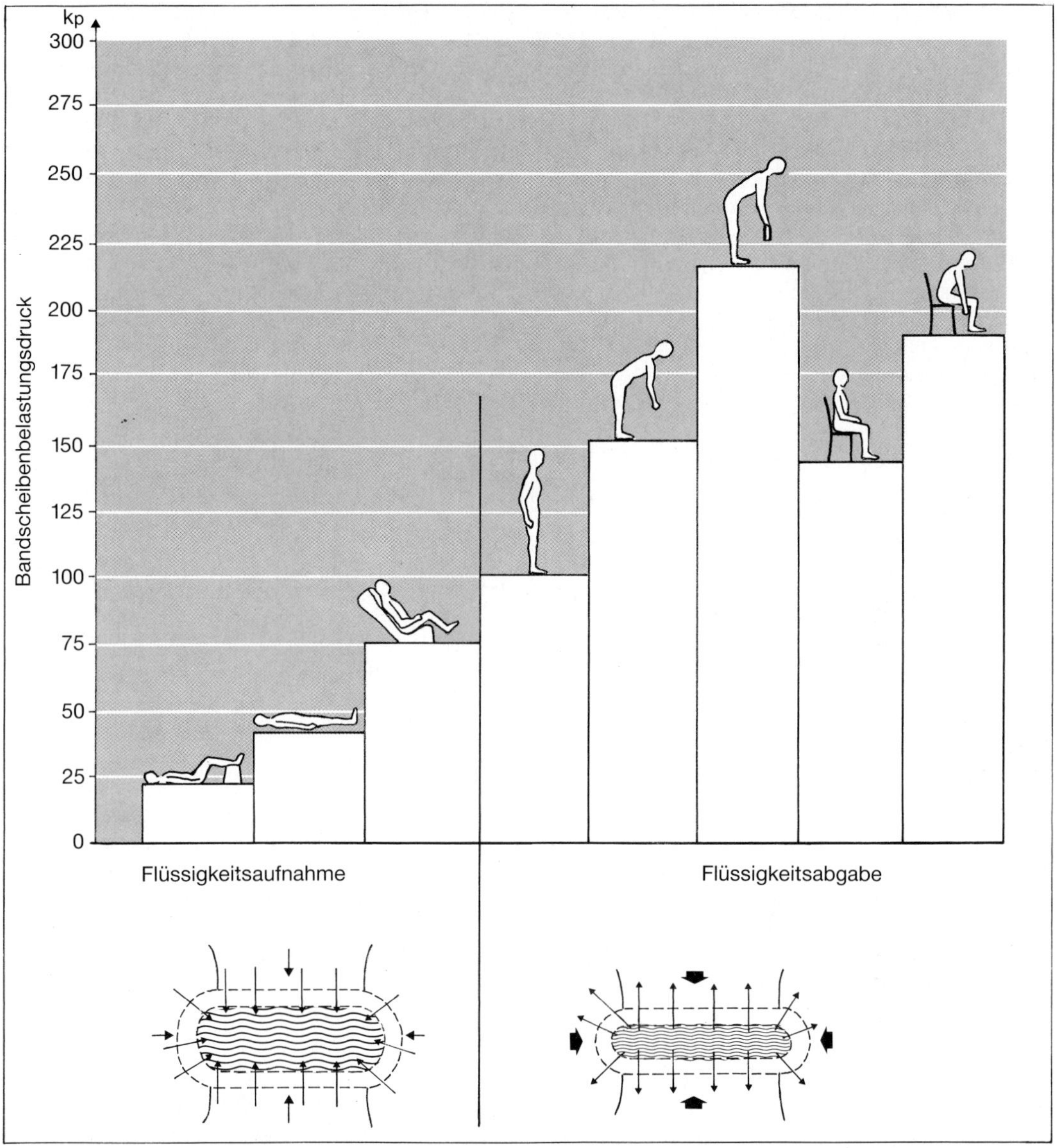

Abb. 11.**14** Intradiskaler Druck in der 3. Lumbalbandscheibe bei verschiedenen Körperpositionen und Flüssigkeitsverschiebungen an der Bandscheibengrenze

Durch die Kontraktion des Diaphragmas und der Bauchmuskulatur wird der Abdominalraum in einen elastischen Zylinder verwandelt, der in der Lage ist, größere Lasten zu tragen.

Die Belastung der lumbalen Bandscheiben durch Betätigung der Bauchpresse bzw. durch eine Bauchpelotte in einer Orthese wird um 30% reduziert.

Belastungsabhängige Längenänderungen

Durch die enormen Druckschwankungen bei relativ großen Volumina der lumbalen Bandscheiben wirken sich die auf S. 25 dargestellten druckabhängigen Flüssigkeitsverschiebungen an der LWS besonders stark aus. Im Experiment lassen sich lumbale Bandscheiben durch 12stündige Kompres-

sion mit 200 kp (2000 kPa) Druckbelastung bis auf einen schmalen Spalt zusammenpressen. Unter Entlastung richten sie sich durch Flüssigkeitsaufnahme wieder zur vollen Höhe auf (663). Bei erhaltenen Wirbelgelenken und in vivo sind die Höhenänderungen der lumbalen Zwischenwirbelabschnitte zwar wesentlich geringer, aber noch deutlich meßbar. Die nicht ganz vertikal eingestellten lumbalen Wirbelgelenke sowie deren kräftige Kapseln verhindern ein weiteres Zusammensintern des Zwischenwirbelabschnitts. Die Höhenzunahme der Bandscheiben bei Reduzierung des intradiskalen Druckes ist therapeutisch nutzbar. Unter Extension erweitern sich die lumbalen Zwischenwirbelabschnitte und Zwischenwirbellöcher jeweils um durchschnittlich 1,1 mm.
Die Längendifferenzen nehmen im Alter ab.

Obwohl es sich um relativ geringe Höhenänderungen handelt, sind sie doch für das Auftreten oder die Beseitigung von Beschwerden maßgebend, die durch minimalen Kontakt zwischen Nervenwurzel und Bandscheibenvorwölbung hervorgerufen werden.

Wirbelgelenkstellung und Foramina intervertebralia

Die sagittal eingestellten Flächen der lumbalen Wirbelgelenke lassen vor allem Beuge- und Streckbewegungen, in gewissem Ausmaß auch Seitbewegungen zu. Rotationen sind nur in beschränktem Umfang möglich. Die **Bewegungsexkursionen** der LWS insgesamt und in den einzelnen Segmenten sind individuell verschieden und vom Alter sowie Trainingszustand abhängig. Bei einiger Übung lassen sich erstaunliche Verbiegungen erzielen, die bei Akrobaten Extremwerte erreichen können.

Bei Höhenminderung des Zwischenwirbelabschnitts sowie bei Hyperlordosierung der LWS schieben sich die Gelenkflächen teleskopartig ineinander.

Infolge leichter Schrägstellung der Facetten werden die Gelenkflächen in der Endstellung aufeinandergepreßt. Unsere biomechanischen Versuche am lumbalen Bewegungssegment haben gezeigt, daß sich Wirbelgelenke auch durch extreme Erniedrigung des Zwischenwirbelabschnitts oder durch Verdrehung und Distraktion der Wirbelkörper nicht luxieren, subluxieren oder verhaken lassen. Die von uns beobachteten Stellungsänderungen entsprechen dem physiologischen Bewegungsspielraum. Das Foramen intervertebrale wird bei Höhenminderung deutlich eingeengt. Unter starker mechanischer Beanspruchung kommt es eher zu einer Wirbelfraktur als zur Läsion von Bandscheibe oder Wirbelgelenk.
Die **Weite der lumbalen Foramina intervertebralia** ändert sich mit jeder Bewegung der LWS. Bei Seitneigung des Rumpfes verengen sich die Zwischenwirbellöcher auf der Konkav- und erweitern sich auf der Konvexseite.

Vorneigung bedeutet Erweiterung, Rückneigung Verengung der lumbalen Foramina intervertebralia.

Deswegen neigt sich der Patient bei lateralem Bandscheibenvorfall im allgemeinen etwas nach vorn und zur gesunden Seite, um die im Zwischenwirbelloch unter Druck gesetzte Nervenwurzel zu entlasten.
Bei Höhenänderungen der Bandscheibe ändert sich auch die Mittelstellung der Gelenkfacetten; im Lumbalbereich ergeben sich aus den bereits erläuterten Gründen (starke Druckschwankungen,

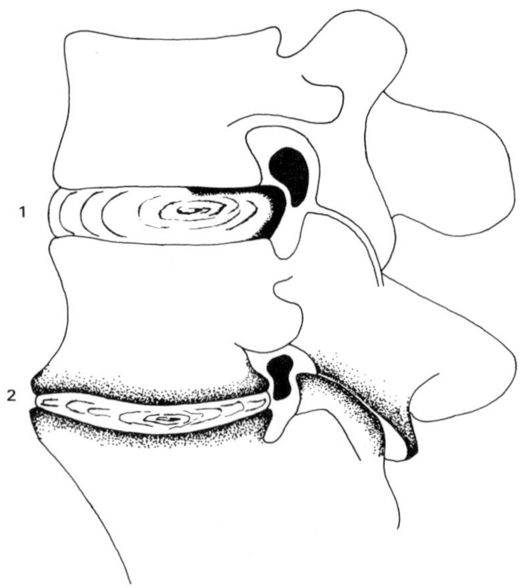

Abb. 11.**15** Bedrängungsmöglichkeiten lumbaler Nervenwurzeln m Foramen intervertebrale durch die begrenzenden Strukturen.
1 Bandscheibe. 2 Höhenminderung des Zwischenwirbelabschnitts. Verschiebung der Wirbel gegeneinander in dorsoventraler Richtung. Osteophyten und Positionsänderungen der Wirbelgelenkfacetten

große Bandscheibenvolumina) nach längerer Be- bzw. Entlastung deutliche Unterschiede. Diese wirken sich bei den in der Frontalebene eingestellten lumbosakralen Gelenkflächen besonders stark aus.

Allein mit der Höhenminderung, die sich unter der axialen Belastung im Laufe des Tages ergibt, verkleinert sich das Lumen der lumbalen Foramina intervertebralia um 1/5. Die Gelenkfacetten verlegen die Öffnung im äußeren Teil besonders oben und im medialen Teil unten.

Zusätzliche Bewegungen, wie Reklination und Neigung zur gleichen Seite, verengen den Reserveraum für den Spinalnerv zusätzlich. Die Nervenwurzel tritt durch den oberen Teil des Zwischenwirbelloches und nimmt etwa 1/4 des gesamten Lumens ein. Bei entzündlichen Schwellungen des perinervalen Gewebes, Vorwölbung der Bandscheibenbegrenzung oder osteophytären Reaktionen der Gelenkfacetten im Rahmen einer Spondylarthrose ändern sich die Größenverhältnisse zuungunsten der Nervenwurzel (Abb. 11.**15**).

Die unmittelbare Nachbarschaft formveränderlicher Bindegewebselemente zu hochempfindlichen Nervenstrukturen macht die Gegend der unteren lumbalen Foramina intervertebralia zu einer „Wetterecke“, von der die meisten bandscheibenbedingten Beschwerden ausgehen.

Spezielle pathologische Anatomie und Pathophysiologie

Die auf S. 15 aufgeführten allgemeinen morphologischen und biomechanischen Veränderungen, die im Rahmen der Bandscheibendegeneration auftreten, sind im unteren Lumbalabschnitt wegen der erheblichen mechanischen Beanspruchung stark ausgeprägt und erlangen dort insofern auch eine besondere klinische Bedeutung, als sie sich in unmittelbarer Nachbarschaft von druckempfindlichen Nervenelementen abspielen. In den einzelnen Phasen der Bandscheibendegeneration treten an der LWS bestimmte pathologisch-anatomische Situationen auf, die mit Beschwerden einhergehen können. Aber auch für die LWS gilt, was auf S. 78 schon angedeutet wurde, daß schwere degenerative Veränderungen nicht unbedingt mit entsprechenden klinischen Erscheinungen verbunden sein müssen.

Intradiskale Massenverschiebungen und dorsale Protrusion

Erste makroskopisch sichtbare Zeichen der Degeneration lumbaler Bandscheiben sind Risse in den zentral gelegenen Anteilen des Anulus fibrosus, die ihren Ausgang von herdförmigen regressiven Veränderungen nehmen. In radiär und zirkulär angeordneten **Fissuren** können bei asymmetrischer Belastung des Zwischenwirbelabschnitts Teile des Gallertkerns eindringen und den äußeren Faserring sowie das hintere Längsband unter Zugspannungen setzen. Damit werden die sensiblen Fasern des R. meningeus des Spinalnervs gereizt. Dieses Derangement ist noch auf den Innenraum der Bandscheibe beschränkt. Wenn der Vorgang in einer lumbalen Bandscheibe stattfindet, entsteht eine *Lumbago*. Beim Kind und Jugendlichen entwickelt sich unter Umständen eine *Hüft-Lenden-Strecksteife*. Die Übergänge zur lumbalen **Bandscheibenprotrusion** sind fließend. Auch hier bleiben die äußeren Schichten des Anulus fibrosus intakt; es entsteht jedoch eine deutliche Vorwölbung der Bandscheibenoberflächen, hinter der sich verschiedene Gewebsformationen verbergen können (Abb. 11.**16**). Meistens findet man bei der Operation einen Bandscheibensequester, der nach Inzision des Anulus fibrosus herausquillt. Klinisch bedeutungsvoll sind die Verlagerungen von Bandscheibengewebe nach dorsal, wo sie auf schmerzempfindliche Strukturen treffen. Vorwölbungen nach ventral oder in den Wirbelkörper hin-

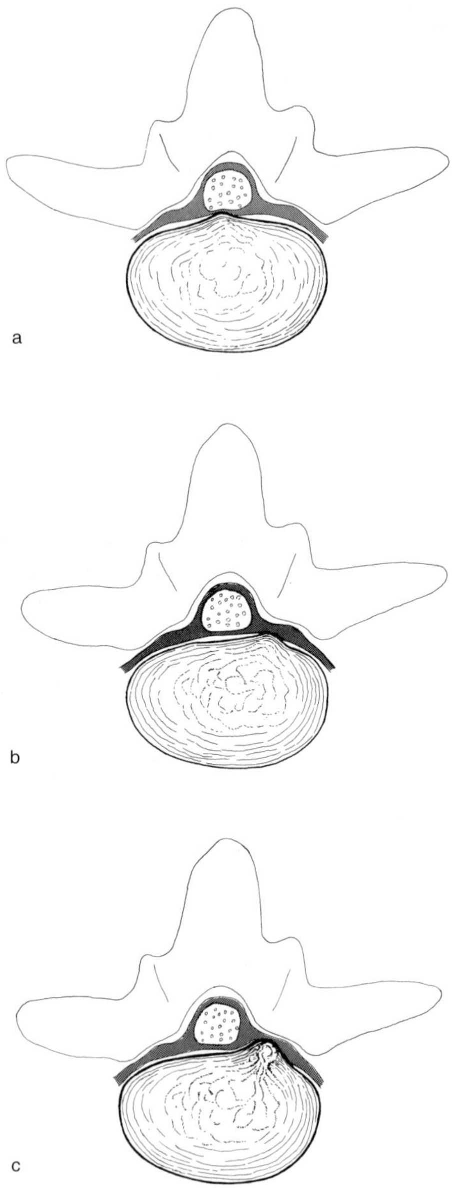

Abb. 11.**16 a–c** Protrusionen lumbaler Bandscheiben. Der Anulus fibrosus ist intakt. Rückverlagerungsmöglichkeiten sind gegeben.
a Mediale Protrusion: Lumbago,
b, c paramediale Protrusion: Protrusionsischialgie

ein rufen an der LWS weder Beschwerden noch Funktionsbeeinträchtigungen hervor.

Bei dorsolateraler Verlaufsrichtung tritt in den lumbalen Bewegungssegmenten eine Protrusion in Kontakt mit den Nervenwurzeln.

Neben Kreuzschmerzen entwickeln sich dann Nervenwurzelreizerscheinungen. Diese sind – je nach Lokalisation und Ausmaß der Protrusion – mehr oder weniger intensiv. Für die klinische Symptomatik ist entscheidend, ob sich eine seitliche Protrusion mehr zur Mitte hin (*paramedial*), zur Seite (*lateral*) oder ganz nach außen entwickelt.

Nicht allein die Größe einer Bandscheibenvorwölbung, sondern auch Reserveraum und Ausweichmöglichkeiten für Dura und Nervenwurzeln bestimmen das klinische Bild. Bei L5/S1 ist z. B. der Abstand zwischen Durasack und dorsaler Bandscheibenbegrenzung wesentlich weiter als in den höher gelegenen Etagen. Eine mediale Protrusion muß hier schon sehr groß sein, um Eindellungen des Durasackes herbeizuführen. Lateral, im Foramen intervertebrale, hingegen genügt schon eine relativ kleine Vorwölbung, um die Wurzel in Bedrängnis zu bringen. Auch bei lumbaler Spinalkanalstenose machen sich schon kleinste Protrusionen bemerkbar.
Die durch eine Protrusion hervorgerufene Symptomatik zeigt einen wechselhaften Verlauf.

Bei intaktem Anulus fibrosus ist das vorgewölbte Gewebe noch Bestandteil eines intakten osmotischen Systems und macht alle druckabhängigen Flüssigkeitsverschiebungen mit den entsprechenden Volumenschwankungen und Konsistenzänderungen der Bandscheiben mit.

Sofern sich noch eine kräftige Lamelle des Anulus fibrosus über der Vorwölbung befindet, besteht mit Ausnahme des inkarzerierten Sequesters noch die Möglichkeit zur Rückverlagerung ins Bandscheibenzentrum. Diese Chance wird bei einigen Behandlungsmitteln genutzt. Andererseits kann das verlagerte Bandscheibengewebe auch weiter vordringen und den Bandscheibenring sprengen. Dann spricht man von einem Bandscheibenprolaps. Neben dem plötzlichen Bandscheibenvorfall durch ein einmaliges Ereignis gibt es allmählich entstehende Verlagerungen von Nucleus-pulposus-Gewebe, welches sich an mürbe gewordenen Anulus-fibrosus-Fasern vorbei nach außen drängt (3, 390).

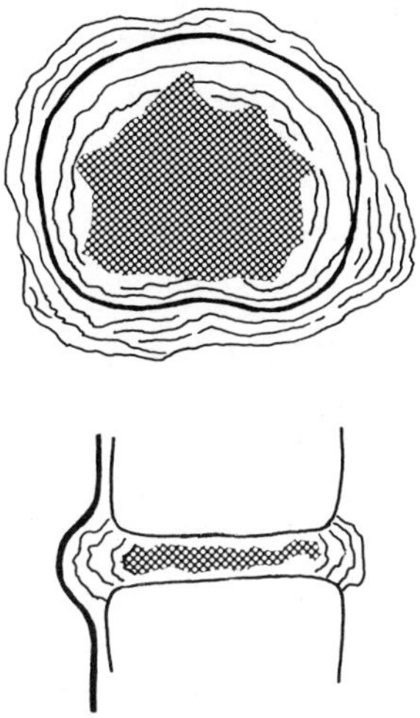

a

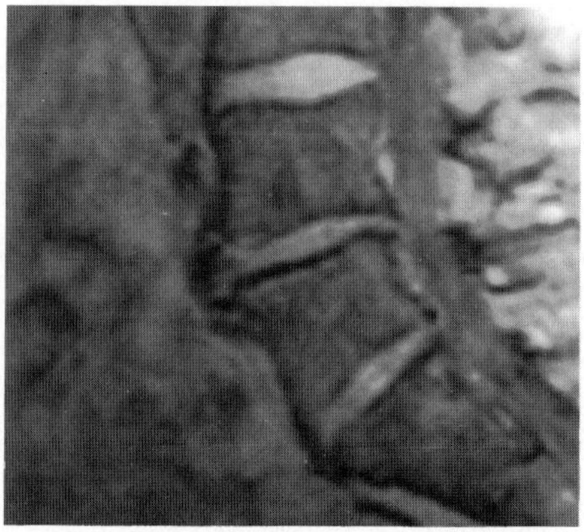

b

Abb. 11.**17** a u. **b** Auswalzung des Anulus fibrosus bei Verschmälerung des Zwischenwirbelabschnitts durch Bandscheibendegeneration oder operative Ausräumung. Das vorgewölbte Gewebe ist der Anulus fibrosus

Von der Bandscheibenprotrusion durch vordrängendes disloziertes Bandscheibengewebe muß die einfache Auswalzung des Anulus fibrosus bei total degenerierter Bandscheibe unterschieden werden (Abb. 11.**17**). Solche Anulus-fibrosus-Vorwölbungen finden sich oft in mehreren Segmenten gleichzeitig und verstärken sich bei axialer Belastung und Lordosierung. Weitere intradiskale Dekompression würde zu einer noch stärkeren Auswalzung des Anulus fibrosus führen.
Total degenerierte Bandscheiben mit Auswalzung des Anulus fibrosus stellen keine Indikation für eine intradiskale Dekompression dar.

Bandscheibenprolaps

Eine entscheidende Phase bei der Degeneration lumbaler Bandscheiben stellt die Perforation des dorsalen Anulus fibrosus durch verlagertes Bandscheibengewebe dar. Angesichts der großen Häufigkeit bandscheibenbedingter Beschwerden im Lumbalbereich tritt ein dorsaler oder dorsolateraler Bandscheibenprolaps selten ein. Meistens ist dann eine Operation erforderlich. Es besteht heute noch keine Möglichkeit, eine Voraussage zu treffen, ob und wann sich aus einer Protrusion ein Prolaps entwickelt. Unsachgemäße Verhaltensweise und Behandlungsmethoden spielen sicher eine Rolle.

Bei einem lumbalen Prolaps dringt Bandscheibengewebe in den Epiduralraum des Wirbelkanals und führt dort zu Verdrängungserscheinungen wie bei einem Tumor.

In **Extremfällen** können sich ganze Teile der dorsalen Bandscheibenabschnitte einschließlich Knorpelplatten und Anulus fibrosus abgliedern und in Richtung Wirbelkanal verschieben. Bei medialer Verlaufsrichtung wird der Durasack mit den nach unten ziehenden Nervensträngen der Cauda equina komprimiert, was im Myelogramm immer in einer deutlichen Eindellung oder Unterbrechung der Kontrastmittelsäule zu erkennen ist. Je nach Ausdehnung des medialen Prolaps entstehen klinische Symptome, die von der *Lumbago* über eine *doppelseitige Ischialgie* bis zum *inkompletten oder kompletten Kaudasyndrom* reichen. Beim Kaudasyndrom liegt meistens ein medialer Massenprolaps vor.

Ein dorsolateraler Prolaps tritt an der LWS mit der **Nervenwurzel** in Kontakt. Je nach Lage des Prolapses zur Wurzel kann er sie nach medial oder lateral verdrängen und komprimieren. Die Nervenwurzeln platten sich ab. Es entstehen jedesmal unterschiedliche klinische Erscheinungen. Die Nervenwurzel reagiert verschiedenartig auf eine Kompression von außen her. Entweder flacht sie sich ab und wird über der Bandscheibenvorwölbung in die Länge gezogen, oder sie schwillt an und entwickelt einen entzündlichen Reizzustand. Auch kann sich die Lage zwischen Prolaps und Wurzel ständig ändern.

Nach Perforation der hinteren Bandscheibenbegrenzung kann sich das vorgefallene Bandscheibengewebe nach allen Richtungen hin entwikkeln. Im allgemeinen schiebt sich das Prolapsmaterial jedoch nach lateral entlang der Nervenwurzel und komprimiert diese von ventral her. Die Wurzel wird dabei angehoben und gegen die rückwärtigen Teile des Wirbelkanals (Wirbelbogen, Lig. flavum) gedrückt. Man muß deswegen bei der Flavektomie bzw. Hemilaminektomie vorsichtig vorgehen (Abb. 11.**18**).

Das prolabierte Gewebe kann sich auch nach kranial oder kaudal verschieben und die Wurzel der nächsten Etage bedrängen.

In jedem größeren Operationsmaterial kommen neben den Standardsituationen immer wieder **Sonderfälle** vor. Wandert das Prolapsgewebe nach medial, so wird auch die Nervenwurzel der gegenüberliegenden Seite bedrängt: Es tritt eine *wechselseitige Ischialgie auf.* Auch ein Herumwandern zur Rückseite der Dura mit Wurzelkompression von dorsal her ist möglich (Abb. 11.**19**). Harte Sequesterteile können auch sehr selten zu einer Perforation der ventralen Dura mit intraduraler bzw. intrathekaler Sequesterlage führen. Nach Griss (411) sind in der Weltliteratur bis 1982 55 intradurale Bandscheibensequestrierungen beschrieben worden. Danach liegen Berichte vor von Kasch (622), Yildizhan u. Okten (1352), Lee u. Fairholm (738), Roda u. Mitarb. (1011). Meistens kommt es zur Kaudasymptomatik, die ein sofortiges Eingreifen erfordert. Die präoperative Diagnostik erfolgt am besten im MRI oder Myelogramm. Dort sieht man einen den Liquorraum ausfüllenden Schatten bzw. einen Kontrastmittelstopp. Differentialdiagnostisch muß an Neurofibrome, Lipome, Meningiome, Epidermoide, Arachnoidalzysten und intraspinale Metastasen gedacht werden (700).

Bei den **einzelnen Prolapsformen** werden die neuralen Elemente im Wirbelkanal mehr oder weniger stark in Mitleidenschaft gezogen. Ob eine atrophische Abplattung oder entzündliche Schwellung der Nervenwurzel nach Kompression durch einen Prolaps eintritt, hängt einmal von der mechanischen Situation ab, die z. B. durch einen eventuellen Rückstau durch Abdrosseln der Lymph- und Blutgefäße gegeben ist, zum anderen bestehen individuelle Unterschiede, in welcher Weise die Hüllen des Rückenmarks und der Nervenwurzel auf einen mechanischen Reiz reagieren. Besonders deutlich wird dies beim sog. Postdiskotomiesyndrom (S. 288).

Neben der mechanischen Bedrängung durch Masse und Konsistenz des Bandscheibenvorfalls sind auch biochemische Vorgänge mit direkt toxischer Einwirkung des Bandscheibenmaterials auf die Nervenwurzel für die klinischen Symptome maßgebend (s. S. 168).

Mit der Spontanausstoßung größerer Mengen des Bandscheibengewebes geht die innere Verspannung des Zwischenwirbelabschnitts verloren: Es

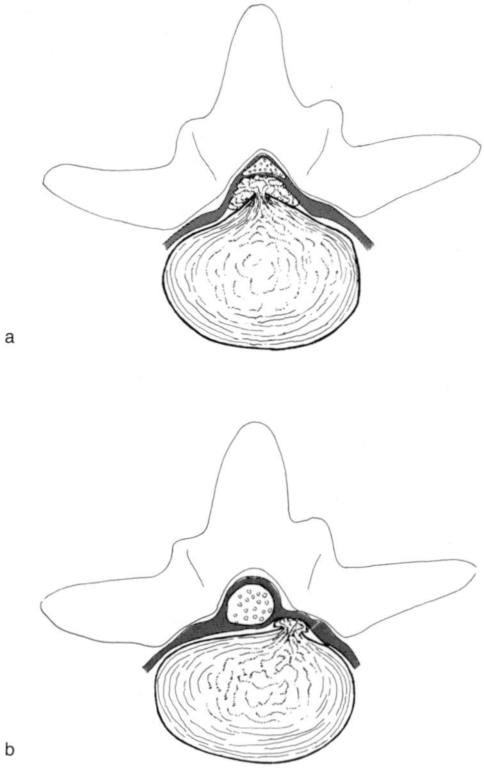

Abb. 11.**18** a u. **b** Medialer und paramedialer Vorfall einer lumbalen Bandscheibe. Der Anulus fibrosus ist perforiert, Rückverlagerungsmöglichkeit nicht gegeben
a Medialer Prolaps: Kaudasyndrom,
b paramedialer und lateraler Prolaps: Prolapsischialgie

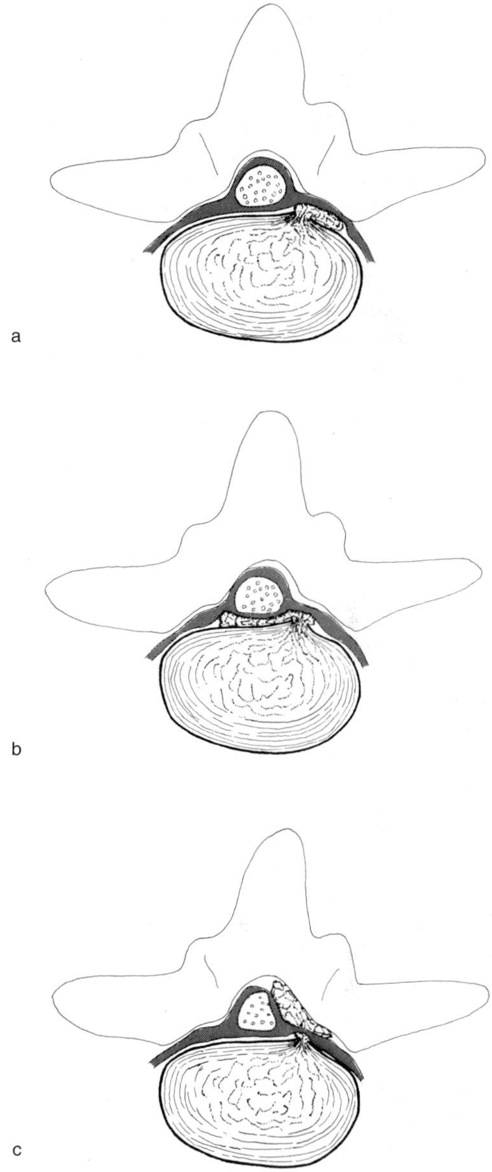

Abb. 11.**19** a–c Verlaufsrichtungen des prolabierten Bandscheibengewebes im gleichen Segment:
a nach lateral mit Kompression der Nervenwurzel im Foramen intervertebrale,
b nach medial mit doppelseitiger Ischialgie,
c nach dorsal mit Kaudakompression von dorsolateral

kommt zur Bandscheibenlockerung. Außerdem sind die Grenzschichten des osmotischen Systems zerstört, so daß die Bandscheibe sintert. Bei rascher Höhenminderung ergeben sich Probleme an den Wirbelgelenken sowie im Foramen intervertebrale mit zusätzlicher Bedrängung der Nervenwurzel. Dieser pathologisch-anatomische Zustand führt dann schließlich zum **chronischen Lumbalsyndrom** mit rezidivierenden Wurzelreizerscheinungen. Die klinischen Erscheinungen bilden sich im Laufe der Jahre und Jahrzehnte durch Einwanderung von Bindegewebe mit fibröser Versteifung des Bewegungssegments allmählich zurück.

Einteilung der Protrusionen und Prolapse

Solange Anulus fibrosus, hinteres Längsband bzw. Epiduralmembran erhalten sind, spricht man von Bandscheibenvorwölbung – Diskusprotrusion; sind diese von einem Sequester durchbrochen, handelt es sich um einen Bandscheibenvorfall – Diskusprolaps.

Auf dem Wege von der Zentrallage des Gallertkerns zum Epiduralraum sind verschiedene Gewebestrukturen und Grenzlinien zu passieren.

Protrusion	1. Gallertkern 2. innerer Bandscheibenring 3. äußerer Bandscheibenring 4. hinteres Längsband, Epiduralmembran
Prolaps	5. ventraler Epiduralraum 6. Dura, Nervenwurzel

Auch die Wirbelkörperhinterkante ist als Grenzlinie von Bedeutung. Protrusionen, die sich weit über die Hinterkante hinaus wölben, bieten für intradiskale therapeutische Verfahren wenig Aussicht auf Erfolg.
Für Einteilung, Verlauf, Prognose und vor allem für den therapeutischen Ansatz ist es von Bedeutung, wieviel Bandscheibenmaterial in welcher Zusammensetzung und Konsistenz wieweit durch diese Gewebestrukturen nach dorsal vorgedrungen ist.

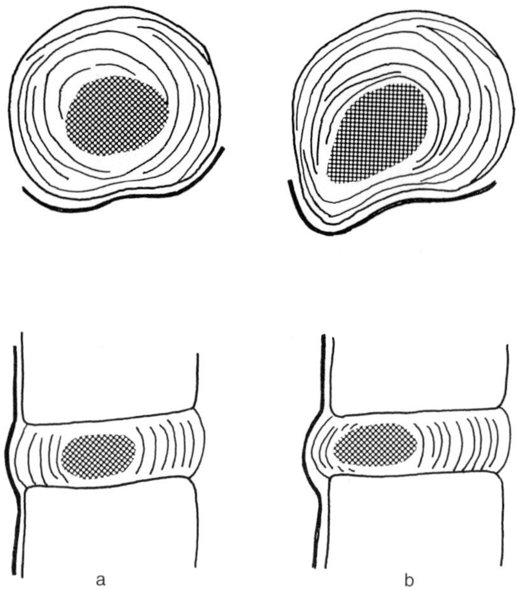

Abb. 11.**20** **a** u. **b** Normale Bandscheibe (**a**), Protrusion Grad 1: intradiskale Massenverschiebung mit Vorwölbung des intakten Anulus fibrosus (**b**)

Protrusion Grad 1: intradiskale Massenverschiebung

Bei der Bandscheibenprotrusion 1. Grades handelt es sich um eine unphysiologische intradiskale Massenverschiebung mit Vorwölbung des intakten Anulus fibrosus über die Wirbelkörperhinterkante.

Das zentrale mobile Bandscheibengewebe verschiebt sich über das physiologische Ausmaß hinaus nach außen und drückt den intakten Bandscheibenring vor sich her. Über die Hinterkante ragt nur der Anulus fibrosus (Abb. 11.**20**). Klinisch findet sich eine Lumbago oder Protrusionsischialgie, von der meist Jugendliche oder junge Erwachsene betroffen sind. Die bildgebenden Verfahren zeigen eine breitbasige Vorwölbung auf diskaler Ebene.

Protrusion Grad 2, subanulärer Sequester

Bei der Protrusion 2. Grades hat disloziertes Bandscheibengewebe die radiären Fissuren bis zu den äußeren Schichten des Anulus fibrosus durchbrochen.

Über die Wirbelkörperhinterkante ragen Teile des intradiskalen Sequesters, die von den äußeren Schichten des Anulus fibrosus bedeckt sind. Die Hauptmasse des verschobenen Bandscheibengewebes findet sich aber noch im Zwischenwirbelabschnitt oder vor der Hinterkante, so daß Rückverlagerungsmöglichkeit gegeben ist (Abb. 11.**21**). Man müßte die äußeren Schichten des Anulus fibrosus bei der Operation inzidieren, um an den subanulären Sequester zu gelangen.

Protrusion Grad 3: subligamentärer bzw. submembranöser Sequester

Bei Protrusion Grad 3 ist der Bandscheibenring auch in seiner äußeren Schicht durchbrochen. Disloziertes Bandscheibengewebe befindet sich nur noch vom hinteren Längsband oder von einer dünnen epiduralen Membran bedeckt im Epiduralraum.

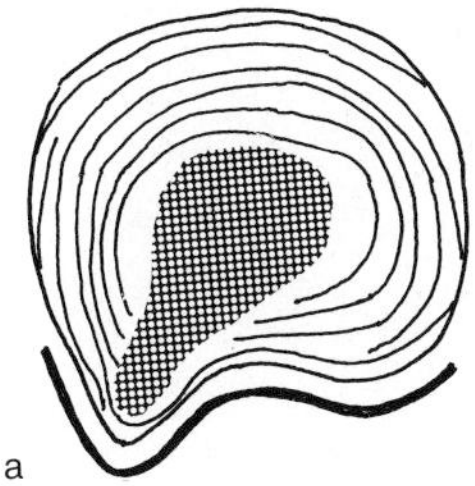

a

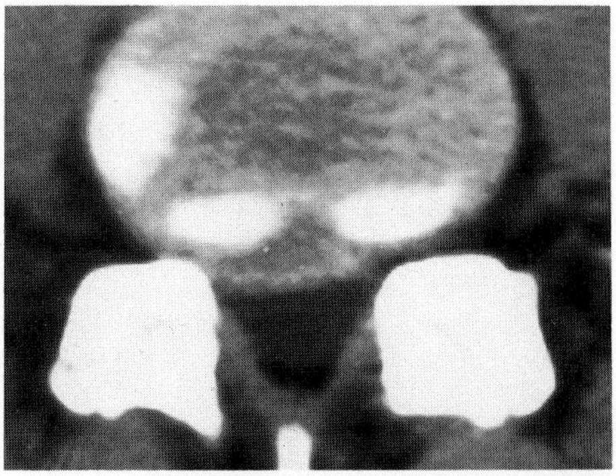

b

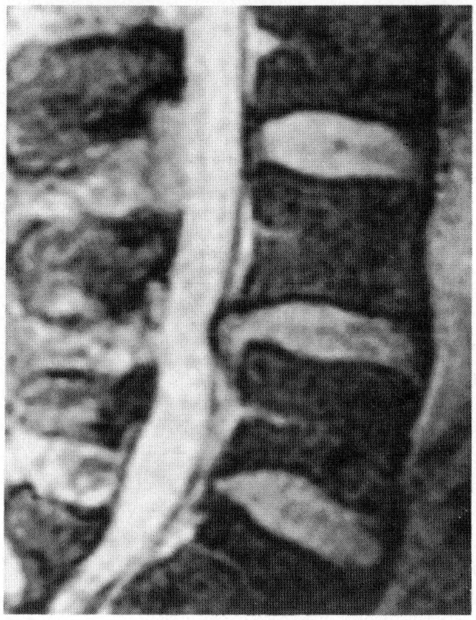

d

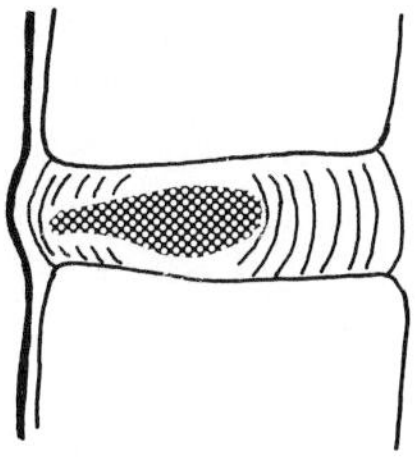

c

Abb. 11.**21** a–d Protrusion Grad 2: subanulärer Sequester. Disloziertes Bandscheibengewebe hat sich bis zu den äußeren Schichten des Anulus fibrosus vorgeschoben und wölbt diesen vor

In der diskalen Ebene bilden mehr oder weniger ausgedünnte Anteile des Lig. longitudinale posterius eine Deckschicht. Hinter dem Wirbelkörper intra- und supradiskal bedeckt die relativ zarte ventrale Epiduralmembran (s. S. 22) den Sequester. Schon eine sanfte Berührung mit dem stumpfen Dissektor intraoperativ führt zur Perforation des Ligaments bzw. der Membranhülle, und Sequestermaterial quillt hervor. Subligamentäre bzw. submembranöse Sequester liegen meistens in der paramedialen Zone und komprimieren traversierende Nervenwurzeln. Klinisch finden sich hartnäckige Wurzelsyndrome. Im MRI und Diskogramm sieht man rundliche membran- bzw. ligamentbedeckte extradiskale Gewebsformationen, unter Umständen auch in der supra- bzw. intradiskalen Ebene. Der epidurale Abfluß im Diskogramm beschränkt sich auf diesen Raum (Abb. 11.**22**–11.**24**).

Prolaps

Beim Prolaps sind Anulus fibrosus, hinteres Längsband bzw. Epiduralmembran vom vorgeschobenen Bandscheibengewebe durchbrochen.

Man kann den Sequester intraoperativ mit der Faßzange direkt entfernen. Beim gebundenen Prolaps findet sich der Sequester teils innerhalb, teils außerhalb der Bandscheibe, wobei die Fragmente noch miteinander verbunden sind (Abb. 11.**25**). Freie Sequester können in alle Richtungen wandern. Grenzen und Gesetzmäßigkeiten der Dislokation ergeben sich aus den Grenzstrukturen der ventralen epiduralen Kompartments, gegeben u. a. durch die medialen Duraaufhängungen und Nervenwurzeln (Abb. 11.**26**).

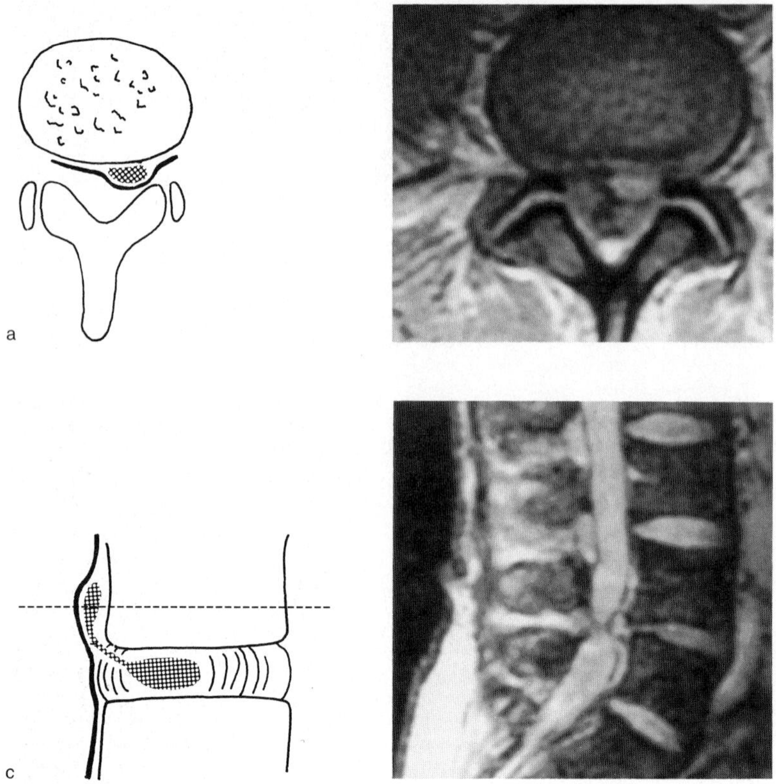

Abb. 11.**22a–d** Protrusion Grad 3: Supradiskale Ebene: submembranöser Sequester

Spontanveränderungen am Bandscheibenvorfall

Aus dem Verbund des osmotischen Systems im Zwischenwirbelabschnitt herausgelöst, entwickelt das in den Epiduralraum ausgestoßene Bandscheibengewebe Eigengesetzmäßigkeiten.

Wenn der Belastungsdruck wegfällt, nimmt Bandscheibengewebe, entsprechend der Gleichung auf S. 25, Flüssigkeit auf und quillt unter deutlicher Volumenzunahme. Bandscheibengewebe, das nicht mehr dem intradiskalen Druck ausgesetzt ist, kann entsprechend den osmotischen Gesetzen und seiner Quellkraft Flüssigkeit aufnehmen und sein Volumen erheblich vermehren. Wir haben in Versuchen an Bandscheibenpräparaten nachweisen können (663), daß sich unter gleichen mechanischen Bedingungen ein provozierter Bandscheibenvorfall in hypo- und isotoner Lösung voluminöser entwickelt als in hypertoner. Eine signifikante Schrumpfung von Prolapsgewebe durch hypertone Lösung ließ sich allerdings weder bei diesen noch bei später an Operationspräparaten durchgeführten Versuchen (1337) nachweisen.

Schmerzsteigerung und Progression neurologischer Ausfälle in der ersten Phase einer diskogenen Ischialgie sind u. a. auf spontane Flüssigkeitsaufnahme (Hydratation) und Volumenvermehrung des prolabierten Bandscheibengewebes zurückzuführen.

Die Flüssigkeitsaufnahme im Prolapsgewebe läßt sich im MRI nachweisen: Das Prolapsgewebe zeigt auf den T_2-gewichteten Bildern eine höhere Signalintensität als die Bandscheibe, aus der es ausgestoßen wurde (Donor-Bandscheibe) (Abb. 11.**26**).

Ähnliche Beobachtungen machten auch Modic u. Mitarb. (827).

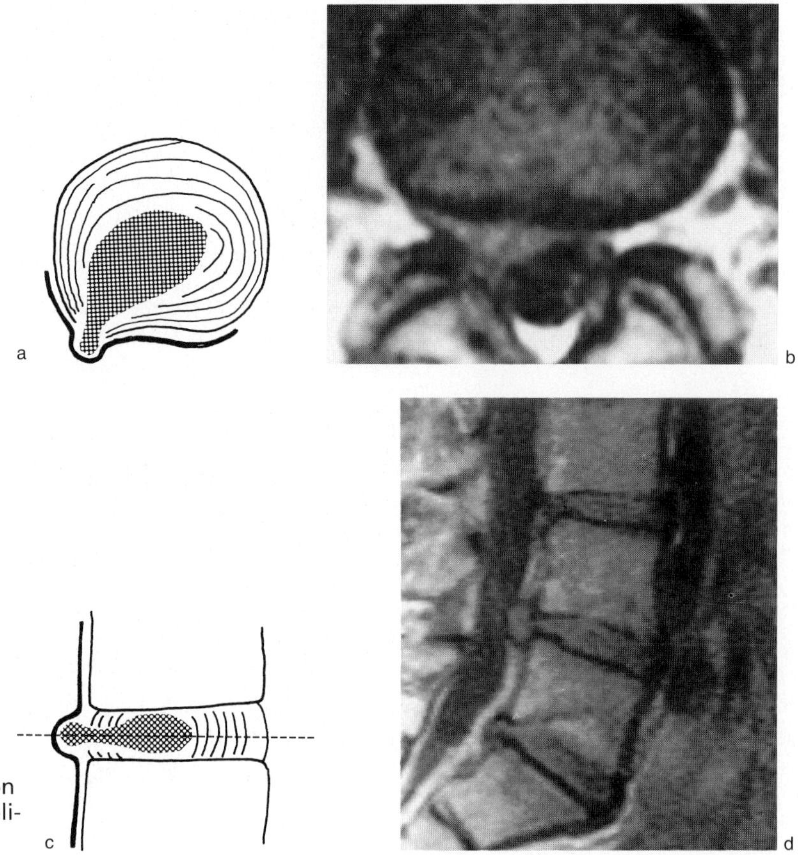

Abb. 11.**23** **a–d** Protrusion Grad 3. Diskale Ebene: subligamentärer Sequester

Der Schwellungszustand prolabierten Bandscheibengewebes im Epiduralraum hält mehrere Wochen an. Entsprechend den Ausführungen zum osmotischen System auf S. 25, hängen Hydratation und Dehydratation vom Proteoglykangehalt des Bandscheibengewebes ab. Nucleus-pulposus-Gewebe kann mehr Flüssigkeit aufnehmen als Anulus fibrosus und Knorpelplatten (Abb. 11.**27**).

Nach vorübergehender Hydratation setzt eine Dehydrierung mit Volumenminderung des prolabierten Bandscheibengewebes ein.

Wassergehalt und Volumen nehmen ab. Der Druck auf die Nervenwurzel läßt nach. Durch Depolymerisierung und enzymatischen Abbau der wasseranziehenden Makromoleküle verliert das Prolapsgewebe an Quellkraft. Diese Vorgänge lassen sich intraoperativ bestätigen: Frisches Prolapsgewebe nach kurzer Anamnesedauer hat einen größeren Turgor als alte extradiskale Sequester.

Neben Quellungs- und Entquellungsvorgängen aufgrund von osmotischen Gesetzmäßigkeiten kommt es auch zum enzymatischen Abbau extradiskaler Sequester.

Bandscheibengewebe löst im Wirbelkanal eine Fremdkörperreaktion aus.

Bandscheibe und Nervenwurzel gehören zwar funktionell gesehen zum gleichen Bewegungssegment, die Gewebearten weisen jedoch erhebliche Unterschiede auf, weil sie entwicklungsgeschichtlich aus verschiedenen Keimblättern stammen. Mechanische Bedrängung und biochemische Einwirkungen des Bandscheibengewebes auf epidurale neurale Strukturen (908, 1033) induzieren eine Entzündung, die den Abbau des Bandscheibengewebes beschleunigen. Kleine Sequester werden direkt enzymatisch über Phagozytose resorbiert. Der Abbau größerer Bandscheibenanteile erfolgt durch Vaskularisation und bindegewebige Organi-

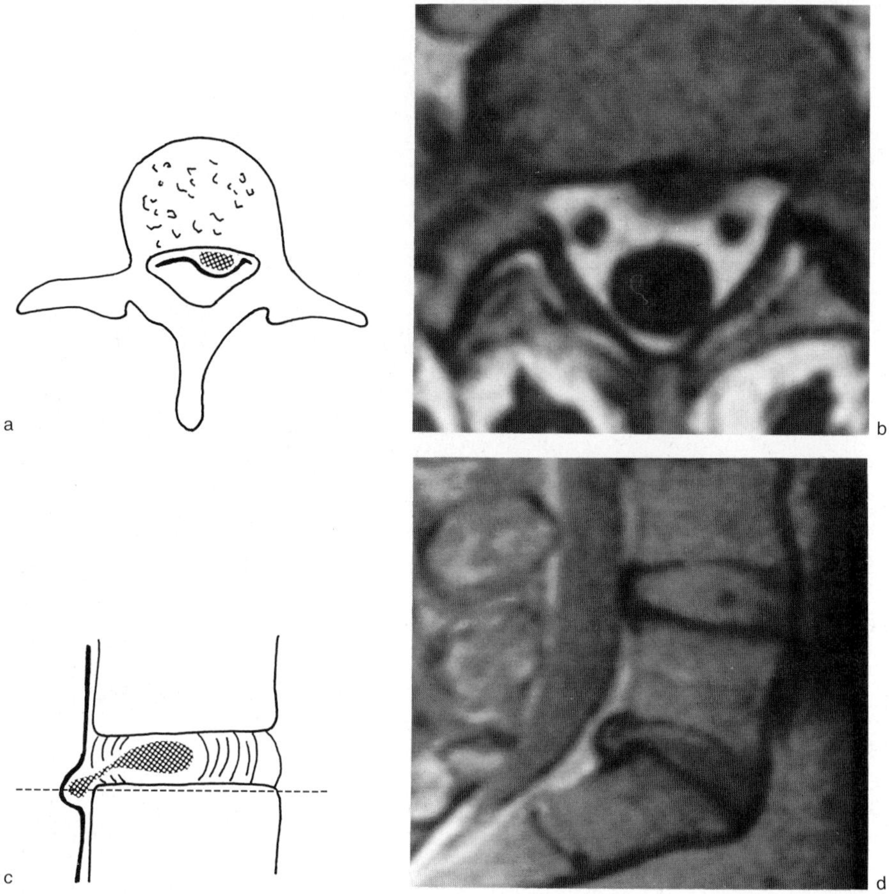

Abb. 11.**24**a–**d** Protrusion Grad 3. Infradiskale Ebene: submembranöser Sequester

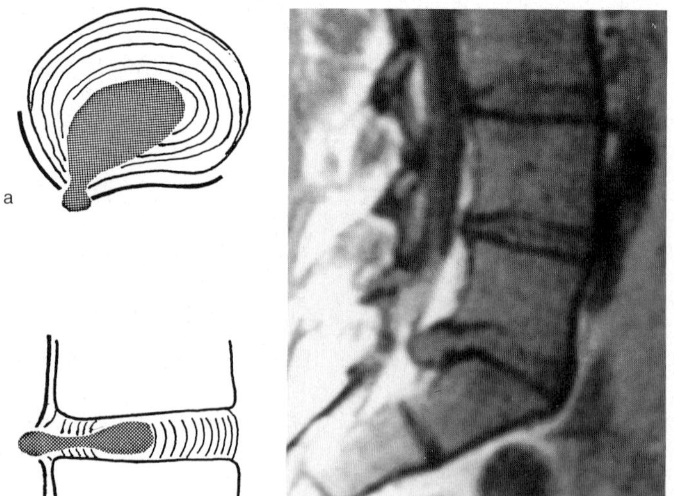

Abb. 11.**25**a–**c** Prolaps gebunden

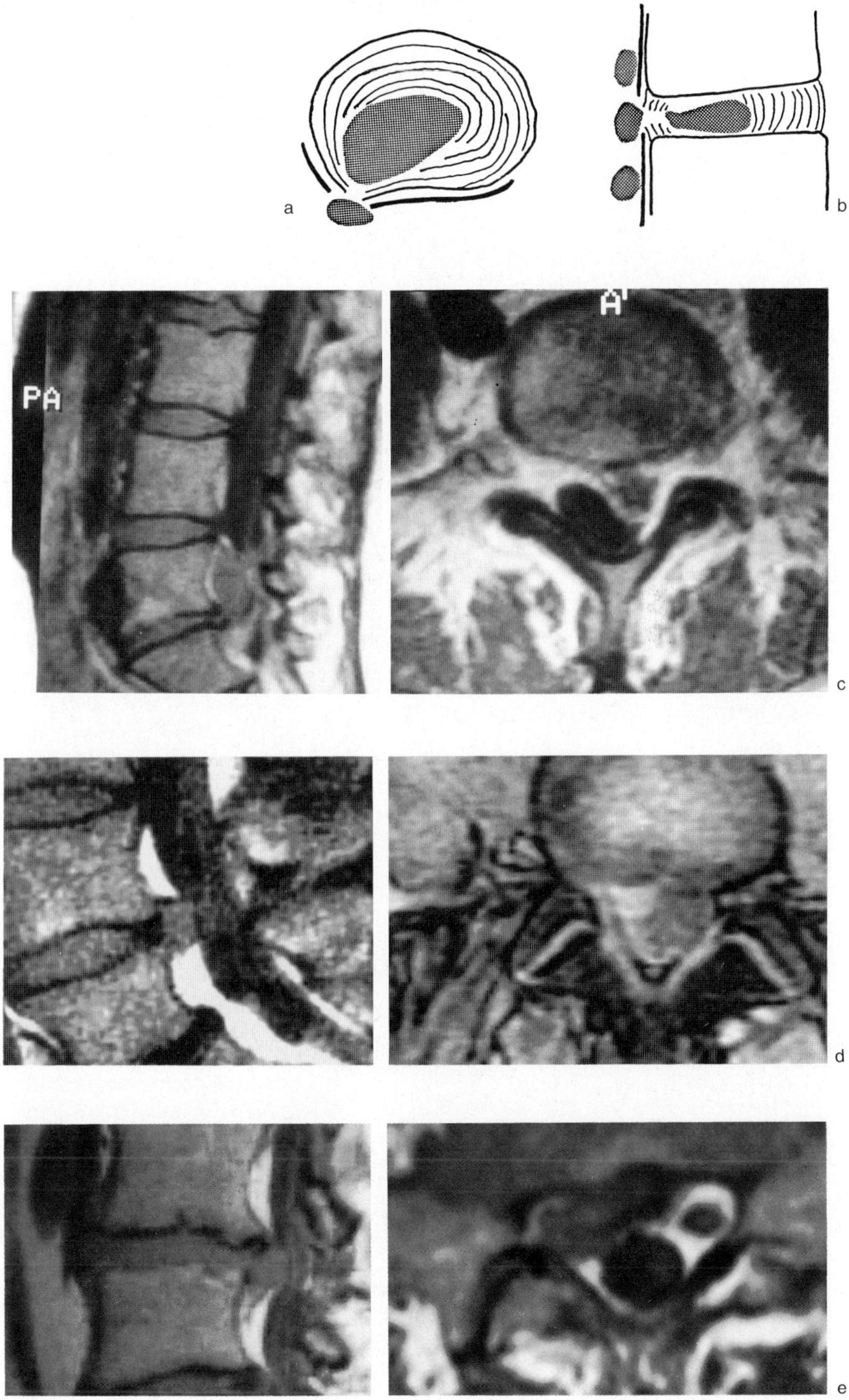

Abb. 11.**26** **a–e** Prolaps frei im Wirbelkanal: **a**, **b**, **c** supradiskale Ebene, **d** diskale Ebene, **e** infradiskale Ebene

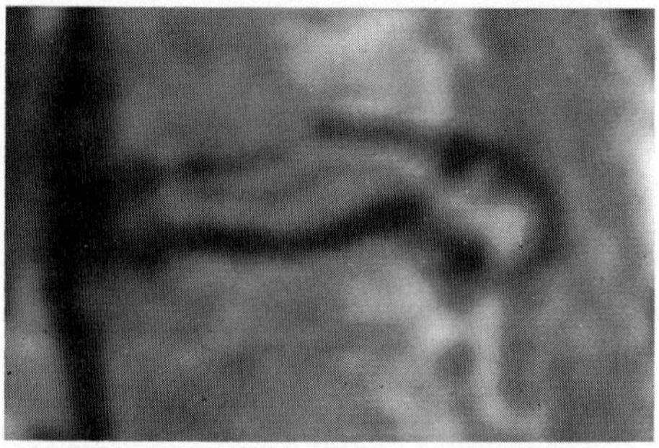

Abb. 11.27 Lumbaler Bandscheibenvorfall. Das extradiskal gelegene Gewebe ist heller (wasserhaltiger) als die Bandscheibe, aus der es ausgestoßen wurde

sation aus dem umgebenden epiduralen Fettgewebe (511). Nucleus-pulposus-Gewebe wird dabei eher von den Makrophagen und T-Zellen abgebaut als Anulus fibrosus (897). Nach spontaner Prolapsresorption finden sich aufgrund unserer eigenen Untersuchungen (924) und nach Literaturangaben (1034) bei Verlaufskontrollen im CT und MRI keine bemerkenswerten Vernarbungen oder Verklebungen im Wirbelkanal.

Die Dauer der Spontanresorption von Prolapsgewebe ist abhängig von der Masse und Zusammensetzung des Bandscheibengewebes sowie von seiner Lage im Wirbelkanal.

Große Sequester, die im Transversalschnitt mehr als ¹/₃ des Wirbelkanalvolumens einnehmen, haben geringere Chancen, in angemessener Zeit resorbiert zu werden, als kleinere Fragmente. Anteile des Anulus fibrosus und der Knorpelplatten lösen sich langsamer auf als Gallertkerngewebe. Harte Bandscheibensequester führen deswegen auch häufiger zur Operation u. a. aber auch, weil sie stärkere Schmerzen verursachen (Tab. 11. **1**). Supra- und infradiskal liegende Sequester werden rascher resorbiert, weil sie von der gut vaskularisierten ventralen epiduralen Membran (s. S. 22) und der Wirbelkörperhinterwand umgeben sind. Je weiter sich der Sequester von der Donor-Bandscheibe entfernt, um so größer sind seine Chancen für eine Spontanresorption. In der Konkavität und der Wirbelkörperhinterfläche übt der Prolaps auch weniger Druck auf Dura und Nervenwurzeln aus. Weniger Ausweichmöglichkeiten finden sich bei engem Wirbelkanal und intraforaminaler Sequesterlage.

Tabelle 11.**1** Aussichten für eine spontane Rückbildung beim lumbalen Bandscheibenvorfall

Gut	Schlecht
Wasserhaltig Hohe Signalintensität T_2 (Nucleus pulposus)	Wasserarm Geringe Signalintensität T_2 (Anulus fibrosus, Knorpelplatten)
Supra- oder infradiskale Sequesterlage	Diskale oder intraforaminale Sequesterlage
Größe weniger als ¹/₃ Wirbelkanal	Größe mehr als ¹/₃ Wirbelkanal
Weiter Wirbelkanal	Enger Wirbelkanal

Außer eigenen Beobachtungen (687, 924) gibt es Angaben in der Literatur über CT- und MRI-kontrollierte Spontanverläufe lumbaler Bandscheibenvorfälle nach erfolgreicher konservativer Behandlung (511, 655, 1033, 1034, 1355).

Neben vollständigen Resorptionen mit korrespondierenden klinischen Ergebnissen gibt es Verläufe mit vollständiger und teilweiser Rückbildung der Beschwerden trotz unveränderter CT- bzw. MRI-Befunde und Prolapsverkalkungen. Immer besserte sich der Zustand der Patienten über einen mehr oder weniger langen Beobachtungszeitraum.

Bandscheibenlockerung

Nicht alle Beschwerden, die vom lumbalen Bewegungssegment ausgehen, sind auf Verlagerungen von Bandscheibengewebe zurückzuführen. Neben Protrusionen und Prolapsen gibt es noch eine Reihe anderer pathologisch-anatomischer Veränderungen im Rahmen der Bandscheibendegeneration, die unter dem Begriff „Bandscheibenlockerung" zusammengefaßt werden. Schmorl u. Junghans (1074) bezeichneten diesen Zustand als Instabilitas intervertebralis.

Unter Bandscheibenlockerung versteht man alle Erscheinungen, welche auf einer zunehmenden Wasserverarmung der Grundsubstanz und dem Elastizitätsverlust der Fasern beruhen.

Im Zusammenhang damit treten **Insuffizienzerscheinungen der lumbalen Rückenstreckmuskeln,** Fehlbeanspruchungen der Wirbelgelenke und unter Umständen Nervenwurzelreizerscheinungen auf. Auch bei der Pathogenese der lumbalen Wirbelkanalstenose spielt die Bandscheibenlockerung eine Rolle. In ihren Anfangsstadien wird die Bandscheibenlockerung bei gewohnter Belastung durch die Bauch- und Rückenstreckmuskulatur kompensiert. Sind die Leistungsreserven der Muskeln erschöpft, kommt es zu Insuffizienzerscheinungen. Betroffen sind vor allem die den lumbalen Bewegungssegmenten zugeordneten tiefen und oberflächlichen Rückenstreckmuskeln, aber auch die proximale Muskulatur der unteren Extremitäten.

Neben den Muskeln werden auch die Wirbelgelenke bei der Bandscheibenlockerung überbeansprucht. Wegen der starken Druckschwankungen und Volumenänderungen in den lumbalen Bandscheiben sind die möglichen Stellungsänderungen der Wirbelgelenke an der LWS schon normalerweise größer als an anderen Wirbelsäulenabschnitten (Abb. 11.**28**).

Kommen noch Lockerungen und abnorme Volumenschwankungen hinzu, so entstehen **Fehl- und Überbelastungen der lumbalen Wirbelgelenke,** die mit arthrogenen Beschwerden verbunden sind. Solche Zustände entwickeln sich nach längerer Belastung und Entlastung (S. 33). Dauert die Fehl- oder Überbeanspruchung der Wirbelgelenke durch Bandscheibenlockerung längere Zeit an, so entwickelt sich dort eine Arthrosis deformans (*Spondylarthrose*).

Muskel-, Bänder- und Gelenkstörungen, die im Rahmen lumbaler Bandscheibenlockerungen auftreten, sind Grundlage arthroligamentärer Kreuzschmerzen.

Auch **Verschiebungen der Wirbel** gegeneinander entstehen durch Bandscheibenlockerung. Kommt es zur Dislokation in dorsoventraler Richtung, spricht man nach Schmorl u. Junghanns (1074) von *Pseudospondylolisthesis*. Bei Lordosierung rutscht der gelockerte Wirbel nach dorsal. Das *Drehgleiten* bezeichnet Wirbelverschiebungen nach der Seite und tritt vor allem bei Skoliosen im Zusammenhang mit der Bandscheibenlockerung auf. Es kommt aber auch ohne primäre Skoliose vor.

Auch **Ischiasbeschwerden** sind bei Lockerung lumbaler Bandscheiben möglich, ohne daß Verlagerungen von Bandscheibengewebe vorliegen (66). In einem gelockerten Bewegungssegment kommt es neben der Höhenminderung der Bandscheibe auch zu geringen Verschiebungen der Lendenwirbel gegeneinander. Einengungen der Foramina intervertebralia mit Nervenwurzelkompression entstehen vor allem bei Höhenminderung der Bandscheibe im dorsalen Abschnitt und bei gleichzeitiger Retroposition eines Lendenwirbels gegen den darunterliegenden. Das dazwischenliegende Foramen intervertebrale wird ventral durch die Hinterkante des oberen Wirbels und vom oberen Teil der Gelenkfacette des darunterliegenden Wir-

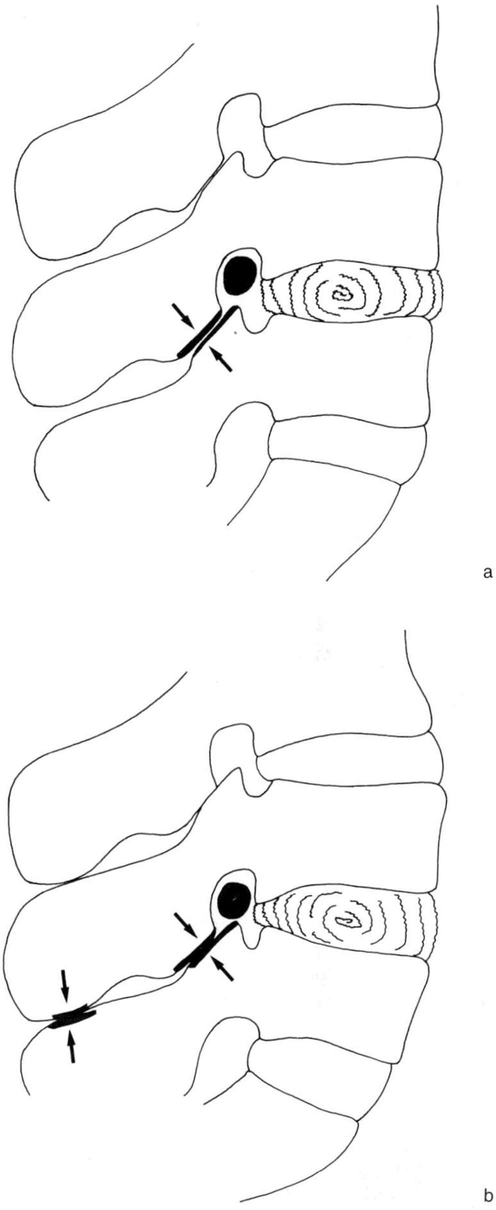

Abb. 11.**28a** u. **b** Beschwerdeauslösende Momente bei Lockerung einer lumbalen Bandscheibe und ihre Verstärkung durch Lordosierung

bels eingeengt. Im Myelogramm sieht man im Seitenbild und auf der Schrägaufnahme eine großbogige Eindellung der Kontrastmittelsäule.
Wenn eine Bandscheibenlockerung vorliegt, treten Kreuzschmerzen und Wurzelsymptome bevorzugt bei bestimmten Haltungen und Bewegungsabläufen, wie z. B. der Rückneigung des Rumpfes, auf.

Die Hyperlordosierung der LWS stellt ein wesentliches beschwerdeauslösendes Moment bei der Bandscheibenlockerung dar.

Bei den Entlastungslagerungen und -haltungen im Rahmen der Therapie und Prophylaxe bandscheibenbedingter Erkrankungen spielt deswegen der Ausgleich der Lendenlordose eine große Rolle. Aber auch längeres Verharren in der vornübergeneigten kyphotischen Haltung ruft bei raschem Wiederaufrichten im gelockerten Segment Beschwerden hervor (Abb. 11. **29**).

Verlauf. Die Bandscheibenlockerung mit ihren klinischen Begleiterscheinungen stellt nur eine vorübergehende, manchmal aber auch recht lange dauernde Phase im Verlauf der Bandscheibendegeneration dar. Mit zunehmender Austrocknung und Fibrosierung im Alter nehmen auch die abnormen Bewegungen und Verschiebungen im Bewegungssegment ab, so daß die Beschwerden allmählich verschwinden.

Knöcherne Deformierungen

Die knöchernen Deformierungen, die bei Spondylose, Osteochondrose und Spondylarthrose auftreten, sind zwar an der LWS klinisch nicht so bedeutungsvoll wie an der HWS; sie können jedoch auch hier ossär bedingte Nervenwurzelreizerscheinungen verursachen. Die ventralen und lateralen spondylotischen Randzacken sind im Bereich der LWS oft sehr ausgeprägt, klinisch aber ohne Relevanz. Sie stellen Dokumente früher durchgemachter Bandscheibenlockerungen dar.

Klinische Bedeutung haben kleine Osteophyten an der Hinterkante, besonders wenn sie dorsolateral sitzen und eine Nervenwurzel bedrängen.

Dorsale Osteophyten können durch appositionelles Knochenwachstum an der Wirbelkante entstehen. Es besteht aber auch die Möglichkeit, daß ein kleiner Prolaps durch Verkalkung verhärtet und sich fest mit der dorsalen Wirbelkante verbindet.

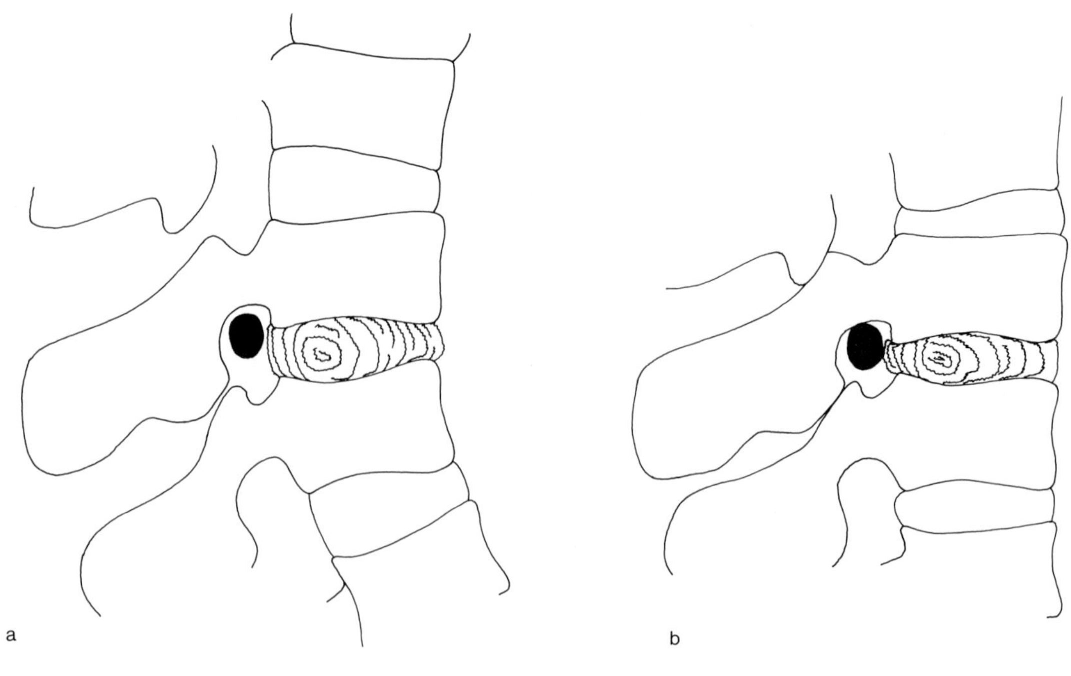

Abb. 11.**29** **a** u. **b** Gelockertes lumbales Bewegungssegment in kyphotischer Einstellung (**a**). Bei rascher Rückneigung wird der unelastische Anulus fibrosus nach hinten ausgewalzt (**b**)

Man spricht von einem *„harten Prolaps"*. Obwohl solche Knochenzacken sich langsam entwickeln und der Wurzel ausreichende Adaptationsmöglichkeiten bieten, sind sie oft so spitz, daß sie immer wieder segmental ausstrahlende Schmerzen hervorrufen. Es bilden sich entzündliche Verklebungen und Briden, die schließlich die Nervenwurzel fesseln und einen chronischen Reizzustand unterhalten.

Diese Situation wird oft verkannt, weil objektive klinische Symptome und Veränderungen im Myelogramm, CT und MRI diskret sind. Abhilfe kann nur eine Operation mit Abtragung des Osteophyten und Lösung der Wurzel (Radikolyse) schaffen. Osteophytäre Reaktionen treten bei der **Spondylarthrose** auch an den Kanten der Wirbelgelenke auf. Da die lumbalen Wirbelgelenke an der dorsalen Begrenzung der Zwischenwirbellöcher beteiligt sind, können auch von dieser Seite her Einengungen stattfinden.

Wie bereits erwähnt, ist die Deformierung allein nicht maßgebend; für das Auftreten von Beschwerden muß das Segment darüber hinaus noch locker sein.

Im Endstadium der Bandscheibendegeneration bleiben zwar Fibrosierungen und Osteophyten bestehen; die Segmentinstabilitäten verlieren sich jedoch: Damit bilden sich die Schmerzen zurück. Die LWS ist allerdings nach allen Richtungen hin in ihrer Beweglichkeit deutlich eingeschränkt.

Neue Protrusionen und Prolapse treten im Endstadium seltener auf, sind aber prinzipiell auch bei über 70jährigen noch möglich.

Klinik der Lumbalsyndrome

Ähnlich wie an der HWS ist auch die **klinische Symptomatik** beim Schaden lumbaler Bandscheiben durch eine Vielfalt von Krankheitserscheinungen gekennzeichnet. Vom leichten Kreuzschmerz bis zum tiefen Querschnittssyndrom sind alle Übergänge möglich. Das Spektrum der Organe, die direkt oder indirekt in Mitleidenschaft gezogen werden, ist zwar nicht so groß wie beim Zervikalsyndrom; dafür kommt es im Rahmen des Lumbalsyndroms zu Rücken- und Ischiasbeschwerden, die in Verlauf, Ausbreitung und Intensität eine große Variabilität zeigen. Eine systematische Einordnung erscheint aus diesen Gründen schwierig. Bei gleichem pathologisch-anatomischem Substrat – z. B. einer lateralen Bandscheibenprotrusion – sind die Symptome bei jedem Patienten verschieden und ändern sich auch im Einzelfall ständig. Verantwortlich für die Variabilität sind biochemisch-biomechanische Veränderungen der Bandscheibengrundsubstanz sowie eine individuell unterschiedliche Ansprechbarkeit des zentralen und des peripheren Nervensystems auf äußere Reize.

Zu Beginn eines Lumbalsyndroms stehen noch Beschwerden durch Verlagerung von Bandscheibengewebe mit klinisch einheitlich auftretenden Symptomen (Hexenschuß, Ischias). Später, mit Zunahme der sekundären degenerativen Veränderungen im Bewegungssegment, wird es immer schwieriger, die Krankheitserscheinungen, z. B. bei chronischen Kreuzschmerzen, einem bestimmten pathologisch-anatomischen Zustand zuzuordnen.

Neue und weiterentwickelte **diagnostische Hilfsmittel** (EMG, CT und MRI) haben eine bessere Differenzierung der Krankheitsbilder beim Lumbalsyndrom ermöglicht. Im MRI lassen sich die Weichteilstrukturen im lumbalen Wirbelkanal immer besser darstellen. Dabei hat sich gezeigt, daß Bedrängungen des Durasackes und der Nervenwurzeln durch Bandscheibenvorwölbungen und Deformierungen des Wirbelkanals bei der Entstehung von Kreuz- und Ischiasschmerzen die wesentlichste Rolle spielen. Die beiden untersten lumbalen Bewegungssegmente sind am häufigsten betroffen.

Die **Einteilung** der lumbalen Syndrome richtet sich nach den im Vordergrund stehenden klinischen Krankheitserscheinungen unter Verwendung allgemein bekannter Bezeichnungen wie Lumbago und Ischias. Jedoch ist eine gewisse Differenzierung erforderlich, wie z. B. bei der Protrusions- oder Prolapsischialgie, um die nötigen therapeutischen Konsequenzen ziehen zu können. In den folgenden Kapiteln sind allgemeine Beschwerdeangaben und Untersuchungsbefunde aufgeführt, wie sie bei allen bandscheibenbedingten Beschwerden im Lumbalbereich vorkommen können. Spezielle Befunde finden sich in den Kapiteln der jeweiligen segmentalen Syndrome.

Beschwerdeangaben

Beim Lumbalsyndrom steht der **Schmerz** im Mittelpunkt. Die Angaben des Patienten über Entwicklung und Beeinflußbarkeit seiner Schmerzen geben wesentliche Hinweise für die Diagnose. Da objektivierbare Krankheitserscheinungen trotz starker Schmerzen oft diskret sind oder fehlen, entstehen für den Arzt immer wieder Schwierigkeiten bei der richtigen Einschätzung der Situation, insbesondere in Fragen der Begutachtung. Zudem sieht man den Patienten häufig erst bei bereits abklingenden Schmerzen oder im beschwerdefreien Intervall.

Die Betroffenen sind oftmals in der Lage, Lokalisation und Charakter ihrer Schmerzen so genau zu schildern, daß man schon aufgrund der eindeutigen Vorgeschichte die Diagnose „Lumbalsyndrom" stellen kann. Beim Fehlen objektivierbarer neurologischer Störungen hat man als Anhalt für ein lumbales Wurzelsyndrom nur das typische Schmerzband am Bein, aus dem sich auch wichtige Hinweise für das betroffene Segment ergeben. Die Patienten klagen über Taubheitsgefühl oder *sensible Reizerscheinungen,* wie Kribbeln, Ameisenlaufen oder das Gefühl des Eingeschlafenseins. Das Schmerzempfinden ist im allgemeinen proportional dem Druck, der auf die Nervenwurzel ausgeübt wird, bis das versorgte Areal bei vollständiger Wurzelkompression anästhetisch und analgetisch wird.

Bandscheibenbedingte Beschwerden im Lumbalbereich entwickeln sich im allgemeinen innerhalb kurzer Zeit; meistens treten sie plötzlich auf (Tab. 11.**2**). Einem natürlichen Kausalitätsbedürfnis entsprechend bringen viele Patienten den Schmerzbeginn mit irgendeinem Ereignis in ursächlichen Zusammenhang. *„Verheben"* und *Drehbewegungen des Rumpfes* werden besonders in Gutachtenfällen häufig genannt.

Bei über der Hälfte der Patienten, die in Fachpraxen bzw. in unserer Poliklinik befragt wurden

Tabelle 11.2 Typische Beschwerdeangaben beim diskogenen Lumbalsyndrom

Plötzliches Auftreten
Wechselhafter Verlauf
Positionsabhängigkeit
Schmerzverstärkung durch Husten, Niesen, Pressen

(Abb. 11.**30**) (327), fanden sich **keine besonderen Vorkommnisse in der Anamnese.** Ihr Ischias- bzw. Hexenschußanfall war scheinbar aus heiterem Himmel entstanden. Unfälle und andere Gewalteinwirkungen, die bei Begutachtungen immer wieder diskutiert werden, spielten bei diesen Nicht-Gutachten-Patienten zahlenmäßig keine Rolle.

Schmerzcharakter und -ausstrahlung sind bei bandscheibenbedingten Beschwerden im Bereich der LWS einem ständigen Wechsel unterlegen: Anfänglich tiefsitzende Kreuzschmerzen verlagern sich in eine Gesäßhälfte oder in die Gegend einer Kreuzbein-Darmbein-Fuge; manchmal kommt eine Ischialgie hinzu, die zunächst nur den Oberschenkel betrifft, später auch bis zum Fuß ausstrahlt. Bisweilen verliert sich der Kreuzschmerz vollständig, und es verbleiben nur noch Ischiassymptome im Bein (Ischias ohne Kreuzschmerz). Dieser *wechselhafte Verlauf* zeigt sich auch bei Rückentwicklung der Schmerzen als Zentralisationsphänomen (780): eine Ischialgie entwickelt sich zum reinen Kreuzschmerz zurück (Abb. 11.**31**).

Die **Positionsabhängigkeit** bandscheibenbedinger Beschwerden ist an der LWS am ausgeprägtesten. Hierfür sind starke intradiskale Druckschwankungen sowie Änderungen der Lage zwischen Nervenstrukturen und hinterer Bandscheibenbegrenzung bei Haltungswechsel verantwortlich. Sowohl Kreuz- als auch Ischiasschmerzen sind von der Stellung und Beanspruchung der lumbalen Bewegungssegmente abhängig. Dies spiegelt sich auch im Tag-Nacht-Rhythmus des Beschwerdeverlaufs wider. Neben dem intradiskalen Druck ist die Frage von Bedeutung, ob der Patient seine Entlastungshaltung einnehmen kann. Wenn diese nicht gewährleistet ist, verstärken sich die Schmerzen auch im Liegen mit Lendenlordose, z. B. in Bauchlage oder bei flacher Rückenlage.

Rumpfvorneigung oder Sitzen im Sessel sind mit starken Erhöhungen des intradiskalen Druckes verbunden (Abb. 11.**14**). Auf der anderen Seite sind viele Patienten gerade beim Sitzen beschwer-

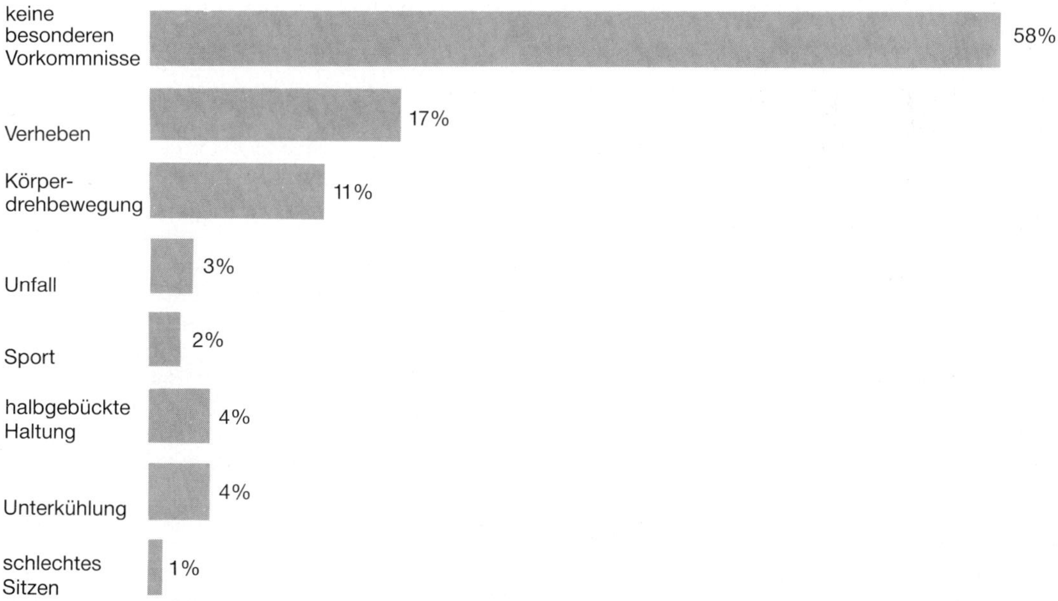

Abb. 11.**30** Anamnestische Angaben der Patienten zu den beschwerdeauslösenden Momenten beim Lumbalsyndrom

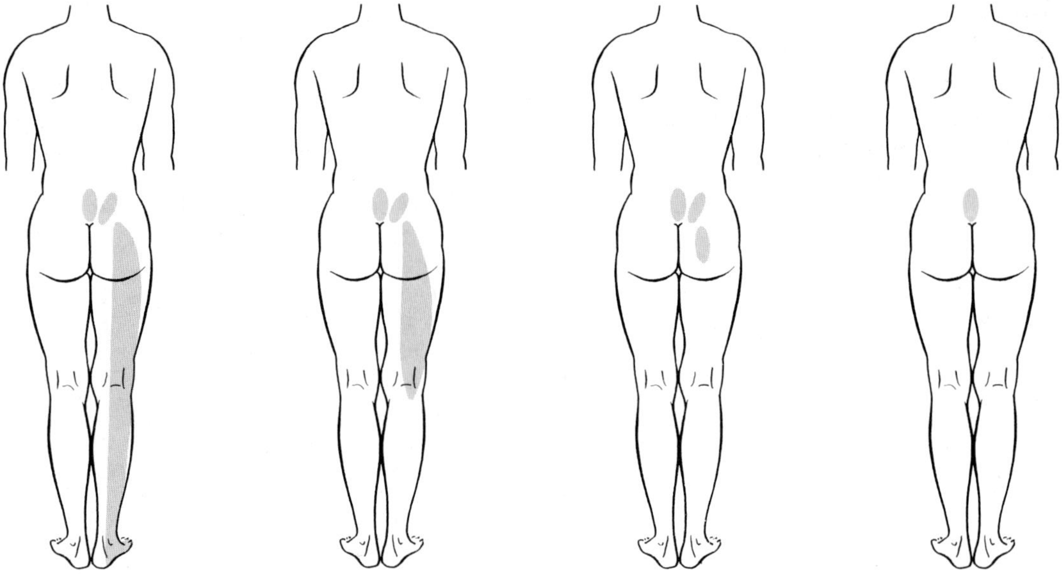

Abb. 11.**31** Rückentwicklung einer Ischialgie zum reinen Kreuzschmerz als Zentralisationsphänomen nach McKenzie

defrei, wenn die Zwischenwirbellöcher weit stehen. Erst beim Aufrichten mit Lordosierung der LWS geraten die dorsalen gelockerten Bandscheibenanteile in den „Nußknacker" der Wirbelhinterkanten und wölben sich gegen Dura und Nervenwurzeln vor. Diese Situation entsteht auch während der Nachtruhe beim Wechsel aus der kyphotischen Seitenlage in die flache Rücken- oder Bauchlage. Am angenehmsten wird von den meisten Patienten das Liegen mit gebeugten Hüft- und Kniegelenken, entweder in Rückenlage oder Seitlage, empfunden (Abb. 11.**99**, S. 243).
Es gibt aber auch Patienten, die angeben, z. B. nur in Bauchlage und bei Rückneigung eine Erleichterung zu verspüren. Die beschwerdefreie Entlastungshaltung ist individuell verschieden und hängt vom Sitz der Protrusion bzw. des Prolapses ab.
Allen bandscheibenbedingten Beschwerden im Lumbalbereich ist die **Schmerzverstärkung** *durch Husten, Niesen und Pressen* gemeinsam. Auf S. 23 wurde auf die Bedeutung der klappenlosen epiduralen Venengeflechte im Wirbelkanal und ihre Beziehung zum intraabdominellen bzw. intrathorakalen Druck hingewiesen. Nachemson (865) stellte bei seinen intradiskalen Druckmessungen fest, daß sich beim Pressen der Innendruck der lumbalen Bandscheiben deutlich erhöht. Die Patienten vermeiden ängstlich diese Druckerhöhungen und nehmen alle möglichen Hilfsstellungen ein, wenn der Preßdruck unumgänglich ist. Positions- und Preßdruckabhängigkeit der Beschwerden ändern sich im Tagesverlauf und auch während der Erkrankung. Besonders wichtig sind Angaben über Blasen- und Mastdarm- sowie Potenzstörungen als Hinweis für ein eventuelles partielles Kaudasyndrom sowie Schwächen der Fuß-, Zehenheber-, Glutäal- und Wadenmuskeln bei motorischen Störungen, die im Rahmen eines Ischiassyndroms auftreten können.
Einige Patienten berichten über **Wadenkrämpfe,** die beim S1-Syndrom vorkommen. Umschriebene motorische Störungen der Kennmuskeln sind von schmerzbedingten und reflektorischen Ruhigstellungen ganzer Extremitäten zu unterscheiden. Die Patienten geben oft an, das Bein sei „wie gelähmt". Bei der Untersuchung finden sich dann keinerlei motorische Ausfälle. Die Betroffenen vermeiden nur unwillkürlich jegliche Bewegung, um keine zusätzlichen Schmerzen auszulösen.
Da sich aus den Beschwerdeangaben oft entscheidende diagnostische Hinweise ergeben, muß man sich bei der Erstuntersuchung Zeit nehmen und den Patienten eingehend befragen.

> Bei der Diagnosefindung von Bandscheibensyndromen muß man zum „Fanatiker der Anamnese" werden.

Klinische Untersuchungsbefunde

Nach der Erhebung der Anamnese ist eine eingehende klinische Untersuchung erforderlich. Diese beinhaltet neben Inspektion, Palpation und Funktionsprüfung auch eine orientierende neurologische Untersuchung. Spezielle Befunderhebungen beim Lumbalsyndrom sollten Teil einer Gesamtuntersuchung sein, die schon aus differentialdiagnostischen Gründen immer vorzunehmen ist. Der Untersuchungsgang soll so erfolgen, daß sich der Patient möglichst wenig bewegen muß, denn jede Haltungsänderung ist für ihn mühsam und schmerzhaft.

> In jeder Körperposition sind mehrere Untersuchungsgänge, z. B. Bewegungsprüfungen und neurologische Untersuchungen, gleichzeitig vorzunehmen.

Den ersten Hinweis für das Vorliegen eines Lumbalsyndroms erhält man schon bei der **Inspektion** des Patienten, wenn dieser den Raum betritt. Der Gang ist unharmonisch, vorsichtig und bei einer Ischialgie mit Hinken verbunden. Bei der Befragung bleibt der Patient lieber stehen, oder er setzt sich zögernd auf die Vorderkante eines bereitgestellten Stuhls. Alle Bewegungen, z. B. Hinsetzen und Aufstehen oder Aus- und Ankleiden, werden vorsichtig ausgeführt und wirken steif. Der Patient hat größte Schwierigkeiten, Schuhe und Strümpfe auszuziehen, weil er jede Vorneigung des Rumpfes vermeidet. Schon in angezogenem Zustand, aber erst recht, wenn man sich hinter den entkleideten Patienten stellt, sieht man eventuell eine *Fehlhaltung*.

Bei näherer Betrachtung findet sich eine deutliche Vorwölbung der angespannten lumbalen Rückenstreckmuskeln (*Lumbalspasmus*). Durch Streckstellung der LWS mit Aufhebung der Lordose wird dieser Effekt noch verstärkt.

> Lumbalspasmus und Teilfixierung der LWS zählen zu den wichtigsten diagnostischen Kriterien beim Lumbalsyndrom.

Beim stehenden Patienten

läßt man nach der Rumpfvorneigung Seit- und Torsionsbewegungen zuerst aktiv ausführen und schließt eine passive Bewegungsprüfung an. Dabei zeigt sich eine *seitenbetonte Bewegungseinschränkung*. Die Seitbewegungen sind jedoch nicht so stark eingeschränkt wie Vor- und Rückneigung. Fehlhaltung und Bewegungseinschränkung des Rumpfes können bisweilen gering sein oder ganz fehlen, so z. B. im beschwerdefreien Intervall eines Lumbalsyndroms oder bei weit lateral sitzender S1-Protrusion. Die schmerzhafte Bewegungseinschränkung der LWS wird oft erst dann deutlich, wenn man den Patienten Seitneigungsbewegungen bei leichter Rumpfbeugung ausführen läßt. Wenn man z. B. bei Begutachtungen oder Verdacht auf psychogene Komponenten nichtorganische Ursache einer fehlenden Rumpfvorneigung vermutet, führt man an dieser Stelle den **Kniehocktest** (S. 329) durch: Wenn sich der Patient trotz Entspannung des Ischiasnervs und der Ischiokruralmuskeln, auf einem Stuhl knieend, nicht nach vorn beugen kann (im Hüftgelenk), ist eine nichtorganische Ursache seiner Bewegungsstörung anzunehmen.

Sodann läßt man den Patienten nacheinander auf den Zehenspitzen und den Fersen stehen und einige Schritte gehen, um Hinweise für eine eventuelle *Schwäche der Fußheber (L5) oder Wadenmuskeln (S1)* zu erhalten.

Die weitere Untersuchung erfolgt im Liegen. In Horizontallage ist oft der Lumbalspasmus verschwunden, weil die stabilisierende Aufgabe der Rumpfmuskulatur wegfällt. Rückenlage mit leicht angewinkelten Hüft- und Kniegelenken entspricht meistens der Entlastungshaltung. Flache Bauchlage wird von diesen Patienten als unangenehm empfunden.

In Bauchlage

palpiert man die Dornfortsätze und stellt einen umschriebenen Rüttel- oder Klopfschmerz über dem betroffenen Bewegungssegment fest. Wegen der sagittal eingestellten lumbalen Wirbelgelenke werden beim seitlichen Rütteln am Dornfortsatz auch immer die benachbarten Wirbel mitbewegt, so daß man diesen Teil der Untersuchung nicht als segmentspezifisch bezeichnen kann.

Der *paraspinale Druckschmerz* ist aussagekräftiger: Bei schlanken, nicht allzu muskelkräftigen Patienten gelingt es, durch Tiefenpalpation mit dem Finger einen Druck auf das Lig. flavum und die unmittelbar darunter liegende Nervenwurzel auszuüben. Die Weichteile werden dabei zwischen den Wirbelbögen derart komprimiert, daß die Nervenwurzel bei einer eventuell vorn im Wirbelkanal befindlichen Bandscheibenprotrusion in Bedrängnis gerät (Abb. 11.**32**). Damit läßt sich der typische Lokal- und Ischiasschmerz auslösen. Bei Kyphosierung der Wirbelsäule mit gebeugten Hüftgelenken in Knie-, Hock-oder Seitenlage ist der Tiefen-

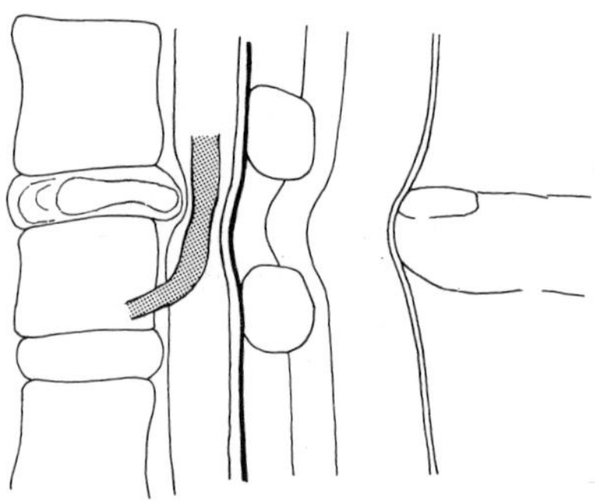

Abb. 11.**32** Paraspinale Tiefenpalpation mit Druck auf die durch eine Protrusion bedrängte Nervenwurzel

palpationsschmerz noch deutlicher, weil sich der Abstand zwischen den Wirbelbögen vergrößert. Dieser Test ist nur im positiven Fall zu verwerten. Weit lateral oder unter breiten Bögen sitzende Protrusionen sind z. B. auf diesem Wege nicht erreichbar.

Einen umschriebenen Druckschmerz findet man auch häufig im Verlauf des Ischiasnervs mit Maximalpunkten im Gesäß und in der Kniekehle (*Valleixsche Druckpunkte*).

Die Gegend der Kreuzbein-Darmbein-Gelenke ist auf der betroffenen Seite ebenfalls druck- und klopfempfindlich.

Es handelt sich hierbei nicht um eine Fehlstellung oder Blockierung der Kreuzbein-Darmbein-Gelenke, sondern um ausstrahlende Schmerzen, die von den Rr. dorsales des Spinalnervs ausgehen. Bei der intradiskalen Injektion lassen sich solche ausstrahlenden Schmerzen in typischer Weise provozieren.

In Bauchlage prüft man weiterhin die Überstreckbarkeit der Hüftgelenke und stellt dabei eventuell einen *Femoralisdehnungsschmerz* bzw. das sog. „umgekehrte Lasèguesche Zeichen" als Ausdruck einer höhersitzenden Bandscheibenprotrusion fest (Abb. 11.**33**)

Ebenso wie der Ischiasnerv beim Anheben des gestreckten Beines in Rückenlage gedehnt wird, so kommt es bei Überstreckung des Hüftgelenks in Bauchlage zur Dehnung des N. femoralis.

Wenn der Patient sich in Bauchlage befindet, werden schon Teile der neurologischen Untersuchung vorweggenommen. Man prüft z. B. die Sensibilität in den dorsal gelegenen Dermatomen. Beim Anspannenlassen der Gesäßmuskeln palpiert man unter Umständen eine Seitendifferenz des Tonus und gewinnt dadurch Hinweise für das Vorliegen eines S1-Syndroms. In Bauchlage läßt sich auch gut seitenvergleichend die aktive Kniestreckung prüfen, die z. B. bei hohen lumbalen Wurzelsyndromen abgeschwächt sein kann.

In Rückenlage.
Nachdem man sich von der freien Beweglichkeit der Gelenke, vor allem der Rotation in den Hüftgelenken, überzeugt hat, wird das *Lasèguesche Zeichen* geprüft, wobei es gleich ist, ob man das gestreckte Bein hebt oder das Knie des im Hüftgelenk gebeugten Beines streckt.

Der Test nach Lasègue besteht eigentlich in einer rechtwinkligen Beugung des Oberschenkels und Streckung im Kniegelenk. Tritt ein Schmerz im Rücken- und Ischiasgebiet auf, so spricht man vom positiven Lasègueschen Zeichen, wobei man zwischen ausgelösten örtlich begrenzten Rückenschmerzen, dem klassischen Wurzelschmerz und dumpfen, spannenden Mißempfindungen in der dorsalen Beinmuskulatur unterscheiden muß. Lasègue (729) machte auch als erster die Beobachtung, daß Ischiaspatienten den Fuß plantarflektiert halten und bei Dorsalextension verstärkt Schmerzen angeben (Abb. 11.**34**). Im allgemeinen medizinischen Sprachgebrauch wird die Bezeichnung „positives Lasèguesches Zei-

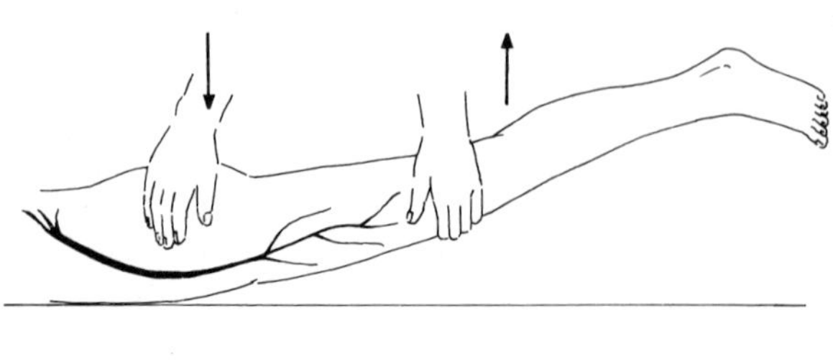

Abb. 11.**33** Hüftüberstreckung mit Femoralisdehnungsschmerz („umgekehrtes Lasèguesches Zeichen") bei hohem Wurzelsyndrom

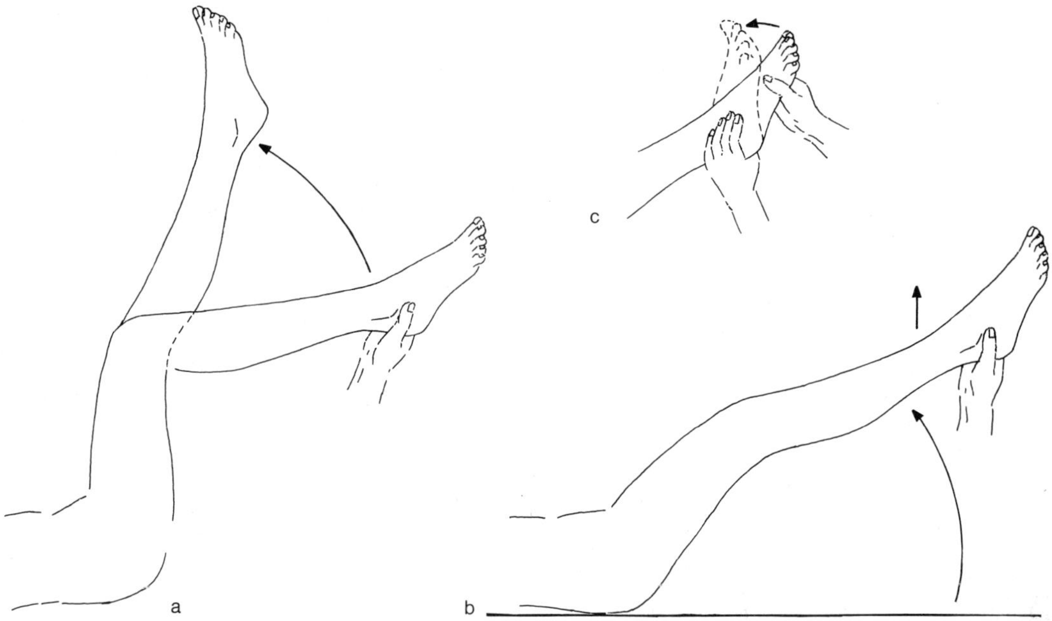

Abb. 11.**34** **a–c** Probe nach Lasègue:
a Schmerz beim Anheben des gebeugten Beines,
b Schmerz beim Anheben des gestreckten Beines (straight leg raising test),
c zusätzliche Dorsalextension im Fuß als „Ischiastest"

chen" auch für das Auftreten von Schmerzen beim Anheben des gestreckten Beines verwendet. Im angloamerikanischen Schrifttum spricht man vom „straight leg raising test". Die schmerzauslösende Wirkung durch Anheben des gestreckten Beines als typisches Zeichen bei Ischialgie wurde erstmals von Forst (zit. bei 328) einem Schüler Lasègues, beschrieben.
Das Anheben des gestreckten Beines führt zu einer Verschiebung der Spinalnerven L4, L5 und S1 um jeweils bis zu 5 mm und zu einer Dehnung um 2–4% (1135).

Der schmerzauslösende Mechanismus ist beim Anheben des gestreckten Beines und beim Kniestrecken des im Hüftgelenk gebeugten Beines der gleiche: Es werden Teile des N. ischiadicus gedehnt.

Normalerweise kann man das gestreckte Bein – individuell und altersentsprechend unterschiedlich – um 70–90 Grad im Hüftgelenk beugen. Dann treten Spannungsgefühle in den Ischiokruralmuskeln auf. Der Ischiasnerv macht sich nicht bemerkbar. Ist dieser aber gereizt oder im Wurzelgebiet unzureichend beweglich bzw. vorgespannt, so treten Schmerzen auf.
Je nach Sitz des verlagerten Bandscheibengewebes kann der Schmerz auch durch Anheben des gegenüberliegenden, nicht betroffenen Beines ausgelöst oder intensiviert werden (*kontralaterales Lasèguesches Zeichen*). Dies ist manchmal der Fall, wenn der Prolaps medial liegt und von kaudal auf die Nervenwurzel drückt (Abb. 11. **35**).
Das Anheben des gestreckten Beines ist auch bei Erkrankungen der Hüft- und Kreuzbein-Darm-

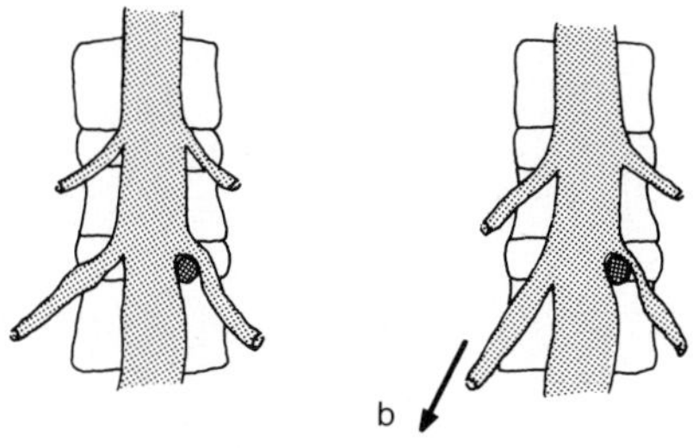

Abb. 11.**35** **a** u. **b** Paramedian „in der Achselhöhle" sitzender Prolaps (**a**). Bei Zug an der gegenüberliegenden Wurzel durch Anheben des Beines wird der Druck des Prolapses auf die gegenüberliegende Nervenwurzel erhöht (kontralaterales positives Lasèguesches Zeichen) (**b**)

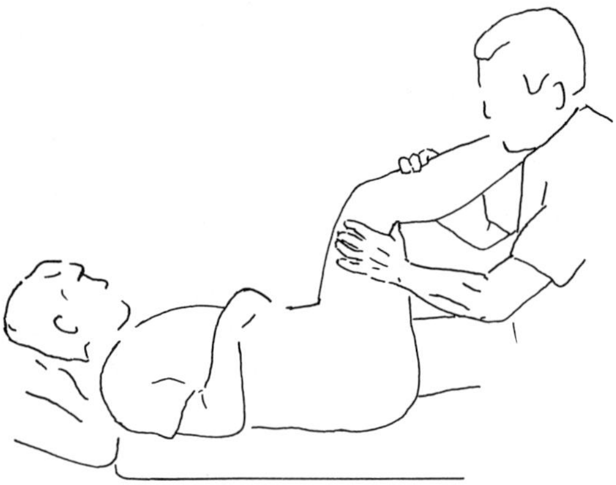

Abb. 11.**36** Kniekehlenandrucktest bei Ischialgie

bein-Gelenke schmerzhaft. Um diese Möglichkeiten der Schmerzursachen auszuschließen, führt man den *Ischiastest* durch (Abb. 11.**34c**): Man hebt das gestreckte Bein bis zu dem Punkt, an dem der Schmerz beginnt. Dann wird das Bein so weit herabgelassen, bis der Schmerz gerade verschwindet. Wenn man in dieser Position durch geringe Dorsalextension des Fußes wieder Schmerzen auslöst, so besteht an der Tatsache, daß es sich um ein Ischiassyndrom handelt, kein Zweifel. Durch die Dorsalextension wird der N. tibialis um etwa 1–2 cm in die Länge gezogen. Ein Hüft- oder Kreuzbein-Darmbein-Fugenschmerz wird hierbei nicht provoziert, weil sich die Gelenke nicht mitbewegen.

Beim **Kniekehlenandrucktest** wird das gestreckte Bein bis zum Schmerzpunkt angehoben, dann im Knie gebeugt und auf die Schulter des Untersuchers gelegt. Daumendruck in die Kniekehle ruft plötzlichen Ischiasschmerz hervor, wenn der Nerv unter Spannung steht (Abb. 11.**36**).

Die schmerzauslösende Wirkung der Ischiasnervendehnung beim Lumbalsyndrom kommt auch bei der Prüfung des **Langsitzes** (Abb. 13.**1**, S. 329) zum Tragen. Der Patient ist nicht oder nur unter größten Schmerzen in der Lage, sich mit gestrecktem Kniegelenk auf flacher Unterlage, etwa im Bett oder auf dem Untersuchungstisch, aufzusetzen. Besonders bei Begutachtungen ist dieses Zeichen zur Objektivierung des Schmerzausmaßes verwertbar: Beim Anheben des gestreckten Beines als allgemein bekannter Teil der ärztlichen Untersuchung werden oft schon bei 20–30 Grad heftige Schmerzen geäußert, während der Patient sich im Langsitz ohne weiteres mit dem Untersucher unterhalten kann. Gleiches gilt auch für den Ischiasdehnungstest im Sitzen, sog. **„Reklinationstest“:** Der Untersucher hebt den Unterschenkel des unangelehnt aufrecht sitzenden Patienten. Weicht er mit dem Oberkörper wegen der auftretenden Schmerzen nach hinten aus, ist der Test positiv (Abb. 11.**37**).

In **Rückenlage** folgt dann abschließend die restliche Prüfung von Reflexen, Motorik und Sensibilität.

Da schon geringe *Reflexdifferenzen* aussagekräftig sind, ist eine genaue Prüfung, unter Umständen mit Ablenkungsmanövern, erforderlich. Der Patellarsehnenreflex wird häufig durch die Schmerzverkrampfung der ganzen unteren Extremität beeinflußt. Man muß den Patienten erst in eine möglichst schmerzfreie Lage bringen.

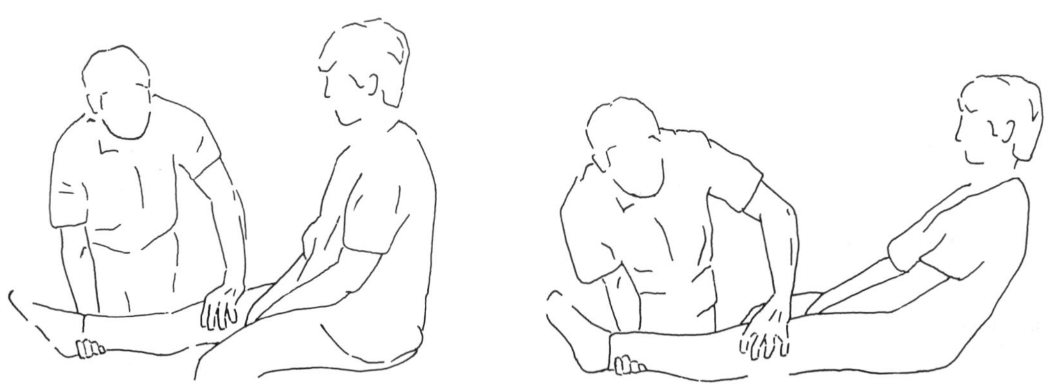

Abb. 11.**37a** u. **b** Positiver Reklinationstest: Beim Anheben des im Knie gestreckten Beines weicht der Patient nach hinten aus

Reflexsteigerungen sind bei Bandscheibensyndromen ohne diagnostische Bedeutung.

Eine Patellarsehnenreflexabschwächung findet man bei Kompression der 3. und der 4. Lumbalwurzel.
Wenn ein Achillessehnenreflex im Liegen nicht auslösbar ist, prüft man ihn im Knien und fordert den Patienten zur Ablenkung auf, die Finger beider Hände ineinanderzuhakeln und heftig auseinanderzuziehen (Jendrassikscher Handgriff).

Die Prüfung der Motorik konzentriert sich beim Bandscheibensyndrom auf die Kennmuskeln der unteren Segmente, da hier deutliche Befunde erhoben werden können.

Gewisse Hinweise ergeben sich schon beim Untersuchungsbeginn durch den Fußspitzen- und Fersenstand bzw. -gang. Die motorischen Störungen sind mitunter so diskret, daß sie vom Patienten nicht wahrgenommen werden. Manchmal sieht man ein Fibrillieren der betroffenen Muskelgruppen. Der motorische Ausfall ist im allgemeinen proportional dem Druck, der auf die Nervenwurzel ausgeübt wird. Große Muskeln sind bei monosegmentären lumbalen Reizsyndromen selbst bei massiver Wurzelkompression in ihrer Motorik nur wenig gestört. Der M. quadriceps wird z. B. von den Wurzeln L3, L4 und L5 versorgt, während der M. extensor hallucis longus nur über die Wurzel L5 innerviert wird. Bei einem L3/L4-Prolaps mit Kompression der Wurzel findet sich nur eine Schwäche des Quadrizeps bei der aktiven Kniestreckung, während der L4/L5-Prolaps mit Kompression der Wurzel L5 zu einem deutlichen Ausfall der Zehenheber führt. Neben den Kniebeugern und -streckern muß man deswegen vor allem die grobe Kraft der Plantarflektoren, der Dorsalextensoren des ganzen Fußes und gesondert die der Großzehen prüfen (Abb. 11.**38**).
Während die Untersuchung der Motorik häufig unerwartete Aspekte für Arzt und Patienten liefert, ergeben sich bei der *Sensibilitätsprüfung* oft schon aufschlußreiche Hinweise aus den Beschwerdeangaben. Da bei bandscheibenbedingten Wurzelsyndromen nur Störungen der Oberflächensensibilität zu erwarten sind, kann man sich auf eine orientierende Untersuchung mit Nadelrädchen, Kanülenspitzen, Wattebausch oder ähnlichem beschränken. Ebenso wie bei der motori-

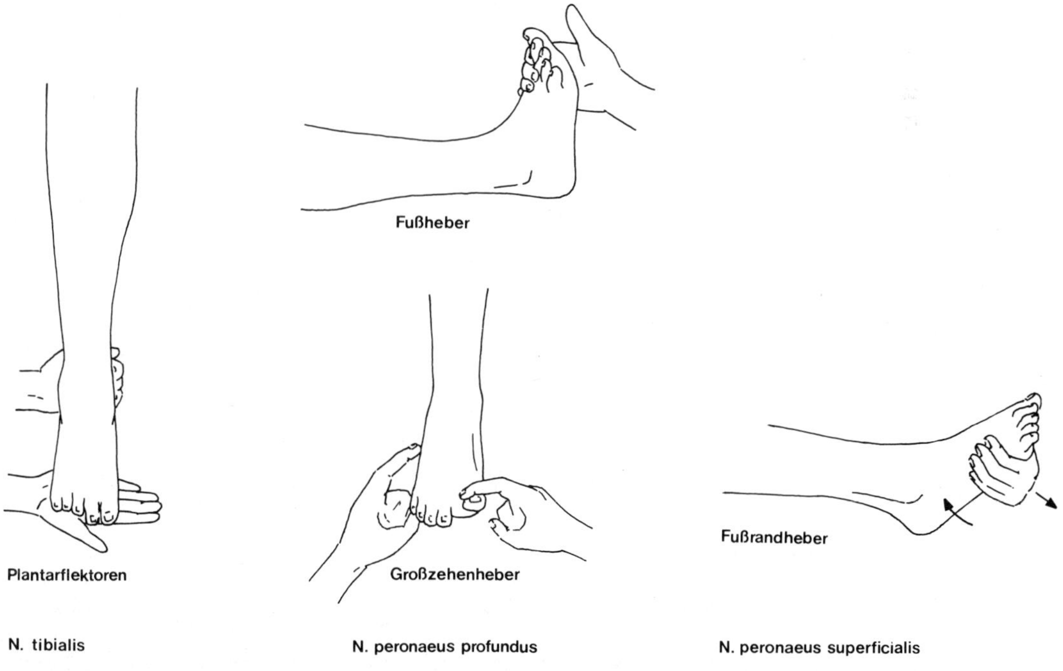

Abb. 11.**38** Muskelfunktionsprüfung am Fuß

schen Innervation bestehen auch Überlappungen bei der sensiblen Versorgung an der unteren Extremität, die vor allem in den proximalen Abschnitten keine exakte segmentale Zuordnung möglich machen.

Bradford u. Spurling (116) haben nach kompletter Durchtrennung der 1. Sakralwurzel innerhalb der Wurzeltasche bei verschiedenen Patienten jedesmal eine andere Ausbreitung der hypästhetischen Areale am Ober- und Unterschenkel gesehen. Deswegen existieren auch verschiedene Dermatomschemata, u. a. von Foerster (332), Tilney u. Riley (1211) und Keegan (626).

Lediglich am Fuß kann man verläßlich sagen, daß der Fußrücken im Großzehenbereich zu L5 und die Ferse mit Fußaußenrand und Kleinzehe zu S1 gehört.

Auch in der Perinealgegend muß die Hautsensibilität geprüft werden, um eine *Reithosenanaesthesie* beim Kaudasyndrom nicht zu übersehen.
Hyperästhesien findet man auch bei lumbalen Wurzelreizsyndromen. Diese beruhen hier auf einer unvollständigen Läsion des Spinalnervs, was bei einer Protrusion eines lumbalen Diskus recht häufig vorkommt.
Finden sich Hinweise für Störungen der Temperatur- und Tiefensensibilität oder andere nicht zum Lumbalsyndrom gehörende neurologische Ausfälle, so ist eine eingehende fachneurologische Untersuchung anzuschließen.
Nach genauer Befragung und Untersuchung steht bei einem Lumbalsyndrom die Diagnose auch hinsichtlich des betroffenen Segmentes schon weitgehend fest. Röntgenübersichtsaufnahmen, Blut- und Liquoruntersuchung, Myelographie, EMG, CT, MRI etc. erhärten die Diagnose und dienen zum Ausschluß anderer Erkrankungen.

Röntgenübersichtsaufnahmen

Ähnlich wie an der HWS dienen Röntgenübersichtsaufnahmen der LWS a.-p. und seitlich auch beim Lumbalsyndrom vorwiegend zum **Ausschluß anderer Erkrankungen.** Da sich Protrusionen, Prolapse und Lockerungen lumbaler Bandscheiben im röntgenologisch transparenten Zwischenwirbelabschnitt abspielen, lassen sie sich ohne spezielle Kontrastmitteluntersuchungen nicht darstellen.
Degenerative Bandscheibenveränderungen kann man an der Erniedrigung des Zwischenwirbelabschnitts und an den knöchernen Reaktionen der benachbarten Wirbelkörper erkennen. Im Röntgenbild älterer Patienten sieht man neben den teilweise erheblichen Verschmälerungen der Bandscheibenräume osteosklerotische Veränderungen der Deck- und Bodenplatten mit hakenförmigen Osteophyten an den Wirbelkanten, die sich miteinander verbinden und Brückenform annehmen. Die Knochenneubildungen springen grundsätzlich zunächst horizontal mehr oder weniger weit über die Wirbelkörperrandleiste vor und zeigen dann einen vertikalen Verlauf. Vom gegenüberliegenden Wirbel wächst unter Umständen ein ähnlicher Osteophyt entgegen, so daß der Zwischenwirbelabschnitt in diesem Bereich knöchern überbrückt wird. Die Knochenspangen sitzen meistens ventral und lateral. Nur in Ausnahmefällen kann ein von einem veralteten Prolaps herrührender dorsaler Osteophyt in den Wirbelkanal oder in das Foramen intervertebrale hineinragen.

Bei spondylotischen und osteochondrotischen Veränderungen handelt es sich um Dokumente früher durchgemachter Bandscheibenlockerungen und nicht um Symptome eines aktuellen Bandscheibensyndroms.

Torgeson u. Dotter (1223) fertigten bei über 300 Patienten mit Lumbalsyndrom Röntgenübersichtsaufnahmen der LWS an und verglichen diese mit den Röntgenaufnahmen einer vergleichbaren Gruppe von Menschen ohne Beschwerden: In beiden Kollektiven fanden sie gleich viele Spondylosen im Röntgenbild. Zu dem gleichen Ergebnis kamen an unserer Klinik Wansor u. Fleischhauer (1268).
Eine Auswertung unseres Krankengutes (1176) ergab weiterhin bei den über 40jährigen eine Zunahme degenerativer Veränderungen der oberen lumbalen Bewegungssegmente, ohne daß hier entsprechende klinische Befunde zu verzeichnen waren.

Trotzdem erscheint die Interpretation der Röntgenbilder wichtig, denn neben Entzündungen und Tumoren gilt es auch, prädiskotische Deformitäten wie Achsenabweichungen, asymmetrische Übergangswirbel, Aufbaustörungen, Bogenanomalien und Einengungen des lumbalen Wirbelkanals zu erkennen, welche die Entstehung bandscheibenbedingter Erkrankungen begünstigen.
In der **a.-p. Aufnahme** bestimmt man zunächst die Zahl der freien Lendenwirbel und stellt eventuell vorhandene Übergangswirbel fest, von denen nur seitenungleich verankerte Lumbosakralwirbel mit asymmetrischer Belastung der darüberliegenden Bandscheiben klinische Bedeutung erlangen (S. 57). Ferner ist in diesem Strahlengang die Parallelität der Deck- und Bodenplatten sowie Form und Lokalisation der Bogenwurzelovale zu beachten. Bei Torsionsskoliosen projizieren sich diese

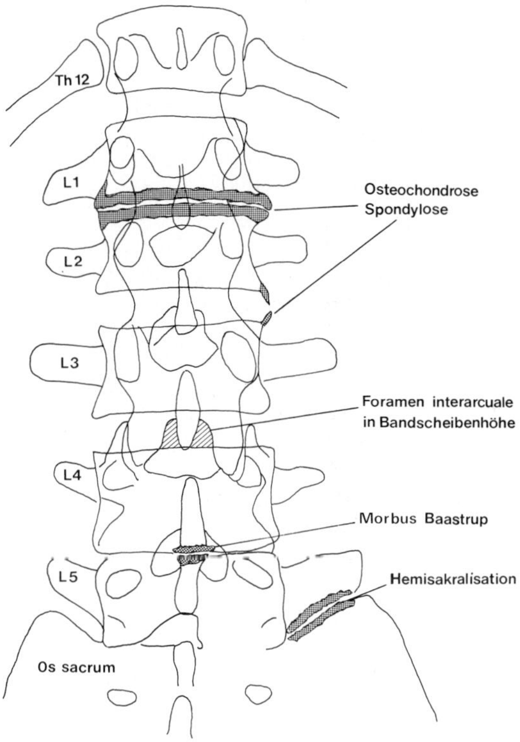

Abb. 11.**39** Röntgenbefunde in der a.-p. LWS-Aufnahme

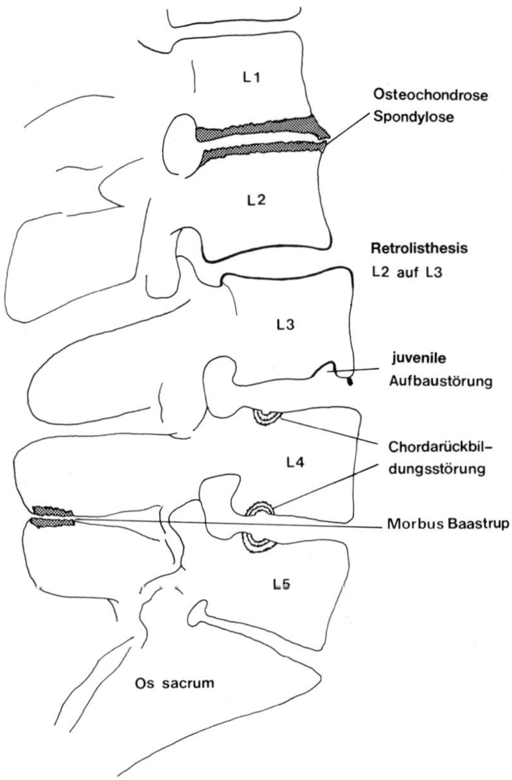

Abb. 11.**40** Röntgenbefunde in der LWS-Seitenaufnahme

z. B. zur Konkavseite verschoben, bei Tumoren sowie Entzündungen stellen sie sich verwaschen dar oder fehlen ganz.

Bandscheibensinterung und Hyperlordosierung der LWS lassen die Dornfortsätze im mittleren und unteren LWS-Bereich aneinanderreiben, so daß es dort zu reaktiven Sklerosierungen und Beschwerden kommen kann (*Morbus Baastrup*)* (Abb. 11.**39**).

Bedeutungsvoll für die mediale transdurale intradiskale Injektion sind Ausdehnung und Begrenzung der Foramina interarcualia. In ihrer Projektion auf den Zwischenwirbelraum in der a.-p. Aufnahme kann man damit die Punktionsstelle vorher bestimmen. Eine *Spina bifida occulta* sollte der Vollständigkeit halber im Röntgenbefund erwähnt werden; in biomechanischer Hinsicht hat sie für das Bewegungssegment oder für die Entstehung bandscheibenbedingter Beschwerden jedoch keine Bedeutung. Aufschlußreicher als die a.-p. ist die **Seitenaufnahme** der LWS (Abb. 11.**40**).

Die Aufhebung der physiologischen Lordose mit Streckstellung der LWS wird als Güntzsches Phänomen bezeichnet.

Wie an der HWS ist auch die Streckstellung der LWS nur bedingt als Ausdruck eines akuten Bandscheibensyndroms zu werten, denn man kann die Lordose auch willkürlich aufheben. Bei den häufig in Seitenlage mit angewinkelten Hüft- und Kniegelenken angefertigten Röntgenaufnahmen ist die LWS-Lordose ohnehin weitgehend ausgeglichen. Klinisch bedeutungsvoll sind starke *Erniedrigungen* eines Zwischenwirbelabschnitts beim jüngeren Erwachsenen, ferner das Drehgleiten und Verschiebungen der Wirbel in dorsoventraler Richtung gegeneinander ohne Unterbrechung

* Christian Baastrup, Radiologe, Kopenhagen (1885–1950)

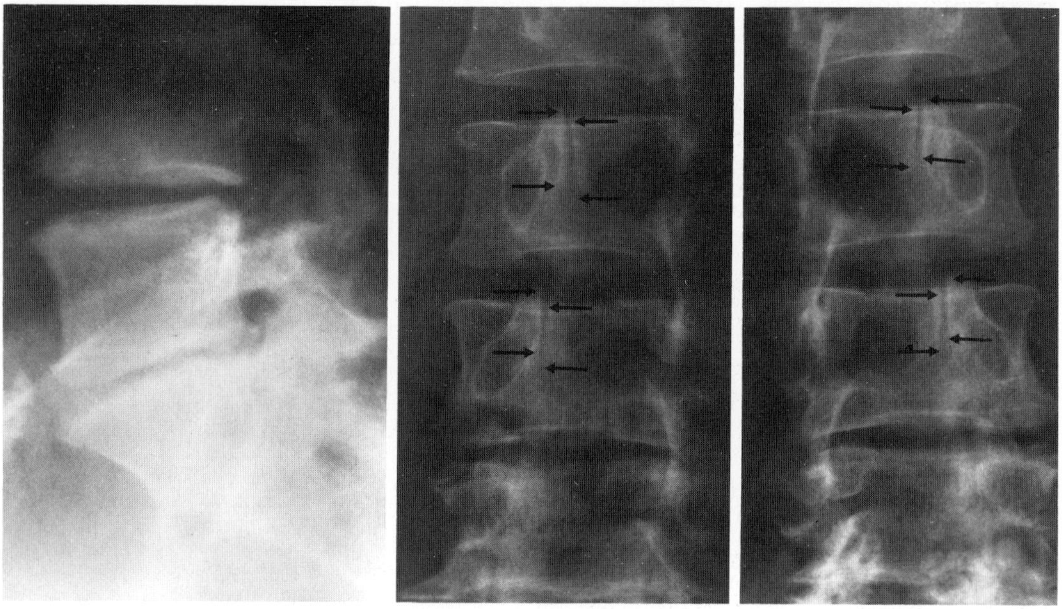

Abb. 11.**41** Arthrose der Wirbelsäule mit teleskopartiger Verschiebung der Gelenkflächen (Pfeil) bei Bandscheibendegeneration

des Gelenkfortsatzes (*Pseudospondylolisthesis* nach Schmorl u. Junghanns [1074]) und Exophyten an der Wirbelsäulenhinterkante.

Findet man derartige Veränderungen im Übersichtsbild, so sind zur weiteren Diagnostik noch Schräg-, Ziel- und Schichtaufnahmen anzufertigen. Vor allem bei Verdacht auf Spondylolyse und -listhesis sollte man nicht auf **Schrägaufnahmen** verzichten. Auf diesen erkennt man auch die Arthrose der Wirbelgelenke mit ihrer teleskopartigen Verschiebung bei degenerativer Sinterung des Bandscheibenraumes (Abb. 11.**41**).

Die häufig viel beachteten *Chordareste* und *juvenilen Aufbaustörungen* sind klinisch ohne Bedeutung und weisen allenfalls auf eine Schwäche der bandscheibenbegrenzenden Strukturen mit einer Disposition zu bandscheibenbedingten Erkrankungen hin.

Nicht jede in der Seitenaufnahme sichtbare Vorwölbung an der hinteren Wirbelkörpersilhouette stellt tatsächlich einen dorsalen Osteophyten dar. Es ist auch möglich, daß sich eine große Seitenkantenausziehung auf den Wirbelkanal projiziert (Abb. 11.**42**). Die Situation ist dann nur durch Schichtaufnahmen oder Myelographie zu klären.

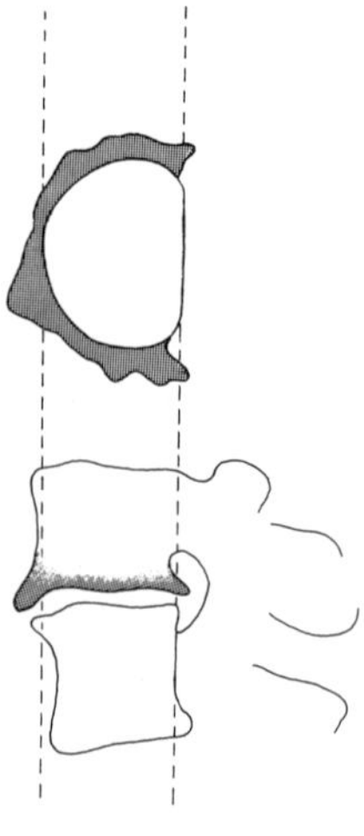

Abb. 11.**42** Vortäuschung einer dorsalen Randzacke in der Seitenaufnahme durch große laterale Osteophyten

Lumbale Myelographie

Unter Myelographie versteht man die Kontrastdarstellung des spinalen Subarachnoidalraums.

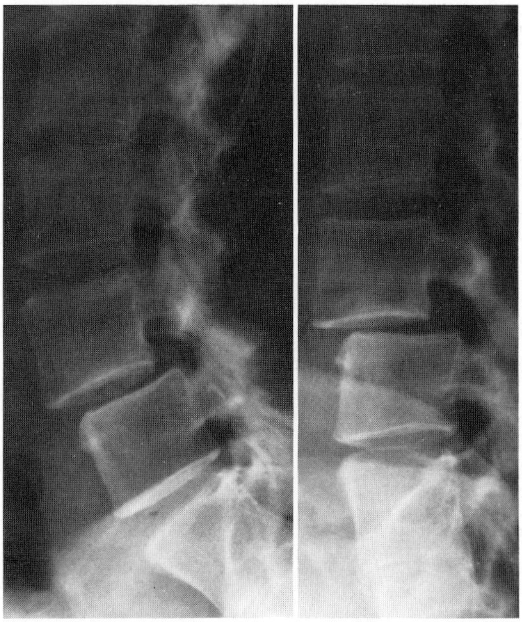

a b

Abb. 11.**43** a u. **b** Verschiebung der Wirbel gegeneinander in dorsoventraler Richtung bei degenerativer Bandscheibenlockerung. **b** Funktionsaufnahme bei Vorneigung. Bei der 49jährigen Patientin bestehen starke Kreuzschmerzen. Therapie: Fusionsoperation

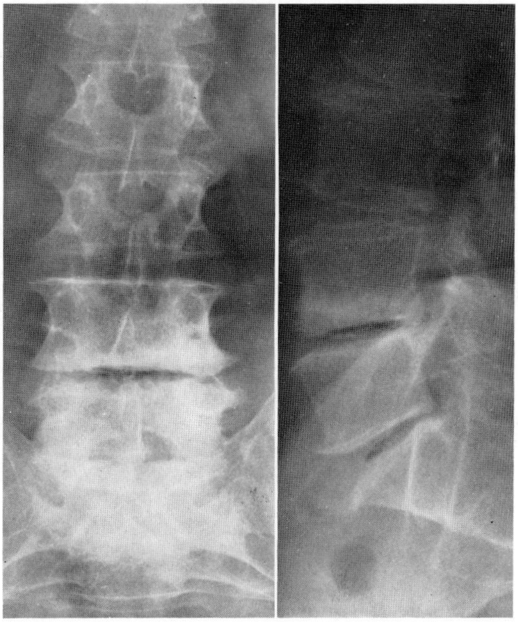

a b

Abb. 11.**44** a u. **b** Fortgeschrittene Spondylose und Osteochondrose mit Vakuumphänomen bei L4/L5, L5/S1 bei einer 76jährigen, keine Beschwerden

Die Cavitas subarachnoidea stellt im Lumbalbereich einen mit Liquor ausgefüllten Hohlraum dar, der innen von der Arachnoidea ausgekleidet ist und dem außen die Dura mater anliegt. Dieser sog. Durasack erstreckt sich mit seinem Subarachnoidalraum nach kaudal bis zur Höhe des 2. Sakralwirbels. Im Lumbalbereich umgibt der *liquorhaltige Subarachnoidalraum* die Nervenfasern der Cauda equina und begleitet die Nervenwurzeln bis in die Foramina intervertebralia hinein unter Bildung sog. *Wurzeltaschen.*

Den diagnostisch wichtigsten Teil der lumbalen Myelographie stellt die Auffüllung der **Nervenwurzeltaschen** mit Kontrastmittel dar (Abb. 11.**45**). Deswegen wird die Myelographie verschiedentlich auch als Radikulographie bezeichnet. Aus der Darstellung der Wurzeltaschen ergeben sich indirekt wichtige Hinweise für Lage und Verlauf des Spinalnervs. Von einer Eindellung und Verdrängung der Wurzeltasche bis zur kompletten Kompression ohne Kontrastmittelauffüllung (*Amputation der Wurzeltasche*) sind alle Übergänge möglich. Höhe der Abzweigung vom Durasack, Länge und peripherer Abschluß sind bei der Darstellung der Wurzeltaschen von großer Bedeutung, besonders für die Diagnose einer lateralen Bandscheibenprotrusion. Deswegen sind hohe Anforderungen an das Kontrastmittel und die Röntgentechnik zu stellen.

Indikation und Kontraindikationen

Die Myelographie dient beim lumbalen Bandscheibenvorfall als Zusatzuntersuchung, z. B. bei unklarem CT und MRI.

Vor allem wenn Verdacht auf eine neurologische Grunderkrankung besteht, ist die gleichzeitige Liquoruntersuchung bei der Myelographie von Vorteil.

Für die lumbale Myelographie mit jodhaltigen Kontrastmitteln gibt es klare **Kontraindikationen**. Da bei *Kindern* der scheinbare Ascensus medullae noch nicht vollzogen ist, sollte man Vorsicht walten lassen und die lumbale Myelographie

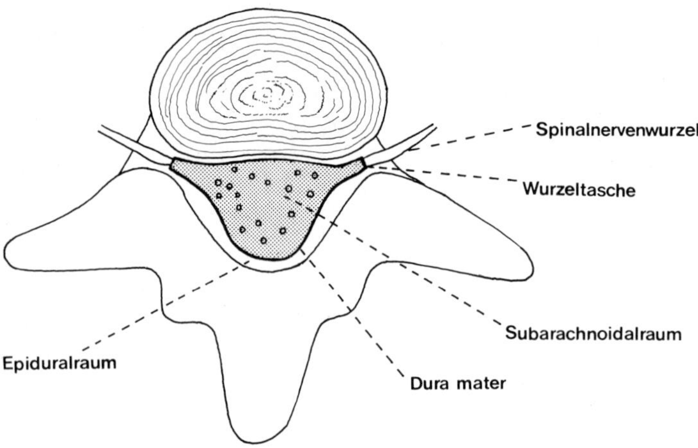

Abb. 11.**45** Schematischer Querschnitt durch den Wirbelkanal in Höhe von L3/L4. Das dunkle Feld zeigt den mit Kontrastmittel gefüllten Subarachnoidalraum

nur Ausnahmefällen vorbehalten, wie z. B. beim Verdacht auf Kaudatumor. Selbst wenn bei einer lumbalen Myelographie kein Liquor entnommen wird, muß man mit einem Nachsickern aus der Punktionsstelle rechnen. Deswegen gelten auch für die lumbale Myelographie alle Richtlinien und Kontraindikationen wie bei einer normalen Lumbalpunktion. Zu erwähnen sind hier vor allem *Hirndruckzustände* mit Einklemmungsgefahr für die Kleinhirntonsillen.

Technik der Myelographie

Nach der Lumbalpunktion am sitzenden Patienten mit einer möglichst dünnen mandrinhaltigen Nadel läßt man 5–6 ml Liquor zu diagnostischen Zwecken abtropfen. Anschließend wird das Kontrastmittel langsam innerhalb von 30 Sekunden instilliert. Menge und Dosierung sind in den Gebrauchsanleitungen der einzelnen **Kontrastmittel** angegeben. Bei adipösen Patienten benötigt man höhere Konzentrationen. Zur Anfertigung der Röntgenaufnahmen wird der Patient dann mit etwas erhöhtem Oberkörper seitlich gelagert. *Die Nadel entfernt man erst nach der seitlichen Röntgenaufnahme.* Falls in den darauffolgenden Tagen eine Operation oder intradiskale Injektion erfolgt, ist mit der Punktionsstelle ein weiterer Anhaltspunkt für die Segmentidentifikation gegeben. Anschließend werden routinemäßig weitere Röntgenaufnahmen der LWS in Bauchlage (a.-p. sowie Schrägaufnahmen) angefertigt.
Bei der a.-p. und der Seitaufnahme ist der Zentralstrahl auf den 4. LWK zu richten. **Schrägaufnahmen** erfolgen in Rückenlage; dabei wird die jeweilige Gegenseite um 45 Grad angehoben und die *plattennahen Wurzeltaschen* werden dargestellt. Die gegenüberliegenden plattenfernen Wurzeltaschen projizieren sich auf den kontrastmittelgefüllten Durasack und kommen nicht zur Darstellung. Wenn der Patient z. B. auf seiner rechten Seite liegt, sieht man im Röntgenbild auch die rechtsseitigen Wurzeltaschen. Die Aufnahmen bezeichnet man als rechts- bzw. linksanliegend und beschriftet sie entsprechend.

Komplikationen

Man unterscheidet kontrastmittelspezifische Komplikationen und solche, die allein auf die lumbale Liquorpunktion zurückzuführen sind. Jeder Fremdstoff, der in den Liquorraum eingebracht wird, kann zu Reizerscheinungen am ZNS mit Kopfschmerzen, Übelkeit, Erbrechen, Meningismus, leichten Temperaturerhöhungen und unter Umständen zu Krampfanfällen führen. Auch bei den neueren Kontrastmitteln muß man damit rechnen.

Befunde

Mit Röntgenbildern im a.-p. und seitlichen Strahlengang sowie durch die beiden Schrägaufnahmen läßt sich eine ausreichend verläßliche Aussage darüber machen, ob ein raumverdrängender Prozeß am lumbalen Wirbelkanal vorliegt oder nicht (Abb. 11.**46**). In besonderen Fällen, wenn z. B. ein beweglicher Prolaps oder ein instabiles Bewegungssegment vermutet wird, kann man auch Funktionsaufnahmen bei maximaler Vor- und Rückneigung anfertigen.
Protrusion und Prolapse lumbaler Bandscheiben führen im Myelogramm zu charakteristischen Ein-

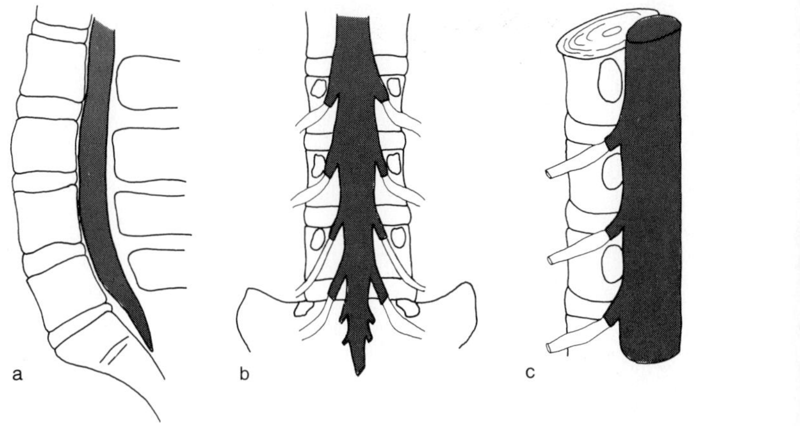

Abb. 11.**46** a–c Schematische Darstellung eines Myelogramms **a** Seiten-, **b** a.-p., **c** Schrägbild. Die liquor- bzw. kontrastmittelhaltigen Hohlräume sind dunkel gezeichnet

dellungen und Abbrüchen des Kontrastmittelschattens, die sich in jedem Strahlengang anders darstellen.

In der **Seitenaufnahme** sieht man die ventrale und die dorsale Begrenzung der Kontrastmittelsäule; die Wurzeltaschen sind überdeckt. Das untere Ende des Durasackes zeigt Formvariationen, die vom spitzen Kegel bis zur flachen Abrundung reichen. Im allgemeinen erstreckt sich der *sakrale Endsack* bis zum 2. Sakralwirbel; aber auch kurze, nur bis zum 1. Sakralwirbel reichende Formen, die Anlaß zu Verwechslungen mit einem medialen Massenprolaps bei L5 geben können, sind möglich. Die dorsalen Konturen der Bandscheiben L1–L4 zeichnen sich im seitlichen Strahlengang genau ab, weil diese unmittelbar dem Durasack anliegen. Bei L5/S1 besteht noch ein kleiner epiduraler Zwischenraum.

Wellenförmige Eindellungen der Kontrastmittelsäule über mehrere Etagen stellen im höheren Alter einen normalen Befund dar. Nur die deutliche Eindellung in einem oder in zwei Segmenten mit Veränderungen auch auf der Schrägaufnahme weist auf einen pathologischen Befund hin (Abb. 11.**47**).

Die **a.-p. Aufnahme** zeigt bei gutem Kontrast Abgangsstellen und Verlauf der Wurzeltaschen. Pathologische Befunde stellen *Verdrängungen, Teilabbrüche* und völliges Fehlen *(Amputation)* des Wurzeltaschenschattens dar. Entscheidend ist immer der Seitenvergleich.

Auf den **Schrägaufnahmen** (Abb. 11.**46** c) kommen die Wurzeltaschen und die lateralen Konturen des Durasackes der Seite zur Darstellung, auf der sich der Patient in schräger Bauch- oder Rükkenlage befindet.

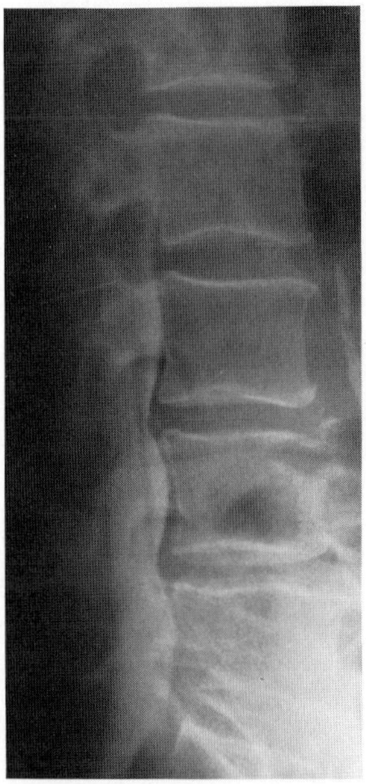

Abb. 11.**47** Physiologische wellenförmige Eindellung der Kontrastmittelsäule in der Seitenaufnahme bei einem 69jährigen. A.-p. und Schrägaufnahmen sind ohne pathologischen Befund

Nicht alle Verlagerungen von Bandscheibengewebe nach außen geben sich im Myelogramm zu erkennen, wie z. B. mediale Protrusionen bei L5/S1 sowie alle lateralen Protrusionen jenseits der Wurzeltasche (Abb. 11.**48**, 11.**49**).

Die Darstellbarkeit des Prolapses im Myelogramm nimmt von medial nach latral in Richtung auf das Foramen intervertebrale ab.

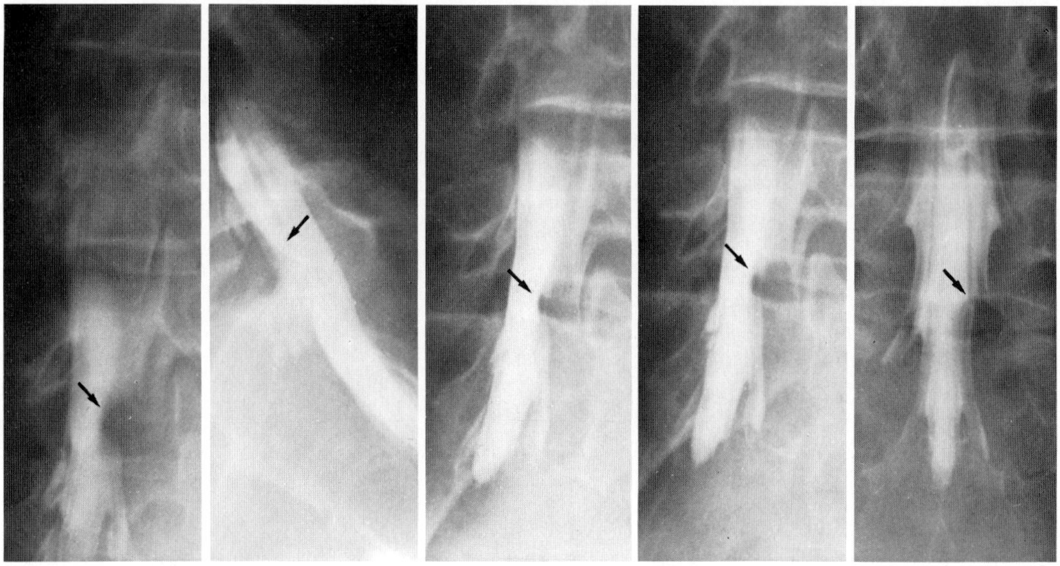

a b c d e

Abb. 11.**48a–e** Lumbales Myelogramm eines 38jährigen mit operativ verifiziertem großem paramedianem Bandscheibenvorfall L5/S1 links. Fehlende Wurzeltaschendarstellung S1 links in der a.-p. und den linksanliegenden Schrägaufnahmen. In der Seitenaufnahme nur mäßige Eindellung der Kontrastmittelsäule

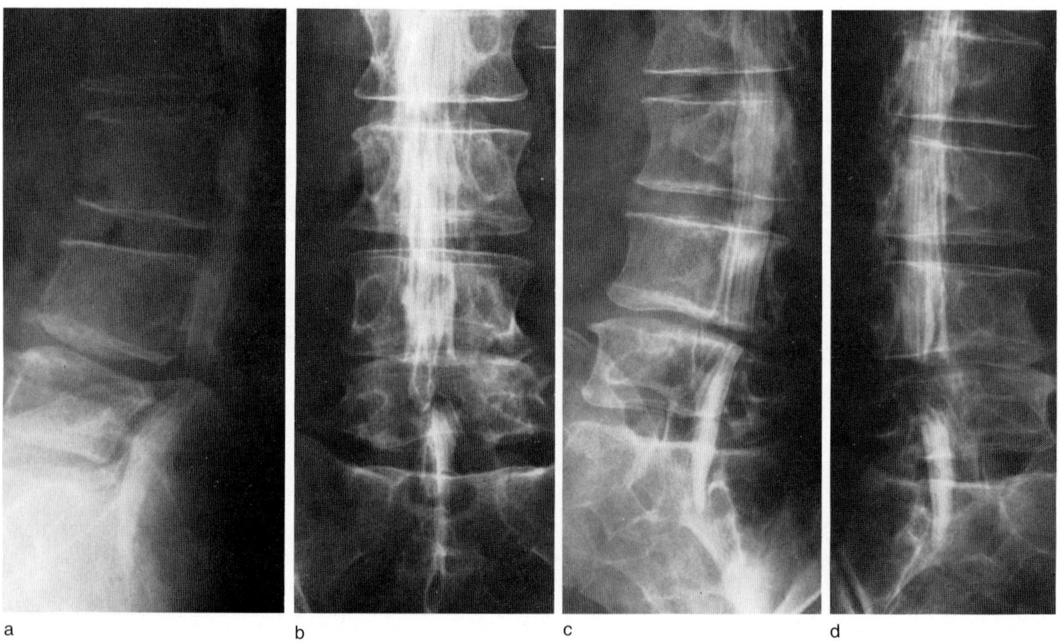

a b c d

Abb. 11.**49a–d** Lumbales Myelogramm eines 48jährigen mit medialem Bandscheibenvorfall bei L4/L5. Inkompletter Kontrastmittelstopp auf allen Aufnahmen. Klinisch: doppelseitige Ischialgie mit polyradikulärer Symptomatik.
Disposition: Sofortoperation

Für das **therapeutische Vorgehen** und den Einsatz weiterer bildgebender Verfahren entscheidet letztlich der klinisch-neurologische Befund. Selbst bei eindeutigen Veränderungen auf den Bildern wird angesichts einer fehlenden klinischen Symptomatik nicht operiert.

Computertomogramm (CT)

Prinzip: Es handelt sich um Röntgenschichtaufnahmen in der Transversalebene mit computergesteuerter Auswertung. Eine um den Körper kreisförmig rotierende Röntgenröhre nimmt schichtweise Bilder auf, die computergestützt zusammengesetzt werden.

Indikation

Die Computertomographie stellt zwar ein nichtinvasives diagnostisches Verfahren dar, ist jedoch mit einem hohen Kostenaufwand und mit einer Strahlenbelastung verbunden. Deswegen sollte man ein CT nur dann veranlassen, wenn Verdacht auf einen **raumfordernden Prozeß** im lumbalen Wirbelkanal besteht. Außerdem sind Angaben über den voraussichtlich betroffenen Abschnitt des Spinalkanals zu machen. Bei bandscheibenbedingten Beschwerden mit radikulärer Ischiassymptomatik sind es in der Regel die Segmente L4–S1. Indikationen, auch höhere Etagen darzustellen, ergeben sich beim hohen lumbalen Wurzelsyndrom, bei polyradikulärer Symptomatik, Tumor- und Spondylitisverdacht und beim Kaudasyndrom. Wenn ein MRI zur Verfügung steht, welches für den lumbalen Bandscheibenvorfall deutliche Vorteile gegenüber dem CT bietet, stellt das Computertomogramm eine Indikation für alle knöchernen Veränderungen dar. Hier ist in erster Linie die lumbale Spinalkanalstenose zu nennen. Weiterhin erkennt man im CT (besser als im MRI) Frakturen, Entzündungen (Spondylitis) und Tumoren (Metastasen).

Bei Bandscheibenprotrusionen und subligamentären Prolapsen hat das CT noch eine Bedeutung im Zusammenhang mit der Diskographie als sog. Disko-CT. Vor allem für die Auswahl des einzusetzenden intradiskalen therapeutischen Verfahrens kann ein Disko-CT von differentialdiagnostischer Bedeutung sein (Tab. 11.**3**). Der wesentliche Nachteil besteht jedoch darin, daß der invasive Vorgang der Diskuspunktion zweimal, d. h. einmal zu diagnostischen Zwecken und nach Auswertung des Computertomogramms in einer zweiten Sitzung zur Therapie, vorgenommen werden muß. Auch bei wichtigen **Begutachtungen** kann im Rahmen der Allgemeinuntersuchung und bei entsprechenden klinischen Hinweisen ein CT der LWS zur Klärung der Situation beitragen.

Tabelle 11.**3** Indikationen zum CT an der Lendenwirbelsäule

Trauma
Spondylolisthese
Spinalkanalstenose
Spondylitis
Tumoren
Bandscheibenvorfall als Disko-CT

Für die im Rahmen der degenerativen Wirbelsäulenveränderungen auftretenden pathologischen Befunde im CT gilt das gleiche wie für die Übersichtsaufnahmen und Myelographiebefunde: Eine eigentliche krankheitsaufdeckende Wirkung mit entsprechender Indikation zur operativen Behandlung kommt den röntgenologischen Befunden nur dann zu, wenn der Patient auch entsprechende klinische Erscheinungen aufweist.

Man sollte keinen Befund allein aufgrund eines Röntgenbildes und erst recht aufgrund eines Myelogramms, CT oder MRI invasiv therapieren oder sogar operieren.

Technischer Ablauf

Lagerung. Beim CT an der LWS befinden sich die Patienten in Rückenlage. Senkrecht zur Körperlängsachse fallen von rotierenden Röntgenröhren Röntgenstrahlen von allen Seiten ein, die auf gegenüberliegende Detektoren gerichtet sind und aus denen computergesteuert ein Bild der Transversalebene zusammengesetzt wird. Damit die Schichten parallel zu den Wirbelkörpern und Bandscheiben liegen, muß die LWS möglichst gerade, d. h. entlordosiert, eingestellt werden. Dies erreicht man durch Beugung im Hüftgelenk und Beckenrückkippung (Abb. 11.**50**). Da im Segment L5/S1 dieser Lordoseausgleich nicht ausreicht, kann man hier zusätzlich die Röntgenschichtebene um 20 Grad anwinkeln (Gantry-Kippung).

Die einmal eingestellte Körperposition muß der Patient während der gesamten Untersuchung, die einige Minuten dauert, beibehalten, damit die einzelnen Schichtaufnahmen auch mit den Angaben

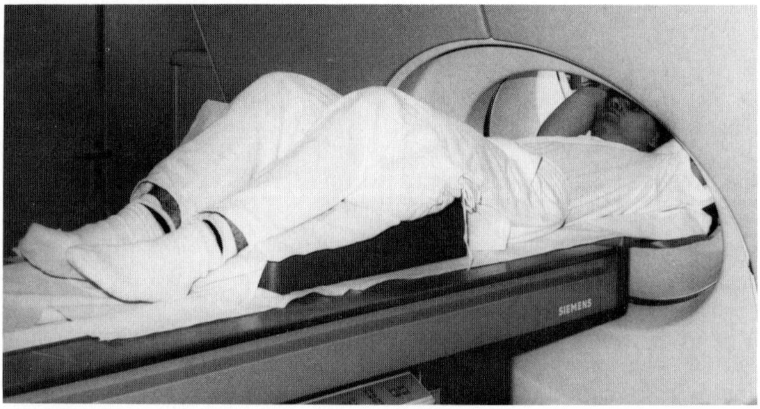

Abb. 11.**50** Beim CT für die untere LWS befindet sich der Patient in Rükkenlage mit angewinkelten Beinen zum Lordoseausgleich

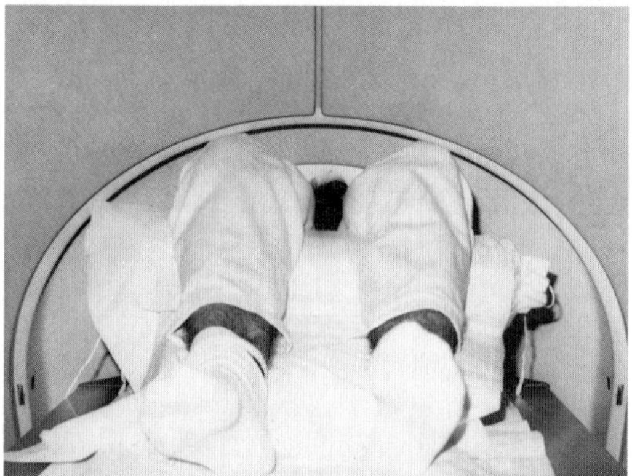

a

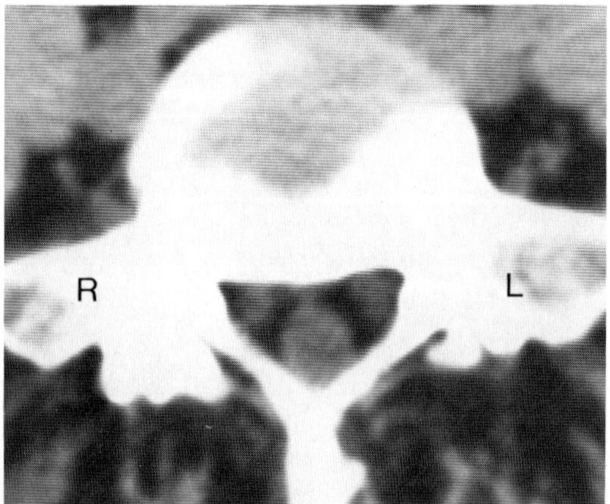

b

Abb. 11.**51** **a** u. **b** Man betrachtet den Patienten auf CT-Abbildungen der LWS von unten nach oben in kaudokranialer Richtung, so wie man ihn in der Abbildung **a** sieht. Die rechte Körperseite erscheint als linke Bildhälfte

in der anfangs angefertigten Übersichtsaufnahme der LWS (Topogramm, Scout view) übereinstimmen. Die Numerierung aus der Übersichtsaufnahme findet sich dann auf den einzelnen Schichtaufnahmen.

Schichtfolge und deren Interpretation. Der Abstand der einzelnen Schichten kann willkürlich gewählt werden, wobei die bandscheibennahen Abschnitte eine dichtere Schichtfolge aufweisen sollten. Die mittleren Wirbelkörperabschnitte in Bogenwurzelhöhe werden wegen der Strahlenbelastung und der Kosten im allgemeinen nicht dargestellt, obwohl auch in diesen Bereichen versprengte Sequester liegen können.
Die vom Computer zusammengesetzten Abbildungen der Transversalebene zeigen immer den gleichen Aufbau (Abb. 11.**51**).

Man betrachtet die Schichten immer so, als ob man den Patienten von unten, d. h. in kaudokranialer Richtung, sieht.

Die rechte Seite des Patienten erscheint immer auf der linken Bildhälfte. Da im lumbosakralen Übergang markante Strukturen (Kreuzbein, Darmbein) zu sehen sind, betrachtet man die Bildserien am besten von kaudal nach kranial.
Computergesteuert ist es möglich, aus mehreren Transversalschichtaufnahmen die gewohnte a.-p. oder Seitenansicht der Wirbelsäule zusammenzusetzen. Grundsätzlich kann eine Rekonstruktion der gewohnten Sagittal- oder Frontalebene nur die Informationen wiedergeben, die bereits in den einzelnen Horizontalschichten vorliegen. Da man den Befund direkt auch aus den einzelnen Aufnahmen ablesen kann, erscheint es sinnvoller, sich mit diesen Abbildungen vertraut zu machen und sie direkt zu interpretieren. Durch eine schichtgerechte Aneinanderreihung der einzelnen Ebenen

von kranial nach kaudal bzw. umgekehrt mit entsprechender Beschriftung ist dies ohne weiteres möglich, zumal sich der zur Diskussion stehende pathologische Befund, etwa in Form eines Bandscheibenvorfalls, ohnehin nur auf 2–3 Einzelabbildungen deutlich darstellt.

Speziell im Hinblick auf die intradiskale Therapie und Diskotomie empfiehlt es sich, im CT bei der Bandscheibe L5/S1 von der letzten und bei L4/5 von der vorletzten Bandscheibe zu reden.

Bei Übergangswirbeln kommt man sonst in Schwierigkeiten. Im Operationssaal ist es mit dem Bildwandler einfacher und sicherer, sich das Kreuzbein einzustellen und von unten nach oben zu zählen.

Normales Computertomogramm

Computertomogramme sind wie **Röntgenbilder** zu interpretieren. Auf den Negativen stellt sich dichter Knochen (Kortikalis) weiß und Fettgewebe bzw. Luft schwarz dar. Dazwischen gibt es alle möglichen Grautöne. Die Wirbelspongiosa hat ein weiß-grau gesprenkeltes Aussehen. Bandscheibengewebe, Durasack und Nervenwurzelgewebe haben für das bloße Auge meistens einen einheitlichen Grauton, so daß sie nur durch ihre Konfiguration zu erkennen sind. Eine Abgrenzung ergibt sich durch das dazwischenliegende epidurale Fettgewebe.
Bevor man auf Einzelheiten des pathologisch-anatomischen Befundes im Wirbelkanal eingeht, muß man bei einer computertomographischen Abbildung zunächst einmal feststellen, um welches Segment es sich handelt und in welcher **Höhe** der Schnitt liegt. Eine Orientierungshilfe gibt hier das seitliche Übersichtsbild, auf dem die einzelnen Schichten markiert und numeriert sind (Topogramm, Scout view). Hier erfährt man, ob der Schnitt durch Wirbelkörper oder Bandscheibe oder im Falle L5/S1 durch beide verläuft.
Aber auch ohne Scout view ist es möglich, die Schichthöhe einer einzelnen computertomographischen Abbildung an der LWS zu bestimmen. Man unterscheidet Schichten mit und ohne Darstellung der Foramina intervertebralia, was daran zu erkennen ist, daß der Wirbelbogen seitliche Öffnungen besitzt. Diese Schichten sind für die Klinik bedeutsam, weil sie die unmittelbare Umgebung der Bandscheibe darstellen.

Bei allen Aufnahmesequenzen ist es wichtig, die Nervenwurzel von ihrer Abgangsstelle am Durasack bis zum Austritt aus dem Foramen intervertebrale zu verfolgen.

Erst wenn die Nervenwurzeln verdrängt oder ganz verdeckt sind, kann eine klinische Relevanz vorliegen. Eine Bandscheibenvorwölbung allein, ohne Bedrängung der Wurzeln, stellt noch kein Substrat für eine Lumboischialgie dar.
Durch die computertomographische Darstellung der Nervenwurzeln in ihrem gesamten Verlauf wird deutlich, daß Protrusionen und Prolapse der unteren beiden lumbalen Bandscheiben häufig sowohl die L5- als auch die S1-Wurzel gleichzeitig bedrängen können.
So kann z. B. ein großer paramedianer Prolaps der Bandscheibe L4/5 die L5-Wurzel von medial her und gleichzeitig die gerade aus dem Durasack austretende bzw. noch intrathekal liegende S1-Wurzel von lateral her bedrängen. Eine ähnliche Situation ergibt sich beim lateral liegenden Vorfall der Bandscheibe L5/S1, wo ebenfalls die L5-Wurzel nach außen und die S1-Wurzel nach innen gedrängt wird.
Anatomische Variationen mit verschiedenen Wurzelabgängen und doppelt angelegten Nervenwurzeln machen weitere Abweichungen von der Norm möglich. Deswegen ist es auch bei scheinbar eindeutiger segmentaler Symptomatik erforderlich, unbedingt ein präoperatives CT, Myelogramm oder MRI anzufertigen.

Befunde

Knöcherne Einengungen – Wirbelkanalstenosen

Das Krankheitsbild der lumbalen Wirbelkanalstenose hat durch die Darstellung der Transversalebene im CT sein spezifisches diagnostisches Verfahren.

Früher war man auf konventionelle Röntgenübersichtsaufnahmen, auf Messung des Interpedikularabstandes, auf das Myelogramm oder auf intraoperative Feststellungen angewiesen. Distanz- und Flächenmessungen, besonders im Bereich des Recessus lateralis, ermöglichen es, im CT eine Spinalkanalstenose zu quantifizieren (Abb. 11.**52**). Im Rahmen degenerativer Veränderungen im Bewegungssegment kommt es auch regelmäßig zu knöchernen Appositionen an den Wirbelhinterkanten und Wirbelgelenken, welche den lumbalen Wirbelkanal von allen Seiten her einengen.

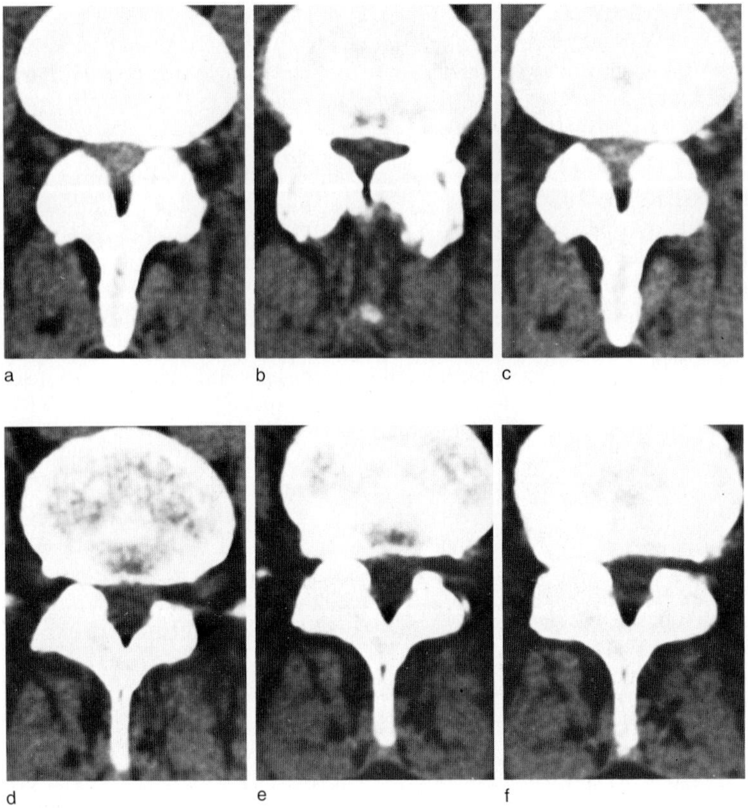

Abb. 11.**52** a–f Klinik: Die Beschwerden bei dem 47jährigen Patienten sind mäßig und bestehen aus leichten, wechselseitigen Ischialgien von L5 und S1 mit proximalem Schmerzband. Keine neurologischen Ausfälle.
CT: Einengung des lumbalen Wirbelkanals durch Verbreiterung der Wirbelgelenke. Wurzeln und Durasack sind nicht zu differenzieren. Epidurales Fett findet sich nur in den dorsalen Anteilen des Wirbelkanals.
Therapie: konservativ. Flexionstherapie. Falls stärkere Beschwerden auftreten, zunächst epidurale Injektionen bei L5 und S1. Operativ käme nur eine Laminektomie über 2 Etagen mit partieller Facettektomie in Frage

Wenn die Einengung allmählich über Jahrzehnte erfolgt, haben Dura und Nervenwurzeln ausreichend Zeit zur Adaptation, ähnlich wie bei einer Skoliose.

Wir sprechen von einer **kompensierten,** klinisch stummen **Spinalkanalstenose.** Kompensationsmechanismen ergeben sich unter anderem daraus, daß Durasack und Nervenwurzeln primär den Wirbelkanal nicht ganz ausfüllen. Epidurales Fettgewebe liegt im Reserveraum und verschwindet bei einer Wirbelkanalstenose als erstes. Dura und Nervenwurzeln liegen dann direkt ihrer knöchernen Umgebung bzw. dem Lig. flavum an. Dies gilt insbesondere für die Nervenwurzeln im Recessus lateralis.

Je nach Hauptmanifestation der Einengung unterscheidet man eine laterale und eine zentrale Form der Spinalkanalstenose.

Bei der lateralen Form erkennt man im CT Einengungen des Recessus lateralis durch Hypertrophie der Wirbelgelenkfacetten, welche sich konvex in den Wirbelkanal vorwölben. Die arthrotische Verdickung kann ein- oder doppelseitig sein. Bei der zentralen Form der Spinalkanalstenose kommt es zu einer Verkleinerung des Sagittaldurchmessers von dorsal her durch Verbreiterung des Wirbelbogens und von ventral her durch Hineinragen der Wirbelkörperhinterkante in den Wirbelkanal. Die CT-meßbaren Normalwerte für den dorsoventralen Durchmesser des Wirbelkanals betragen bei L4/5 1,5 cm. Bis 1,3 cm werden die Werte noch als normal angesehen; darunterliegende Werte sind pathologisch (364, 1246). Bei den Veränderungen handelt es sich um kortikalisdichten Knochen, der das Lumen des Wirbelkanals sichtbar einengt.
Mit dem CT gelingt auch die Darstellung dorsaler Wirbelkörperrandosteophyten, die man auf den Übersichtsaufnahmen nicht sieht. Sie sind häufiger, als man bisher angenommen hat. Weniger der langsam wachsende Knochensporn, der Dura und Nervenwurzeln allmähliche Adaptationsmöglichkeiten läßt, als vielmehr eine begleitende Bandscheibenprotrusion ist für eventuelle Beschwerden verantwortlich zu machen. Letztere kann man

jedoch oft nur schlecht erkennen, da bei ungünstiger Meßgeometrie hier die Einflüsse des Teilvolumeneffektes bzw. die im Grenzflächenbereich von Geweben hoher Dichteunterschiede auftretenden bildverfälschenden Phänomene überwiegen (1291).

Erst wenn auch klinische Symptome zu verzeichnen sind, die dem computertomographischen Befund entsprechen, kann man von einer Krankheit, dem lumbalen Spinalkanalstenosesyndrom, sprechen.

Dekompensation. Eine zunächst klinisch stumme – kompensierte – Spinalkanalstenose kann dekompensieren, wenn das betroffene Bewegungssegment instabil wird, z. B. durch ungewohnte Belastungen (Gartenarbeit, Umzug) oder durch ein Trauma. Besonders kritisch wird die Situation im lateralen Rezessus in der Übergangszone zum Foramen intervertebrale, wo die nach lateral austretende Nervenwurzel zwischen die degenerativ hypertrophierte obere Gelenkfacette und den Wirbelbogenabgang des darüberliegenden Wirbels gerät (S. 33). Bandscheibenerniedrigung und Hyperlordose verstärken den Effekt. Im CT, welches im Liegen und bei gebeugten Hüftgelenken, also teilweise entlordosiert, angefertigt wird, kommen diese Veränderungen nur unzureichend zur Darstellung.

Am häufigsten tritt die Dekompensation einer lateralen oder zentralen Stenose ein, wenn sich die Bandscheibe infolge intradiskaler Massenverschiebungen nach dorsal oder dorsolateral vorwölbt.

Bei einer lateralen Rezessusstenose erreichen schon geringste Bandscheibenprotrusionen eine große klinische Bedeutung.

Wirbelkanaleinengungen durch verlagertes Bandscheibengewebe gelten als eigenes Krankheitsbild (s. unten), obwohl der Kompressionsvorgang grundsätzlich der gleiche ist.

Protrusionen und Prolapse lumbaler Bandscheiben

Größte Bedeutung hat das CT für die Diagnostik des lumbalen Prolapses erlangt. Das Auflösungsvermögen der neuen Geräte ist so gut geworden, daß man verlagertes Bandscheibengewebe im Wirbelkanal erkennen und von anderen Weichteilen abgrenzen kann. Besonders deutlich werden die Konturen, wenn sich ausreichend epidurales Fett in der Umgebung befindet, wie z. B. hinter der lumbosakralen Bandscheibe.

Bandscheibenprotrusionen oder -prolapse sind im Lumen des Wirbelkanals entweder selbst an ihrer typischen **Lokalisation** und **Konfiguration** zu erkennen oder durch die Verziehungen und Verdrängungserscheinungen, die sie am Durasack und am epiduralen Fettgewebe sowie an den Nervenwurzeln verursachen. Im allgemeinen ist das Bandscheibenmaterial dichter als der Liquor im Durasack. Mitunter zeigen Bandscheibe und Durasack die gleiche Dichte für das menschliche Auge; sie sind isodens. Isodense Weichteile im Wirbelkanal findet man bei schlechtem Auflösungsvermögen älterer Computertomographen und bei engen Verhältnissen im Spinalkanal, wenn das relativ dichte Nervengewebe der Kauda von wenig Liquor umgeben ist und der Durasack überall der Wand des Wirbelkanals unmittelbar anliegt.

Verdrängungserscheinungen. Verlagertes Bandscheibengewebe verdrängt immer das ventral gelegene epidurale Fett, was zu einer Asymmetrie der epiduralen Fettkonfiguration führt. Es muß allerdings dabei berücksichtigt werden, daß das epidurale Fett fehlen kann, so z. B. bei einer Spinalkanalstenose (s. oben), postoperativen Verwachsungen und Skoliosen und bei älteren Menschen. Die Verschiebung oder Überlagerung einer Nervenwurzel mit Eindellung des Durasackes stellt den wichtigsten Befund dar. Differentialdiagnostisch ist an asymmetrische Wurzelabgänge und an nicht lotgerechten Strahlengang bei Skoliosen zu denken.

Um die Lokalisation und Größe des dislozierten Bandscheibengewebes genauer bestimmen zu können, sind Angaben in 3 Ebenen erforderlich: Neben der Etage (Horizontalebene) sind Angaben über die seitliche Entfernung von der Mitte (Frontalebene) sowie die Ausdehnung in den Wirbelkanal (Sagittalebene) von Bedeutung. Beim Betrachten mehrerer Etagen läßt sich auch eine Aussage darüber machen, ob sich ein Prolaps mehr nach kranial oder kaudal verlagert hat.

Der Operateur erhält durch die genaue Darstellung des verlagerten Bandscheibengewebes im CT Informationen darüber, wieweit er den Wirbelkanal explorieren muß, um alle ausgestoßenen Sequester zu entfernen.

Ein indirektes Zeichen für die Nervenwurzelkompression ist die Verdickung des Nervenwurzelschattens in der betroffenen und in den weiter kaudal gelegenen Schichten. Den seitendifferenten Durchmesser der Nervenwurzeln kann man oft

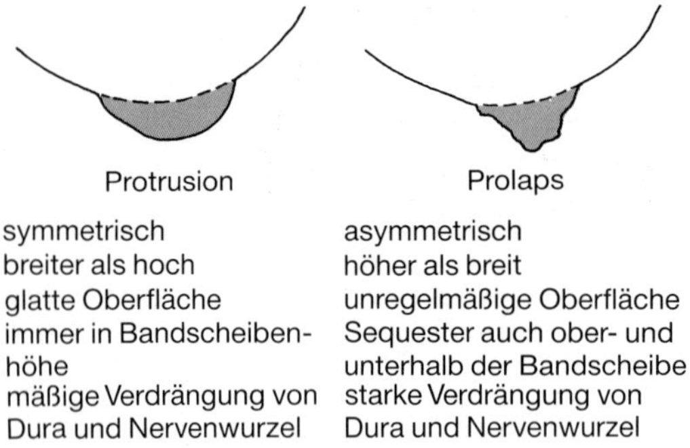

Abb. 11.**53** Anhaltspunkte für die Unterscheidung zwischen Protrusion (Bandscheibenvorwölbung mit erhaltenem Anulus) und Prolaps (Bandscheibenvorfall mit perforiertem Anulus) im CT

über mehrere Segmente verfolgen, entsprechend der auf S. 52 gegebenen Empfehlung, sich bei der Betrachtung von Transversalschichtsequenzen an den Verlauf der Nervenwurzeln zu halten.

Wenn disloziertes Bandscheibengewebe in den Wirbelkanal ragt, ist es für die Indikation zur Operation oder intradiskalen Injektion von größter Bedeutung, ob es sich um eine **Protrusion** mit erhaltenem Anulus fibrosus oder um einen Prolaps mit Perforation der äußeren Bandscheibenbegrenzung handelt. Eine sichere Aussage hierzu erhält man durch das Diskogramm. Aber auch aus dem CT ergeben sich gewisse Hinweise. Eine Bandscheibenprotrusion ist in ihrer Basis symmetrisch und breiter in Relation zur Höhe als ein Prolaps. Dieser ragt tiefer in den Epiduralraum bei relativ schmaler Basis und zeigt auch eher eine unregelmäßige Oberfläche mit spitzem Gipfel bei insgesamt dreieckiger Konfiguration (Abb. 11.**53**).

Eine Protrusion kann in ihren Randbezirken sichelförmige kalkdichte Schatten als Ausdruck einer beginnenden Verknöcherung des hinteren Längsbandes enthalten. Beim Jugendlichen entspricht ein solcher Schatten der vom Bandscheibengewebe unterminierten und abgehobenen knöchernen Randleiste.

Ein **Prolaps** kann sich komplett oder mit einigen Teilen nach kranial oder kaudal verlagern und in Schichten auf Wirbelkörperhöhe nachweisbar sein, was bei der einfachen Bandscheibenvorwölbung nicht der Fall ist.

Subligamentäre Sequester liegen in ihrer Darstellung im CT zwischen Protrusion und Prolaps. Sie stellen eine Indikation zur intradiskalen Behandlung dar.

Man sollte sich auch bei ausgedehnten Prolapsen vom Befund im CT nicht beeindrucken lassen; entscheidend für das weitere Vorgehen ist immer der klinische Befund (Abb. 11. **54**–11.**61**).

Postoperatives Computertomogramm

Größere **Schwierigkeiten in der Interpretation** bietet auch heute noch trotz verbesserter Technik das postoperative CT. Einerseits müssen hier wegen der geringen Anzahl noch Erfahrungen gesammelt werden; auf der anderen Seite erschweren unmittelbar nebeneinander liegende isodense Weichteilschatten im Wirbelkanal das Abgrenzen der einzelnen Strukturen. In den ersten Tagen nach einer Bandscheibenoperation kann ein CT erforderlich sein, wenn die ursprünglichen Beschwerden unverändert fortbestehen oder wenn neue hinzugekommen sind. Neben einem verbliebenen oder neu aufgetretenen Bandscheibensequester kommen Nachblutungen, Abszeß oder Pseudomeningozele durch Liquoraustritt in Frage. Blut- oder Liquoransammlungen sind durch ihre rundliche Konfiguration zu erkennen. Die Dichtemessungen geben weitere Informationen über die Zusammensetzung des Blutschattens. Ein liquorhaltiger Hohlraum bei postoperativer Pseudomeningozele ergibt z. B. wasseräquivalente Dichtewerte.

Narbengewebe erkennt man im Epiduralraum als einen unregelmäßig konturierten Grauton, der unmittelbar mit der Wand des Wirbelkanals, also mit der Bandscheibe bzw. Wirbelkörperhinterfläche, und mit den Wirbelbögen in Verbindung steht. Die Dura-Nervenwurzel-Figur ist asymmetrisch. Auf der operierten Seite ist oft keine Nervenwurzel zu erkennen, weil sie in der Narbe verschwindet. Wichtigstes Zeichen für das Vorhandensein von Narbengewebe ist das Fehlen des epiduralen Fettgewebes.

Bei einem Zustand nach Hemilaminektomie ist der Wirbelbogen einseitig unterbrochen. Das Narbengewebe reicht dann kontinuierlich vom Durasack bis hinein in die Schatten der Rückenmuskeln (Abb. 11.**142,** S. 192).

Bei einer Fettlappenplastik ist der Narbenstrang durch einen mehr oder weniger breiten rundlichen schwarzen (fettdichten) Bezirk unterbrochen. Über CT-Befunde nach Fettlappenplastiken berichten u. a. Schroeder (1087) und Burton (161).

Die Schwierigkeiten bei der Interpretation eines postoperativen CT bestehen darin, daß Nerven-

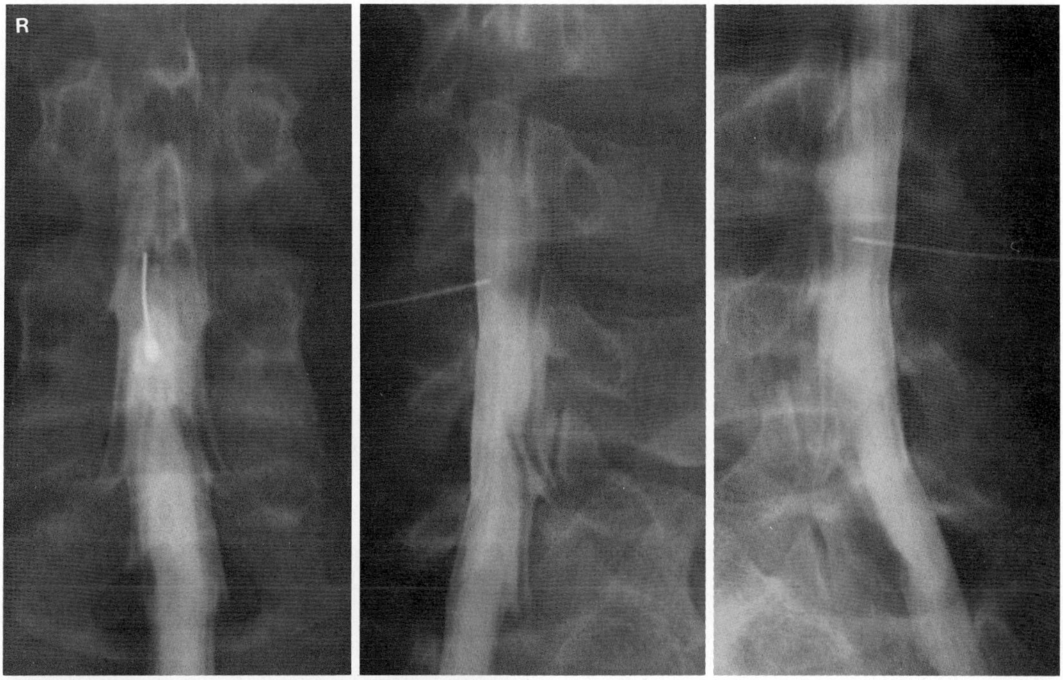

a b c

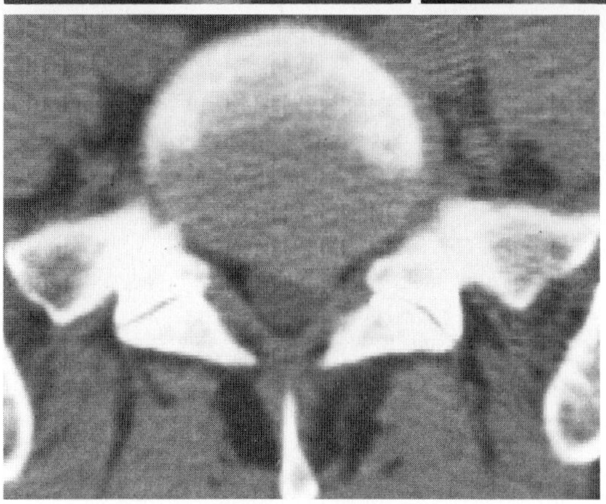

d

Abb. 11.**54**a–**f** Klinik: 42jähriger Patient mit S1-Ischialgie links seit 12 Wochen; Lasèguesches Zeichen links bei 30 Grad positiv, rechts bei 60 Grad (kontralaterales Lasèguesches Zeichen). Schmerzen und Hypästhesieband bei S1 links, ASR links abgeschwächt.
Myelogramm: S1-Wurzelabbruch links, leichte Eindellung des Durasackes in Bandscheibenhöhe.
CT: In Höhe der letzten Bandscheibe (L5/S1) breitbasige Vorwölbung von Diskusgewebe mit linksparamedialer Eindellung des Durasackes: Protrusion 2. Grades.
Therapie: Chemonukleolyse

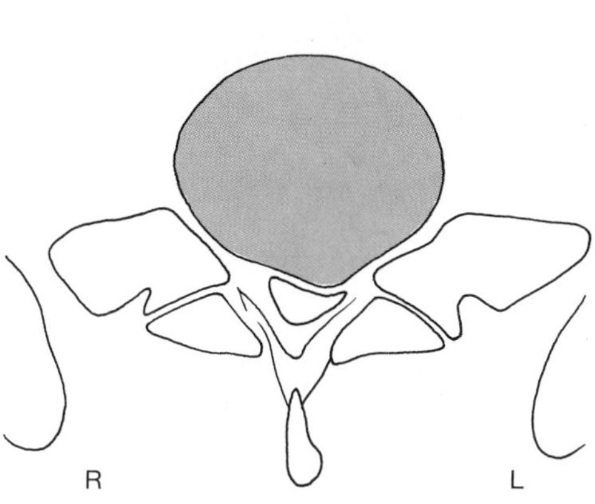

e

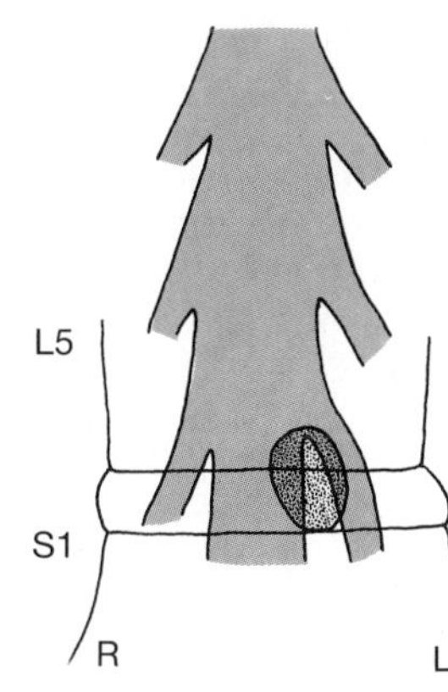

f

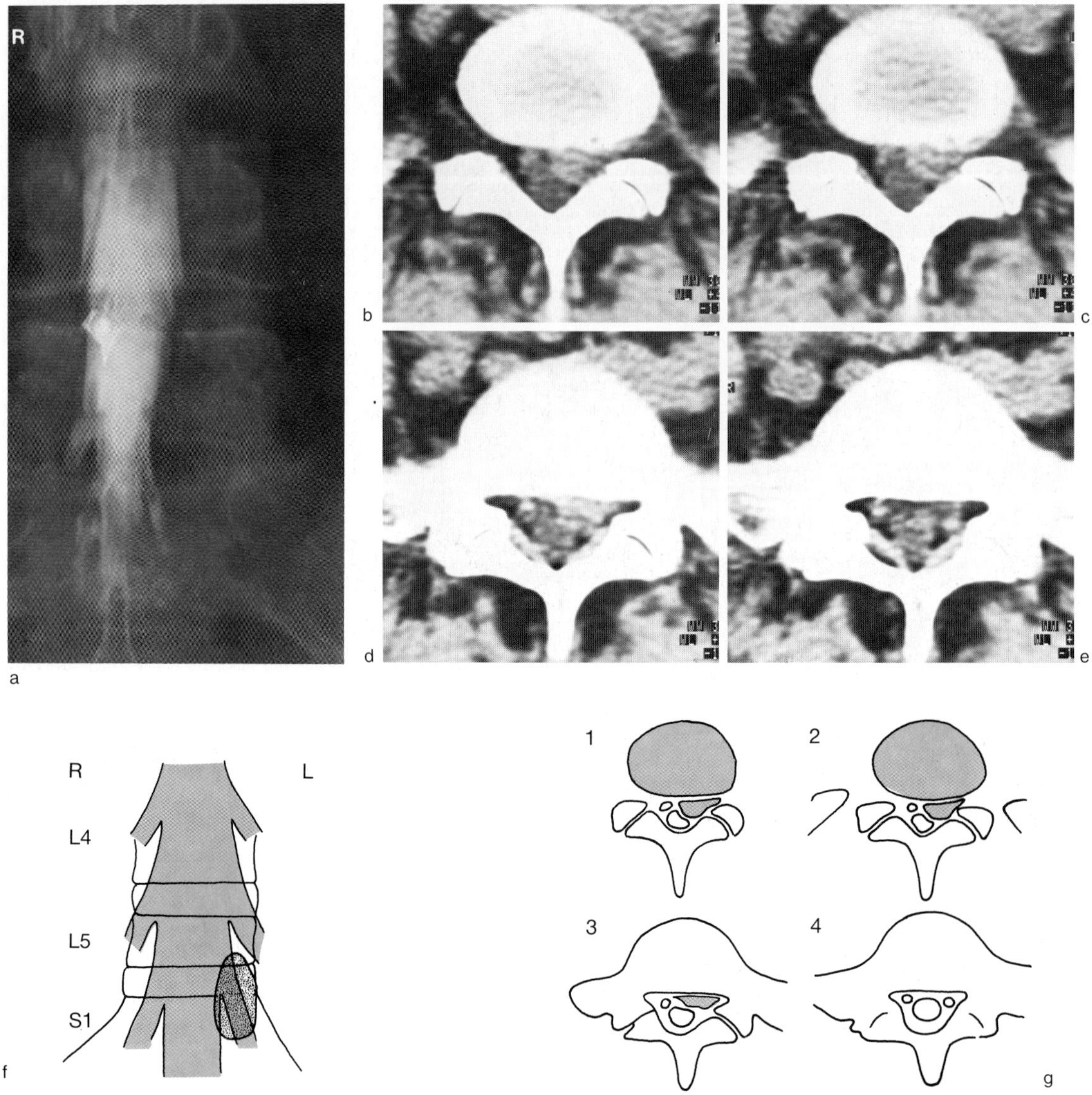

Abb. 11.**55**a–g Klinik: 51jährige Patientin mit linksseitiger Ischialgie seit 6 Wochen; Lasèguesches Zeichen bei 40 Grad positiv, ASR links fehlt, Schmerz- und Hypästhesieband bei S1 links.
Myelogramm: Der Durasack ist bei L5/S1 breitbasig eingedellt, die linke S1-Wurzel stellt sich nicht dar.
CT: In Höhe der letzten Bandscheibe (L5/S1) findet sich links ein paramedian im Epiduralraum gelegener freier Sequester, der nach kaudal bis zum oberen Abschnitt des S1-Wirbelkörpers reicht. Erst im mittleren Abschnitt des S1-Wirbelkörpers sind wieder beide S1-Wurzeln ventral vom Durasack zu erkennen, die linke noch etwas nach dorsal verschoben.
Therapie: Wegen extradiskaler Sequesterlage: Operation. Im Situs fand sich ein nach kaudal verlagerter, freier bohnengroßer Sequester in der Achsel des S1-Wurzelabgangs (Abb. 11.**54**)

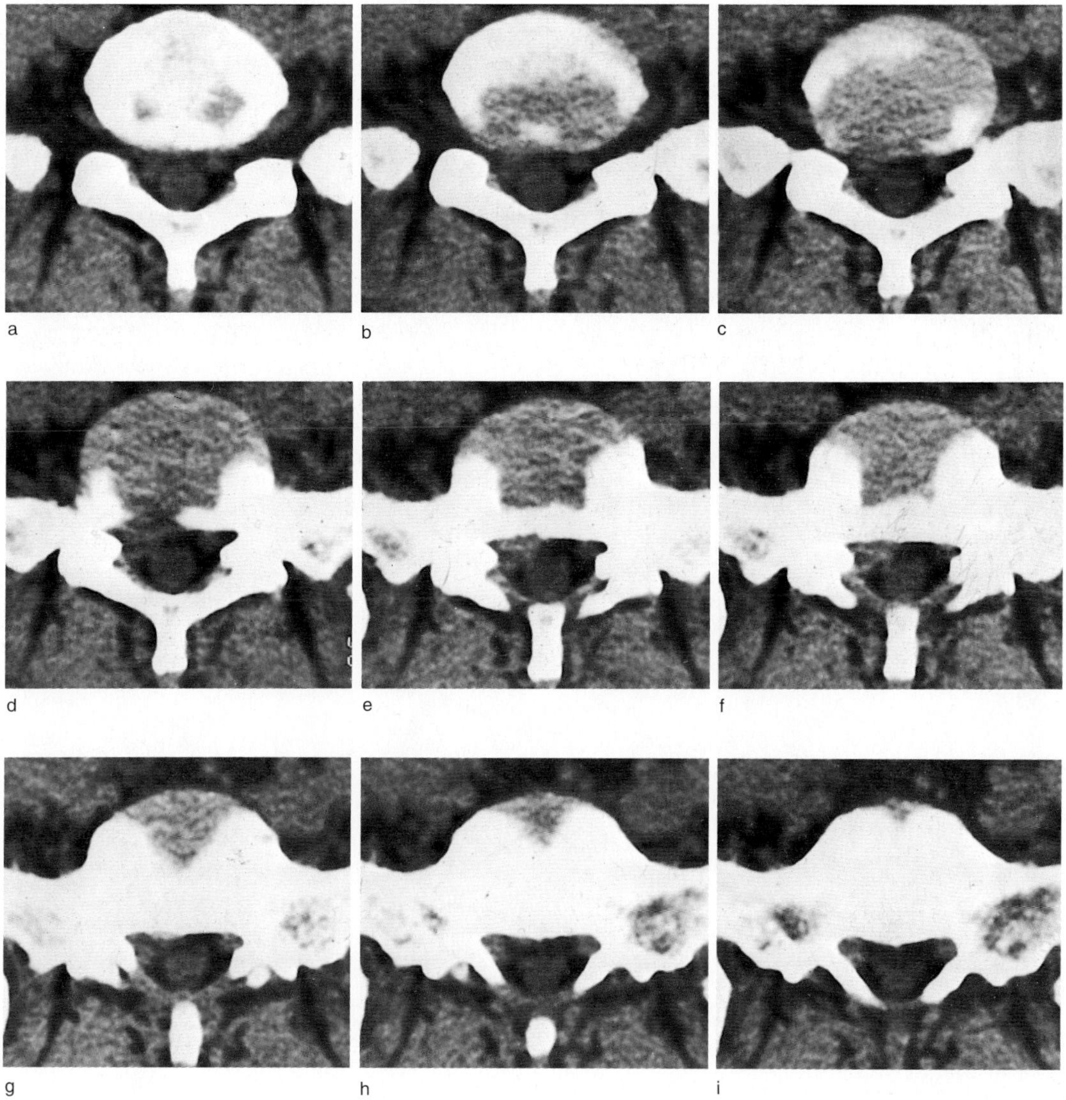

Abb. 11.**56a–i** Klinik: 44jähriger Patient mit S1-Ischialgie rechts seit 3 Monaten. Zuerst heftigste Beschwerden, anschließend mittelgradige, aber konstante Schmerzen und Taubheitsgefühl entlang dem S1-Dermatom rechts; ASR rechts abgeschwächt, Lasèguesches Zeichen rechts endgradig positiv. Leichte heterolaterale Fehlhaltung bei Rumpfbeugung nach vorn.
CT: freier Sequesterschatten vor der Oberkante des 1. Sakralwirbels in der infradiskalen Ebene. Die rechte S1-Wurzel ist verdeckt. In der letzten dargestellten Schicht rechts unten zeigt sich die rechte S1-Wurzel (ödematös) verdickt. Die S2-Wurzeln sind bereits ventral am Durasack zu erkennen.
Therapie: Wegen extradiskaler Sequesterlage bei gegebener Klinik primäre Indikation zur Operation. Es fanden sich 2 freie Sequester lateral der rechten S1-Wurzel unterhalb der letzten Bandscheibe

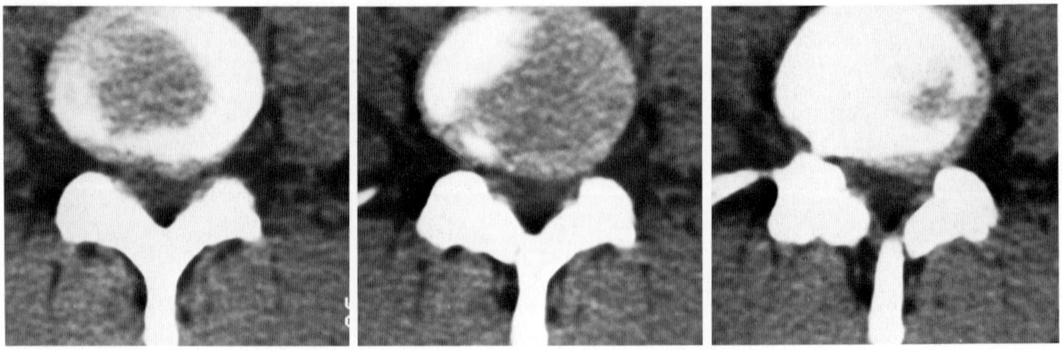

a b c

Abb. 11.**57**a–c Klinik: 37jähriger Patient mit massiver heterolateraler ischiatischer Fehlhaltung seit 5 Wochen, Schmerzband bei L5 links, leichte Großzehenheberschwäche links.
CT: breitbasige Protrusion der L4/L5-(vorletzten) Bandscheibe in der diskalen Ebene. Die Vorwölbung ist breiter als tief und liegt mit ihrer Hauptmasse links paramedian. Protrusion Grad 3.
Therapie: Patient ist nach intradiskaler Injektion mit Chymopapain beschwerdefrei

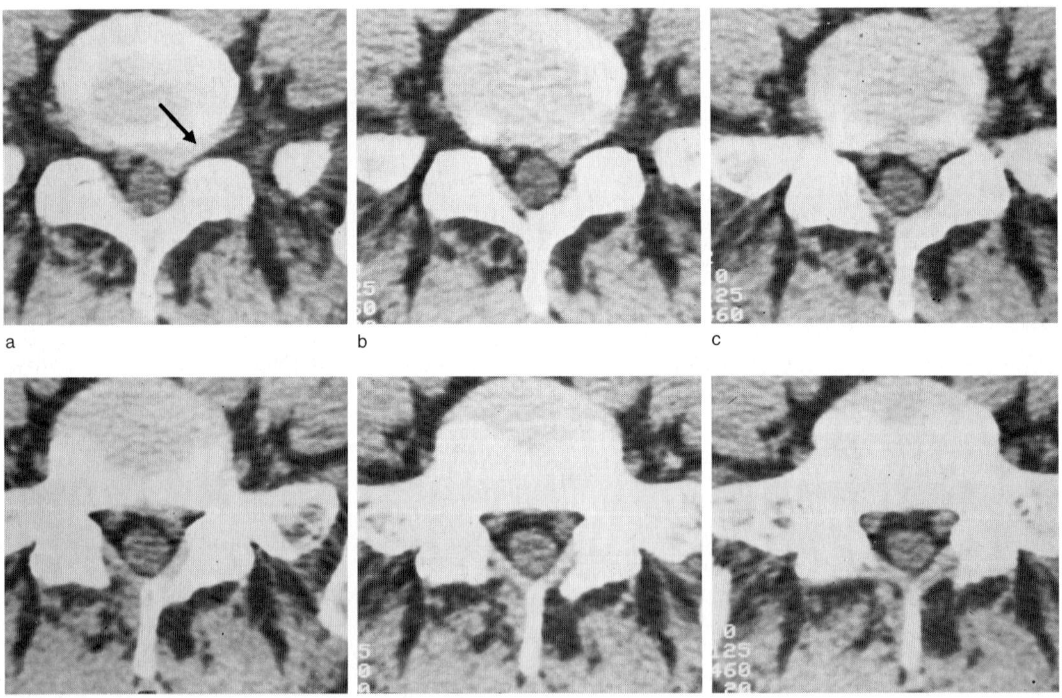

a b c d e f

Abb. 11.**58**a–f Klinik: 39jährige Patientin mit S1-Ischialgie links, ASR links abgeschwächt, Lasègue-sches Zeichen bei 60 Grad, Schmerz- und Hypästhesieband an S1 links, teilweise auch L5-Schmerzband.
CT: In Höhe der letzten (L5/S1-)Bandscheibe findet sich eine breitbasige, bis ins Foramen intervertebrale reichende Protrusion Grad 3, welche die S1-Wurzel nach dorsal drückt und links lateral im Foramen auch noch die austretende L5-Wurzel tangiert (Pfeil). In den weiteren Bildfolgen nach kaudal wird die Bedrängung der S1-Wurzel geringer. Diese zeigt im Vergleich zur gegenüberliegenden Wurzel eine Verdickung.
Therapie: erfolgreiche Behandlung durch Chemonukleolyse mit Chymopapain

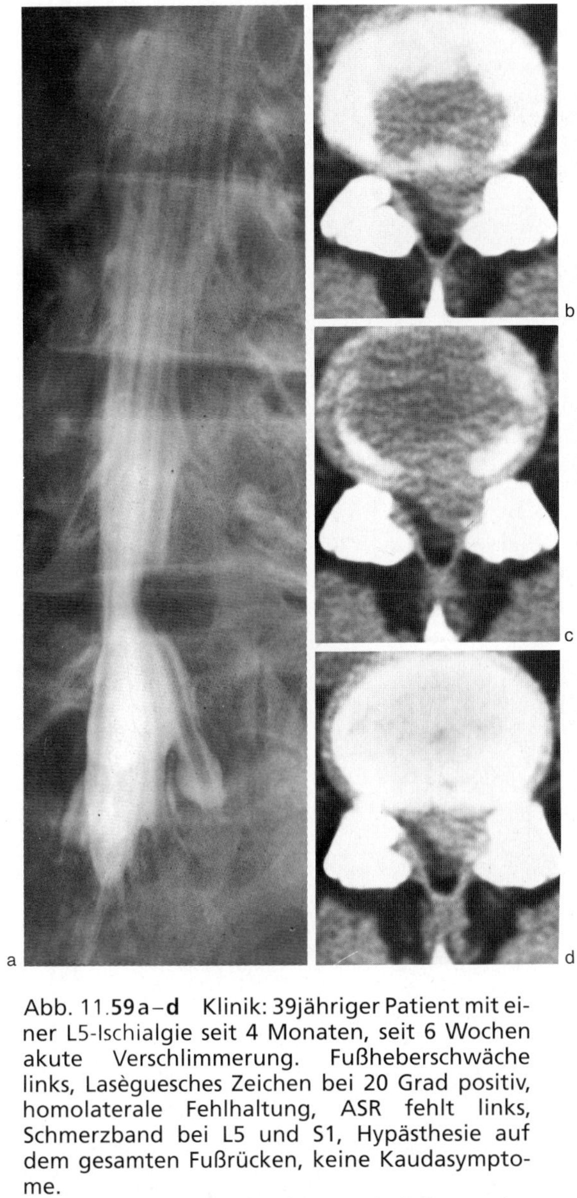

Abb. 11.59 a–**d** Klinik: 39jähriger Patient mit einer L5-Ischialgie seit 4 Monaten, seit 6 Wochen akute Verschlimmerung. Fußheberschwäche links, Lasèguesches Zeichen bei 20 Grad positiv, homolaterale Fehlhaltung, ASR fehlt links, Schmerzband bei L5 und S1, Hypästhesie auf dem gesamten Fußrücken, keine Kaudasymptome.

Myelographie: umschriebene Eindellung der Kontrastmittelsäule bei L4/L5 mit totaler Kompression der L5-Wurzel. Intrathekal wird auch die linke S1-Wurzel bedrängt.

CT: großer Sequester in Höhe der L4/L5-(vorletzten) Bandscheibe, der die linke L5-Wurzel überschattet und den Durasack auf die Hälfte zusammendrückt.

Therapie: Die sofortige Operation zeigt einen tief in der Achsel der L5-Wurzel gelegenen, teils freien, teils subligamentären fingerendgliedgroßen Prolaps

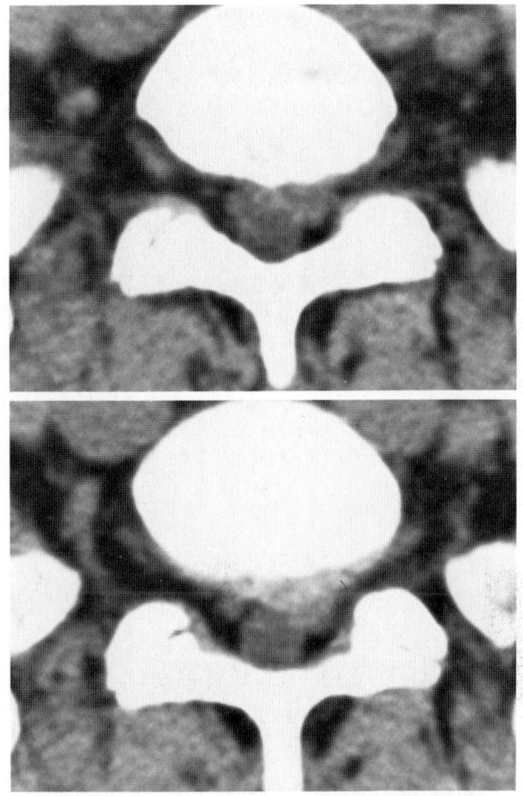

Abb. 11.**60** a u. **b** Klinik: 45jähriger Patient mit rezidivierender S1-Ischialgie links, seit 3 Monaten akute erhebliche Verschlechterung. Homolaterale Fehlhaltung, Lasèguesches Zeichen bei 35 Grad positiv; ASR links fehlt, Schmerz- und Hypästhesieband bei S1 links.

CT: von der (letzten) Bandscheibe L5/S1 ausgehender, nach kranial reichender Prolaps, der sich vor den unteren Teil des Wirbelkörpers L5 projiziert (supradiskale Ebene). Der spitzgipflige Prolapsschatten überdeckt die linke S1-Wurzel und ragt über die Hälfte des sagittalen Wirbelkanaldurchmessers nach dorsal.

Therapie: wegen dislozierter Sequesterlage Indikation zur Operation. In der Achsel des S1-Wurzelabgangs fand sich ein frischer, etwa bohnengroßer Sequester, der sich nach kranial verschoben hatte. Daneben Narbengewebe nach altem Prolaps

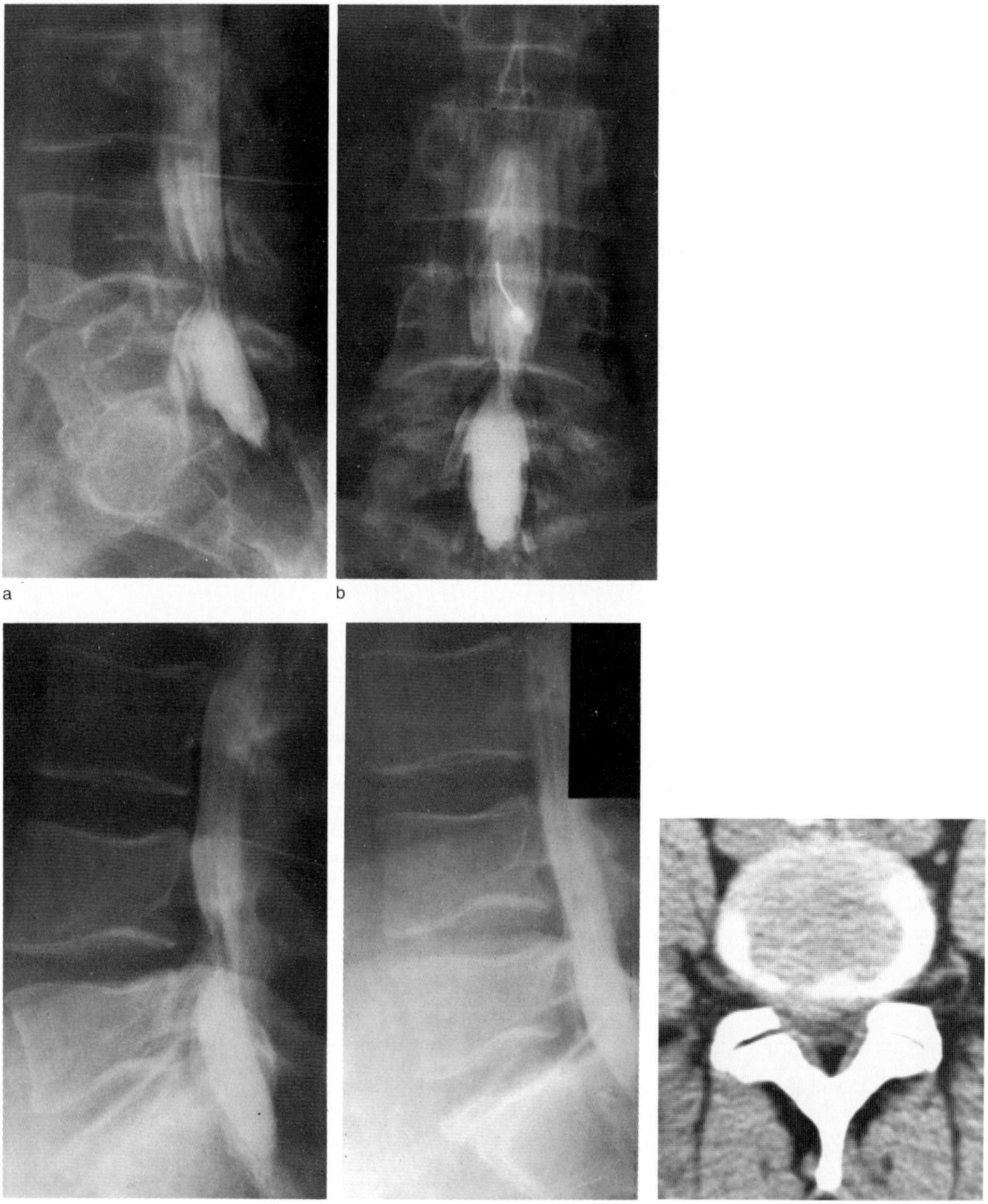

Abb. 11.**61a–e** Klinik: 40jähriger Patient. Seit 3 Monaten L5-Ischialgie rechts, teilweise auch links. Starke homolaterale ischiatische Fehlhaltung. Keine motorischen Störungen. Schmerz-und Hypästhesieband bei L5 rechts, proximales Schmerzband auch links.
Myelogramm: sanduhrförmige Eindellung der Kontrastmittelsäule bei L4/5, rechtsbetont. Wurzelabbruch auf der Schrägaufnahme. Bei Flexion: Abflachung der Protrusion (**a**).
CT: breitbasige Protrusion von L4/5 rechts paramedian, mit der vorletzten Bandscheibe noch in Verbindung stehend.
Therapie: intradiskale Injektion mit Chymopapain, Flexionsbehandlung. Patient ist nach 3 Monaten beschwerdefrei

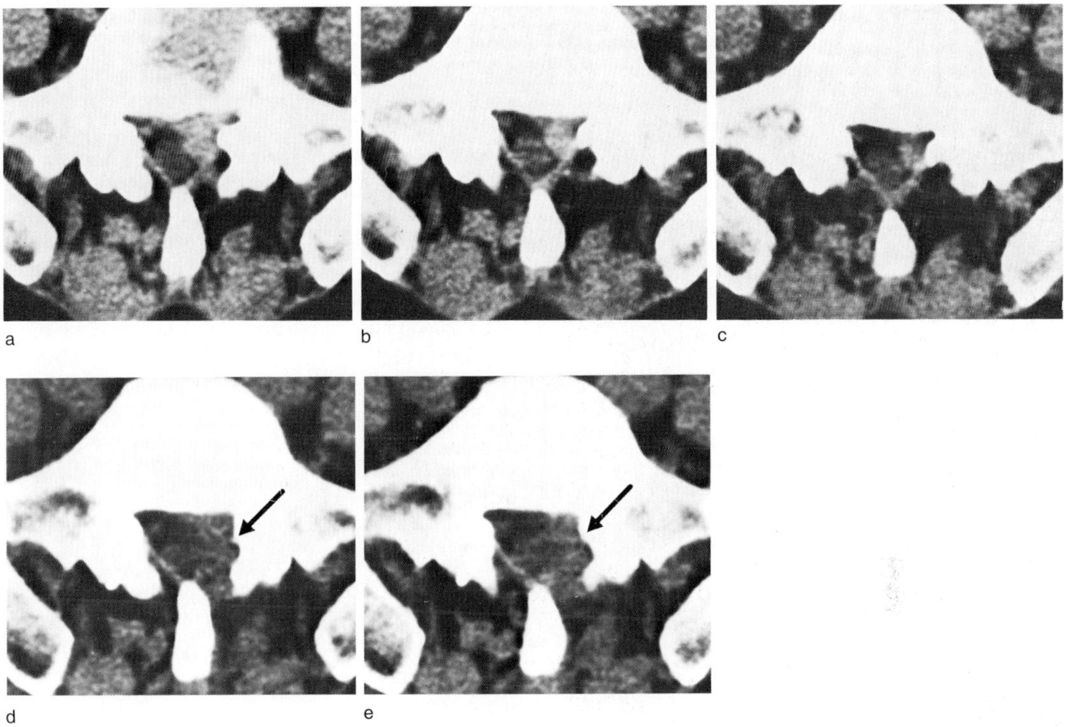

Abb. 11.**62** a–e Klinik: 46jähriger Patient mit heftigster S1-Ischialgie links seit 5 Wochen; ASR fehlt, Lasèguesches Zeichen bei 30 Grad positiv, Schmerz- und Hypästhesieband bei S1 links, homolaterale Fehlhaltung.
CT: extradiskaler Sequester auf der letzten (L5/S1-)Bandscheibe nach kaudal verlagert, in der Schicht unterhalb der L5/S1-Bandscheibe in seiner größten Ausdehnung sichtbar. Die Wurzel S1 links geht im Sequesterschatten unter. Nebenbefund: laterale Spinalkanalstenose.
Therapie: operativ. Sofort nach Eröffnung des Lig. flavum bei L5/S1 links quoll Sequestermaterial heraus, das sich an Dura und Nervenwurzel vorbei nach dorsal vorgearbeitet hatte.
Postoperatives CT: Zustand nach Entfernung des Prolapses und Erweiterung des Recessus lateralis (Pfeil). Der Patient ist postoperativ anhaltend beschwerdefrei. Wundsekretansammlungen, Durasack und Nervenwurzel ergeben einen isodensen Schatten im linkslateralen Wirbelkanal als postoperativen Normalbefund

wurzeln, Bandscheiben- und Narbengewebe in etwa die gleiche Dichte aufweisen. Im Grauton einer ausgedehnten Narbe kann sich deswegen auch ein Rezidivprolaps verbergen. Das Ausmaß der Bedrängung läßt sich dann eher indirekt an der Verziehung des Durasackes erkennen.

Eine weitere Möglichkeit, unterschiedliche Weichteilgewebe im CT zu differenzieren, besteht in der gleichzeitigen systemischen, d. h. intravenösen Kontrastmittelapplikation.

Man geht dabei von der Überlegung aus, daß gut durchblutetes Gewebe sich besser mit dem Kontrastmittel anreichert (sog. Enhancement) als schlecht oder gar nicht durchblutetes Gewebe, wie ein **frischer Prolaps.** Das Verfahren hat vor allem beim Rezidivprolaps im periduralen Narbengewebe seine Bedeutung (259, 1094).

Frisches, gut durchblutetes Narbengewebe zeigt verständlicherweise ein besseres Enhancement als alte fibröse Narbenplatten, in die altes Bandscheibengewebe eingewachsen ist.

Wegen der genannten Schwierigkeiten sollte man mit der Diagnose Rezidivprolaps aufgrund des postoperativen CT zurückhaltend sein, um den nach einer Bandscheibenoperation nicht beschwerdefrei gewordenen Patienten nicht noch weiter zu verunsichern. Wir wissen, daß die meisten dieser Beschwerden nicht durch neue Prolapse, sondern durch Narben und Verwachsungen hervorgerufen werden. Jede weitere Operation verschlechtert die Situation des Patienten.

Computertomographie oder Myelographie?

Viele Jahre beherrschte die Myelographie das Feld der präoperativen Diagnostik beim lumbalen Prolaps. Mit der verbesserten Technik und Interpretation haben MRI und CT die lumbale Myelographie weitgehend verdrängt. Diese wird meistens nur noch ergänzend eingesetzt, so daß sich uns eigentlich nur noch die Frage stellt, wann man bei einem CT noch ein Myelogramm braucht (Tab. 11.**4**). Da ein NMR nicht überall für die Routinediagnostik zur Verfügung steht, sollten hier nur CT und Myelographie gegenübergestellt werden. Bei gleicher Aussagekraft sprechen die ersten drei Argumente in Tab. 11.**4** auf der Vorteilseite des lumbalen **CT** für sich. Hinzu kommen die diagnostischen Stärken bei lateralen Befunden im Foramen intervertebrale und in der lückenlosen Wiedergabe des wichtigen Raumes unmittelbar hinter der L5/S1-Bandscheibe, wo häufig Prolapse sitzen.

Tabelle 11.**4** Vorteile und Nachteile von Computertomogramm und Myelographie in der Diagnose des lumbalen Prolapses

Computertomogramm	Myelographie
Vorteile: – nichtinvasiv – ambulant – ohne Nebenwirkungen – bei lateralen Befunden und bei L5/S1 aussagekräftiger – Artdiagnose des verdrängenden Gewebes möglich	*Nachteile:* – invasiv – stationär – Nebenwirkungen – myelographische Dunkelzone hinter der L5/S1-Bandscheibe sowie bei lateralen Befunden – keine Artdiagnose möglich
– bei totaler Verlegung des Wirbelkanals Darstellung auch unterhalb der Einengung noch möglich	– keine Darstellung unterhalb des Stopps
Nachteile: – keine Liquordiagnostik – Routinediagnostik nur in 2 Segmenten – CT-Dunkelzonen in Wirbelkörperhöhe durch selektive Darstellung	*Vorteile:* – Liquordiagnostik, intradurale raumfordernde Prozesse – Routinediagnostik über mehrere Segmente – kontinuierliche Darstellung des lumbalen Wirbelkanals

Auch die Artdiagnose des raumfordernden Gewebes im Wirbelkanal ist von Bedeutung. Während im Myelogramm nur eine Eindellung der Kontrastmittelsäule zu sehen ist, kann man im CT genau erkennen, ob es sich um Bandscheibengewebe, Knochen oder anderes Gewebe handelt, was die Verdrängung verursacht.

Aus den Nachteilen des CT bzw. den Myelographievorteilen ergeben sich auch die Indikationen für eine **ergänzende Myelographie.** Liegt ein Bandscheibensequester in einer CT-Dunkelzone, also z. B. in Wirbelkörperhöhe, die routinemäßig nicht mit erfaßt wird, sieht man in den benachbarten Schichten eventuell indirekte Prolapszeichen mit Verziehung des Durasackes oder einseitiger Wurzelverdickung. Man kann dann ergänzende Schichtaufnahmen veranlassen.

Vor einer Operation darf es keine Unklarheiten über die betroffene Etage geben, um den Eingriff nicht unnötig zu erweitern. So sollte man ein Myelogramm dann anfertigen, wenn klinisch-neurologischer Befund und CT nicht übereinstimmen. Bei polyradikulärer Symptomatik, unklaren postoperativen Zuständen und bei Verdacht auf Tumoren wird man sich ohnehin beider diagnostischer Verfahren bedienen, sofern kein MRI zur Verfügung steht.

Liquordiagnostik

Zusätzliche Untersuchungen dienen in erster Linie der differentialdiagnostischen Abklärung. Dazu gehören Sichtungsreaktionen der Labormedizin wie Blutbild, BKS und Elektrophorese, die beim Lumbalsyndrom keine pathologischen Veränderungen zeigen.
Bei jeder Myelographie gewinnt man auch **Liquor,** der immer im Labor untersucht werden sollte.

> Der Liquor ist beim Vorfall einer lumbalen Bandscheibe normal klar und fließt durch eine dünne Nadel in rascher Tropfenfolge heraus.

Falls eine Passagebehinderung vermutet wird, kann man noch den *Queckenstedtschen Versuch* anschließen. Für die Routineuntersuchung beim Lumbalsyndrom ist er jedoch nicht erforderlich. Der Liquor zeigt beim Lumbalsyndrom gewöhnlich einen normalen Befund. Wenn die lumbalen Nervenwurzeln durch einen großen Prolaps oder beim Postdiskotomiesyndrom anhaltend stark gereizt sind, kann man mitunter eine leichte *Eiweißvermehrung* bei normaler Zellzahl finden.
Starke Eiweißerhöhung bei normaler Zellzahl und bei normalem Liquordruck wird als „Dissociation globulinocytologique“ bezeichent (Guillain-Barrésches Syndrom). Hierbei zeigen sowohl Gesamteiweißgehalt als auch Kolloidkurven hohe Werte. Bei zahlreichen spinalen Reizzuständen ist dieser unspezifische Befund zu erheben.
Die Liquoruntersuchung vermag nur wenig zum positiven Nachweis des Bandscheibenvorfalls beizutragen und dient im wesentlichen dem Ausschluß anderer Ursachen des klinischen Syndroms, etwa der entzündlichen Prozesse (Zoster, Lues) oder der Tumoren.
Pathologisch erhöhte Eiweiß- und Zellwerte sowie Passagebehinderungen beim Queckenstedtschen Versuch erfordern eine weiterführende Diagnostik.

Diskographie

Nach anfänglicher Begeisterung über dieses diagnostische Verfahren (305, 749, 750, 1332) geriet die lumbale Diskographie lange Zeit wieder in Vergessenheit, weil man erkannt hatte, daß der pathologischen Konfiguration des Kontrastmittels im Bandscheibeninnenraum keine entsprechende klinische Bedeutung zukam. Nicht jede degenerierte Bandscheibe führt zu entsprechenden Beschwerden. Außerdem hatte sich die Myelographie mit den neuen Kontrastmitteln als wesentlich aussagekräftiger erwiesen. Erst in den letzten Jahren erschienen wieder Arbeiten über lumbale Diskographien, bei denen die Akzente in der Interpretation allerdings anders gesetzt wurden (213, 339, 553, 835, 934, 1035, 1058, 1179, 1289). Ein lumbales Diskogramm wird nur dann im Hinblick auf eine Operationsindikation als positiv angesehen, wenn sich das in den Bandscheibeninnenraum injizierte Kontrastmittel dorsal in den Epiduralraum entleert (Reflux) oder wenn sich ein Bandscheibensequester (Tissuesequester) im dorsalen Anulus fibrosus zeigt und diesen eventuell überragt. Alle anderen diskographischen Befunde werden als negativ bewertet, selbst wenn schwere degenerative Veränderungen vorliegen.

> Das Diskogramm wird nur im Hinblick auf die Frage ausgewertet, ob ein operationsbedürftiger Bandscheibenprolaps vorliegt oder nicht.

Unter diesem Aspekt erhöht sich die diagnostische Treffsicherheit der lumbalen Diskographie auf 83% (553) (Abb. 11.**63**). Wegen ihrer speziellen Aussage zur Lage und Größe eventuell nach dorsal verlagerter Bandscheibensequester stellt die Diskographie in vielen Fällen eine wertvolle Ergänzung zum Myelogramm oder CT dar. Bei einer Diskographie erhält man außerdem über die röntgenologisch-optischen Befunde hinaus noch weitere Informationen über das Krankheitsgeschehen: Injektionsandruck und injizierbare Flüssigkeitsmenge bei geschlossener Bandscheibe geben einen Hinweis, wie groß das Hohlraumsystem im Bandscheibeninnenraum ist, wie weit die Bandscheibe degeneriert ist (Abb. 11.**64,** 11.**65**). Während der Injektion in die betroffene Bandscheibe kommt es im allgemeinen auch zur Reproduktion oder Intensivierung der typischen Schmerzausstrahlung, ähnlich wie beim Distentionstest an der HWS. Bisher war es üblich, bei gegebener Indikation die ergänzende Diskograpie nach der Myelographie in einem gesonderten Untersuchungsgang durchzuführen. Die Ursache liegt u. a. darin, daß von den meisten Autoren der posterolaterale Weg zur Bandscheibenpunktion gewählt wird. Wir haben festgestellt, daß es durchaus möglich ist, Diskographie und Myelographie in einem Untersuchungsgang mit einer Punktion zu kombinieren (114). Dem Patienten bleibt dadurch ein wiederholter diagnostischer Eingriff erspart.

Interpretation der Kontrastmittelkonfigurationen. Im allgemeinen reicht eine Seitenaufnahme

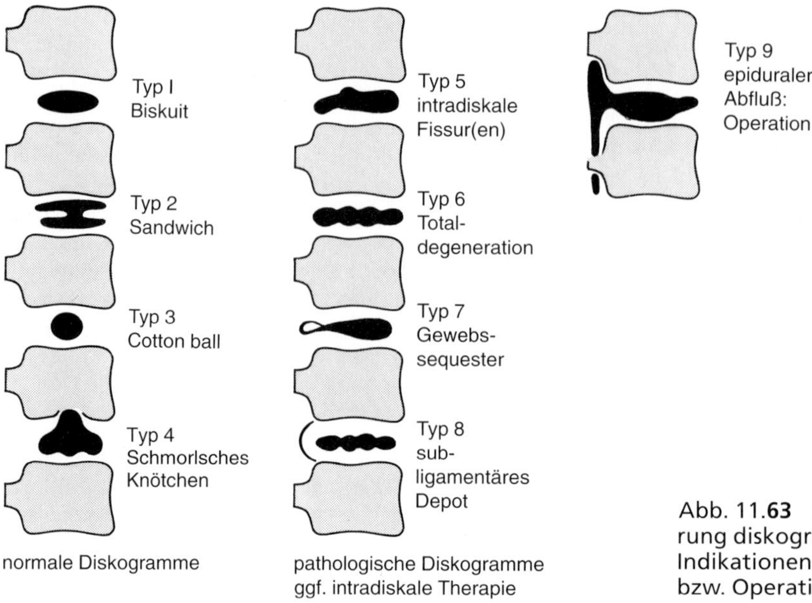

Abb. 11.**63** Schematische Typisierung diskographischer Befunde und Indikationen zur Chemonukleolyse bzw. Operation

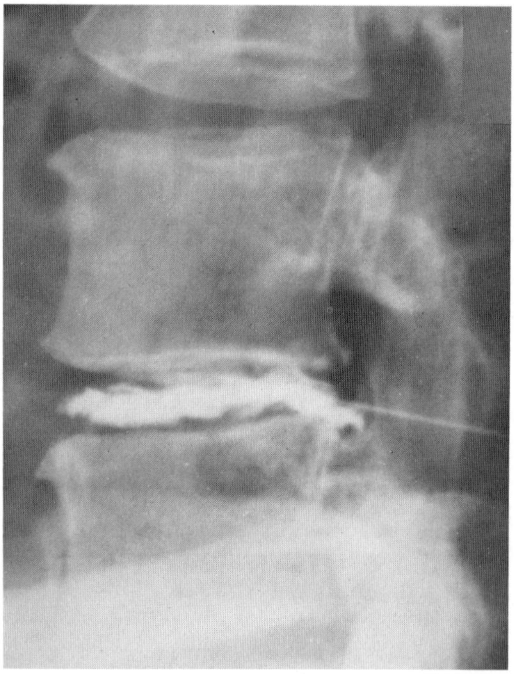

Abb. 11.**64** Das Diskogramm von L4/5 zeigt eine total degenerierte Bandscheibe mit dorsal verlagertem Sequester vom Typ 7. Kein epiduraler Abfluß. Bei gegebenem klinischem Befund Indikation zur intradiskalen Therapie

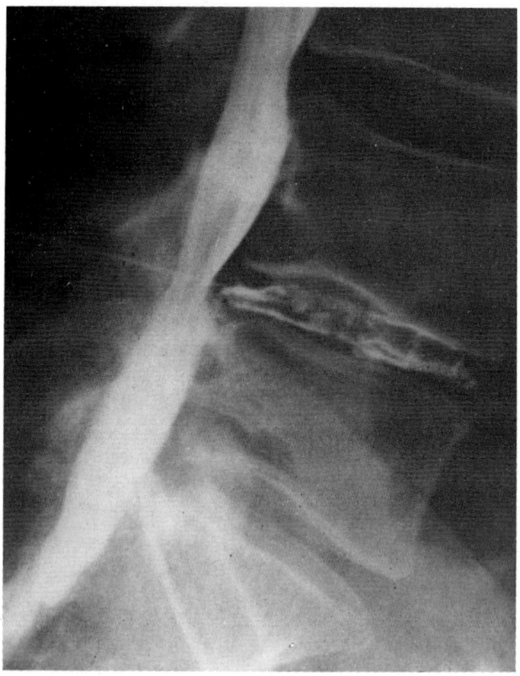

Abb. 11.**65** Myelodiskogramm von L4/5. Total degenerierte Bandscheibe mit Gewebssequester vom Typ 7, der die Kontrastmittelsäule des Myelogramms eindellt. Kein epiduraler Abfluß. Bei entsprechender Klinik Indikation zur intradiskalen Therapie

bei der Diskograpie aus, um sehen zu können, ob das Kontrastmittel über eine schmale Verbindungsstraße vom Bandscheibenzentrum in den Epiduralraum abfließt oder ob es im Zentrum verbleibt. Um die Lage eines Sequesters besser beurteilen zu können, sind zusätzliche Schrägaufnahmen nötig (Abb. 11.**66**). Das in den Bandscheibeninnenraum instillierte Kontrastmittel breitet sich je nach Größe und Beschaffenheit des Hohlraumsystems unterschiedlich aus. Das Kontrastmitteldepot kann eine rundliche Konfiguration aufweisen oder eine unregelmäßige Verzweigung zur Peripherie hin zeigen. Die klinische Relevanz dieser intradiskalen Kontrastmittelkonfigurationen ist jedoch gering, da von einem bestimmten Alter ab alle lumbalen Bandscheiben mehr oder weniger stark ausgeprägte degenerative Risse und Verzweigungen zeigen. Neben dem Kontrastmittelreflux in den Epiduralraum ist nur noch der Gewebssequester (Tissuesequester) als pathologischer Befund im Hinblick auf die Operationsindikation zu werten.

Unter Gewebssequester versteht man einen von Kontrastmittel umflossenen Gewebsabschnitt, der sich selber nicht mit Kontrastmittel auffüllt und an der dorsalen Begrenzung der Anulus fibrosus liegt oder über diesen hinausragt.

Oft findet sich über dem Sequester noch eine dünne Lamelle der äußersten Schichten des Anulus fibrosus oder des hinteren Längsbandes bzw. der ventralen epiduralen Membran. In der hernienartigen Aussackung sammelt sich so viel Kontrastmittel an, daß der eigentliche Sequester nicht mehr zu erkennen ist (Abb. 11.**66**).

Entsprechend der Variation pathologisch-anatomischer Befunde beim Vorfall einer lumbalen Bandscheibe, die man im Operationssitus vorfindet, ergeben sich auch bei der Diskographie alle möglichen Kontrastmittelkonfigurationen, welche die Interpretation erschweren (Abb. 11.**67**). Falls die Seiten- und Schrägaufnahmen nach einer Diskographie nicht genügend Aufschluß über die Lage eines Bandscheibensequesters geben, ist es durchaus möglich, nach ca. 2 Stunden vom betroffenen Segment noch ein CT anzufertigen als sog. CT-Diskographie. Hiermit ist besonders die Darstellung intraforaminaler Protrusionen möglich (573, 656, 1100).

Kernspintomographie

(MRI = magnetic resonance imaging, NMR = nuclear magnetic resonance, MRT = magnetic resonance tomography)

Prinzip, Vorteile. Atome mit magnetischen Eigenschaften richten sich im Organismus, der einem starken magnetischen Gleichfeld ausgesetzt ist, in einer bestimmten Richtung aus. Die elektromagnetischen Signale aus dem Körperinneren werden aufgefangen und wiedergegeben. Der Patient liegt längere Zeit in einer engen Röhre in einem starken Magnetfeld, während die Aufnahmen computergesteuert angefertigt werden. Es

a
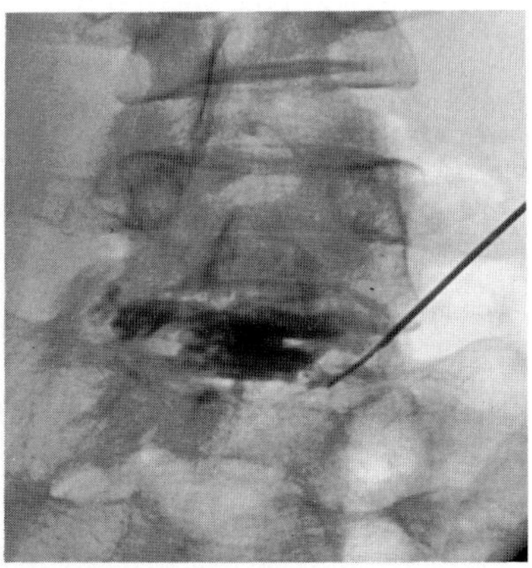
b
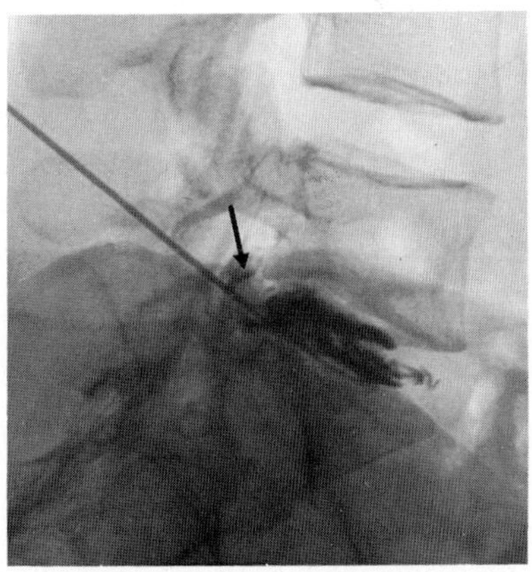

Abb. 11.**66a** u. **b** Diskogramm L5/S1 mit subligamentärem (Pfeil) Sequester (Typ 8). Bei gegebener Klinik: Indikation zur Chemonukleolyse. Auch bei randständiger Nadelspitze gelingt eine Auffüllung aller Bandscheibenräume mit Kontrastmittel und somit auch mit dem Enzym

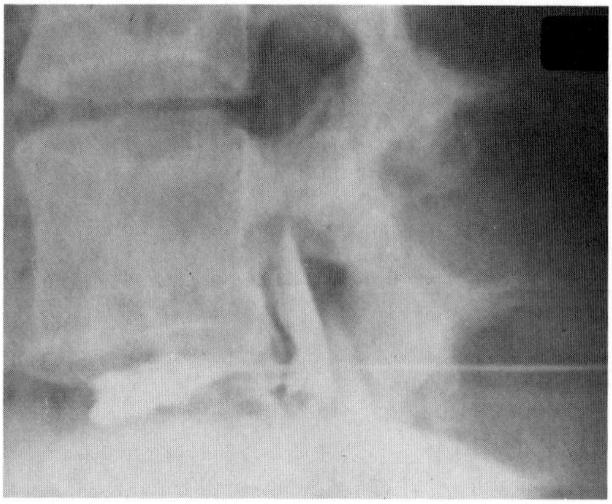

Abb. 11.**67** Diskogramm von L4/5 vom Typ 9: Das Kontrastmittel fließt sofort in großer Menge in den Epiduralraum. Indikation zur Operation. Im Situs fand sich ein freier Sequester

sind Darstellungen in allen Ebenen möglich. Die biologischen Effekte gängiger MRI-Magnetfelder sind nach heutiger Erkenntnis nicht schädlich. Diese Tatsache erlaubt es uns auch, in ihrer Ausdehnung bereits bekannte Vorfälle lumbaler Bandscheiben im MRI-Tomogramm zu überprüfen, um gegebenenfalls weitere Hinweise für ein differenzierteres therapeutisches Vorgehen zu erhalten.

Mit der Kernspintomographie steht ein Verfahren zur Diagnostik des lumbalen Bandscheibenvorfalls zur Verfügung, bei dem keine Röntgenstrahlen verwendet werden.

Für die Bandscheibenchirurgie liegt der Vorteil des MRI darin, daß sämtliche lumbalen Bewegungssegmente gleichzeitig dargestellt werden. Ein Übersehen dislozierter Sequester oder gleichzeitig bestehender Bandscheibenvorfälle in anderen Etagen ist somit weniger leicht möglich als beim CT, bei dem routinemäßig nur 2–3 Segmente dargestellt werden.

Tabelle 11.**5** Vergleich von MRI und CT beim Bandscheibenvorfall

MRI	CT
Keine Strahlen	Strahlen
Lange Untersuchung	Kurze Untersuchung
Alle Segmente	Routinemäßig 2–3 Segmente
Alle Ebenen	Nur Transversalebene
Hohe Kontrastauflösung für Bandscheibengewebe	Geringe Kontrastauflösung für Bandscheibengewebe
Sehr teuer	Teuer

Auch die beliebige Einstellung verschiedener Ebenen (sagittal, koronar, horizontal oder selektive Darstellung foraminaler Ebenen) erlaubt eine genaue Lokalisierung dislozierter Sequester und ossärer Wurzelkompressionen.

Durch hohe Kontrastauflösung lassen sich Prolaps und Durasack gut voneinander trennen. Die Eindellung des Durasackes durch einen Bandscheibenvorfall stellt sich wie im seitlichen Myelogramm dar. Darüber hinaus sieht man das prolabierte Bandscheibengewebe in allen Einzelheiten. Wasserhaltiges Nucleus-pulposus-Material stellt sich auf den T_2-gewichteten Bildern liquoräquivalent mit hoher Signalintensität dar. Teile des Anulus fibrosus, der Knorpelplatten und des hinteren Längsbandes erscheinen infolge des geringeren Wassergehaltes in allen Abbildungsmodi signalarm (Tab. 11.**5**).

Aus dem Wassergehalt des Prolapses bzw. der Protrusion ergeben sich auch therapeutischer Ansatz und Prognose. Ein wasserhaltiger freier Sequester im Epiduralraum kann durchaus zunächst konservativ behandelt werden, wenn keine gravierenden neurologischen Erscheinungen vorhanden sind, da mit einer raschen Volumenminderung durch Spontandehydrierung des nicht mehr im osmotischen System befindlichen Nukleusgewebes gerechnet werden kann. Auf der anderen Seite sollte man bei harten kollagenhaltigen Sequestern, die in der Regel starke Schmerzen hervorrufen, mit der operativen Therapie nicht allzulange warten.

Im MRI kann man das Ausmaß degenerativer Veränderungen und vor allem den Wassergehalt der Bandscheiben quantitativ bestimmen. Wir haben festgestellt, daß die Bandscheiben beim Menschen morgens wasserhaltiger sind als abends. Diese Untersuchungsergebnisse bestätigen das osmotische System der Bandscheibe (S. 25).

Aus pathologisch-anatomischen Untersuchungen und den Erfahrungen der Diskographie wissen wir, daß Bandscheibendegeneration und Beschwerden nicht gleichbedeutend sind. Von radiologischer Seite wird deswegen der degenerativen Wasserverarmung des Bandscheibengewebes mit den dazugehörigen Vorwölbungen des Anulus fibrosus eine zu große Bedeutung beigemessen. Es ist eher so, daß die im MRI dunkel dargestellten wasserarmen degenerierten Bandscheiben weniger Probleme für die Zukunft versprechen, als die hellen wasserhaltigen mit noch voll erhaltenem Quelldruck.

Die **Indikation** zum MRI an der Lendenwirbelsäule bei bandscheibenbedingten Erkrankungen wird in erster Linie durch Verfügbarkeit und Kostenfragen bestimmt. Man kann durchaus das diagnostische Spektrum mit dem CT, gegebenenfalls ergänzt durch die Myelographie, abdecken (Tab. 11.**6**).

Die Stärken des MRI kommen besonders bei der Lokalisation und Differenzierung dislozierter Sequester im Epiduralraum zum Tragen. Ein Bandscheibenoperateur, insbesondere wenn er mikrochirurgisch mit kleinem Zugang vorgehen will, sollte präoperativ nicht auf ein MRI verzichten.

Auch zur Differenzierung von postoperativen Narben von Rest- bzw. Reprolapsen hat das MRI gegenüber CT und Myelographie deutliche Vorteile. Gleiches gilt für die differentialdiagnostische Abgrenzung neurologischer Erkrankungen im Lumbalbereich. Alle übrigen Fragestellungen, insbesondere wenn es um die Beurteilung knöcherner Strukturen geht, lassen sich besser mit dem CT beantworten (Tab. 11.**7**).

Tabelle 11.**6** Indikation zum MRI an der Lendenwirbelsäule

Bandscheibenvorfall
Postdiskotomiesyndrom
DD neurologische Erkrankungen

Tabelle 11.**7** Vergleich der bildgebenden Verfahren an der Lendenwirbelsäule

Fragestellung	MRI	CT	Myelographie
Bandscheibenvorfall	+++	++	+
Spinalkanalstenose	+	+++	++
Postdiskotomiesyndrom	+++	++	+
DD Neurologie	+++	+	+++
Trauma	+	+++	+
Spondylolisthese	+	+++	+
Spondylitis	+	+++	–
Tumor (Metastasen)	+	+++	+

Technischer Ablauf. Ähnlich wie beim CT befindet sich der Patient in Rückenlage mit leicht angewinkelten Beinen. Die einmal eingestellte Körperposition muß der Patient während der Gesamtuntersuchung beibehalten. Topogramm und Interpretation der Transversalschichten entsprechen ebenfalls dem CT. Die rechte Seite des Patienten erscheint immer auf der linken Bildhälfte.

Befunde. Besonders im Vergleich zum CT im gleichen Fall zeigen sich die Stärken des MRI gegenüber dem CT. Der Operateur erhält klare Informationen darüber, in welche Richtung und wie weit er den Wirbelkanal explorieren muß, um alle Sequesteranteile zu entfernen (Abb. 11.**68**–11.**73**). Durch die Einteilung des lumbalen Epiduralraums in Ebenen und Zonen ist besonders mit dem MRI eine gute Kommunikationsmöglichkeit zwischen Radiologen und Bandscheibenchirurgen gegeben. Neben der genauen Lokalisation sind Angaben über Konsistenz und Wassergehalt möglich. Bei der Interpretation der Aufnahmen muß beachtet werden, daß durch das perifokale Ödem die Verdrängungserscheinungen dislozierten Bandscheibengewebes umfangreicher und eindrucksvoller erscheinen, als sie in Wirklichkeit sind. In den Sagittalaufnahmen erwecken mediale Protrusionen und Prolapse oft den Eindruck, als ob sie den ganzen Wirbelkanal verlegen.

Das MRI übertreibt beim Bandscheibenvorfall den tatsächlichen Befund.

Entscheidend für den therapeutischen Ansatz ist der klinische Befund, unabhängig davon, ob ein eindrucksvolles MRI vorliegt.

Postoperatives MRI. Schon auf Nativaufnahmen läßt sich das relativ wasserhaltigere Bandscheibengewebe vom Narbengewebe besser differenzieren als im CT. Bandscheibengewebe unterscheidet sich in T_2-gewichteten Aufnahmen vom signalarmen wenig vaskularisierten Narbengewebe. Sobald degenerierte Anteile im Bandscheibenmaterial vorliegen, ist wegen der Isointensität eine Differenzierung nicht mehr so leicht möglich. In diesen Fällen ist eine intravenöse Kontrastmittelgabe ähnlich wie bei einem CT erforderlich. Die Erfahrungen belegen eine Erhöhung der diagnostischen Treffsicherheit durch den Vergleich zwischen T_1-gewichteten Aufnahmen vor und nach intravenöser Kontrastmittelgabe (948). Differentialdiagnostische Probleme können aber auch hierdurch nicht mit absoluter Zuverlässigkeit ausgeschaltet werden, da im Laufe des Degenerationsprozesses

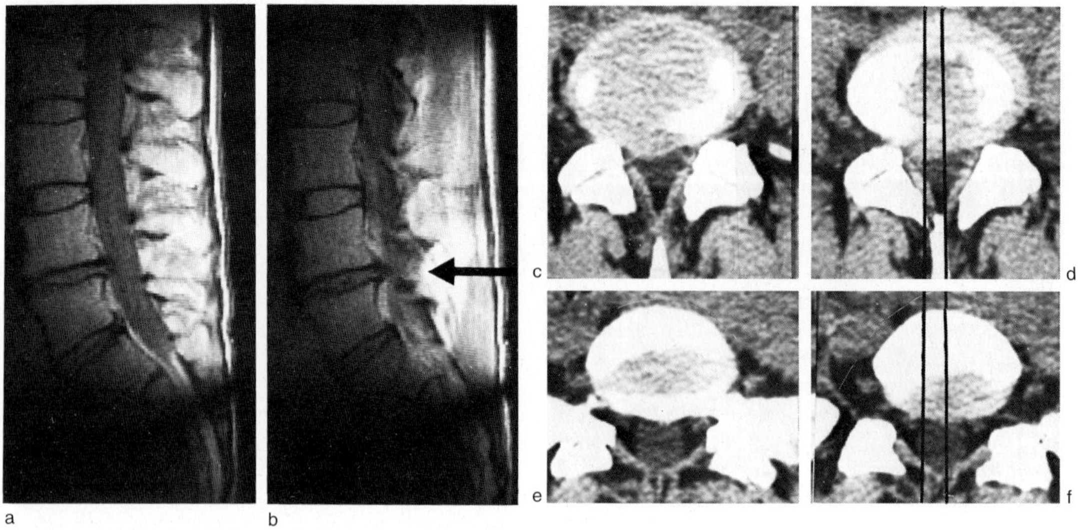

Abb. 11.**68a–f** Klinik: 42jährige Patientin mit L5-Ischialgie rechts seit 6 Monaten. Lasèguesches Zeichen bei 60 Grad positiv. Homolaterale Fehlhaltung bei Rumpfvorbeugung. Schmerzband bei L5 rechts. Hin und wieder Hypästhesie auf dem Fußrücken, keine motorischen Störungen.
CT: In der Bandscheibenhöhe L4/L5 rechts (vorletzte) paramedian zeigt sich eine breitbasige Protrusion, die breiter als tief ist. Die letzte Bandscheibe (L4/S1) hat normale Konturen.
MRI: In der medianen Sagittalebene stellen sich die dorsalen Anteile der Bandscheiben regelrecht dar. Die Dornfortsätze sind sichtbar (**a**). In der paramedianen Sagittalebene findet sich rechts bei L4/5 eine Bandscheibenvorwölbung mit Bedrängung des Durasackes (Pfeil). Die dorsale Kontur L5/S1 ist auch hier normal (**b**).
Die beiden letzten Bandscheiben sind insgesamt flacher und zeigen einen geringeren Wassergehalt als die darüberliegenden, sie sind dunkler. Therapie: intradiskale Injektion

Granulationsgewebe, von den Endplatten ausgehend, intradiskal vorliegen kann, was sich histologisch von epiduralem Granulationsgewebe nicht unterscheiden läßt. Weitere Ausführungen zum postoperativen MRI bzw. CT finden sich auf S. 288.

Elektromyographie

Mit dem EMG (S. 86) besteht eine Möglichkeit, motorische Störungen zu objektivieren. Eine Schwäche der Kennmuskeln kann man sonst bei der klinischen Untersuchung nur durch seitenvergleichende Prüfung der groben Kraft feststellen. Neurogene Muskelstörungen, wie z. B. bei einem Bandscheibenvorfall, machen sich erst nach längerem Bestehen im EMG bemerkbar. Deswegen ist diese Untersuchung nur als **ergänzende diagnostische Maßnahme** bei länger dauernden neurologischen Störungen verwertbar. Sie dient vorwiegend zur differentialdiagnostischen Abklärung bei unklaren neurologischen Befunden und in Gutachtenfällen. Das gleiche gilt auch für die übrigen Zusatzuntersuchungen wie die Neurotondiagnostik, Neurographie usw.

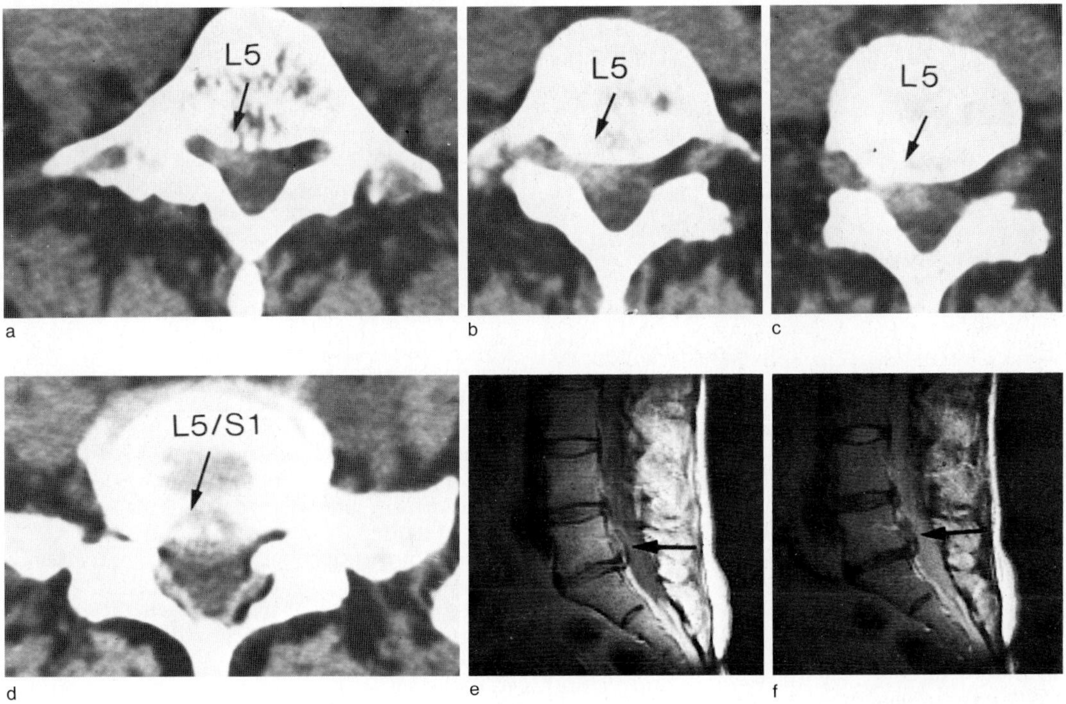

Abb. 11.**69a–f** Klinik: 45jährige Patientin mit L5- und S1-Ischialgie rechts seit 12 Wochen. Es besteht eine homolaterale Fehlhaltung bei der Rumpfbeugung nach vorn. Lasèguesches Zeichen rechts bei 30 Grad, links bei 60 Grad positiv. Fußheberschwäche und ASR-Ausfall rechts. Schmerzhypästhesieband bei L5 und S1 rechts, proximal auch links.

CT: Bandscheibensequesterschatten finden sich in Höhe der Bandscheibe L5/S1 rechts, aber auch noch hinter dem Wirbel L5 bis zur Wirbelkörpermitte (erkennbar an den Querfortsatzabgängen).

MRI: Die rechte Sagittalschicht zeigt einen von der Bandscheibe L5/S1 ausgehenden Schatten (Pfeil) zwischen L5-Wirbelkörper und Dura, der diese nach dorsal abdrängt. Gleiches hätte man auch im Myelogramm auf der Seitenaufnahme gesehen, allerdings ohne den Bandscheibenschatten.

Operationsbefund: absolute Operationsindikation, intradiskale Injektion wegen extradiskaler Sequesterlage kontraindiziert. Es fand sich ein großer Sequester auf der Schulter der S1-Wurzel in Höhe der L5/S1-Bandscheibe. 2 weitere Sequester lagen unter dem Bogen von L5, der teilweise abgetragen werden mußte. Die Patientin war nach der Operation anhaltend beschwerdefrei.

Bemerkung: Die extradiskalen, nach kranial verlagerten Sequester bedrängten die rechte L5-Wurzel von medial her und intrathekal die S1-Wurzel. Im CT und in MRI sieht man Sequesterschatten noch in der Mitte hinter dem L5-Wirbelkörper. Für die Operation war diese Information wichtig, um alle Sequester zu entfernen. Eines der beiden Verfahren hätte für diese Information allerdings ausgereicht.

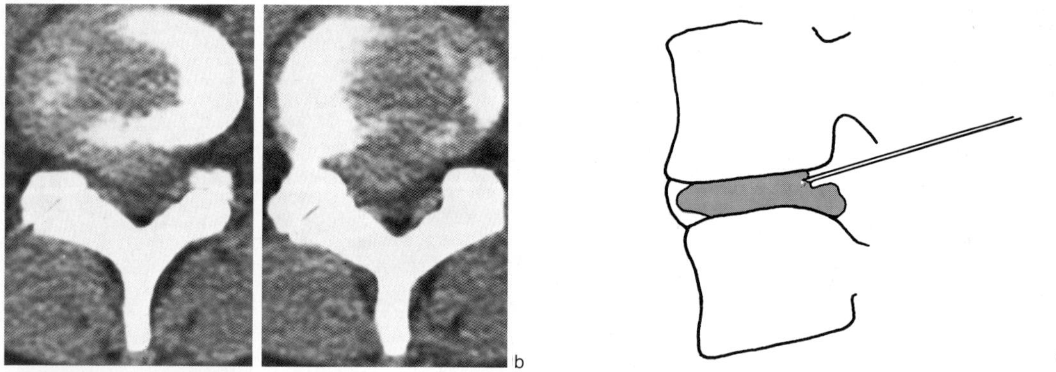

a b d

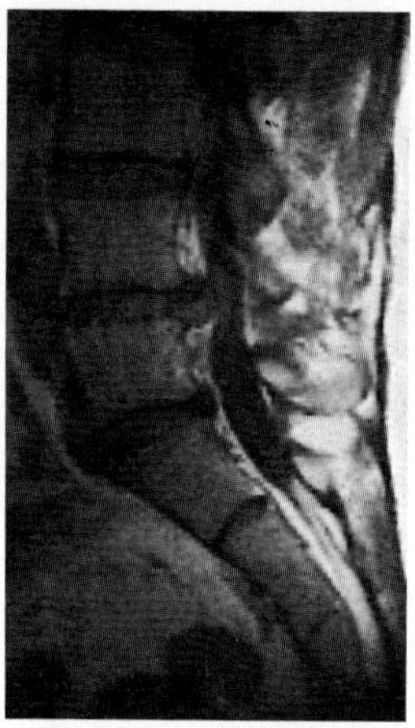

c

Abb. 11.**70a–d** Klinik: 29jährige Patientin mit einer zunehmenden L5-Ischialgie rechts seit 8 Monaten. Heterolaterale Fehlhaltung. Lasèguesches Zeichen bei 60 Grad positiv. Schmerz- und Hypästhesieband bei L5 und teilweise S1 rechts. Reflexe normal, keine motorischen Ausfälle.
CT: breitbasige große Protrusion in Höhe der vorletzten Bandscheibe (L4/5). Nachbarsegmente frei.
MRI: rechtsseitige mediale große Protrusion bei L4/5 in Höhe der Bandscheibe mit Eindellung des Durasackes.
Diskogramm: total degenerierte Bandscheibe mit subligamentärem Sequester, der die Wirbelkante nach dorsal überragt. Kein epiduraler Abfluß.
Therapie und Verlauf: Die Patientin ist nach intradiskaler Injektion mit Chymopapain deutlich gebessert, die Ischialgie ist verschwunden, es bestehen nur noch Kreuzschmerzen. Weitere Behandlung mit Flexionsbandage.
Bemerkung: Die Größe der Protrusion ist für das Prozedere nicht maßgebend, sondern die intra- oder extradiskale Sequesterlage. CT und MRI hätten jeweils für die Indikationsstellung ausgereicht

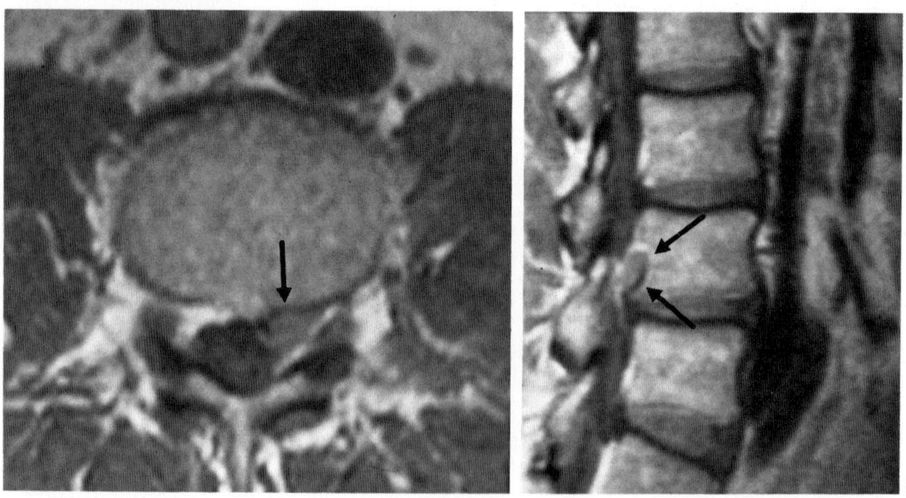

a b

Abb. 11.**71** 55jähriger Patient mit L5-Syndrom seit 7 Wochen. Seit einigen Tagen zunehmende Fußheberschwäche rechts. Das Schmerzband L5 rechts erweitert sich teilweise auf ein Schmerzband L4 rechts.
MRI: supradiskaler Sequester paramedial bei L4/5 (vorletzte Bandscheibe als Donor-Bandscheibe).
Operation: Zugang durch den interlaminaren Spalt L4/5. Entfernung des Unterrandes des Bogens L4, bis der Sequester sichtbar wird und extrahiert werden kann

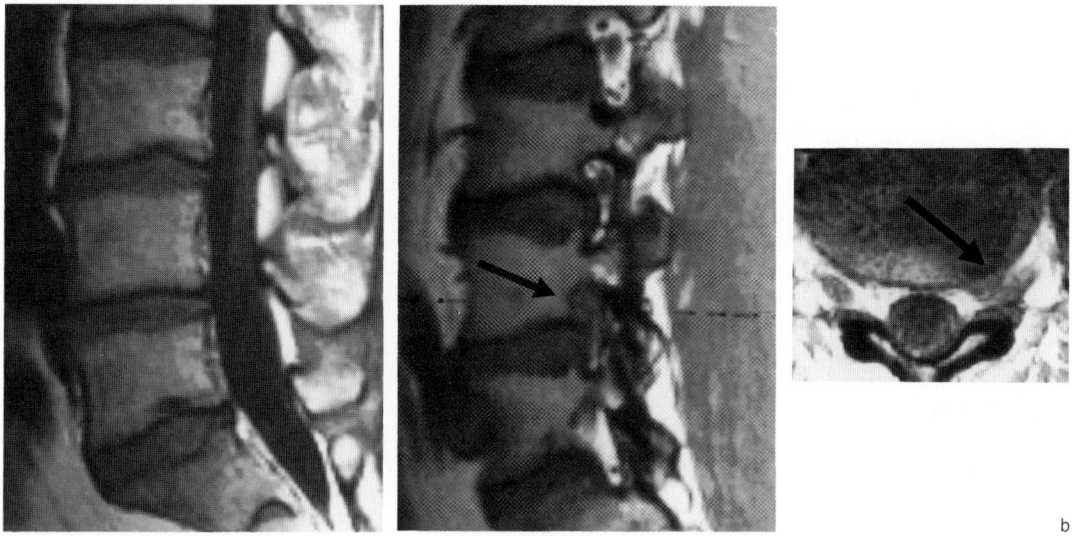

Abb. 11.**72** **a** u. **b** Akutes L4-Syndrom mit Quadrizepsschwäche bei einem 39jährigen Patienten. Der Patellarsehnenreflex ist links abgeschwächt. Schmerzen und Hypästhesien an der Vorderaußenseite des linken Oberschenkels.
MRI: supradiskaler Sequester, der von der vorletzten (L4/5) Bandscheibe nach kraniolateral disloziert ist. Im linksseitigen Sagittalschnitt ist der obere Anteil des Foramen intervertebrale L4/L5 mit Schatten der Wurzel und des Sequesters ausgefüllt. Die darüber- und darunterliegenden Foramina intervertebralia zeigen nur im oberen Abschnitt den Wurzelschatten mit umgebendem Fett. In der supradiskalen Transversalebene mit der Darstellung von Wirbelkörper und Foramen findet sich der Sequester linkslateral (Pfeil) mit Kompression der austretenden L4-Wurzel. Die traversierende L5-Wurzel ist ebensowenig betroffen wie der Durasack, der sich in der medialen Sagittalebene ohne Besonderheiten darstellt (Abb. **a**).
Operation: interlaminarer Zugang bei L4/5 nach vorheriger Nadelmarkierung. Hemilaminektomie L4 links. Mit der gebogenen Faßzange wird der Sequester kraniolateral im oberen Anteil des Foramen intervertebrale gefaßt und entfernt. Alternativ hätte man den intertransversalen Zugang wählen können

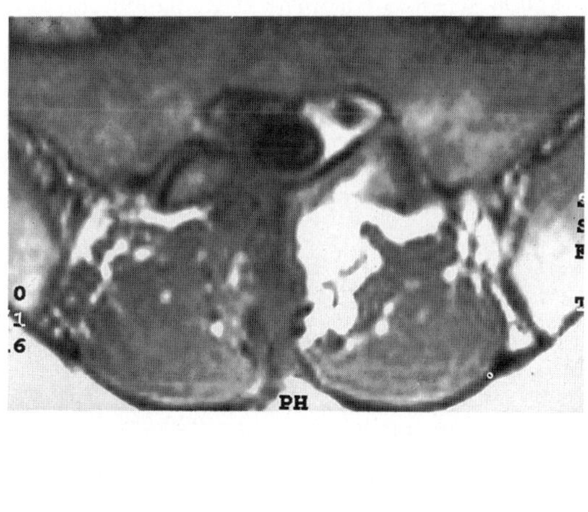

Abb. 11.**73** Postdiskotomiesyndrom nach 2maliger Bandscheibenoperation L5/S1 bei einem 45jährigen Patienten mit stärksten Beschwerden im Sinne eines polyradikulären Wurzelsyndroms.
MRI: vom ventralen Epiduralraum bis zur Haut reichende Narbe unter Einschluß der Nervenwurzel und der Rückenmuskeln. Auf der gegenüberliegenden Seite liegt die Nervenwurzel frei im umgebenden epiduralen Fettgewebe. Kein Anhalt für Rezidiv- oder Restprolaps

Klinische Syndrome

Lokales Lumbalsyndrom

Überblick über die Symptome und Häufigkeit

Unter einem lokalen Lumbalsyndrom versteht man alle klinischen Erscheinungen, welche direkt oder indirekt von degenerativen und funktionellen Störungen lumbaler Bewegungssegmente ausgehen und in ihrer Symptomatik auf die Lumbalregion beschränkt bleiben.

Hinsichtlich Ätiologie, Pathogenese und Klinik ergeben sich zahlreiche Parallelen zum lokalen Zervikalsyndrom. Vom akuten Hexenschußanfall, der plötzlich einsetzt und ebenso rasch wieder verschwindet, bis zu chronisch-rezidivierenden Kreuzschmerzen gibt es beim lokalen Lumbalsyndrom alle Übergänge. Diese Zustände unter dem Begriff Lumbago zusammenzufassen wäre terminologisch ungenau, denn die Lumbago stellt nur eine der möglichen Erscheinungsformen des lokalen Lumbalsyndroms dar.

Beim lokalen Lumbalsyndrom handelt es sich um Beschwerdebilder, die durch positionsabhängige Kreuzschmerzen, Verspannungen der lumbalen Rückenstreckmuskeln und Bewegungseinschränkung der LWS charakterisiert sind. Segmentale Ausstrahlungen in die unteren Extremitäten fehlen (Tab. 11.**8**). Ausgangspunkt der Beschwerden sind degenerative Veränderungen der unteren lumbalen Bewegungssegmente mit mechanischer Irritation des hinteren Längsbandes, der Wirbelgelenkkapseln und des Wirbelperiosts. Es sind vorwiegend sensible Fasern des R. meningeus und des R. dorsalis des Spinalnervs betroffen. Die reflektorische Anspannung der Rückenstreckmuskeln wird als unangenehm und schmerzhaft empfunden. Diese Muskeln werden von den Rr. dorsales der lumbosakralen Spinalnerven versorgt. Eine genaue segmentale Zuordnung der Schmerzareale, wie bei der Reizung des R. ventralis mit Ischialgie, ist bei den dorsalen Nervenästen nicht möglich.

Unter den bandscheibenbedingten Beschwerden der ganzen Wirbelsäule sind die lokalen Lumbalsyndrome weitaus am häufigsten. Sie übertreffen in ihrer Frequenz noch die lokalen Zervikalsyndrome.

Bei leichteren Formen des lokalen Lumbalsyndroms nehmen nur wenige Patienten ärztliche Hilfe in Anspruch, weil die Beschwerden innerhalb kurzer Zeit von selbst verschwinden und auf bewährte Hausmittel wie Wärmeanwendungen aller Art sowie geeignete Lagerung gut ansprechen. Nur wenn die Beschwerden sehr stark sind, länger als gewöhnlich anhalten oder wiederholt und in immer kürzeren Abständen auftreten, fühlen sich die Patienten beunruhigt und suchen den Arzt auf.

Tabelle 11.**8** Leitsymptome beim lokalen Lumbalsyndrom

Positionsabhängige Kreuzschmerzen
Verspannungen der lumbalen Rückenstreckmuskeln
Schmerzhafte Bewegungseinschränkung der LWS
Klopf- und Rüttelschmerz der lumbalen Dornfortsätze

Einteilung. Je nach Betonung der einzelnen Leitsymptome unterscheidet man beim lokalen Lumbalsyndrom akute und chronische Zustandsbilder. Nicht alle Krankheitserscheinungen, welche von degenerativen Veränderungen der lumbalen Bewegungssegmente ausgehen, lassen sich hinsichtlich ihrer Pathogenese so genau einordnen, wie es den Anschein erwecken mag. Für den therapeutischen Ansatz ist es jedoch wichtig zu wissen, ob man es mit einer diskogenen Lumbago oder mit chronischen arthroligamentären Kreuzschmerzen zu tun hat. Die wichtigsten diagnostischen Hinweise ergeben sich wie bei allen bandscheibenbedingten Erkrankungen aus der Anamnese.

Lumbago, diskogener Kreuzschmerz

Die Lumbago (Hexenschuß) stellt eine akute Form des lokalen Lumbalsyndroms dar. Alle Leitsymptome des lokalen Lumbalsyndroms sind akzentuiert und setzen plötzlich ein.

In der Anamnese dominieren unvorhergesehene Belastungen der Wirbelsäule wie **Bücken** und Heben; außerdem werden häufig Kälte- und Nässeeinwirkungen angegeben. Der meistens blitzartig einschießende Kreuzschmerz führt sofort zur Bewegungssperre der LWS, die in einer charakteristischen Fehlhaltung erstarrt. Um die Bewegungssperre als Entlastungshaltung aufrechtzuerhalten,

kommt es reflektorisch zur starken Anspannung der lumbalen Rückenstreckmuskeln.
Aktive oder passive Bewegungsversuche aus der fixierten Fehlhaltung heraus sind mit heftigen Schmerzen verbunden. Der Patient vermeidet ängstlich jede Bewegung und berichtet auch über eine Schmerzverstärkung beim Husten, Niesen und Pressen.

Als Ursache für die Lumbago kommen in erster Linie **intradiskale Massenverschiebungen** mit Irritation des hinteren Längsbandes in Betracht (Abb. 11.**16a**). Akute Schmerzzustände können aber auch von den Wirbelgelenken ausgehen, wenn diese plötzlich komprimiert oder gezerrt werden. Ödematöse Schwellungen der Wirbelgelenkkapseln lassen sich dann im MRI nachweisen (1098). Die **Hauptschmerzzone** findet sich in der unteren Lumbalregion und über dem Kreuzbein, entweder in der Mitte oder etwas seitlich davon. Auch diffuse Schmerzausbreitungen auf vegetativer Basis nach ventral oder kranial kommen vor. *Pseudoradikuläre Ausstrahlungen* in die Oberschenkelmuskulatur sind möglich (Abb. 8.**3**). Neben der plötzlich mit irgendeiner Bewegung einsetzenden Lumbago gibt es – wenn auch seltener – eine allmählich sich steigernde Form, bei der das Vollbild erst nach mehreren Stunden entsteht.
Bei der klinischen Untersuchung imponieren **Fehlhaltung und Bewegungssperre der LWS** (Abb. 11.**74**).

Eine Rumpfbeugung ist nicht möglich und wird – wenn überhaupt – nur in den Hüftgelenken bei völliger Steifhaltung der LWS ausgeführt. Der Patient kann sich nur mit einer charakteristischen Seitrollbewegung vom Untersuchungstisch wieder in die aufrechte Haltung begeben. Drehpunkt ist das Gesäß.

Die Dornfortsätze der unteren LWS erweisen sich bei der Palpation als druck- und klopfempfindlich. Das Anheben des gestreckten Beines in Rückenlage ist mit einer Verstärkung der Kreuzschmerzen verbunden. Neurologische Symptome fehlen.

Die *Fehlhaltung* kann, je nach Sitz der Läsionen, in einer fixierten Streckstellung, als Schonkyphose mit Seitneigung nach rechts oder links bestehen. Diese Fehlhaltung ist auch einziges röntgenologisches Symptom. Unter Entlastung, d. h. im Liegen mit leicht angewinkelten Hüft- und Kniegelenken, sind die meisten Patienten schmerzfrei; auch die Fehlhaltung verschwindet.

Von einer Lumbago sind in der Regel **jüngere Patienten** betroffen, weil bei ihnen am ehesten die Voraussetzungen für ein intradiskales Derangement gegeben sind.
Anfänglich dauern die Schmerzattacken nur kurz und zeigen eine *spontane Rückbildungstendenz*. Der weitere **Verlauf** ist nicht voraussehbar. Hexenschußanfälle in der Jugend und im mittleren Lebensalter können einziges klinisches Symptom der Bandscheibendegeneration bleiben. Häufig stehen sie jedoch am Beginn eines chronisch-rezidivierenden lumbalen Bandscheibensyndroms, das sich im weiteren Verlauf mit immer wieder auftretenden Kreuz- und Ischiasschmerzen äußert.

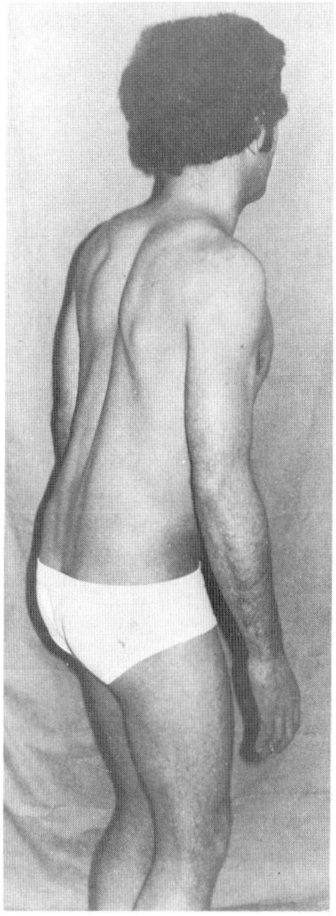

Abb. 11.**74** Typische Fehlhaltung bei Lumbago. Leichte Rumpfvorneigung (Schonkyphose). Bewegungssperre der Lendenwirbelsäule, starke Anspannung der Rückenstreckmuskeln

Arthroligamentärer Kreuzschmerz

Charakteristik und Ätiologie

Langanhaltende, immer wieder auftretende Kreuzschmerzen stellen die chronische Form des lokalen Lumbalsyndroms dar. Die Leitsymptome des lokalen Lumbalsyndroms sind oft nur gering ausgeprägt, setzen allmählich ein und klingen ebenso langsam wieder ab. Arthroligamentäre Kreuzschmerzen lassen sich bei den betroffenen Patienten durch bestimmte Haltungen, wie z. B. längeres Sitzen und Stehen, aber auch durch längeres Liegen, regelmäßig auslösen und durch Positionsänderungen wieder beseitigen. Eine Lumbago hingegen tritt anfallsweise auf und läßt sich weder provozieren noch durch Haltungsänderung beseitigen. Als Ursache für diese chronisch-rezidivierenden Kreuzschmerzen kommen in erster Linie Elastizitäts- und Volumenänderungen der lumbalen Bandscheiben mit ihren sekundären Rückwirkungen auf Wirbelgelenke, Bänder und Muskeln in Betracht. Da diese Erscheinungen an ein fortgeschritteneres Stadium der Bandscheibendegeneration gebunden sind, stellen sich chronische Kreuzschmerzen im allgemeinen erst nach dem 35.–40. Lebensjahr ein. Je nach Körperhaltung spricht man von Belastungs- oder Entlastungskreuzschmerz bzw. je nach Einstellung der LWS vom Lumbalkyphose- oder Hyperlordosekreuzschmerz (Facettensyndrom).

Facettensyndrom

Unter Facettensyndrom versteht man vorwiegend von den lumbalen Wirbelgelenken (Facetten) ausgehende Kreuzschmerzen, welche in die Beine ausstrahlen können – ohne segmentale Zuordnung.

Von den Wirbelgelenken ausgehende Beschwerden wurden eingehend schon 1936 von Lange in seiner Monographie „Die Wirbelgelenke" dargestellt (721). Das Krankheitsbild beschrieb man vor allem im deutschsprachigen Raum lange Zeit als Spondylarthrose, bis Mooney u. Robertson (836) den Begriff Facettensyndrom prägten, der auch international allgemein verwendet wird.

Die meisten Facettensyndrome sind belastungsabhängig und treten gewöhnlich im Laufe des Tages auf. Bei Horizontallagerung mit leicht angewinkelten Hüft- und Kniegelenken verschwinden sie wieder (487). Eine beschwerdeauslösende Hyperlordose der LWS stellt sich bei vielen Menschen durch Haltungsschwäche im Stehen schon innerhalb kurzer Zeit ein. Dabei werden die Wirbelgelenke überbelastet; außerdem tritt eine relative Raumenge im lumbalen Wirbelkanal und in den Zwischenwirbellöchern ein. Die Kreuzschmerzen gehen unter Umständen sogar mit radikulären Symptomen einher (Abb. 11.**28**). Der Hyperlordosekreuzschmerz tritt nach längerem Gehen und Stehen auf, vor allem wenn *hohe Absätze* getragen werden, die indirekt eine *Beckenvorkippung* und Hyperlordosierung der LWS bewirken. Zur Verstärkung der Lendenlordose mit der Möglichkeit der Entstehung von Hyperlordosekreuzschmerzen kommt es auch beim *Bergabgehen* und bei Tätigkeiten, die eine *Rückneigung des Rumpfes* erfordern, wie z. B. Wäscheaufhängen, Betrachten von Bildern und alle Überkopfarbeiten.

Andere Belastungsschmerzen kommen durch eine allmähliche Höhenminderung des Zwischenwirbelabschnitts sowie durch Ermüdungserscheinungen der Rumpfmuskeln im Laufe des Tages zustande. Mit der Volumenabnahme tritt auch ein Elastizitätsverlust der Bandscheiben ein. Die übrigen Bestandteile der lumbalen Bewegungssegmente, vor allem der Wirbelgelenke und Bänder, werden über- oder fehlbeansprucht und sind Ausgangspunkt von Schmerzen, die vom R. meningeus des Spinalnervs vermittelt werden.

Die von den lumbalen Wirbelgelenken als Facettensyndrom ausgehenden Beschwerden sind Kreuzschmerzen mit Ausstrahlung in Gesäß, Leisten, Unterbauch, Oberschenkel und gelegentlich ins Skrotum. Die Schmerzen werden als diffus und großflächig bezeichnet und mit der flachen aufgelegten Hand demonstriert, im Gegensatz zu Patienten mit radikulären Syndromen, die das betroffene Dermatom umschrieben mit einem Finger zeigen können. Bei der Untersuchung zeigt sich ein Rüttel- und Klopfschmerz über den betroffenen Segmenten.

Auch **Kreuzbein- und Kreuz-Darmbein-Fugen** können druckempfindlich sein. Die Kreuzbein-Darmbein-Gelenke sind funktionell und neuroanatomisch als unterste Facetten anzusehen.

Kiessling (637) hat bei seinen neuroanatomischen Untersuchungen an Kreuzbein-Darmbein-Gelenken das gleiche Innervationsmuster wie bei den lumbalen Wirbelgelenken nachweisen können. Spontan- und Druckschmerzen finden sich weiterhin am Beckenkamm, am Trochanter major und in der Leiste über dem Iliopsoasansatz.

Diagnostisch hinweisend ist eine passive Lordose-Torsions-Bewegung der LWS durch maximale Abduktion und Außenrotation der Hüfte beim sog. Viererzeichen (Abb. 11.**75**). Dabei werden die typischen Kreuzbein- und Beinschmerzen ausgelöst. Beweisend für ein Facettensyndrom sind Schmerzauslöschung bzw. -reduzierung durch Injektion eines Lokalanästhetikums in die betroffene Wirbelgelenkkapsel (s. Facetteninfiltration, S. 262).

Das Facettensyndrom mit belastungsabhängigen Kreuzschmerzen zeigt einen wechselhaften **Verlauf.** Frequenz und Intensität sind einmal von der körperlichen Beanspruchung und Haltung abhängig: Bei regelmäßigem Wechsel zwischen Sitzen, Stehen und Liegen mit abgerundeten Bewegungsabläufen treten die wenigsten Beschwerden auf. Auf der anderen Seite sorgen bislang noch wenig bekannte biochemisch-biomechanische Involutionsvorgänge im Bandscheibengewebe für ein scheinbar überraschendes Auftreten und Abklingen der Beschwerden, weil jedesmal auch eine Stellungsänderung der Wirbelgelenke damit verbunden ist (s. S. 33).

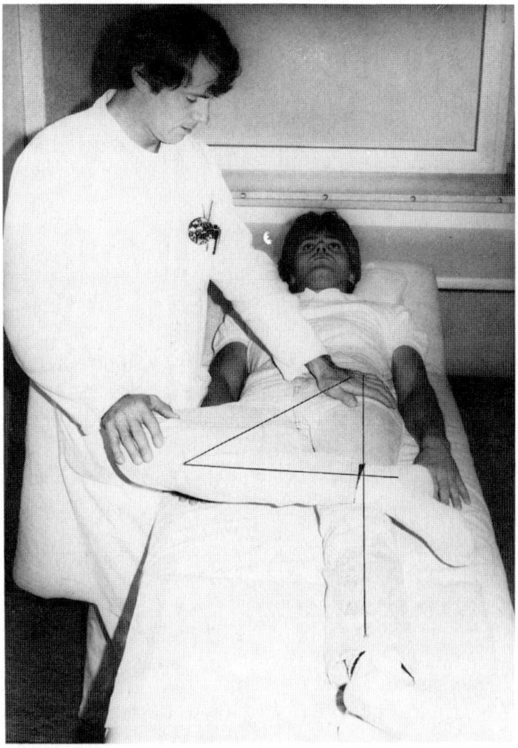

Abb. 11.75 Viererzeichen beim lumbalen Facettensyndrom. Die Beine zeigen so die Figur einer arabischen Vier. Durch Herunterdrücken des gebeugten Kniegelenkes wird die LWS lordosiert und torquiert. Wirbelgelenkschmerzen intensivieren sich oder werden bei einem Kapselreizzustand ausgelöst

Rückenschmerzen im Liegen

Während der Belastungsschmerz bei vertikaler Beanspruchung der Wirbelsäule entsteht und unter Horizontallagerung wieder verschwindet, ist es bei dem Entlastungskreuzschmerz umgekehrt. Viele Bandscheibenpatienten bekommen ihre Kreuzschmerzen, wenn sie längere Zeit gelegen haben, also meistens in den **frühen Morgenstunden.** Unmittelbar nach dem Aufstehen, das sich sehr mühsam gestaltet, erreichen die Beschwerden ihren Höhepunkt. Es entsteht ein lumbagoähnliches Bild mit Fehlhaltung, erheblicher schmerzhafter Bewegungseinschränkung der LWS nach allen Seiten und Lumbalspasmus. Die Patienten müssen groteske Verrenkungen vornehmen, um sich Schuhe und Strümpfe anziehen zu können. Die Schmerzintensivierung durch Husten, Niesen und Pressen ist beim Entlastungskreuzschmerz besonders ausgeprägt.

Im Gegensatz zu einer echten Lumbago verschwinden Schmerzen und Bewegungseinschränkungen innerhalb 1/2 Stunde, so daß sich die Patienten *tagsüber wieder völlig normal* bewegen können. In der Sprechstunde bekommt man deswegen derartige Zustände nicht zu sehen; man kann sie sich nur vom Patienten schildern lassen.

Ursache dieser Entlastungskreuzschmerzen ist ebenfalls die **Bandscheibenlockerung** mit Elastizitätsverlust der intervertebralen Bandverbindungen und abnormen Volumenschwankungen des Bandscheibengewebes selbst.

> Durch Nachlassen des Tonus der Haltemuskulatur im Liegen, besonders im Schlaf, geraten die einzelnen Bestandteile des Bewegungssegments in unphysiologische Stellungen zueinander.

Dabei kommt es zu Irritationen, vor allem der Fasern des R. meningeus.

Eine weitere Möglichkeit für die Entstehung von Schmerzen in Horizontallage ist der unwillkürliche Wechsel von der rundrückigen Seitenlage in die flache Rücken- oder Bauchlage mit **Hyperlordosierung** der LWS, die in vielen Fällen beschwerdeauslösend wirkt. Bei erhöhtem intradiskalem onkotischem Druck (vermehrte Ansaugkraft des Bandscheibengewebes), wie er besonders bei Patienten mittleren Alters anzutreffen ist, und niedrigem Belastungsdruck (Horizontallagerung) kommt es außerdem zur **gesteigerten Flüssigkeitsaufnahme** in den Zwischenwirbelabschnitten.

Die Bandscheiben sind dann prall gefüllt und wölben sich gegen das schmerzempfindliche hintere Längsband vor, das sie unter Spannung setzen.

Mit der Erhöhung des hydrostatischen Druckes durch axiale Belastung der Wirbelsäule wird rasch ein Ausgleich geschaffen, so daß die Beschwerden wieder verschwinden.
Auf die unterschiedliche Kreuzschmerzgenese, sei es durch Be- und Entlastung bzw. Lumbalkyphose oder -hyperlordose, sind im Einzelfall auch die therapeutischen und prophylaktischen Maßnahmen auszurichten, besonders was die Lagerung anbetrifft.

Differentialdiagnose bei Kreuzschmerzen

Als Kreuz (Regio sacralis) bezeichnet man jenen Abschnitt des Rückens, der sich in Höhe des Kreuzbeins befindet. Er weist beim Menschen eine etwa kreuz- bzw. rautenförmige Mulde auf. Von den lumbalen Bewegungssegmenten ausgehende lokale Schmerzen erreichen hier ihr Maximum.

Die bei weitem häufigste Kreuzschmerzursache sind bandscheibenbedingte Erkrankungen der LWS.

Neben den Leitsymptomen des Lumbalsyndroms weist auch der positive Extensionstest (Abb. 11.**91**) auf die Bandscheibe als Kreuzschmerzursache hin.
Der Begriff Kreuzschmerz wird im medizinischen Sprachgebrauch auch vielfach für Beschwerden in höher und seitlich gelegenen Abschnitten des Rückens eingesetzt. Deswegen erstreckt sich die Differentialdiagnose auf eine große Anzahl von Erkrankungen, die mit Schmerzen in diesen Regionen einhergehen.

Extravertebrale Kreuzschmerzursachen

Viele mit angeblichen Kreuzschmerzen einhergehende extravertebrale Erkrankungen, welche differentialdiagnostisch in Erwägung zu ziehen sind, haben ihre Hauptschmerzzone nicht in der Regio sacralis, sondern in der näheren oder weiteren Umgebung. Dazu gehören neben gynäkologischen und urologischen Leiden auch einige innere Erkrankungen. Sie sind gewöhnlich mit Schmerzausstrahlungen und Begleiterscheinungen verbunden, die nicht zum Lumbalsyndrom passen.
Der **Kreuzschmerz der Frau,** auch als gynäkologischer Kreuzschmerz bezeichnet, dem Martius (800) noch eine umfangreiche Monographie widmete, hat in den letzten Jahrzehnten erheblich an Bedeutung verloren, seitdem man weiß, daß es sich in den meisten Fällen um Beschwerden handelt, die ihren Ursprung in den lumbalen Bewegungssegmenten haben.

46% aller Schwangeren haben Kreuzschmerzen.

Die Kreuzschmerzen während der *Schwangerschaft* gehen nicht von den inneren Beckenorganen, sondern von gelockerten Bändern der Kreuz-Lenden-Region aus. Die Änderung der hormonellen Situation mit Beckenring- und Bandscheibenlockerung bei Einnahme von *Antikonzeptiva* ist auch für Kreuzschmerzen verantwortlich zu machen. In der zweiten Hälfte der Schwangerschaft kommen durch die Vorderlastigkeit des Rumpfes noch statische Veränderungen mit Hyperlordosierung der LWS und Beckenkippung hinzu. Nur 1% der Schwangeren haben eine Ischialgie (919).

Als eigentliche gynäkologische Kreuzschmerzursachen kommen z. B. raumfordernde Prozesse der weiblichen Beckenorgane wie Ovarialzysten, Uterus myomatosus oder maligne Tumoren in Frage.

Die dabei auftretenden Kreuz- und Rückenschmerzen sind diffus und werden von den Frauen mit der flachen Hand über eine breite Schmerzzone angedeutet (800), während lokale bandscheibenbedingte Schmerzen eher punktuell über dem betroffenen Bewegungssegment auftreten.
Durch gezielte Vorsorgeuntersuchungen werden die meisten Erkrankungen dieser Art heute früh entdeckt, noch bevor sie das Ausmaß erreichen, um Kreuzschmerzen zu verursachen.

Endometriose und Lageveränderungen des Uterus werden als Kreuzschmerzursache überbewertet.

Man muß daran denken, wenn die Beschwerden *zyklusabhängig* auftreten. Pfau (950) weist darauf hin, daß *Deszensus* und Prolaps der Vaginalwände und des Uterus mit Kreuzschmerzen einhergehen können. Typisch für die Veränderungen ist die Zunahme der Beschwerden im Verlauf der Tagesarbeit und das Verschwinden in Ruhe sowie nach Applikation eines Pessars. Insgesamt gesehen ist die Häufigkeit gynäkologischer Kreuzschmerzursachen unter der großen Anzahl von Patientinnen mit Kreuzschmerzen sehr gering, so daß der gynäkologischen Exploration bei derartigen Beschwerdeangaben nur noch Ausschlußcharakter zukommt.

Schmerzen bei **urologischen Erkrankungen** sind selten allein auf die Regio sacralis beschränkt. *Nieren- und Harnleitererkrankungen* (Steine, Tumoren, Entzündungen) gehen meistens mit einem Spontanklopfschmerz in der seitlichen Lendenregion einher. Außerdem haben die Schmerzen in der Regel *kolikartigen* Charakter, was bei bandscheibenbedingten Beschwerden nie der Fall ist. Erkrankungen der Harnblase (solides Karzinom mit ein- und beidseitiger Harnstauung, infiltratives Tumorwachstum) und der männlichen Genitalorgane können ebenfalls Kreuzschmerzen verursachen. Unklare Kreuzschmerzen mit Verdacht auf eine Erkrankung der ableitenden Harnwege sollten immer Anlaß zur weiterführenden Diagnostik geben (Ausscheidungsurogramm). *Tumoren* des Retroperitonealraumes und des Beckens können sowohl Lumbago- als auch Ischiassymptome hervorrufen. Diese haben dann aber anhaltenden Charakter und sind durch Haltungsänderungen nur wenig zu beeinflussen.

Auch einige **innere Krankheiten** können mit Schmerzen im Bereich der Wirbelsäulengegend einhergehen. Dazu zählen u. a. *Magen-, Gallen- und Pankreaserkrankungen.* Auf die Zusammenhänge zwischen Wirbelsäule und innerer Medizin hat Kunert (713) in seiner Monographie hingewiesen. Es handelt sich gerade bei diesen Erkrankungen nicht so sehr um Kreuz-, sondern eher um Rückenbeschwerden mit Schmerzfeldern (sog. Headsche Zonen), vorwiegend im thorakolumbalen Übergang (Tab. 11.**9**).

Tabelle 11.9 Differentialdiagnose bei Kreuzschmerzen

	Ursache	Schmerz auf die Kreuzregion beschränkt	Kann mit Ischialgie einhergehen	Positionsabhängigkeit	Bewegungseinschränkung der LWS	Muskelverspannung	Extensionstest	Diagnosesicherung
Vertebral	Bandscheibendegeneration	++	+++	+++	+++	+++	+++	
	Spondylolisthesis	++	+++	+++	+++	+++	+	Röntgen
	Spondylitis	+++	+	–	+++	+++	+	Tomogramm, Labor
	Tumor (Metastase)	+++	+	–	+++	+++	+	Tomogramm, Labor, Szintigramm, CT
	Morbus Bechterew	+	–	+	+++	++	–	Röntgen, Labor
	Morbus Baastrup	+++	–	+++	+	+	+++	Lokalanästhesie, Röntgen
	Muskelinsuffizienz	+	–	+++	–	++	–	
	Osteoporose		–	–	+++	+++	–	Röntgen
	Fraktur		+	+	+++	+++	+	Röntgen, Anamnese
	Kokzygodynie	+++	–	+++	–	–	–	Lokalanästhesie
Extravertebral	gynäkologische Ursache	––	+	+	–	–	–	Labor, gynäkologische Untersuchung, Sonogramm
	urologische Ursache	+	+	–	–	–	–	Labor, Ausscheidungsurogramm, Sonogramm
	Darm, Magen, Pankreas, Galle	+	–	–	–	–	–	Labor, Kontrastdarstellungen, Sonogramm

Vertebrale Kreuzschmerzursachen

Unter den vertebralen Kreuzschmerzursachen stehen die degenerativen Erkrankungen der lumbalen Bewegungssegmente bei weitem an erster Stelle. Zu ihnen muß man auch Sekundärerscheinungen, wie das Aneinanderreiben der Dornfortsätze **(Morbus Baastrup)** und Muskelinsuffizienzerscheinungen rechnen, die jeweils Schmerzen in der Kreuzregion verursachen. Schmerzhafte **Rükkenmuskelinsuffizienzerscheinungen** finden sich bei allen statischen Formabweichungen der Wirbelsäule in der Frontal-und Sagittalebene, aber auch bei schlechter Haltung und Beckenfehlstellungen. Neben dem Lumbalsyndrom kommen noch viele andere Veränderungen in der Lumbosakralregion als Kreuzschmerzursache in Frage. Einige können auch zusätzliche Ischialgien hervorrufen.

Spondylolysen und -listhesen können völlig beschwerdefei verlaufen, aber auch Ursache hartnäkkiger Kreuz- und Ischiasbeschwerden sein. Diese sind in ihrer Symptomatik kaum von bandscheibenbedingten Beschwerden zu unterscheiden. Häufig liegt auch zusätzlich eine Lockerung einer lumbalen Bandscheibe oder ein Prolaps vor. Einen gewissen diagnostischen Hinweis erhält man unter Umständen bei der klinischen Untersuchung durch den vorspringenden, gelegentlich etwas lokkeren, druckempfindlichen Dornfortsatz des Gleitwirbels. Die Diagnose wird schließlich am Röntgenbild gestellt. In Zweifelsfällen sollte man Schrägaufnahmen oder ein Tomogramm anfertigen, um den Spalt in der Interartikularportion deutlicher darzustellen. Unter den **übrigen Mißbildungen** und Entwicklungsstörungen können *Spinalkanalstenosen* und *asymmetrisch verankerte Übergangswirbel* statische Kreuzschmerzen hervorrufen.

Wichtig erscheint es auch in diesem Zusammenhang, darauf hinzuweisen, daß es einige röntgenologisch eindrucksvolle Befunde in der Lumbosakralregion gibt, die keine Kreuzschmerzen verursachen. Dazu zählen u. a. symmetrische Übergangswirbel, unvollständige Bogenschlüsse (Spina bifida occulta), Blockwirbel und Schmorlsche Impressionen. Sollten trotzdem Beschwerden bestehen, so ist nach anderen Schmerzursachen zu fahnden.

Eine spezifische oder unspezifische **Spondylitis** im Lumbosakralbereich geht mit starken Kreuzschmerzen, manchmal auch mit radikulären Wurzelreizerscheinungen einher. Entscheidende Hinweise ergeben sich aus der erhöhten BKS und dem Röntgenbild. Die Diagnosesicherung erfolgt dann durch Schichtaufnahmen, weitere Laboruntersuchungen und eventuell eine Probepunktion. In der a.-p. Röntgenaufnahme der LWS ist auf eine *Verbreiterung des Psoasschattens* (Abszeß) zu achten, der sich auch im CT und MRI darstellt.

Tumoren an der Wirbelsäule können sowohl vom Wirbel selbst als auch – seltener – vom Inhalt des Wirbelkanals ausgehen. Die im Rückenmark und seinen Hüllen entstehenden Tumoren kommen nur ausnahmsweise als Ursache von isolierten Kreuzschmerzen in Frage, da sie in der Regel mit neurologischen Ausfällen einhergehen. Nur selten sind bei *Ependymomen* und *Spongioblastomen* der Kauda sowie *Neurinomen* lokale Kreuzschmerzen beobachtet worden. Manche dieser Fälle sind aus der Röntgenübersichtsaufnahme zu diagnostizieren, wenn eine Verbreiterung des Bogenwurzelabstandes auf den raumbeengenden Prozeß im Wirbelkanal oder eine *Erweiterung des Zwischenwirbelloches* auf ein hier liegendes Neurinom hinweist.

Unter den vom Wirbel selbst ausgehenden Tumoren ist das Plasmozytom bedeutungsvoll. Es kann solitär auftreten und z. B. nur einen Wirbel befallen. Typische Krankheitszeichen sind starke BKS-Erhöhung, Auftreten von Paraglobulinen in der Elektrophorese und im Urin. Bei Kreuzschmerzen älterer Patienten muß man immer *Metastasen* ausschließen. Die Beschwerden sind durch ihren anhaltenden Charakter gekennzeichnet. In Frage kommen in erster Linie Absiedlungen beim Prostata-, Mamma-, Nieren-, Schilddrüsen- oder Bronchialkarzinom. Das Szintigramm hilft hier weiter.

Wenn bei starken Kreuzschmerzen älterer Patienten ein Tumorgeschehen mit Sicherheit ausgeschlossen ist, kommt noch vor den bandscheibenbedingten Erkrankungen die **Osteoporose** als Schmerzursache in Betracht. Hier finden sich diffuse Schmerzen und Bewegungsbehinderungen auch in anderen Wirbelsäulenabschnitten. Neben der vermehrten Strahlendurchlässigkeit und Knochenrarefizierung im Röntgenbild, die allerdings erst in fortgeschrittenen Stadien zu erkennen sind, gibt es kein spezifisches Diagnostikum für die Osteoporose. Häufig wird ein akuter Kreuzschmerz bei der Osteoporose durch einen in Sinterung begriffenen Lumbalwirbel hervorgerufen. Eine Osteoporose mit Kreuzschmerzen kann auch schon bei jüngeren Patienten auftreten. Ursachen sind: idiopathische juvenile Osteoporose, Hyperthyreose, Morbus Cushing, Cushing-Syndrom bei langdauernder Cortisonmedikation, renale und intestinale Osteoporose.

Eine seltenere Ursache für Kreuzschmerzen stellt der **Morbus Paget** dar. Das Krankheitsbild ist durch einen überstürzten Knochenab- und -anbau gekennzeichnet. Die Wirbelsäule wird bevorzugt im Brust- und Lendenbereich befallen. Das Krankheitsbild erkennt man schließlich an der Erhöhung der alkalischen Phosphatase sowie am Befall weiterer Skelettabschnitte, bevorzugt sind Becken und Oberschenkelknochen.

Unter den entzündlichen Erkrankungen nichtbakterieller Genese der Wirbelsäule ist es in erster Linie die **Bechterewsche Erkrankung** (Spondylitis ankylopoetica), an die man immer bei nächtlich auftretenden Beschwerden denken muß. Die tiefsitzenden Kreuzschmerzen gehen von den meistens zuerst betroffenen Kreuzbein-Darmbein-Gelenken aus. Die Kreuzschmerzen sind nicht so ausgesprochen positionsabhängig wie bei bandscheibenbedingten Beschwerden und verstärken sich auch nicht beim Husten, Niesen und Pressen. Erhöhte BKS, verminderte Atembreite und verdächtige Zeichen der Kreuzbein-Darmbein-Fugen in der a.-p. LWS-Aufnahme sollten Anlaß zu weiterführenden diagnostischen Maßnahmen geben.

Bei tiefsitzenden Kreuzschmerzen kann es sich auch um eine **Kokzygodynie** handeln, die vom Schmerzzentrum im Steißbein bis zum Kreuzbein ausstrahlt. Der lokale Druckschmerz verstärkt sich in hinterer Sitzlage. Die Diagnosesicherung erfolgt hier durch Palpation und vorübergehende Beseitigung der typischen Schmerzen nach Infiltration eines Lokalanästhetikums.

Die meisten in Frage kommenden wichtigen Kreuzschmerzursachen können schon bei eingehender Befragung und Untersuchung erfaßt werden. In Tab. 11.**9** kommt die Bedeutung orientierender Laboruntersuchungen und Röntgenübersichtsaufnahmen für die Differentialdiagnose beim Kreuzschmerz zum Ausdruck. Sind Laborwerte und Röntgenaufnahmen ohne pathologischen Befund, was bei der überwiegenden Anzahl der Patienten in der täglichen Praxis der Fall ist, so verbleiben bei den vertebralen Kreuzschmerzursachen nur noch bandscheibenbedingte Beschwerden und Muskelinsuffizienzerscheinungen, die – falls erforderlich – nur durch subtile Befragung und Untersuchung und vor allem mit dem Extensionstest (S. 230) zu differenzieren sind; denn sie kommen oft gleichzeitig vor. Therapie und Prophylaxe sind bei beiden in etwa gleich. Eine Diagnosesicherung erfolgt in diesen Fällen durch Verlaufsbeobachtung und Ansprechen auf die Therapie: Ein akut auftretender bandscheibenbedingter Kreuzschmerz klingt meistens innerhalb weniger Tage spontan ab und läßt sich durch entlastende Maßnahmen beeinflussen.

Bandscheibenbedingte Hüft-Lenden-Strecksteife

Der Begriff Hüft-Lenden-Strecksteife kennzeichnet einen klinischen Symptomenkomplex, bei dem das sog. **Brettsymptom** im Vordergrund steht: Hebt man die gestreckten Beine des auf dem Rücken liegenden Patienten hoch, so folgt der Rumpf sofort nach.

Die Hüftgelenke lassen sich durch reflektorische Anspannung der ischiokruralen und Rückenstreckmuskeln nicht passiv beugen. Beine und Rumpf bilden eine brettartige Einheit (Abb. 11.**76**). Das Symptom ist meistens doppelseitig vorhanden und läßt sich auch in Narkose nachweisen. Bei einseitiger Betonung ist die Hüft-Lenden-Strecksteife häufig mit einer Ischialgie verbunden.

Durch den Spasmus der lumbalen Rückenstreckmuskeln entsteht eine *Fixierung der LWS,* die sich auch bei Rumpfvorneigung nicht ausgleichen läßt. Charakteristisch ist weiterhin der *schiebende Gang* mit leicht angewinkelten Hüft- und Kniegelenken, der dem Gangbild der Hüftgelenkversteifung ähnelt (Tab. 11.**10**).

Betroffen sind vorwiegend *Jugendliche* im pubertären Wachstumsschub. Im Vergleich zum oft eindrucksvollen Untersuchungsbefund sind die **Beschwerden gering.** Meistens bestehen nur leichte Kreuzschmerzen, mitunter Ischialgien. Neurologisch läßt sich in der Regel kein pathologischer Befund erheben. Nur gelegentlich finden sich leichte Reflexdifferenzen, Muskelschwächen und Hyposensibilitäten als Ausdruck eines Wurzelsyndroms.

Als **Ursache** wurden bisher schon verschiedenartige Erkrankungen angenommen:

Schramm (1084) beschrieb das Krankheitsbild als entzündliche Lendenlordose. Fürmaier (354) machte eine Pachymeningitis der Spinalnervenwurzeln für das Krankheitsbild verantwortlich. Als weitere Ursachen für eine Hüft-Lenden-Strecksteife wurden spezifische (509) sowie unspezifische (567) Entzündungen der Lumbal- und Sakralwirbel sowie Kaudatumoren (466) beschrieben. Im Material von Bösch (108) fanden sich u. a. Bandscheibenverkalkungen, Diszitis (metastatisch), Tumoren, Morbus Calvé, jugendlicher Morbus Bechterew und Spondylolisthesen. Diese Erkrankungen dürften jedoch nur ausnahmsweise als Ursache für eine Hüft-Lenden-Strecksteife in Frage kommen.

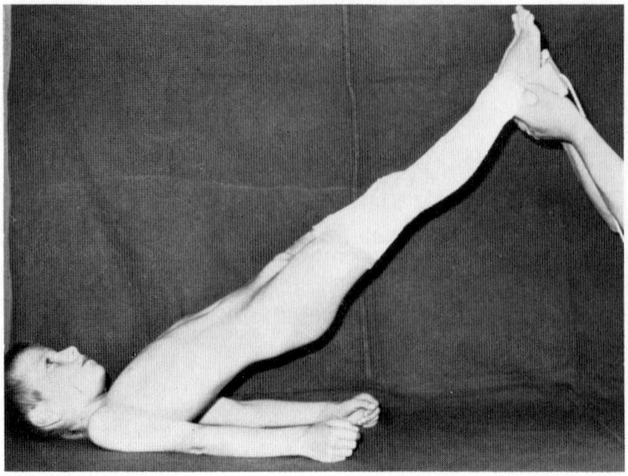
a

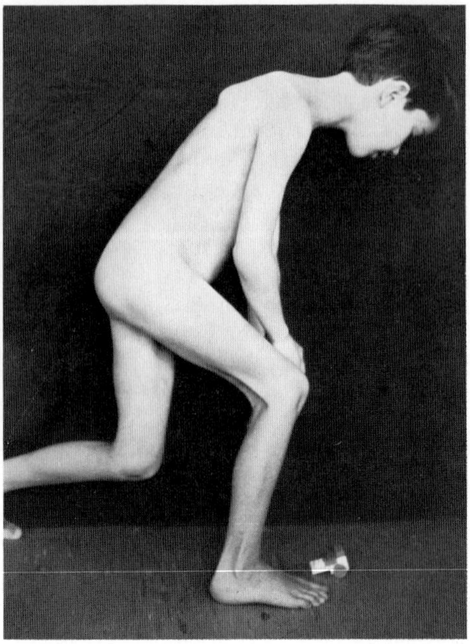
b

Abb. 11.**76 a** Brettsymptom bei Hüft-Lenden-Strecksteife, **b** fixierte Lendenwirbelsäule

Tabelle 11.**10** Leitsymptome bei Hüft-Lenden-Strecksteife

Brettsymptom
Fixierte LWS
Schiebegang

Nach unseren Beobachtungen sowie denen anderer Autoren (74, 438, 509, 809, 959, 1173) wird eine Hüft-Lenden-Strecksteife in der überwiegenden Zahl der Fälle durch Protrusionen und Prolapse lumbaler Bandscheiben verursacht, die bei Kindern und Jugendlichen keine Seltenheit darstellen. Man kann die Hüft-Lenden-Strecksteife als Frühform des Lumbalsyndroms bezeichnen (Abb. 11.**77**).

Aufgrund der besonderen topographischen Größenverhältnisse des im Wachstum befindlichen lumbalen Wirbelkanals stellt die Hüft-Lenden-Strecksteife eine für den Jugendlichen spezifische Ausdrucksform des Lumbalsyndroms dar.

Zum Symptom der Hüft-Lenden-Strecksteife kommt es dann, wenn durch irgendeine Ursache die normalerweise bestehende Verschieblichkeit der Nervenwurzeln im Lumbosakralbereich blokkiert ist (809). Bei Hüftbeugung mit gestreckten Kniegelenken tritt die Nervenwurzel S1 über $^{1}/_{2}$ cm aus dem Foramen intervertebrale nach kaudal. Während des Wachstums erfolgt eine Verschiebung des Rückenmarks gegen den knöchernen Wirbelkanal. Bei Neugeborenen endet der Conus medullaris noch bei L3 und beim Erwachsenen bei L1. Mit jedem Wachstumsschub erfahren Rükkenmark, Dura und Nervenwurzeln eine relative Verkürzung.

Die erweiterte Stellung der Indikation zum CT und MRI hat in den letzten Jahren dazu geführt, daß man eher erkennen konnte, in wie vielen Fällen Bandscheibenvorwölbungen der Hüft-Lenden-Strecksteife zugrunde liegen.

Die Nervenwurzeln sind beim Jugendlichen in Relation zum Wirbelkanal zu kurz, so daß sie schon durch geringste Bedrängungen von der Seite unter Spannung gesetzt werden. Bei Dehnung reagieren die motorischen Fasern für die ischiokruralen und Rückenstreckmuskeln am empfindlichsten.

Die Hauptaufgabe bei der klinischen Untersuchung besteht darin, Tumoren und Entzündungen als mögliche Ursache der Hüft-Lenden-Strecksteife differentialdiagnostisch auszuschließen. Es sind auch immer Schrägaufnahmen der LWS anzufertigen, um pathologische Veränderungen im Wirbelbogenbereich erkennen zu können. Sobald die Diagnose „bandscheibenbedingte Hüft-Lenden-

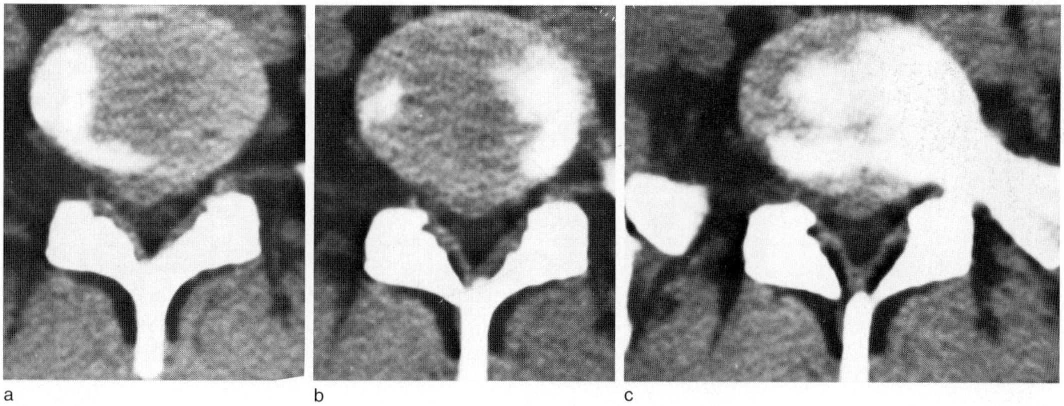

Abb. 11.77a–c Klinik: 18jähriger Patient mit Hüft-Lenden-Strecksteife seit 5 Monaten. Lasèguesches Zeichen rechts bei 30, links bei 50 Grad positiv. Schmerzband bei S1 rechts bis zur Wade, links bis zum Oberschenkel, ASR rechts abgeschwächt. Keine Sensibilitätsstörungen, keine motorischen Ausfälle.
CT: breitbasige mediane Protrusion von L5/S1, rechts betont. Die Vorwölbung ist breiter als tief.
Therapie: intradiskale Injektion mit Chymopapain. Patient ist sofort nach der Injektion anhaltend schmerzfrei. Lasèguesches Zeichen und Hüft-Lenden-Strecksteife bessern sich erst allmählich

Strecksteife" sozusagen per exclusionen sichergestellt ist, beginnt man mit der **konservativen Therapie,** die sich nicht von der Behandlung bei anderen bandscheibenbedingten Erkrankungen im Lumbalbereich unterscheidet.
Sofern sich keine neurologischen Störungen einstellen, kann sich die konservative Behandlung ohne weiteres über einen größeren Zeitraum erstrecken. Bei ausklingendem Wachstum arbeitet die Zeit durch Normalisierung der Größenverhältnisse im lumbalen Wirbelkanal mit.
Erst wenn sich nach mehreren Monaten keine Besserung einstellt und neurologische Störungen auftreten, sollte man sich zum CT bzw. MRI entschließen, um zu sehen, ob eventuell eine intradiskale Therapie oder eine Operation in Frage kommt.
Selbst nach Beseitigung der Ursachen einer Hüft-Lenden-Strecksteife können die Symptome noch lange Zeit weiter bestehen, vor allem wenn Verklebungen der Nervenwurzeln mit ihrer Umgebung entstanden sind. In diesen Fällen ist ein intensives Rehabilitationsprogramm anzuschließen.

Lumbale Wurzelsyndrome – Ischias

Ätiologie und Überblick über die Symptome

Während beim lokalen Lumbalsyndrom die Symptomatik vorwiegend durch die Rr. meningei und dorsales des Spinalnervs bestimmt wird, stehen beim lumbalen Wurzelsyndrom Erscheinungen aus dem Versorgungsgebiet der ventralen Spinalnervenäste im Vordergrund.

Bei mechanischer Irritation der Nervenwurzeln L5, S1 und teilweise L4 sowie S2 entstehen ins Bein ausstrahlende Schmerzen und neurologische Störungen, die unter dem allgemein üblichen Begriff Ischias zusammengefaßt werden.

Ischialgie kennzeichnet den Schmerz im Verlauf des Ischiasnervs. Die häufigste **Ursache** einer Ischialgie sind degenerative Veränderungen der beiden unteren lumbalen Bandscheiben. Die von den darüberliegenden Bandscheiben ausgelösten sog. hohen lumbalen Wurzelsyndrome betreffen nicht den Ischiasnerv, sondern größtenteils Fasern des N. femoralis, weswegen sie auch häufig als *Femoralisneuralgie* bezeichnet werden.

Es verwundert, daß ein so klar umrissenes pathologisch-anatomisches Substrat wie der Prolaps einer lumbalen Bandscheibe lange als Ursache der Ischialgie verkannt wurde. Noch bis vor 40 Jahren hielt man Entzündungen unterschiedlicher Genese für die Ursache der „Ischiasneuritis".
Erst durch die Arbeiten von Mixter u. Barr (826), Dandy (224), Bradford u. Spurling (116), Lindblom (750) u. a. wurden die Zusammenhänge zwischen Verlagerungen von Bandscheibengewebe nach dorsal und Kreuzschmerz bzw. Ischias klar herausgestellt.
Nicht nur Protrusionen und Prolapse, sondern auch andere Deformierungen, die direkt oder indirekt im Zusammenhang mit der Bandscheibendegeneration auftreten, können ein lumbales Wurzelsyndrom verursachen. Dazu gehören neben Lockerungen und Volumenänderungen der Bandscheiben und Osteophyten an den Hinterkanten sowie Verschiebungen der Wirbel gegeneinander noch andere Veränderungen im lumbalen Wirbelkanal, die zu einer Ischialgie ohne Bandscheibenvorfall führen.
Bei einem lumbalen Wurzelsyndrom finden sich neben den Leitsymptomen des lokalen Lumbalsyndroms die typischen Ischiaszeichen mit positivem Laseguesschen Zeichen, segmental ausstrahlenden Schmerzen, dermatomabhängigen Sensibilitätsstörungen, Reflexdifferenzen und Störungen der Motorik. Die **Ischiasleitsymptome** treten mit unterschiedlicher Häufigkeit auf (Tab. 11.**11**).

Führendes Symptom und namengebend für die Ischialgie ist der in das Versorgungsgebiet der betroffenen Wurzel ausstrahlende Schmerz.

Er ist hinsichtlich Intensität und Ausbreitung von Fall zu Fall und auch bei jedem Patienten innerhalb des Krankheitsverlaufs verschieden. Die Schmerzqualität reicht von hell-ziehend bis dumpf-bohrend und wird von den Patienten fast immer als unerträglich heftig beschrieben. Das Schmerzband beginnt in den proximalen Anteilen des Dermatoms und kann sich im weiteren Krankheitsverlauf nach distal ausbreiten. Manchmal bleibt der Schmerz proximal und schießt nur bei bestimmten Bewegungen sowie beim Husten, Niesen und Pressen in den peripheren Segmentanteil ein. Neben der flächenhaften Ausbreitung innerhalb des Dermatoms kann sich der Schmerz auch auf nur einen Punkt konzentrieren. Solche Punkte finden sich bei L5, vor allem an der Vorderaußenseite des Unterschenkels, und bei S1 an der Fersengegend und am Fußaußenrand (Tab. 11.**11**).
Relativ konstant lassen sich bei der Ischalgie die Zeichen eines lokalen Lumbalsyndroms nachweisen. Auch hier gibt es Ausnahmen: die *Ischialgie ohne Kreuzschmerz,* welche immer wieder differentialdiagnostische Schwierigkeiten bereitet. Dieser Schmerz findet sich oft isoliert im Gesäß über der Kreuzbein-Darmbein-Fuge oder im Fuß im Verlauf eines Segmentes. Er ist durch Haltungsänderungen wenig beeinflußbar und läßt sich oft erst durch den Extensionstest (S. 230) oder im MRI bzw. CT als bandscheibenbedingt identifizieren. Restischialgien mit umschriebenen Schmerz- und Hypästhesiearealen oder Kreuzschmerz finden sich auch nach Operationen lumbaler Bandscheiben.

Das Vorkommen der übrigen Ischiasleitsymptome hängt von Sitz und Größe der mechanischen Wurzelbedrängung ab. Die Beteiligung der Einzelsymptome am Gesamtkrankheitsbild kann wechseln. Stehen anfangs mehr Schmerzen und Fehlhaltung im Vordergrund, so treten diese im weiteren Verlauf zugunsten von Parästhesien und motorischen Störungen zurück. Bei kompletter Wurzelkompression verschwindet der Schmerz vollständig. Dafür kommt es im betroffenen Segment zur Anästhesie und z. B. im Segment L5 zu Fuß- und Zehenheberparese. In diesen Fällen muß sofort operiert werden.
Das Ausmaß der ischiatischen Fehlhaltung ist altersabhängig: Jüngere Ischiaspatienten haben eher eine starke Fehlhaltung, einen frühen Lasègue und ein proximales Schmerzband, bei älteren überwiegt der periphere Schmerz bei nur mäßiger Fehlhaltung und endgradigem Lasègue.
Die Symptome lassen darauf schließen, daß bei jüngeren Menschen eher eine Protrusionsischialgie und bei älteren eine Prolapsischialgie vorliegt. Auch überwiegen bei älteren Patienten intraforaminale Sequester, welche bevorzugt eine periphere Schmerzsymptomatik hervorrufen.

Tabelle 11.**11** Ischiasleitsymptome

Segmental ausstrahlende Schmerzen
Lokales Lumbalsyndrom
Positives Lasèguesches Zeichen
Ischiatische Fehlhaltung
Segmentale Sensibilitätsstörungen
Reflexabweichungen
Motorische Störungen

Protrusions- oder Prolapsischialgie?

Besonders für Therapie und Prognose ist es von Bedeutung, ob das lumbale Wurzelsyndrom von einer Protrusion oder von einem Prolaps verursacht wird.

Je nachdem, ob die Nervenwurzel von der sich vorwölbenden hinteren Bandscheibenbegrenzung – ihrer physiologischen Umgebung – oder einem völlig anderen Gewebe, dem Prolapsmaterial, plötzlich bedrängt wird, ist sie einer unterschiedlichen mechanischen und biochemischen Situation ausgesetzt.

Man kann davon ausgehen, daß die meisten Ischialgien durch Bandscheibenprotrusionen ausgelöst werden. Meistens findet sich eine prallelastische Ausladung der hinteren Bandscheibenbegrenzung, die von einer mehr oder weniger dicken Membran, bestehend aus den äußersten Schichten des Anulus fibrosus und des hinteren Längsbandes, überhäutet ist.
Während der Operation bereitet es besonders bei jüngeren Patienten Unbehagen, wenn man erst den noch intakten Anulus fibrosus einer breitbasigen Bandscheibenprotrusion inzidieren muß, um an den „Sequester" zu gelangen. Man hinterläßt mit der teilweise ausgeräumten Bandscheibe und dem Aufbruch des dorsalen Anulus fibrosus eine Situation, die zu weiteren Beschwerden Anlaß geben kann.
Auf der anderen Seite ist eine weitere konservative Behandlung bei komplettem, evtl. inkarzeriertem Prolaps unergiebig und zeitraubend. Das im Epiduralraum freiliegende Bandscheibengewebe verursacht immer wieder Beschwerden, wenn es nicht operativ beseitigt wird.

Die Heilungsaussichten bei einer Protrusion sind wesentlich günstiger als bei einem Prolaps.

Mit der Rückverlagerung des dislozierten Bandscheibengewebes ist bei der Protrusion praktisch eine Restitutio ad integrum möglich, was bei einem Prolaps nie der Fall sein kann.
Gewisse Hinweise für das Vorliegen eines Prolapses oder einer Protrusion erhält man schon aus der **klinischen Symptomatik** und dem Krankheitsverlauf (Tab. 11.**12**). Mit der Prolapsischialgie haben wir das schwerwiegendere Krankheitsbild vor uns. Schmerzen und Fehlhaltung setzen schlagartig ein und verschlimmern sich mit dem Aufquellen des Bandscheibengewebes im Wirbelkanal innerhalb weniger Stunden. Die Wurzelkompression ist bei einem Prolaps meistens intensiver als bei einer Protrusion. Der Spinalnerv wird unverrückbar zwischen Prolaps und Wirbelbogen bzw. Lig. flavum eingeklemmt. Daher finden sich eher motorische Ausfälle, Anästhesien im Dermatom und Reflexstörungen. Eine Protrusion hingegen ist häufig nur durch ein proximales Schmerzband gekennzeichnet.
Auch im **Krankheitsverlauf** ergeben sich Unterschiede.

Tabelle 11.**12** Unterschiede zwischen Protrusions- und Prolapsischialgie

Protrusionsischialgie	Prolapsischialgie
Allmählich einsetzende Symptomatik	„Schlagartiger" Beginn
Wechselnde Fehlhaltung	Konstante Fehlhaltung
Proximales Schmerzband bevorzugt	Distale Schmerzen und Parästhesien, motorische Störungen
Medikamentös gut beeinflußbar	Medikamentös wenig beeinflußbar
Andruck bei der Diskographie schwer	Andruck bei der Diskographie leicht
Bei der Diskographie bleibt das Kontrastmittel im Bandscheibenraum	*Bei der Diskographie tritt Kontrastmittel in den Epiduralraum aus*
Unterschiede im CT und MRI s. Abb. 11.**53**, S. 192	

Das verlagerte Bandscheibengewebe steht bei einer Protrusion noch mit dem osmotischen System der Bandscheibe in Verbindung und nimmt an allen physiologischen Volumen- und Konsistenzänderungen teil.

Daraus ergeben sich belastungsabhängige Veränderungen der Schmerzen, Parästhesien und Fehlhaltung. Auch entquellende Allgemeinmaßnahmen und Medikamente sind erfolgreich. Bei einem Prolaps hingegen ist das Krankheitsbild relativ konstant und wenig beeinflußbar. Die Betroffenen finden in keiner Lage Ruhe.
Wie bei allen bandscheibenbedingten Erkrankungen ist es schwierig, Regeln hinsichtlich des Verlaufs und der Prognose aufzustellen. Die in Tab.

11.**12** aufgeführten Unterscheidungsmerkmale sollen nur grobe Anhaltspunkte liefern.
Im *Myelogramm* finden sich keine wesentlichen Merkmale der Unterscheidung zwischen Prolaps und Protrusion. Lediglich bei massiven Eindellungen der Kontrastmittelsäule handelt es sich wahrscheinlich um einen Prolaps.
Einige Hinweise ergeben sich im CT und MRI. Der Prolaps ragt weiter in den Epiduralraum bei relativ schmaler Basis. Sequesterschatten finden sich auch ober- oder unterhalb der Bandscheibe in Wirbelkörperschnittebene, wenn sich das herausgetretene Bandscheibengewebe verschoben hat.
Für die Beurteilung des Krankheitsbildes und die Auswahl der Behandlungsmittel sind letztlich klinischer Blick und Erfahrung im Umgang mit Bandscheibensyndromen entscheidend.
In Abweichung von den in Tab. 11.**12** aufgeführten Kriterien gibt es Protrusionen und Prolapse, die einen völlig anderen Verlauf zeigen. Eine große Protrusion mit dünner Membran und inkarzeriertem Sequester kann ein prolapsähnliches Krankheitsbild hervorrufen.

Ein kleiner Prolaps kann sich in einen toten Winkel des Wirbelkanals verlagern, so daß plötzlich völlige Beschwerdefreiheit eintritt.

Mit einiger Sicherheit läßt sich präoperativ nur bei der Diskographie oder der intradiskalen Injektion feststellen, ob der Anulus fibrosus noch intakt ist oder nicht. Bei einer Protrusion ist der Injektionswiderstand wesentlich größer als beim Prolaps. Bei letzterem lassen sich beliebige Mengen Flüssigkeit instillieren, weil sie retrograd in den Epiduralraum abfließen. Bei der Diskographie tritt das Kontrastmittel in den Epiduralraum über (Tab. 11.**12**).

Ischiatische Fehlhaltung

Positives Lasèguesches Zeichen und Femoralisdehnungsschmerz gehören ebenso wie die ischiatische Fehlhaltung zu den segmentunspezifischen Erscheinungen beim lumbalen Wurzelsyndrom. Je nach Sitz und Größe der Bandscheibenvorwölbung sind diese Merkmale mehr oder weniger stark ausgeprägt. Wegen der unmittelbaren Nähe von Dura, Nervenwurzel und Bandscheibe sind positives Lasèguesches Zeichen und Fehlhaltung bei einem L4- und L5-Syndrom im allgemeinen ausgeprägter als bei einem S1-Syndrom.
Neben der Streckstellung der LWS mit leichter Vorneigung, wie sie für die Lumbago charakteristisch ist, findet sich bei den meisten lumbalen Wurzelsyndromen zusätzlich eine Seitneigung des Rumpfes. Je nachdem, ob die Nervenwurzel mehr von kranial, kaudal oder ventral bedrängt wird, entsteht eine typische ischiatische Fehlhaltung. Diese ist als **reflektorisches Ausweichen** zur Entlastung der Nervenwurzel zu verstehen (Abb. 11.**78**).

Der Patient nimmt unwillkürlich im Stehen die Rumpfhaltung ein, bei der die Kompression der Nervenwurzel durch das verlagerte Bandscheibengewebe am geringsten, eventuell sogar aufgehoben ist.

Manche Patienten haben deswegen trotz stärkster Fehlhaltung kaum Schmerzen. Diese treten erst bei Versuchen aktiver und passiver Bewegung zur Mittelstellung hin auf. Bei großen medialen Prolapsen fehlt häufig die Seitneigung, weil sie keinerlei Entlastung der betroffenen Nervenwurzel mit sich bringt.

Formen der Fehlhaltung. Die Bezeichnung der Fehlhaltung richtet sich nach der Konvexität der Lumbalskoliose und dem Überhang des Rumpfes. Eine Lumbalskoliose kann auf der gesunden oder der kranken Seite konvex sein. Einfacher ist die Seitneigung des Oberkörpers zu erkennen.

Neigt sich der Patient zur Seite des Ischiasbeines, spricht man von homolateraler ischiatischer Fehlhaltung; bei der Seitneigung vom Ischiasbein weg handelt es sich um eine kontralaterale ischiatische Fehlhaltung.

Bei einer starken Ischialgie belastet der Patient das betroffene Bein weniger und hält es im Hüft- und Kniegelenk gebeugt. Zur Entlastung des Ischiasnervs wird außerdem der Fuß plantarflektiert. Das Ischiasbein kann, wenn überhaupt, nur kurzfristig mit der Fußspitze belastet werden (Abb. 11.**79**).
Die ischiatische Fehlhaltung verstärkt sich bei Vorneigung des Rumpfes, weil in dieser Position der Kontakt zwischen Nervenwurzel und Prolaps bzw. Protrusion intensiver wird.
In leichten Fällen macht sich die Fehlhaltung überhaupt erst bei Rumpfvorneigung bemerkbar (Abb. 11.**80**). Im Sitzen und Liegen verschwindet eine ischiatische Fehlhaltung fast vollständig.
Bei Gegenüberstellung der einzelnen Fehlhaltungsformen und dem Sitz der Bandscheibenvorwölbung, wie sie sich im CT, MRI und Operationssitus darstellt, lassen sich gewisse **Gesetzmäßigkeiten** erkennen:

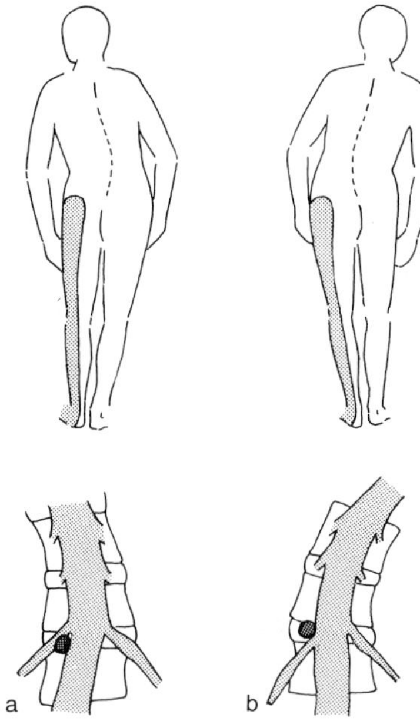

Abb. 11.**78** **a** Homolaterale ischiatische Fehlhaltung bei paramedianem Prolaps: Der Patient neigt sich zur Ischiasseite. **b** Kontralaterale ischiatische Fehlhaltung bei lateralem Prolaps! Der Patient neigt sich von der Ischiasseite weg

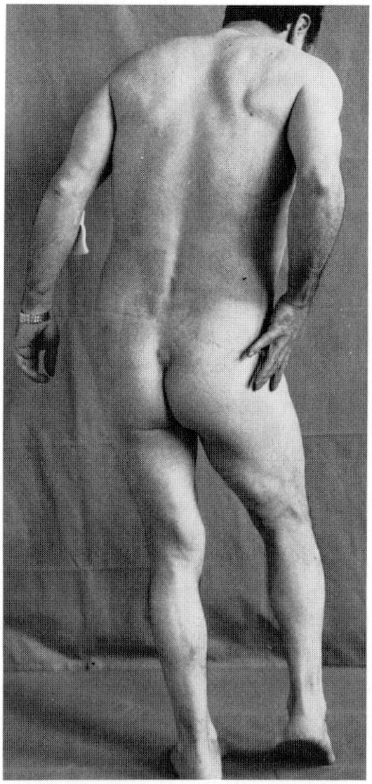

Abb. 11.**79** Typische Beinhaltung bei starker Ischialgie; Hüft- und Kniegelenk sind leicht gebeugt, Spitzfußstellung

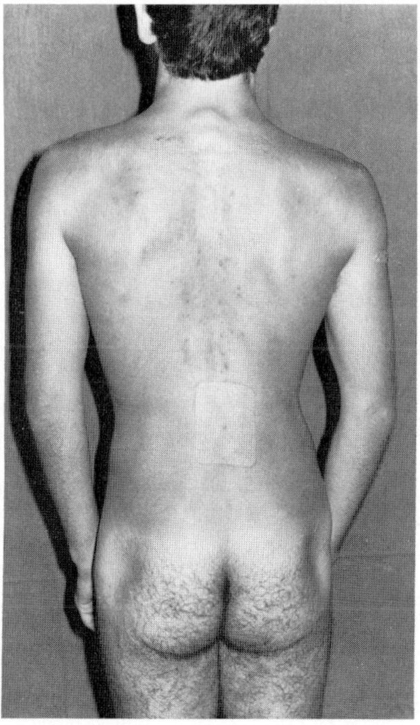

a

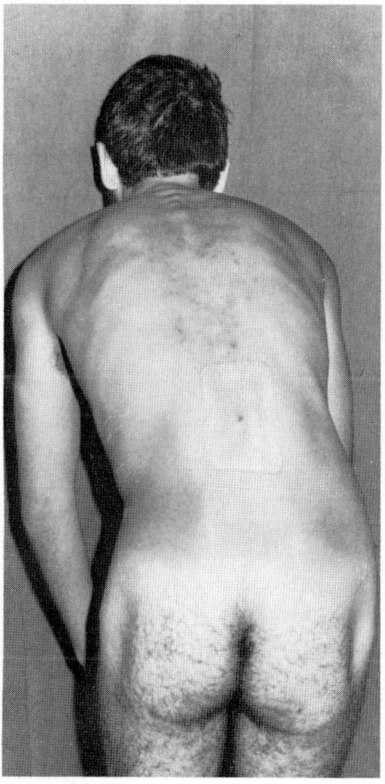

b

Abb. 11.**80** **a–b** 19jähriger Patient mit myelographisch gesicherter lateraler Bandscheibenprotrusion L4/L5 rechts. Die kontralaterale ischiatische Fehlhaltung macht sich erst bei der Rumpfvorneigung bemerkbar

Dorsale Bandscheibenbegrenzung und Nervenwurzeln stehen in den lumbalen Segmenten in einer bestimmten topographischen Beziehung zueinander. Durch den schrägen Wurzelverlauf von kranial medial nach kaudal lateral treffen umschriebene Vorwölbungen der hinteren Bandscheibenkontur immer andere Anteile der Wurzel. Die Kreuzungsstelle zwischen Nervenwurzel und Bandscheibe verläuft in jedem Zwischenwirbelabschnitt anders.

Zur Veranschaulichung der topographischen Beziehungen zwischen Durasack und lumbaler Nervenwurzel hat es sich im allgemeinen medizinischen Sprachgebrauch als praktisch erwiesen, den Durasack als Rumpf und das Nervenwurzelpaar eines Segmentes als dazugehörige Arme zu betrachten. Die Nervenwurzelaustrittsstelle an der Dura entspräche dann der Schulterregion. Ein Prolaps kann sich so z. B. hinter der Schulter, auf der Schulter oder in der Achselhöhle befinden (Abb. 11.**81**).

Bei Seitneigung der LWS vollziehen die konvexseitig gelegenen Anteile der Bandscheibe gegenüber der Nervenwurzel eine Bewegung nach kranial. Eine oberhalb der Wurzelabgangsstelle (auf der Schulter) gelegene Protrusion entfernt sich dabei von der Wurzel, eine darunter befindliche wird tiefer in die „Achselhöhle" gedrückt.

Der Patient neigt sich bei lateraler Vorwölbung zur gesunden (kontralaterale ischiatische Fehlhaltung) und bei medialer Vorwölbung zur kranken Seite (homolaterale ischiatische Fehlhaltung) (Abb. 11.**82**).

Liegt die Vorwölbung hinter der Schulter, so besteht in aufrechter Haltung keine nennenswerte Ischiasskoliose. Erst wenn sich der Patient vornüberneigt, gleitet die Wurzel auf der Vorwölbung nach medial oder lateral.

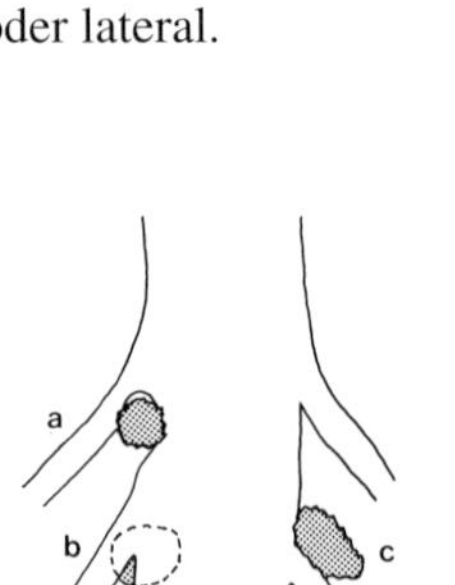

Abb. 11.**81** Topographische Beziehung zwischen Prolaps und Wurzelabgang: a in der Achsel, b hinter der Schulter, c auf der Schulter

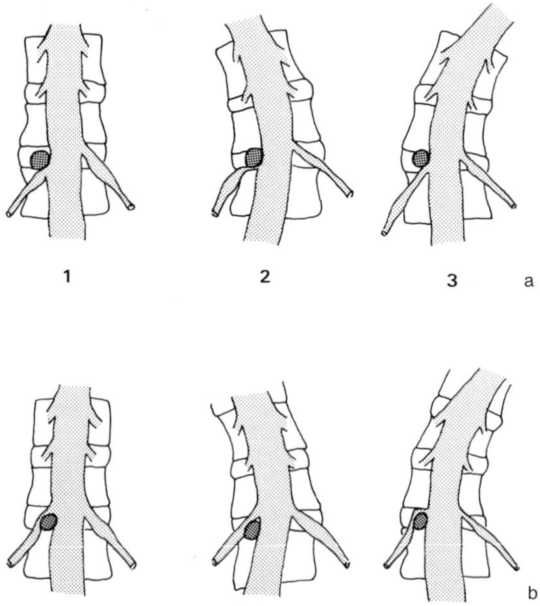

Abb. 11.**82** **a** u. **b** Schmerzverstärkung und -erleichterung durch Seitneigung nach rechts und links bei unterschiedlichem Sitz des Prolaps.
a Lateraler Prolaps: 1 Mittelstellung, 2 Seitneigung zum Ischiasbein: Schmerzverstärkung, 3 Seitneigung zur gesunden Seite: Schmerzerleichterung (kontralaterale ischiatische Fehlhaltung).
b Paramedianer Prolaps (in der Achsel): 1 Mittelstellung, 2 Seitneigung zum Ischiasbein: Schmerzerleichterung (homolaterale ischiatische Fehlhaltung, 3 Seitneigung zur gesunden Seite: Schmerzverstärkung

Neben diesen Standardsituationen gibt es **Kombinations- und Übergangsformen.** Ein großer Prolaps kann z. B. die Wurzeln zweier Etagen – die eine von kranial, die andere von kaudal – bedrängen, so daß eine kombinierte Fehlhaltung entsteht. Bei einer breitbasigen medialen Protrusion kann die gegenüberliegende Nervenwurzel unter Spannung geraten. Auch die leichte Vorneigung des Rumpfes im Zusammenhang mit der Ischiasskoliose ist nicht obligat. Es gibt Patienten, die nur bei Hyperlordosierung eine gewisse Erleichterung verspüren. Diese ist insbesondere bei Protrusionen und Prolapsen der oberen lumbalen Bandscheiben zu verzeichnen.

Die ischiatische Fehlhaltung stellt ein wesentliches Kriterium bei der Beurteilung eines lumbalen Wurzelsyndroms dar, auch in **Gutachtenfällen.** Die Verwindung des Rumpfes mit Verstär-

kung des Überhanges bei Vorneigung läßt sich willkürlich nur schwer imitieren. Auf der anderen Seite kann die Fehlhaltung nicht dissimuliert werden.
Trotz Beseitigung der Beschwerdeursachen bleibt die typische ischiatische Fehlhaltung oft noch lange Zeit bestehen und bildet sich erst nach Monaten zurück. Hier ist dann eine intensive **krankengymnastische Behandlung** erforderlich.

Monoradikuläre Lumbalsyndrome

Häufigkeit

Nur etwa die Hälfte aller lumbalen Wurzelsyndrome läßt sich klar einem Segment zuordnen. In den übrigen Fällen ist die klinische Symptomatik entweder nicht eindeutig genug, oder aber es sind mehrere Wurzeln gleichzeitig betroffen. Den Hauptanteil unter den monoradikulären Lumbalsyndromen nehmen in unserem Krankengut bei konservativ und operativ behandelten Patienten mit 98% die beiden unteren Segmente ein. Davon entfallen 54,2% auf die Wurzel S1 und 43,8% auf L5. Die Nervenwurzel L4 ist nur in 1% der Fälle eindeutig allein betroffen. Der Rest verteilt sich auf die oberen lumbalen Wurzeln (Abb. 11.**83**). Diese prozentuale Verteilung entspricht auch den Angaben in der Literatur (28, 116, 328, 751, 1026). Obwohl die oberen Lumbalsyndrome wesentlich seltener vorkommen als L5- und S1-Ischialgien, sind sie wegen ihrer schwierigen Differentialdiagnose in Praxis und Klinik von großer Bedeutung. Außerdem sind sie bei der großen Gesamtzahl bandscheibenbedingter Erkrankungen mit 1–2% Beteiligung absolut gesehen recht häufig.

L1- und L2-Syndrom

Die Syndrome der Wurzeln L1 und L2 sind hinsichtlich ihrer Segmentzugehörigkeit bei der klinisch-neurologischen Untersuchung nur schwer zu erkennen. Als einziges verwertbares Symptom besteht ein Schmerz- und Hypästhesiebezirk, der sich von der oberen LWS nach vorn bis in die Leistengegend erstreckt. Reflexausfälle oder motorische Störungen bestehen nicht. Während das Lasèguesche Zeichen immer negativ ist, kann in einigen Fällen der Femoralisdehnungsschmerz („umgekehrtes Lasèguesche Zeichen") positiv sein (Abb. 11. **84**).
Da bei einem Leistenschmerz auch zahlreiche andere Krankheitsursachen in Frage kommen, ist

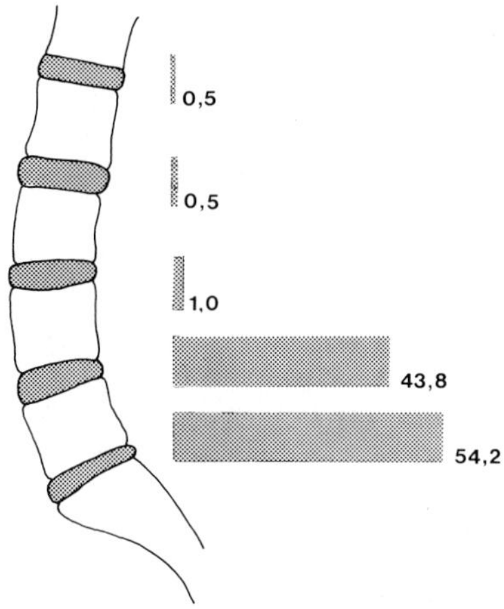

Abb. 11.**83** Prozentuale Verteilung der monoradikulären Lumbalsyndrome

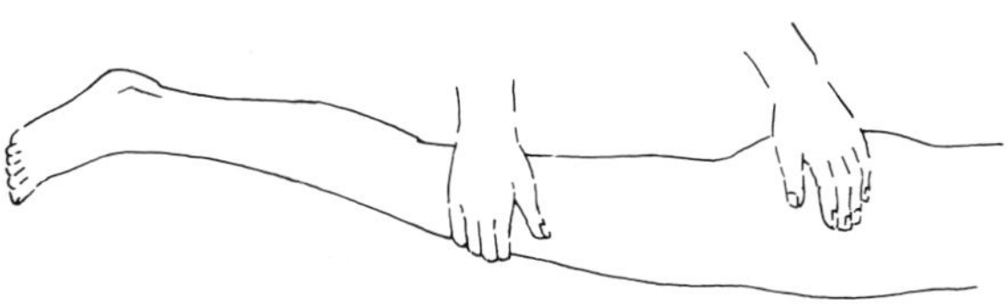

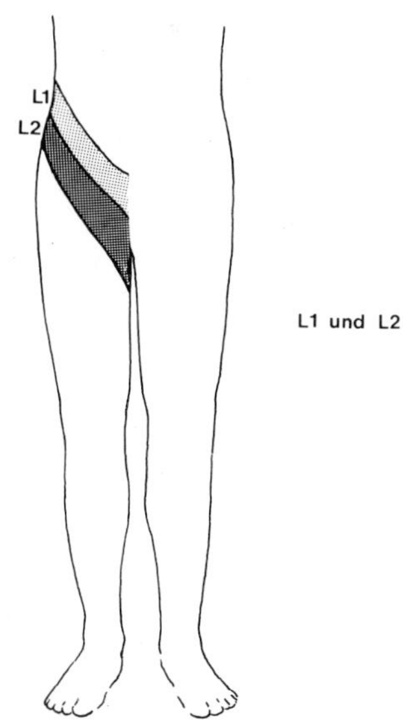

Abb. 11.**84** Leitsymptome beim L1- und L2-Syndrom

auf die segmentunspezifischen bandscheibenbedingten Symptome besonders zu achten. Dazu gehören neben dem Nachweis von Zeichen des lokalen Lumbalsyndroms auch die Positionsabhängigkeit der Leistenschmerzen und ihre Beeinflußbarkeit beim Extensionstest.

L3-Syndrom

Beim L3-Syndrom stehen schon deutlich Femoraliszeichen im Vordergrund. Die Schmerz- und Hypästhesiezone liegt an der Vorderaußenseite des Oberschenkels, erreicht aber nie Knie und Unterschenkel (Abb. 11.**85**).

Die grobe Kraft des M. quadriceps erscheint deutlich reduziert; der Patellarsehnenreflex ist abgeschwächt oder erloschen. Nach längerem Bestehen eines L3-Syndroms kommt es zur Quadrizepsatrophie. Totale Lähmungen des M. quadriceps, wie nach einer Schädigung des N. femoralis, kommen beim L3-Syndrom nicht vor. Das Lasèguesche Zeichen ist negativ; dafür kann man in einem großen Teil der Fälle den Femoralisdehnungsschmerz in Bauchlage auslösen. Die Entlastungshaltung geht häufig mit einer Hyperlordose der LWS einher.

L4-Syndrom

Das Schmerz- und Hypästhesieband liegt beim L4-Syndrom lateral von dem des L3-Syndroms und erstreckt sich im Gegensatz zu diesem auch über das Kniegelenk hinaus bis zum Unterschenkel, und zwar zur Vorderinnenseite und zum Fußinnenrand. Der Patellarsehnenreflex ist abgeschwächt (Abb. 11.**86**).

Quadrizepsschwäche und Atrophie sind jedoch nicht so deutlich wie beim L3-Syndrom. Außerdem findet sich auch eine Schwäche des M. tibialis anterior. Als Hinweis dafür, daß in der L4-Wurzel bereits Fasern des N. ischiadicus vorhanden sind, besteht bei etwa der Hälfte der Patienten mit L4-Syndrom ein positives Lasèguesches Zeichen.

L5-Syndrom

Das L5-Syndrom fällt schon bei der Inspektion durch seine betonte Fehlhaltung auf, die fast immer mit einer Vorneigung des Rumpfes verbunden ist. Der Schmerz strahlt von der Lenden-Kreuz-Gegend über die Hinteraußenseite des Oberschenkels zur Vorderaußenseite des Unterschenkels in Richtung auf den Außenknöchel. Hier wird der Schmerz meistens am intensivsten empfunden. Am Fuß läßt sich das L5- vom S1-Syndrom am besten differenzieren; das Schmerz- und Hypästhesieareal liegt beim L5-Syndrom auf der Großzehenseite des Fußrückens.

Wichtigste und häufigste motorische Störung bei bandscheibenbedingten Erkrankungen überhaupt ist die **Fuß- und Zehenheberschwäche** (Abb. 11.**87**). Da hier Dauerschäden mit Gangbehinderungen entstehen können, ist eine genaue Registrierung der motorischen Störungen im einzelnen erforderlich. Konstant paretischer Kennmuskel für L5 ist der M. extensor hallucis longus (1062). Sein Ausfall ist während der klinischen Untersuchung schon bei der Inspektion unübersehbar (Abb. 11.**88**), seine Chronaxie relativ leicht zu messen.

Bei länger bestehender Wurzelkompression findet sich auch eine Einschränkung der Fußhebefunktion durch Schwäche des M. tibialis anterior. Hier kommt es auch zu einer geringen Atrophie der Unterschenkelmuskeln.

Störungen der Reflextätigkeit bestehen beim L5-Syndrom nicht.

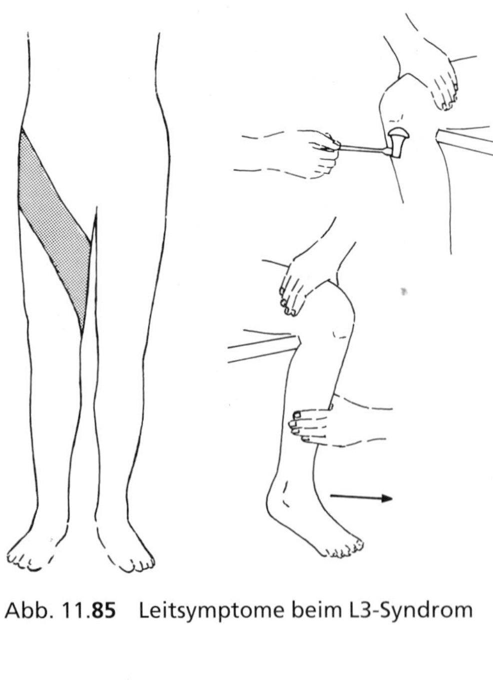

Abb. 11.**85** Leitsymptome beim L3-Syndrom

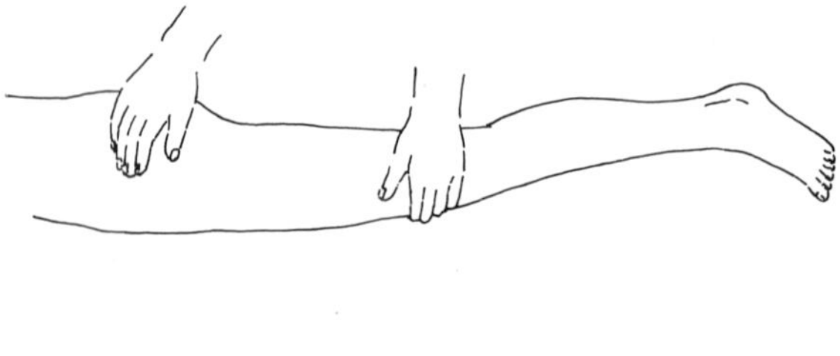

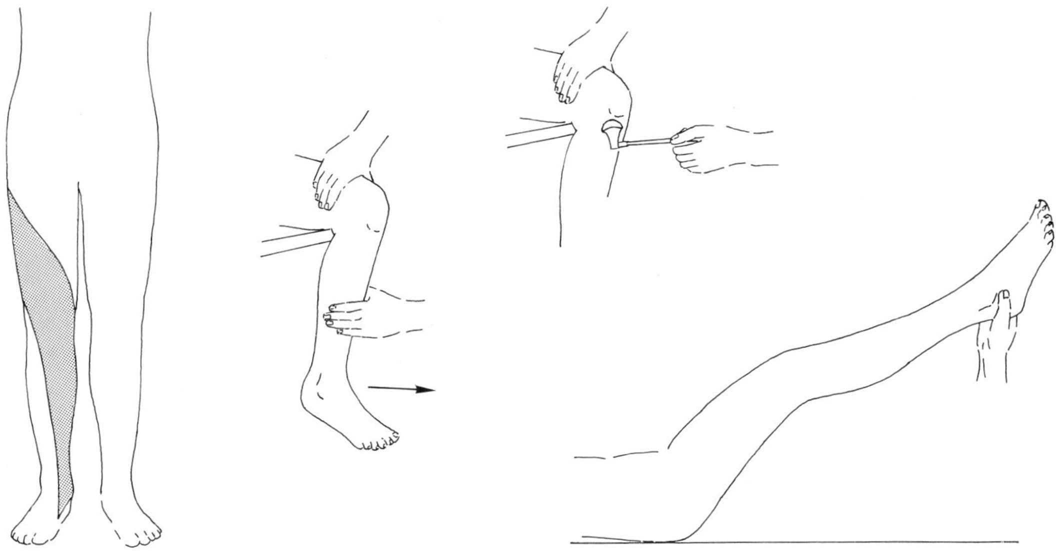

Abb. 11.**86** Leitsymptome beim L4-Syndrom

S1-Syndrom

Die S1-Syndrome stellen das Hauptkontingent der Ischialgien. Durch den relativ großen Abstand zwischen Durasack und Nervenwurzeln und dorsaler Bandscheibenbegrenzung sind die segmentunspezifischen Ischiassymptome, wie Lasèguesches Zeichen und ischiatische Fehlhaltung, nicht so stark ausgeprägt wie vergleichsweise beim L5-Syndrom. Unter den S1-Syndromen findet sich auch der größte Anteil der Ischialgien ohne Kreuzschmerzen.

Das Schmerz- und Hypästhesieband liegt dorsal von dem des L5-Syndroms, also an der Hinterseite des Ober- und Unterschenkels (Abb. 11.**89**).

Entscheidend für die Segmentzugehörigkeit ist die Ausstrahlung zur Ferse und zum Fußaußenrand einschließlich der Zehen III bis V. Motorische Innervationsstörungen finden sich beim S1-Syndrom im Bereich des M. triceps surae mit Einschränkung der groben Kraft bei der Plantarflexion. Auch Paresen der Glutäalmuskeln kommen vor. Charakteristisches Zeichen ist die **Abschwächung des Achillessehnenreflexes,** die schon bei geringer Bedrängung der Wurzel S1 auftritt. Bei starker Kompression erlischt der Achillessehnenreflex, der auch nach Wurzelentlastung meistens nicht wiederkehrt.

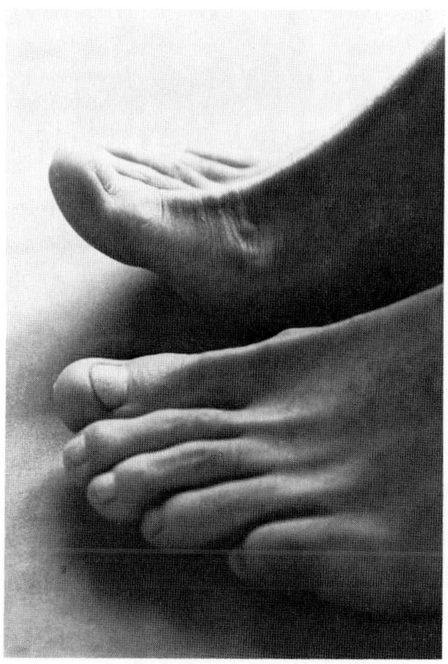

Abb. 11.**87** Großzehenheberschwäche links beim L5-Syndrom

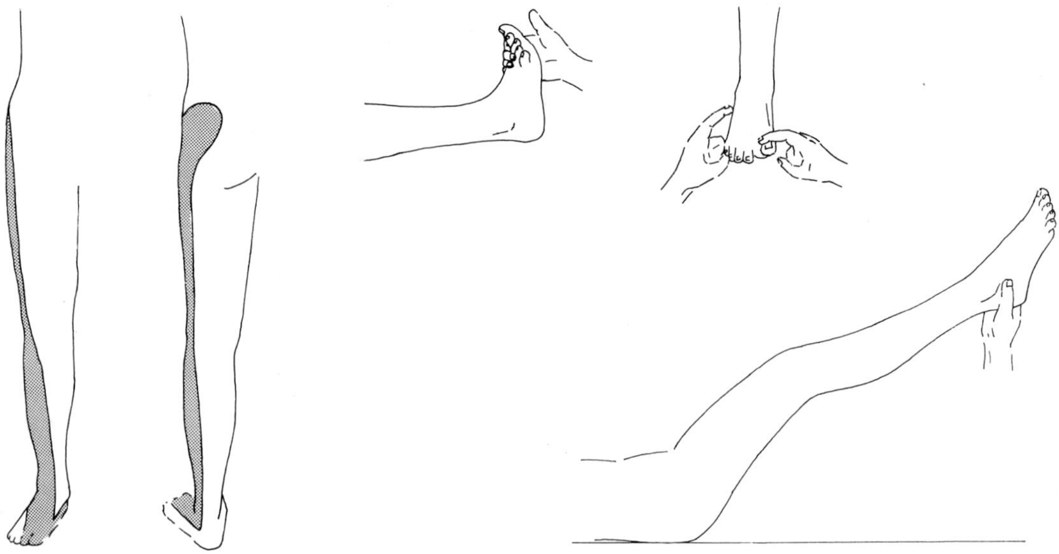

Abb. 11.**88** Leitsymptome beim L5-Syndrom

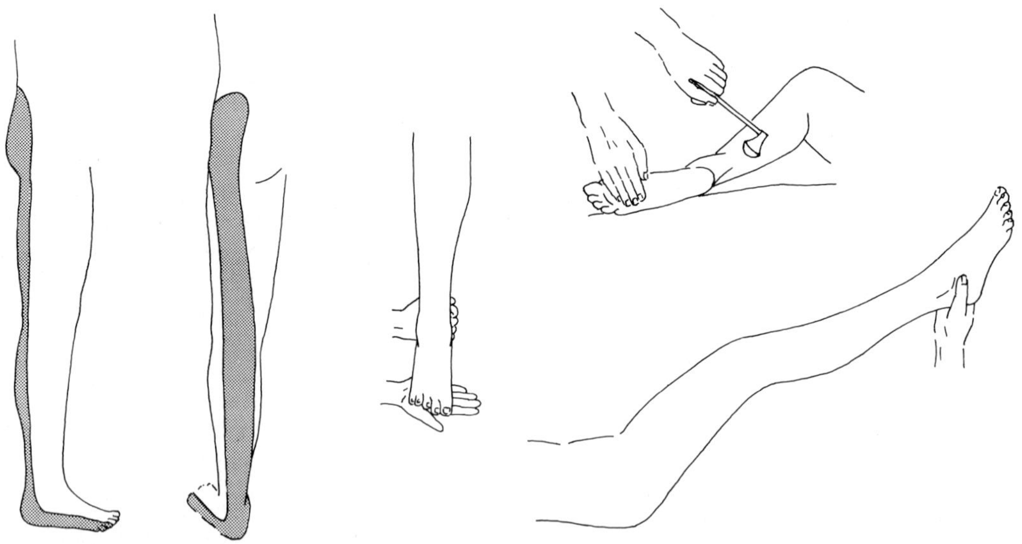

Abb. 11.**89** Leitsymptome beim S1-Syndrom

Polyradikuläre Lumbalsyndrome

Bei der Degeneration lumbaler Bandscheiben ist es möglich, daß zwei und mehr Nervenwurzeln gleichzeitig in Mitleidenschaft gezogen werden. Auch können pseudoradikuläre Syndrome den segmentalen Charakter des Krankheitsbildes verwischen.

Prolapse, vor allem aber Protrusionen können in mehreren Segmenten bestehen und Beschwerden verursachen. Häufig unterhält jedoch nur ein großer Prolaps oder eine breitbasige Protrusion die polyradikuläre Symptomatik. Ein paramedianer, in der „Achsenhöhle" sitzender Prolaps kann z. B. die Nervenwurzel der gleichen Etage von medial und die der nächstunteren von lateral her intrathekal komprimieren. Umgekehrt kann ein lateraler, über der „Schulter" sitzender Prolaps die nächsthöhereWurzel bedrängen. Diese Situation ergibt sich z. B. des öfteren an der lumbosakralen Bandscheibe L5/S1. Wie auf S. 147 beschrieben, zieht die Wurzel L5 durch den oberen Rand des Foramen intervertebrale zwischen L5/S1, tangiert dabei aber auch die lateralen Anteile der lumbosakralen Bandscheibe. Ein lateraler Prolaps von L5/S1 kann also gleichzeitig die Wurzeln S1 (von lateral) und L5 (von medial) komprimieren (Abb. 11.**90**).

Die Mitbeteiligung der L5-Wurzel beim lateralen Vorfall der lumbosakralen Bandscheibe ist häufig.

Bei einem massiven lateralen Prolaps der Bandscheibe L4/L5 können dort in gleicher Weise die Wurzeln L4 und L5 betroffen sein, obwohl wie auf S. 147 ausgeführt, die Nervenwurzel L4 nicht direkt an der Bandscheibe vorbeizieht.

Wenn der ganze Durasack durch einen großen Prolaps von der vorderen Wirbelkanalwand angehoben wird, geraten mehrere Wurzeln in einen Spannungszustand, so daß bei Kyphosierung der LWS eine polyradikuläre Symptomatik entsteht. Der gleichzeitige Zug an mehreren Wurzeln findet sich vor allem beim Postdiskotomiesyndrom mit Verwachsungsbeschwerden. Am häufigsten kommt die **Kombination eines L5- mit einem S1-Syndrom** vor. In diesen Fällen findet sich dann eine Parese der Fuß- und Zehenheber neben der Abschwächung oder dem Fehlen des Achillessehnenreflexes. Die Sensibilitätsstörungen und Schmerzausstrahlungen wechseln während des Krankheitsverlaufs; meistens steht das S1-Dermatom im Vordergrund. Bei der *Kombination eines L4- mit einem L5-Syndrom* finden sich motorische Störungen in den Mm. quadriceps, tibialis anterior und extensor hallucis longus. Das Schmerz- und Hypästhesieareal erstreckt sich auf die Vorderaußenseite des ganzen Beines, wobei die Hauptschmerzpunkte im L5-Dermatom liegen, wie z. B. am Außenknöchel (Tab. 11.**13**).

Wie auf S. 158 beschrieben, gibt es auch bandscheibenbedingte doppelseitige Ischialgien, etwa durch einen großen medialen Prolaps. Vielfach tritt dann im Krankheitsverlauf auch ein Wechsel in der Seitenbetonung der Schmerzen auf. Bandscheibenbedingte doppelseitige Ischialgien sind so selten, daß sie immer Anlaß zu einer eingehenden klinischen und röntgenologischen Untersuchung einschließlich Myelographie, MRI und CT geben sollten.

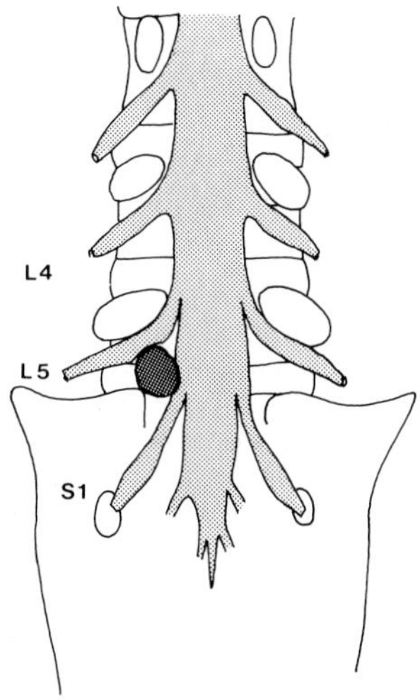

Abb. 11.**90** Lateraler Bandscheibenvorfall L5/S1 mit Kompression der Wurzel S1 von lateral her und intraforaminaler L5-Kompression. Klinisch L5- und S1-Symptomatik

Differentialdiagnose

Diagnostische Methoden

Bei der Differentialdiagnose von Schmerzen in den unteren Extremitäten muß man sich zunächst im klaren darüber sein, ob es sich um ischiasähnliche Schmerzen oder um eine echte Ischialgie handelt und – wenn eine solche vorliegt – ob sie als Wurzelschmerz oder Neuralgie des peripheren Nervs anzusehen ist.

Die meisten Ischialgien sind bandscheibenbedingt und werden durch degenerative Veränderungen der unteren beiden lumbalen Bewegungssegmente verursacht.

Das gleiche gilt für die von den oberen lumbalen Bewegungssegmenten ausgehenden Neuralgien des N. femoralis. Unter den Leitsymptomen weist besonders die **Beeinflußbarkeit der Schmerzen durch Haltungsänderung** auf ein bandscheibenbedingtes Wurzelsyndrom hin. Ischialgien und Neuralgien des N. femoralis anderer Genese sprechen darauf im allgemeinen nicht an. Noch deutlicher wird diese Beeinflußbarkeit der lumbalen Wurzelsyndrome beim **LWS-Extensionstest,** der dem Glissonschen Test an der HWS entspricht.

Durch kurzfristige Extension der LWS besteht die Möglichkeit, den Kontakt zwischen der gereizten Nervenwurzel und der Bandscheibenvorwölbung so zu reduzieren, daß sich Intensität und Ausstrah-

Tabelle 11.**13** Leitsymptome bei lumbalen Wurzelsyndromen

Segment	Peripheres Schmerz- und Hypäthesiefeld	Motorische Störung (Kennmuskel)	Reflexabschwächung	Nervendehnungszeichen
L1/L2	Leistengegend	–	–	(Femoralisdehnungsschmerz)
L3	Vorderaußenseite Oberschenkel	Quadrizeps	Patellarsehnenreflex	Femoralisdehnungsschmerz
L4	Vorderaußenseite Oberschenkel, Innenseite Unterschenkel und Fuß	Quadrizeps	Patellarsehnenreflex	(positives Lasèguesches) Zeichen
L5	Außenseite Unterschenkel, medialer Fußrücken, Großzehe	Extensor hallucis longus	–	positives Lasèguesches Zeichen
S1	Hinterseite Unterschenkel, Ferse, Fußaußenrand, 3.–5. Zehe	Triceps surae, Glutäen	Achillessehnenreflex	positives Lasèguesches Zeichen

lungsweite einer Ischialgie oder Neuralgie des N. femoralis ändern.

Den Extensionstest zur Differentialdiagnose bei lumbalen Wurzelsyndromen führt man mit der Streckbandage durch. Dabei stemmt sich der Patient mit Hilfe eines Ortholengürtels und seitlich angebrachten Griffen an seinem Becken ab und übt einen Zug auf seine unteren Wirbelsäulenabschnitte aus (Abb. 11.**91**).

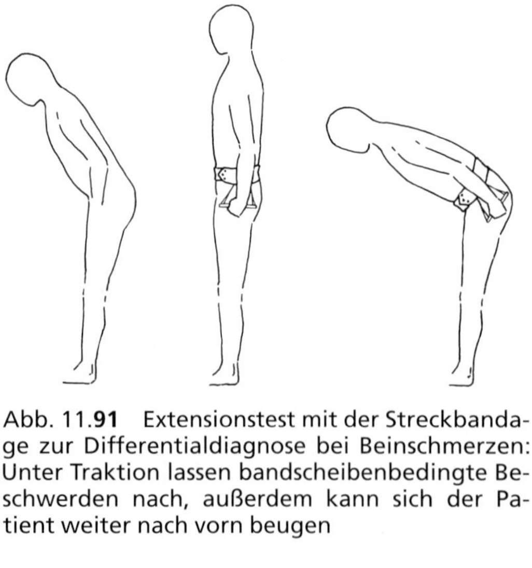

Abb. 11.**91** Extensionstest mit der Streckbandage zur Differentialdiagnose bei Beinschmerzen: Unter Traktion lassen bandscheibenbedingte Beschwerden nach, außerdem kann sich der Patient weiter nach vorn beugen

Unter kurzer, kräftiger Traktion der LWS kommt es bei einem bandscheibenbedingten Wurzelsyndrom zur Änderung der Schmerzqualität und -quantität; der Patient kann sich außerdem weiter nach vorn beugen.

Bei leichten Bandscheibenvorwölbungen verschwinden Ischialgie und ischiatische Fehlhaltung unter Extension vollständig. Meistens kommt es jedoch nur zu einer Schmerzlinderung und Lokalisationsänderung: Ein seitlicher Schmerz wandert mehr zur Mitte. Ein heller Wurzelschmerz weicht dumpfen Rückenschmerzen. Eine Ischialgie wird nicht mehr im distalen, sondern mehr im proximalen Dermatom empfunden: Es kommt zur Zentralisation der Schmerzen, was man auch später bei erfolgreicher Therapie beobachten kann. Mitunter verstärken sich auch die Schmerzen unter Extension und strahlen weiter peripher aus. Letzteres tritt z. B. ein, wenn es zur Abscherwirkung auf einen prolabierten Bandscheibenteil kommt oder wenn ein Prolaps weiter herausquillt.

Beim Extensionstest entscheidet es sich auch, ob für den Patienten überhaupt eine Extensionsbehandlung in Frage kommt.

In Ausnahmefällen kann der Extensionstest auch bei vertebralen Wurzelsyndromen anderer Genese positiv sein. Die für die Differentialdiagnose wichtigen extravertebralen Beinschmerzen, welche z. B. von Erkrankungen der Hüfte oder der Gefäße ausgehen, bleiben beim Extensionstest unbeeinflußt.

Extravertebrale Ursachen

Von der **Hüfte** ausgehende Schmerzen werden oft mit lumbalen Wurzelsyndromen verwechselt. Die Ursache liegt u. a. darin, daß beide Erkrankungen sehr häufig vorkommen und daß die Schmerzausstrahlungen streckenweise identische Abschnitte im Hüft- und Oberschenkelbereich betreffen. Für die Differentialdiagnose ist in erster Linie der Hüftschmerz bei beginnender Arthrose und Hüftkopfnekrose bedeutungsvoll. Massive Koxarthrosen und Koxitiden dürften nicht zu übersehen sein. Bei lumbalen Wurzelsyndromen können einige Leitsymptome fehlen, so daß die Diagnose erschwert ist (Tab. 11.**14**). Wie ausgeführt, fehlen bei der Ischialgie ohne Kreuzschmerzen die Symptome des lokalen Lumbalsyndroms. Auch sind die neurologischen Störungen mitunter sehr diskret oder fehlen ganz. Da Lasèguesches Zeichen und umgekehrtes Lasèguesches Zeichen mit einer passiven Hüftbewegung verbunden sind, kann man sie für die Differentialdiagnose nur bedingt verwerten. Bei einer Ischialgie ist lediglich der *Ischiastest* aussagekräftig (Abb. 11.**34**). Umgekehrt kommt es bei der Prüfung der Hüftbeweglichkeit immer auch zu Mitbewegungen der LWS mit der Möglichkeit einer Wurzelirritation. Hinweise für eine Hüfterkrankung ergeben sich in erster Linie aus der Seitendifferenz der Innenrotationsbeweglichkeit.

Auch die Beschwerdeangaben des Patienten sind genau zu beachten. Entscheidende Hinweise für das Vorliegen eines Wurzelsyndroms erhält man durch Angaben über die Positionsabhängigkeit der Beschwerden und mit dem Extensionstest.

Die Diagnosesicherung bei beginnender Koxarthrose erfolgt schließlich mit der probatorischen intraartikulären Injektion eines Lokalanästhetikums und durch Röntgenaufnahmen in mehreren Ebenen, gegebenenfalls Schichtaufnahmen. Beim bandscheibenbedingten Wurzelsyndrom führen CT, MRI und ggf. Myelographie weiter.

Entzündliche oder degenerative Erkrankungen der *Kreuzbein-Darmbein-Fugen* können Beschwerden hervorrufen, die dem proximalen Schmerzfeld einer Ischialgie entsprechen. Mennellsches Zeichen bei der klinischen Untersuchung sowie Röntgenaufnahmen der Kreuzbein-Darmbein-Fugen einschließlich Tomogramm und Szintigramm weisen hier den Weg zur richtigen Diagnose.

Tabelle 11.**14** Differentialdiagnose Hüftschmerz – lumbales Wurzelsyndrom

	Hüftschmerz	Lumbales Wurzelsyndrom
Anamnese:	schleichender Beginn, Schmerzen beim Stehen und Gehen, Besserung beim Sitzen	plötzlicher Beginn, Schmerzen beim Sitzen, Besserung beim Stehen und Gehen
Befund:	Hüftbeweglichkeit eingeschränkt (insbesondere Innenrotation), Ischiastest negativ, LWS-Extensionstest negativ	Hüfte frei beweglich Ischiastest, positiv, LWS-Extensionstest positiv
Diagnosesicherung:	Röntgen, intraartikuläre Injektion mit einem Lokalanästhetikum	Myelographie CT, MRI

An eine *Periarthritis coxae* muß man bei Schmerzen im Hüftbereich denken, wenn weder am Hüftgelenk noch an der LWS pathologische Befunde erhoben werden können. Auch hier sichert man die Diagnose durch probatorische Infiltration der Trochantergegend mit einem Lokalanästhetikum.

Extravertebrale Tumoren, die von Rektum, Uterus oder Prostata ausgehen, müssen schon sehr fortgeschritten sein, um Verdrängungserscheinungen des lumbosakralen Nervenplexus zu verursachen.

Ein **Aneurysma der A. iliaca communis** kann gelegentlich Ischiasbeschwerden hervorrufen (293). In unserer Poliklinik werden immer wieder Patienten aus der Gefäßambulanz der Chirurgischen Klinik vorgestellt, die über unklare Beinschmerzen klagen und bei denen sich die Differentialdiagnose zwischen einem bandscheibenbedingten Wurzelsyndrom und **peripheren Durchblutungsstörungen** ergibt. Es handelt sich hier in der Regel um Beschwerden, die sich beim Gehen verstärken, was bei einer Ischialgie nicht der Fall ist. Negativer Extensionstest und fehlende Positionsabhängigkeit der Schmerzen schließen hier das lumbale Wurzelsyndrom aus. Schließlich müssen noch **Erkrankungen des N. ischiadicus** selbst mit in die differentialdiagnostischen Erwägungen einbezogen werden. Diese wurden früher als Hauptursache der Ischialgien angesehen, stellen aber heute Ausnahmen dar. Dazu zählen *Zostererkrankung, Alkoholneuritis, lepröse Neuritis, Zekkenradikulitis* sowie die Schwerpunktpolyneuropathie bei Diabetes und *Periarteriitis nodosa.* Besonders bei älteren Patienten mit Neuralgien in den unteren Extremitäten sollte man immer an eine *diabetische Neuropathie* denken.

Bei Regreßgutachten ergibt sich oft die Differentialdiagnose zwischen einer **Spritzenschädigung** des N. ischiadicus und einer bandscheibenbedingten Ischialgie, die oftmals der Anlaß für die intramuskuläre Injektion war. Bei der Spritzenlähmung ist die Stelle der Läsion umschrieben druckempfindlich. Hier läßt sich auch der typische Projektionsschmerz auslösen. Wie auf S. 65 beschrieben, gehen Wurzelschädigungen der LWS im Gegensatz zu den Läsionen von Plexus und peripheren Nerven nicht mit vegetativen Begleiterscheinungen einher.

Bei der direkten Schädigung des N. ischiadicus jenseits der Wurzel kommt es in den sensibilitätsgeschädigten Bezirken zu topisch genau kongruenten Störungen der Schweißsekretion. Bei Wurzelläsionen hingegen entstehen niemals Defekte der Schweißsekretion, auch dann nicht, wenn durch breite mehrwurzlige Syndrome totale Sensibilitätsstörungen von Händen und Füßen gesetzt werden (1063).

Bei Schmerzen und Sensibilitätsstörungen in der Leiste und an der Vorderseite des Oberschenkels muß neben dem L3-Syndrom differentialdiagnostisch auch an eine **Meralgia paraesthetica** gedacht werden. Diese wird durch eine Schädigung des N. cutaneus femoris lateralis hervorgerufen. Im Gegensatz zum L3-Syndrom ist bei der Meralgie der Patellarsehnenreflex nicht abgeschwächt. Auch helfen hier wiederum lokale Infiltration und Extensionstest diagnostisch weiter.

Vertebrale Ursachen

Neben den zahlenmäßig weit im Vordergrund stehenden bandscheibenbedingten Wurzelsyndromen gibt es noch zahlreiche andere Erkrankungen in den lumbalen Bewegungssegmenten, welche Neuralgien des N. femoralis und des N. ischiadicus verursachen. Im Prinzip sind es die gleichen vertebralen Ursachen, die auch bei der Differentialdiagnose von Kreuzschmerzen bedacht werden müssen (Tab. 11.**15**).

Die Ischialgie bei **Spondylolisthesis** ist meistens doppelseitig und läßt sich durch Haltungsänderungen oder Extension nur wenig beeinflussen. Zur Nervenwurzelirritation beim Wirbelgleiten kommt es durch fibröse Wucherungen im Bereich der Bogenspalte und durch Ausziehungen der Wurzel über die Hinteroberkante des unter dem Gleitwirbel befindlichen Wirbels.

Wenn sich eine **Spondylitis** nach dorsal ausbreitet, entstehen Wurzelerscheinungen, die sich durch Positionsänderungen und Extension nicht ändern. Charakteristisch ist der nächtliche Schmerz. Da eine Spondylitis ventral beginnt, gehört hier die Ischialgie zu den Späterscheinungen. Das gleiche gilt auch für **Wirbeltumoren** (Abb. 11.**92**), die meistens als Metastasen vorkommen. Auch hier entstehen Nervenwurzelerscheinungen erst, wenn die Tumormassen in den Wirbelkanal eindringen oder wenn pathologische Frakturen entstehen. Die Ischiassymptome sind dann sehr

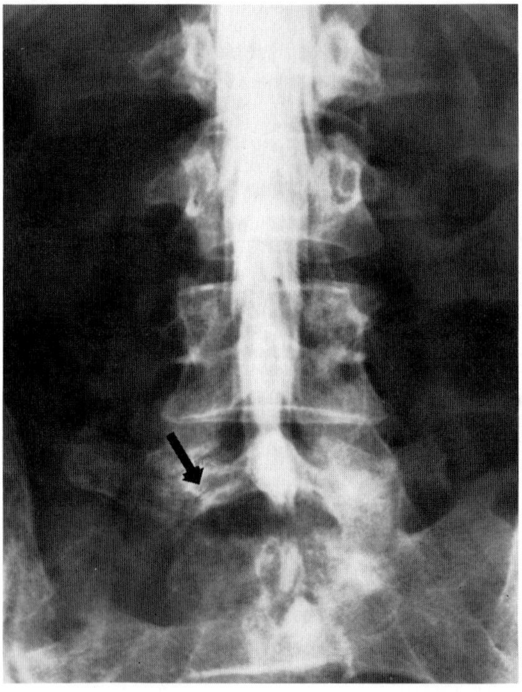

Abb. 11.**92** 64jährige Patientin mit therapieresistenter S1-Ischialgie rechts. Die a.-p. Aufnahme zeigt neben der rechtsseitigen Eindellung der Kontrastmittelsäule mit Wurzelabbruch auch Destruktionen im rechten Kreuzbein durch einen Tumor (Metastase eines Mammakarzinoms)

Tabelle 11.15 Differentialdiagnose bei Ischialgie und ischialgiformen Beschwerden

	Ursache	Segmentales Schmerzband	Neurologische Ausfälle	LLS-Symptome	Lasègue-sches Zeichen	Extensionstest	Diagnosesicherung
Vertebral	bandscheibenbedingte Ischialgie	++	++	++	+++	+++	Myelographie, CT, MRI
	Spondylolisthesis	++	++	+++	+++	(+)	Röntgen
	Spondylitis	++	++	+++	+++	(+)	Tomogramm, Labor
	Tumor	++	++	+++	+++	(+)	Tomogramm, Labor, Szintigramm
Extravertebral	Koxalgie	–	–	–	(+)	–	Röntgen, Lokalanästhesie
	Kreuzdarmbeinfugen	(+)	–	–	+	(+)	Röntgen, Tomogramm
	Periarthritis coxae	(+)	–	–	–	–	Lokalanästhesie
	retroperitoneale Tumoren	++	++	++	++		BKS, fachspezielle Untersuchung
	periphere Durchblutungsstörung	–	–	–	–	–	Ratschowscher Test, Oszillogramm, Arteriographie
	diabetische Neuropathie	++	++	–	++	–	Laborwerte
	Spritzenschädigung	+++	+++	–	+++	–	Schweißtest

ausgeprägt und bestehen in einem beiderseits positiven Lasègueschen Zeichen mit hartnäckigen, unbeeinflußbaren, segmental ausstrahlenden Schmerzen.

Neben den relativ häufigen Wirbelmetastasen kommen auch *Neubildungen im Bewegungssegment,* vor allem im Bereich des Nervengewebes, in Betracht. Hier finden sich dann ebenfalls konstante, wenig beeinflußbare neurologische Störungen sowie Veränderungen im Liquor.

Seltene Ischiasursachen stellen **Morbus Paget** und **Fluorose** durch appositionelles Knochenwachstum mit Einengung des Wirbelkanals und der Foramina intervertebralia dar.

Die im Zusammenhang mit der **Wirbelkanalstenose** auftretende Ischialgie ist in den meisten Fällen auch indirekt bandscheibenbedingt. In diagnostischer und therapeutischer Hinsicht ergeben sich keine wesentlichen Unterschiede zur Bandscheibenischias.

Kaudasyndrom

Das Kaudasyndrom stellt eine Sonderform der polyradikulären lumbalen Wurzelsyndrome dar. Dabei werden alle Nervenwurzeln der Cauda equina im lumbalen Wirbelkanal entweder durch einen großen medialen Bandscheibenvorfall oder Tumor komprimiert, so daß Reizerscheinungen der unteren lumbalen und später sämtlicher Sakralwurzeln entstehen. Die Schmerzen in Form einer doppelseitigen Ischialgie hängen vom Ausmaß der Kompression und der betroffenen Etage ab. Zu den **typischen Symptomen** gehören *Reithosenanästhesie,* beiderseitiges *Fehlen des Achillessehnenreflexes* bei *Schwäche der Wadenmuskeln* sowie *Schließmuskelinsuffizienzen* der Blase und des Mastdarms (Tab. 11.**16**). Oft bestehen auch *Potenzstörungen.* Der Ausfall der untersten Sakralwurzeln S4 und S5 bewirkt charakteristische, eng umschriebene Sensibilitätsstörungen mit dem Zentrum um die tastbare Steißbeinspitze. Die Sphinkterfunktionen werden durch beidseitige Läsionen der S3-Wurzel gestört.

Liegt die Läsion höher, so können noch Fuß- und Zehenheberparesen, Ausfälle des Patellarsehnenreflexes und Quadrizepsschwächen hinzukommen. Schliack (1063) weist darauf hin, daß bei der Kaudaläsion die Schweißsekretion an den Fußsohlen auch bei totaler Anästhesie intakt bleibt, da vegetative Fasern nicht betroffen sind. Akute Kaudaläsionen werden meistens durch **mediane Massenprolapse** bei L3/L4 oder L4/L5 verursacht. Dem kompletten Ausfall gehen intensive örtliche und radikuläre Schmerzen voraus. Sobald das Lähmungsstadium erreicht ist, verschwindet die sonst bei Bandscheibenvorfällen kaum je vermißte lokale Wirbelsäulensymptomatik. Die diagnostisch richtungweisende *initiale Ischialgie* fällt weg, wenn der Massenprolaps in Zusammenhang mit redressierenden Maßnahmen in Narkose auftritt.

Bei der bandscheibenbedingten Kaudakompression handelt es sich gewöhnlich um ein akutes Ereignis, das sofortiges operatives Eingreifen erfordert.

Tabelle 11.**16** Leitsymptome beim Kaudasyndrom

Reithosenanästhesie
Beidseitiges Fehlen des Achillessehnenreflexes
Blasen- und Mastdarmstörungen

Schon in wenigen Stunden können irreversible Schäden entstehen. Nachuntersuchungen, die von Kuhlendahl u. Hensell (710) durchgeführt wurden, sowie experimentelle Untersuchungen von Rydevik (1031) zeigten, daß Kaudakompressionen, die länger als 2 Tage bestanden hatten, nur noch geringe Restitutionsaussichten bieten und gute Ergebnisse nur dann zu erwarten sind, wenn innerhalb der ersten Stunden nach Auftreten der Symptome operiert wird (Abb. 11.**93**).

Im Gegensatz zum Kaudasyndrom durch einen medialen Massenprolaps verläuft die **tumorbedingte Kaudakompression** schleichend progredient. Blasen- und Mastdarmstörungen können lange Zeit fehlen. Zunächst gehen Achillessehnen- und Patellarsehnenreflex bei therapieresistenter Ischialgie allmählich verloren. So hat man die Möglichkeit des operativen Eingreifens, noch ehe das Vollbild entsteht. Unter den Tumoren finden sich neben *Neurinomen, Epidermoiden, Meningiomen, Kaudaependymomen* und *Gliomen* auch *Metastasen* verschiedener Primärtumoren, die vom Wirbelkörper in den lumbalen Wirbelkanal eingedrungen sind (588, 954).

Da die klinische Symptomatik bei einem Kaudasyndrom eindeutig ist, gilt es in **differentialdiagnostischer Hinsicht** nur, die Ätiologie des Leidens abzuklären. Auf den bandscheibenbedingten Charakter weisen, wie bei allen diskogenen Erkrankungen, plötzlicher Beginn und Positionsabhängigkeit der Beschwerden hin. Laborwerte und Röntgenübersichtsaufnahmen sind normal. Bei Kaudatumoren fehlt die Abhängigkeit der Beschwerden von Be- und Entlastung der Wirbelsäule. Laborwerte, Liquorbefund und Myelogramm bzw. CT und MRI liefern weitere Anhaltspunkte für die Diagnose.

Liquoruntersuchungen haben nur einen relativen Wert. Weist doch der Befund eines *Sperrliquors* allenfalls auf die mechanische Kompression hin, ohne zur weiteren Differentialdiagnose beizutragen. Normaler Liquorbefund und freie Liquorpassage beim Queckenstedtschen Versuch schließen eine tiefgelegene Kaudakompression nicht aus. Wichtigste diagnostische Maßnahme: CT, MRI bzw. Myelographie. Auch damit gelingt allerdings noch keine Artdiagnose, was für das weitere Vorgehen unerheblich ist, da man in jedem Fall sofort operieren muß.

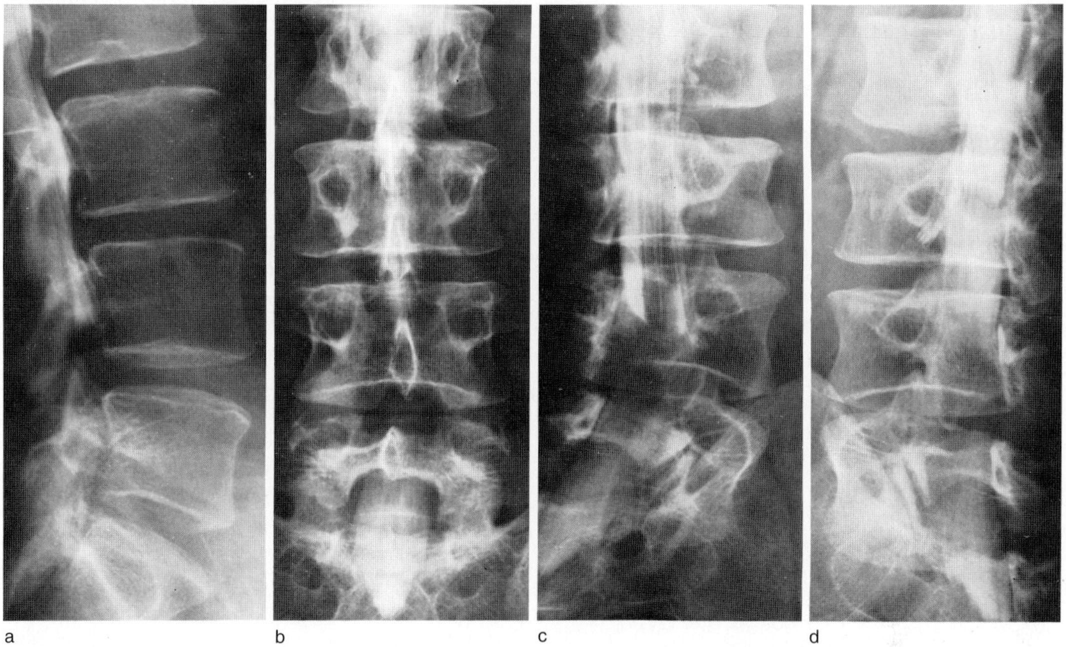

Abb. 11.**93 a–d** Totaler Abbruch der Kontrastmittelsäule bei L4/L5 im lumbalen Myelogramm eines 40jährigen. Klinisch: Kaudasyndrom, sofortige Operation

Lumbale Wirbelkanalstenose und Bandscheibenschaden

Ätiologie und Pathogenese

Für die klinische Bedeutung eines Bandscheibenschadens sind nicht nur Ausmaß und Größe der Vorwölbung maßgebend, auch die Ausweichmöglichkeiten im Wirbelkanal müssen beachtet werden.

Ist der Raum begrenzt, können selbst kleinste Deformierungen noch Beschwerden nach sich ziehen. Mitunter stößt man bei der Operation einer lumbalen Bandscheibe auf eine relativ kleine Protrusion, welche die Schwere der Krankheitserscheinungen nicht zu erklären vermag. Der Weite des lumbalen Wirbelkanals ist in diesen Fällen besondere Aufmerksamkeit zu schenken. Untersuchungen von Verbiest (1244), Huizinga (554), Benini (66) und Postacchini (965) haben gezeigt, daß sogar eine lumbale Wirbelkanalstenose allein, d. h. ohne Bandscheibenvorfall, zu Symptomen führen kann, die den bandscheibenbedingten Beschwerden ähneln.

Unter Wirbelkanalstenose (Synonyma: Spinalstenose, Spinalkanalstenose, Lumbalstenose) versteht man jede Form einer Einengung des Wirbelkanals unter Ausschluß von Entzündungen (Spondylitis), Tumoren und kompletten Bandscheibenvorfällen.

Es verbleiben angeborene und erworbene Formabweichungen im Bewegungssegment, die das Lumen des Wirbelkanals einengen. An der Einengung können sowohl knöcherne (Wirbelbogen, Wirbelkörper) als auch Weichteilstrukturen (Bandscheibe, Bindegewebe) beteiligt sein. Eine Wirbelkanalstenose kann je nach Ursache segmental oder generalisiert vorkommen. Auch nach Operationen am lumbalen Wirbelkanal können Stenosen entstehen, z. B. durch Narbenplatten oder durch appositionelles Wachstum am inneren Wirbelbogen nach dorsaler Spondylodese. Gleiches ist nach der dorsalen interkorporalen Fusionsoperation möglich (Tab. 11.**17**).

Unter den verschiedenen Ursachen der lumbalen Wirbelkanalstenose spielen die **kombinierten Einengungen auf degenerativer Basis** durch osteophytäre Reaktionen an den Gelenkfacetten, Vorwölbungen der hinteren Bandscheibengren-

Tabelle 11.**17** Ursachen lumbaler Wirbelkanalstenosen

A. *Angeborene Ursachen*
Chondrodystrophie
Wirbelmißbildungen
Idiopathische Wirbelkanalstenose
Hyperlordose
Spondylolyse, Spondylolisthesis
B. *Erworbene Ursachen*
Posttraumatische Stenose
Degenerative Ursachen
a) knöcherne Reaktionen an Wirbelkanten und -gelenken
b) Bandscheibenprotrusion
c) Pseudospondylolisthesis
Postoperative Wirbelkanalstenose
a) nach Fusionsoperation
b) Narbengewebe
C. *Mischformen*
Generalisierte Knochenerkrankungen
a) Fluorose
b) Morbus Paget
Idiopathische Wirbelkanalstenose mit degenerativen Veränderungen

zen und Verschiebungen der Wirbel gegeneinander bei Bandscheibendegeneration **im Zusammenhang mit einer anlagebedingten Einengung des Wirbelkanals** (idiopathische Wirbelkanalstenose) die größte Rolle. Eine relativ geringe Protrusion des dorsalen Anulus fibrosus kann im relativ zu engen Wirbelkanal schon erhebliche Beschwerden verursachen.

Aus der kompensierten (klinisch stummen) wird eine dekompensierte Spinalkanalstenose.

Die idiopathische Wirbelkanalstenose wird durch abgeflachte seitliche Rezessus oder Verkürzung des a.-p. Durchmessers bzw. der Interpedikulardistanz verursacht (Abb. 11.**94**).

Bei engem lumbalen Wirbelkanal können sowohl die Nervenwurzeln als auch der Durasack mit der Cauda equina komprimiert werden.

Wie auf S. ■ ausgeführt, ziehen die unteren lumbalen Spinalnervenwurzeln nach ihrem Abgang aus dem Durasack über die nächsttiefere Bandscheibe durch den lateralen Rezessus in das Foramen intervertebrale. In allen Abschnitten sind Bedrängungsmöglichkeiten gegeben, die unter Umständen kombiniert auftreten. Im Zusammenhang mit der Bandscheibendegeneration rücken die benachbarten Wirbel einander näher. Findet die Verschmälerung vorwiegend im dorsalen Anteil des Zwischenwirbelabschnitts statt, so rückt das kraniale Gelenk des kaudalen Wirbelkörpers ventralwärts, was im angloamerikanischen Schrifttum *„slipping of the articular facets"* genannt wird (66). Bei anlagebedingt engem Wirbelkanal mit schmalen Rezessus können durch Bandscheibensinterung mit reaktiven osteophytären Appositionen sowohl mehrere Nervenwurzeln als auch die Cauda equina in Bedrängnis geraten. Da diese Veränderungen an ein fortgeschritteneres Stadium der Bandscheibendegeneration gebunden sind, handelt es sich bei den Patienten mit lumbalem Wirbelkanalstenosensyndrom in der Regel um ältere Patienten.

Röntgenologisches Kriterium für die **Breite des Wirbelkanals** ist der Abstand zwischen den Bogenwurzelovalen (Interpedikulardistanz). Als Sagittaldurchmesser wird die kürzeste Strecke zwischen der Wirbelkörperhinterkante und der dorsalen Begrenzung des Wirbelkanals bzw. dem inne-

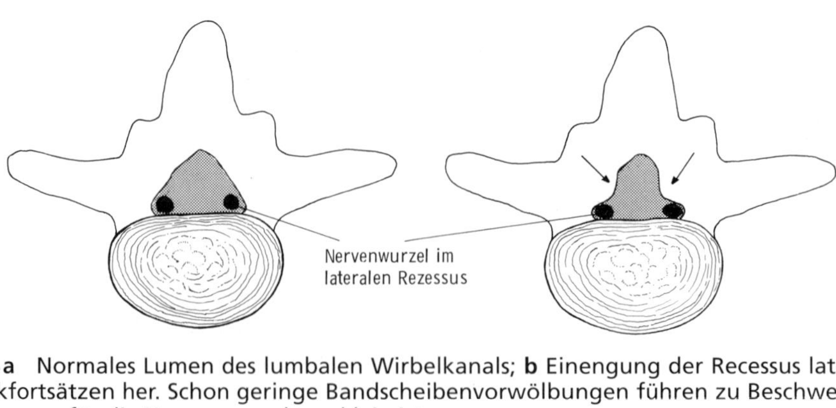

Abb. 11.**94a** Normales Lumen des lumbalen Wirbelkanals; **b** Einengung der Recessus laterales von den Gelenkfortsätzen her. Schon geringe Bandscheibenvorwölbungen führen zu Beschwerden, weil der Reserveraum für die Nervenwurzeln zu klein ist

ren Rand des Wirbelbogens gemessen (Abb. 11.**95**).

Es liegen zahlreiche Untersuchungen über Form und Ausdehnung des Wirbelkanals vor (295, 554, 1104, 1111, 1121, 1244). Elsberg u. Dyke (295) versuchten, mit Hilfe der Interpedikulardistanz eine Aussage über raumfordernde Prozesse im Wirbelkanal zu machen. Huizinga (554) und Verbiest (1244) verglichen die Interpedikulardistanz an isolierten Wirbelkörpern und im Röntgenbild. Trotz kleiner Fallzahlen stimmten die röntgenologischen und anatomischen Werte weitgehend überein. Sie fanden außerdem eine relative Enge des Wirbelkanals zwischen L3 und L4. Nach den Ausführungen von Verbiest (1245) stellt ein Sagittaldurchmesser des Wirbelkanals im Lumbalbereich von weniger als 10 mm eine absolute und die Weite von 10–12 mm eine relative Stenose dar. Shealy (1111) stellte fest, daß die wachstumsbedingte Zunahme des Wirbelkanallumens mit dem 10. Lebensjahr endet. Jones u. Thomson (594) versuchten, mit Hilfe des Vertebralindex eine Aussage über die Weite des Wirbelkanals zu machen. Sie setzten Sagittaldurchmesser und Interpedikulardistanz in Relation zum transversalen und a.-p. Durchmesser des Wirbelkörpers. Ultraschalluntersuchungen zur Weitenbestimmung des Wirbelkanals führte Porter (964) durch. Casey u. Mitarb. (175) machen besonders auf die lateralen Formen der Spinalkanalstenose aufmerksam und unterscheiden dort drei Abschnitte: entrance zone, mid zone, exit zone.

Um eine Aussage darüber machen zu können, ob ein Wirbelkanal eng oder weit ist, sind Normalwertbestimmungen an einem größeren Kollektiv erforderlich. Dabei müssen Interpedikulardistanz, Sagittaldurchmesser, Länge der LWS sowie die Abmessungen der Wirbelkörper miteinander in Beziehung gesetzt werden. Wir haben diese Untersuchungen an einem größeren Kollektiv durchgeführt (1194).

Die Untersuchungen ergaben, daß der Abstand zwischen 1. LWK und Kreuzbein mit zunehmendem Alter entsprechend der Höhenminderung der Zwischenwirbelabschnitte kürzer wird. Die Lendenwirbelkörper verbreitern sich von kranial nach kaudal zunehmend. Von LWK 1 bis LWK 5 ergibt sich ein Zuwachs von 25–30% der Ausgangsgröße. Die Wirbelkörper von Frauen erscheinen konstant 6 mm schmaler als die vergleichbarer männlicher Personen. Die Weite des Wirbelkanals nimmt von oben nach unten zu. Der Sagittaldurchmesser des lumbalen Wirbelkanals ist in allen Segmenten geringer als die Interpedikulardistanz, was auf eine querovale Form des Lumens hinweist. Auffallend ist eine geringe Einengung zwischen L3 und L4, die bis zu 8% der Ausgangsweite beträgt. Eine altersabhängige Weitenänderung des Wirbelkanals besteht nicht. Die absoluten Werte für die Interpedikulardistanz und den Sagittaldurchmesser liegen entsprechend der geringeren Größe der Wirbel bei Frauen niedriger als bei Männern. Wenn man jedoch die Weite des Wirbelkanals in Relation zur Größe des Wirbelkörpers setzt (Vertebralindex), so zeigt sich bei Frauen ein signifikant größerer Wirbelkanal als bei Männern.

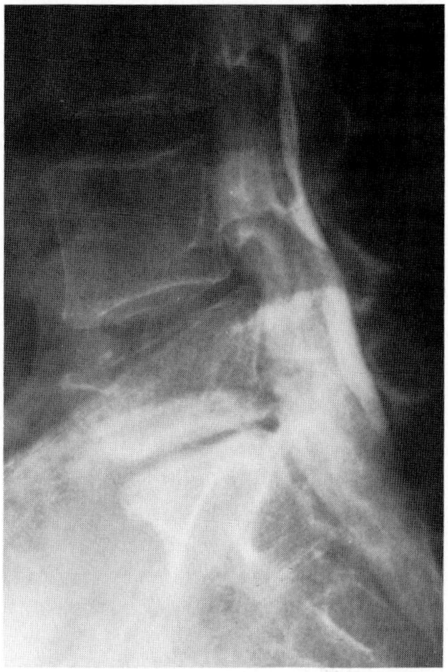

Abb. 11.**95** Lumbale Wirbelkanalstenose bei einer 54jährigen nach Kompressionsfraktur des 5. Lendenwirbels mit Vorwölbung der Hinteroberkante in den Wirbelkanal. Hartnäckige doppelseitige Ischialgie. Therapie: Dekompression durch Laminektomie und Hinterkantenabtragung

Da Männer häufiger von Lumbalsyndromen betroffen sind, kann die Ursache für die geschlechtsabhängige Betroffenheit u. a. auch in der unterschiedlichen Weite des Wirbelkanals gesehen werden.

Auch wird die Claudicatio intermittens der Cauda equina bei Männern häufiger beobachtet als bei Frauen.

Weite und Volumen des lumbalen Wirbelkanals stellen keine konstante Größe dar. Sie sind u. a. von der Höhe der Zwischenwirbelabschnitte und von den Krümmungsverhältnissen im Bereich der LWS abhängig.

Wir führten Volumenmessungen am lumbalen Wirbelkanal unter verschiedenen biomechanischen Bedingungen durch (221). Die Untersuchungen ergaben, daß die größte Einengung des Wirbelkanallumens und der Foramina intervertebralia bei Belastung, kombiniert mit Lordosierung, auftritt. Die größte Weite des lumbalen Wirbelkanals ergibt sich bei Kyphosierung unter Entlastung, also in der Stufenlagerung. Bei zusätzlicher Extension nimmt das Volumen des lumbalen Wirbelkanals um weitere 10% zu. Diese experimentellen Ermittlungen bestätigen das gute Ansprechen auf die Flexionstherapie bei lumbaler Wirbelkanalstenose.

Je nach Hauptmanifestation der Einengung unterscheidet man eine laterale und eine zentrale Form der Spinalkanalstenose. Bei der lateralen Form erkennt man in der infradiskalen Ebene Einengungen des Recessus lateralis meistens durch Hypertrophie der Wirbelgelenke. Die zentrale Form der Wirbelkanalstenose ist durch eine Verkleinerung des dorsoventralen Durchmessers gekennzeichnet, welche z. B. durch eine Verbreiterung des Wirbelbogens oder/und durch dorsale Spondylophyten entstehen kann. Häufig ist auch die Kombination von Vorwölbung des gefalteten Lig. flavum von dorsal und Bandscheibenprotrusion von ventral in der diskalen Ebene (Abb. 11.**96**).

Symptome und Therapie

Die Betroffenen klagen über langjährige **Kreuz- und Ischiasschmerzen,** welche auf die übliche Therapie nicht so recht ansprechen. Die Beschwerden sind sehr vielgestaltig und reichen über *Lumbalgien* und einseitige *Ischialgien* bis zur *polyradikulären Symptomatik* mit in beide Beine ausstrahlenden Schmerzen. Es kann das Bild einer Claudicatio intermittens entstehen, wenn die Cauda equina betroffen ist. *Die Claudicatio intermittens der Cauda equina* äußert sich durch Parästhesien, später mit Schmerzen und Krämpfen der unteren Extremitäten, die entweder nach einer bestimmten Gehstrecke oder nach langem Stehen auftreten. Evans (310) und Benini (66) nehmen an, daß es durch die Einengung des Wirbelkanals zu einer Ischämie der Cauda-equina-Wurzeln kommt. Sensibel evozierte Potentiale (SEP) vor und nach Belastung ergeben nach Vogel (1258) gewisse diagnostische Hinweise. Aus der Positionsabhängigkeit und Segmentbezogenheit der Beschwerden ergibt sich ein wichtiger differentialdiagnostischer Hinweis gegenüber gefäßbedingten Schmerzen.

> Die Claudicatio intermittens der Cauda equina macht sich vor allem bei Belastung unter Lordosierung der Wirbelsäule bemerkbar.

Charakteristisch hierfür ist z. B. die Angabe der Patienten, daß die Beinschmerzen beim Bergabge-

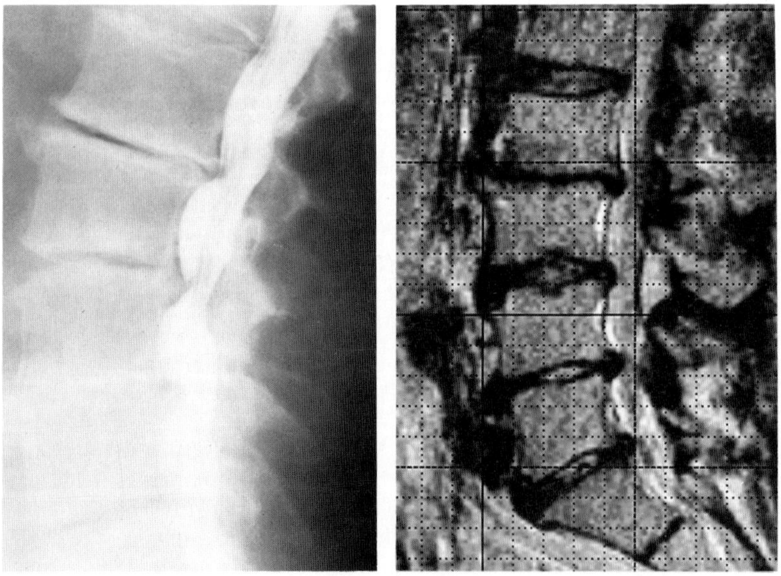

a b

Abb. 11.**96 a** u. **b** Dorsoventrale Einengung des Wirbelkanals durch Vorwölbungen des Lig. flavum von dorsal und des Anulus fibrosus von ventral in den diskalen Ebenen L3/4, L4/5. Disposition: Delordosierende Therapie mit Stufenlagerung, Flexionsorthese, epidurale Injektion. Bei Therapieresistenz Flavektomie und partielle Laminotomie mit Erweiterung des Wirbelkanals in den betroffenen Etagen

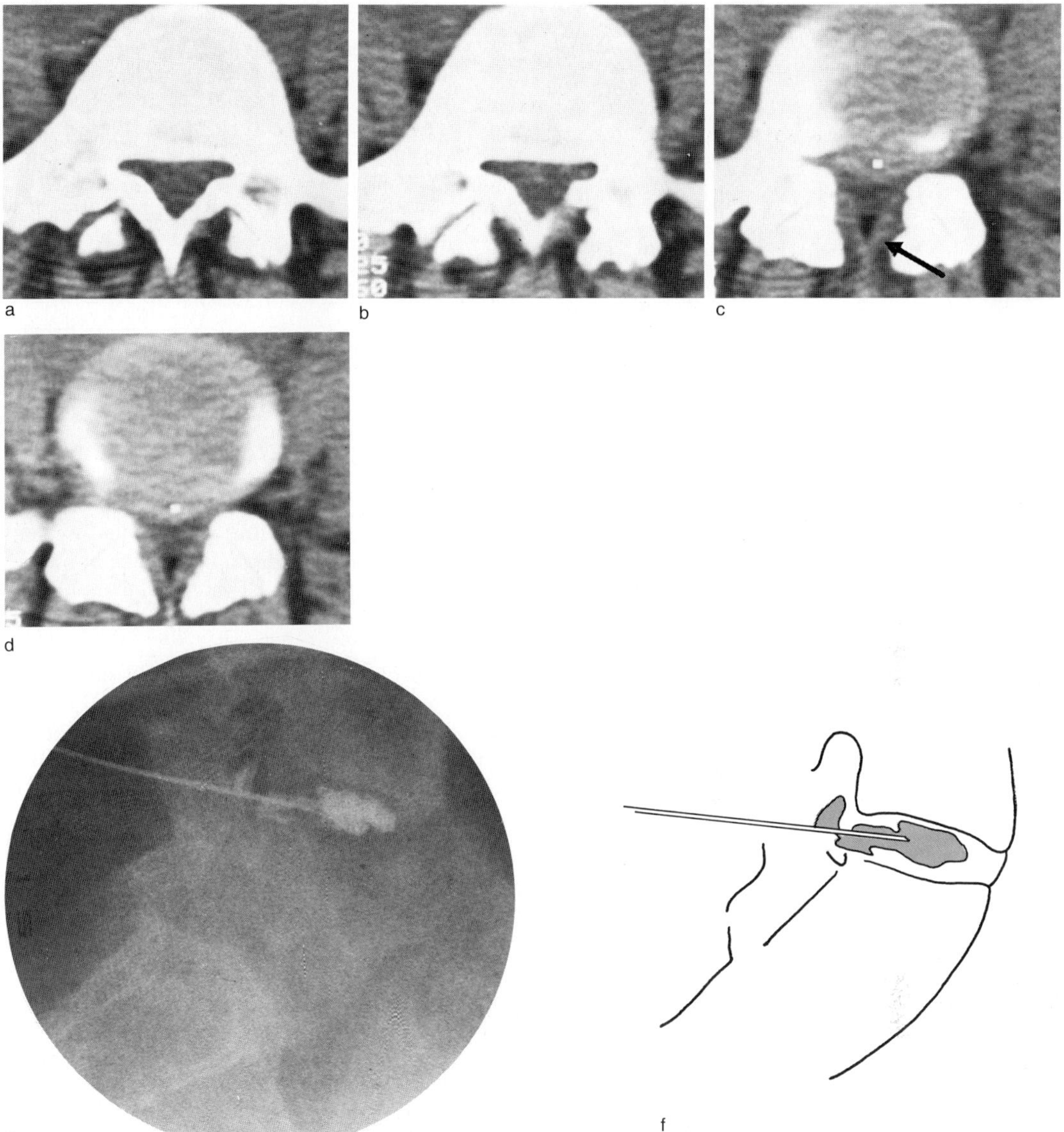

Abb. 11.**97 a–f** Klinik: 21jährige Patientin mit L5-Ischialgie, links bis zum Fuß, rechts bis zum Knie. Laseguesches Zeichen links bei 30, rechts bei 60 Grad positiv. Homolaterale Fehlhaltung bei der Rumpfvorneigung. Das Schmerzband entspricht L5 (Fußrücken), greift teilweise auch auf S1 (Flußaußenrand) über. Keine neurologischen Ausfälle, jedoch glaubhafter starker Leidensdruck.
CT: Trotz der technischen Unzulänglichkeiten erkennt man bei L4/L5 eine breitbasige mediane, relativ flache Protrusion in Bandscheibenhöhe. Die Vorwölbung ist breiter als tief. Der enge Wirbelkanal ist in allen Schichten an einem Fehlen der epiduralen Fettfigur zu erkennen. Die Gelenkfacetten sind anlagebedingt verbreitet. Dickes Lig. flavum (Pfeil).
Diskogramm: Auffüllung des zentralen Hohlraumes der vorletzten Bandscheibe sowie hinter der Bandscheibe ein subligamentäres Kontrastmitteldepot.
Therapie: Die Patientin ist nach Chemonukleolyse sofort anhaltend beschwerdefrei.
Bemerkung: Die flache Protrusion verursacht wegen der anlagebedingten Spinalkanalstenose, die bis dahin keine Beschwerden hervorrief, relativ starke Kompressionserscheinungen an der Dura und den Nervenwurzeln, da diese wegen der Enge nicht ausweichen können

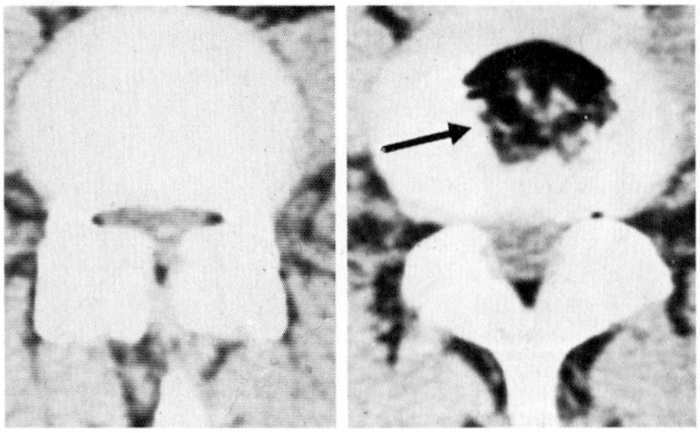

a b

Abb. 11.**98** a u. **b** Klinik: 53jähriger Patient. Früher häufig wechselseitige Ischialgien, jetzt noch mäßige Kreuzschmerzen, mitunter mit Ausstrahlung zur Vorderseite beider Oberschenkel. Bisher ambulante Behandlung mit Wärme, Interferenzstrom (Nemectrodyn), lokalen Injektionen (Facetteninfiltrationen), stabilisierender Krankengymnastik.
CT: Das CT zeigt eine Spinalstenose durch Hypertrophie der Wirbelgelenke mit Einengung des Wirbelkanals, vor allem lateral. In den zentralen Bandscheibenabschnitten findet sich Luft bzw. Gas als sog. Vakuumphänomen (Pfeil).
Therapie: weiter wie bisher, s. oben.
Bemerkung: Es handelt sich um eine weitgehend kompensierte Wirbelkanalstenose. Bei Dekompensation mit radikulärer oder Kaudasymptomatik kommt eine Dekompressionsoperation mit Laminektomie und partieller Facettektomie in Frage

hen sich intensivieren und durch leichte Rumpfvorneigung wieder aufhören.
Die **Diagnose** einer lumbalen Wirbelkanalstenose kann durch *Myelographie, MRI,* am besten aber im *CT* (Abb. 11.**97,** 11.**98**) gesichert werden. Aufschlußreich ist auch eine Myelographie unter Funktionsbedingungen. Aber auch normale Übersichtsaufnahmen der LWS in 2 Ebenen erlauben eine gewisse Aussage über die Weite des lumbalen Wirbelkanals, indem man den Sagittaldurchmesser und die Interpedikulardistanz ausmißt.

Eine Behandlung der lumbalen Wirbelkanalstenose ist nur erforderlich, wenn entsprechende Beschwerden bestehen.

Es werden zunächst die gleichen therapeutischen Mittel angewandt wie bei den eigentlichen bandscheibenbedingten Beschwerden. Neben der Entlordosierung durch Flexionsübungen und eventuell durch ein Flexionskorsett haben sich vor allem epidurale Injektionen mit Triamcinolon und Kochsalzlösung bewährt, auf die auf S. 258 näher eingegangen wird.
Wenn konservative Maßnahmen nicht zum Erfolg führen, muß operiert werden. Der Eingriff besteht in einer *Hemilaminektomie* oder *Laminektomie* im betroffenen Bewegungssegment. McCulloch (777) empfiehlt eine Flavektomie und partielle Abtragung der Lamina an der engen Stelle als sog. Laminoplastik. Zweck der Therapie ist es, Entlastung zu schaffen. Wenn die Nervenwurzel im seitlichen flachen Rezessus komprimiert wird, kann nur eine *Teilresektion der Facies articularis superior* zum Erfolg führen. Bei beidseitigen Symptomen ist eine Laminektomie erforderlich.

Therapie der Lumbalsyndrome

Indikation zu den verschiedenen Methoden

Trotz zum Teil unterschiedlicher Ätiologie und Pathogenese sind die therapeutischen Grundsätze bei den Lumbalsyndromen in etwa gleich.

Hauptaufgabe der Therapie von Lumbalsyndromen ist die Schmerzbeseitigung.

Funktionelle Gesichtspunkte, wie z. B. eine bessere Beweglichkeit der LWS, spielen nur eine untergeordnete Rolle. Der therapeutische Aufwand ist den subjektiven Beschwerden und nicht dem Ausmaß der pathologisch-anatomischen Deformierungen anzupassen. Der Prolaps im CT oder MRI kann noch so groß sein, wenn keine entsprechenden klinischen Symptome vorhanden sind, wird man sich nicht zur Operation entschließen. Beim Vorfall einer lumbalen Bandscheibe gehen jedoch die Deformierungen und Beschwerden meistens parallel, d. h., ein großer Prolaps ruft in der Regel auch starke Schmerzen und neurologische Ausfälle hervor. Die meisten bandscheibenbedingten Erkrankungen im Bereich der LWS werden nicht durch Prolapse, sondern durch leichte Protrusionen, Lockerungen und Höhenänderungen der Bandscheiben selbst sowie durch ihre Sekundärerscheinungen in den Wirbelgelenken und der Muskulatur hervorgerufen.

Der wechselnde Irritationszustand lumbaler Nervenwurzeln und Nervenfasern bei gleichbleibender mechanischer Bedrängung ist für die Therapie des Lumbalsyndroms von großer Bedeutung.

Bei der Behandlung bandscheibenbedingter Beschwerden im Lumbalbereich ist zu berücksichtigen, daß das Ausmaß der Schmerzen vom Umfang der anatomischen Deformierungen einerseits und von der Reizbarkeit der Nerven andererseits abhängt. Der Druck der sich vorwölbenden Bandscheibe auf Rezeptoren im hinteren Längsband und auf die Ischiasnervenwurzel stellt nicht allein ein mechanisches Problem dar.

Die Bereitschaft der Nervenfaser, den Druck als Schmerzreiz weiterzuleiten, ist therapeutisch durch Medikamente, Klimaveränderungen, physikalische und sogar durch Psychotherapie zu beeinflussen.

Die Skala erfolgreicher konservativer Behandlungsverfahren ist nicht allein deswegen so groß.

Eine druckgeschädigte, aber noch schmerzfreie Nervenwurzel kann im Verlauf allergischer oder allgemeininfektiöser Prozesse stärker und anders reagieren als eine normale.

Die Beeinflussung von Ischialgien und Lumbalgien durch Herdsanierung ist wahrscheinlich auf diese Vorgänge zurückzuführen. Weiterhin ist zu bedenken, daß sich besonders akut auftretende bandscheibenbedingte Schmerzen, die auf eine intradiskale Massenverschiebung zurückzuführen sind, häufig innerhalb weniger Tage **spontan zurückbilden.**

Einem Behandlungsplan, der sich bei einer akuten, nicht allzu schweren Lumbago über mehr als 14 Tage erstreckt, ist von vornherein ein voller Erfolg beschieden.

Der behandelnde Arzt sollte in der Lage sein, alle **Behandlungsmöglichkeiten** zu beherrschen und gegebenenfalls zu **wechseln.** Lange Zeit vergeblich mit manueller Therapie und Massage angegangene Schmerzzustände bessern sich oft nach Bettruhe und Wärmeanwendungen. Manche Patienten reagieren ausgezeichnet auf Massage, bei anderen werden die Schmerzen verstärkt. Gleiches gilt für die Extension. Es erfordert viel Erfahrung und eine genaue Diagnostik, im Einzelfall gleich die erfolgbringende Methode einzusetzen.

Bei der Entstehung und Unterhaltung bandscheibenbedingter Schmerzen im Lumbalbereich ist eine Reihe pathologischer Vorgänge beteiligt, die sich zu einem Circulus vitiosus vereinigen. Am Beginn steht ein vom Bandscheibenraum ausgehendes mechanisches Moment, dem Nervenirritation, reflektorische Muskelanspannung, Gelenkkapselzerrung, veränderte Zirkulationsverhältnisse, Zwangshaltung, psychische Fehlreaktionen und vor allem Schmerzen folgen. Therapeutisches Angreifen an irgendeinem Glied dieser Kette kann zum Erfolg führen. Durch eingehende Untersuchung muß der Arzt zunächst feststellen, welche Störung des Bewegungssegmentes im Vordergrund steht. Je nachdem, ob Druckerscheinungen durch verlagertes Bandscheibenmaterial, abnorme Volumenschwankungen des Intervertebralabschnitts, Kapselschmerzen der Wirbelgelenke oder Muskelschmerzen überwiegen, ist ein entsprechender Behandlungsplan aufzustellen. Neben dem klinischen Befund sind auch Lebensalter, Kräftezustand und psychische Haltung des Patienten mitbestimmend. Kranke mit passiver Grundeinstellung reagieren gut auf Bettruhe, Massagen, Packungen und Infiltrationen. Aktive, positiv eingestellte Menschen mit einem ausgeprägten Gesundungswillen sprechen eher auf Behandlungsmethoden an, die ihre Mitarbeit erfordern, wie z. B. Rückenschule und Krankengymnastik. Eine **kausale Therapie** degenerativer Bandscheibenerkrankungen **ist nicht möglich.** Die verschlissenen Strukturelemente des Bandscheibengewebes können vom Organismus nicht erneuert werden. Die Behandlung bandscheibenbedingter Beschwerden ist daher symptomatisch und hat die Beseitigung unerträglicher Schmerzen zum Ziel. Bis auf wenige Ausnahmen steht am Anfang ein breites Spektrum konservativer Behandlungsmöglichkeiten. Wird damit das Ziel bei starken Beschwerden nicht erreicht, muß man operieren.

Konservative Therapie

Konservativ heißt bewahren, erhalten. Im Gegensatz zur operativen Behandlung, zu der auch perkutane intradiskale Verfahren mit Dekompression der Bandscheibe gezählt werden müssen, versucht man bei der konservativen Therapie Beschwerden zu bessern, ohne die Bandscheiben zu verletzen.

> Bei der konservativen Therapie bandscheibenbedingter Erkrankungen bleibt das osmotische System Bandscheibe erhalten.

Die druckabhängigen Flüssigkeitsverschiebungen im Zwischenwirbelabschnitt sind an die Intaktheit der Grenzstrukturen und des zentralen Quellgewebes gebunden. Werden Anulus fibrosus perforiert und Teile des Nucleus pulposus entfernt bzw. aufgelöst, ist die Widerstandskraft der Bandscheibe gegen den Belastungsdruck reduziert. Höhenminderungen des Zwischenwirbelabschnitts und anhaltende Wirbelgelenkverschiebungen stellen sich ein. Bei einem Bandscheibenvorfall ist dies bereits ohne therapeutische Intervention der Fall.

> Bei Protrusionen Grad 1 und 2 sollte man alle therapeutischen Möglichkeiten nutzen, das osmotische System Bandscheibe zu erhalten.

Entlastende Lagerung, Bettruhe

Eine Reihe allgemeiner therapeutischer Maßnahmen, wie Bettruhe, Wärmeapplikation, Massage, Elektrotherapie, Gabe von Analgetika, greifen in irgendeiner Form in den Circulus vitiosus Schmerz – Verspannung – Schmerz ein und führen in leichteren Fällen allein zur Beschwerdefreiheit. Eine entscheidende Rolle spielt dabei die geeignete **Lagerung.** Es gibt keine allgemeingültigen Richtlinien für die geeignete Körperhaltung bei bandscheibenbedingten Beschwerden im Lumbalbereich. Jede anatomische oder funktionelle Störung im Bewegungssegment hat ihre optimale Wirbelsäuleneinstellung mit der geringsten Schmerzintensität. Die geeignete Körperposition kann, je nach Schmerzursache, aufrechte Haltung oder Horizontallagerung mit allen möglichen Körperverdrehungen bedeuten. Im allgemeinen liegt der Lumbagokranke lieber. Der Ischiaspatient bevorzugt die Vertikaleinstellung, weil er nur in aufrechter Haltung seine typische Entlastungsstellung findet. Meistens haben die Betroffenen selbst herausgefunden, welche Körperhaltung die Beschwerden lindert. Der behandelnde Arzt kann hieraus schon gewisse diagnostische Schlüsse ziehen. *Schmerzen nach längerer Horizontallagerung* trotz fester Unterlage deuten auf eine Volumenzunahme der Bandscheiben hin und sind durch vorsichtige axiale Belastung (Umherlaufen, keine Rumpfverbiegungen) zu beheben. Sollte das Aufstehen aus anderen Gründen nicht erlaubt sein, ist ein vorübergehendes Höherstellen des Fuß- oder Kopfendes angebracht. Isometrische Anspannungen der Rückenstreckmuskeln erhöhen den intradiskalen Druck und führen zu einer Volumenminderung der Bandscheibe trotz Horizontallagerung.

> Bei leichten Lumbagoattacken, die auf geringen intradiskalen Massenverschiebungen beruhen, läßt man die Kranken umhergehen, um eine Reposition der verlagerten Gallertkernanteile zu provozieren.

Zusätzliche Extensionen mit der Streckbandage (S. 251) beschleunigen diese Vorgänge. Mitunter reicht ein heißes Bad oder ein Besuch im warmen Schwimmbad mit kräftigen Rumpfbewegungen unter Wasser aus, um plötzlich aufgetretene Kreuzschmerzen ebenso plötzlich wieder verschwinden zu lassen.

Die meisten bandscheibenbedingten Schmerzzustände im Lumbalbereich beruhen jedoch auf den Folgen der axialen Belastung (Bandscheibensinterung, seitliches Hervortreten von Bandscheibenmaterial mit Nervenirritation) und erfordern Entlastung und Ruhigstellung in Form von **Bettruhe.**

Lumbale Bandscheiben sind in der Horizontallagerung mit Abflachung der Lendenlordose durch Anwinkelung der Hüft- und Kniegelenke am wenigsten belastet.

Der intradiskale Druck beträgt in dieser Lagerung 25 kp. Die Unterlage muß eben sein und darf sich bei Belastung nicht durchbiegen. Sie muß sich aber auch größeren Unebenheiten anpassen, ohne unter schweren Körperpartien nachzugeben (Abb. 11.**99**). Das Ausmaß der Knie- und Hüftbeugung zur Erreichung einer größtmöglichen Entlastung bestimmt der Patient selbst. Man muß ihm für die Rückenlage von der Knierolle bis zum Schaumgummiwürfel alle Möglichkeiten anbieten.

Die Einhaltung strenger Bettruhe in Rücken- oder Seitenlage mit angewinkelten Hüft- und Kniegelenken über mehrere Tage und in schweren Fällen über Wochen stellt eines der wirksamsten konservativen Behandlungsmittel bei Beschwerdezuständen dar, die durch Verlagerung von Bandscheibengewebe hervorgerufen werden.

Hirschberg (519) berichtet über die erfolgreiche Behandlung mit konsequenter Bettruhe bei mehreren hundert Patienten mit schweren bandscheibenbedingten Beschwerden im Lumbalbereich, die teilweise zu Operationen anstanden. Er bewies anhand zahlreicher Beispiele, daß

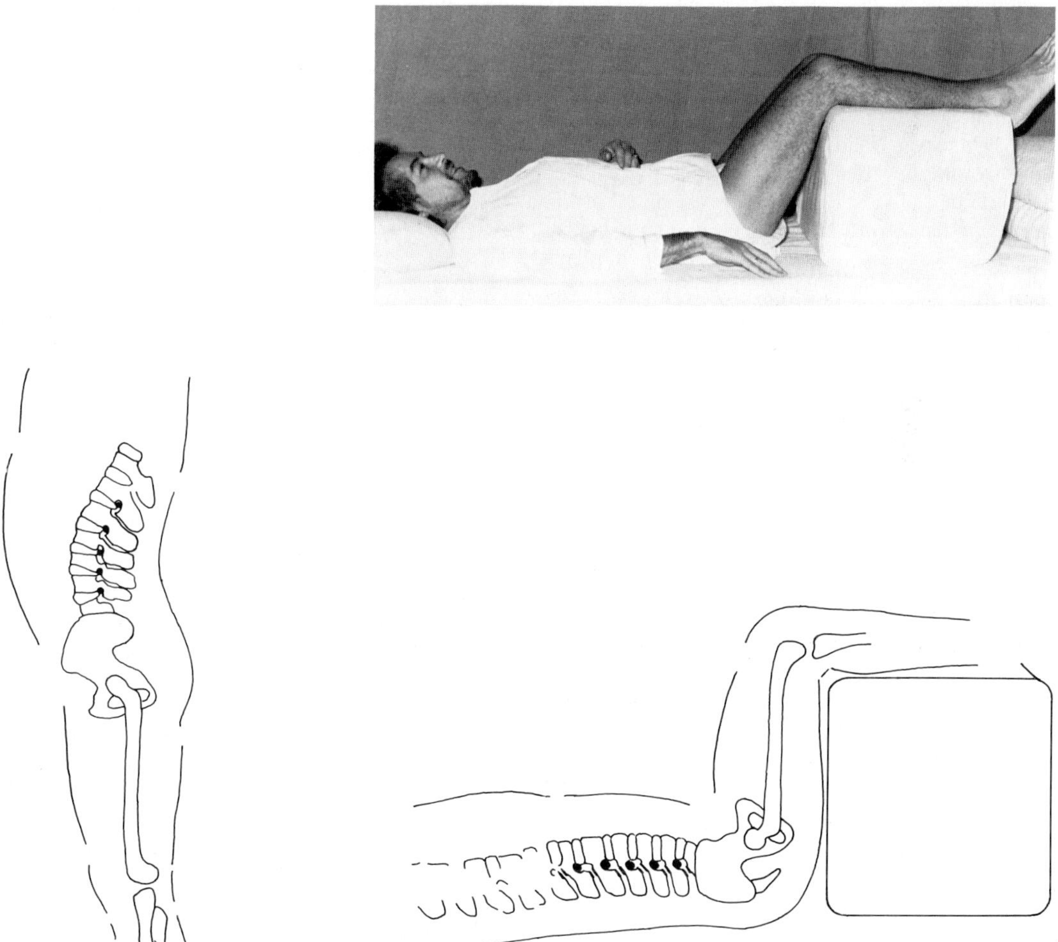

a

b

Abb. 11.**99a** u. **b** Stufenlagerung: entlastende Rückenlage mit gebeugten Hüft- und Kniegelenken nur die länger dauernde Reduktion des intradiskalen Druckes durch streng eingehaltene Bettruhe eine spürbare Remission des Krankheitsgeschehens bringt.

Bei uns hat es sich bewährt, Entspannungstechniken wie autogenes Training und progressive Muskelentspannung zur Begleitbehandlung bei bandscheibenbedingten Erkrankungen in Stufenlagerung durchführen zu lassen (Tab. 11.**18**).

Tabelle 11.**18** Prinzip der Stufenlagerung

Geringer intradiskaler Druck
Erweiterung der Zwischenwirbellöcher
Entspannung der Wirbelgelenkkapseln
Abflachung dorsaler Bandscheibenvorwölbungen
Erweiterung des Wirbelkanals
Entspannung des N. ischiadicus
Entlastung der Kreuzbein-Darmbein-Gelenke

Die entlastende Lagerung muß konsequent und ausreichend lange erfolgen, um ein Schrumpfen der verlagerten Bandscheibenteile und vor allem eine Beruhigung der gereizten Nervenwurzel zu ermöglichen. Jedes Bücken, Heben und Verdrehen kann den Reizzustand erneuern und die bis dahin erreichte Besserung zunichte machen. Auch Massagen, Packungen und Elektrotherapie wirken in der ersten akuten Phase eher störend. Eine Behandlung mit Bettruhe unter kontinuierlicher entlastender Lagerung kann in dieser Konsequenz nur *stationär* durchgeführt werden. Der Schwerpunkt der Therapie liegt hier in der körperlichen Pflege des Patienten und in seiner psychischen Betreuung. Gang zur Toilette und Körperpflege sind erlaubt und erfolgen unter Anweisung nach den Regeln der Rückenschule.

Wärme

Anwendungsformen und Wirkungsweise der Wärmetherapie bei bandscheibenbedingten Erkrankungen sind bereits auf S. 112 erläutert. Auch beim Lumbalsyndrom wird Wärme in jeder Form von dem Patienten als wohltuend empfunden. Kälte wirkt auch ohne zusätzliche mechanische Momente beschwerdeauslösend. Die Kausalzusammenhänge hier sind noch nicht restlos geklärt. Patienten mit chronisch-rezidivierenden Kreuzschmerzen und Ischialgien vermeiden deswegen jede Art von Unterkühlung und schaffen sich warme Unterwäsche und Leibbinden an. Als wohltuend wärmend und schmerzlindernd werden auch **Externa,** wie ABC-Pflaster oder Einreibemittel mit Salicylsäurederivaten, hyperämisierenden Stoffen und ätherischen Ölen, empfunden. Eine Tiefenwirkung mit Beeinflussung der biochemischen Veränderungen im lumbalen Bewegungssegment ist von den Externa allerdings nicht zu erwarten.

Für die ambulante Behandlung sind **heiße Bäder** und **Wärmepackungen** besonders vor Massagen, Extensionen und Übungsbehandlungen zu empfehlen.

Für diese Anwendungen gibt es gebrauchsfertige Kompressen mit feingemahlenem schwefelhaltigem Jura-Fango-Posidonienschiefer (Fapack), die nach Erwärmung in heißem Wasser von 50–60 °C etwa 30 Minuten auf den Rücken gelegt werden.

Wärmeanwendungen während der stationären Behandlung mit strenger Bettruhe (s. oben) sollten – wenn überhaupt – nur mit flachen *Fangopackungen* erfolgen, die unter den Rücken des Patienten geschoben werden, ohne diesen allzusehr zu bewegen. Auf keinen Fall darf die Wärme in flacher Bauchlage appliziert werden, wie dies vielfach bei der Lichtkastenanwendung geschieht, weil diese Position mit Hyperlordosierung der LWS beschwerdeauslösend wirkt.

Sollte durch Wärme eine Schmerzsteigerung eintreten, ist die Diagnose zu überprüfen: Bei Tumoren und Entzündungen kommt es durch die Hyperämie zu einer Verstärkung der Beschwerden.

Medikamente

Die medikamentöse Allgemeinbehandlung bei bandscheibenbedingten Beschwerden im Bereich der LWS unterscheidet sich nicht von der beim Zervikalsyndrom. Die einzelnen Medikamente sind in ihren Wirkungen und Nebenwirkungen auf S. 112 aufgeführt. Art und Dosierung der eingesetzten Mittel richten sich auch bei den normalen Bandscheibensyndromen nach dem Beschwerdeausmaß. Bei leichten Kreuzschmerzen wird man versuchen, ohne jegliche Medikamente auszukommen. Hier genügt die physikalische Therapie. Wenn die Schmerzen stärker sind und auch in der Entlastungslagerung nicht verschwinden, kann man zusätzlich Analgetika, Antiphlogistika und Sedativa verordnen.

Akut auftretende starke Schmerzzustände, wie sie z. B. bei einer Lumbago oder Ischialgie auftreten, rechtfertigen anfangs den Einsatz stark wirkender **Analgetika** und **Antiphlogistika.** Diese Mittel sollten nur intramuskulär appliziert werden, um die Medikation unter Kontrolle zu halten. Wenn sich innerhalb kurzer Zeit keine deutliche Besserung einstellt, ist die allgemeine medikamentöse Therapie abzubrechen. Meistens liegen dann starke mechanische Bedrängungen der lumbalen Nervenwurzeln vor, die ein gezielteres Vorgehen erfordern.

Akupunktur

Bei bandscheibenbedingten Erkrankungen kann eine Schmerzbehandlung mit Akupunktur zur Erweiterung der schmerztherapeutischen Möglichkeiten durchgeführt werden.

Die analgetische Wirkung der Akupunktur basiert auf einer Schmerzlinderung über endogene Endorphinausschüttung. Dies ist ein Vorgang auf 3 Wirkebenen: Nozizeptive Afferenzen übertragen den Schmerzreiz vom Ort der Entstehung zunächst zu den Hinterhörnern des Rückenmarkes. Nach Umschaltung auf ein zweites Neuron gelangt der Schmerzreiz zum Thalamus und zur Hirnrinde. An den Synapsen des nozizeptiven Systems üben körpereigene Opiopeptide eine hemmende Funktion auf die Übertragung nozizeptiver Informationen aus. Dieses „antinozizeptive" System kann durch Akupunktur aktiviert werden.

Der Nadeleinstich erregt Nervenendigungen der Gruppe 2 und 3 in der Muskulatur. Der Patient verspürt ein Schwere- oder Druckgefühl – das De Qui-Gefühl. Die so ausgelöste Erregung läuft in afferenten Nervenfasern über die Hinterwurzel in die Hinterhörner des Rückenmarkes. Es wird eine Hemmung der Weiterleitung nozizeptiver Aktivität durch Aktivierung auf- und absteigender Bahnen eingeleitet. An dieser Reaktion sind Noradrenalin, Serotonin und endogene Opioide beteiligt. Es entsteht eine Hemmung von Schmerzreizen auf segmentaler Ebene.

Nervenreize von Akupunkturnadeln werden aber auch zum Mittelhirn und zum Hypothalamusgebiet geleitet. Eine Endorphinausschüttung über die segmentalen Grenzen hinaus wird eingeleitet.

> Akupunktur hilft, den Circulus vitiosus Schmerz – Fehlhaltung – Muskelverspannung – Schmerz durch ursächliche Schmerzbekämpfung zu unterbrechen und den Verbrauch an Analgetika zu reduzieren.

Insgesamt wird das körpereigene schmerzhemmende System stimuliert, das oft durch Analgetikaverbrauch in seiner Eigenregulation stark geschädigt ist.

Die Akupunktur stellt einen Teil der traditionellen chinesischen Medizin dar und ist definiert als das Stechen und Wärmen. Hierunter wird eine Reizung definierter Punkte unter der Körperoberfläche verstanden. Sie werden auch als Akupunkturlöcher bezeichnet, da im Bereich eines Akupunkturpunktes meist ein Faszienloch mit Durchtritt eines Nervs, einer Vene und einer Arterie zu finden ist. Dennoch ist die Akupunktur keine gezielte Stimulation des Nervs. Insgesamt kann die oben beschriebene Schmerzhemmung durch diese anatomischen Zusammenhänge erklärt werden.

Wir setzen die klassische Körperakupunktur als adjuvante Therapie im Rahmen der Schmerzreduktion bei chronischen Wurzelreizsyndromen ein. Eine kausale Behandlung von bandscheibenbedingten Erkrankungen mit einem nachweisbaren Substanzdefekt ist nicht möglich. Die Behandlung wird in möglichst entspannter Lage durchgeführt, und die Akupunkturpunkte werden dem Krankheitsbild des Patienten entsprechend nach der klassischen chinesischen Diagnostik ausgewählt.

Für eine vergleichbare Studie zur Wertigkeit der Akupunktur im Rahmen der Schmerzbehandlung wurden von uns Untersuchungen an Schmerzpatienten durchgeführt, wobei keine individuelle Punktauswahl, sondern eine Standardisierung der zu stechenden Punkte stattfand. In dieser Studie haben wir feststellen können, daß die Körperakupunktur mit den klassischen Akupunkturpunkten einer Placeboakupunktur mit willkürlich ausgewählten Punkten deutlich überlegen ist. Die Skala für den Gesamtschmerz und für den Höchstschmerz lag bei den Patienten mit klassischer Akupunktur nach 14 Behandlungen deutlich niedriger als bei den Patienten mit Placeboakupunktur (408). Die individuelle Ansprechbarkeit des Patienten spielt für die Effektivität eine entscheidende Rolle (396).

Massage

Indikation. Mit der Massage wird beim Lumbalsyndrom erst dann begonnen, wenn die akuten Erscheinungen durch Lagerung, Wärme und Analgetika abgeklungen sind.

Jede Form der Massage, wenn sie auch noch so schonend durchgeführt wird, ruft bei einer akuten Ischialgie oder Lumbago verstärkte Beschwerden hervor, weil immer Bewegungen der LWS damit verbunden sind und der Patient seine Entlastungshaltung nicht einnehmen kann.

In der akuten Phase eines Lumbalsyndroms haben paravertebrale und ischiokrurale Muskeln eine stabilisierende Aufgabe. Sie stellen das lädierte Bewegungssegment ruhig, um eine weitere Kompression oder Zerrung der betroffenen Nervenwurzel oder im R. meningesus des Spinalnervs zu vermeiden. Bei entlastender Lagerung läßt der Muskeltonus oft erstaunlich nach, weil die stabilisierende Aufgabe wegfällt. Auf die Dauer ist die Muskulatur der vermehrten Beanspruchung jedoch nicht gewachsen; es treten schmerzhafte Muskelinsuffizienzerscheinungen sowie flächenhafte und umschriebene Muskelverspannungen auf, die weiterbestehen, selbst wenn das auslösende Agens im Zwischenwirbelabschnitt beseitigt ist. Hier muß dann durch Massage und aktive Übungsbehandlung der ursprüngliche Zustand der Muskulatur wiederhergestellt werden.
Die oft bretthart verspannte Muskulatur der Lumbosakralregion kann von der massierenden Hand manchmal nur unzureichend erfaßt und bearbeitet werden. Die Handmassage der lumbalen Rückenstreck- und Ischiokruralmuskeln erfordert deswegen einen größeren Kräfteaufwand als an der HWS, weil die Muskeln voluminöser sind. Deswegen entschließt man sich hier eher zur Elektrotherapie, zumal diese an der LWS leichter zu applizieren ist.
Die **Massageformen** und ihre Wirkungsweise sind bereits auf S. 113 erläutert worden. Neben der klassischen Massage mit Streichungen, sanften Knetungen und Walkungen kann man sich auch gewisser Hilfsmittel bedienen, wie z. B. der *Unterwasserdruckstrahlmassage.* Mit dem tangential geführten Druckstrahl von 100–200 kPa (1–2 atü) kann die voluminöse und verspannte paravertebrale Rückenstreckmuskulatur durchgearbeitet werden, ohne daß die LWS, wie bei einer kräftigen Handmassage, in die Lordose gedrückt wird.
Wie an der HWS ist auch bei der Massage wegen bandscheibenbedingter Erkrankungen im Bereich der LWS auf die **Lagerung** des Patienten zu achten. Wegen der schädigenden und beschwerdeauslösenden Wirkung der flachen Bauchlage mit starker LWS-Lordose darf der Patient keinesfalls in dieser Position massiert werden. Der Massageandruck verstärkt die Lendenlordose weiterhin.
Am besten lagert man den Patienten – wie in Abb. 11.**100** gezeigt – in der umgekehrten Stufenlagerung mit angewinkelten Hüft- und Kniegelenken auf großen Schaumgummiwürfeln, die auch bei der normalen Stufenlagerung auf dem Rücken (Abb. 11.**99**) Verwendung finden.

Elektrotherapie

Zur Elektrotherapie gehören alle Maßnahmen, bei denen elektrische Energie für Heilzwecke verwendet wird. Wie elektromyographische Untersuchungen gezeigt haben, lassen sich die hartspannlösenden Wirkungen der Massage an der lumbalen Rükkenstreckmuskulatur bei richtiger Anwendungstechnik auch mit geeigneten elektrischen Appara-

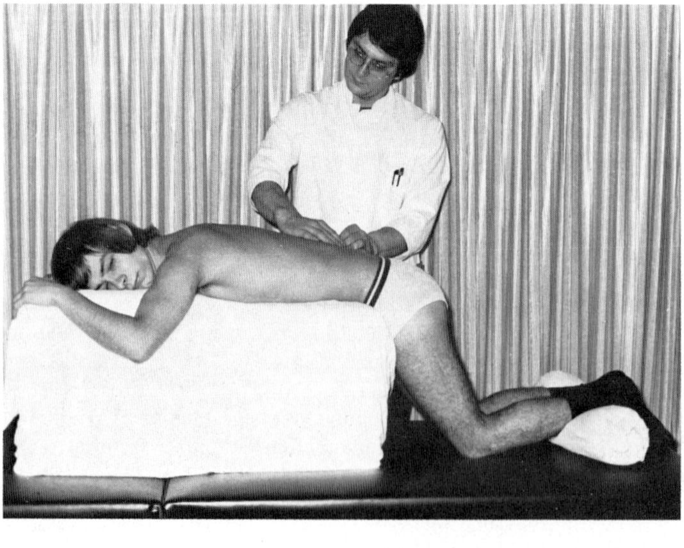

Abb. 11.**100** Lagerung des Patienten während der Massage beim Lumbalsyndrom mit angewinkelten Hüft- und Kniegelenken unter Aufhebung der Lendenlordose in der „umgekehrten" Stufenlagerung

ten erzielen. Bei der Behandlung der Lumbalsyndrome, die eine aufwendige, kraftraubende Massage erfordern würden, kann man damit viel Zeit und Personal einsparen.
Unter den in der Elektrotherapie gebräuchlichen Stromarten gibt es viele, die bei der Behandlung bandscheibenbedingter Erkrankungen eingesetzt werden:

Hochfrequente Ströme zeichnen sich durch ihre Wärmewirkung in der Tiefe des durchfluteten Gewebes aus. Die Oszillationen sind allerdings zu schnell, um eine Zelle direkt zu erregen. Die therapeutisch angewendeten Hochfrequenzstromarten beginnen bei 20000 Hz mit dem sog. d'Arsonvalschen Strömen und gehen über die Diathermie mit etwa 3×10^6 Hz zur Kurzwellentherapie mit etwa 5×10^7 Hz über.
Zu den therapeutisch meßbaren **niederfrequenten Stromarten** (15–250 Hz) mit spezifisch biologischer Wirksamkeit auf die Zellen zählt die *Galvanisation* unter Verwendung von Gleichströmen und die *Faradisation* mit Wechselströmen aller Art und Form einschließlich der Schwell- und Exponentialströme. Wenn man auch in der Physik für die Niederfrequenz das Spektrum von 1–5000 Hz festlegt, so hat sich doch praktisch in der Elektrotherapie für die Niederfrequenz das Spektrum von 15–250 Hz als bedeutsam und biologisch wirkungsvoll erwiesen. In diesem Frequenzbereich kommt es zur Über- oder Depolarisation der Zelle mit allen Übergangsstadien (237). Dem konstant fließenden galvanischen Strom, z. B. in Form des *Stangerbades,* wird u. a. eine schmerzlindernde Wirkung zugeschrieben. Bei den *diadynamischen Strömen* nach Bernard u. Mitarb. (70) handelt es sich um niederfrequente Ströme mit wechselnder Frequenz und Amplitude, die ebenfalls schmerzreduzierend wirken. Die elektrischen Ströme werden gewöhnlich bipolar angewandt, d. h. mittels zweier Elektroden. Dies bedeutet, daß das elektrische Energiemaximum sich unter der Elektrode befindet und je nach Durchdringung des Gewebes abnimmt. Eine überschwellige Intensität an der Oberfläche wird in der Tiefe schnell unterschwellig. Erhöht man die Intensität, so entstehen an der Eintrittsstelle Schmerzen. Gerade bei den Bandscheibensyndromen kommt es aber auf die Tiefenwirkung an.

Eine größere praktische Bedeutung, insbesondere für die ambulante Behandlung bandscheibenbedingter Erkrankungen, hat die Anwendung niedriger und mittlerer Frequenzen in Form von Interferenzströmen erlangt. Das Prinzip der **Interferenzstromtherapie** unterscheidet sich grundsätzlich von sämtlichen bisherigen Niederfrequenzstromanwendungen in der Elektrotherapie durch die endogene Erzeugung des biologisch wirksamen Frequenzbereichs im Organismus selbst.
Bei der Interferenzstromtherapie werden zwei mittelfrequente, biologisch reizlose Ströme von z. B. 4000 Hz über je zwei Elektroden dem Körper zugeführt. Die Frequenzen der beiden Ströme differieren bis zu 100 Hz. Durch Superposition entsteht im Körper ein amplituden- und frequenzmodulierter Strom mit niedriger, d. h. biologisch wirksamer Frequenz.
Die Vorteile der Interferenzstromtherapie liegen darin, daß die schmerzempfindliche Haut und die äußeren Gewebsschichten durch reizunwirksame mittelfrequente Ströme überwunden werden, während die niederfrequenten Ströme zwischen 0 und 100 Hz erst in tieferen Gewebsschichten entstehen und dort therapeutisch wirken. Auf diese Weise entwickeln sich am Bestimmungosrt im Organismus elektrische Ströme, die in dieser Frequenz und Intensität nicht direkt von außen zugeführt werden können.

Bei Bandscheibensyndromen erreicht man mit den Interferenzströmen auch die tiefergelegenen Schichten der Rumpfmuskulatur und das betroffene Bewegungssegment selbst.

Die direkte Einwirkung des elektrischen Stromes in dieser Intensität führt zur Beeinflussung des vegetativen Nervensystems, speziell im Sinne einer Gefäßdilatation. Die Durchblutung verbessert sich in der Tiefe. Experimentelle Untersuchungen über die Wirkung verschiedener Stromqualitäten auf den Stoffaustausch der Bandscheibe sind noch nicht vorgenommen worden. Eine Objektivierung derartiger Vorgänge in vivo beim Menschen dürfte schwierig sein. In jedem Fall verbessert eine gesteigerte Durchblutung der angrenzenden Gefäße auch die Stoffwechsellage in der Bandscheibe selbst. Die Interferenzstrombehandlung zeichnet sich an der Hals- und Lendenwirbelsäule hinsichtlich subjektiver Beschwerdebesserung signifikant gegenüber anderen physikalischen Methoden aus (426).
Die Behandlung bandscheibenbedingter Erkrankungen, vor allem im Lumbalbereich, mit Interferenzströmen hat in den letzten Jahren eine weite Verbreitung gefunden und andere physikalische Therapieformen weitgehend verdrängt.
Es liegen inzwischen zahlreiche Erfahrungsberichte aus Klinik und Praxis über die Interferenzstrombehandlung vor (104, 237, 453, 821, 938, 1340). In unserer Poliklinik und in den von uns befragten Fachpraxen kommen vorwiegend die ursprünglich von Nemec (881) entwickelten und nach ihm benannten Nemectrodyn-Elektrotherapiegeräte zum Einsatz. Es ist das typische Gerät nach dem Interferenzstromprinzip für alle Indikationsbereiche der Niederfrequenztherapie. Diese Apparate

sind zusätzlich mit einem Endovac-Teil ausgestattet, der das Anbringen der Elektroden vereinfacht und durch Vakuumimpulse einen zusätzlichen Massageeffekt hervorruft (Abb. 11.**101**).

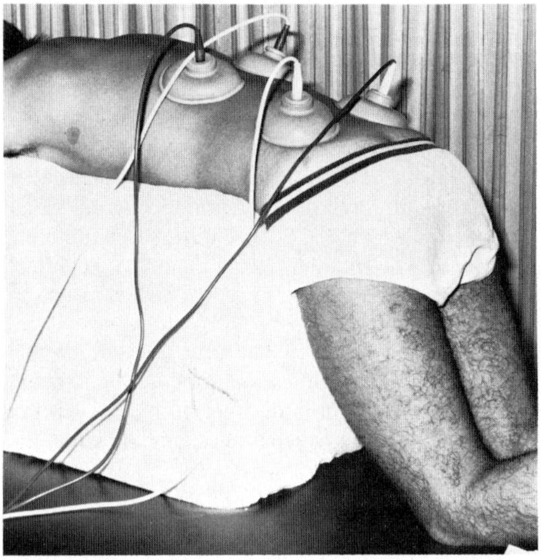

Abb. 11.**101** Interferenzstromtherapie mit Vakuumelektroden beim lumbalen Bandscheibensyndrom in umgekehrter Stufenlagerung

Einfache, gefahrlose Handhabung, Effektivität des Interferenzstroms in der Tiefe und nicht zuletzt die psychologische Wirkung einer gleichzeitigen Elektro- und Massagebehandlung haben zum Erfolg dieser Therapieform beigetragen.

Manuelle Therapie

Die Ausführungen auf S. 113 über die manuelle Therapie an der HWS gelten grundsätzlich auch für den unteren Teil der Wirbelsäule. Die meisten bandscheibenbedingten Erkrankungen im Lumbalbereich stellen eine Kontraindikation für diese Behandlungsform dar. Dazu zählen in erster Linie alle Beschwerdezustände, die durch Verlagerung von Bandscheibengewebe hervorgerufen werden.

Da es keine sicheren klinischen Untersuchungskriterien dafür gibt, ob Kreuzschmerzen von einer medialen Bandscheibenprotrusion, den lumbalen Rückenstreckmuskeln oder Wirbelgelenken ausgehen, sollte man Vorsicht walten lassen und bei akuten Schmerzen der Lagerungs- und Wärmebehandlung den Vorzug geben.

Wie in den vorgehenden Kapiteln ausgeführt, besteht das therapeutische Bemühen bei Lumbago und Ischias hauptsächlich darin, wieder Ruhe in das Bewegungssegment zu bringen und es zu entlasten, um die Fasern des R. meningeus und den Spinalnerv nicht noch weiter zu irritieren. Eine manuelle Therapie wäre dem entgegengerichtet. Man begegnet jedoch immer wieder Patienten, deren Hexenschuß- oder Ischiasanfall mit einem einzigen Handgriff beseitigt worden ist. In diesen Fällen kam es durch die Manipulation, meistens in Verbindung mit kurzer, starker Traktion, zur Rückverlagerung des Bandscheibengewebes. Durch Mobilisierung und Manipulationen besteht jedoch die Gefahr, daß eine Protrusion zum Prolaps wird, insbesondere wenn die manuellen Verriegelungstechniken der LWS mit Kyphosierung, Seitneigung und Torsion einhergehen, wie sie Stoddard (1171) und Maigne (788) angeben. Bei massiven Bandscheibenprotrusionen bedarf es nur eines geringen Zusatzimpulses, um die meistens nur noch dünne äußere Schicht des Anulus fibrosus und des hinteren Längsbandes zur Ruptur zu bringen. Das Auftreten oder die Verschlimmerung eines lumbalen Wurzelsyndroms nach manueller Therapie stellt deswegen keine Seltenheit dar. Kleynhans (644), Laderman (717), Richard (996), Lindemann u. Rossak (752), Haldemann u. Rubinstein (440) und Kuhlendahl u. Hensell (710) berichten sogar von Kaudakompressionen, die ein sofortiges operatives Eingreifen erforderlich machten.

Indikation. Erst wenn die akuten Erscheinungen abgeklungen sind und noch Restbeschwerden von den Muskeln und Wirbelgelenken ausgehen, sind im Zusammenhang mit isometrischen Kräftigungsübungen auch vorsichtige manuelle Mobilisationen der LWS mit Bewegungsübungen im physiologischen Bewegungsspielraum der Gelenke möglich (Abb. 11.**102**).

Wie auf S. 33 ausgeführt, geraten die Wirbelgelenke durch Höhenänderungen des Zwischenwirbelabschnitts in unphysiologische Ausgangsstellungen, die durch Bewegungsübungen im Wasser sowie durch manuelle Mobilisation beseitigt werden können. Die Wiederherstellung der funktionellen Einheit zwischen Bandscheibe und Wirbelgelenk im Bewegungssegment, vor allem bei jüngeren Patienten, zählt zu den wichtigsten Aufgaben der Nachbehandlung bzw. Rehabilitation. Hier nimmt die moderne manuelle Therapie mit ihren vielfältigen Anwendungsmöglichkeiten einen breiten Raum ein.

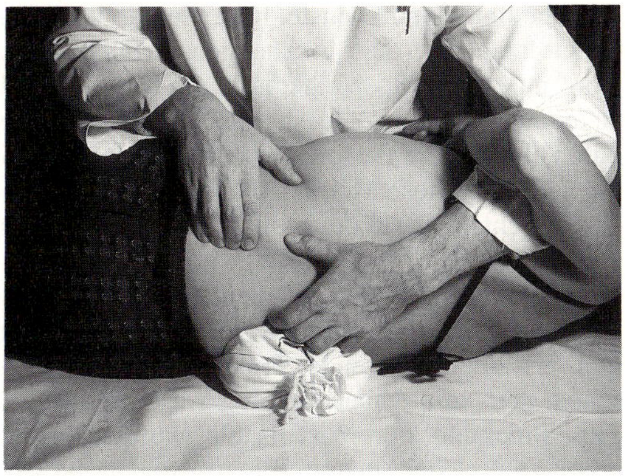

Abb. 11.**102** Manuelle Diagnostik und Therapie einer segmentalen Funktionsstörung an der Lendenwirbelsäule

Die manuelle Therapie versteht sich als Begleitbehandlung eines krankengymnastisch-physikalischen Therapiekonzeptes zur Rezidivprophylaxe bei pseusoradikulären, lokalen und radikulären Schmerzsyndromen (91, 277, 346, 1212).

Extension (Traktion)

Über gute Erfahrungen mit der Extension (Traktion) als alleiniger Behandlungsmethode bei lumbalen Bandscheibenbeschwerden berichten viele Autoren (18, 162, 188, 211, 215, 250, 299, 305, 457, 522, 540, 599, 632, 652, 715, 735, 804, 820, 884, 887, 932, 937, 1106, 1126, 1171, 1234, 1344, 1347).

Die therapeutische Wirkung der Extension setzt an verschiedenen Punkten des Bewegungssegments an. Die **Wirkungsprinzipien** sind auf S. 114 aufgeführt. Streckung der Wirbelsäule bedeutet Erweiterung des Intervertebralabschnitts mit Entlastung bzw. Dehnung aller Funktionselemente des Bewegungssegments. Außerdem kommt es zur Volumenzunahme der Bandscheiben (665)

Wesentlichste Wirkung der Extension auf das lumbale Bewegungssegment ist jedoch die Druckreduzierung im Zwischenwirbelabschnitt mit der Möglichkeit für das verlagerte Bandscheibengewebe, bei intradiskalen Massenverschiebungen und Protrusionen sich ins Bandscheibenzentrum zurückzuverlagern.

Armstrong (28) spricht bei ausreichend starker Traktion sogar von Sogwirkung.

Anhand von Diskographien haben De Sèze u. Levernieux (249) nachgewiesen, daß mit dem gegen den Bandscheibenraum gerichteten Sog das Kontrastmittel während der Extension zentralwärts zum Nucleus pulposus aspiriert wird. Mathews (804) stellte unter Extension die Umrisse der Wirbelkörper- und Bandscheibenhinterflächen mit epiduralen Kontrastmittelinjektionen dar. Die dargestellten Bandscheibenprotrusionen verringerten sich nach Extension deutlich. Neugebauer (884) erhofft sich von der maschinellen Dekompression der Bandscheibe einen „Relaps" prolabierter Bandscheibenteile. Andere Autoren beurteilen die Extensionswirkung auf einen Bandscheibenprolaps zurückhaltender. Nach Maigne (788) erscheint es zweifelhaft, ob ein großer Nucleus-pulposus-Prolaps überhaupt in den Bandscheibenraum zurückkehren kann. Rothenberg u. Sanford (1025) markierten bei einer Bandscheibenoperation in situ die angrenzenden Wirbel und den Prolaps mit Zeigern und konnten nach Anlegen einer Extension (allerdings nur an den Beinen) von je 25 kg keine Lageänderung des Prolapses feststellen. Onel u. Mitarb. (911) konnten im CT einen deutlichen Effekt der Extension (Traktion mit 45 kg) auf lumbale Bandscheibenvorwölbungen nachweisen.

Häufig bleiben Myelogramm, CT und MRI nach erfolgreicher Extensionsbehandlung und Beseitigung der Beschwerden unverändert. Es genügen offensichtlich Verschiebungen um wenige Millimeter, um den Kontakt zwischen verlagertem Bandscheibenmaterial und Schmerzrezeptoren aufzuheben. Unter Umständen klingen mit der Beseitigung des Begleitödems alle Schmerzen ab, wenn die relative Raumnot der Nervenwurzel beseitigt ist.

Die Rumpfmuskulatur setzt bei einem LWS-Syndrom einer abrupt einsetzenden starken Extension zunächst auf reflektorischem Wege durch Anspannung stärksten Widerstand entgegen. Der muskuläre Widerstand setzt sich zusammen aus der Elastizität des Muskelgewebes, dem Muskeltonus und der reaktiven Kontraktion. Die Abwehrspannung läßt sich durch Ein- und Ausschleichen des Zuges – wie es bei der intermittierenden Traktion geschieht – reduzieren. Elektromyographische Untersuchungen an lumbalen Rückenstreckmuskeln unter Extension zeigten dabei keine nennenswerte Änderung des Muskeltonus (1025).

Um die genannten Wirkungen (Abb. 11.**103**) im Bewegungssegment erzielen zu können, sind gewisse Forderungen an Extensionsvorrichtungen für die Behandlung bandscheibenbedingter Beschwerden im Lumbalbereich zu stellen:

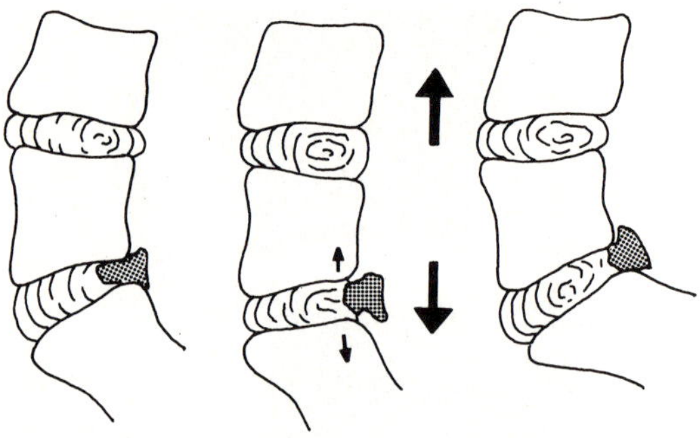

Abb. 11.**106** Schmerzverstärkung unter Traktion. Der von den Hinterkanten festgehaltene Prolaps wandert weiter nach dorsal

zen, eine Ischialgie wird nicht mehr in Fuß und Wade, sondern nur noch im Gesäß empfunden: Es kommt zur Zentralisation (nach Mc Kenzie).
Vor allem bei jüngeren Patienten mit intradiskalen Massenverschiebungen erweist sich die Behandlung mit der Streckbandage als wirkungsvoll. Bei nicht allzu schweren Lumbagoattacken läßt man die Kranken nach vorbereitender Wärmebehandlung (Fangopackungen, heißes Bad) in ihrer Entlastungshaltung (meistens Stufenlagerung) 10 Minuten lang rhythmisch extendieren. Die Zugkraft sollte bei jedem Streckvorgang jeweils 10 Sekunden aufrechterhalten werden.

Lokale Injektionen an der Lendenwirbelsäule

Prinzip: Mit lokaler Applikation analgetisch-antiphlogistisch wirksamer Mittel an bestimmte Stellen des Bewegungssegmentes gewinnt man direkten Einfluß auf die Schmerzursachen von Lumbalsyndromen.

Aus der Schmerzreduktion bzw. Ausschaltung ergeben sich entscheidende Hinweise für die Diagnose und den therapeutischen Ansatz. Die Injektionen sind entweder segmentfern, z. B. als Hautquaddelung oder Triggerpunktinfiltration (1214) oder segmentnahe als paravertebrale, epidurale, intrathekale, perineurale und Facetteninfiltration (Abb. 11.**107**).
Die intradiskale Injektion nimmt eine Sonderstellung ein.
Je nach Intention verwendet man für therapeutische lokale Injektionen (TLI) an der Lendenwirbelsäule entweder Lokalanästhetika, Steroide oder beides zusammen. Für die diagnostische lokale Injektion (DLI) als probatorische Injektion

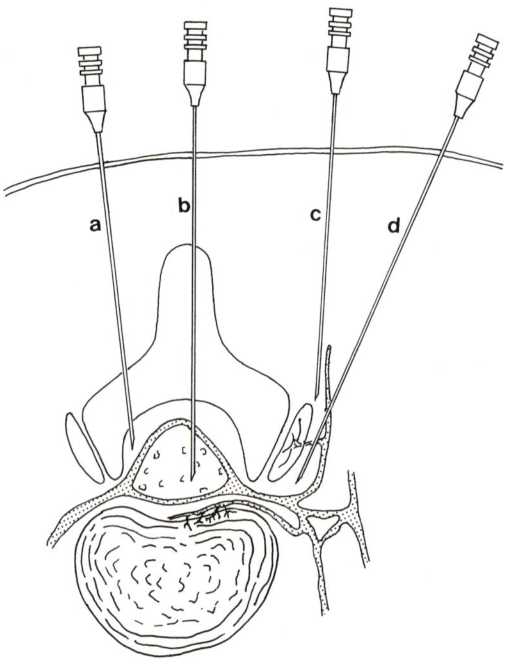

Abb. 11.**107** Segmentnahe lokale Injektionen beim Lumbalsyndrom: a epidural, b intrathekal, c Facetteninfiltration, d paravertebral

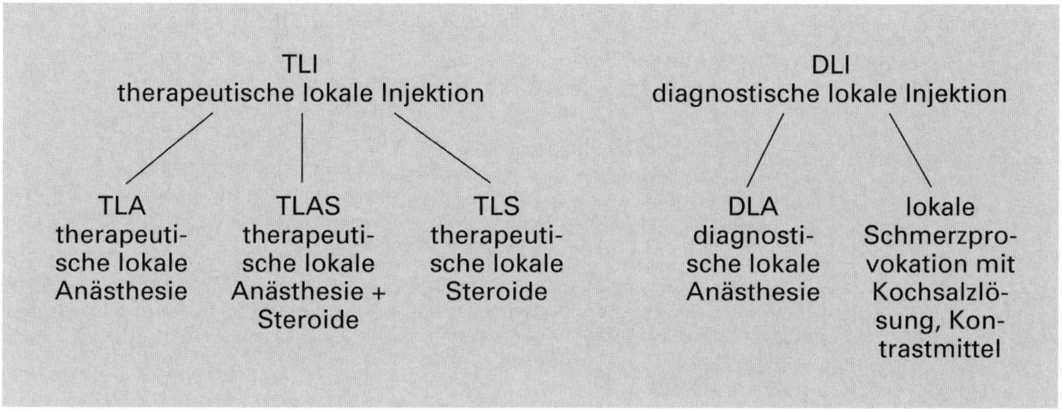

Abb. 11.**108** Lokale Injektionen an der Wirbelsäule

nimmt man zunächst physiologische Kochsalzlösung, um den typischen Schmerz zu provozieren, und in einigen Fällen Kontrastmittel unter Röntgenkontrolle, um den Injektionsort zu ermitteln. Wenn man anschließend mit einem Lokalanästhetikum den Schmerz ausschaltet, handelt es sich um eine diagnostische lokale Anästhesie, welche in die therapeutische lokale Anästhesie überleitet. Bei der probatorischen Lokalanästhesie zur Ermittlung von Schmerzausgangspunkten ist darauf zu achten, daß man nur 1–2 cm^3 Anästhesielösung verwendet, damit es nicht zur Streuwirkung mit Betäubung der ganzen Region kommt (Abb. 11.**108**).

Therapeutische Lokalanästhesie – TLA

Mit der Infiltration niedrig konzentrierter Lokalanästhetika an die Schmerzausgangspunkte im Bewegungssegment erzielt man eine

- Schmerzreduktion,
- Herabsetzung der Nervenerregbarkeit,
- lokale Durchblutungssteigerung.

Lokalanästhetika führen nach Gewebsinfiltration zur reversiblen Ausschaltung der afferenten Schmerzbahnen. Sie heben reversibel und lokal begrenzt die Erregbarkeit der schmerzvermittelnden sensiblen Endorgane und das Leitungsvermögen der sensiblen Nervenfasern auf. Da die Wirksamkeit der Lokalanästhetika mit einer Vergrößerung des Faserdurchmessers abnimmt, werden zuerst die sensiblen und bei höherer Dosierung die motorischen Nervenfasern blockiert. Zielrichtung der lokalen Injektionsbehandlung sind die sensiblen Nervenfasern. Es genügt eine 0,5- bis 1%ige Lokalanästhesielösung.

Lokalanästhetika setzen die Membranpermeabilität für Kationen herab, insbesondere für Natriumionen. Es kommt zu einer verringerten Membranpermeabilität mit verminderter Erregbarkeit. Die Verwendung höherer Konzentrationen mit vollständiger Anästhesie ist für die lokale Infiltrationsbehandlung nicht erforderlich. Die Zielrichtung ist eine Herabsetzung der Erregbarkeit mit Heraufsetzen der Reizschwelle.

Bei wiederholter Applikation (8- bis 12mal) hält der Zustand der verminderten Erregbarkeit an, so daß man mit einer Serie von Infiltrationen eine Dauerwirkung erzielen kann.

Durch mehrmalige Infiltration der betroffenen Areale mit einem Lokalanästhetikum kommt es zu einer Desensibilisierung der überreizten neuralen Elemente.

Der Circulus vitiosus Fehlhaltung – Nervenirritation – Muskelverspannung – Schmerz – Fehlhaltung wird von der neuralen Seite her unterbrochen. Die Desensibilisierung des Nervs mit Heraufsetzen der Reizschwelle führt dazu, daß der gleiche mechanische Reiz weniger Schmerzen verursacht. In dieser Phase muß die physikalische Therapie mit entlastender Lagerung, Bewegungsübungen aus der Entlastungshaltung und Muskeltraining mit allgemeiner Mobilisierung des Patienten stattfinden (Abb. 11.**109**).

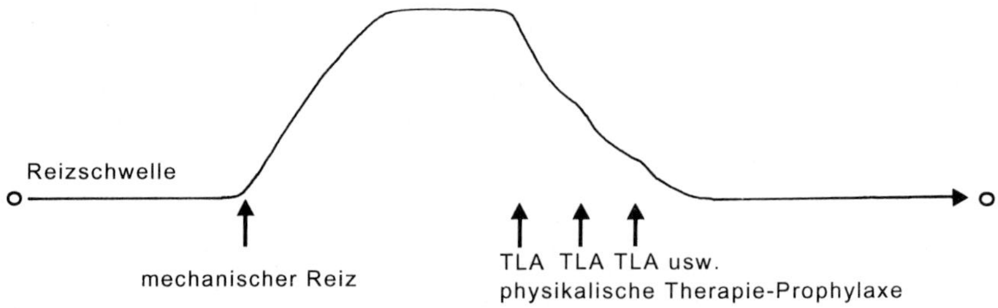

Abb. 11.**109** Herabsetzen der Nervenerregbarkeit durch wiederholte (bis zu 12mal) therapeutische Lokalanästhesie. Die durch den mechanischen Reiz erhöhte Reizschwelle wird wieder auf das normale Ausmaß reduziert. Begleitende physikalische Therapie mit Lagerung, Krankengymnastik und Elektrobehandlung verstärkt die Effektivität

Die meisten Lokalanästhetika wirken vasodilatatorisch.

Es kommt zu einer deutlichen Durchblutungsverbesserung im infiltrierten Bezirk.

Allerdings werden hierdurch die Injektionsmittel auch schneller vom Blutsystem abtransportiert. Ein Zusatz von Vasokonstriktoren ist bei der lokalen Injektionsbehandlung von Beschwerden am Bewegungsapparat nicht angezeigt. Unter den spezifischen Nebenwirkungen der Lokalanästhetika sind insbesondere kardiovaskuläre Komplikationen bei zu hohen Blutspiegeln und allergische Reaktionen zu erwähnen. Sie treten allerdings sehr selten auf.
Um erhöhte Blutspiegel zu vermeiden, verwendet man pro Injektionsbehandlung maximal 10 ml einer 0,5%igen Lokalanästhesielösung. Durch ständiges Aspirieren sind intravasale Applikationen zu vermeiden.
Folgende Lokalanästhetika haben sich für die örtliche Injektionsbehandlung bewährt:

- **Lidocain** ist ein schnell und gleichzeitig anhaltend wirkendes Lokalanästhetikum. Im Handel ist es erhältlich als Lidocain, Xyloneural, Xylocain und neo-Novutox. Analogpräparate sind Etidocain (Dur-Anest), Prilocain (Xylonest), Mepivacain (Meaverin, Scandicain).
- **Bupivacain** (Bupivacain-Woelm, Carbostesin) wird bevorzugt als Langzeitanästhetikum eingesetzt. Wir verwenden es nicht bei den wirbelsäulennahen Injektionen (paravertebrale, Facetteninfiltrationen, Stellatumblockaden), weil bei versehentlicher intrathekaler Applikation über eine Wurzeltasche lang anhaltende Spinalanästhesien resultieren können.

Therapeutische lokale Steroide

Mit der lokalen Applikation von Corticosteroiden nutzt man deren antiphlogistische Eigenschaften zur Beseitigung aseptisch entzündlicher Veränderungen im Bewegungssegment.

Voraussetzung für eine effektive pharmakodynamische Wechselwirkung der Steroide mit den umschriebenen entzündlichen Prozessen ist eine ausreichend hohe Wirkstoffkonzentration in der unmittelbaren Umgebung der irritierten Strukturen. Die Konzentration sollte über einen längeren Zeitraum aufrechterhalten bleiben. Gleichzeitig sollte durch eine möglichst geringe systemische Abflutung des Glucocorticoids die pharmakodynamische Belastung des Gesamtorganismus auf ein Minimum beschränkt bleiben. Diese Vorgaben lassen sich am besten durch Glucocorticoiddepotpräparationen in Form von Kristallsuspensionen verwirklichen (46).
Zur Therapie akuter und chronischer Radikulopathien setzen wir vorwiegend Triamcinolondiacetat und Triamcinolonacetonid ein. Unsere Untersuchungen (46) haben ergeben, daß bei lokaler Applikation von 5–10 mg dieser Steroide alle Steroidrezeptoren der umgebenden Gewebsstrukturen abgesättigt werden können.
Bei 1- bis 3maliger Applikation epiduraler Injektionen in dieser Form sind wesentliche Nebenwirkungen, wie z. B. eine nachhaltige Suppression der körpereigenen Cortisolproduktion, nicht zu erwarten (831, 832).
Mit allergischen Reaktionen auf Trägersubstanzen der Steroide und Lokalanästhetika ist bei allen Medikamentapplikationen zu rechnen.

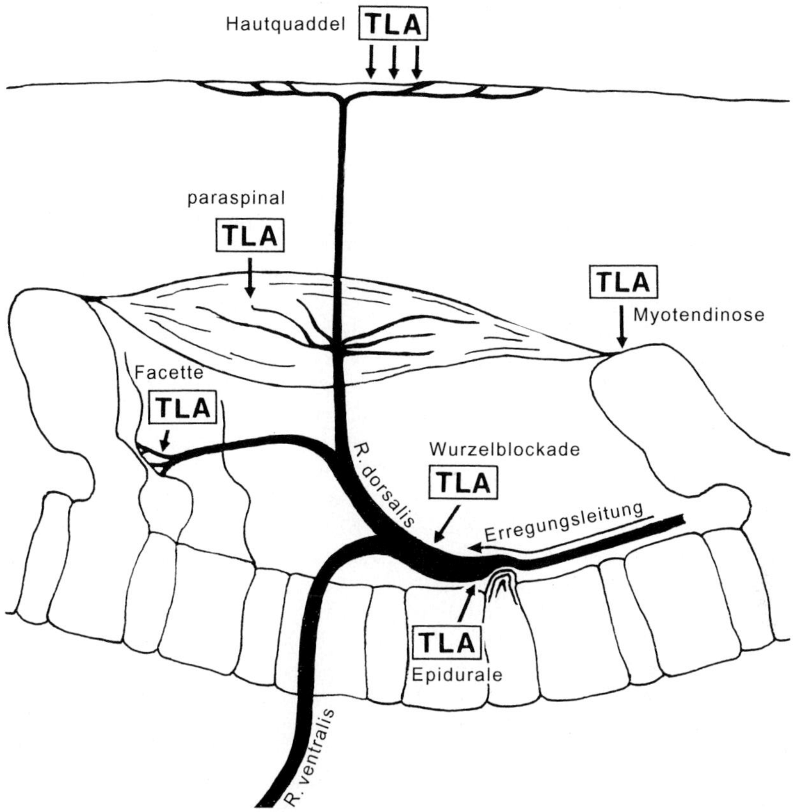

Abb. 11.**110** Therapeutische Lokalanästhesie im lumbalen Bewegungssegment. Das Lokalanästhetikum kann je nach Schmerzausgangspunkt an verschiedene Stellen des lumbalen Bewegungssegmentes injiziert werden, um den Circulus vitiosus Schmerz – Krampf – Schmerz zu unterbrechen. Die TLA-Epidurale kann auch als reine Steroid-Kochsalz-Mischung ohne Lokalanästhetikum appliziert werden

Paravertebrale Injektion (PV)

Prinzip: posterolaterale Injektion eines Lokalanästhetikums in die foraminoartikuläre Region des Bewegungssegments.

Dort erreicht man neben dem aus dem Foramen intervertebrale austretenden Spinalnerv auch den R. meningeus, der in den Wirbelkanal zurückkehrt, und den R. dorsalis, der zur Wirbelgelenkkapsel und in die segmentalen Rückenstreckmuskeln zieht (s. S. 64).
Trotz der Applikation von außen erreicht man indirekt über den R. meningeus auch die Nozizeptoren am hinteren Längsband im dorsalen Anulus fibrosus und in der Wirbelgelenkkapsel. Wie unsere Kontrastmitteluntersuchungen gezeigt haben, diffundiert auch ein Teil der injizierten Lösung durch das Foramen intervertebrale in den Wirbelkanal.

Mit der paravertebralen Injektion gewinnt man Einfluß auf diskogene (R. meningeus), arthrogene (R. dorsalis) und radikuläre (R. ventralis) Schmerzzustände im lumbalen Bewegungssegment.

Bei paravertebralen Injektionen in Höhe von L2/3 und L3/4 kommt es zu vegetativen Erscheinungen einer lumbalen Grenzstrangblockade, wenn die untersten Rr. communicantes albi des Sympathikus im 3. Lumbalsegment mitbetroffen sind. Es entsteht dann eine Vasodilatation und Hauterwärmung, die vom Patienten eher als angenehm empfunden wird.

Indikation. Hauptindikation stellen alle akuten und chronischen Lumbalsyndrome besonders bei gemischt radikulärer/pseudoradikulärer Sympto-

Tabelle 11.**19** Indikation für lumbale paravertebrale Injektionen

Lokales Lumbalsyndrom
Lumbales Facettensyndrom
Lumbales Wurzelsyndrom
Osteoporose
Spondylolyse, Spondylolisthese
Tumor (Metastasen)
Spinalkanalstenose
Rheumatisch entzündliche Wirbelsäulenerkrankungen
Durchblutungsstörungen
Postdiskotomiesyndrom

matik dar, da alle Äste des Spinalnervs gleichermaßen infiltriert werden. Bei lokalen Lumbalsyndromen führt man die paravertebrale Injektion wechselseitig durch. Weitere Indikationen sind tiefe Rückenschmerzen bei Osteoporose, Spondylolisthese, Tumoren, Spinalkanalstenosen und rheumatisch entzündliche Wirbelsäulenerkrankungen wie z. B. Morbus Bechterew. Bei Durchblutungsstörungen wählt man in gleicher Technik das Segment L2/3 bzw. L3/4 (Tab. 11. **19**).

Kontraindikationen. Die breite Indikationspalette weist darauf hin, daß so gut wie keine Kontraindikationen für eine paravertebrale Injektion mit 0,5%iger Anästhesielösungen bestehen. Wie bei allen anderen Formen der Lokalanästhesie ist auf bakteriell entzündliche Zeichen am Injektionsort, Unverträglichkeiten gegenüber dem Injektionsmittel und schwere Allgemeinerkrankungen zu achten.

Technik. Die paravertebrale Injektion wird am besten am sitzenden Patienten in leichter Vorneigung, ähnlich wie bei der Lumbalpunktion, ausgeführt. Einstichstelle und Führung der Nadel richten sich nach dem Segment, das man infiltrieren will. Die Foramina intervertebralia der unteren lumbalen Spinalnerven erreicht man dabei am besten von einer Einstichstelle, die 6–8 cm seitlich der Medianlinie, etwa in Höhe der Darmbeinkämme, liegt (Abb. 11.**111**). Man schiebt die etwa 10 cm lange Injektionsnadel in einem Winkel von 60 Grad auf den Querfortsatz von L5 zu. Will man den Spinalnerv L4 erreichen, so führt man die Nadel oberhalb des Querfortsatzes 1–2 cm weiter. Dabei sind ständig Aspirationsversuche vorzunehmen, denn es besteht die Möglichkeit, daß man im Foramen intervertebrale eine Wurzeltasche punktiert und in den Liquorraum gerät. Beim Kontakt mit der Nervenwurzel gibt der Patient einen blitzartigen, ins Bein ausstrahlenden Schmerz an. Durch langsames Vorgehen unter ständigem Vorspritzen (und Aspirieren) kann man dieses unangenehme Phänomen weitgehend vermeiden.
Zur Infiltration der Wurzel S1 muß die Spritze zusätzlich um 45 Grad angehoben werden, um entsprechend nach kaudal in die Höhe des Foramen intervertebrale der synostierten Wirbel S1 und S2 zu gelangen (Abb. 11.**112**). Wie unsere Untersuchungen mit kontrastmittelhaltiger Injektionslösung zeigten, verteilt sich die infiltrierte Flüssigkeit per diffusionem sofort über einen größeren Bereich entlang der Wirbelsäule, vor allem nach kaudal, so daß man bei dem geschilderten Vorgehen auch mit einer Umflutung der Wurzel S1 rechnen kann, selbst wenn diese nicht direkt mit der Nadel erreicht wird.
Wir verwenden bei täglicher Applikation der paravertebralen Injektion mit anschließendem physiotherapeutischem Programm pro Injektion 10 cm^3 einer 0,5%igen Lokalanästhesielösung.

Wirkung der paravertebralen Injektion. Nach der paravertebralen Injektion in der beschriebenen Technik verspürt der Patient eine Schmerzminderung seiner Rücken- und Beinschmerzen, die bei Verwendung einer 0,5%igen Lokalanästhesielösung durchschnittlich 3½ Stunden anhält. Hinzu kommt in etwa 50% der von uns befragten Patienten ein ausgeprägtes Entspannungsgefühl mit subjektiv empfundener Erwärmung im Rükken und im betroffenen Bein. Mit vorübergehenden Lähmungserscheinungen bzw. Lahmheitsgefühl im Bein ist in 8% der Fälle zu rechnen. Man muß den Patienten vorher darauf aufmerksam machen (Tab. 11.**20**).

Tabelle 11.**20** Wirkung der paravertebralen Injektion

Schmerzreduktion	+++
Entspannungsgefühl	++
Subjektive Erwärmung im Rücken und Bein	+
Lähmungserscheinungen	(+)

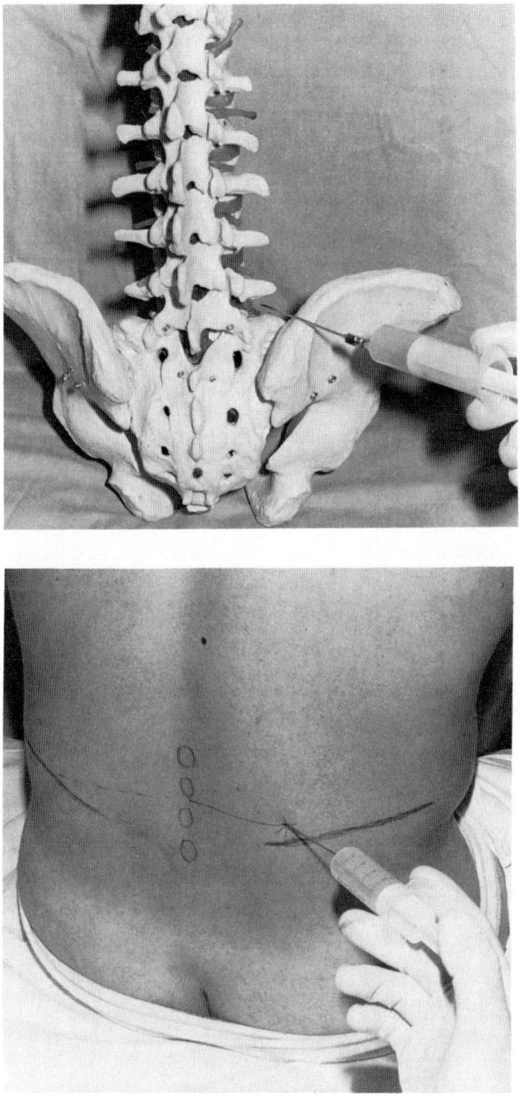

a b

Abb. 11.**111a** u. **b** Einstichstelle und Nadelrichtung bei paravertebraler Injektion L4 und L5

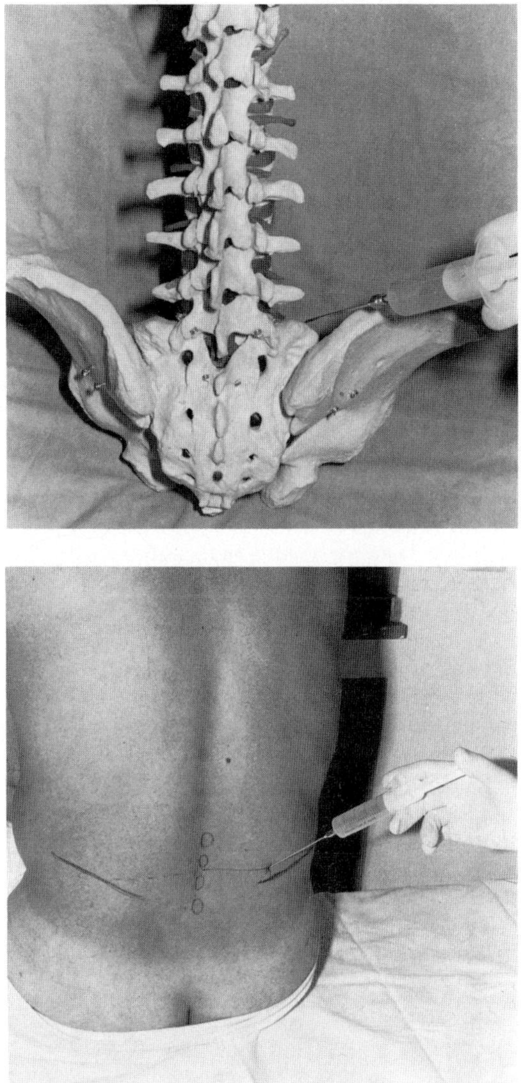

a b

Abb. 11.**112a** u. **b** Einstichstelle und Nadelrichtung bei paravertebraler Injektion S1

Das Ziel der paravertebralen Injektion ist nicht die Analgesie und Paralyse, sondern eine Schmerzreduktion und Desensibilisierung gereizter neuraler Strukturen im Bewegungssegment.

Motorische Ausfälle und Taubheit im Bein erreicht man ohnehin nur mit höheren Konzentrationen eines Lokalanästhetikums.

Schmerzreduktion und Entspannung stellen wesentliche Voraussetzungen für die Physiotherapie dar, die unmittelbar nach der paravertebralen Injektion einsetzen sollte.

Nebenwirkungen und Komplikationen: Neben den üblichen Kreislaufreaktionen, bedingt durch psychische Faktoren oder intravasale Injektion, sowie der Möglichkeit einer Infektion, wie sie bei je-

der lokalen Injektion auftreten können, gibt es injektionsspezifische Nebenwirkungen und Komplikationen. Als Nebenwirkung kann es zu einem Taubheitsgefühl im Bein mit vorübergehenden motorischen Störungen (Einknicken des Beines) kommen, weil das Lokalanästhetikum auch zu benachbarten Nervenwurzeln diffundieren kann. Die polyradikuläre Parese dauert bei Verwendung einer 0,5%igen Lokalanästhesielösung maximal 2–3 Stunden.
Der Patient sollte diese Zeit unter Aufsicht in der Praxis bzw. in der Ambulanz verbringen. Das gleiche gilt für die versehentliche intrathekale Injektion mit partieller oder kompletter Spinalanästhesie. Das Lokalanästhetikum gelangt in diesen Fällen über eine anpunktierte Wurzeltasche in den Liquorraum.
Bei ambulanter Durchführung der paravertebralen Injektion muß man diese Nebenwirkung unter Kopfhochlagerung und Kreislaufkontrolle bis zum vollständigen Abklingen der Parese in der Praxis abwarten.

Verhalten nach der Injektion. Wegen der möglichen Paresen ist nach jeder Injektion eine Überwachung von ca. 30 Minuten erforderlich. Der Patient sitzt am besten im Warteraum und wird nach Ablauf der Zeit gefragt, wie es ihm geht und ob er auftreten kann, bevor er der weiterführenden Physiotherapie anvertraut wird. Bei Unwohlsein ist sofort der Arzt zu verständigen. Fahrtüchtig ist der Patient erst wieder 4–5 Stunden nach der Injektion. Am besten sind Angehörige mitzubringen. Stationäre Patienten gehen in ihr Zimmer und begeben sich in die Stufenlagerung.

Epidurale lumbale Injektion

Prinzip: Injektion einer Steroidkochsalzlösung durch das interlaminare Fenster in den Epiduralraum des betroffenen lumbalen Bewegungssegments.

Durch Applikation einer physiologischen Kochsalzlösung zusammen mit einem Antiphlogistikum, z. B. Cortisonkristallsuspension, in den Epibzw. Periduralraum zwischen Wirbelkanalwand und Dura mater spinalis gelangt man bei einem lumbalen Wurzelsyndrom unmittelbar an den Ort des Geschehens. Die Nervenwurzel wird an der Stelle vom Antiphlogistikum umspült, wo sie von Bandscheibengewebe, Knochenvorsprüngen oder postoperativen Narbenzügen mechanisch gereizt, ödematös aufgequollen und eingeklemmt ist. Mit der therapeutisch induzierten lokalen Wurzelabschwellung ist die relative Raumenge in der Umgebung der Spinalnerven soweit beseitigt, daß die gestauten Epiduralvenen abfließen und sich das perineurale Ödem weiter abbauen kann.
Ob durch die alleinige Umflutung des Spinalnervs mit Flüssigkeit auch Entzündungsmediatoren weggespült bzw. verdünnt werden, ist noch nicht gesichert. Mit der Beseitigung der Weichteilschwellung im Wirbelkanal wird bei ossären Kompressionen, Spinalkanalstenosen, Spondylolisthesen usw. wieder ausreichend Platz für die Nervenwurzel geschaffen.

Die dekompensierte Enge im Wirbelkanal wird mit der epiduralen Injektion wieder in den Zustand der Kompensation zurückgeführt.

Bei diskogener Kompression müssen zusätzlich protrusionsreduzierende physikalische Maßnahmen wie Stufenlagerung, Traktion, Krankengymnastik, Flexionsorthesen usw. angewandt werden. Einzelinjektion (single shot) und Kochsalzlösung haben gegenüber Periduralkatheter und Lokalanästhetikum neben der Ungefährlichkeit auch den weiteren Vorteil, daß der Patient nach kurzer Überwachung sofort am weiteren konservativen Behandlungsprogramm teilnehmen kann.
Über die epidurale Injektionsbehandlung beim lumbalen Wurzelsyndrom berichten zahlreiche Autoren (44, 65, 82, 159, 160, 214, 216, 260, 430, 999, 1136).

Indikation. Raumfordernde Prozesse im Wirbelkanal mit Kompression der Nervenwurzel stellen die Hauptindikation dar. Dabei ist es nicht entscheidend, ob die Bedrängung von der Bandscheibe, von ossären Strukturen an der Wirbelkanalwand oder von epiduralen Narben ausgeht.
Die epidurale Injektion wird ergänzend zu paravertebralen Injektionen und Facetteninfiltrationen eingesetzt, wenn gemischt radikuläre pseudoradikuläre Syndrome vorliegen. Wesentliche Indikationen sind auch narbenbedingte Wurzelkompressionen beim Postdiskotomiesyndrom (s. S. 88) und bei Reizzuständen im Wirbelkanal nach intradiskaler Therapie. Bei Tumoren (Metastasen) mit Wurzel- und Durakompression therapiert man das begleitende Ödem (Tab. 11.**21**).

Kontraindikation. Obwohl mit 5–10 mg relativ geringe Cortisondosen verabreicht werden, gelten die üblichen Cortisonkontraindikationen. Bakterielle Entzündungen sind auszuschließen. Zurück-

Tabelle 11.**21** Indikationen für die epidurale lokale Injektion

Lumbales Wurzelsyndrom
Spinalkanalstenose
Postdiskotomiesyndrom
Spondylolyse, Spondylolisthese
Nach intradiskaler Therapie
Tumor

Tabelle 11.**22** Kontraindikationen für epidurale Injektionen

Infektion am Injektionsort
Cortisonkontraindikationen
Spondylodiszitis

haltend mit epiduraler Cortisonapplikation sollte man auch sein, wenn bei großem Sequester eine offene Diskotomie geplant ist. Neben Wundheilungsstörungen kann es vor allem bei intraoperativen Duraverletzungen durch antiproliferative Wirkung des Cortisons zur verzögerten Verklebung der Verletzungsstelle kommen (Tab. 11.**22**).

Technik der epiduralen Injektion. Je nach betroffener Wurzel wählt man den interlaminaren Zugang bei L5/S1, L4/5 oder höher. Bei Spinalkanalstenose nehmen wir meistens L3/4 oder L4/5. Die a.-p. LWS-Aufnahme sollte man am Bildschirm vor sich haben, um das interlaminare Fenster zu sehen, welches segment- und seitendifferent unterschiedlich konfiguriert ist. Bei engem oder nicht vorhandenem Interlaminarspalt, z. B. durch Überlappung der Laminae, wählt man von vornherein die besser zugängliche Nachbaretage.
Für eine gezielte segmentale epidurale Injektion geht man wie bei der Lumbalpunktion vor: Beim sitzenden Patienten schiebt man eine mandrinhaltige Nadel zwischen den Dornfortsätzen des betroffenen Segments durch das Lig. flavum bis zum Periduralraum vor. Die Dura sollte nicht durchstoßen werden (Abb. 11.**113**).
Um nicht den Durasack zu punktieren, entfernt man kurz vor oder bei der Perforation des Lig. flavum den Mandrin, setzt eine flüssigkeitsgefüllte Spritze auf und schiebt die Nadel unter fortgesetztem Stempeldruck vor, bis der Injektionsdruck plötzlich nachläßt. Dann befindet sich die Nadelspitze im Periduralraum. Durch den Flüssigkeitsdruck wird die Dura weggeschoben. Bei ausreichend dicker Punktionskanüle kann auch ein dünner Katheter in den Periduralraum vorgeschoben werden, um in einem kurzen Zeitraum mehrere Applikationen zu ermöglichen. Wenn postoperative Verwachsungen (Postdiskotomiesyndrom) vorliegen, ist es empfehlenswert, oberhalb der operierten Segmente – also bei L1/L2 oder L2/L3 – einzugehen, weil die einzelnen Gewebeschichten im Narbenbereich meistens miteinander verklebt sind.
Bei gesicherter Nadellage wird die Kochsalzlösung mit einer Cortisonkristallsuspension in der gewünschten Menge appliziert. Man nimmt 5–10 mg Triamcinolon als Kristallsuspension. Sollte trotz der genannten Technik, die einige Übung erfordert, eine Liquorpunktion erfolgt sein, zieht man die Nadel etwas zurück, überzeugt sich von der epiduralen Nadellage durch Aspiration und injiziert das Depot.
Mit der **Zweinadeltechnik** (s. Abb. 11.**118**, S. 264) kann man Injektionstrauma und Risiko postpunktioneller Kopfschmerzen verringern. Der interlaminare Zugang wird bis zum Lig. flavum mit einer Einführkanüle (Introducer) vorgenommen. Erfahrungsgemäß ist eine vorausgehende Lokalanästhesie der Haut nicht erforderlich. In die Einführkanüle schiebt man eine 27er mandrinhaltige Kanüle, wie sie in der Anästhesie zur Spinalanästhesie verwendet wird. Man schiebt die Nadel vor, bis man auf Widerstand stößt. Dieser ist unter Umständen hart und signalisiert den Rand der Lamina. Durch Zurückziehen der dünnen Nadel in die Einführkanüle und Veränderung des Injektionswinkels, in der Regel weiter nach schräg oben, schiebt man die dünne Nadel immer wieder vor, bis man auf einen elastisch federnden Widerstand – das Lig. flavum – trifft. Das weitere Vorschieben

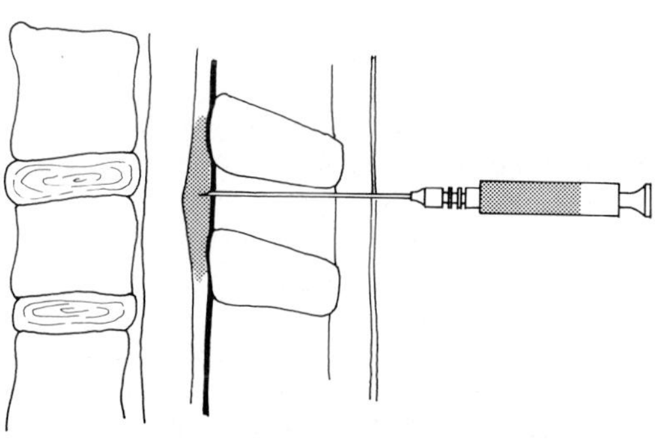

Abb. 11.**113** Segmentale epidurale. Die Nadelspitze liegt zwischen dem Lig. flavum und der Dura mater

erfolgt dann nach Entfernung des Mandrins mit aufgesetzter 2-cm^3-Insulinspritze (mit 0,9% NaCl und 10 mg Triamcinolon) unter ständigem Andruck, bis dieser plötzlich nachläßt (loss of resistance). Mit dieser Technik wird auch die epidural perineurale Injektion beim Postdiskotomiesyndrom durchgeführt (s. S. 264).

Wirkung der epiduralen Injektion. Die epidurale lokale Steroidinjektion ist zunächst wirkungslos. Nur wenige Patienten geben unmittelbar danach eine Schmerzerleichterung an – ob als Placeboeffekt oder durch Wegspülen von Entzündungsmediatoren aus der Nervenwurzelumgebung – sei dahingestellt. Eine deutliche Schmerzreduktion tritt erst nach 6–8 Stunden (62% der Patienten), in wenigen Fällen erst am nächsten Tag (27%) ein – dafür anhaltend, so daß im Behandlungsfall mitunter nur 2–3 epidurale Injektionen in dieser Form erforderlich sind.
Die Effektivität der epiduralen Injektion beim lumbalen Wurzelsyndrom ist in kontrollierten Studien (166, 923) nachgewiesen worden.

Nebenwirkungen, Komplikationen. Nebenwirkungen wie bei der therapeutischen Lokalanästhesie (Taubheit, Paralysen, Kreislaufreaktionen) sind bei einem Kochsalz-Steroid-Gemisch in der genannten Form nicht zu erwarten. Auch die cortisonspezifischen Reaktionen (Hitzegefühl, Gesichtsrötung, Kreislaufreaktion usw.) halten sich bei einmaliger Applikation von 10 mg Triamcinolon in Grenzen.
Hauptkomplikation ist die versehentliche Liquorpunktion mit postpunktionellem Kopfschmerz. Die Punktion des Durasackes bemerkt man bei der Injektion durch Aspiration von Liquor, der sich schlierenartig in der Injektionslösung zeigt, oder durch Abtropfen von Liquor aus der Injektionskanüle. Seit Einführung der Zweinadeltechnik beobachten wir diese Komplikation wesentlich seltener und wenn, dann in abgeschwächter Form. Das postpunktionelle Syndrom ist durch Kopfschmerzen charakterisiert, die beim Liegen verschwinden (Tab. 11.**23**). Man sollte den Patienten auffordern, möglichst viel zu liegen und reichlich Flüssigkeit zu sich zu nehmen. Bei Bedarf gibt man Analgetika. Bewährt hat sich eine Abdominalpresse durch Leibwickel oder die gegebenenfalls ohnehin im Behandlungsprogramm befindliche Flexionsbandage mit Bauchpelotte. Mit Erhöhung des intraabdominellen Druckes füllen sich die epiduralen Venen und sorgen über den damit erhöhten Druck im Epiduralraum für einen verminderten Liquoraustritt. Durch regelmäßiges Fiebermessen, Prüfen von Meningismuszeichen und Butbildkontrollen sollte man im weiteren Verlauf eine eventuelle Infektion ausschließen und gegebenenfalls den Neurologen hinzuziehen.

Tabelle 11.**23** Verhalten bei postpunktionellen Kopfschmerzen

Horizontallagerung
Flüssigkeitszufuhr
Analgetika
Abdominalpresse

Verhalten nach der lokalen epiduralen Injektion. Nach epiduraler Injektion liegt der Patient ½–1 Stunde in schräger Bauchlage auf der betroffenen Seite, damit das Steroidgemisch zur betroffenen Nervenwurzel diffundiert (Abb. 11.**114**). Danach kann der Patient am physiotherapeutischen Programm teilnehmen.

Die epidurale lumbale Injektion im Behandlungsprogramm. Die epidurale lumbale Injektion in der beschriebenen Form mit der Applikation von 10 mg Steroid in das betroffene Segment führen wir im Behandlungsplan bei einer Ischialgie oder Spinalkanalstenose 2 bis 3mal innerhalb von 10 Tagen durch. Ergänzend bekommt der Patient paravertebrale Injektionen, Facetteninfiltrationen, Triggerpunktinfiltrationen, Akupunktur und das über mehrere Stunden täglich verteilte physiotherapeutische Programm. Wenn nach 3 epiduralen Injektionen keine deutliche und vor allem anhaltende Besserung erzielt werden kann, ist die Diagnose und gegebenenfalls die Injektionstechnik unter Röntgenkontrolle zu überprüfen.

Epidurale sakrale Injektion

Prinzip: Den lumbosakralen Peri-(Epi-)duralraum erreicht man von kaudal durch den Hiatus sacralis mit einer langen Punktionsnadel.

Man benutzt diesen Zugang z. B., um den unteren Teil des Plexus sacralis mit einem Lokalanästhetikum zu betäuben. Die so herbeigeführte Unempfindlichkeit beschränkt sich im allgemeinen auf S3–S5 im Sinne der Reithosenanästhesie. Das injizierte Mittel, z. B. eine Cortisonkristallsuspension, kann aber auch bei Hochlagerung des Beckens höhersteigen und im Periduralraum der unteren LWS seine Wirkung entfalten. Wir verwenden ebenso wie bei der dorsalen Periduralinjektion

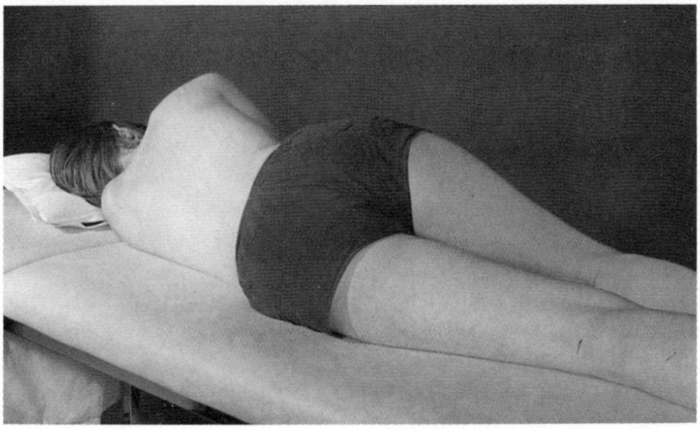

Abb. 11.**114** Lagerung des Patienten nach der epiduralen Injektion. Der Patient liegt in schräger Bauchlage auf der Ischiasseite, damit die Flüssigkeit zur Wurzeltasche gelangt

physiologische Kochsalzlösung mit 10 mg Triamcinolon.

Indikation: Sie ergibt sich in erster Linie bei Kokzygodynie oder bei S1-Ischialgien und postoperativen Beschwerden in den unteren Segmenten.

Technik: Den Injektionsort bestimmt man durch die Verbindungslinie der Cornua sacralia, die den Hiatus sacralis beiderseits begrenzen.
Eine etwa 10 cm lange Punktionsnadel wird in Seiten- oder Knie-Ellenbogen-Lage durch die bindegewebige Abschlußplatte des Sakralkanals in diesen vorgeschoben (Abb. 11.**115**). Durch ständige Aspiration überzeugt man sich davon, daß weder Blutgefäße noch der liquorhaltige Subarachnoidalraum punktiert sind. Bei Applikation von 10 cm^3 Kochsalzlösung, vermischt mit 10 mg Triamcinolon, sind Wirkung und Nebenwirkung, Verhalten nach der Injektion und Einbau in den Behandlungsplan grundsätzlich die gleichen wie bei der epidural lokalen Injektion.

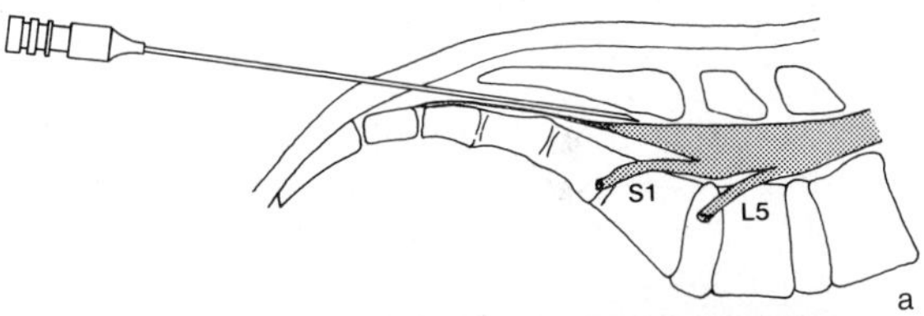

a

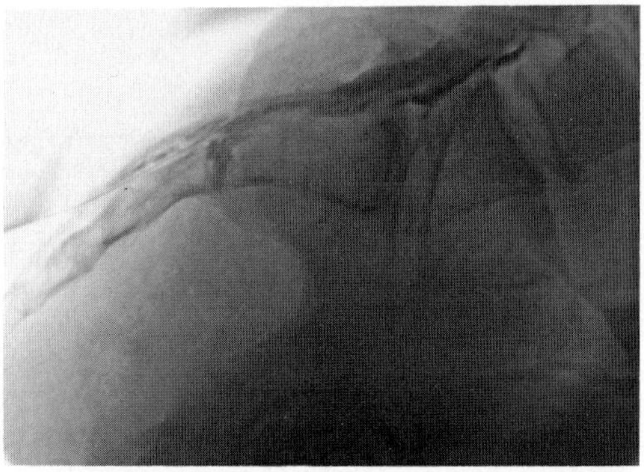

b

Abb. 11.**115a** u. **b** Epidurale sacrale. Die Nadel ist durch den Hiatus sacralis in den Periduralraum des Sakralkanals vorgeschoben

Intrathekale Injektion

Prinzip: Bei der intrathekalen Instillation wird das Medikament, meistens eine Cortisonkristallsuspension, direkt in den lumbalen Subarachnoidalraum appliziert.

Es diffundiert in den ganzen Durasack, gelangt somit auch über die Wurzeltaschen in die lumbalen Nervenwurzeln und entfaltet dort seine antiphlogistische, antiödematöse Wirkung. Die intrathekale Instillation bietet den Vorteil, daß man das Medikament bei Umgehung der Blut-Liquor-Schranke in weitaus höherer Konzentration an die Nervenwurzel heranbringt als bei oraler oder parenteraler Gabe.

Indikation für diese Behandlungsmethode stellen alle hartnäckigen chronisch-rezidivierenden lumbalen Wurzelsyndrome und vor allem das Postdiskotomiesyndrom dar. Kontraindikationen sind die gleichen wie bei der epiduralen Injektion.

Technik: Lagerung des Patienten und Einstichstelle entsprechen dem Vorgehen bei der epidural lumbalen Injektion mit der Zweinadeltechnik (s. oben), nur mit dem erklärten Ziel, den Durasack zu punktieren. Beim Postdiskotomiesyndrom kombinieren wir epidurale und intrathekale Injektion, indem wir die Hälfte der Injektionslösung jeweils epidural und intrathekal applizieren.

Verhalten nach der Injektion: Die Patienten müssen nach der intrathekalen Injektion Bettruhe unter leichter Kopfhochlagerung einhalten. Die Patienten sollten nach der Injektion und in den Behandlungspausen auf der betroffenen Seite liegen, damit sich das Steroid in der Wurzelregion ansammeln kann. Kontraindikationen und Nebenwirkungen entsprechen denen bei der diagnostischen Lumbalpunktion. In Einzelfällen wurden nach intrathekaler Cortisoninstillation – allerdings bei höherer Dosierung – auch schwerwiegendere Nebenwirkungen, wie vorübergehende meningeale Reizzustände mit Nackensteife, Schwindel, Photophobie, Lärmempfindlichkeit, beobachtet (1048), die auf ein Aufsteigen in die zisternalen Räume oder Ventrikel zurückzuführen sind. Alle Nebenwirkungen waren reversibel.

Lumbale Facetteninfiltration

Prinzip: Ausschaltung sensibler Fasern in der Wirbelgelenkkapsel durch vorübergehende Blockade mit einem Lokalanästhetikum.

Indikation: Beschwerden, die von den Wirbelgelenken ausgehen, d. h. Facettensyndrome, Hyperlordosekreuzschmerzen, pseudoradikuläre Syndrome.
Der therapeutische Wert der Facettenkoagulation (734, 982) hat leider nicht die nachhaltige Wirkung gezeigt, die man sich davon versprochen hat. Wir haben sie deswegen wie die meisten Autoren wieder aufgegeben.

Technik: Der Patient sitzt oder befindet sich in Bauchlage mit einem Kissen unter dem Bauch zur Entlordosierung der LWS. Die Wirbelgelenkkapseln erreicht man durch vertikales Vorschieben einer dünnen Kanüle 2 cm paravertebral zwischen den Dornfortsätzen (Abb. 11.**116**). Wenn die Kanülenspitze im Gelenk oder in der Gelenkkapsel landet, gibt der Patient seinen typischen ausstrahlenden Schmerz an. Die unteren 4 oder 6 lumbalen Wirbelgelenke werden meist gleichzeitig infiltriert. Man nimmt jeweils 2 ml Lokalanästhetikum mit etwas Antiphlogistikum (Cortisonkristallsuspension).
Bei Injektionen in kürzeren Abständen beschränkt man sich auf ein Depotlokalanästhetikum. Im Zusammenhang mit Facetteninfiltrationen muß immer eine Flexionstherapie zur Delordosierung der LWS durchgeführt werden.
Stufenlagerung, Übungen aus der Entlastungshaltung, Flexionsbandage.

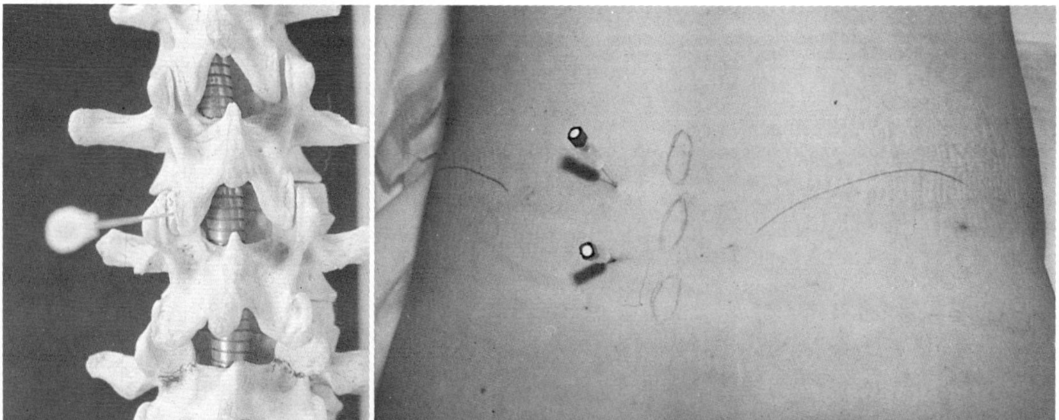

a b

Abb. 11.**116** **a** u. **b** Facetteninfiltration: Dünne Punktionskanülen werden 2 cm paravertebral (Daumenbreite) zwischen den Dornfortsätzen bis zum Wirbelgelenk vorgeschoben. Intraartikuläre Nadellage ist nicht erforderlich; eine perikapsuläre Infiltration genügt

Eine Injektion unter Röntgenbildwandlerkontrolle ist bei dieser Technik und einiger Übung nicht erforderlich. Um den dorsalen Wirbelgelenkkomplex sicher zu erreichen und zu dokumentieren, empfiehlt sich die Facetteninfiltration unter gleichzeitiger sonographischer Kontrolle (407).

Verhalten nach der Injektion: Wegen möglicher intrathekaler Applikation ist Vorsicht geboten. Der Patient muß anschließend mindestens 1/2 Stunde überwacht werden. Alle weiteren Maßnahmen entsprechen denen bei der paravertebralen Injektion (s. oben).

Lumbale Wurzelblockade (Radikulographie, paravertebral perineurale Infiltration)

Prinzip: Darstellung und Betäubung der Spinalnervenwurzel paravertebral unmittelbar nach Austritt aus dem Foramen intervertebrale.

Diese Form der lokalen Injektion dient als einmalige Applikation, einerseits als diagnostische lokale Injektion zur Identifikation der betroffenen Nervenwurzel, andererseits zur Differentialindikation bei operativem Vorgehen mit der Fragestellung, ob neben einer Fusion zusätzlich eine Wurzeldekompression in Frage kommt. Ursprünglich von Macnab (783) als diagnostische Maßnahme gedacht, wurde diese Art der perineuralen Infiltration später von van Akkerveeken (9, 10) auch zu therapeutischen Zwecken genutzt.

Technik: Unter Bildwandlerkontrolle wird eine lange dünne Punktionskanüle, wie sie für die intradiskale Injektion verwendet wird, bis zum Querfortsatz und dann bis zur darunterliegenden Nervenwurzel vorgeschoben (Abb. 11.**117**). Auffüllen des perineuralen Schlauches mit Kontrastmittel zur Sicherung der Nadellage und Auslösen der typischen Schmerzausstrahlung (memory pain). Anschließend werden 1–2 cm^3 Lokalanästhetikum infiltriert, um den hervorgerufenen Schmerz wieder auszuschalten. Falls die Operation nicht unmittelbar geplant ist, kann man auch 10 mg Cortisonkristallsuspension injizieren.

Verhalten nach der Injektion. Wegen möglicher intrathekaler Applikation und Verwendung von Lokalanästhesielösung ist der Patient anschließend zu überwachen. Kontraindikationen und Vorsichtsrichtlinien sind die gleichen wie bei der paravertebralen Injektion.

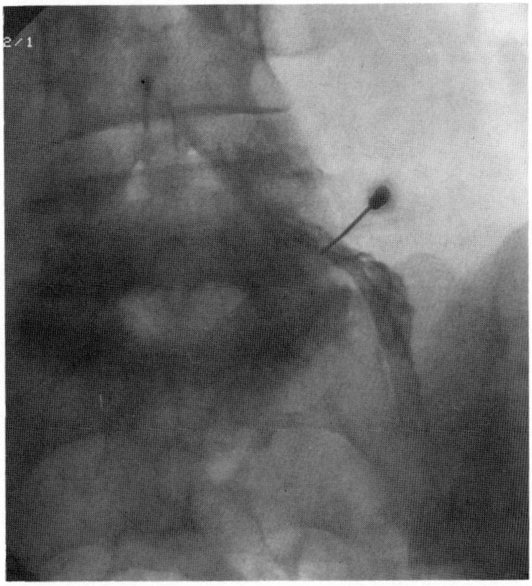

Abb. 11.**117** Paravertebral perineurale Injektion (Radikulographie, Nervenwurzelblockaden L5) mit typischem Verlauf des austretenden Spinalnervs und des R. ventralis

Epidural perineurale Infiltration

Prinzip: perineurale Infiltration von Nervenwurzeln im Wirbelkanal über den interlaminaren Zugang.

Während man bei der epiduralen Injektion über einen mittleren Zugang alle lumbalen Nervenwurzeln gleichmäßig umflutet, ist es mit einer schrägen Nadelführung und weiterem Vorschieben der Kanüle möglich, die traversierenden oder austretenden Nervenwurzelteile der betroffenen Seite gezielt zu infiltrieren. Bei Vernarbungen im Wirbelkanal stellt diese Technik oft die einzige Möglichkeit dar, das Steroid direkt an die komprimierte und entzündlich veränderte Nervenwurzel zu bringen (Abb. 11.**118**).

Indikation: Postdiskotomiesyndrom und laterale Wirbelkanalstenose stellen Hauptindikationen dar. Wenn im CT bzw. MRI ein starkes Wurzelödem nachweisbar ist, kann man diese Technik auch bei nicht voroperierten Patienten verwenden (Abb. 11.**119**).

Technik: Für die epidural perineurale Wurzelinfiltration verwendet man die Zweinadeltechnik (s. S. 259). Die Einführkanüle setzt man paraspinal

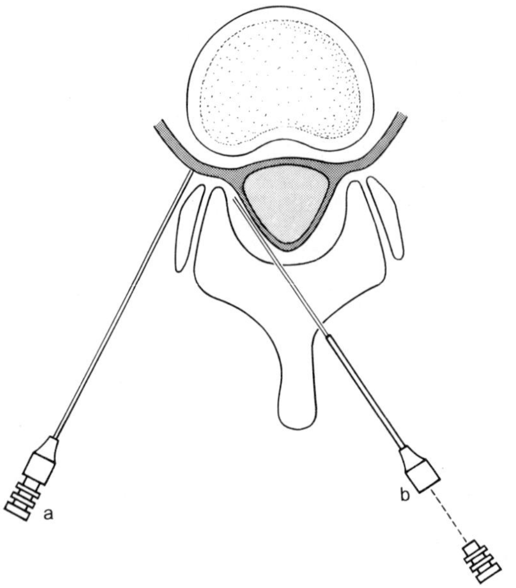

Abb. 11.**118** Paravertebral perineurale Injektion (a) epidural perineurale Injektion mit der Zweinadeltechnik (b)

etwa 2 cm auf der gegenüberliegenden Seite in einem Winkel von 20–30 Grad ein und schiebt die 29er Injektionskanüle durch das interlaminare Fenster schräg in den Wirbelkanal. Anfangs kann man sich zur korrekten Nadelführung der Bildwandlertechnik mit Röntgenkontrolle bedienen. Bei einiger Übung ist diese Technik auch ohne Röntgenkontrolle möglich. Es empfiehlt sich auf jeden Fall vor der Injektion den interlaminaren Zugang auf der a.-p. LWS-Aufnahme genau zu betrachten und die Injektion unter Berücksichtigung der interlaminaren Fenstergröße und der Dicke der Weichteile vorzunehmen. Je nach Intention injiziert man ein Kochsalz-Steroid-Gemisch oder/und Kontrastmittel mit anschließender Darstellung im CT. Eine radiologische Dokumentation empfiehlt sich vor allem dann, wenn man beabsichtigt, bestimmte Wurzelanteile beim Postdiskotomiesyndrom oder bei der Spinalkanalstenose operativ zu dekomprimieren.

Verhalten nach der Injektion: Auf dem Weg zur Nervenwurzel ist eine Durapunktion möglich, was bei der Verwendung dünner Spinalkanalkanülen (27er, 29er), wie sie bei der Spinalanästhesie üblich sind, keine besonderen Probleme bereitet. Der Patient sollte nach der epidural perineuralen Infiltration auf der betroffenen Seite liegen. Kontraindikationen und Nebenwirkungen entsprechen denen bei epiduraler bzw. intrathekaler Injektion.

Perkutane lumbale intradiskale Therapie

Neben dem offenen operativen Zugang durch den Wirbelkanal besteht die Möglichkeit, lumbale Bandscheiben von einem posterolateralen Zugang perkutan zu erreichen. In der Orthopädie war dieser Zugang schon immer zur Probepunktion des Wirbelkörpers bzw. der Bandscheiben bei Verdacht auf Entzündung oder Tumor in Gebrauch. Es lag auf der Hand, diesen Zugang auch für therapeutische Zwecke zu nutzen.
Die perkutane lumbale intradiskale Therapie (PLIT) gliedert sich in 3 Bereiche:

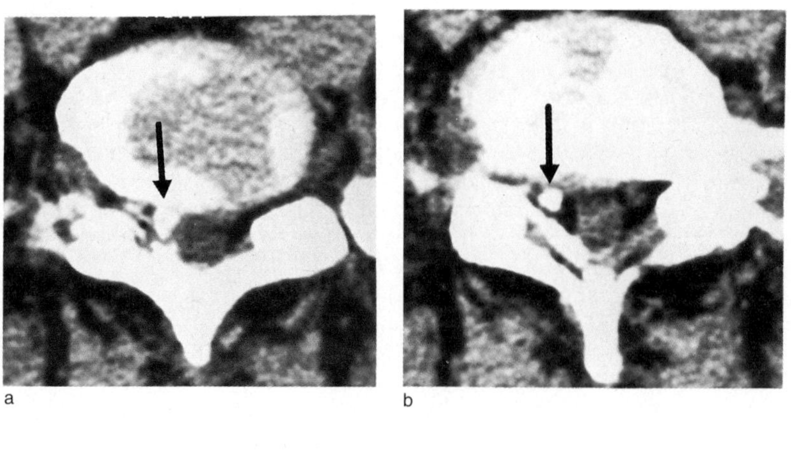

Abb. 11.**119a** u. **b** CT nach epidural perineuraler Injektion mit Darstellung der traversierenden Nervenwurzel in der diskalen (**a**) und infradiskalen Ebene (**b**)

Tabelle 11.**24** Perkutane intradiskale Therapie

Perkutane lumbale Diskotomie		Perkutane lumbale Laserdiskotomie	Lumbale intradiskale Injektion	
Automatische perkutane lumbale Diskotomie	PLD + Diskoskopie	PLLD + Diskoskopie	Chemonukleolyse	
			Chymopapain Kollagenase	Aprotinin Cortison

- lumbale intradiskale Injektion (Chemonukleolyse),
- perkutane lumbale Diskotomie (PLD),
- perkutane lumbale Laserdiskotomie (PLLD).

Je nachdem, welche Mittel bei der Chemonukleolyse injiziert werden oder welche Verfahren man bei der perkutanen lumbalen Diskotomie anwendet, gibt es verschiedene Untergruppen, die in Tab. 11.**24** aufgeführt sind.

Indikationen für die perkutane lumbale intradiskale Therapie

Die Punktion des Zwischenwirbelabschnitts mit enzymatisch-, -mechanisch- oder laserinduziertem Abbau von Bandscheibengewebe stellt einen invasiven Eingriff dar, der mit allen Komplikationsmöglichkeiten einer Operation – wenn auch in geringerem Umfang – belastet ist. Außerdem wird die Integrität des osmotischen Systems Bandscheibe gestört.
Sie kommt nur bei ausgereizter konservativer Therapie mit neurologischen Erscheinungen und entsprechendem Leidensdruck in Frage (Tab. 11.**25**).
Bei gegebener klinischer Indikation ist für die Auswahl des operativen Vorgehens die pathologisch-anatomische Situation im Bewegungssegment von entscheidender Bedeutung. Die nicht-invasiven Verfahren wie CT und MRI erlauben schon eine differenzierte Indikationsstellung für das weitere Vorgehen. Die letzte Entscheidung fällt nach dem Diskogramm, welches unmittelbar vor der perkutanen intradiskalen Therapie angefertigt wird. **Die PLIT-Verfahren kommen nur bei geschlossener Bandscheibe in Frage** – aber auch hier ist entscheidend, wie weit die Protrusion in den Epiduralraum hineinragt (Abb. 11.**120**). Je nachdem, wieviele Anteile des Anulus fibrosus noch erhalten sind, unterscheidet man:

Tabelle 11.**25** Indikation zur perkutanen lumbalen intradiskalen Therapie

Ischialgie mehr als 6 Wochen
Wurzelzeichen
Lasègue unter 60 Grad
Leidensdruck
Positives CT, MRI
Geschlossene Bandscheibe im Diskogramm

Protrusion 1. Grades,
Protrusion 2. Grades,
Protrusion 3. Grades (subligamentärer Sequester).

Bei der **Protrusion 1. Grades** handelt es sich um intradiskale Massenverschiebungen mit breitbasiger Vorwölbung des Anulus fibrosus, wie sie häufig bei Jugendlichen zu verzeichnen ist. Die Kontinuität des Anulus fibrosus ist in den äußeren Schichten vollständig erhalten, so daß keine Perforationsgefahr besteht. Die Protrusion 1. Grades spricht gut auf alle konservativ therapeutischen Maßnahmen an, insbesondere auf Traktion. Auch Orthesen mit abdomineller Kompression und Entlastung der lumbalen Bandscheiben sind wirksam. Perkutane Diskotomie, Laserdiskotomie und Chemonukleolyse kommen nur in Ausnahmefällen in Frage, da eine konsequente konservativ orthopädische Therapie meistens zum Erfolg führt. Bei unkritischer Anwendung der perkutanen Verfahren ergeben die Protrusionen 1. Grades die besten Ergebnisse, da eine Spontanbesserung ohnehin vorgezeichnet war.
Bei der **Protrusion 2. Grades** haben sich zentrale mobile Bandscheibenanteile bereits zur äußersten Schicht des Anulus fibrosus vorgeschoben. Die äußere Kontur ist jedoch noch weitgehend erhalten.

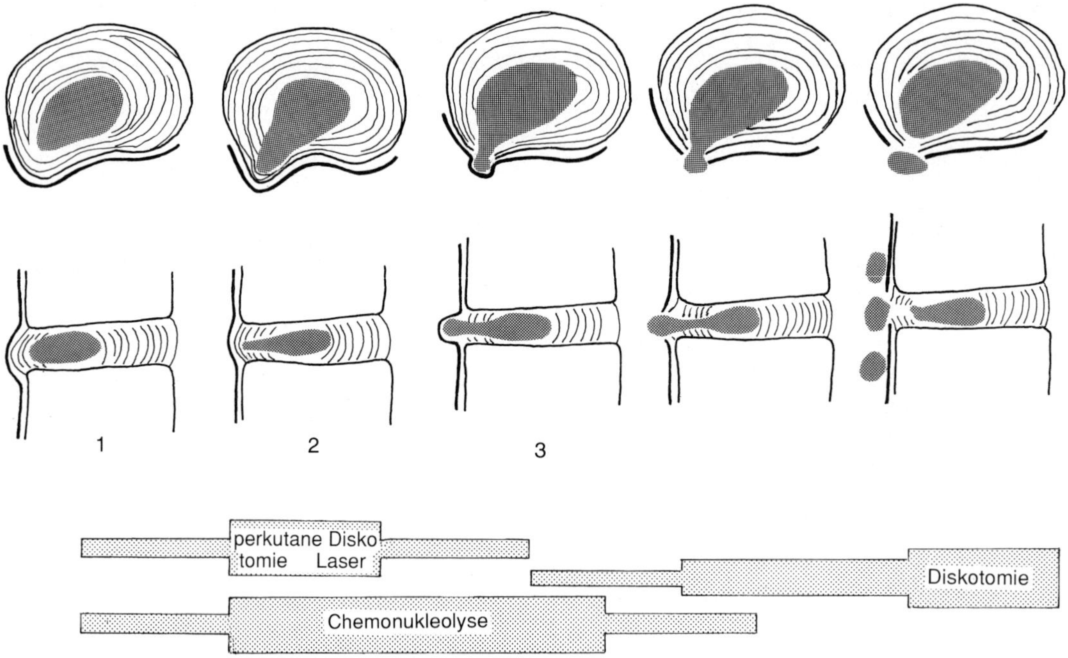

Abb. 11.**120** Differentialindikation zur perkutanen Diskotomie, Laserdiskotomie, Chemonukleolyse und offenen Diskotomie bei gegebener klinischer Symptomatik

Da sich die intradiskalen Sequester oft unverrückbar zwischen den Kollagenfasern des Anulus fibrosus verklemmt haben, ist unter Umständen Therapieresistenz gegenüber allen konservativen Maßnahmen gegeben. Die Protrusion 2. Grades stellt dann bei gegebener Klinik die Hauptindikation für die perkutane intradiskale Therapie dar.

Durch Volumenminderung des zentralen mobilen Bandscheibengewebes, sei es mechanisch, enzymatisch oder durch Laseranwendung, können sich die dorsal verschobenen Bandscheibenanteile in Richtung Zentrum zurückverlagern, so daß der Druck auf die Nervenwurzel nachläßt.

Im Idealfall wird das verlagerte Gewebe bei der perkutanen Diskektomie abgetragen bzw. durch Laseranwendung aufgelöst (abladiert).
Protrusionen 1. und 2. Grades stellen auf keinen Fall Indikationen zur offenen Operation dar. Bei dieser müßte man erst den Anulus fibrosus aufschneiden, um an das verlagerte Bandscheibengewebe zu kommen.

Bei einer **Bandscheibenprotrusion 3. Grades** mit subligamentärem Sequester hat sich das verlagerte zentrale mobile Bandscheibengewebe soweit vorgeschoben, daß es die hintere Kontur der Wirbelkanten deutlich überragt. Es ist nur noch von einem dünnen Häutchen der äußersten Anulus-fibrosus-Schicht bzw. von dünnen Schichten des hinteren Längsbandes umgeben. Mitunter schiebt sich disloziertes Bandscheibenmaterial nach kranial oder kaudal unter die membranartige Bedeckung der Wirbelkörperhinterfläche (s. S. 22). Im MRI und Diskogramm kann man die Umhüllung des dislozierten Bandscheibenmaterials erkennen. Das Kontrastmittel gelangt in diesen Raum und umfließt den Sequester ohne epiduralen Abfluß.

Dieser ventrale Epiduralraum ist für die perkutanen mechanischen Verfahren nicht erreichbar.

Eine mechanische Abtragung oder Laseranwendung in unmittelbarer Umgebung von Dura und Nervenwurzeln ist zu gefährlich.
Protrusionen 3. Grades mit subligamentärem Sequester stellen eine Indikation für die Chemonukleolyse mit Chymopapain dar. Wenn das Kontrastmittel noch bis in diesen äußersten Abschnitt gelangt, kann man davon ausgehen, daß auch das Enzym bei intradiskaler Injektion das verlagerte Bandscheibengewebe erreicht. Falls sich das Gewebe mit der Chemonukleolyse nicht ausreichend erweichen läßt, was häufig bei verlagerten Knorpelplatten- und Faseranteilen aus dem Anulus fibrosus der Fall ist, kommt schließlich nur noch die offene Operation in Frage. Diese versteht sich bei gegebener Klinik von selbst, wenn der Anulus fibrosus perforiert ist und das dislozierte Bandscheibengewebe teilweise oder komplett im Epiduralraum liegt. Bei guter Auflösung mit entsprechenden Schichtfolgen läßt sich die intra- bzw. extradiskale Sequesterlage bei den heute üblichen bildgebenden Verfahren, vor allem im MRI, gut verfolgen, so daß man die Differentialindikation zu den einzelnen Verfahren auch ohne invasive Diagnostik stellen kann.
Bei speziellen Fragestellungen kann die CT-Diskographie herangezogen werden (180). Protrusionen Grad 1 und 2 zeigen eine breitbasige birnenförmige Konfiguration, und Protrusionen mit schmaler Kontrastmittelbasis entsprechen dem subligamentären Sequester (Protrusion Grad 3).

Lumbale intradiskale Injektion

Prinzip: Durch Injektion chondrolytischer oder quelldruckreduzierender Mittel in die Bandscheibe gewinnt man direkten Einfluß auf Konsistenz und Volumen einer Bandscheibenprotrusion.

> Mit der Volumenminderung und Erweichung des verlagerten Bandscheibenmaterials läßt der Druck auf die Nervenwurzel nach.

Die unteren Zwischenwirbelabschnitte sind mit einer entsprechend langen Punktionskanüle unter Röntgenkontrolle von posterolateral her relativ einfach zu erreichen. Die Punktion lumbaler Bandscheiben wurde zunächst aus diagnostischen Erwägungen durchgeführt (305, 329, 750, 1332). Die Erfahrungen aus den Arbeiten über die lumbale Diskographie ergaben wichtige Hinweise für die Durchführung und Technik der Punktion lumbaler Bandscheiben und ebneten auch den Weg für eine spätere intradiskale Injektionstherapie. Erste Ansätze für die therapeutischen Möglichkeiten finden sich bei **A. N. Witt** (1332), der bei einigen Patienten deutliche Beschwerdebesserungen nach Diskographie beobachtete. Er schreibt: „Vielleicht kommt es dabei über Quellungszustände durch das Kontrastmittel sekundär zur Verkleinerung des Prolaps."

Überblick über die Injektionsmittel. Therapeutische Bandscheibenpunktionen mit Injektion von *Cortison* (185, 319) und *Novocain* wurden erst später durchgeführt. In größerem Umfang wurden bisher nur *Chymopapain, Aprotinin* und *Kollagenase* zur intradiskalen Injektionstherapie eingesetzt. Dabei zeichnen sich Chymopapain und Kollagenase durch eine besondere Effektivität, aber auch durch beachtenswerte Nebenwirkungen aus. Aprotinin weist zwar kaum Nebenwirkungen auf, kann aber hinsichtlich der Erfolgsrate mit den anderen Stoffen nicht konkurrieren.
Aprotinin (Trasylol) wird seit 1973 zur intradiskalen Injektionstherapie eingesetzt. Als Proteinaseninhibitor fand es schon vorher vielfach Verwendung, z. B. in der inneren Medizin zur Behandlung der Pankreatitis. Aprotinin ist ein basisches Polypeptid mit einem Molekulargewicht von 6512. Es ist selbst bei hoher Dosierung gut verträglich und kann intravenös, intramuskulär sowie intrathekal verabreicht werden. Gemessen am jahrelangen Einsatz bei verschiedenen Indikationen sind Überempfindlichkeitsreaktionen selten beobachtet worden (433). Aprotinin zeigt eine besondere Affinität zur chondroitinsulfatreichen Grundsubstanz der Bandscheibe. Die für die Hydratation verantwortlichen ionisierten Gruppen der Mukopolysaccharide werden offenbar vom Aprotinin besetzt und neutralisiert (1226). Der intradiskale onkotische Druck wird dadurch reduziert (684). Behandlungsergebnisse zeigen eine Erfolgsrate zwischen 60 und 70% (121, 271, 685, 733, 744). Wegen der höheren Effektivität von Chymopapain und Kollagenase wurden in den letzten Jahren hauptsächlich diese Substanzen eingesetzt. Aprotinin gilt nur noch als Ausweichmittel, wenn entweder eine stärkere allergische Disposition vorliegt oder wenn im Diskogramm ein sofortiger Kontrastmittelabfluß stattfindet und eine Chymopapain- oder Kollagenaseinjektion zu riskant erscheint. Mit Aprotinin kann man im Epiduralraum und selbst intrathekal keinen Schaden anrichten.

Kollagenase befindet sich noch in der Erprobung und wird noch nicht routinemäßig zur intradiskalen Injektionstherapie eingesetzt. Kollagenase, ein aus Clostridium histolyticum gewonnenes Enzym löst Kollagen auf. Kollagenasehaltige Externa werden eingesetzt, um nekrotische Belege von Verbrennungen, Dekubitusnekrosen, Ulcera cruris und Keloide aufzulösen. Kollagenase ist im Gegensatz zu anderen proteolytischen Enzymen in der Lage, auch natives Kollagen abzubauen, so daß sich die Belege von den Wunden lösen. In der Bandscheibe löst Kollagenase nicht nur die Grundsubstanz im Nucleus pulposus, sondern auch die kollagenhaltigen Anteile des Anulus fibrosus und der Knorpelplatten.

Die Erfolgsquote nach der intradiskalen Injektion von Kollagenase mit 70% entspricht der vom Chymopapain. In den ersten Wochen nach der Injektion geht es den Kollagenasepatienten zunächst noch schlechter. Die Ergebnisse gleichen sich jedoch nach 6 Monaten weitgehend an und bleiben nach 1 und 2 Jahren vergleichbar konstant (477, 1154, 1157). Ein wesentlicher Nachteil der Kollagenase besteht noch darin, daß bei der empfohlenen Dosierung nicht nur der Inhalt der Bandscheibenprotrusion, sondern auch deren Hülle aufgelöst wird, so daß aus der Protrusion ein Prolaps mit freiem Sequester wird. Die von uns beobachteten postinjektionellen Verschlimmerungen mit neu aufgetretenen Paresen waren auf freie Sequestrierungen zurückzuführen.

Allergische Reaktionen wurden nach der Applikation von Kollagenase auch bei wiederholter Anwendung bisher nicht beobachtet.

Die offensichtlich geringe therapeutische Breite macht eine genaue Dosierung der Kollagenase erforderlich. Insbesondere bei intrathekaler Applikation kommt es zu Destruktionen. Die Notwendigkeit der Diskographie wird hiermit unterstrichen.

Chemonukleolyse mit Chymopapain. Chymopapain ist ein aus der Papayapflanze (Carica papaya) gewonnenes proteolytisches Enzym. Schon die Ureinwohner Polynesiens bereiteten ihr Fleisch unter Zugabe von Blättern aus der Papayapflanze zu, um es weicher zu machen. Vorwiegend in den USA wird es heute noch als Bestandteil der Fleischzartmacher („meat tenderiser“) verwendet. 1941 wurde das Enzym Chymopapain von Jansen u. Balls aus der Papayapflanze isoliert (578). 1956 entdeckte Thomas im Tierversuch den chondrolytischen Effekt: Nach der intravenösen Gabe von Chymopapain kam es bei Kaninchen zum vorübergehenden Herabhängen der Ohren (1207). Nachdem **L. Smith** 1962 im Tierversuch die auflösende Wirkung von Chymopapain am Bandscheibengewebe ermittelt hatte, führte er 1963 die erste Bandscheibeninjektion beim Menschen durch. Smith prägte auch den Begriff Chemonukleolyse (1128–1132). Die Injektion fand rasch eine weite Verbreitung, was sich in entsprechenden Publikationen niederschlug (58, 118, 137, 235, 236, 328, 334, 368, 900, 935, 1078, 1080, 1163, 1182–1184, 1277, 1325). Nachdem bereits etwa 15 000 Patienten mit Chymopapain behandelt worden waren, wurde das Präparat 1975 durch die Food and Drug Administration (FDA) aufgrund einer allerdings umstrittenen Doppelblindstudie (191) verboten.

Anhaltend gute Behandlungsergebnisse aus Kanada, wo Chymopapain weiterhin eingesetzt wurde (776) und neue Doppelblindstudien (6, 217, 340, 581) erwiesen eindeutig die Effektivität von Chymopapain und veranlaßten die Wiederzulassung durch die FDA.

Den nachhaltigen Effekt von Chymopapain auf das Resultat unterstreicht das 10-Jahres-Ergebnis der Doppelblindstudie von Gogan u. Fraser (383).

Wirkung und Ergebnisse der Chemonukleolyse mit Chymopapain. Chymopapain löst die Bindungen zwischen den Mucopolysacchariden und Polyglycanen der Grundsubstanz des Nucleus pulposus. Es wirkt depolymerisierend auf die Grundsubstanz des Bandscheibengewebes, die sich vorwiegend im Nucleus pulposus befindet. Deswegen ist hier die Bezeichnung Chemonukleolyse angebracht.

> Mit der Depolymerisation der wasseranziehenden Makromoleküle reduziert sich der Quelldruck des Bandscheibengewebes. Der Druck des verschobenen Bandscheibengewebes auf die Nervenwurzel läßt nach.

Die Auflösung der Grundsubstanz nach Injektion des Enzyms tritt sofort ein. Mitunter kann man unmittelbar nach der Injektion des Enzyms aus der gleichen Kanüle etwas milchig/trübe Flüssigkeit aspirieren, was auf die Auflösung des Bandscheibengewebes hinweist (Abb. 11.**121**). Kurz nach der intradiskalen Injektion von Chymopapain erscheint inaktives Enzym im Plasma. Im Urin ist die Mucopolysaccharidausscheidung vorübergehend erhöht.

Unsere Röntgen- und MRI-Kontrollen (1154) haben gezeigt, daß unmittelbar nach der Chemonukleolyse eine Verschmälerung des Zwischenwirbelabschnitts eintritt, die nach 3 Monaten mit 35% Höhenverlust ihr Maximum erreicht. Nach 2 Jahren tritt eine Erholung der Bandscheibenhöhe auf 85% des Ausgangswertes ein. Der Wassergehalt des Gallertkerns zeigt ein analoges Verhalten.

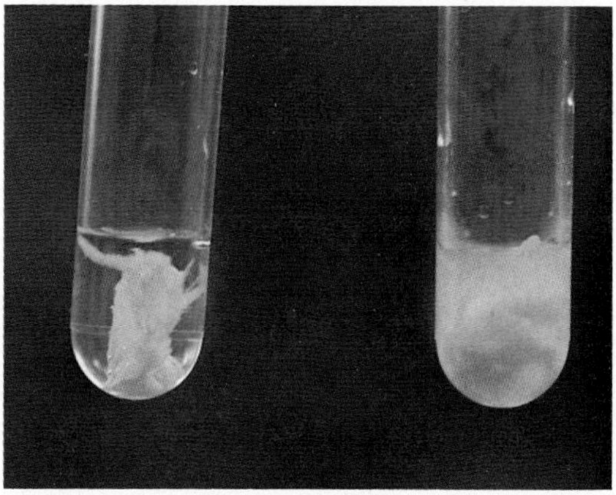

Abb. 11.**121** Frisch gewonnenes Prolapsgewebe wurde mit physiologischer Kochsalzlösung versetzt (links). Die Lösung bleibt klar.
Im Chymopapain kommt es sofort zur Trübung durch Auflösung des Bandscheibengewebes (rechts)

Die Chemonukleolyse mit Chymopapain stellt das einzige perkutane Behandlungsverfahren dar, bei dem eine partielle Restitution des Zwischenwirbelraumes im Langzeitversuch nachweisbar ist.

Bei gegebener Indikation kann man aufgrund unserer eigenen Erfahrungen und der Angaben in der inzwischen sehr umfangreichen Literatur dem Patienten eine Heilungsrate von 75% in Aussicht stellen (139, 477, 1288). Nach der Injektion sind diese Patienten entweder völlig beschwerdefrei (50–60%) oder zumindest soweit gebessert, daß eine Operation nicht mehr zur Diskussion steht und die Patienten wieder ihre Arbeit aufnehmen können (Abb. 11.**122**, 11.**123**). Von den 25% nicht Gebesserten lassen sich letztlich $^3/_4$ der Patienten operieren. Wir fanden hier, wie auch andere Autoren, meistens extradiskale Sequester, die einer intradiskalen Injektionsbehandlung ohnehin nicht zugänglich sind. Die sogenannten Mißerfolge sind in ihrer überwiegenden Anzahl also immer noch durch eine unzureichende Diagnostik mit mangelhafter Darstellung der bildgebenden Verfahren begründet.

Nebenwirkungen von Chymopapain. Lokal hat Chymopapain in therapeutischen Dosen keine Nebenwirkungen. Insbesondere beim Abfluß in den Epiduralraum sind bisher keine solchen berichtet worden. In Übereinstimmung mit den Angaben

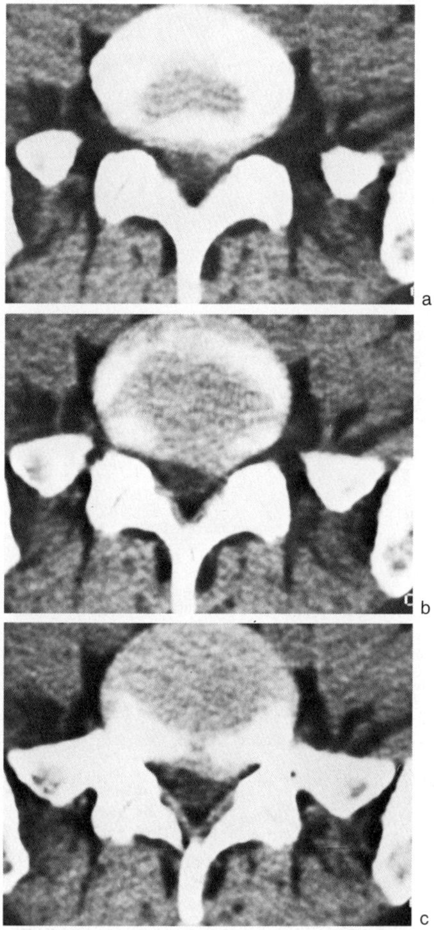

Abb. 11.**122a–c** Klinik: 48jähriger Patient mit S1-Ischialgie links seit 2 Monaten: ASR fehlt, leichte heterolaterale Fehlhaltung. Schmerz- und Hypästhesieband bei L5 und S1.
CT: breitbasige Protrusion der L5/S1-(letzten) Bandscheibe links paramedian, nach kaudal reichend. Die rechte S1-Wurzel ist zwischen Durasack und Bandscheibe noch zu erkennen; die linke S1-Wurzel wird durch die Protrusion überdeckt.
Therapie: Patient ist nach intradiskaler Injektion deutlich gebessert

aus der Literatur beobachten auch wir weder makroskopisch noch mikroskopisch irgendwelche Veränderungen am Gewebe im Epiduralraum bei Nachoperationen (951, 1038).

Die Chemonukleolyse verschlechtert nicht die Voraussetzungen für einen offenen Eingriff.

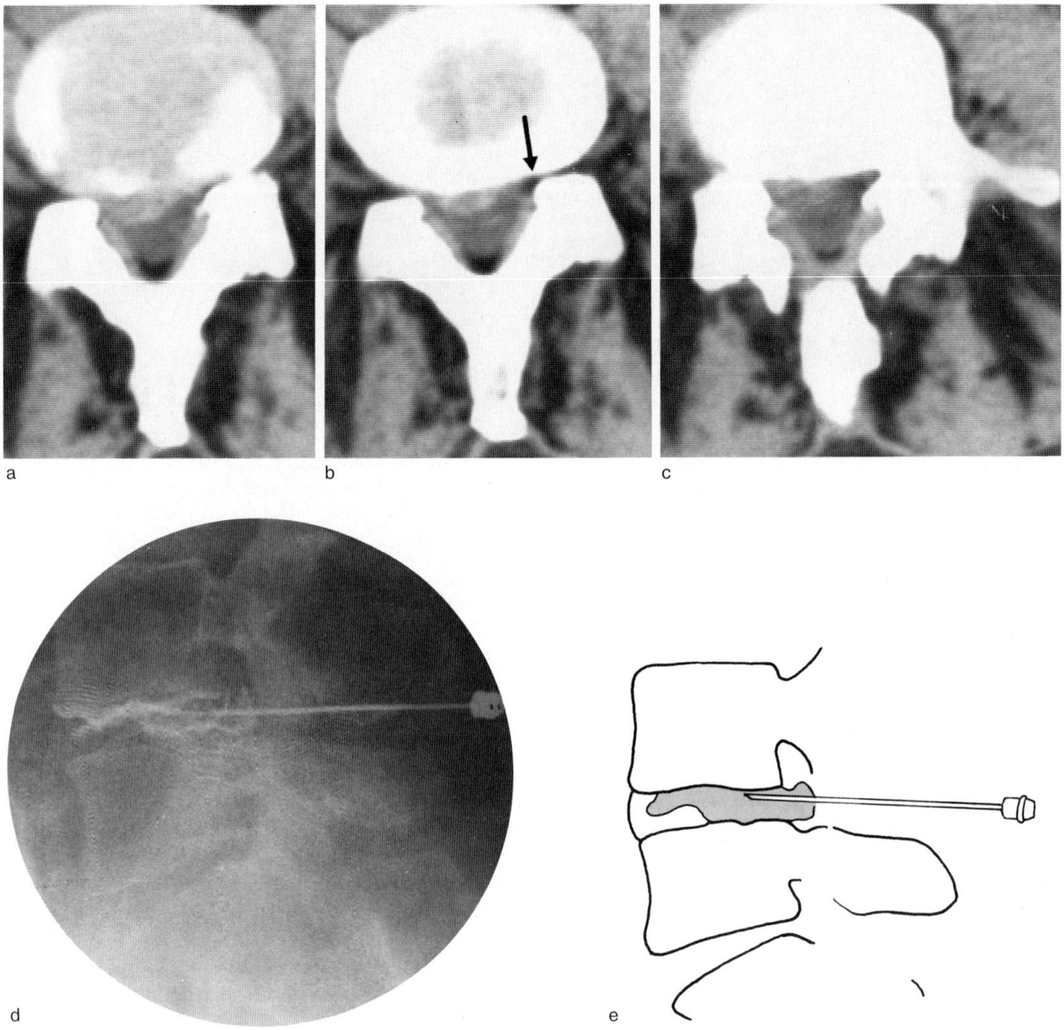

a b c

d e

Abb. 11.**123a–e** Klinik: 44jährige Patientin mit L5-Ischialgie rechts, seit Wochen Schmerz- und Hypästhesieband entsprechend. Lasèguesches Zeichen rechts, bei 60 grad positiv, motorisch ohne Befund.
CT: breitbasige Protrusion rechts paramedian in Bandscheibenhöhe. Die Vorwölbung ist breiter als tief. Eine epidurale Fettfigur ist links vorhanden (Pfeil) und fehlt auf der rechten Seite. Diskogramm: degenerierte Bandscheibe mit subligamentärem Sequester, der die Wirbelhinterkante überragt. Protrusion Grad 3.
Therapie: intradiskale Injektion mit Chymopapain. Bei der Diskographie findet sich eine geschlossene Bandscheibe mit subligamentärem Sequester. Die Patientin ist bei der Nachuntersuchung nach 1 Jahr beschwerdefrei

Bei intrathekaler Applikation, die bei korrekter Technik kaum zu erwarten ist, treten schwerwiegende neurologische Komplikationen durch subarachnoidale Blutungen auf (6, 225). Schwere neurologische Komplikationen mit Auftreten einer transversen Myelitis wurden am Anfang der 80er Jahre aus den USA berichtet, als man dort unkritisch ohne entsprechende Unterweisung und ohne Diskographie intradiskale Injektionen von Chymopapain in großer Anzahl vornahm. In Europa ging man bei der Einführung des Chymopapains wesentlich vorsichtiger vor. Diese Therapieform blieb nur bestimmten Zentren nach entsprechender Einführung vorbehalten. Die europäische Sammelstudie von insgesamt 18 000 Injektionen (112) wies auch keine der schwerwiegenden Komplikationen auf, wie sie in den USA beobachtet wurden.

Allergische Reaktionen. Als körperfremdes Eiweiß kann Chymopapain nach Einbringung in den Organismus allergische Reaktionen hervorrufen. Die Häufigkeit allergischer Reaktionen bei Chymopapain wird in der Literatur im Durchschnitt mit 0,2% angegeben (112, 895, 1186). In diesen Zahlen sind sowohl rein immunologische (anaphylaktische) und pseudoallergische (anaphylaktoide) Reaktionen zusammengefaßt. Unter der echten Anaphylaxie versteht man eine allergische Sofortreaktion mit Juckreiz, Flush, Urtikaria, Bronchospasmus und schockartiger Kreislaufreaktion. Die Reaktion wird von Immunglobulinen der Gruppe E, Histamin und anderen Mediatoren aus Mastzellen und basophilen Granulozyten vermittelt. Voraussetzung hierfür ist die Präsenz von Antikörpern (IgE), welche jedoch nur nach einer vorausgegangenen Sensibilisierung auf den als Antigen wirkenden Stoff bestehen kann. Bei der pseudorallergischen Reaktion, die wesentlich häufiger auftritt, handelt es sich um eine unspezifische Aktivierung des Komplementsystems, wie sie auch bei anderen Substanzen wie Opiaten, Dextranen, Röntgenkontrastmitteln, Nahrungsmitteln usw. auftritt. Im Verlauf der Aktivierung des Komplementsystems werden sog. Anaphylatoxine freigesetzt, die wiederum über eine Liberation von Histamin die klinische Symptomatik auslösen (895). Die anaphylaktoiden Reaktionen lassen sich durch Tests nicht voraussagen.

Zur Zeit wird eine präinjektionelle Testung vor der Chymopapainapplikation nicht als obligat betrachtet (123, 180, 692, 812, 951, 1180).

Der Rückgang anaphylaktischer Reaktionen nach Chymopapainbehandlung kann auf eine zunehmende Verbreitung prophylaktischer Prämedikation mit H_1- und H_2-Rezeptorenblockern und Corticosteroiden zusammenhängen.

Postinjektioneller Kreuzschmerz. Nach intradiskaler Applikation von Chymopapain können trotz des Verschwindens der Ischialgie Kreuzschmerzen auftreten, die mitunter Wochen bis Monate anhalten. Die Frequenz wird in der Literatur mit 20–40% angegeben (112, 475). Frequenz und Intensität der postinjektionellen Kreuzschmerzen haben sich seit Einführung des Chymodiaktins und Reduktion der Dosis von 4000 auf 2000 Einheiten deutlich reduziert.

Die Ursache für den postinjektionellen Kreuzschmerz nach Chymopapainapplikation liegt in der kurzfristig eingetretenen Instabilität und Höhenminderung des betroffenen Zwischenwirbelabschnitts durch Grundsubstanz- und Wasserverlust.

Wie auf S. 63 aufgeführt, sind rasch einsetzende topographische Änderungen im Bewegungssegment mit Schmerzen verbunden. Diese gehen in erster Linie von den teleskopartig ineinander geschobenen Wirbelgelenken mit Verspannung der Gelenkkapsel aus. Instabilitätsverlust und Höhenminderung ließen sich sowohl im Tierversuch als auch bei unseren In-vitro-Versuchen nachweisen (1154).
Alle postinjektionellen Kreuzschmerzen sind reversibel und lassen sich zunächst am besten durch Antiphlogistika, lokale Injektionen (Facetteninfiltrationen), Stufenlagerung, Flexionsorthesen und stabilisierende Gymnastik behandeln. Bei residuellen radikulären Reizerscheinungen kommen epidurale Injektionen mit Steroiden in Frage.
Postinjektionelle Kreuzschmerzen nach Chymopapainapplikation lassen sich noch weiter reduzieren, wenn es gelingt, das Enzym nur kurzfristig in der Protrusion wirken zu lassen, ohne seinen lytischen Effekt auf die ganze Bandscheibe zu entfalten. Der Weg führt über eine noch gezieltere Applikation mit verringerter Dosis und über eine postinjektionelle Neutralisation bzw. Elimination des Enzyms, nachdem es seine lytische Funktion in der Protrusion vollzogen hat.

Indikation und Kontraindikation zur Chemonukleolyse. Die intradiskale Injektionsbehandlung steht nicht am Anfang, sondern am Ende eines konservativen Behandlungsplanes. Erst wenn alle therapeutischen Behandlungsmöglichkeiten einschließlich der lokalen Injektionen und länger dauernder Bettruhe erschöpft sind und unerträgliche Wurzelschmerzen persistieren, kann man u. a. eine intradiskale Injektion in Erwägung ziehen. Somit ergeben sich gleiche Indikationen wie zur Bandscheibenoperation (Tab. 11.**26**).
In Übereinstimmung mit anderen Autoren (141, 776, 847) sehen wir eine Indikation für die Chemonukleolyse eher bei jüngeren als bei älteren Men-

Tabelle 11.**26** Indikation zur Chemonukleolyse

Ischialgie mehr als 6 Wochen
Lasègue unter 60 Grad
Leidensdruck
CT, MRI und Diskogramm mit Protrusion 2. und 3. Grades

schen. Jugendliche haben in der Regel auch geschlossene Bandscheiben und einen hohen Anteil von Grundsubstanz im dislozierten Gewebe. Bei älteren Menschen überwiegen sequestrierte Prolapse, die zudem vorwiegend aus festem faserhaltigem Gewebe bestehen, das für Chymopapain refraktär ist.

Kontraindikationen für eine intradiskale Injektion stellen die absoluten Operationsindikationen wie Kaudasyndrom und fortschreitende Fußheberlähmung dar. Hier sollte man nach einem guten CT bzw. MRI sofort operieren. Wenn der Sequester sich im CT bzw. MRI vor den Wirbelkörper projiziert, bestehen wenig Aussichten, den Patienten mit einer intradiskalen Injektion zu helfen. Hier helfen eher epidurale Injektionen oder eine Dekompressionsoperation. Eine intradiskale Injektion sollte nur dann in Erwägung gezogen werden, wenn neben der Diagnose Spinalkanalstenose noch eine Bandscheibenprotrusion vorliegt, welche die bisher tolerierte relative Enge des Spinalkanals dekompensieren läßt (Tab. 11.**27**).

Unter die Rubrik Kontraindikationen fällt auch der Zustand nach intradiskaler Injektion mit Chymopapain, den man nach Ansicht verschiedener Autoren nur einmal im Leben erhalten kann, weil sich Antikörper bilden. Es gibt Berichte über wiederholte Injektionen (1186), die dann nur unter bestimmten Vorsichtsmaßnahmen durchgeführt werden können.

Tabelle 11.**27** Kontraindikationen zur intradiskalen Injektion mit Chymopapain

Kaudasymptome
Fortschreitende Fußheberparese
Extradiskaler Sequester im CT oder MRI
Ossäre Wurzelkompression, Spinalkanalstenose
Bekannte Unverträglichkeit gegenüber Chymopapain
Gravidität, Allgemeinerkrankungen

Nicht aufgeführt in Tab. 11.**27** ist der Zustand nach Bandscheibenoperation, der verschiedentlich bei den Kontraindikationen auftaucht. Es ist nicht einzusehen, warum nach einer erfolgreich durchgeführten Bandscheibenoperation mit einer Protrusion der Nachbaretage diese nicht durch eine intradiskale Injektion behandelt werden darf. Wir haben in Einzelfällen bisher gute Erfahrungen sammeln können.

Voraussetzungen für die intradiskale Injektion mit Chymopapain. Wegen der möglichen Anaphylaxie sollten intradiskale Injektionen mit Chymopapain unter stationären Bedingungen mit Intensivbehandlungsmöglichkeiten auch in der Nachbehandlungsphase durchgeführt werden. Die Injektion muß in einem aseptischen Operationssaal erfolgen. Die Möglichkeit einer Vollnarkose oder „Stand-by"-Anästhesie muß gegeben sein. Bandscheibenoperationen sollten zum Routineprogramm der Klinik gehören. Man muß unter Umständen sofort eingreifen, wenn sich ein Sequester durch die Injektion verschiebt und die Wurzel vollständig komprimiert (Flaschenkorkeneffekt). Schließlich sollte sich jeder Arzt, der solche Injektionen durchführen will, vorher mit der Behandlungsmethode vertraut gemacht haben (Tab. 11.**28**).

Anästhesie bei der Chemonukleolyse. Die intradiskale Injektion mit Chymopapain ist grundsätzlich in Lokalanästhesie oder Allgemeinnarkose möglich. Jedes Verfahren hat Vor- und Nachteile. Bei einer Allgemeinnarkose mit Intubation hat der Anästhesist eine bessere Ausgangsposition, wenn allergische Reaktionen mit Brochospasmus auftreten. Auf der anderen Seite kündigt der wache Patient solche Nebenreaktionen durch seine Verhaltensweise frühzeitiger an als in Allgemeinnarkose. Die subjektive Belastung des Patienten in Lokalanästhesie ist bei den intradiskalen Verfahren nicht zu unterschätzen, insbesondere wenn die

Tabelle 11.**28** Voraussetzungen für die intradiskale Injektion mit Chymopapain

Klinik mit Möglichkeiten zur Intensivbehandlung
Aseptischer Operationsraum
Anästhesie (Vollnarkose oder „Stand-by")
Diskotomie in der Routine
Einweisung in die Injektionstechnik

Bandscheibe L5/S1 erreicht werden soll und mehrere Punktionsversuche erforderlich sind – bei kontralateraler Diskoskopie sogar von beiden Seiten.

Viele Autoren wenden trotzdem die Lokalanästhesie an, vor allem um mechanische Wurzelschädigungen zu vermeiden, die der Patient ankündigt. Auch die Schmerzreproduktion (memory pain) bei intradiskaler Injektion als sog. Distensionstest wie bei der HWS (s. S. 27) gibt weitere diagnostische Sicherheit, insbesondere wenn Protrusionen zweier Segmente diskutiert werden (Tab. 11.**29**).

Injektionstechnik. Die posterolaterale Bandscheibeninjektion erfolgt in Seitenlage, wobei es unerheblich ist, ob auf der linken oder rechten Seite eingegangen wird. Die Knie- und Hüftgelenke sind in Seitenlage gebeugt (Abb. 11.**124**, Abb. 11.**125**). In der Taille befindet sich ein aufblasbares Kissen, um ein Durchhängen der Wirbelsäule zu vermeiden. Bei der Punktion der lumbosakralen Bandscheiben empfiehlt es sich, dieses Kissen etwas stärker aufzublasen, um ein leichtes seitliches Aufklappen im Segment L5/S1 zu erreichen. Die Einstichstelle liegt etwa 8 cm (Handbreit) neben der Mittellinie dicht neben dem Beckenkamm. Die Einstichhöhe wird am besten schon vorher mit einem langen Kirschner-Draht unter Bildwandlerkontrolle markiert. Die mandrinhaltige dicke Nadel wird unter einem Winkel von 45 Grad soweit zur Sagittalebene vorgeschoben, bis man Kontakt zu festen Strukturen hat. Bei der Punktion von L3/4 und L4/5 gelangt man ohne Schwierigkeiten zur seitlichen Bandscheibenbegrenzung, die sich durch einen federnden Widerstand kenntlich macht. Es empfiehlt sich, nicht von diesem 45-Grad-Einstichwinkel abzuweichen. Geht man weiter nach lateral (über 45 Grad), so riskiert man ein Eindringen in den Wirbelkanal mit Durapunktion (Abb. 11.**126**). Bei zu steiler Punktion (unter 45 Grad) schiebt man die Nadel eher an der Bandscheibe vorbei. Bei L5/S1

Tabelle 11.**29** Vorteile der Anästhesieformen bei intradiskaler Injektion mit Chymopapain

Allgemeinnarkose	*Lokalanästhesie*
Subjektiv weniger belastend	Anaphylaxie wird früher erkannt
Patient ist im Notfall bereits intubiert	Patient wehrt sich gegen Wurzelläsion
Patient bleibt ruhig liegen	Schmerzreproduktion

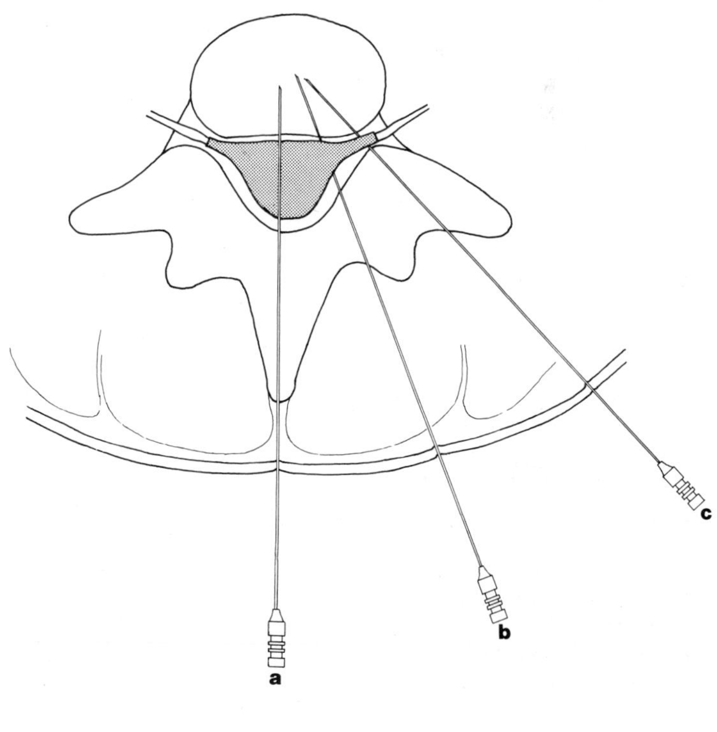

Abb. 11.**124** Verschiedene Punktionsmöglichkeiten der unteren Lumbalbandscheiben von dorsal: a medial transdural, b posterolateral, c lateral

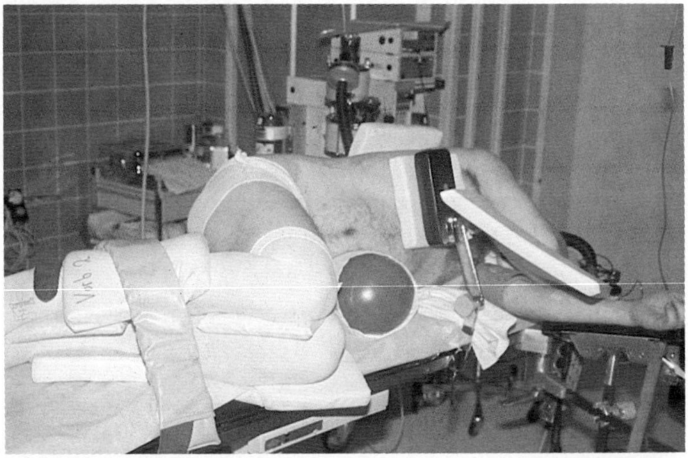

a

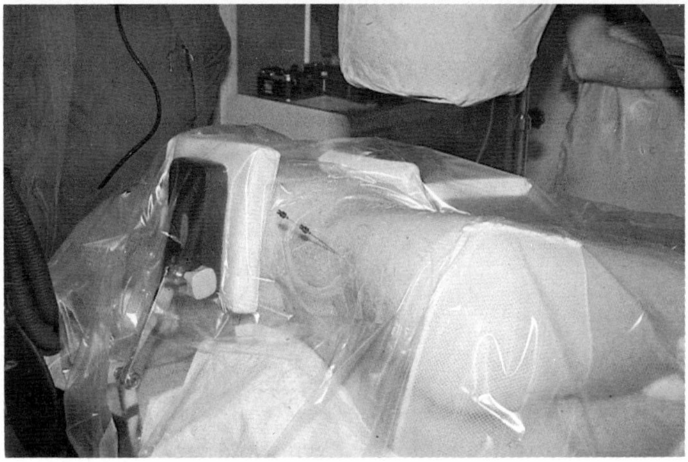

b

Abb. 11.**125a** u. **b** Intradiskale Injektion: **a** Seitenlagerung des Patienten, **b** Doppelnadeltechnik

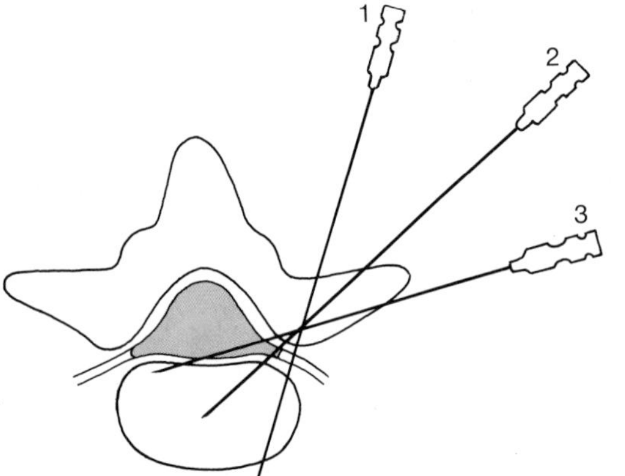

Abb. 11.**126** Posterolaterale Bandscheibeninjektion. Der Einstichwinkel beträgt am besten 45 Grad (2). Bei zu steiler Punktion (1) sticht man an der Bandscheibe vorbei und bei flacher Punktion in die Dura (3)

muß man durch die Lücke zwischen dem Querfortsatz von L5 und dem hinteren Beckenkamm. Die durch den Kirschner-Draht bestimmte Einstichstelle liegt ebenfalls dicht über dem Beckenkamm. Es sollte der tiefste, eben noch mögliche Einstich über der Spina iliaca posterior gewählt werden. Dazu ist ein Anheben der Nadel um etwa 30 Grad kopfwärts erforderlich. Sobald man am Anulus fibrosus angelangt ist, wird die dünne Nadel eingelegt und bis zum Bandscheibenzentrum vorgeschoben. Die Nadellage wird weitgehend röntgenologisch kontrolliert. Bei einem schmalen lordotischen Zwischenwirbelabschnitt L5/S1 ergibt sich oft das Problem, daß die Nadelspitze im dorsalen Anteil der Knorpelplatte von S1 steckenbleibt. Eine Injektion hier wäre sinnlos. Falls kein günstiger Einfallswinkel zu erzielen ist, muß man versuchen, die dünne Nadel sozusagen um die Ecke zu schieben. Man erreicht dies durch Vorbiegen nach kranial und Drehen der Nadelspitze, die mit ihrem Öffnungsoval nach kaudal, d. h. zur Bandscheibe, zeigen muß. Nach röntgenologisch gesicherter Nadellage wird unter Bildwandlerkontrolle das Diskogramm angefertigt. Um die Hände nicht im Nutzstrahl zu haben, empfiehlt es sich, einen druckstabilen Überleitungsschlauch zwischen Spritze und Kanüle zu verwenden. Man kann hier auch über einen Dreiwegehahn den Injektionsdruck registrieren. Wir verwenden zur Diskographie Jopamidol (Solutrast 250 M), das mit Chymopapain keine Interaktionen zeigt. In eine intakte oder degenerierte lumbale Bandscheibe kann man ohne weiteres 2 ml Kontrastmittel und einige Minuten später 1–2 ml Enzym (mit 2000 Einheiten) injizieren, ohne abnorme Druckverhältnisse im Zwischenwirbelabschnitt hervorzurufen.

Verhalten nach der Injektion. Nach der Injektion sollte der Patient noch etwa ½ Stunde im Anästhesiebereich verbleiben, falls Nebenreaktionen auftreten. Der Patient darf noch am gleichen Abend aufstehen. Zur Entlastung seiner enzymerweichten Bandscheibe geben wir dem Patienten eine lumbale Flexionsbandage als Lumboflex bzw. Diskoflex mit suprapubischer Bauchpelotte und geradem Rückenteil, die er 3 Monate lang tragen muß. Während dieser Zeit sind auch konsequente Übungen aus der Entlastungshaltung zur Kräftigung der Rumpf- und proximalen Extremitätenmuskeln durchzuführen. Darüber hinaus erlernen die Patienten eine bandscheibenschonende Verhaltensweise in der Rückenschule.

Behandlung und Führung der Patienten mit postinjektionellen Kreuzschmerzen, mehr noch der Patienten, bei denen die Enzyminjektionen ohne Erfolg blieben, stellen für den Orthopäden eine wichtige Aufgabe dar. Bei Nichtansprechen der intradiskalen Injektionen entschließt man sich nicht immer gleich zur Operation, weil sich anfangs schlechte Ergebnisse noch bessern können – und umgekehrt, wie Laturnus u. Hackenbroch (732) nachweisen konnten. Wir warten im allgemeinen 4–6 Wochen bis zur Operation. Bis dahin setzt man aus dem Spektrum des konservativen Behandlungsprogramms alle bewährten Mittel ein, um den Patienten einigermaßen beschwerdearm zu halten.

Perkutane lumbale Diskotomie (PLD)

Prinzip: Punktion eines lumbalen Zwischenwirbelabschnitts von posterolateral zur Entfernung von Bandscheibengewebe mit Faßzangen oder Saugfräsen über ein spezielles Kanülensystem.

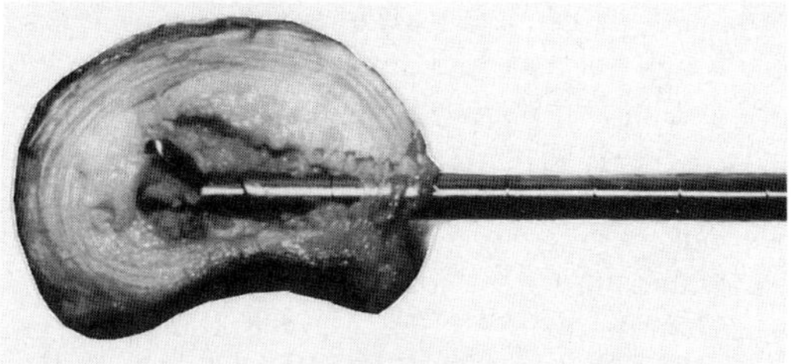

Abb. 11.**127** Prinzip der perkutanen Diskektomie: Mit perkutan eingeführten Faßzangen und Fräsinstrumenten wird zentrales Bandscheibengewebe und Protrusionsmaterial entfernt

Durch Schaffen eines Bandscheibendefektes ventral vor der Protrusion schiebt sich das nach dorsolateral verlagerte Bandscheibengewebe wieder in Richtung Bandscheibenzentrum.

Mitunter gelingt es, mit speziell gebogenen Faßzangen und Saugfräsen auch Teile der Protrusion selbst abzubauen (Abb. 11.**127**).

Indikationen. Die klinischen Kriterien zur Indikation einer perkutanen lumbalen Diskotomie sind die gleichen wie bei der Chemonukleolyse. Erfolgversprechend für eine perkutane lumbale Diskotomie sind nur Protrusionen Grad 1 und 2 (s. Abb. 11.**120**, S. 266). Bandscheibenvorwölbungen, die wesentlich über die Wirbelkante hinausragen, sind für die Saugfrässysteme nicht erreichbar. Ein Vordringen mit den Instrumenten in den subligamentären Abschnitt einer Protrusion 3. Grades wäre zu gefährlich (Tab. 11.**30**).

Voraussetzungen und Anästhesie für die perkutane lumbale Diskotomie. Bis auf die Möglichkeiten zur Intensivbehandlung gelten die gleichen

Tabelle 11.**30** Indikation zur perkutanen lumbalen Diskotomie

Ischialgie mehr als 6 Wochen
Wurzelzeichen
Lasègue unter 60 Grad
Leidensdruck
CT, MRI und Diskogramm mit Protrusion 1. und 2. Grades

Voraussetzungen wie bei der intradiskalen Chymopapaininjektion, d. h. es sollte ein aseptischer Operationsraum vorhanden sein mit allen Möglichkeiten der Anästhesie. Auch nach perkutaner Diskotomie ist durch die Manipulationen mit einer weiteren Verlagerung von Sequestermaterial in den Epiduralraum und der Notwendigkeit einer sofortigen Operation zu rechnen. Gleichfalls ist eine genaue Einweisung in die Technik erforderlich.
Die perkutane lumbale Diskotomie sollte möglichst in Lokalanästhesie durchgeführt werden, da bei der Größe der Instrumente eher eine Wurzelschädigung möglich ist. Man braucht die Aufmerksamkeit und Mitarbeit des Patienten. Da eine spezielle postoperative Überwachung nicht erforderlich ist, kann der Eingriff auch ambulant durchgeführt werden.

Technik der perkutanen lumbalen Diskotomie. Der Zwischenwirbelabschnitt wird von einem dorsolateralen Zugang unter Bildwandlerkontrolle in Lokalanästhesie mit einer langen Kanüle punktiert. Der Patient befindet sich dabei in Seiten- oder Bauchlage. Zunächst injiziert man 2 ml Kontrastmittel, um zu sehen, ob die Nadel richtig liegt und ob die Bandscheibe noch geschlossen ist. Sofortiger epiduraler Abfluß läßt auf eine extradiskale Sequesterlage schließen. Auch eine Vorwölbung weit in den Epiduralraum (Protrusion 3. Grades) läßt eine perkutane Diskotomie nicht sinnvoll erscheinen. Ist die Indikation gegeben, so werden über die Punktionsnadel immer breiter werdende Kanülen geschoben, bis schließlich ein Arbeitszugang von der Rückenhaut bis zum Bandscheibenzentrum von 5–7 mm Durchmesser geschaffen ist. Durch die Arbeitskanülen werden unterschiedliche Faß-, Saug- und Fräsinstrumente eingeführt, mit denen dann zentrales mobiles Bandscheibengewebe entfernt wird. In der Regel handelt es sich um 2–3 g Bandscheibengewebe. Es ist auch möglich, die in der Arthroskopie üblichen Saug-Fräs-Instrumente mit entsprechend langen Schäften in den Zwischenwirbelabschnitt einzuführen und Gewebe herauszufräsen und abzusaugen. Zwischen den Arbeitsgängen kann man ein Langschaftweitwinkelarthroskop mit einer 0-Grad-Optik einführen und den Bandscheibeninnenraum inspizieren. Schreiber u. Suezawa (1085) und Leu u. Schreiber (746) verfolgen die Arbeit der Faß- und Fräsinstrumente über einen zweiten Zugang mit dem Endoskop von der gegenüberliegenden Seite (kontralaterale Diskoskopie). Bei der von Onik u. Mitarb. (912) angegebenen automatisierten perkutanen lumbalen Diskotomie (APLD) benutzt man ein einmal zu verwendendes Saug-Fräs-System, das mit Unterdruck und ständiger Spülung arbeitet. Das System hat den Vorteil, daß die Instrumente sehr dünn sind (2 mm Durchmesser) und durch ihre Biegung auch eine Bearbeitung des schwierig zu erreichenden Zwischenwirbelabschnitts L5/S1 erlauben, was mit den geraden breiteren Instrumenten oft nicht möglich ist. Es werden ständig neue, zum Teil abgewinkelte Instrumente entwikkelt, die möglichst nahe an das verlagerte Bandscheibenmaterial herangebracht werden können – mit den oben genannten Einschränkungen (Abb. 11.**128**).

Komplikationen und Gefahren der perkutanen lumbalen Diskotomie. Hauptkomplikation ist die Diszitis, die in bis zu 8% der behandelten Fälle angegeben wird. Häufiger Instrumentenwechsel und lange Operationszeiten, z. B. bei Bearbeitung des L5/S1-Zwischenwirbelabschnitts werden dafür verantwortlich gemacht. Deswegen sollte der Eingriff im aseptischen Operationssaal unter Operationsbedingungen durchgeführt werden. Weiterhin besteht die Gefahr einer Darmperforation oder einer Verletzung der ventral von der Bandscheibe befindlichen großen Gefäße.

Nachbehandlung. Nach dem Eingriff sollte der Patient 6 Stunden beobachtet werden. Die Nachbehandlung gestaltet sich wie bei der Chemonukleolyse, d. h. nach perkutaner lumbaler Diskotomie ist durch den Defekt im Bandscheibengewebe mit einer Instabilität des operierten Bewegungssegmentes zu rechnen.

Ergebnisse der perkutanen Diskotomie. Es gibt zahlreiche Literaturangaben über die Ergebnisse nach perkutaner lumbaler Diskotomie, allerdings aus nicht kontrollierten retrospektiven Studien (178, 585, 612, 616, 619, 813, 912, 1085, 1164). Die randomisierte Multizenterstudie von Revel u. Mitarb. (995) ergab eine Einjahreserfolgsrate bei automatisierter perkutaner lumbaler Diskotomie von 37% gegenüber der Kontrollgruppe nach Chemonukleolyse mit 66%. Weitere Studien mit klarer Differentialindikation zwischen den einzelnen Protrusionsformen sind erforderlich.

Perkutane lumbale Laserdiskotomie

Prinzip: Entfernung von Bandscheibengewebe durch Laservaporisation. Ähnlich wie bei der perkutanen mechanischen Diskotomie wird ein Defekt ventral vor der Bandscheibenprotrusion ge-

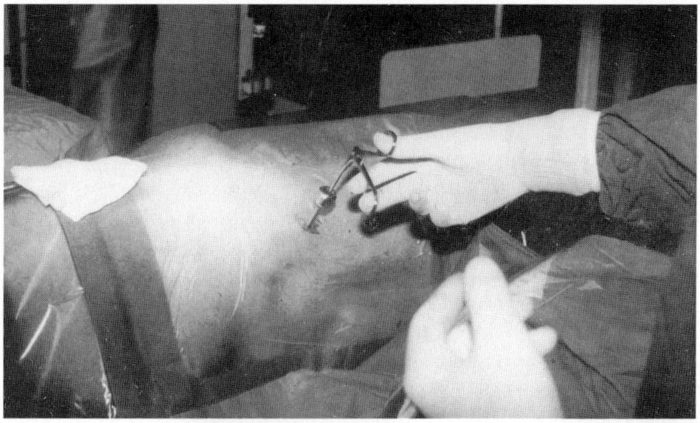

a

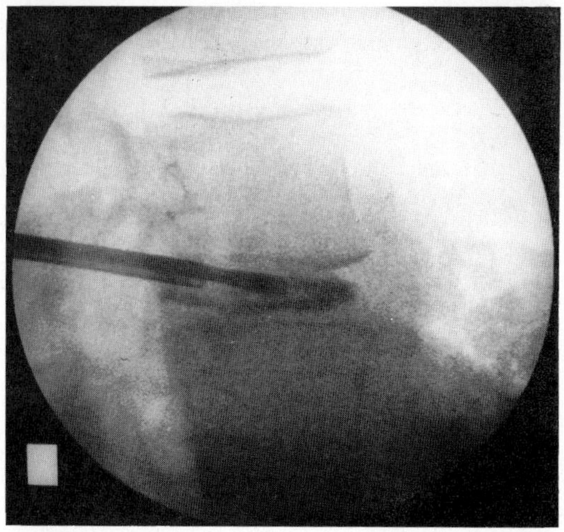

b

Abb. 11.**128** a u. **b** Unter Bildwandlerkontrolle in Seitenlage wird nach Diskographie über die Diskographienadel bzw. einen eingeschobenen Kirschner-Draht mit einem 7 mm breitem Rohr ein Zugang zum dorsolateralen Anulus fibrosus geschaffen.

Tabelle 11.**31** Indikation zur perkutanen lumbalen Laserdiskotomie

Ischialgie mehr als 6 Wochen
Wurzelzeichen
Lasègue unter 60 Grad
Leidensdruck
CT und MRI mit Protrusion 1. und 2. Grades

schaffen. Das nach dorsal dislozierte Bandscheibenmaterial schiebt sich zentralwärts, so daß der Druck auf die Nervenwurzel nachläßt.

Indikation. Die Indikation ist die gleiche wie zur perkutanen lumbalen Diskotomie mit mechanischen Instrumenten, d. h. es kommen nur Protrusionen 1. und 2. Grades in Frage. Weiter nach dorsal verlagertes Gewebe über die Wirbelkanten hin-

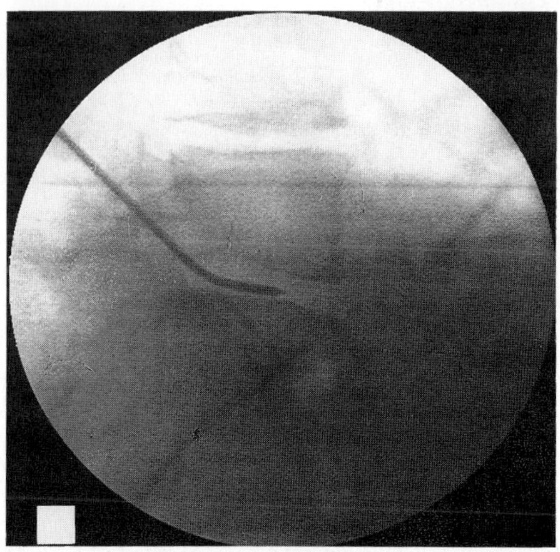

Abb. 11.**129** Laserapplikator im Zwischenwirbelabschnitt L5/S1

aus ist mit der derzeitigen Lasertechnik nicht erreichbar und wenn, dann nur unter erhöhtem Risiko für Dura und Nervenwurzeln (Tab. 11.**31**).

Technik. Das technische Vorgehen entspricht dem der perkutanen lumbalen Diskotomie mit mechanischen Instrumenten. Das Kanülensystem ist jedoch wesentlich feiner, da die Laserfaser über einen Zugang von 1,5 mm Außendurchmesser eingeführt werden kann (Abb. 11.**129**). Verwendet wird ein Neodym-YAG-Laser bzw. ein Holmium-YAG-Laser, der noch geringere Temperaturnebeneffekte hat. Die Volumenreduktion im Bandscheibenzentrum wird mit 1–2 cm^3 angegeben. Operationstechnische Voraussetzungen, Anästhesieverfahren und Nachbehandlung sind die gleichen wie bei der perkutanen lumbalen Diskotomie mit mechanischen Instrumenten.

Ergebnisse: Es werden gute Ergebnisse zwischen 70–80% nach Laserdiskotomie berichtet (814, 1118, 1159) – allerdings aus retrospektiven Studien.

Operative Therapie

Indikationen und Methoden

Angesichts der vielen konservativ behandelten Lumbalsyndrome ist die Zahl der Patienten, die schließlich operiert werden müssen, verschwindend gering. Für eine Operation kommen nur schwerwiegende, konservativ nicht mehr zu beherrschende Krankheitszustände in Frage. Zur operativen Behandlung von Schäden lumbaler Bandscheiben stehen verschiedene Möglichkeiten zur Verfügung. Im folgenden sind nur die häufigsten heute gebräuchlichen Operationsverfahren aufgeführt, über die vor allem, was Indikation und Nachbehandlung anbetrifft, auch der nichtoperierende Arzt informiert sein sollte.

Im Mittelpunkt stehen nach wie vor die Eingriffe an der Bandscheibe selbst (Diskotomie), die der Entfernung des verlagerten Bandscheibengewebes zur Entlastung der Nervenwurzel dienen (Abb. 11.**130**–11.**132**).

Fusionen, Dekompressionsoperationen und Radikolysen werden wesentlich seltener ausgeführt und stellen meistens Zweiteingriffe dar.

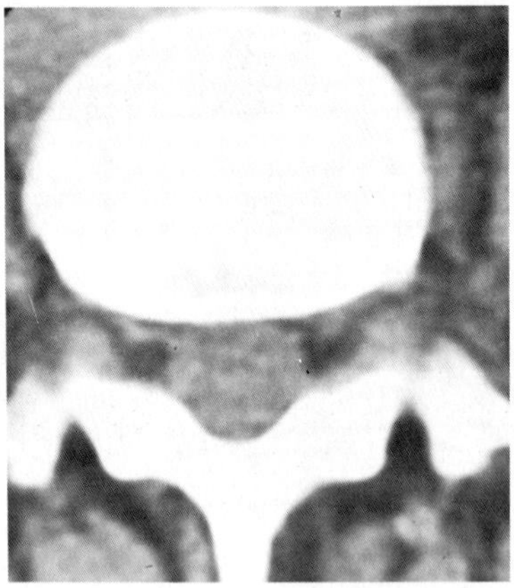

a

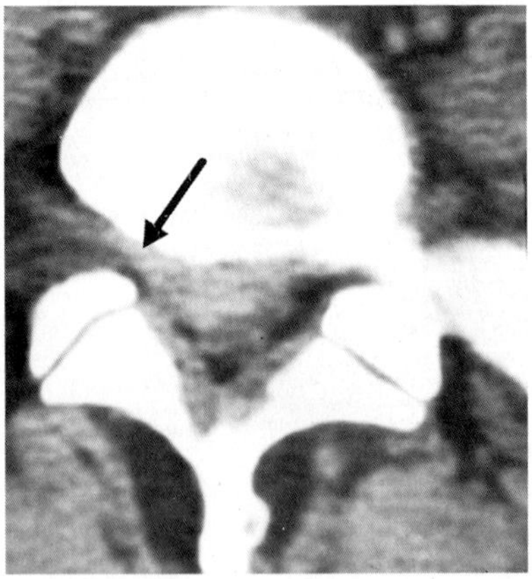

b

Abb. 11.**130** a u. **b**
47jährige Patientin mit rechtsseitiger S1-Ischialgie seit 8 Wochen. Heterolaterale Fehlhaltung bei Rumpfvorneigung, Schmerz und Hypästhesie im L5- und S1-Dermatom. ASR fehlt. Keine motorischen Störungen.
CT: Bei L4/5 kein pathologischer Befund, Wurzeln frei (**a**). Bei L5/S1 findet sich rechts ein ins Foramen intervertebrale ragender Sequester mit Kompression der Wurzeln L5 (Pfeil) und S1 rechts (**b**).
Therapie: wegen starker anhaltender Schmerzen und extradiskaler Sequesterlage Indikation zur Operation

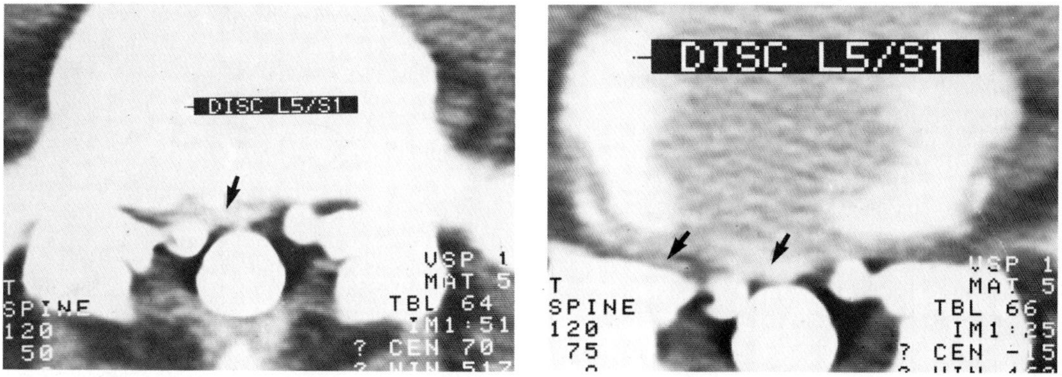

a b

Abb. 11.**131a** u. **b** Klinik: 36jähriger Patient mit chronisch-rezidivierendem S1-Syndrom rechts seit 2 Jahren. Abschwächung des ASR rechts, Schmerzband S1 rechts, Lasèguesches Zeichen bei 60 Grad rechts positiv, links negativ, keine Fehlhaltung.
Myelogramm: kein pathologischer Befund.
CT nach Myelogramm: in Höhe der letzten Bandscheiben (L5/S1): Bedrängung und Verlagerung der rechten S1-Wurzel durch eine breitbasige paramediane Protrusion Grad 2. Durasack und Wurzeltaschen füllen sich mit Kontrastmittel und zeigen keine bandscheibenbedingte Eindellung.
Disposition: Wenn alle konservativen Maßnahmen einschließlich epiduraler Injektion und Tragen einer Flexionsbandage versagen und nach wie vor ein glaubhafter Leidensdruck besteht: Indikation zur intradiskalen Therapie, auf keinen Fall Operation

b c

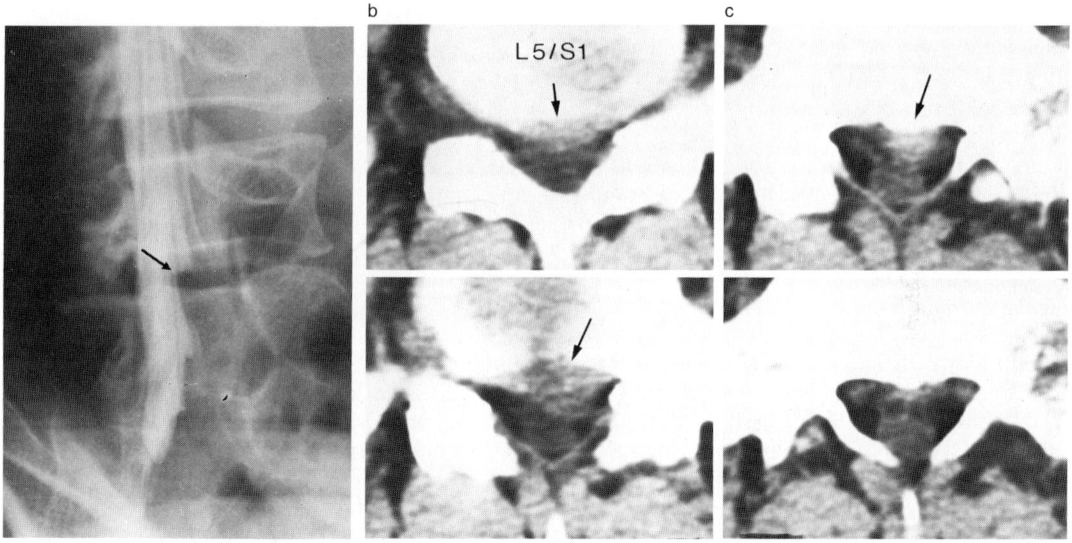

a d e

Abb. 11.**132a–e** Klinik: 40jähriger Patient mit starken Bein- und Rückenschmerzen und homolateraler Fehlhaltung seit 8 Wochen. Linksseitige Ischialgie mit proximalem Schmerzband bei S1; ASR links nur leicht abgeschwächt.
Myelogramm: Auf der Linksschrägaufnahme findet sich ein Abbruch des Wurzelschattens bei S1 mit Verbreiterung des Wurzelabgangs (Pfeil).
CT: massiver medialer, teils linksparamedianer infradiskaler Prolapsschatten, der die linke S1-Wurzel und den Durasack nur tangiert.
Therapie: unveränderte Beschwerden nach intradiskaler Injektion mit Chymopapain. Operation nach 14 Tagen. Bei der Operation fand sich ein massiver freier Sequester medial neben der linken S1-Wurzel (in der Achsel).
Bemerkung: Wegen extradiskaler Sequesterlage hätte man besser gleich operieren sollen

Operation an der Bandscheibe (Diskotomie)

Indikation

Da bei der Operation einer lumbalen Bandscheibe guten bis ausgezeichneten Ergebnissen eine größere Anzahl unbefriedigender Resultate gegenübersteht, muß man genau abwägen, ob man seinen Patienten einer Operation zuführt oder konservativ weiterbehandelt.

Die **absolute Indikation** zur Operation beim beginnenden Kaudasyndrom (Abb. 11.**133**) oder bei einsetzenden motorischen Ausfällen wichtiger Muskeln steht außer Frage. Hier muß der Arzt dringend zur Operation raten. Wenn der entlastende Eingriff bei akuter Kaudakompression mit Blasen- und Mastdarmstörungen nicht innerhalb weniger Stunden nach Einsetzen der ersten Lähmungserscheinungen erfolgt, sind dauernde Funktionseinbußen der Schließmuskeln zu befürchten. Auch eine akut einsetzende Lähmung der Fuß- und Zehenheber oder des Quadrizeps erfordert eine sofortige Operation. Leichte Schwächen der Glutäen und der Wadenmuskeln beim S1-Syndrom stellen nicht unbedingt eine Indikation zur Diskotomie dar, wenn die übrigen Symptome gering sind (Abb. 11.**32**).

Auch bei länger bestehenden motorischen Ausfällen ohne wesentliche Beschwerden bringt die Operation keine Verbesserung der Situation, weil durch die verspätete Nervenwurzeldekompression die Paresen nicht mehr rückgängig zu machen sind.

Schwierigkeiten bei der Indikationsstellung bereitet die Gruppe B in Tab. 11.**32** mit bedingter Notwendigkeit zum operativen Eingreifen. **Relative Indikation** bedeutet, daß neben dem objektiven Untersuchungsbefund und den Beschwerden noch weitere Kriterien zu berücksichtigen sind, wie z. B. Dauer und Effektivität der bisherigen Behandlung, Sozialanamnese, Alter und psychische Einstellung des Patienten. Wenn nach 4–6 Wochen konservativer Behandlung die Beschwerden bei einem Wurzelsyndrom in unveränderter Stärke anhalten, wird meistens schon vom Patienten selbst der Wunsch zur Operation geäußert. Maßgebend sind Schmerzen und Fehlhaltung (Abb. 11.**134**); Reflexabschwächungen und -ausfälle sowie Hypästhesien stören den Patienten weniger. Voraussetzung für eine operationsreife Situation ist die vorherige konsequente konservative Behandlung einschließlich strenger Bettruhe. *Man ist immer wieder erstaunt, wie sich selbst schwere Nervenwurzelkompressionserscheinungen unter adäquater konservativer Behandlung innerhalb kurzer Zeit zurückbilden.* Tritt keine Besserung ein und hat der Patient auch im Liegen noch seine Schmerzen, die ihn dazu veranlassen, ständig Analgetika einzunehmen, sollte man mit der Operation nicht länger zögern.

Im Operationssitus finden sich dann meistens größere Prolapse oder inkarzerierte Bandscheibensequester unter einer dünnen Lamelle des dorsalen Anulus fibrosus, des hinteren Längsbandes bzw. der ventralen epiduralen Membran (s. S. 22).

Chronisch-rezidivierende Wurzelsyndrome mit segmentalem Schmerzband und diskreten oder fehlenden neurologischen Störungen (Gruppe B2 in Tab. 11.**32**) stellen oft Grenzfälle zwischen konservativer und operativer Behandlung dar. Die Wurzelerscheinungen und die Kreuzschmerzen werden durch wochen- oder monatelange Behandlung und Schonung zwar gemildert; unter Belastung treten sie jedoch in unverminderter Stärke wieder auf. Hier hängt es davon ab, ob die Krankheitssituation mit konservativen Mitteln einschließlich der lokalen Injektion und intradiskalen Therapie nicht nachhaltig genug beherrscht werden kann und die Arbeitsfähigkeit entscheidend beeinträchtigt wird. Die *soziale Indikation* bei langwierigem Krankheitsverlauf spielt vor allem bei Berufstätigen mit größerer Bandscheibenbelastung eine mitbestimmende Rolle. Bei dem immer weiter schwindenden Operationsrisiko sollte man die Indikation für ein operatives Vorgehen nicht zu eng stellen. Dabei ist die Entscheidung auch vom Alter des Patienten abhängig. Nach dem 60. Lebensjahr ist mehr Zurückhaltung geboten, da mit einer allmählichen Spontanbesserung gerechnet werden kann. Voraussetzung für die Operation in Grenzfällen ist ein positives Myelogramm, CT bzw. MRI und die uneingeschränkte *Bereitschaft des Patienten,* sich operieren zu lassen.

Kontraindikationen

Im Prinzip ergeben sich die Kontraindikationen per exclusionem aus den Indikationen (Tab. 11.**33**). Einige Punkte verdienen es jedoch, besonders hervorgehoben zu werden. **Anhaltende Kreuschmerzen ohne radikuläre Symptomatik stellen keine Indikation für eine Operation dar.** Hier ist, wenn überhaupt, nur eine Fusionsoperation diskutabel.

Eine Diskotomie sollte z. B. nur dann vorgenommen werden, wenn die Diagnose völlig klar ist. Veränderte Laborwerte (erhöhte BKS) und verdächtige Veränderungen im Röntgenbild sind erst

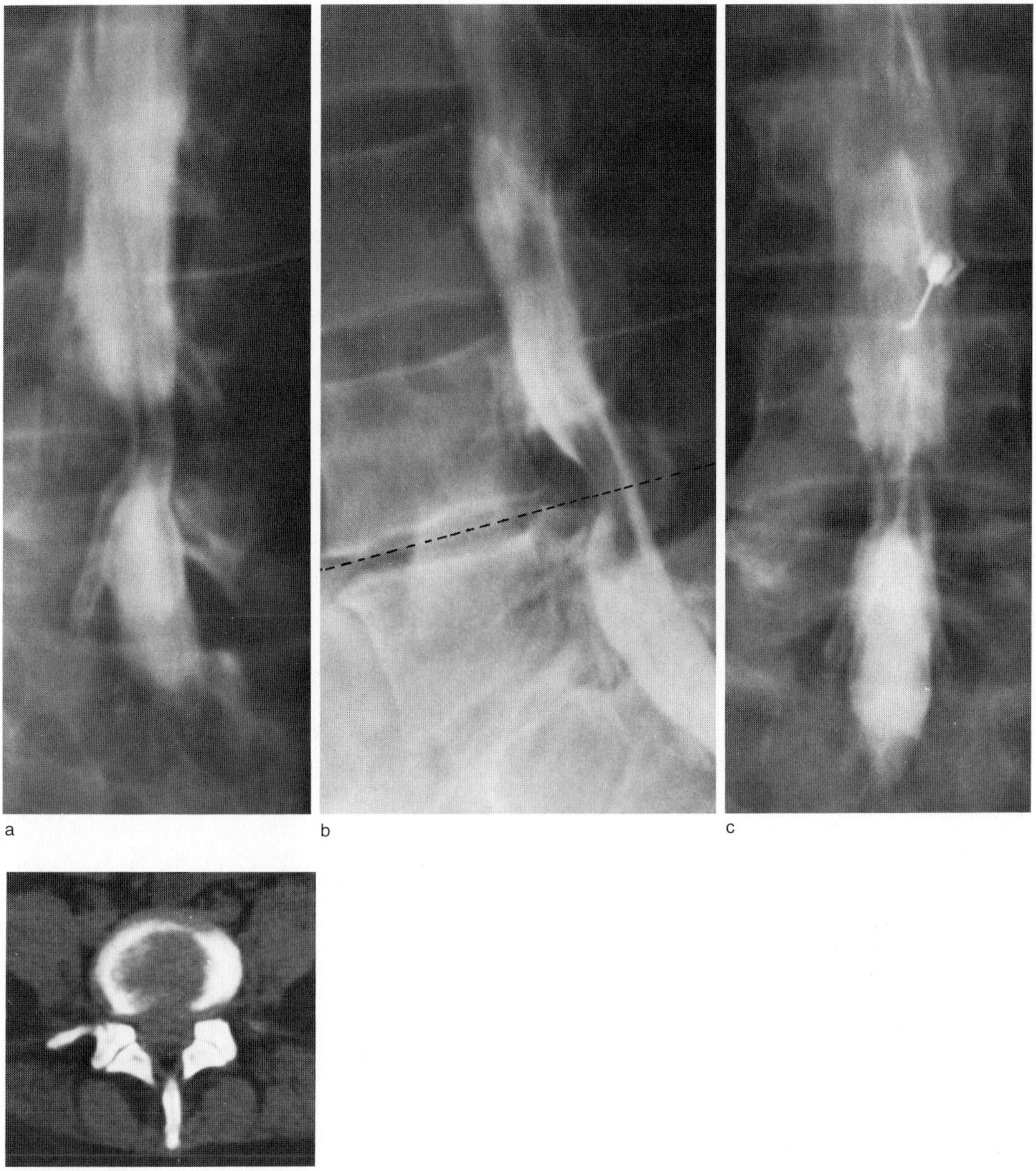

Abb. 11.**133a–d** Klinik: 38jähriger Patient mit beidseitiger L5-Ischialgie und Kaudasymptomatik seit 24 Stunden.
Myelographie: konzentrische Einschnürung des Durasackes und der Nervenwurzeln in Höhe von L4/5.
CT: Das qualitativ schlechte CT mit der Schnittebene in Höhe der gestrichelten Linie zeigt eine homogene Grauzone, vom Bandscheibenzentrum bis in die dorsalen Anteile des Wirbelkanals reichend. Bandscheibengewebe und komprimierter Durasack mit dicht aneinander liegenden Kaudafasern sind gleich dicht (isodens).
Therapie: Bei der sofortigen Operation fand sich ein linksbetonter Massenprolaps von L4/5 in der diskalen Ebene.
Bemerkung: Die Einstichstelle von der Myelographie dient gleichzeitig zur intraoperativen Orientierung, wenn man die Nadel bei der Myelographieaufnahme liegen läßt

Tabelle 11.**32** Indikation zur lumbalen Diskotomie

A.	*Absolute Indikation*
	1. Cauda-equina-Kompressionssyndrom
	2. akute Ausfallserscheinungen funktionell wichtiger Muskeln
B.	*Relative Indikation*
	1. anhaltend starkes therapieresistentes Wurzelsyndrom
	2. chronisch-rezidivierendes Wurzelsyndrom mit segmentalem Schmerzband und diskreten oder fehlenden neurologischen Störungen

Tabelle 11.**33** Kontraindikationen für die lumbale Diskotomie

Kreuzschmerzen ohne radikuläre Symptomatik
Unklarheiten in der Diagnose
Fehlende Bereitschaft des Patienten
Wirbelsäulenhypochondrie

abzuklären, bevor man operiert. Wie auf S. 229 ausgeführt, kann eine hartnäckige Ischialgie auch von einem Tumor oder einer Spondylitis ausgehen. Auch bei **unklaren bandscheibenbedingten Wurzelsyndromen** muß man ohne ausreichende präoperative Diagnostik unnötig viele Etagen revidieren, womit das Operationstrauma vergrößert wird. Mit etwas mehr operativer Zurückhaltung in diagnostisch unklaren Fällen könnte man sich so manches postoperative Desaster ersparen.

Das gleiche gilt auch für die Operation bei **Wirbelsäulenhypochondern.** Da nach den wenigsten Diskotomien völlige Beschwerdefreiheit auftritt, werden diese Patienten ihr Problem Wirbelsäule nicht los und stellen dann eine Belastung für alle Beteiligten dar. Unter amerikanischen Chirurgen herrscht deswegen die warnende Aussage: Operiere niemals einen Patienten, der in psychiatrischer Behandlung ist.

Diagnostische Hinweise ergeben sich meistens aus der Diskrepanz zwischen dem Ausmaß der vorgetragenen Beschwerden und dem objektiven Untersuchungsbefund.

Wenn der Patient bei einer Indikation der Gruppe B (Tab. 11.**32**) **keine Bereitschaft** zeigt, sich operieren zu lassen, sollte man ihn dazu auch nicht überreden, denn man kann ihm keine Besserungsgarantie geben und muß sich nach der Operation berechtigte Vorwürfe wegen eines eventuell ungebesserten oder sogar verschlechterten Zustands gefallen lassen.

Aufklärungspflicht

Vor dem operativen Eingriff muß man den Patienten darüber aufklären, daß das Operationsziel nur die Beseitigung der Ischialgie sein kann; die Degeneration der lumbalen Bandscheibe mit der entsprechenden **klinischen Symptomatik** aber **ver-**

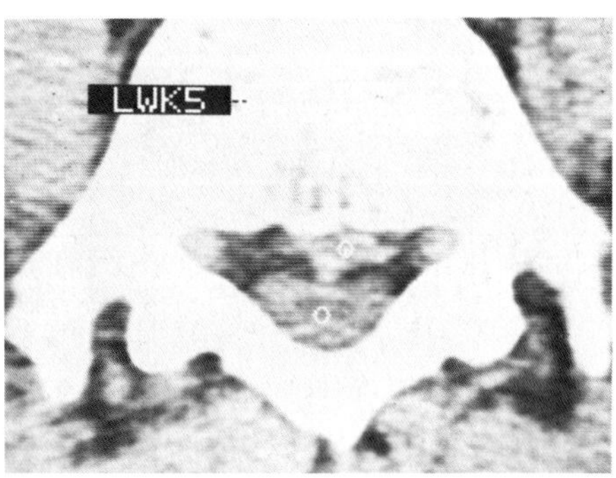

a

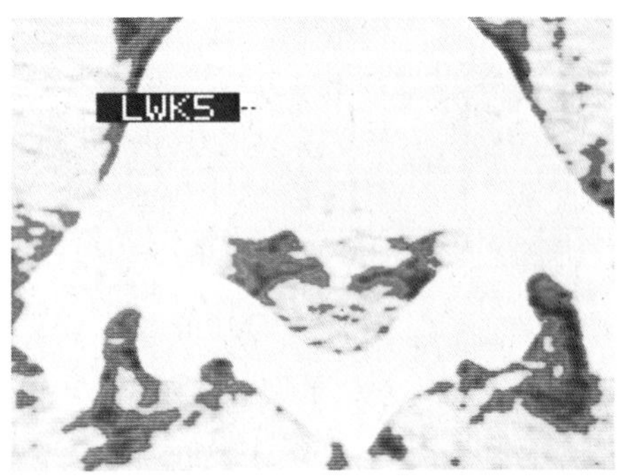

b

Abb. 11.**134 a** u. **b** Klinik: 43jähriger Patient mit erheblicher Fehlhaltung bei beidseitiger S1-Ischialgie mit proximalem Schmerzband; ASR beiderseits schwach auslösbar. Lasèguesches Zeichen links bei 30, rechts bei 60 Grad positiv.
CT: freier medialer Sequesterschatten mit unregelmäßiger Oberflächenkontur, infradiskale Ebene.
Therapie: wegen extradiskaler Sequesterlage Operation. Es fand sich ein von der L5/S1-Bandscheibe ausgehender, medial neben der linken S1-Wurzel gelagerter Sequester

bleibt, d. h. es können im betroffenen oder in den benachbarten Segmenten erneute Beschwerden auftreten.
Die nach der konservativen oder operativen Behandlung in einem Teil der Fälle zurückbleibenden oder auch wiederkehrenden bandscheibenbedingten Beschwerden sind daher grundsätzlich nicht als Versagen der Therapie zu werten.
Was eventuelle Schadensfolgen anbetrifft, so erstreckt sich die Aufklärungspflicht auf **Komplikationsmöglichkeiten,** wie *intraoperative Wurzel- und Duraschädigungen, Wundheilungsstörungen* und *Narkosezwischenfälle.* Über extrem seltene, aber eindrucksvolle Komplikationen, wie z. B. die Verletzung der großen Bauchgefäße, die wir in einem Fall zu begutachten hatten, braucht nach dem Urteil des Landgerichts Essen (AZ 20 235/75) der Patient nicht aufgeklärt zu werden, da die präoperative psychische Belastung für ihn zu groß wäre, er verschreckt werden könnte und seine Einwilligung zu einem eventuell absolut notwendigen Eingriff verweigert. Nach dem Urteil ist der Arzt lediglich verpflichtet, vor der Operation den Patienten auf die mit der Behandlung verbundenen typischen Gefahren hinzuweisen, nicht aber auf äußerst seltene Folgen des beabsichtigten Eingriffs (BGH, Versicherungsrecht 1956, 479; BGH, Versicherungsrecht 54, 496). Daß es sich bei der Bauchgefäßverletzung um eine seltene Komplikation der Operation handelt, beweist die Umfrage von De Saussure (248) bei 3000 Neurochirurgen und Orthopäden, die insgesamt nur 106 derartige Zwischenfälle beobachteten.

Technik

Die Entfernung des verlagerten Gewebes bei Protrusion bzw. Prolaps einer lumbalen Bandscheibe stellt inzwischen eine bewährte Standardoperation in Orthopädie und Neuochirurgie dar.
Der Eingriff wird gewöhnlich in Seiten- oder Bauchlage und Intubationsnarkose durchgeführt. Als optimale Lagerung hat sich die Kniehocklage erwiesen (Abb. 11.**135**).
Da von Anästhesisten immer wieder Bedenken gegen diese Lagerung erhoben werden, haben wir zur Objektivierung des ungestörten venösen Rückflusses sowie der unbehinderten Bauch- und Thoraxatmung intraoperativ Blutgasanalysen und Messungen des zentralen Venendrucks vorgenommen und festgestellt, daß die Werte im wesentlichen unbeeinflußt bleiben (369, 620).
Maximale LWS-Kyphosierung und geringe Neigung zur Blutung aus den Epiduralvenen schaffen gute Voraussetzungen für übersichtliche Verhältnisse bei der Operation.

Nach Hautschnitt über den Dornfortsätzen der unteren LWS, Faszieninzision und Beiseiteschieben der lumbalen Rückenstreckmuskeln gelangt man zwischen den Wirbelbögen durch das Lig. flavum in den Wirbelkanal. Die Entfernung des Lig. flavum bezeichnet man auch als Flavektomie bzw. Fensterungsoperation (Fenestrotomie). Zur besseren Darstellung der betroffenen Nervenwurzel und des Prolapses ist es manchmal erforderlich, Teile des Wirbelbogens (Laminotomie) oder diesen auf einer Seite ganz (Hemilaminektomie) abzutragen (Abb. 11. **136**). Unsere biomechanischen Untersuchungen haben gezeigt, daß die Belastbarkeit lumbaler Bewegungssegmente durch die Entfernung hinterer Wirbelbogenan-

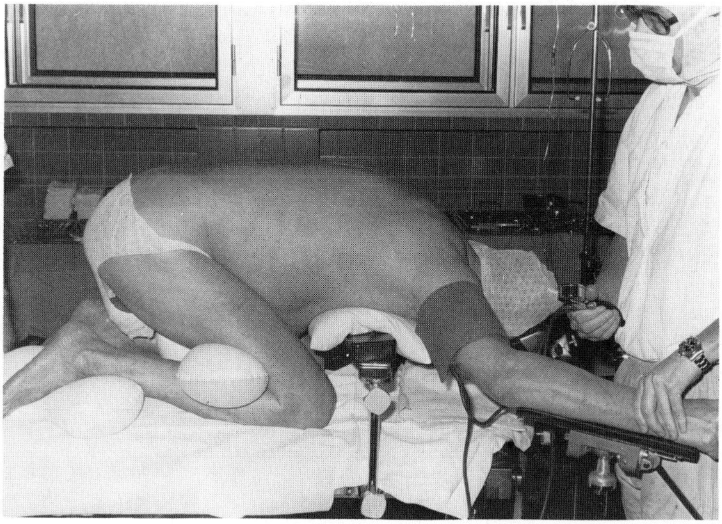

Abb. 11.**135** Kniehocklage bei der lumbalen Bandscheibenoperation

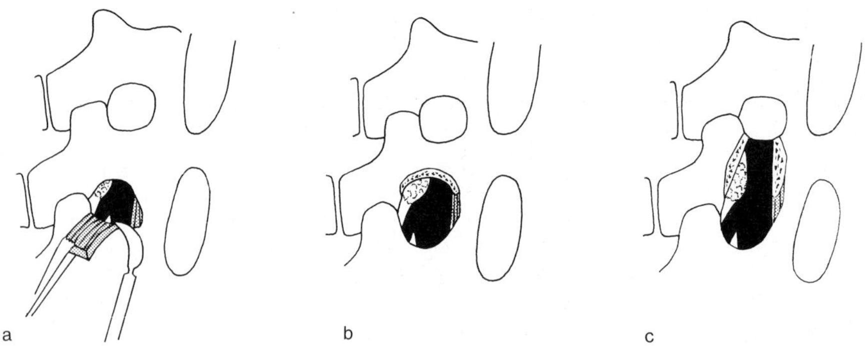

Abb. 11.**136a–c** Freilegung eines lumbalen Bandscheibenvorfalls durch **a** Fensterung mit Entfernung des gelben Bandes (Flavektomie, Fenestrotomie), **b** Entfernung von Teilen des Wirbelbogens (Laminotomie), **c** Entfernung des halben Wirbelbogens (Hemilaminektomie)

teile nicht beeinträchtigt wird, solange die Wirbelgelenke intakt bleiben.

Da postoperative Beschwerden und vor allem Postdiskotomiesyndrome (S. 88) vielfach auf narbige Verwachsungen in der Umgebung der Nervenwurzel zurückzuführen sind, hat man sich in den letzten Jahren bemüht, den Zugang zur Bandscheibe möglichst klein zu halten. Bei der Bandscheiben-Mikrooperation erfolgt der Zugang über einen 3 cm langen Hautschnitt mit einem schmalen, trichterförmigen Retraktor, der bis zum Lig. flavum hinunterreicht. Die Ausleuchtung des etwa fünfmarkstückgroßen Operationsfeldes schafft eine lichtstarke Stirnlampe oder ein Operationsmikroskop (Abb. 11.**137**).

Das in den Wirbelkanal verlagerte oder sich vorwölbende Bandscheibengewebe wird unter vorsichtigem Beiseitehalten der Nervenwurzel entfernt. Es handelt sich dabei meistens um Sequester, die sowohl aus Nucleus-pulposus-Material als auch aus Teilen des Anulus fibrosus und der Knorpelplatten bestehen. Versprengte Sequester kann man durch intraoperative Epiduroskopie ausfindig machen (407).

Nach Entfernung des Prolapses oder der Protrusion und Befreiung der Nervenwurzel beseitigt man noch weiteres mobiles Bandscheibengewebe, um ein Rezidiv zu verhüten. Dabei bleibt es dem Operateur vorbehalten, den Bandscheibeninnenraum mehr oder weniger radikal auszuräumen. Es ist zweckmäßig, nur die unmittelbar vor der Perforationsstelle befindlichen mobilen Bandscheibenanteile zu entfernen, da man ohnehin vom Operationszugang nur einen begrenzten Aktionsradius hat und Gefahr läuft, die Bandscheibe ventral zu perforieren. Ein künstlicher Ersatz des entfernten Zwischenwirbelscheibengewebes durch Kunststoff- oder Metallkugeln bietet keine zusätzlichen Vorteile.

Der Defekt füllt sich im weiteren Verlauf mit Blut und Wundsekret und wird später bindegewebig organisiert.

Komplikationen

Entgegen einer weitverbreiteten Meinung stellt die Operation keinen bedrohlichen Eingriff dar. Nach Sammelstatistiken von Oppel u. Schramm (913) bei über 3000 Bandscheibenoperationen betrug die *Letalität 0,29%;* Querschnittslähmungen traten nicht auf. Neben *Narkosezwischenfällen, Wundheilungsstörungen* und postoperativen *Thromboembolien*, wie sie bei jedem größeren operativen Eingriff auftreten können, gibt es diskotomiespezifische Komplikationen, die allerdings selten vorkommen. Dazu gehören intraoperative *Nervenwurzel- und Kaudaschädigungen* sowie *Duraverletzungen* mit der Möglichkeit einer traumatischen *Meningozele* oder *Liquorfistel.* Duraverletzungen wirken sich nach den Untersuchungen von Jones u. Mitarb. (593) nicht nachhaltig auf die langfristige postoperative Prognose aus. Bei mikrochirurgischem Vorgehen ist die Komplikationsrate nach Angaben der meisten Autoren geringer als bei konventioneller Technik (176, 611, 1120, 1174, 1316).

Vergleichende Nachuntersuchungen mit bildgebenden Verfahren an mikro- und makrochirurgisch operierten Patienten haben gezeigt, daß man

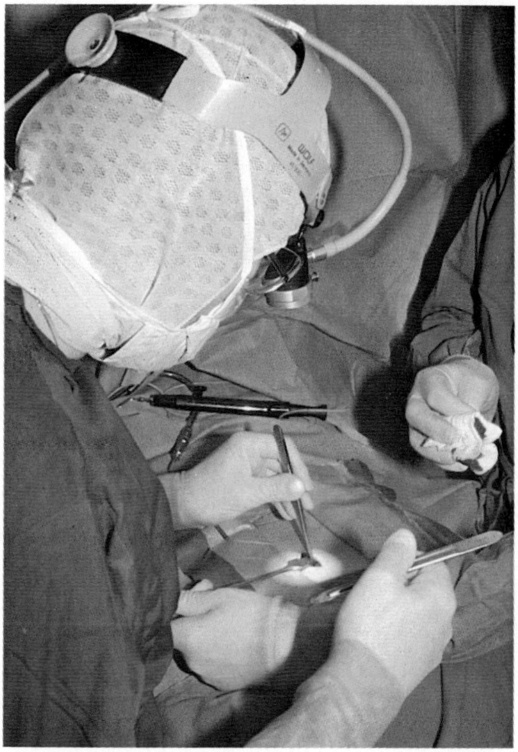

a

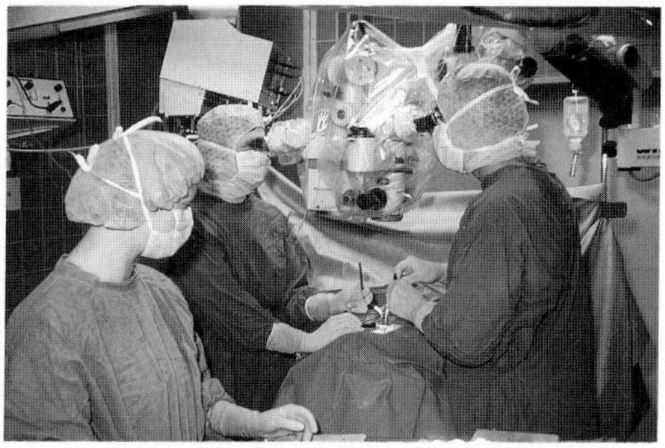

b

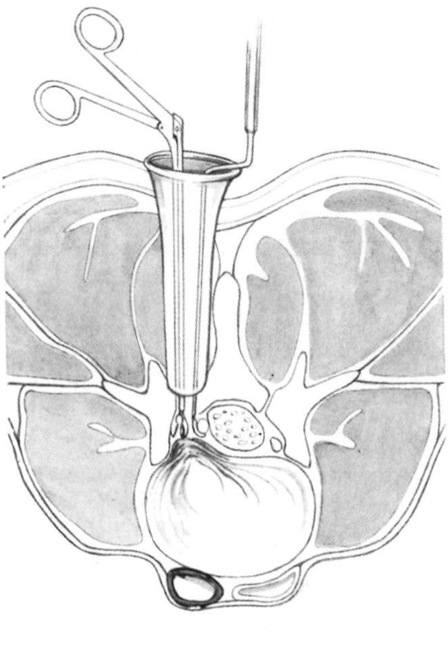

c

Abb. 11.**137 a–c** Operation des lumbalen Bandscheibenvorfalls mit Mikrotechnik. Der Zugang erfolgt von dorsal über einen trichterförmigen Retraktor (**c**). Ausgeleuchtet wird der Operationssitus entweder mit einer Stirnlampe (**a**) oder mit einem Operationsmikroskop (**b**) (aus Krämer, J.: Operat. Orthop. Traumatol. 2 [1990] 84)

das Ausmaß paravertebraler und periduraler Narben durch mikrochirurgisches Vorgehen deutlich verringern kann (290, 679, 777).

Nachbehandlung

Zur Thromboseprophylaxe sollte der Patient so früh wie möglich mobilisiert werden und – sofern keine Kontraindikationen vorliegen – am 2. oder 3. postoperativen Tag aufstehen. Da in den wesentlichen Anteilen des Bewegungssegmentes keine Kontinuitätsdurchtrennungen bestehen, ist gegen eine axiale Wirbelsäulenbelastung nichts einzuwenden. Lediglich nach radikaler Bandscheibenausräumung ist vorübergehend eine *dosierte Teilbelastung* durch Krückengehen oder mit der Streckbandage (S. 251) angebracht. Seitverbiegungen und vor allem Kyphosierungen der LWS sollten vermieden werden, um die Wundheilung nicht zu stören. Dazu verhält sich der Patient wie bei einer akuten Lumbago, d. h. alle Tätigkeiten, wie Aufstehen aus dem Bett, Ankleiden, Waschen usw. sind mit **muskulär starr fixierter LWS** zu verrichten (Abb. 11.**138**).

Nach Abschluß der Wundheilung sind streng isometrische Muskelkräftigungsübungen und vorsichtige **Mobilisierungen** der Wirbelsäule im warmen Bewegungsband indiziert. Nach ausgiebiger Ausräumung einer lumbalen Bandscheibe oder bei postoperativ anhaltenden statischen Beschwerden sollte man den Patienten für etwa 3 Monate mit der auf S. 308 angegebenen **Flexionsorthese** versorgen. Durch das flektierende Mieder mit suprapubischer Bauchpelotte und geradem Rückenteil werden die Wirbelgelenke entlastet, bis sich

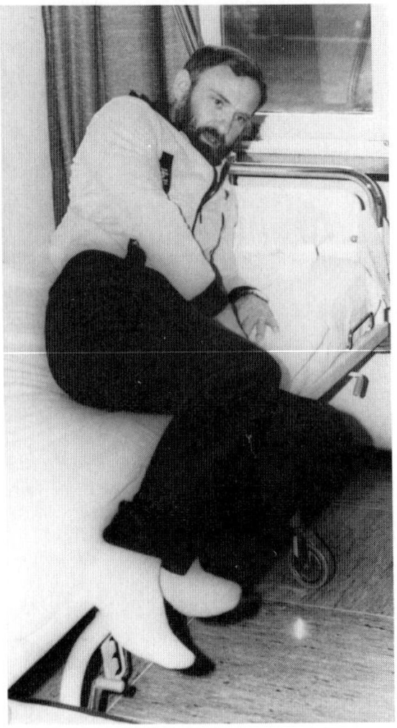

Abb. 11.**138** Herausrollen aus dem Bett unter Steifhaltung der Lendenwirbelsäule beim Zustand nach Bandscheibenoperation. Das Becken dient als Drehpunkt

die ausgeräumte Bandscheibe durch Fibrosierung in der ursprünglichen Form wieder verfestigt hat. Danach sollte ein krankengymnastisches Programm zur Wiederherstellung der normalen Beweglichkeit aufgenommen werden (s. S. 341).

Ergebnisse

Die Angaben über die Ergebnisse der Operation sind uneinheitlich. Schwankungen ergeben sich aus der unterschiedlichen Indikationsstellung der einzelnen Operateure und den subjektiven Bewertungsmaßstäben bei der Nachuntersuchung (657). An unserer Klinik haben sich z. B. die Ergebnisse nach Einführung der Mikrotechnik deutlich verbessert. Am aufschlußreichsten sind Sammelstatistiken (Tab. 11.**34**).

Zurückbleiben radikulärer Symptomatik. Der Behandlungserfolg richtet sich danach, inwieweit das radikuläre Syndrom durch die Operation beseitigt werden konnte.

Der Anteil sehr guter und befriedigender Ergebnisse wird auch bei größeren Literaturzusammenstellungen im Mittel mit 80–90% angegeben. Die mäßigen und unbefriedigenden Ergebnisse liegen zumeist um 10%.

Das Zurückbleiben einer radikulären Symptomatik nach der Operation ist im wesentlichen von 2 Faktoren abhängig:

- Anamnese: Eine kurze Anamnese ist prognostisch günstiger als ein Krankheitsverlauf über mehrere Jahre.
- Operationsbefund: Massive Prolapse und frei im Wirbelkanal liegende Bandscheibensequester, die entfernt werden können, bringen bessere Ergebnisse als Protrusionen bei unklaren klinisch-neurologischen und CT bzw. MRI-Befunden.

Tabelle 11.**34** Nachuntersuchungsergebnisse nach Operation an einer lumbalen Bandscheibe

Autor	Jahr	Zahl der Operationen	Befriedigend %	Mäßig %	Unbefriedigend %
Friberg u. *Hirsch*	1946	800	84	–	16
Spurling u. *Grantham*	1949	327	79	13	8
Krayenbühl	1950	459	79	11	10
Guillaume u. *Janny*	1953	1000	85	8	7
Hanraets	1959	200	77	14	9
Gurdjian	1961	771	74	20	6
Biel u. *Peters*	1971	450	90	–	10
Thomalske u. *Schäfer*	1973	924	92,5		7,5
Keyl u. Mitarb.	1974	933	90	–	10
Oppel u. *Schramm*	1976	3238	88	10	2
Finneson	1980	1000	93	–	7
Rothman u. *Simeone*	1982	1500	77	20	3
Söllner u. Mitarb.	1988	2020	90	–	10
Krämer u. Mitarb.	1990	1100	86	12	2

Die durch das Grundleiden, d. h. Bandscheibendegeneration und -lockerung, hervorgerufenen Beschwerden können mit der Diskotomie nicht beseitigt werden.

Die meisten Patienten behalten auch nach erfolgreicher Bandscheibenoperation rezidivierende Kreuzschmerzen und ihre Anfälligkeit gegenüber allen beschwerdeauslösenden Momenten, wie z. B. Heben, Tragen und Bücken. Thomalske u. Mitarb. (1205) machen anhand ihrer Analyse von Nachuntersuchungen bzw. Befragungen bei 2000 Bandscheibenoperierten auf psychische Teilkomponenten bei negativer Beurteilung des Operationsresultates aufmerksam: Verbleibende Rückenschmerzen wurden häufig der Operation zur Last gelegt, auch dann, wenn sie nur unwesentlich über das Maß hinausgingen, in dem auch ein Nichtoperierter gelegentlich Rückenbeschwerden verspürt. Ärzte teilten ausnahmslos gute Ergebnisse der bei ihnen durchgeführten Operation mit. Ebenso verhielt es sich mit Patienten, welche bereits berentet waren. Umgekehrt war es bei Patienten, welche eine Rente eingereicht hatten.

Nach einer Computeranalyse, die Spangfort (1141) an 2504 Bandscheibenoperierten vornahm, hängt der Operationserfolg im wesentlichen vom Operationsbefund ab. Komplette Bandscheibenvorfälle ergaben die besten Ergebnisse. In den Fällen, die im Operationssitus nur eine Bandscheibenvorwölbung zeigten, welche die Ischialgie verursacht hatte, lag die Erfolgsquote zwischen 40 und 65%.

Die mäßigen Ergebnisse nach der Operation von Protrusionen lumbaler Bandscheiben rechtfertigen in diesen Fällen eine Ausnutzung aller konservativen Behandlungsmittel und auch der intradiskalen Therapie, bevor man sich zur Operation entschließt.

Postoperative Beschwerden

Nur in seltenen Fällen ist der Patient sofort nach der Bandscheibenoperation völlig beschwerdefrei (Tab. 11.**35**). Neben dem üblichen Wundschmerz bestehen meistens noch Restsymptome des Wurzelsyndroms. Das Zurückbleiben von gleichartigen Wurzelreizerscheinungen, wie sie vor der Operation vorlagen, beweist die druckbedingte **Leistungsstörung.** Dazu zählen *Hypästhesien* und *Reflex- und Bewegungsstörungen,* die – wenn überhaupt – sich erst nach mehreren Monaten geben.

Tabelle 11.**35** Ursachen für das Bestehenbleiben oder Wiederauftreten einer starken Ischialgie nach Operation an einer lumbalen Bandscheibe

Unzureichende Nervenwurzeldekompression
Rezidivprolaps im selben Segment
Prolaps oder Protrusion in einem anderen Segment
Verwachsungsbeschwerden (Postdiskotomiesyndrom)
Tiefe Wundinfektion (Diszitis)

Zum postischialgischen Symptomenkomplex, der sowohl nach operativ als auch nach konservativ behandelter Ischialgie auftritt, gehören ferner **vegetative Erscheinungen** mit *Minderwärme des betroffenen Beines und Blutumlaufstörungen.* Nach einem S1-Syndrom besteht mitunter vorübergehend eine Neigung zu *Wadenkrämpfen.* Diese postischialgischen Beschwerden zeigen eine spontane Rückbildungstendenz und sprechen auf Interferenzstrombehandlung (S. 248) sowie lumbale Grenzstrangblockaden gut an.

Starke **Wurzelschmerzen und Fehlhaltung,** die nach einer Diskotomie unverändert anhalten oder innerhalb kurzer Zeit wieder auftreten, sind auf verschiedene Faktoren zurückzuführen.

Beschwerden, die nach der Operation in gleichem Ausmaß weiterbestehen, deuten auf eine unzureichende Nervenwurzeldekompression hin. In Frage kommen auch fehlerhafte Segmenthöhe oder Übersehen eines zweiten Vorfalls im benachbarten Segment. Die tiefe Wundinfektion mit **Diszitis** erkennt man an den ständigen Temperaturen und schließlich im Röntgenbild.

Ein **Rezidivprolaps** in der operierten Etage durch Ausstoßung eines weiteren Bandscheibensequesters kann auch nach längerer Zeit auftreten. Hier finden sich dann noch ausgedehnte Verwachsungen, die eine Rediskotomie erschweren.

Später auftretende Protrusionen oder Prolapse in einem anderen Segment sind nicht dem Primäreingriff zur Last zu legen und können nicht als Rezidiv bezeichnet werden.

In der Literatur finden sich zahlreiche Arbeiten, die speziell Rezidivbefunde nach der Operation in Augenschein nehmen (246, 682, 913, 1077, 1204, 1205, 1312).

Postdiskotomiesyndrom (PDS)

Definition: Als Postdiskotomiesyndrom (PDS) bezeichnet man alle anhaltenden starken Beschwerden nach der Operation einer lumbalen Bandscheibe, die durch Segmentinstabilität und Verwachsungen im Wirbelkanal hervorgerufen werden.

Die Begriffe Postnukleotomiesyndrom und Postlaminektomiesyndrom werden dem Krankheitsgeschehen nicht ganz gerecht, da bei der Erstoperation nicht immer nur Nukleusgewebe entfernt wird bzw. eine Laminektomie durchgeführt wird. Im angloamerikanischen Schrifttum steht hierfür die Bezeichnung „failed back surgery syndrome" (163). Wilkinson (1312) plädiert für den Begriff „failed back syndrome", weil dem Beschwerdekomplex nicht immer eine fehlerhaft verlaufende Operation vorausgegangen sein muß. Das Krankheitsbild kann sich auch nach einer normal verlaufenden Bandscheibenoperation entwickeln. Bei komplizierten Operationen mit Blutungen, Dura- und Nervenverletzungen ist ein Postdiskotomiesyndrom allerdings eher zu erwarten.

Retrospektive und prospektive Studien zeigen, daß 3–14% aller an der Bandscheibe operierten Patienten postoperativ soviel Beschwerden entwickeln, daß ein erneuter operativer Eingriff erforderlich wird (183, 200, 747, 1110, 1141, 1263, 1313).

Ätiologie und Pathogenese. Nach jeder operativen Entfernung von Bandscheibengewebe entstehen 2 einschneidende Veränderungen am Bewegungssegment (Abb. 11.**139**):

- eine Lockerung und Höhenminderung des Zwischenwirbelabschnitts durch Entfernung von Bandscheibengewebe,
- die Entwicklung von narbigen Verwachsungen im Operationsbereich.

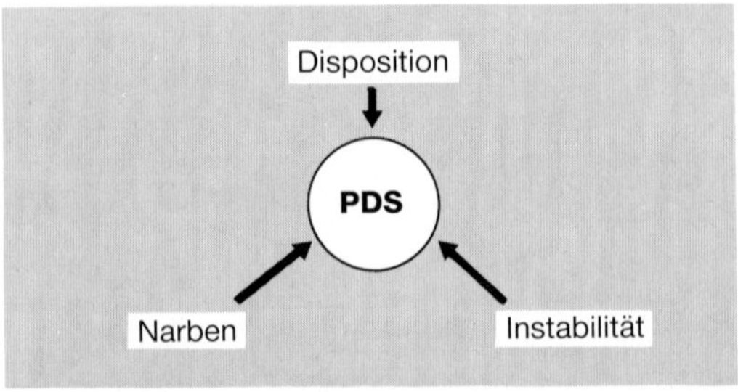

Abb. 11.**139** Pathogenese des Postdiskotomiesyndroms

Maßgebend ist weiterhin eine gewisse Disposition, wie z. B. die Neigung zu periduralen und intrathekalen Narbenbildungen. Auch exogene Faktoren, wie traumatisierende Operation und ungeeignete postoperative Behandlung, können die Entwicklung eines Postdiskotomiesyndroms fördern.
Das Zusammenwirken der in Abb. 11.**139** genannten Faktoren ist für das Entstehen eines PDS absolute Voraussetzung. *Nach konservativer Behandlung und auch nach Chemonukleolyse hat man bisher noch keinen Beschwerdekomplex wie beim Postdiskotomiesyndrom auftreten sehen.* Auch reicht eine Narbe allein nicht aus, wenn Disposition und Instabilität fehlen. Weiterhin gibt es Patienten, die nach ausgedehnten Laminektomien über mehrere Segmente und bei entsprechender Narbenbildung anschließend beschwerdefrei bleiben.

Postoperative Instabilität. Mit Perforation des Anulus fibrosus und Spontanausstoßung bzw. operativer Entfernung von Bandscheibenmaterial ist die Integrität des osmotischen Systems Bandscheibe gestört. Höhenminderung und Elastizitätsverlust reduzieren ihre biomechanischen Eigenschaften. Mit der relativ rasch eintretenden Höhenminderung verstärkt sich die Kraftübertragung auf die Wirbelgelenke, welche teleskopartig ineinandergeschoben werden (s. S. 33). Gleichzeitig verengt sich der laterale Wirbelkanal dort, wo die Nervenwurzeln entlanglaufen und aus dem Wirbelkanal austreten. Es entsteht eine laterale Wirbelkanalstenose bzw. eine bereits bestehende wird verstärkt. Die Instabilität ruft knöcherne Appositionen an den Wirbelkanten und den Gelenkfacetten hervor, die ihrerseits den Reserveraum für die nervalen Strukturen im Wirbelkanal einengen.
Der Ablauf Bandscheibenerniedrigung – knöcherne Appositionen – Einengung des Wirbelkanals stellt sonst eine normale Entwicklung im Rahmen altersentsprechender Degenerationserscheinungen an der Wirbelsäule dar, die im allgemeinen keine Beschwerden verursachen. Unsere röntgenologischen und computertomographischen Untersuchungen bei älteren Menschen mit und ohne Beschwerden haben dies gezeigt. Nach einer Operation mit Entfernung größerer Bandscheibenanteile treten diese Veränderungen rasch ein, so daß den Gelenkkapseln und Nervenstrukturen keine Zeit zur Anpassung bleibt.

Narben. Alle pathologisch-anatomischen Veränderungen im Bewegungssegment bei einer Bandscheibendegeneration und bei postoperativen Deformierungen wären nicht so bedeutsam, wenn nicht noch narbige Verklebungen zu dem ohnehin schon engen Wirbelkanal hinzukämen. Nach jeder Operation, auch nach der an der Bandscheibe, entstehen Narben.

Je nach Umfang des Eingriffs entwickeln sich mehr oder weniger ausgedehnte Verwachsungen im Operationsbereich durch bindegewebige Organisation des zurückbleibenden Blutes und Wundsekrets unter Einbeziehung der Dura und der Nervenwurzeln.

Wir haben durch endoskopische Untersuchungen feststellen können, daß bei einem Postdiskotomiesyndrom entsprechende Verwachsungen und bindegewebige Stränge auch im Subarachnoidalraum vorhanden sind (682). Pathologisch-anatomisch entwickelt sich über eine lokale Arachnoiditis und Radikulitis auf aseptischer Grundlage eine adhäsive Arachnoiditis und eine perineurale Fibrose in der Umgebung der Nervenwurzel, welche die Nervenleitungen einengen und ihnen nur wenig Spielraum lassen.

Epidurale Narben können als breitflächige Verwachsungen zwischen der Nervenwurzel und ihrer knöchernen Umgebung im Recessus lateralis, aber auch in Form von bindegewebigen Strängen auftreten, die bridenartig um die Nervenwurzeln ziehen und diese bei bestimmten Bewegungen strangulieren. Ebenso wie Dura- und Spinalnerv sind auch die epiduralen Venengeflechte von den Narbenzügen abgeschnürt und vergrößern sich varikös.

Im Operationssitus fehlt auch das epidurale Fett, welches normalerweise als Verschiebeschicht dient.

Starre narbige Verbindungen zwischen der Nervenwurzel und ihrer Umgebung ändern die Situation der Bewegungssegmente grundsätzlich. Die Nervenwurzeln L5 und S1, die sich normalerweise gleitend über den dorsalen Anteil ihrer entsprechenden Bandscheibe bewegen, sind gegebenenfalls mit der Bandscheibe verklebt. Die narbige Verbindung überträgt jede Konsistenz- und Formänderung der Bandscheibe auf die ohnehin schon gereizte Nervenwurzel (Abb. 11.**140**).

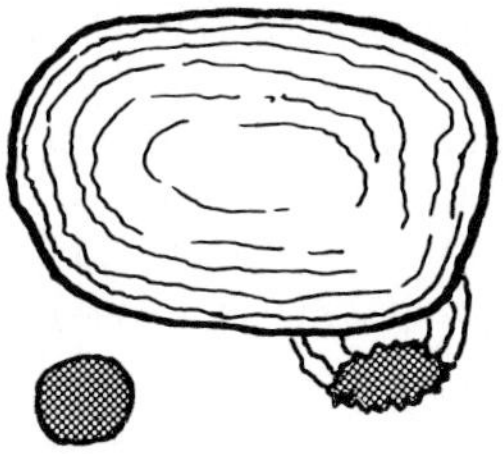

Abb. 11.**140** Die postoperative narbige Verbindung zwischen Bandscheibe und Nervenwurzel läßt diese schon auf geringste Volumen- und Konsistenzänderungen der Bandscheibe reagieren

Schon relativ geringe intradiskale Massenverschiebungen, die bei nicht voroperiertem Zustand nur eine vorübergehende Lumbago hervorgerufen hätten, verursachen heftigste radikuläre Beschwerden und Ausfallserscheinungen.

Auch die perineurale Fibrose im dorsalen Anteil des Wirbelkanals ist nicht unproblematisch. Verklebungen mit ihrer knöchernen Umgebung im Recessus lateralis und im Foramen intervertebrale verhindern das Gleiten der Nervenwurzel bei jeder Bewegung. Wenn eine bisher asymptomatische angeborene oder degenerative laterale Spinalkanalstenose vorlag, so kann diese durch das neu hinzugekommene Narbengewebe symptomatisch werden.

Warum entsteht nicht nach jeder Diskotomie ein Postdiskotomiesyndrom? Neben endogenen (Disposition) und exogenen (traumatisierende Operation) Faktoren hängt es auch von der Narbenkonfiguration und dem Gesamtzustand des Bewegungssegmentes ab. Meistens lassen die nach jeder Operation aufgetretenen Narben den Strukturen im Wirbelkanal immer noch genügend Spielraum. Die Bewegungsexkursionen im postoperativen Bewegungssegment sind nicht so groß, daß die Narben eine Zugwirkung auf die Nervenwurzeln entfalten können. Wilkinson (1312) hat darauf hingewiesen, daß ein Teil der Patienten mit einem „failed back syndrome“ schon vor der Bandscheibenoperation eine Arachnoiditis hatten, die eine Prolapssymptomatik vortäuschte. Aufgrund unserer Erfahrungen handelt es sich hier jedoch um einen relativ kleinen Prozentsatz der Patienten mit Postdiskotomiesyndrom von allenfalls differentialdiagnostischer Bedeutung.

Klinik. Bei normalem Operationsverlauf treten die typischen Beschwerden des Postdiskotomiesyndroms nach einem beschwerdefreien Intervall von mehreren Monaten auf. Die Narben müssen erst eine gewisse Zugfestigkeit erreicht haben. Außerdem bewegt sich der Patient mehr, so daß die postoperative Instablität erst nach längerer Zeit zum Tragen kommt. Bei komplizierter Operation etwa mit starker Blutung, Dura- oder Nervenläsion, gehen die unmittelbar postoperativ auftretenden Beschwerden direkt in den Beschwerdekomplex des Postdiskotomiesyndroms über.

Das Postdiskotomiesyndrom ist durch eine bilaterale, gemischt pseudoradikulär-radikuläre Symptomatik gekennzeichnet (Tab. 11.**36**). Oft sind mehrere Nervenwurzeln beteiligt. Neurologische Ausfälle sind auch auf die vorausgegangene Operation zurückzuführen und können nicht unbedingt dem aktuellen Krankheitsbild zugeordnet werden. Schwere neurologische Störungen sind eher selten. Die Nervenwurzeln werden durch narbige Stränge zwar stranguliert, aber nicht vollständig abgeschnürt. Wir fanden bei unseren Nachuntersuchungen von PDS-Patienten keine narbenbedingten Kaudasymptome, obwohl der Durasack oft erheblich eingeschnürt war.

Die pseudoradikuläre Komponente resultiert aus der Segmentinstabilität mit Irritation der Wirbelgelenkkapseln und aus der Irritation des Rr. meningeus und dorsalis des Spinalnervs.

Die festsitzenden Nervenwurzeln erlaubten dem Betroffenen nur wenig Spielraum.

> Die bindegewebigen Stränge an Dura und Nervenwurzeln sind mit Klingelzügen vergleichbar, die bei jeder unbedachten Bewegung betätigt werden.

Jede weitergehende Bewegung zerrt den Nerv nachhaltig und ruft eine entzündliche Wurzelschwellung hervor, die ihrerseits den Reserveraum des Wirbelkanals weiter einengt. Ein Circulus vitiosus ist in Gang gesetzt. Beeinträchtigt ist in erster Linie die Gleitfähigkeit der Ischiasnervenwurzeln bei der Rumpfbeugung nach vorn, was sich auch beim Anheben des gestreckten Beines und beim sog. Langsitz (Abb. 13.**1b,** S. 328) bemerkbar macht. Bei ausgeprägtem Postdiskotomiesyndrom ist das Lasègue-Zeichen beiderseits schon bei 10–20 Grad positiv. Die Verschieblichkeit von Dura und Nervenwurzeln im Wirbelkanal ist oft so gering, daß sogar schon eine Vorneigung des Kopfes die typischen Beschwerden auslöst.

Patienten mit einem ausgeprägten Postdiskotomiesyndrom nach mehrfacher Bandscheibenoperation sind in ihrer Leistungsfähigkeit erheblich beeinträchtigt. Sie können weder richtig sitzen, stehen noch liegen. Da gravierende neurologische Ausfälle meistens fehlen, werden diese Patienten oft als Rentenneurotiker und psychisch überlagert eingestuft. In unserer Studie konnten wir bei den Patienten mit Postdiskotomiesyndrom psychische Grunderkrankungen ausschließen.

Tabelle 11.**36** Symptome beim Postdiskotomiesyndrom

1. Bilaterale, gemischt pseudoradikulär/radikuläre Zeichen
2. Doppelseitiges positives Lasèguesches Zeichen
3. Rumpfvorneigung und Langsitz nicht möglich
4. Wurzeltaschenabbrüche und Einengung des Durasackes im Myelogramm
5. Epidurale Narben im CT

Myelogramm, CT und MRI. Im **Myelogramm** sieht man narbige Einengungen des Durasackes (Abb. 11.**141**). Die Wurzeltaschen sind verklebt und stellen sich nicht dar. Umschriebene Eindellungen der Kontrastmittelsäule wie beim Prolaps finden sich nicht.

Im **CT** ist es auch bei neueren Geräten schwierig, einen eventuellen Rezidiviprolaps vom Narbengewebe im Operationsbereich zu unterscheiden. Beide haben die gleiche Gewebedichte. Nach vorangegangener Kontrastmittelinjektion ist die Differenzierung vom Narbengewebe nur bei frischem Rezidivprolaps möglich (enhancement). Das durchblutete Narbengewebe stellt sich besser dar als das nicht durchblutete Bandscheibengewebe. Allerdings verwischen sich die Grenzen mit zunehmender bindegewebiger Organisation des Prolapses. Die Kernspintomographie (MRI) zusammen mit der Gadoliniumkontrastdarstellung ist den anderen Verfahren zur Differenzierung zwischen Narbe und Rezidiv bzw. Restprolaps überlegen. Nach Gadoliniuminjektion findet sich im kapillarisierten Narbengewebe eine Signalzunahme gegenüber dem nicht durchbluteten Prolapsgewebe (Abb. 11.**142**).

Im CT und MRI nach länger zurückliegender Operation sieht man auf der operierten Seite in der Regel ein bandscheibengraues Konglomerat, welches von der Bandscheibe kontinuierlich in den Durasack übergeht. Epidurales Fett fehlt in diesen

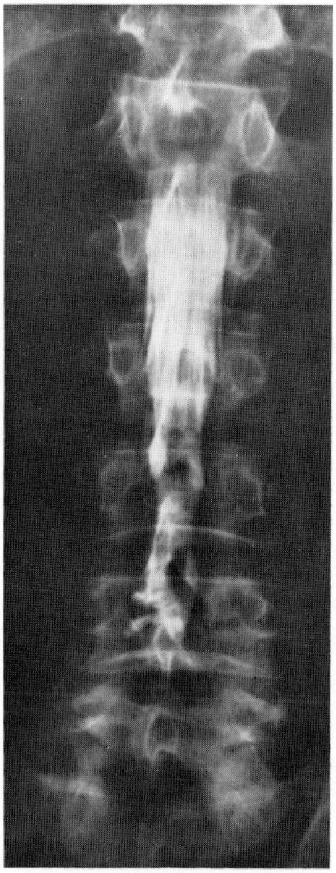

Abb. 11.**141** Postdiskotomiesyndrom mit narbiger Einengung des Durasackes im Myelogramm

Abschnitten. Verlagerungen des Durasackes und der Nervenwurzeln in den Nachbarsegmenten weisen eventuell auf den Narbenzug hin.

Erst recht gilt für das postoperative Myelogramm, CT und MRI:

> Entscheidend für die Diagnose und das weitere Vorgehen auch beim Postdiskotomiesyndrom sind Leidensdruck und klinischer Befund.

Ausgedehnte Vernarbungen, die im Myelogramm, CT und MRI deutliche Veränderungen hervorrufen, können nur wenig Beschwerden verursachen, wenn z. B. durch Segmentverfestigung die zweite pathogenetische Komponente, die Instabilität, wegfällt. Dieser Zustand tritt regelmäßig im Alter ein, so daß man allen Patienten mit Postdiskotomiesyndrom im weiteren Verlauf eine Besserung in Aussicht stellen kann.

Umgekehrt können schon wenige Narbenstränge, die sich im Myelogramm, CT oder MRI kaum bemerkbar machen, starke Beschwerden hervorrufen, wenn sie eine ungünstige Zugrichtung haben.

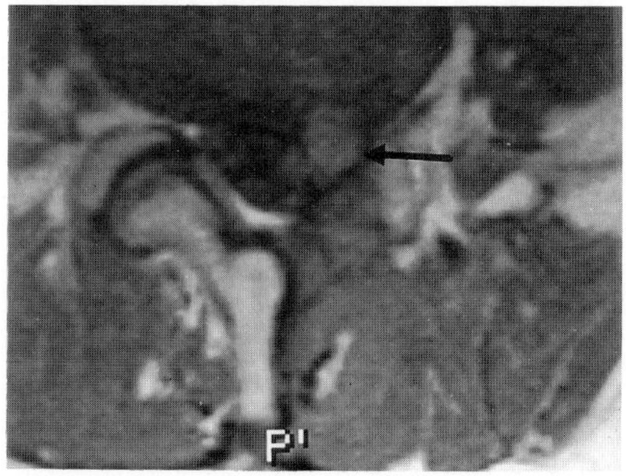

Abb. 11.**142** Rezidivprolaps (Pfeil) im Narbengewebe in der diskalen Ebene eines voroperierten Segmentes

Epidurogramm. Unter den vielen Zusatzuntersuchungen, die man für die weitere Diagnostik des Postdiskotomiesyndroms noch durchführen kann (EMG, Diskographie, Venographien, Radikulographie u. a.), erscheint noch eine Epidurographie angebracht, vor allem, weil sie gleich mit einer therapeutischen Möglichkeit verbunden ist. Wie bei der epiduralen sakralen Injektionstechnik (S. 261) werden 20 ml physiologische Kochsalzlösung, mit 5 mg Triamcinolon vermischt, zusammen mit etwa 5 ml eines wasserlöslichen Kontrastmittels (Solutrast) kaudal in den Sakralkanal injiziert. Das Kontrastmittel verteilt sich gleichmäßig in den Epiduralraum bis auf die mehr oder weniger ausgedehnten Narbenbezirke im operierten Bereich. Bei der epidural-perineuralen Injektion (S. 263) werden Steroid und Kontrastmittel über den interlaminaren Zugang in den Narbenbereich unmittelbar in die Umgebung der betroffenen Nervenwurzel injiziert und anschließend im CT dargestellt. Mit der Radikulographie (s. S. 263) identifiziert man hauptsächlich betroffene Nervenwurzeln für eine lokale Steroidinjektion oder gegebenenfalls für eine operative Behandlung mit Radikolyse und Dekompression.

Schweregrade. Die Schweregrade beim Postdiskotomiesyndrom orientieren sich in erster Linie an der subjektiven Beeinträchtigung. Objektive Kriterien wie neurologische Ausfälle, Vernarbungen bzw. Instabilität sind nicht unbedingt maßgebend für den Grad bei gutachterlicher Beurteilung oder Indikationsstellung zur Spondylodese. Es erfordert deswegen ein mehrfaches Gespräch mit genauer Beobachtung des Patienten durch verschiedene Personen, um den Leidensdruck definieren zu können. Relativ verläßlich ist der Test durch Anheben des gestreckten Beines im Liegen und Sitzen, einschließlich der Beobachtung beim Langsitz, beim An- und Ausziehen der Schuhe und Strümpfe sowie bei der Rumpfvorneigung bei anderen Verrichtungen (Tab. 11.**37**).

Therapie. Im Vordergrund der Therapie stehen zunächst einfache Mittel wie Schmerzlinderung durch Analgetika, Antiphlogistika und Wärmeapplikation. Mit Massage und Extensionsbehandlung sollte man zurückhaltend sein, da es durch Bewegung immer wieder zur Irritation der strangulierten Nervenwurzeln kommt. Besser noch als eine allgemeine antiphlogistische Therapie ist die lokale Injektionsbehandlung, mit der man das aseptisch entzündliche Geschehen lokal direkt beeinflussen kann. Falls internistischerseits keine Kontraindikationen bestehen, empfehlen sich epidurale und intrathekale Cortisonapplikationen mit einem Depotpräparat (Triamcinolon-Kristallsuspension). Die epidurale Injektion muß ein oder zwei Segmente höher erfolgen oder vom Sakralkanal ausgehen (s. oben), da der Epiduralraum im Operationsbereich mehr oder weniger verklebt ist. Direkten Einfluß auf die eingeklemmte ödematös aufgequollene Nervenwurzel gewinnt man mit der epiduralen perineuralen Injektion von Steroiden über den interlaminaren Zugang im Segment (s. oben u. S. 263). Intradiskale Injektionen kommen dann in Betracht, wenn im postoperativen MRI oder CT noch breitbasige Eindellungen durch Bandscheibenvorwölbungen zu erkennen sind.

Bei anhaltenden Schmerzzuständen, die vorwiegend von den Rr. dorsalis und meningeus des Spinalnervs ausgehen, ist ein Versuch mit transkutaner Nervenstimulation (TNS) oder ESES (epidurale spinale Elektrostimulation) gerechtfertigt. Informationen darüber finden sich bei Stabel (1146), Matthias (808), Hoppenstein (545) und Winkelmüller (1329).

Um die zweite pathogenetische Komponente beim Postdiskotomiesyndrom, die Instabilität, anzugehen, kann man den Versuch mit einer Rumpforthese vornehmen. Geeignet erscheinen die auf S. 308 skizzierten Flexionsorthesen, welche eine Entlastung der dorsalen Anteile des Bewegungssegmentes bringen. Parallel ist eine isometrische stabilisierende Krankengymnastik mit Übungen aus der Entlastungshaltung zu empfehlen.

Es hat nicht an Versuchen gefehlt, den Patienten mit Postdiskotomiesyndrom auch durch erneute Operationen zu helfen. Das Lösen der Narben und das mühsame Freipräparieren der Nervenwurzeln als Radikolyse bringt, wenn überhaupt, nur eine vorübergehende Besserung. Es entstehen neue,

Tabelle 11.**37** Postdiskotomiesyndrom (PDS) – Schweregrad

Grad	Schmerzen	Lasègue	Medikamente	Leistungsfähigkeit	Gutachten	GdB *
I	kein Ruheschmerz, leichter Belastungsschmerz	negativ	gelegentlich	eingeschränkt für Schwerarbeit und Leistungssport	arbeitsfähig, keine Schwerarbeit	unter 20%
II	leichter Ruheschmerz, starker Belastungsschmerz	positiv	regelmäßig leichte, gelegentlich starke	keine wirbelsäulenbelastende Arbeiten, kein Sport	häufig arbeitsunfähig, berufsunfähig für wirbelsäulenbelastende Arbeiten	30–80%
III	starker Dauerschmerz	unter 30 Grad	dauernd starke	Gehhilfen, Hilfsperson	erwerbsunfähig	100%

* Grad der Behinderung

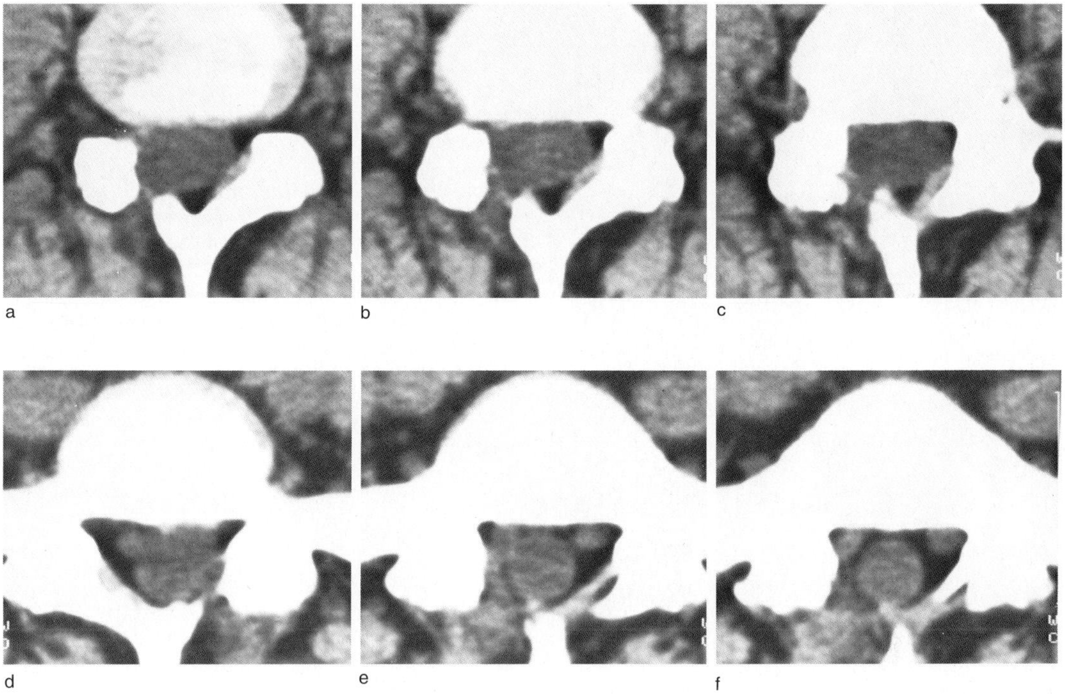

Abb. 11.**143**a–f Klinik: 47jährige Patientin mit Postdiskotomiesyndrom unter Beteiligung der Wurzeln L5 und S1 rechts. Zustand nach Exploration der L4/5- und der L5/S1-Bandscheibe mit Hemilaminektomie von L5 rechts, wobei nur eine Protrusion bei L5/S1 rechts gefunden wurde.
CT: Der Durasack und die rechten Wurzeln L5 und S1 sind im Operationsbereich in ein Narbenkonglomerat einbezogen, welches der Wurzelkanalwand unmittelbar anliegt und über die Hemilaminektomieöffnung mit den dorsalen Weichteilen in Verbindung steht. Die epidurale Fettfigur ist asymmetrisch.
Therapie: zunächst konservativ mit dorsaler epiduraler Injektion, die auch bei L4/5 noch möglich ist. Ergänzend epidurale sakrale Injektion. Falls keine anhaltende Besserung zu erzielen ist: Korsettest und Spondylodese

meist noch größere Narben. Der Zustand der Patienten verschlechtert sich mit jeder weiteren Operation.

Wenn etwa wegen eines echten Rezidivprolapses erneut operiert werden muß, empfiehlt es sich, einen freien Fettlappen aus der Subkutis auf freigelegte Dura- und Nervenwurzeln zu legen. Wie experimentelle und CT-Nachuntersuchungen gezeigt haben, bleibt der größte Anteil des transplantierten Fettgewebes vital und läßt eine bewegliche Narbe zurück (8, 162, 373, 682, 699, 726, 1088). Trotz der eindrucksvollen computertomographischen Bilder mit erhaltenem Fettgewebe (Abb. 11.**143,** 11.**144**) bleiben die klinischen Ergebnisse gerade beim Postdiskotomiesyndrom hinter den Erwartungen jedoch zurück. Die Patienten haben oft weiterhin ihre Beschwerden. Offensichtlich gelingt es nicht, alle wesentlichen narbigen Verklebungen, vor allem die zwischen Bandscheibe und Nervenwurzeln, nachhaltig gleitend beweglich zu machen.

Während die Ausschaltung der einen pathogenetischen Komponente des Postdiskotomiesyndroms – der rezidivierenden Narbenbildung – oft ein vergebliches Unterfangen zu sein scheint, verspricht die Spondylodese zur Beseitigung der zweiten Komponente – der Instabilität – schon mehr Erfolg, wie es unsere Ergebnisse mit der lumbosakralen Distraktionsspondylodese (LSDS) gezeigt haben (690, 1334).

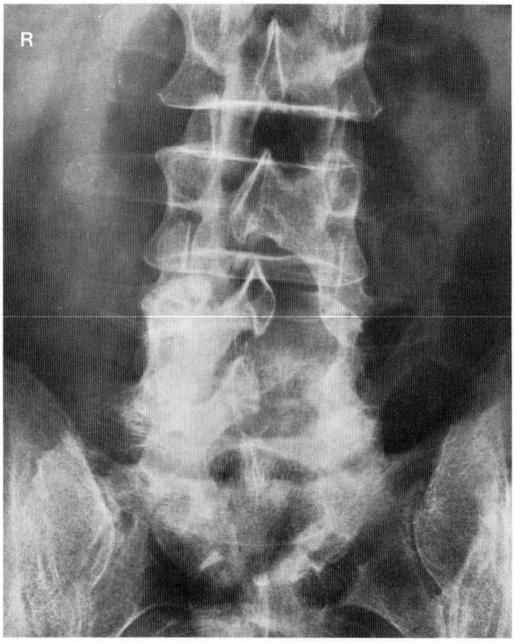

a

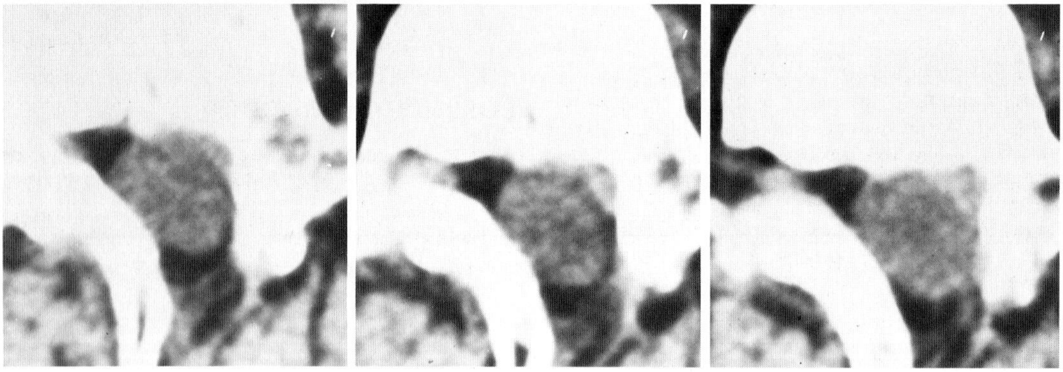

b c d

Abb. 11.**144a–d** Klinik: 46jähriger Patient mit Postdiskotomiesyndrom. Zustand nach dreifacher Bandscheibenoperation wegen Verwachsungsbeschwerden, Hemilaminektomie von L4 und L5 mit Fettlappenplastik, weiterhin Beschwerden.
Röntgen: LWS a.-p.: Zustand nach Hemilaminektomie von L4 und L5 links mit Abtragung der medialen Facettenanteile.
CT: Zustand nach Hemilaminektomie von L4 und L5 links mit Fettlappenplastik. Fettgewebe (schwarz) findet sich dorsal im Narbenbereich. Im linkslateralen Rezessus kleben Durasack, linke S1-Wurzel und knöcherne Wirbelkanalwand weiterhin zusammen.
Disposition: probatorisches Tragen einer lumbalen Entlastungsorthese. Falls damit eine leichte Besserung eintritt: Spondylodese

Tabelle 11.**38** Therapie beim Postdiskotomiesyndrom

Konservativ	*Operativ*
Krankengymnastik Rückenschule Flexionsorthesen Lokale Injektionen	Neurolyse mit Fettlappenplastik Fusionsoperation mit und ohne Spinalnervendekompression

Mit der knöchernen Verfestigung der unteren lumbalen Bewegungssegmente reduzieren sich die relativen Bewegungen zwischen Wirbelkanal und adhärenten Nervenwurzeln.

Die Verschiebung der Nervenwurzeln beim Lasègue-Test bzw. Anheben des gestreckten Beines bleibt durch eine lumbale Fusion allerdings unbeeinflußt (1135) (Tab. 11.**38**).
Wenn die Fusion außerdem mit einer Distraktion der dorsalen Anteile der Bewegungssegmente ver-

bunden ist, kommt es zu einer zusätzlichen Erweiterung des Wirbelkanals bzw. der Foramina intervertebralia mit Entlastung der Nervenwurzeln. Die meisten Patienten mit Postdiskotomiesyndrom können nach einer lumbosakralen Distraktionsspondylodese mit einer Besserung ihrer Beschwerden rechnen. Etwa 10% bleiben unverändert. Bei allen therapeutischen Maßnahmen einschließlich der Operation kann man dem Patienten immer nur eine Besserung, aber keine Heilung in Aussicht stellen, was diese meist schwer geplagten Patienten ohne weiteres akzeptieren. Um so wichtiger erscheint die Prophylaxe des Postdiskotomiesyndroms.

Prophylaxe und Verlauf. Wegen der vielen nach der Operation unzufriedenen Patienten hat man immer wieder Versuche unternommen, die postoperative Narbenbildung im Wirbelkanal zu beeinflussen. Frühe oder späte Mobilisation des Patienten, routinemäßige Rumpfgipse oder Orthesen machten keinen Unterschied. Auch Membranen aus Kunststoff (gel foam) und systemische oder lokale Cortisonapplikationen hatten keinen Einfluß auf die perineuralen Verwachsungen. In unserer prospektiven randomisierten Studie brachte es keinen Unterschied, ob die Patienten intraoperativ Cortisonkristallsuspensionen in den Epiduralraum und in die betroffenen Wurzeltaschen appliziert bekamen oder nicht (1242).

Ein sicherer Weg, ausgedehnte Narbenbildungen nach einer Operation zu vermeiden, besteht darin, den Eingriff so klein und atraumatisch wie möglich zu gestalten.

Für die Diskotomie bedeutet dies Mikrotechnik nach sicherer präoperativer Segmentbestimmung. Das Ausmaß des dorsal von Dura und Nervenwurzel gelegenen und durch den Zugang zwangsläufig traumatisierten Gewebes muß möglichst gering gehalten werden. Epidurale Venen sind zu schonen und wie Nervenwurzeln beiseite zu halten, um Blutungen und Elektrokoagulationen zu vermeiden. Auch das epidurale Fett muß unter allen Umständen geschont werden. Wenn trotzdem weiter revidiert und dekomprimiert werden muß, um etwa bei einer Rezessusstenose die Wurzel zu entlasten, so empfiehlt es sich, einen freien Fettlappen einzulegen, ähnlich wie bei der Revisionsoperation.
Als wichtigste Forderung zur Vermeidung des Postdiskotomiesyndroms verbleibt die richtige Stellung der Indikation zur primären Bandscheibenoperation. Die Untersuchung von Spangfort (1141) hat eindeutig erwiesen, daß postoperative Beschwerden in erster Linie dann zu erwarten sind, wenn bei der Primäroperation nur eine Bandscheibenvorwölbung vorlag oder wenn intraoperativ überhaupt nichts gefunden werden konnte. Ein unbefriedigender intraoperativer Befund erfordert die Erweiterung des Situs mit Revision der Nachbaretagen und bewirkt somit ausgedehntere Narbenbildungen als nach einer einfachen monosegmentalen Sequesterentfernung.
Der natürliche Verlauf der Prolapskrankheit ist durch spontane Schrumpfung des verlagerten Bandscheibengewebes mit Anpassung der betroffenen Nervenwurzel charakterisiert und mündet immer in eine deutliche Besserung bzw. Heilung, wenn man genügend Zeit und Geduld aufbringt. Nach konservativen Maßnahmen einschließlich der intradiskalen Therapie kann ein Beschwerdekomplex wie beim Postdiskotomiesyndrom nicht entstehen.

Liegen keine gravierenden akuten neurologischen Ausfälle vor, sollte man im Zweifelsfall nicht operieren, denn wer nicht diskotomiert wird, bekommt auch kein Postdiskotomiesyndrom.

Fusionsoperationen

Das Bestreben, degenerativ gelockerte Bewegungssegmente durch eine Fusionsoperation zu stabilisieren, ist so alt wie die Kenntnis um die pathologisch-anatomischen Vorgänge bei der Bandscheibendegeneration selbst. So standen bei der operativen Behandlung des Lumbalsyndroms schon immer neben der eigentlichen Bandscheibenoperation (Diskotomie, Nukleotomie) auch unterschiedliche Versteifungstechniken zur Diskussion (Abb. 11.**145**). Mit der Prolapsoperation – dem häufigsten Eingriff an der LWS – beseitigt man die Ursache einer Nervenwurzelkompression; die andere Komponente des Krankheitsgeschehens, nämlich die durch Elastizitätsverlust hervorgerufene Instabilität im Bewegungssegment (Abb. 11.**146**), bleibt bestehen und wird durch die partielle Ausräumung der Bandscheibe noch verstärkt. Es resultieren lokale und radikuläre sowie pseudoradikuläre Symptomenkomplexe, die – wenn sie konservativ nicht zu beherrschen sind – durch eine Fusionsoperation gebessert werden können. Bandscheibenersatzoperationen mit interkorporeller Implantation einer künstlichen Bandscheibe haben sich bislang noch nicht bewährt.

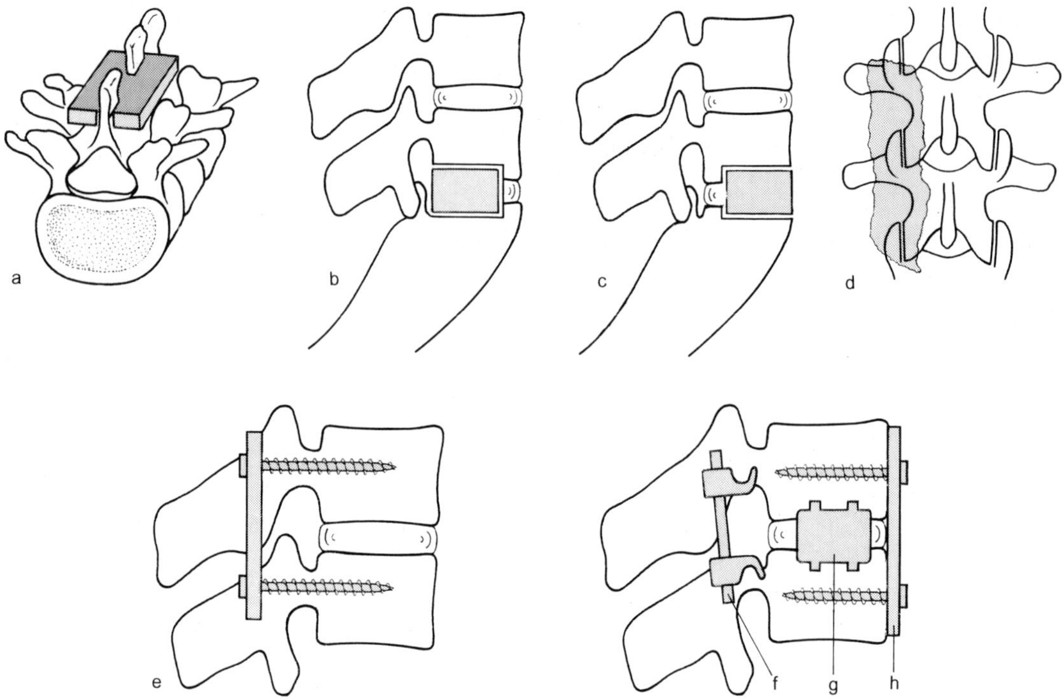

Abb. 11.**145** **a–h** Fusionsoperationen an der Lendenwirbelsäule: **a** dorsale Fusion mit dem H-Span, **b** interkorporale Fusion dorsal, **c** interkorporale Fusion ventral, **d** posterolaterale Fusion, **e** dorsal transpedikulär, **f** dorsaler Distraktionsstab oder **g** interkorporales Implantat oder **h** ventrale Verplattung

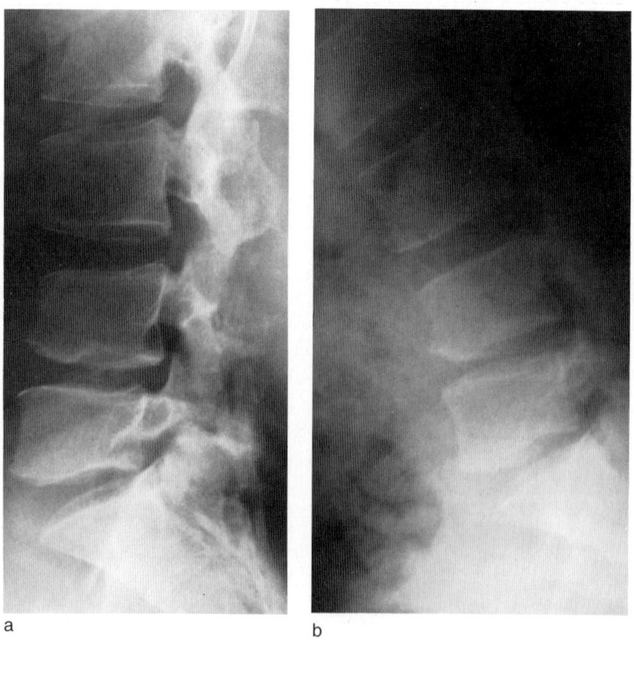

a b

Abb. 11.**146** **a** u. **b** Funktionsaufnahme der LWS bei maximaler Vorneigung: Instabilität im Bewegungssegment L4/L5 und L5/S1, Spondylolyse L5. Wegen gleichzeitig starker Beschwerden Indikation zur lumbalen Fusionsoperation

Implantatfreie lumbale Fusionen

Indikation und Technik der Operationen zur Verfestigung gelockerter lumbaler Bewegungssegmente haben sich in den letzten Jahrzehnten ständig gewandelt. Zunächst standen rein **dorsale Fusionstechniken** – wie die von Albee (12) und Bosworth (1111) – im Vordergrund. Man setzte vorwiegend massive Tibiaspäne ein, welche an den Wirbelbögen fixiert wurden. Wegen schlechter Ernährungsbedingungen für das Kortikalisimplantat und das Implantatlager an den Wirbelbögen, welche bei jeder Operation breit freigelegt werden mußten, blieb die gewünschte Verfestigung in vielen Fällen aus. Es kam zu Ermüdungsbrüchen der Kortikalisspäne und Pseudarthrosen.

Die **ventrale interkorporale Spondylodese** als alleiniger Eingriff hat sich wegen der relativ hohen Pseudarthroserate mit schlechten klinischen Ergebnissen nicht allgemein durchgesetzt (783, 784, 1037).

Eine weite Verbreitung fand die **posterolaterale Fusion mit autologen Spongiosaspänen** (146, 246, 613, 783, 810, 880, 960, 1178, 1181, 1201, 1275, 1322). Ausgehend von der Beobachtung, daß bei Skoliose- und Pseudarthroseoperationen mit autologer Spongiosa ein rascher knöcherner Durchbau bewirkt wird, hat man sich auch bei den lumbalen Fusionsoperationen von den Kortikalisspan- und Verbolzungstechniken zur Spongiosaanlagerung gewandt.

Bei der posterolateralen Fusion werden autologe Spongiosaspäne aus dem Beckenkamm in vorbereitete Spanlager zwischen Querfortsätzen und Gelenkfortsätzen unter Einschluß der Wirbelgelenke gelegt.

Die Pars interarticularis stellt zusammen mit den Querfortsätzen eine ununterbrochene Knochenoberfläche dar, die, aufgerauht, mit Spongiosaspänen bedeckt, eine feste Knochenstraße entstehen läßt. Die Revaskularisations- und Reossifikationsmöglichkeiten sind in diesem Bereich besser als im medialen Bogenabschnitt. Polster u. Hoefert (960) haben bei ihren biomechanischen Versuchen an unterschiedlich fusionierten LWS-Präparaten feststellen können, daß schon aus Gründen der besseren Stabilität der posterolateralen Spondylodese mit breiter Spanstraße unter Einbeziehung der Fläche zwischen den Querfortsätzen der Vorzug zu geben ist. Auch in unserem Computersimulationsmodell (898) erwies sich die posterolaterale Fusionsstrecke am stabilsten. Trotz der relativ hohen Durchbaurate bei der posterolateralen Fusion lassen die klinischen Ergebnisse, insbesondere bei den voroperierten Patienten, noch zu wünschen übrig. Abgesehen von Pseudarthrosen, welche trotz der günstigen Voraussetzungen auch bei diesem Verfahren auftreten und unter bestimmten Bedingungen zu erwarten sind, fehlt eine dekomprimierende Wirkung auf Duralsack und Nervenwurzeln.

Eine wesentliche Ursache für Facettenkreuzschmerzen, pseudoradikuläre und radikuläre Symptome sowie anhaltende Schmerzzustände nach der Bandscheibenoperation liegt in einer zunehmenden Verringerung des hinteren Abstandes zwischen den Bewegungssegmenten L4–S1. Die Gelenke der unteren lumbalen Wirbel sind aufgrund alters- und belastungsabhängiger Höhenabnahmen der Bandscheiben schon in ihrer Ausgangsposition teleskopartig ineinandergeschoben.

Lordosierung und Belastung schieben die Gelenke über ihre physiologische Endstellung weiter zusammen. Entsprechende Hyperlordosekreuzschmerzen (Facettenkreuzschmerz) mit pseudoradikulärer Ausstrahlung treten auf. Kyphose und Entlastung normalisieren die Verhältnisse im unteren Abschnitt und führen zur Schmerzreduzierung. Sie sind daher auch Bestandteil spontaner Heilungstendenzen (Fehlhaltung, Streckstellung, kyphotischer Knick im Röntgenbild) und Grundlage unserer therapeutischen Bemühungen (Stufenlagerung, Perlsches Gerät, lumbale Entlastungsorthese, Flexionskorsett).

Die bevorzugt dorsale Sinterung kommt durch die primär lordotische Einstellung des unteren LWS-Abschnitts zustande. Unsere Volumenmessungen an Präparaten der lumbalen Wirbelsäule (221) haben ergeben, daß der lumbale Wirbelkanal unter axialer Belastung und Lordosierung das geringste Volumen aufweist. Abgesehen von einer Verringerung des kraniokaudalen Durchmessers der Foramina intervertebralia und des ganzen Wirbelkanals, ergeben sich auch Einengungen in der Horizontalen durch Zusammenziehung und Verdikkung des Lig. flavum sowie durch wulstförmige Vorwölbung der hinteren Bandscheibenkontur.

Durch Auseinanderdrücken der Wirbelbögen lassen sich die Wirbelgelenke wieder in eine normale Ausgangsstellung bringen. Außerdem erweitert sich der lumbale Wirbelkanal in seinem Vertikal- und Horizontaldurchmesser. Durasack und Nervenwurzeln werden dekomprimiert.

Lumbosakrale Distraktionsspondylodese mit autologem Knochenspan (LSDS)

Bei der lumbosakralen Distraktionsspondylodese (690) wird neben der posterolateralen Fusion zusätzlich eine dorsale interspinale Knochenspanimplantation vorgenommen.

Ein genau vermessener kortikospongiöser Knochenspan aus der Spina iliaca posterior wird unter Distraktion ohne alloplastisches Material zwischen die Dornfortsätze von L4 und S1 geklemmt (Abb. 11.**147**). Das Auseinanderweichen der Dornfortsätze erreicht man durch maximale Kyphosierung der LWS in der Kniehocklage, in der auch die Operation an der lumbalen Bandscheibe (Diskotomie) durchgeführt wird.

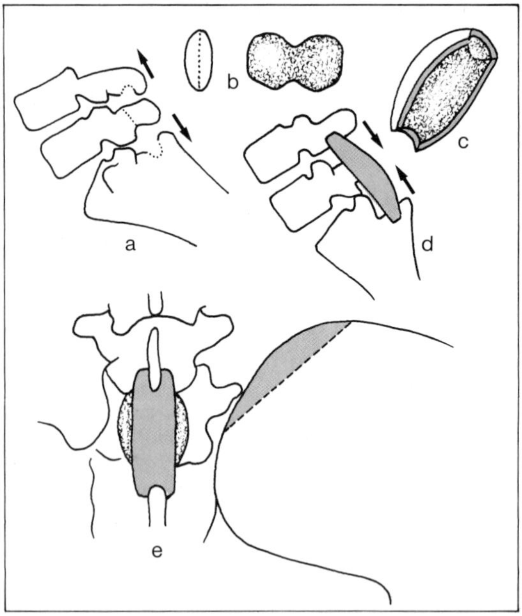

Abb. 11.**147a–e** Lumbosakrale Distraktionsspondylodese mit kortikospongiösem Span aus der Spina iliaca posterior. An den Dornfortsätzen von L4 und S1 wird durch Einkerbung ein Spanlager geschaffen (**a**). Der Dornfortsatz von L5 wird bis zur Basis gespalten. Die Spanhälften werden zur Seite geklappt und dienen als Spanlager (**b**). Der Span wird am oberen und unteren Ende mit der Luer-Zange eingekerbt (**c**) und zwischen L4 und S1 eingeklemmt (**d**). Zusätzlich beidseitig posterolaterale Fusion

Der Span soll die erreichte Distraktion bis zur Konsolidierung der posterolateralen Knochenstraßen aufrechterhalten. Außerdem schafft er in der Mitte eine dritte Fusionsstrecke (Abb. 11.**148**).

Nach der lumbosakralen Distraktionsspondylodese erhält der Patient eine lumbale Entlastungsorthese mit leichter Flexion der unteren lumbalen Bewegungssegmente, welche den Span bis zum endgültigen knöchernen Durchbau entlastet. Hierzu dient z. B. das modifizierte Hohmannsche Mieder als lumbale Entlastungsorthese (S. 311) oder das Raneysche bzw. Hamburger Flexionskorsett. Die Orthesen sollten etwa 4 Monate getragen werden.

Als **Indikation** für eine implantatfreie lumbale Fusionsoperation mit Distraktion kommen alle therapieresistenten Schmerzzustände im Lumbosakralbereich in Frage, vor allem wenn sie mit Hyperlordose und Bandscheibenerniedrigung einhergehen. Hierher gehören vor allem die Postdiskotomiesyndrome (Tab. 11. **39**).

Posttraumatische Instabilitäten sowie Spondylolysen und Listhesen stellten bei entsprechenden klinischen Erscheinungen schon immer eine klassische Indikation zur Spondylodese dar.

Bevor man sich zur Fusionsoperation entschließt, sollte durch eingehende neurologische Untersuchung und eventuell durch MRI und CT ein Prolaps ausgeschlossen werden. Ein vorübergehender Erfolg von Facetteninfiltrationen mit einem Lokalanästhetikum und Schmerzlinderung durch Immobilisierung der LWS sind weitere Hinweise für die Indikation.

Die erfreulichsten Ergebnisse haben sich bisher bei den Patienten mit therapieresistenten Beschwerden beim Postdiskotomiesyndrom gezeigt (690, 1333, 1336), insbesondere wenn es sich um mehrfach erfolglos Operierte handelte. Bei diesen Patienten besteht klinisch ein Komplex aus lokaler pseudoradikulärer und radikulärer Symptomatik, hervorgerufen durch peridurale Vernarbungen, Segmentinstabilität und pathologische Veränderungen der Wirbelgelenke.

Kontraindikationen stellen höheres Alter und verminderte Knochenstabilität durch Osteoporose dar, weil hier eine sichere Verankerung des Spanes nicht möglich ist. Weiterhin läßt sich der mediale Span nicht implantieren, wenn nach vorausgegangener ausgedehnter Laminektomie das Implantatlager unzureichend ist, und bei Spondylolisthese Meyerding III und IV. Patienten mit schwerwiegenden Abdominalerkrankungen vertragen

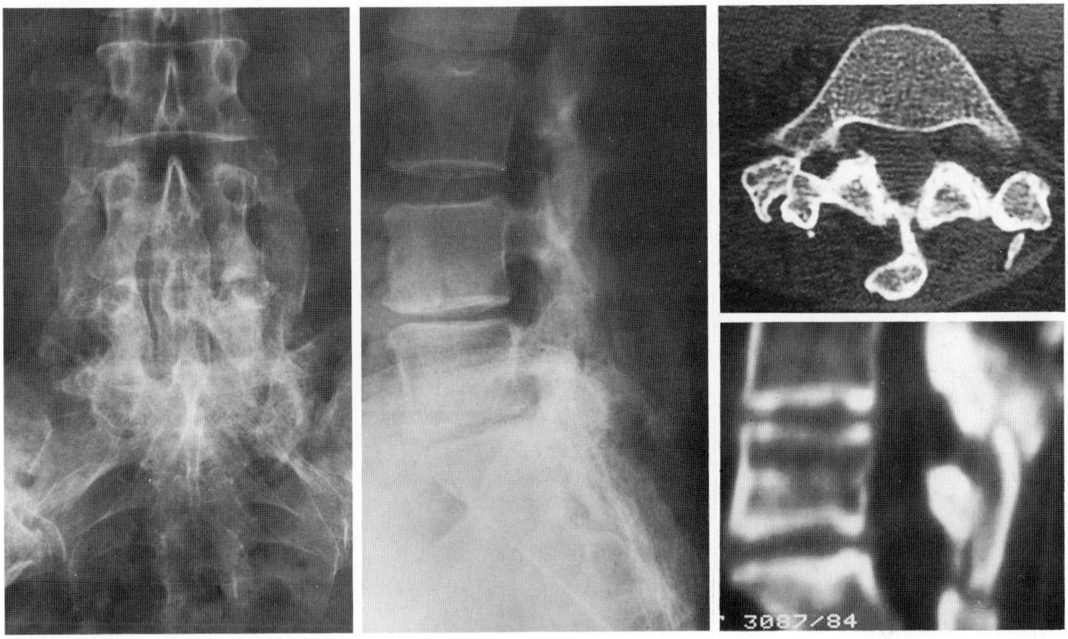

a b c d

Abb. 11.**148a–d** Lumbosakrale Distraktionsspondylodese mit autologem Knochenspan und posterolateraler Fusion. **a, b** Man sieht die dreifache Fusionsstrecke posterolateral, intertransversal und den Knochenspan zwischen L4 und S1, **c** CT: 3 Fusionsstrecken posterolateral und dorsal-interspinös, **d** seitliche Rekonstruktion

die intraabdominale Druckerhöhung in der postoperativ erforderlichen lumbalen Entlastungsorthese nicht.

Der besondere Wert der lumbosakralen Distraktionsspondylodese liegt in ihrer relativen Ungefährlichkeit. Ebenso wie bei der posterolateralen Fusion wird der Wirbelkanal nicht tangiert. Blutungen in den Epiduralraum, Wurzel- und Kaudakompressionen durch Osteosynthesematerial sowie inneres appositionelles Knochenwachstum durch Manipulationen am Wirbelbogen sind nicht zu erwarten.

Tabelle 11.**39** Indikationen zur lumbosakralen Distraktionsspondylodese (LSDS)

1. Lumbale Bandscheibenlockerung mit Hyperlordose, Kreuzschmerzen (Facettensyndrom)
2. Therapieresistente Beschwerden nach Bandscheibenoperation (postoperatives Facettensyndrom, Postdiskotomiesyndrom)
3. Spondylolyse – Spondylolisthese Meyerding I u. II

Implantathaltige lumbale Fusionen

Das Bemühen, lumbale Fusionstechniken mit alloplastischen Implantaten zu unterstützen, ist so alt wie die Geschichte der Fusion selber. Schon Hadra (436) und Fritz Lange (720) benutzten Stangen und Drähte, um die Wirbelsäule intern zu stabilisieren.

Mit der Entwicklung biologisch verträglicher Metallegierungen entwickelte man in den letzten Jahrzehnten zahlreiche Implantate, die an Dornfortsätzen, Wirbelbögen, zwischen den Wirbelkörpern oder transpedikulär eingebracht und im Wirbelkörper selbst verankert wurden.

Schwierigkeiten und Komplikationen ergeben sich bei allen implantathaltigen Fusionen an der Wirbelsäule aus der Tatsache, daß alloplastisches Material in eine relativ große Wundhöhle versenkt wird (Wundheilungsstörungen) und daß die Implantate in unmittelbarer Nähe von Nervenwur-

Tabelle 11.**40** Indikationen für Spondylodesen

Implantatfreie dorsale Spondylodese	*Instrumentierte Fusion*
Fusion in situ	Fusion mit Reposition
Kreuzschmerz stärker als Beinschmerz	Beinschmerz stärker als Kreuzschmerz

zeln und Dura liegen, was zu neurologischen Störungen führen kann. Viele Implantate müssen wieder entfernt werden.

Indikation. Trotzdem ergeben sich bei vorhandener klinischer Indikation (Tab. 11.**40**) allein aufgrund biomechanischer Gegebenheiten Indikationen für eine instrumentierte Fusion (Abb. 11.**149**), z. B. wenn

- das Implantatlager nach Laminektomie und Facettektomie unzureichend ist,
- starke Deformierungen vorliegen, die eine Reposition erfordern, wie degeneratives Wirbelgleiten, Retrolisthesen, Spondylolisthese Meyerding III und IV usw.,
- eine Wurzelkompression vorliegt, die eine Dekompression unter Opferung tragender Elemente erforderlich macht.

Bei Reposition stärkerer Instabilitäten und Deformitäten ist zur sicheren Retention unter Umständen ein kombinierter Eingriff mit zusätzlicher ventraler Gegenfusion erforderlich (Abb. 11.**150**).

Eine relativ sichere interne Stabilisierung der unteren lumbalen Bewegungssegmente erreicht man mit transpedikulär in den Wirbelkörper eingebrachten Schrauben, die dorsal mit verschiedenen Plattensystemen oder -stäben je nach Indikation unter Distraktion oder Kompression verankert werden (254, 544, 646, 762, 1027, 1154, 1363, 1366).

Im Gegensatz zu dorsalen Platten und Stäben, die am Wirbelbogen fixiert werden, verfügen transpedikulär fixierte Systeme über eine bessere Torsions- und Flexionssicherung mit erhöhter Primärstabilität und Fusionsrate. Mit verschiedenen Systemen sind in gewissem Umfang Repositionen möglich (1154).

Implantatspezifische Komplikationen wie Wundheilungsstörungen und Irritationen neuraler Elemente sind in gleicher Weise zu erwarten wie bei den anderen implantathaltigen Operationen, abgesehen von Beschwerden, wie sie nach jeder Fusionsoperation an der Lendenwirbelsäule auftreten können.

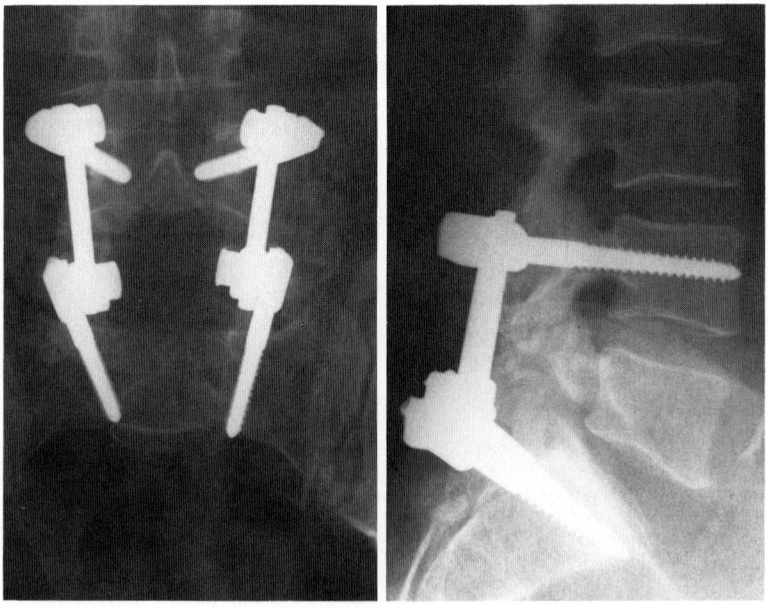

Abb. 11.**149** Instrumentierte Fusion mit transpedikulär in den Wirbelkörper eingebrachten Schrauben bei einem 50jährigen Patienten mit Postdiskotomiesyndrom. Zustand nach Laminektomie und partieller Facettektomie

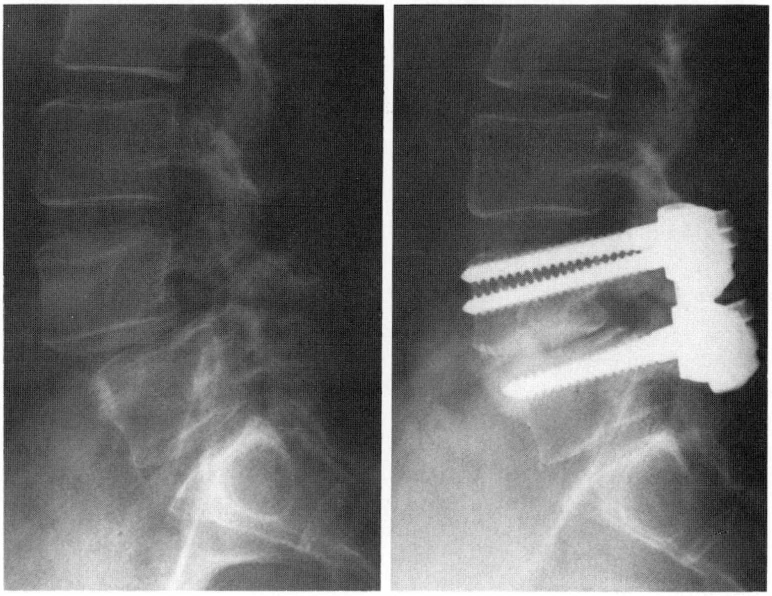

Abb. 11.**150** Degeneratives Wirbelgleiten L4/5 bei einem 55jährigen Patienten mit zunehmender neurologischer Symptomatik L4 und L5 bds. Instrumentierte Fusion und ventrale Gegenfusion L4/5 nach Reposition mit transpedikulär eingebrachten Schrauben

Beschwerden nach Fusionsoperationen an der Lendenwirbelsäule – Postfusionssyndrom

Selten werden durch eine Fusionsoperation an der Lendenwirbelsäule alle Probleme des Patienten, die den Anlaß zur Fusionsoperation darstellten, beseitigt. Häufig finden sich noch Restbeschwerden vom Ausgangsleiden, insbesondere neurologische Erscheinungen irreversibler Wurzelschädigungen nach Bandscheibenoperationen, die auch durch eine Segmentversteifung nicht behoben, allenfalls gebessert werden können.

Neu hinzukommen können Beschwerden, die durch die Fusionsoperation selbst verursacht werden. Dazu zählen in erster Linie Infektion, Pseudarthrose, Implantatbruch und Implantatunverträglichkeiten, wie sie bei jeder Osteosynthese auftreten können. Hinzu kommen Beschwerden von der Spanentnahmestelle, die allerdings aufgrund unserer Erfahrungen (1334) und den Angaben in der Literatur (324) nur eine untergeordnete Rolle spielen.

Fusionsspezifisch sind spezielle Implantationsfehler, wie z. B. Wurzelreizerscheinungen durch Pedikelschrauben, welche sich unmittelbar postoperativ bemerkbar machen und entsprechend behoben werden können. Schwieriger zu beheben sind verbliebene oder neu aufgetretene Segmentfehlstellungen, z. B. eine Retrolisthese oder eine Überkorrektur mit Delordosierung mehrerer Segmente (Tab. 11.**41**). Der hierbei entstehende postoperative Flachrücken (flat back) verursacht anhaltende Kreuzschmerzen.

Speziell nach ventraler Fusion können zugangsspezifische Beschwerden (abdominelle Beschwerden, Impotenz) entstehen.

Postfusionssyndrom. Selbst wenn die Fusionsoperation an der Lebenwirbelsäule komplikationslos verlaufen ist, ursprüngliche Beschwerden behoben und die Fusionsstrecken in regelrechter Stellung festgeworden sind, können fusionsspezifische Beschwerden auftreten, die man als Postfusionssyndrom bezeichnet (Tab. 11.**42**).

Tabelle 11.**41** Ursachen von Beschwerden nach Fusionsoperationen an der Lendenwirbelsäule

Restbeschwerden nach Bandscheibenoperation
Infektion
Pseudarthrose
Segmentfehlstellung
Implantationsfehler
Implantatunverträglichkeit
Beschwerden nach ventralem Zugang
Postfusionssyndrom

Tabelle 11.42 Postfusionssyndrom

Fusionsnahe Segmentinstabilität
Iliosakralgelenk-(ISG-)Symptome
Narbe

Beschwerden nach operativer Versteifung lumbaler Bewegungssegmente nennt man lumbales Postfusionssyndrom.

Veränderte Statik und Dynamik nach Fusion. Die beiden unteren lumbalen Bewegungssegmente sind schon im Normalzustand erheblichen statischen und dynamischen Belastungen ausgesetzt, die sich u. a. in frühzeitigen Verschleißerscheinungen dokumentieren. Nach ihrer Versteifung unter anatomischer sowie funktioneller Verschmelzung mit dem Kreuzbein, müssen die biomechanischen Aufgaben von Nachbarsegmenten und Kreuzbein-Darmbein-Fugen übernommen werden.
Sichtbare und symptomatische degenerative Veränderungen im Nachbarsegment der beabsichtigten Fusionsstrecke stellen eigentlich eine Kontraindikation für lumbale Spondylodese dar, wenn man dieses Segment nicht in die Fusionsstrecke einbeziehen will. Durch bildgebende Verfahren, einschließlich Funktionsaufnahmen und Diskographie, lassen sich die degenerativen Veränderungen meistens erkennen. Mitunter sind beginnende degenerative Lockerungen jedoch nicht identifizierbar oder sie entwickeln sich – wie in den meisten Fällen – erst unter der biomechanischen Überbeanspruchung nach der Operation.
Fusionsnahe Segmentinstabilitäten machen sich als Facettensyndrom mit gürtelförmigen Schmerzen im Operationsrandbereich bemerkbar. Funktionsaufnahmen bei maximaler Vor- und Rückneigung zeigen gegebenenfalls eine Hypermobilität, im MRI findet sich ein ausgewalzter Anulus fibrosus. Die Diagnose erfolgt schließlich über probatorische Facetteninfiltrationen und – falls die diskogene Komponente im Vordergrund steht – über die Diskographie mit Reproduktion der typischen Beschwerden (memory pain). Zu den fusionsnahen Segmentinstabilitäten gehören auch Beschwerden, welche vom Lumbosakralsegment ausgehen, wenn man nur das Segment L4/5 versteift hat.

Iliosakralgelenk (ISG). Beschwerden von den Kreuzbein-Darmbein-Fugen können nach Fusionsoperationen der unteren lumbalen Bewegungssegmente ein- oder beidseitig auftreten. Diese machen sich besonders bei axialer Belastung bemerkbar. Probatorische lokale Injektionen weisen auf den therapeutischen Ansatz.

Narben. Anders als nach lumbaler Bandscheibenoperation sind Narben nach lumbaler Fusionsoperation unvermeidbar groß – zur Vorbereitung des Implantatlagers und Unterbringung der Implantate. Es gibt Versuche, den Eingriff perkutan durchzuführen (746).
Nach konventioneller dorsaler Fusion mit und ohne Instrumentation verbleibt eine doppelseitige ausgedehnte Narbe, die z. B. nach vorangegangener Bandscheibenoperation vom Epiduralraum bis zur Haut reicht. In der Narbe finden sich neben operativ traumatisierten Muskeln auch durchtrennte oder komprimierte Anteile des R. posterius des Spinalnervs (s. S. 180). Nach schmerzfreiem Intervall nehmen Nozizeptoren und traumatisierte Nerven bzw. Nervenstümpfe ihre Aktivitäten wieder auf. Es resultieren tiefe Rückenschmerzen und Hypersensibilitäten der Haut, die therapeutisch oft schwer zu beherrschen sind.

Mischsymptomatik: Postdiskotomiesyndrom und Postfusionssyndrom. Besonders nach vorangegangener Bandscheibenoperation vermischen sich fusionsspezifische Beschwerden mit Resten des Postdiskotomiesyndroms. Die Symptome lädierter Nervenwurzeln lassen sich auch mit einer Fusion nicht beseitigen – allenfalls bessern.
Intensität und Ausbreitung der Beschwerden der lokalen und ausstrahlenden Schmerzen ändern sich ständig im Laufe des Tages, vor allem in Abhängigkeit von der Körperhaltung und Belastung. Die Patienten können alte und neue Beschwerden genau differenzieren und deren Beeinflussung durch Haltungswechsel, Medikamente, Wärme- oder Kälteeinwirkung usw. schildern. Der Therapeut erhält hier wichtige Hinweise für die Behandlung und das Verhaltenstraining in der Rückenschule.

Therapie und Prognose. Die Behandlung von Beschwerden nach lumbaler Fusionsoperation hängt von der Ursache ab. Bei Infekt, Pseudarthrose, Implantationsfehlern und Implantatunverträglichkeiten ist eine Ursachenbeseitigung möglich. Restbeschwerden vom Ausgangsleiden (PDS), spezielle Probleme nach ventralem Zugang und die eigentlichen Beschwerden des Postfusionssyndroms behandelt man symptomatisch. Lokale Injektionen, physikalische Therapie und Krankengymnastik mit Rückenschule stehen im Vordergrund. Mit der operativen Versteifung instabiler Nachbarsegmente sollte man zurückhaltend sein, denn damit verschiebt man eventuell das Problem nur ein Segment weiter.

Die **Prognose des Postfusionssyndroms** ist eher günstig. Allmählich kommt es zur Adaptation an die veränderte Statik und Dynamik. Kongenitale Blockwirbel und vierteilige Lendenwirbelsäulen verursachen auch keine Beschwerden. Gut bewegliche Hüftgelenke (Krankengymnastik!) kompensieren die fehlende Mobilität des lumbosakralen Überganges. Wesentlich ist die Rückenschule. Hier ist dem Lenden-Becken-Bein-Winkel (s. S. 336) mit Beeinflussung der Lendenwirbelsäule durch die Beinhaltung besondere Beachtung zu schenken.

Spezielle Rehabilitation und Prophylaxe beim Lumbalsyndrom

Allgemeine Verhaltensweise

Für den Behandlungserfolg bei Form- und Funktionsstörungen am Bewegungsapparat ist die **Retention** ebenso wichtig wie die Reposition.

Intradiskale Massenverschiebungen und Protrusionen, die durch allgemeine und spezielle therapeutische Maßnahmen an ihren ursprünglichen Ort zurückgelangt sind, müssen auch dort gehalten werden, bis das gelockerte Bandscheibengefüge wieder gefestigt ist.

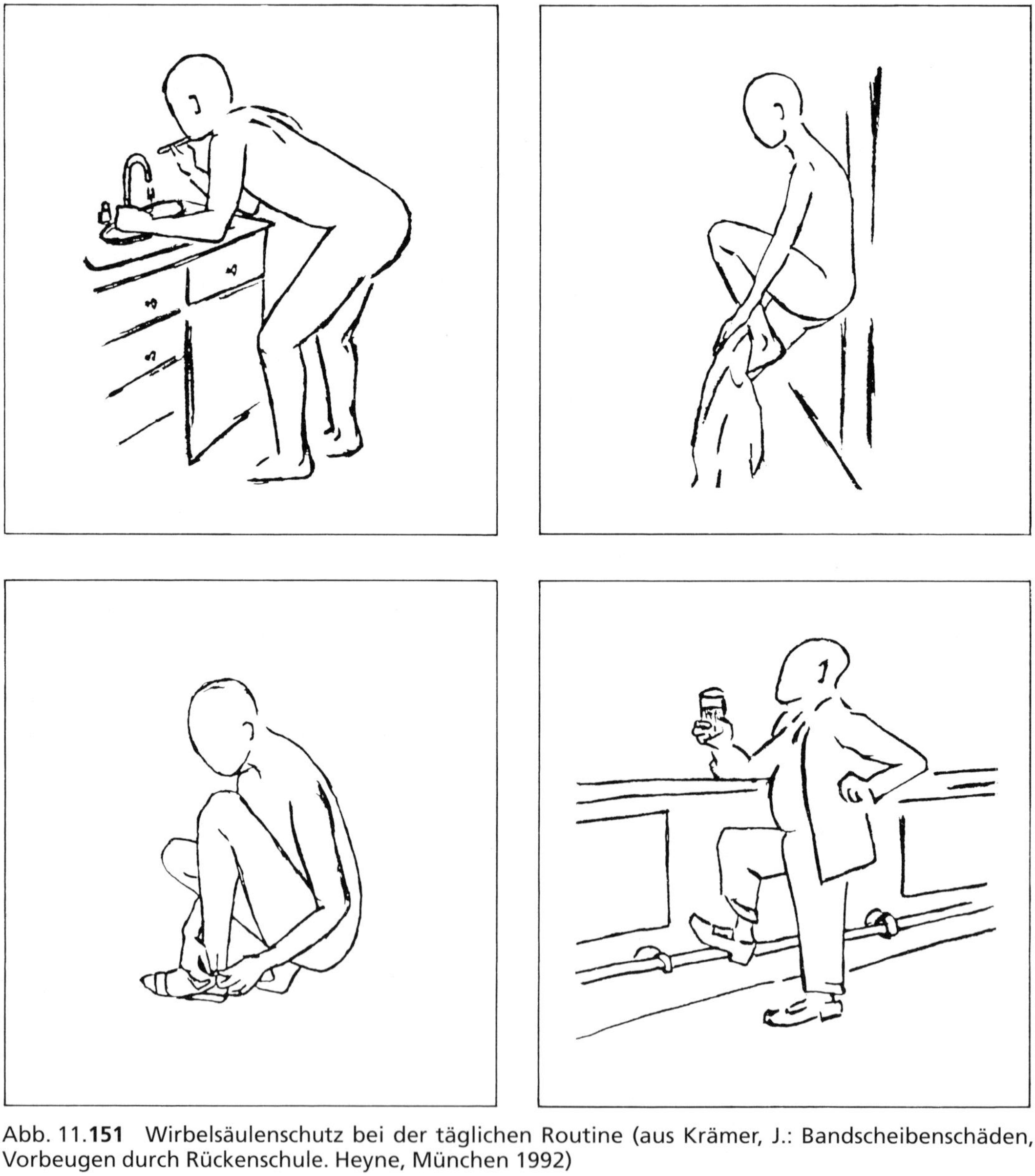

Abb. 11.**151** Wirbelsäulenschutz bei der täglichen Routine (aus Krämer, J.: Bandscheibenschäden, Vorbeugen durch Rückenschule. Heyne, München 1992)

> Das rearrangierte Bewegungssegment muß in Mittelstellung gehalten werden, um erneute intradiskale Massenverschiebungen zu vermeiden.

Vor allem darf es nicht zu einer erneuten mechanischen Reizung der Nervenwurzeln und der übrigen pressosensiblen Nervenelemente im Bewegungssegment kommen. Dazu muß der Patient durch seine Verhaltensweise beitragen. Er darf in der ersten Rehabilitationsphase *keine schweren Gegenstände heben und tragen* und soll beim *Bükken in die Hocke gehen* und Drehbewegungen des Rumpfes unter Belastung vermeiden. Besonders die *Kyphosierung der LWS bei Vertikalstellung des Rumpfes ist unter allen Umständen auszuschalten* (Abb. 11.**151**, 11.**152**). Bei gestreckter Wirbelsäule werden die lumbalen Bandscheiben symmetrisch belastet, so daß ein erneutes Derangement weniger leicht möglich ist. Die LWS ist

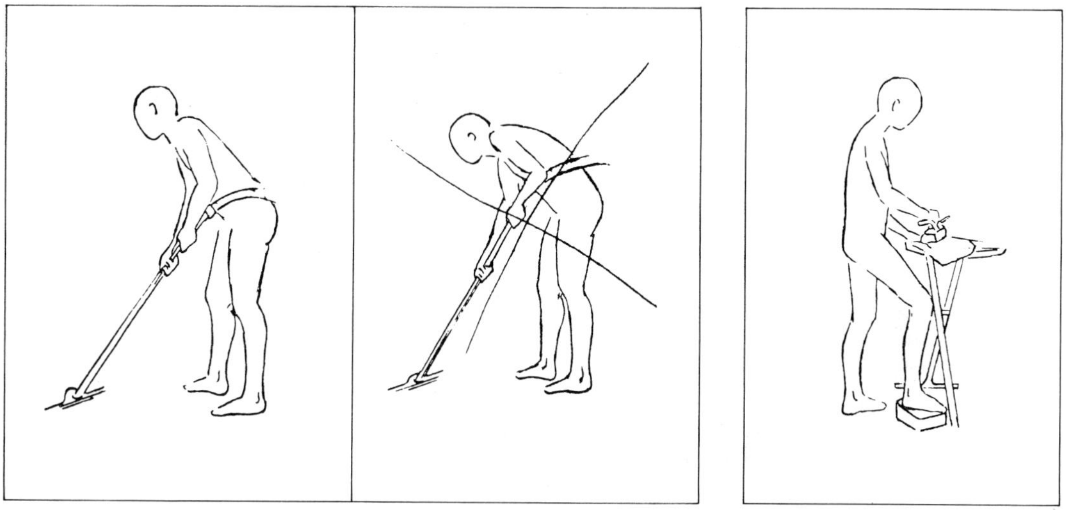

Langstielige Geräte benutzen und am oberen Ende anfassen, um den Rundrücken zu vermeiden.

Beim Stehen ein Bein aufsetzen, um das Hohlkreuz zu vermeiden.

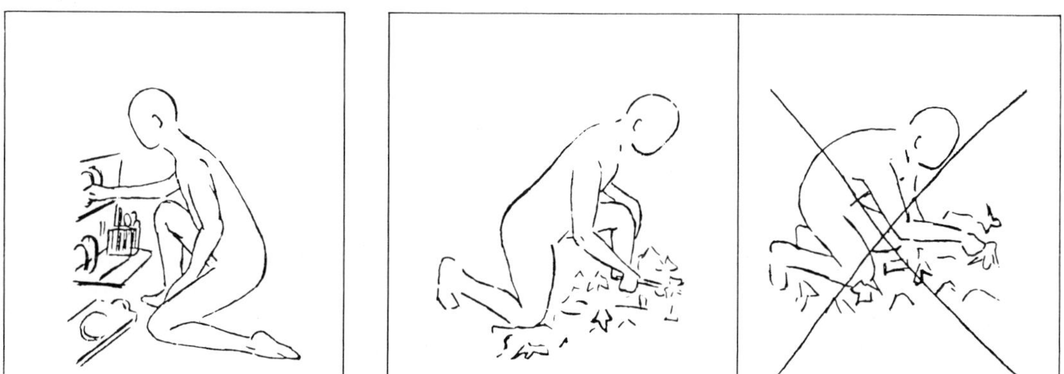

Beim Arbeiten am Boden ein Bein aufsetzen, um das Kreuz zu stabilisieren.

Abb. 11.**152** Wirbelsäulenschutz bei der Haus- und Gartenarbeit (aus Krämer, J.: Bandscheibenschäden, Vorbeugen durch Rückenschule. Heyne, München 1992)

bei diesem Bewegungsablauf durch die Rumpfmuskeln in statisch günstiger Stellung auf dem Becken fixiert und dient nicht als Biegungsstelle mit Knickbildung, sondern als Tragelement. Auch *Haltungskonstanz in ungünstiger Position* kann beim Lumbalsyndrom ein Rezidiv verursachen. Deswegen sind z. B. beim Liegen, Sitzen und Stehen bestimmte Verhaltensweisen angebracht. Richtige Körperhaltung und Bewegungsabläufe erlernt der Patient am besten durch praktische Demonstrationen in der Rückenschule (680).

Da bei degenerativ bedingten Bandscheibenlockerungen eine Spontanverfestigung des Gewebes innerhalb kurzer Zeit nicht zu erwarten ist, muß die **Stabilisierung** der betroffenen Bewegungssegmente von außen her erfolgen. Die latente Leistungsschwäche – gegeben durch das degenerativ gelockerte Bandscheibengewebe – ist so abzufangen, daß sie nicht wieder in eine fühlbare Krankheit übergeht oder daß wenigstens der Ausbruch schwerer Störungen vermieden wird. Um das erkrankte Bewegungssegment vor erneuter Verschiebung, Verdrehung oder intradiskaler Gewebsverlagerung zu bewahren, muß es aktiv oder passiv stabilisiert werden.

Ähnlich wie an der HWS sind auch im unteren Wirbelsäulenabschnitt neben passiven Stützmaßnahmen mit Orthesen Stabilisierungsmöglichkeiten durch Kräftigung der Muskulatur gegeben. Krankengymnastische Übungen und Rumpfstützen, die bei der Behandlung akuter Bandscheibensyndrome im allgemeinen nicht angebracht sind, spielen im Rahmen der Rehabilitation und Prophylaxe eines Lumbalsyndroms eine große Rolle.

Krankengymnastik

Krankengymnastische Übungen dienen beim Lumbalsyndrom sowohl der Therapie als auch der Rehabilitation und Prophylaxe. Erst wenn die Schmerzen weitgehend abgeklungen sind, kann man mit der rehabilitativen Krankengymnastik beginnen. Diese hat mehrere Aufgaben, wobei je nach Art und Schwere der voraufgegangenen Erkrankung und Alter des Patienten die Akzente unterschiedlich zu setzen sind (Tab. 11.**43**).

Tabelle 11.**43** Aufgaben der Krankengymnastik bei der Rehabilitation und Prophylaxe von Lumbalsyndromen

Muskelkräftigung
Übergang von der Teil- zur Vollbelastung
Schulung bandscheibenschonender Bewegungsabläufe
Wiederherstellung der ursprünglichen Beweglichkeit im betroffenen Wirbelsäulenabschnitt

Wichtigste Maßnahme der Rehabilitation und der Rezidivprophylaxe stellen **Muskelkräftigungsübungen** dar. Die Rumpf- und proximalen Extremitätenmuskeln gehören zu den funktionellen Bestandteilen der Bewegungssegmente. Sie führen und stabilisieren die Wirbelsäule. Im muskulär gefestigten Bewegungssegment sind Verlagerungen von Bandscheibengewebe und Verschiebungen der Wirbel gegeneinander weniger leicht möglich als bei schlaffer Haltung. Mit einem kräftigen Muskelkorsett kann man den Rumpf beim Heben und Tragen in einen festen Zylinder verwandeln. Durch Betätigung der Bauchpresse wird der intradiskale Druck in den lumbalen Bandscheiben um etwa 30% reduziert.

> Muskeln tragen wesentlich zur Stabilität der lumbalen Bewegungssegmente bei (Abb. 11.**153**).

Wenn man die Wirbelsäule mit einem Schiffsmast vergleicht, so stellen die Rumpfmuskeln Stage und Wanten dar, die der Längs- und Querabstützung dienen. Sie befinden sich beim Einmaster überall dort, wo der Mast unter dem Schub oder Zug der Segel dazu neigt, sich unerwünscht durchzubiegen. Die stabilisierende Wirkung ist um so effektiver, je größer der Winkel ist, den Wanten bzw. Stagen mit dem Mast bilden. Der Winkel muß mindestens 10 Grad betragen, weil sonst die Verstagung nicht mehr eine seitliche Absteifung bewirkt, sondern einen Stauch auf die Mastspur. Auf die Wirbelsäule bezogen, bedeutet dies, daß den wirbelsäulenfernen Muskeln, also den Rumpf-, langen Rückenstreck- sowie Extremitätenmuskeln, eine größere stabilisierende Wirkung zukommt als den unmittelbar der Wirbelsäule anliegenden.

Nach längerer Immobilisation, wie z. B. nach einer Ischialgie mit und ohne Operation, neigen die posturalen, phylogenetisch älteren Muskeln wie die Rückenstrecker zur Kontraktur und Verkürzung (731, 931), während die phasischen Gruppen wie die Bauchmuskeln atrophieren, sich überdehnen und ihren Tonus verlieren. Es gilt hier, durch die Stufenlagerung Ansatz und Ursprung zu nähern und durch Übungen den Tonus zu erhöhen.

Bei der Übungsbehandlung ist deswegen den Bauch- und proximalen Extremitätenmuskeln eine ebenso große Beachtung zu schenken wie den Rückenstreckern.

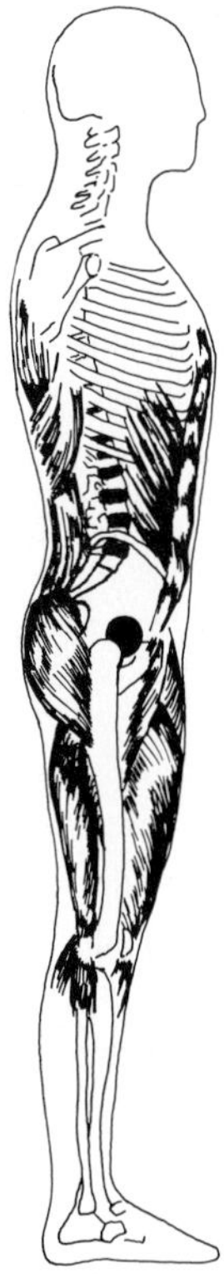

Abb. 11.**153** Muskuläre Stabilisierung der lumbalen Bewegungssegmente durch Rumpf- und Hüftmuskeln

Kyphosierende und lordosierende Muskelgruppen müssen gleichmäßig gekräftigt werden.

Nur so wird eine symmetrische Stabilisierung der LWS erreicht. Der Bauchmuskulatur fällt nicht nur die Aufgabe eines Gegenspielers der Rückenstreckmuskulatur zu, sondern sie unterstützt diese in ihren Halteaufgaben. Anspannung der Bauchmuskeln verstärkt den intraabdominellen Druck und führt zur Aufrichtung der Wirbelsäule und des Beckens.

Ähnlich wie bei der Massage sind auch die Muskelkräftigungsübungen aus der Entlastungshaltung heraus durchzuführen und sollten möglichst isometrisch erfolgen, um keine erneute Irritation der Nervenwurzeln zu provozieren.

Wenn man diese Grundsätze beachtet, können die Übungen schon am bettlägerigen Patienten zur Vorbereitung auf die Vertikalbelastung durchgeführt werden. Ausgangsstellung ist die Stufenlagerung bzw. die umgekehrte Stufenlagerung. Durch Hüft- und Kniebeugung ist die Lendenlordose aufgehoben, die lumbalen Zwischenwirbellöcher werden erweitert, und die Wurzeln des Ischiasnervs sind entspannt (Abb. 11.**154**).
Zur Vorbereitung der Muskelübungen haben sich Wärmepackungen und leichte Streichmassagen bewährt.

Vertikalbelastung. Wichtiger Bestandteil der Therapie beim Lumbalsyndrom ist die Entlastung der Wirbelsäule durch die Horizontallagerung. Wenn nach längerer Bettruhe die Beschwerden abgeklungen sind, darf der Patient wieder aufstehen.

Besonders beim Zustand nach Bandscheibenoperation, aber auch nach konservativer Behandlung muß der Wechsel von der entlastenden Horizontallagerung zur belastenden aufrechten Haltung allmählich erfolgen.

Mit Hilfe von Unterarmgehstützen, Achselkrükken oder mit der Streckbandage (Abb. 11.**105**) besteht eine Möglichkeit, den intradiskalen Druck in den lumbalen Bandscheiben zu reduzieren und schrittweise zur Vollbelastung überzugehen.
In dieser Phase muß der Patient auch die **bandscheibenentlastenden Haltungen und Bewegungsabläufe** *erlernen*. Dazu zählt das Herausrollen aus dem Bett unter Fixierung der Wirbelsäule. Das Gesäß dient dabei als Drehpunkt (Abb. 11.**138**). Beim Sitzen, Bücken und Wechseln der Fußbekleidung ist ebenfalls auf die Streckstellung der LWS zu achten. Die notwendigen Bewegungen müssen kompensatorisch in den Hüft- und Kniegelenken erfolgen.

Wiederherstellung der normalen Beweglichkeit. Wenn durch Entlastung und Lendenwirbelsäulenkyphose in der Stufenlagerung mit entsprechenden Übungen ein Rearrangement des derangierten Bewegungssegmentes erreicht ist, erfolgen Bewegungsübungen zur Wiederherstellung der ursprünglichen Beweglichkeit. Aus der vom Patienten unwillkürlich eingenommenen Schonhaltung mit leichter Kyphose bzw. Streckhaltung der Lendenwirbelsäule **(Schonkyphose),** muß wieder eine normale Haltung mit physiologischer Lordose **(Eulordose)** werden (s. auch S. 341). Unter krankengymnastischer Anleitung ist es nun erlaubt, über die rein isometrischen Übungen in der Entlastungshaltung hinaus aktive und passive Dehnübungen für verkürzte Bänder und Muskeln durchzuführen. Die Muskeldehnung erfolgt z. B. erst durch Anspannung der verkürzten Muskelgruppen mit nachfolgender Dehnung in der Entlastungsphase als sog. **postisometrische Relaxation.**

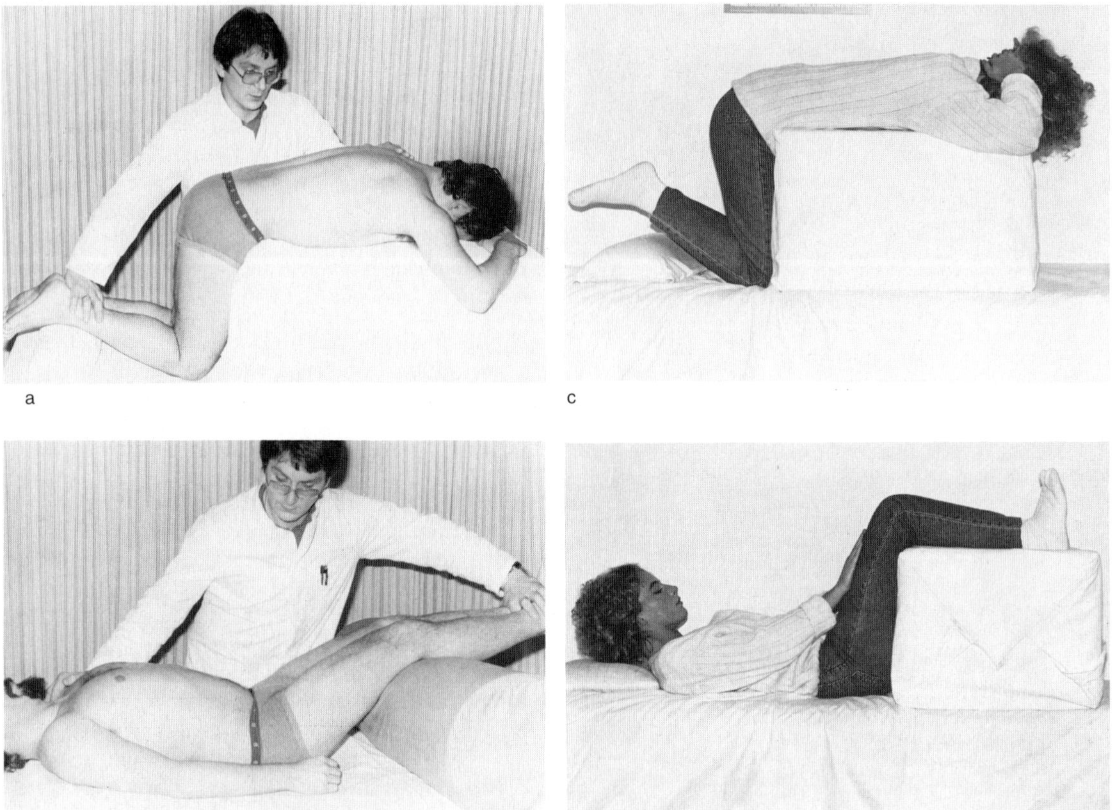

a c b d

Abb. 11.**154a** u. **b** Krankengymnastische Übungen mit isometrischem Training der Rumpf- und proximalen Extremitätenmuskeln aus der Entlastungshaltung in Bauch- und Rückenlage.
c u. **d** Die Übungen auf dem Würfel in Bauch- und Rückenlage führt der Patient später allein durch

Rumpforthesen nach dem Flexionsprinzip

Wirkungsweise und Formen

Wirkungsweise. Orthesen sind orthopädietechnische Hilfsmittel mit abstützender und korrigierender Wirkung. Starre Orthesen wie Apparate und Korsetts, die abstützend Funktionen des Bewegungsapparates übernehmen bzw. ausschalten, finden sich als entlastender Apparat oder Spondylitiskorsett. Dynamische Orthesen wirken durch ihre Funktion korrigierend und heilend, wie z. B. eine Dysplasiespreizschiene oder die Streckbandage.

Bei degenerativen Wirbelsäulenerkrankungen nutzt man die stützende und die korrigierende Funktion von Rumpforthesen gleichermaßen (Tab. 11.**44**).

Nach einem akuten Bandscheibensyndrom kommt dem aktiven Bewegungsapparat, speziell den Rumpf- und proximalen Extremitätenmuskeln, eine besondere Aufgabe zu. Es gilt, die wieder erreichte zentrale Lage des mobilen Bandscheibengewebes zu erhalten und erneute Reizungen der Schmerzrezeptoren durch unkontrollierte Bewegungsabläufe zu vermeiden. Im allgemeinen reicht hierfür eine bandscheibenschonende Verhaltensweise nach den Prinzipien der Rückenschule. Im Vordergrund steht eine muskuläre Stabilisierung des Rumpfes, unterstützt durch tonisierende isometrische Muskelübungen. Bei untrainierter Muskulatur und erhöhter Rezidivgefahr rei-

Übungen 1 bis 4 in der Stufenlagerung

Die Unterschenkel liegen auf einem Schaumgummiwürfel, Hocker oder Stuhl. Ein zusammengerolltes Handtuch dient als Nackenrolle. Jede Übung mindestens 3 mal jeweils 5 Sekunden (bis 5 zählen, verschnaufen, bis 5 zählen usw.).

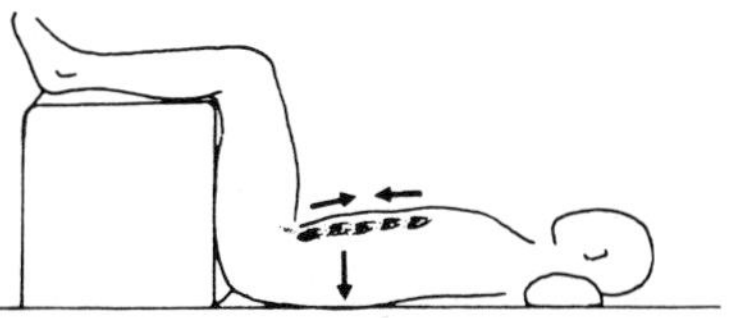

1. LWS gegen die Unterlage drücken durch Einziehen des Bauches.
   Es spannen sich an: Bauchmuskeln.

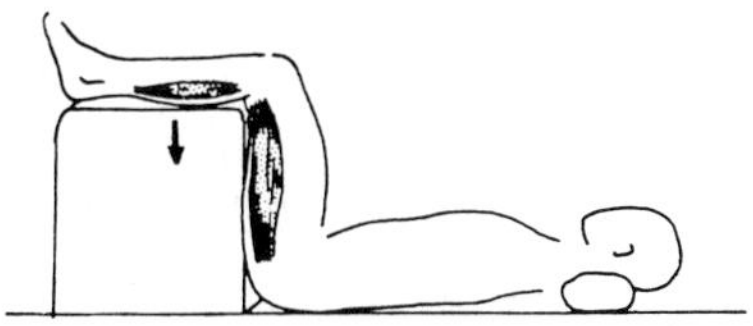

2. Unterschenkel gegen die Unterlage drücken, das Gesäß hebt soeben ab.
   Es spannen sich an: Muskeln der Oberschenkelrückseite und Wadenmuskeln.

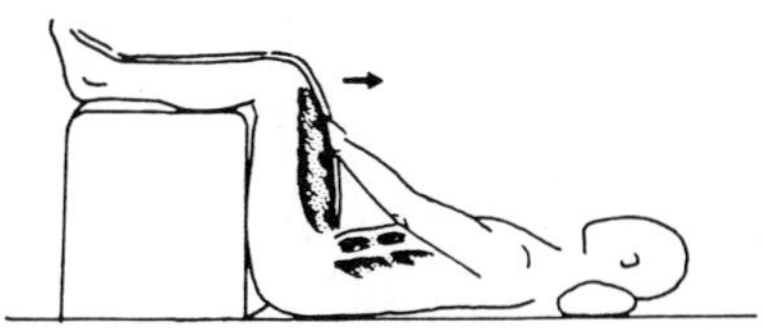

3. Knie gegen die Arme drücken, erst gleichzeitig (rechte Hand gegen rechten Oberschenkel, linke Hand gegen linken Oberschenkel), dann wechselseitig (rechte Hand gegen linken Oberschenkel usw.).
   Es spannen sich an: Muskeln an der Oberschenkelvorderseite, gerade und schräge Bauchmuskeln, vordere Schulter-Hals-Muskeln.

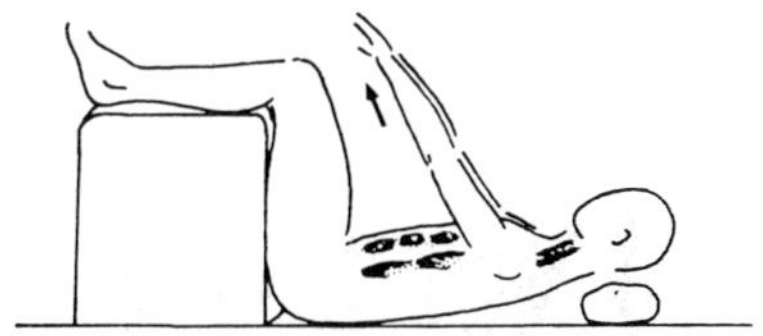

4. Kopf und Oberkörper hoch, so eben von der Unterlage abheben, die Arme sind nach vorn gestreckt. Erst gerade nach vorn, dann schräg nach vorn rechts und schräg nach vorn links.
   Es spannen sich an: Gerade und schräge Bauchmuskeln, vordere Schulter-Hals-Muskeln.

Übungen 5 und 6 in der Bauch-Stufenlagerung

Der Oberkörper liegt flach auf der Unterlage, die Arme sind hinter dem Kopf verschränkt, das zusammengerollte Handtuch liegt unter den Füßen.

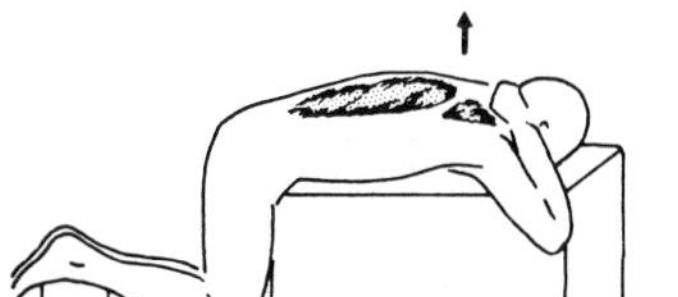

5. Kopf und Oberkörper hoch, so eben von der Unterlage abheben. Erst gerade hoch, dann Oberkörper etwas nach rechts und hoch, etwas nach links und hoch.
   Es spannen sich an: Rückenstreckmuskeln, hintere Schulter- Hals-Muskeln.

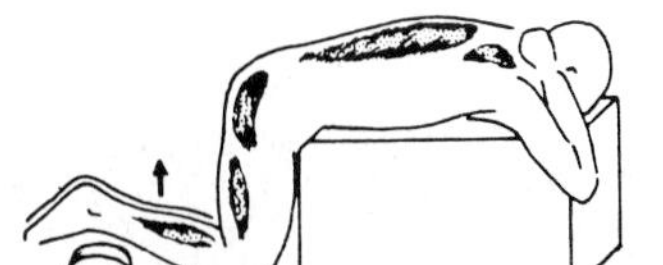

6. Unterschenkel und Knie hoch, so eben von der Unterlage abheben, mit dem Oberkörper zum Gewichtsausgleich weit nach vorn rücken.
   Es spannen sich an: Wadenmuskeln, hintere Oberschenkelmuskeln, Gesäßmuskeln, Rückenstrecker, hintere Schulter-Hals-Muskeln.

Abb. 11.**154e** Stabilisierende Krankengymnastik: isometrische Übungen aus der Entlastungshaltung

Tabelle 11.**44** Forderungen an Rumpforthesen bei bandscheibenbedingten Erkrankungen der LWS

1.	Druckentlastung der Bandscheiben
2.	Abflachung der Lendenlordose
3.	Ausschaltung beschwerdeauslösender Bewegungen
4.	Unterstützung der Rumpfmuskeln

chen die körpereigenen Mittel jedoch nicht aus. Man sollte sich dann *vorübergehend* einer Rumpforthese bedienen, bis die Muskulatur einen ausreichenden Trainingszustand erreicht hat.

Die Orthese muß die lädierten Bandscheiben entlasten, die Lendenlordose abflachen, beschwerdeauslösende Bewegungen blockieren und die Haltearbeit der Rumpf- und proximalen Extremitätenmuskeln unterstützen.

Formen. Je nach Schwere der vorausgegangenen Erkrankung und der im Vordergrund stehenden Störung im Bewegungssegment verordnet man mehr dynamische, korrigierende oder statisch abstützende Orthesen. Letztere finden sich als rundum festes Kunststoffkorsett im Flexionsjackett von Hauser (468), das später von der Arbeitsgruppe Morris, Lucas und Raney weiterentwickelt wurde (842). Das Kunststoffschalenkonzept findet

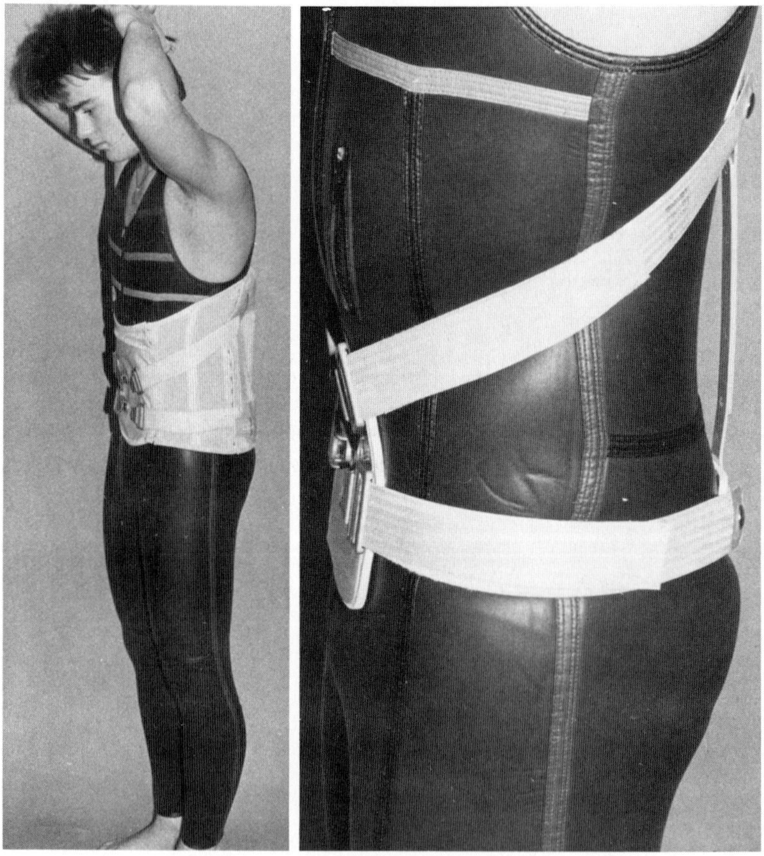

a b

Abb. 11.**155** a u. **b** Lumbale Flexionsorthesen Lumboflex (**a**) und Discoflex (**b**) zur dynamischen Entlordosierung der LWS. Die Bauchpelotte muß unmittelbar oberhalb des Schambeins sitzen. Der Rückenteil überbrückt gerade oder leicht nach hinten ausgebogen die LWS. Eine Hand muß noch zwischen Hautoberfläche und Rückenstangen passen. Die festen Bauteile an Bauch und Rücken sind durch Gurte miteinander verbunden. Discoflex (**b**) hat keinen Stoffanteil und wird bei Arbeit, Sport und jüngeren Patienten eingesetzt

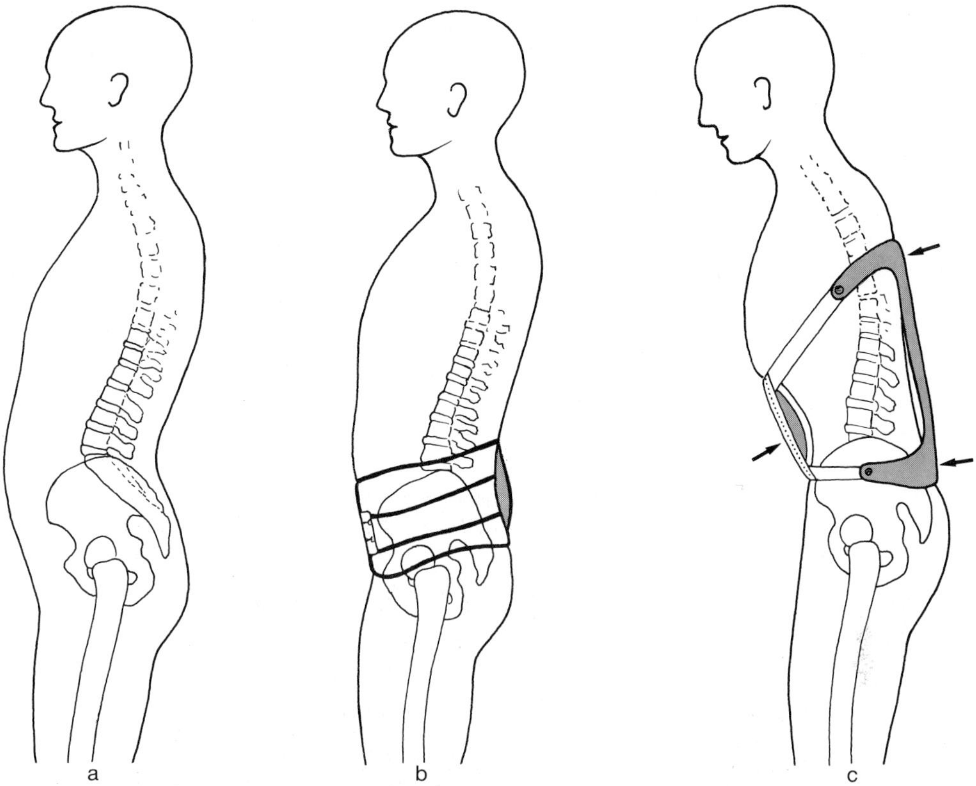

Abb. 11.**156 a–c** Abflachung der Lendenlordose und abdominelle Kompression, angedeutet beim Kreuzstützmieder (**b**), akzentuiert durch das Dreipunktsystem der Flexionsorthese (**c**)

sich auch in dem von von Torklus (1224) angegebenen Flexionskorsett.

Da die eng anliegenden Kunststoffschalen von vielen Patienten nicht toleriert werden, haben wir die Flexionsprinzipien auf das Hohmannsche Überbrückungsmieder übertragen (672), in das eine Bauchpelotte und ein kyphosierendes Rückenteil eingearbeitet wurden. Wir verwenden diese halbstarre Konstruktion auch heute noch, vor allem bei starken Lockerungen lumbaler Bandscheiben auf degenerativer und posttraumatischer Basis sowie nach lumbaler Spondylodese. Auf der Basis dieser halbstarren Konstruktion entstanden schließlich die dynamische Flexionsorthesen, Lumboflex und Discoflex (Abb. 11.**155**).

Dynamische Flexionsorthesen

Prinzip und Wirkungsweise. Um eine konsequente Entlordosierung und Druckentlastung der LWS zu erreichen, muß die Pelotte nicht hinten, wie bei den meisten Kreuzstützbandagen, sondern vorn, wie bei der dynamischen Flexionsorthese Lumboflex, angebracht sein. Eine suprapubische elastische Bauchpelotte drückt das Abdomen in Richtung LWS. Als Gegenhalt dient ein gerades Rückenteil, welches am oberen und unteren Ende der LWS entsprechend dem Hohmannschen Überbrückungsmieder ansetzt. Der gerade oder je nach Situation sogar etwas im Sinne der Kyphose ausgebogene Rückenteil muß der nach dorsal ausweichenden LWS ausreichend Platz bieten und darf der Haut nicht anliegen. Man muß bei am stehenden Patienten angelegter Orthese bequem noch eine flache Hand zwischen den mittleren Rückenteil und die Hautoberfläche schieben können. Die Bauchpelotte muß unmittelbar über dem Schambein ansetzen und einen gleichmäßigen Andruck gegen das Abdomen in der Blasengegend ausüben. Nach dem Dreipunktprinzip erreicht man mit der dynamischen Flexionsorthese eine Abflachung der Lendenlordose (Abb. 11.**156**). Dem Patienten bleibt im Gegensatz zu den starren Orthesen der Bewegungsspielraum bei gleicher korrigierender Wirkung. Lediglich die beschwerdeauslösende Rumpfrückneigung ist weitgehend ausgeschaltet. Alle Haltungen und Bewegungen enden durch Zwang des dynamischen Dreipunktsystems, dem geringsten Widerstand entsprechend, in der lumbalen Entlastungshaltung mit leichter Rumpfvorneigung, Beckenrückkippung und Abflachung der Lendenlordose.

Entlordosierung und Druckentlastung haben die gleiche Wirkung wie die Stufenlagerung. Es kommt zu deutlicher Erweiterung der Zwischenwirbellöcher und Abflachung der dorsalen Vorwölbungen des Anulus fibrosus (Tab. 11.**45**). Das Waschbrettmuster, bedingt durch die dorsalen Bandscheibenvorwölbungen, verschwindet im Myelogramm. Die durch degenerative bzw. postoperative Bandscheibensinterung teleskopartig ineinandergeschobenen Wirbelgelenkfacetten werden wieder in ihre Funktionsmittelstellung gebracht, die überdehnten Wirbelgelenkkapseln dadurch entspannt.

Wie unsere experimentellen Untersuchungen gezeigt haben, bedeutet Entlordosierung bzw. Kyphosierung der LWS auch eine deutliche Erweiterung des Wirbelkanals (221).

Die elastische Zuggurtung der suprapubischen Bauchpelotte führt im Bereich der lumbalen Bandscheiben zu einer deutlichen Senkung des intradiskalen Druckes, nach Nachemson u. Morris (869) um ca. 30%. Abdominelle Kompression verwandelt den Bauchzylinder in eine prallelastische Blase, die die Tragefunktion für den Rumpf übernimmt (Abb. 11.**157**). Eine ähnliche Wirkung entfalten gut trainierte Bauchmuskeln, deren Effektivität man durch das Anlegen fester Bauchgurte noch steigern kann.

Tabelle 11.**45** Wirkung dynamischer Flexionsorthesen

1. Dynamische Entlordosierung der LWS a) Erweiterung der Zwischenwirbellöcher b) Abflachung dorsaler Bandscheibenprotrusionen c) Reposition ineinandergeschobener Wirbelgelenke d) Erweiterung des Wirbelkanals
2. Erniedrigung des intradiskalen Druckes
3. Effektivitätssteigerung der Rumpfmuskeln

Indikationen und Kontraindikationen. Aus der Wirkungsweise ergeben sich die Indikationen. Im Prinzip kann man alle schmerzhaften Lumbalsyndrome unterstützend mit einer dynamischen Flexionsorthese behandeln, wenn die körpereigenen Mittel (Muskeln und Bänder) nicht ausreichen. Dies gilt in erster Linie den lordosebedingten pseudoradikulären Syndromen und Spinalkanalstenosen. Aber auch bei Protrusionsischialgien sollte man immer einen Versuch mit der Flexionstherapie unternehmen (Abb. 11.**158**). Im Gegensatz zu Lumboflex hat Discoflex keinen Stoffanteil und wird vorwiegend bei Arbeit, Sport und jüngeren Leuten eingesetzt.

Eine wesentliche Indikation für die Versorgung mit einer dynamischen Flexionsorthese stellt der Zustand nach operativer Bandscheibenausräumung und Bandscheibenauflösung intradiskale Therapie dar.

Es gilt, durch konsequente intraabdominelle Druckerhöhung einen Teil der Last von der lädierten Bandscheibe zu nehmen, bis sich ein belastbares Regenerat gebildet hat. In dieser Phase müssen auch die Gelenke der lumbalen Wirbel durch Entlordosierung vor Überlastung geschützt werden.

Eine Flexionsbehandlung ist auch bei allen Beschwerdezuständen indiziert, welche von Spondylolysen und Spondylolisthesen ausgehen, weil die geschädigten Bogenanteile entlastet werden.

Einen problematischen Teil der Therapie mit Flexionsorthesen stellt die Kompression durch eine Bauchpelotte dar. Bei inneren Erkrankungen, wie Magen-, Darm- und Leberleiden, besteht eine Kontraindikation, ebenso bei einer Leistenhernie. In diesen Fällen sollte man auf die Bauchpelotte verzichten und sich auf den flektierenden Rückenteil beschränken.

Unabdingbare Voraussetzung für das Tragen einer Orthese nach operativer Dekompression des Zwischenwirbelabschnitts ist die Verordnung von Kräftigungsübungen für die Rumpfmuskeln, die schließlich die Aufgabe der Orthese übernehmen sollen.

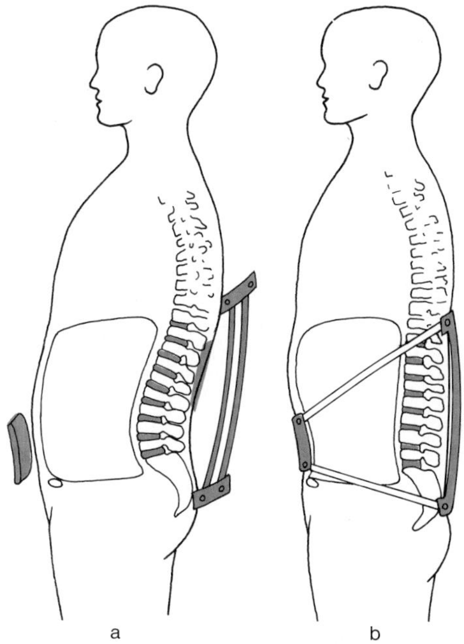

Abb. 11.**157** a u. **b** Wirkungsweise der abdominellen Kompression bei Flexionsorthesen durch eine suprapubische Bauchpelotte. Die Lendenlordose wird abgeflacht. Die LWS kann nach dorsal ausweichen

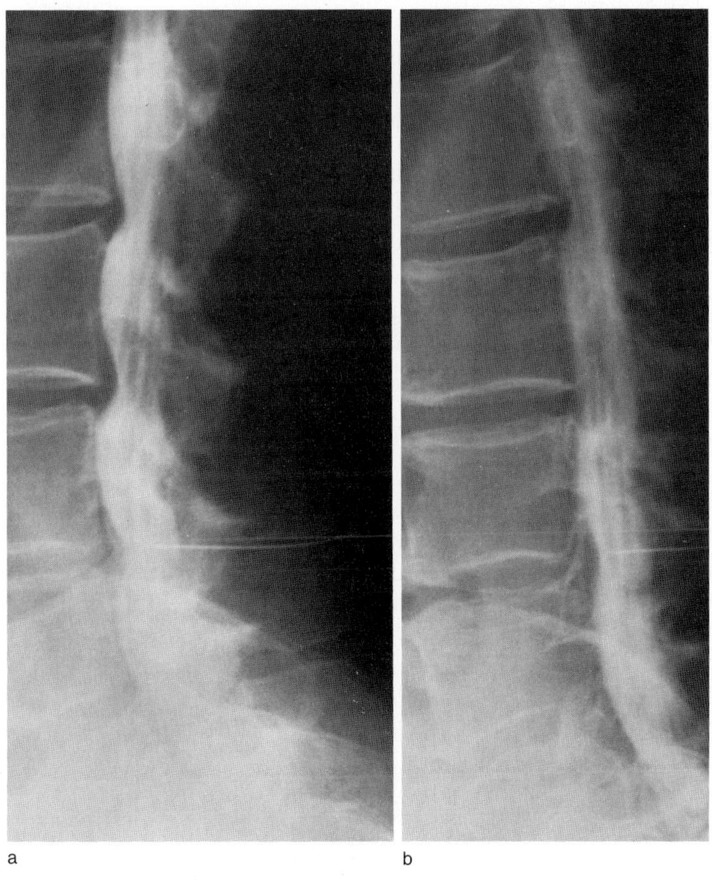

Abb. 11.**158** a u. **b** Lumbales Myelogramm einer 66jährigen Patientin mit klinischen Zeichen einer Spinalkanalstenose (Hyperlordosekreuzschmerz, Claudicatio spinalis). Das seitliche Myelogramm zeigt Eindellungen der KM-Säule in Bandscheibenhöhe (diskale Ebene), die auf der Kyphoseaufnahme wieder verschwinden. Der Sagittaldurchmesser des Durasackes in Höhe der Bandscheiben vergrößert sich unter Kyphose. Indikation zur Flexionstherapie mit einer delordosierenden Orthese. Dazu Krankengymnastik in der Stufenlagerung

Therapieplan

Uniforme Krankheitsbilder, wie z. B. eine akute Lumbago oder S1-Ischialgie, legen ein einheitliches therapeutisches Vorgehen nahe. Ähnlich wie bei der Behandlung des Zervikalsyndroms ergeben sich auch bei den bandscheibenbedingten Erkrankungen im Bereich der LWS gewisse Behandlungsstufen, die entsprechend dem Krankheitsverlauf nacheinander beschritten, gegebenenfalls auch übersprungen werden. In Abb. 11.**159** ist noch einmal die Abb. 8.**4** wiedergegeben, diesmal mit den therapeutischen Ansätzen. Je nach Intensität und Dauer der im Vordergrund stehenden Schmerzkomponente kommen mehr oder weniger invasive Behandlungsmittel zum Einsatz.

Für die konservative Behandlung von Lumbalsyndromen legt sich jeder Arzt ein bestimmtes Behandlungskonzept zurecht, auf das auch seine Mitarbeiter in der physikalischen Therapie eingespielt sind. Unsere Umfrage bei niedergelassenen Fachkollegen und orthopädischen Kliniken hat gezeigt, daß der Behandlungsplan in den wesentlichen Punkten identisch ist.

Ambulante Therapie. Am Anfang steht meistens eine unspezifische Allgemeinbehandlung mit örtlicher Wärmeanwendung, Verordnung analgetisch-antiphlogistisch wirkender Medikamente und Traktion bzw. Entlastung. Letztere wird auch als Bettruhe verordnet, wozu der berufstätige Patient krank geschrieben werden muß. Bei leichteren Beschwerden kann man auch versuchen, ohne Medikamente auszukommen (Tab. 11.**46**).

> In der Mehrzahl der Fälle mit akutem Lumbalsyndrom zeichnet sich innerhalb weniger Tage eine Besserung ab – nicht zuletzt wegen der Selbstheilungstendenz bandscheibenbedingter Beschwerden.

Bilden sich die Beschwerden nicht innerhalb von einer Woche bis zu 14 Tagen zurück, so erfolgt die Überweisung zum Facharzt, falls dieser nicht schon von vornherein die Behandlung übernommen hatte.

In der zweiten Behandlungsstufe kommen spezielle therapeutische Mittel, wie manuelle Therapie, Elektrotherapie und lokale Injektionen, in Frage. Es bleibt den Erfahrungen des behandelnden Arztes überlassen, die einzelnen Behandlungsformen parallel oder hintereinander anzuwenden. Wichtig

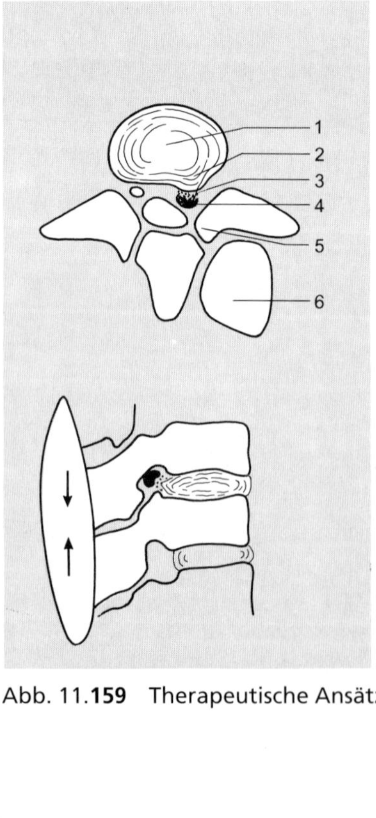

	Therapeutischer Ansatz	
	nicht invasiv	invasiv
1. Ausdehnungsdruck der Bandscheibe	Stufenlagerung, Traktion	intradiskale Therapie
2. Masse des Bandscheibenvorfalls	- - - - - - - - - - - - - -	Diskotomie, offen und perkutan, Chemonukleolyse
3. entzündlicher Kontakt, Bandscheibenvorfall, Wurzel	Analgetika, Antiphlogistika	epidurale Injektion, Neurolyse
4. entzündliche Wurzelschwellung	Analgetika, Antiphlogistika	epidurale paravertebrale Injektion
5. Fehlstellung der Wirbelgelenke, Wirbelgelenkkapselüberdehnung	Stufenlagerung, Flexionsorthesen, Krankengymnastik	Facetteninfiltration, Fusion
6. reflektorischer Spasmus der Rückenstreckmuskeln	Myotonolytika, Wärme, Massage, Elektrotherapie	paravertebrale Injektion

Abb. 11.**159** Therapeutische Ansätze in Abhängigkeit vom Ort der Schmerzentstehung

ist weiterhin die Entlastung durch Bettruhe bzw. Horizontallagerung, die noch konsequenter eingehalten werden muß als in der ersten Behandlungsstufe, was freilich bei ambulanter Behandlung nur unvollkommen gelingt.

Stationäre Therapie. Aus diesen Gründen sind der ambulanten Behandlung, besonders bei hartnäckigen Wurzelsyndromen, Grenzen gesetzt. Die Einweisung ins Krankenhaus muß beim Auftreten von Paresen wichtiger Muskeln und beim Kaudasyndrom sofort erfolgen. Hier ist meistens eine sofortige Operation erforderlich. Bei therapieresistenten Wurzelsyndromen, die einer mehrwöchigen konservativen ambulanten Behandlung trotzen, ist zunächst ein MRI oder ein CT angebracht. Unter Einbeziehung des klinisch-neurologischen Befundes sowie aller übrigen für die Operation wichtigen Umstände wird dann entschieden, ob noch ein stationär durchgeführter konservativer Behandlungsversuch mit strenger Bettruhe und einer speziellen lokalen Injektionstherapie, eine intradiskale Therapie oder sofort eine Operation in Frage kommt. Diese ist unumgänglich, wenn die Beschwerden trotz der konservativen stationären Maßnahmen weiterbestehen. Fusionsoperationen stellen einen typischen Zweiteingriff dar und stehen meistens am Ende des Behandlungsspektrums.

In welcher Stufe des Behandlungsplans ein Lumbalsyndrom auch abklingt, es muß immer ein **Rehabilitations- und Präventionsprogramm** angeschlossen werden, bei dem neben der Krankengymnastik vor allem eine bandscheibenschonende Verhaltensweise zu beachten ist. Am besten erfolgt dies im Rahmen der Rückenschule.

Tabelle 11.**46** Behandlungsplan beim Lumbalsyndrom

A. *Ambulante Behandlung*
(alle Formen des Lumbalsyndroms)

1. Erstmalig auftretende Beschwerden
   a) Wärme (Kälte)
   b) Entlastung
   c) Traktion
   d) Analgetika
2. Chronisch-rezidivierende Beschwerden
   a) Wärme
   b) Elektrotherapie
   c) lokale Injektionen

Bei anhaltenden Wurzelsyndromen CT, MRI und stationäre Einweisung. Bei motorischen Ausfällen und Kaudasyndrom sofortige Einweisung

B. *Stationäre Behandlung*
(Kaudasyndrom, therapieresistente Wurzelsyndrome, Wirbelkanalstenose)

1. Konservative Behandlung
   a) konsequente Bettruhe
   b) paravertebrale Injektionen
   c) intrathekale, peridurale, intradiskale Therapie
2. Operative Behandlung
   a) Diskotomie
   b) Dekompressionsoperation
   c) Fusionsoperation

Zur Rehabilitation: Krankengymnastik, Rückenschule

12 Prognose und Verlauf bandscheibenbedingter Erkrankungen

Unsicherheiten der Prognose. Wenn ein wiederholt aufgetretenes akutes Bandscheibensyndrom – sei es an der HWS oder der LWS – bei einem jüngeren Menschen abklingt und der Patient sich schon in der Rehabilitationsphase befindet, wird man als behandelnder Arzt nach dem weiteren Verlauf des Leidens gefragt. Beim Aufreten eines Rezidivs steht diese Frage oft schon am Anfang. Angesichts der scheinbar unberechenbaren Vorgänge im Zwischenwirbelabschnitt ist es schwierig, den weiteren Krankheitsverlauf genau vorauszusagen. Gerade für bandscheibenbedingte Erkrankungen gilt die von Brocher (129) getroffene Feststellung, daß es leichter ist, eine richtige Diagnose zu stellen als eine exakte Prognose. Denn einerseits ist die Annahme unberechtigt, einem akuten Bandscheibensyndrom müßten stets weitere ähnliche Schübe folgen; andererseits hat sich die Vermutung Reischauers (987) nicht bestätigt, daß das Überstehen einer Ischias den Bandscheibenschaden zum Verblühen bringe und dem Betroffenen weitere Beschwerden erspare. Ein Ausheilungszustand mit knöcherner Versteifung des betroffenen Bewegungssegmentes durch spondylotische Überbrückungsvorgänge tritt bei der Bandscheibendegeneration im Gegensatz zu den Entzündungen nur selten ein. Selbst wenn ein Segment durch fibröse oder ossäre Verfestigung zur Ruhe gekommen sein sollte, besteht noch die Möglichkeit, daß benachbarte Bandscheiben in gleicher Weise Krankheitserscheinungen hervorrufen.

Wegen dieser Unsicherheiten halten sich die meisten Ärzte hinsichtlich der Prognosebeurteilung bei Bandscheibensyndromen zurück und verweisen auf den schicksalhaften Verlauf des Leidens. Damit können sich die meisten jüngeren Patienten nicht zufriedengeben. Im Berufsleben und neuerdings immer mehr bei der Auswahl einer geeigneten Sportart oder Freizeitbeschäftigung müssen die Betroffenen in etwa wissen, welchen körperlichen Belastungen sie sich in Zukunft aussetzen dürfen. Es hat z. B. keinen Sinn, wenn ein Patient mit rezidivierenden Lumbalgien und Ischialgien mit Tennisspielen, Segeln oder Skiabfahrtslauf beginnt, um sich körperlich zu betätigen. Dafür stehen andere Möglichkeiten zur Verfügung.

Trotz aller Unsicherheiten gibt es doch einige Anhaltspunkte, die dem behandelnden Arzt im Einzelfall eine vorsichtige prognostische Beurteilung erlauben. Ähnlich wie bei anderen Erkrankungen bestehen auch für Bandscheibenschäden *Risikofaktoren*, die in Tab. 12.**1** zusammengestellt sind. In der Literatur (23, 88, 351, 464, 488) sowie bei den systematischen Befragungen und Untersuchungen in unserer Poliklinik und in orthopädischen Fachpraxen (13, 327, 1005, 1268) tauchen bei den Patienten mit akuten behandlungsbedürftigen Bandscheibensyndromen gewisse Angaben und Befunde besonders häufig auf.

> Ein jüngerer Mensch, der einen oder mehrere Risikofaktoren auf sich vereinigt, muß auch im weiteren Verlauf noch mit bandscheibenbedingten Beschwerden rechnen, besonders wenn endogene Faktoren vorliegen und ungünstige äußere Umstände in einem bestimmten Lebensabschnitt hinzukommen.

Tabelle 12.**1** Risikofaktoren für bandscheibenbedingte Beschwerden

1. *Anlagebedingte Faktoren*
   a) gehäuftes Auftreten von Bandscheibenschäden in der Familie
   b) prädiskotische Deformitäten
   c) niedrige Schmerzschwelle
   d) Neigung zu muskulären Verspannungen und psychischen Fehlreaktionen
2. *Äußere Umstände*
   a) bandscheibenbelastende Tätigkeiten in Beruf und Freizeit
   b) Haltungskonstanz
   c) fehlende körperliche Betätigung
   d) Rauchen
3. *Lebensalter*
   zwischen 30 und 60 Jahren

Dazu zählt z. B. auch das Rauchen. Raucher sind signifikant häufiger von Kreuzschmerzen und Bandscheibenvorfällen betroffen als Nichtraucher (50, 87, 352, 1187). Weiterhin maßgebend für das Auftreten von Bandscheibenschäden ist die Qualität der Grundsubstanz und der Fasern im Zwischenwirbelabschnitt. Diese ist nach den Untersuchungen von Wilson (1321), Hanraets (449) und Postacchini u. Mitarb. (968) weitgehend erblich determiniert. Nach Brocher (129) sind *konstitutionelle Faktoren* richtunggebend für die Prognose. Schon immer war es aufgefallen, daß es Familien gibt, in denen bereits in jugendlichem Alter eine Ischias in verschiedenen Generationen auftritt. Nach Idelberger (567) beruht die Knorpelqualität mit der davon abhängigen, individuell unterschiedlichen Alterung des Bandscheibengewebes auf anlagebedingten Faktoren. Anlagebedingt ist auch eine allgemeine Schwäche der Muskeln, die nach den Reihenuntersuchungen von Biering-Sorensen (86) Bandscheibenschäden begünstigt.

Liegen über Erkrankungen anderer Familienmitglieder, besonders von Eltern und Geschwistern, verläßliche Angaben vor, so läßt sich der mutmaßliche Verlauf degenerativer Wirbelsäulenveränderungen auch im Einzelfall voraussagen. Oft ist es nicht allein die schlechte Qualität des Bandscheibengewebes, sondern eine vererbbare prädiskotische Deformität (S. 55), die ein familiär gehäuftes Auftreten bandscheibenbedingter Erkrankungen verursacht.

Menschen mit asymmetrischen Übergangswirbeln, Haltungsanomalien und Aufbaustörungen neigen zu bandscheibenbedingten Erkrankungen.

Findet man derartige Deformitäten, so ist Vorsicht geboten und von der Aufnahme bandscheibenbelastender beruflicher Tätigkeiten und Freizeitbeschäftigungen abzuraten. Dies gilt auch für anfällige Patienten, die zu muskulären Verspannungen und psychischen Fehlreaktionen neigen. Bei ihnen werden schon leichte lokale Bandscheibensyndrome zu einem dramatischen Ereignis.

Haltungskonstanz in ungünstiger Position mit hohem intradiskalem Druck verschlechtert die Stoffwechsellage im Zwischenwirbelabschnitt und führt zur Verlagerung von Bandscheibengewebe. Dazu zählen alle sitzenden Tätigkeiten und solche, die stehend in leicht vornübergeneigter Haltung ausgeführt werden müssen. Arbeiten, die mit dem Heben und Tragen schwerer Gegenstände verbunden sind und in halbgebückter Haltung ausgeführt werden müssen, rufen bei gegebener Disposition gehäuft Bandscheibensyndrome hervor.

Wenn ein Mensch nach überstandenem Bandscheibensyndrom im Beruf oder in der Freizeit auch weiterhin bandscheibenbelastende Tätigkeiten ausführt, so kann man ihm mit einiger Sicherheit voraussagen, daß er wieder erkrankt.

Dabei ist entscheidend, in welchem Lebensalter sich der Mensch befindet. Die Bandscheibendegeneration (Diskose) läßt in ihrem Ablauf gewisse Gesetzmäßigkeiten erkennen und durchläuft im Leben verschiedene Stadien, denen jeweils eine bestimmte klinische Bedeutung zukommt (Abb. 12.**1**). Einige Stadien sind durch größte Krankheitsgefährdung gekennzeichnet, andere – wie die Anfangs- und Schlußphase – verlaufen klinisch stumm. Beschwerden entstehen auch nur dort, wo sich die degenerativen Veränderungen in unmittelbarer Umgebung schmerzempfindlicher Strukturen entwickeln und mit kurzfristigen Form- und Volumenschwankungen einhergehen.

Das **erste Stadium der Diskose,** das mit dem Verschwinden der Blutgefäße im 2.–4. Lebensjahr einsetzt, verläuft symptomlos. Im weiteren Verlauf büßt zwar das Bandscheibengewebe mit dem Wasserverlust auch allmählich seine Hydratationskraft ein; es ist jedoch in der Regel noch seinen biomechanischen Aufgaben gewachsen. Unter den starken Torsions- und Kompressionsbeanspruchungen, wie sie z. B. beim ausgelassenen Spiel des Kleinkindes häufiger vorkommen, kann es bereits zu lokalen Kontinuitätsdurchtrennungen im Bandscheibengewebe mit intradiskalen Massenverschiebungen kommen. Typisch ist der akute Schiefhals (Tortikollis) des Kindes. **Zwischen dem 12. und 20. Lebensjahr** rückt die LWS in den Vordergrund der klinischen Symptomatik. Intradiskale Massenverschiebungen führen hier zu plötzlichen Verspannungen oder Vorwölbungen des hinteren Längsbandes; beim Jugendlichen entsteht das Bild der Hüft-Lenden-Strecksteife.

Zwischen dem 20. und 35. Lebensjahr tritt das **zweite Stadium der Diskose** ein. Es finden sich kleine radiäre Risse in den zentral gelegenen Anteilen des Anulus fibrosus, in die der Gallertkern eindringen kann. Die temporären Verlagerungen des Nucleus pulposus nach dorsal führen zu Spannungen und Vorwölbungen des hinteren Längsbandes. Es entstehen akute Krankheitsbilder (Nackenschuß, Lumbago), die rasch wieder verschwinden, da der intakte Anulus fibrosus ein weiteres Vordringen verhindert und Rückverlagerungsmöglichkeiten gegeben sind.

Im **mittleren Lebensabschnitt** nehmen Widerstandskraft und Elastizität des Anulus fibrosus

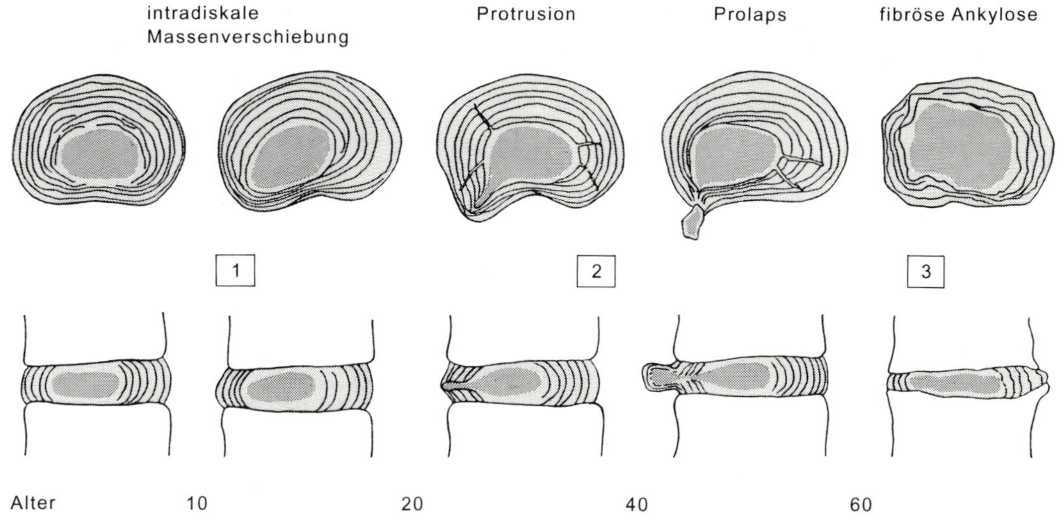

Abb. 12.**1** Stadien der Bandscheibendegeneration

weiter ab. Das zentral gelegene, mobile Bandscheibengewebe verlagert sich unter asymmetrischer Kompression des Zwischenwirbelabschnitts immer weiter in die Peripherie. Wegen des mangelnden Gewebszusammenhalts und durch Verbindung der Risse untereinander werden auch Teile des Anulus fibrosus und der Knorpelplatten in die Massenbewegungen miteinbezogen. Solche Gewebsverbände neigen weniger dazu, sich wieder zurückzuverlagern. Mitunter werden sie sequestriert und nur noch von einer dünnen äußeren Lamelle des Anulus fibrosus zurückgehalten. Wenn auch diese beiseite gedrängt wird und einreißt, entsteht ein Prolaps. Dieser Zustand ist im allgemeinen irreversibel.

Beim **älteren Erwachsenen** zerfasert sich mit zunehmender Austrocknung und Elastizitätsminderung das usprünglich homogene Banscheibengewebe immer mehr. Es wird mürbe, bröckelig und vor allem locker, so daß eine feste Verspannung der Wirbel miteinander nicht mehr möglich ist. Instabilität und Höhenminderung im Bewegungssegment führen zu einer vermehrten Beanspruchung der Wirbelgelenke und der Muskeln. Es resultieren anhaltende Nacken- und Kreuzschmerzen.

Im Rahmen der Bandscheibenlockerung entstehen auch knöcherne Reaktionen an den Wirbelkörperkanten. Klinisch bedeutsam sind die osteophytären Reaktionen, welche bei der zervikalen Bandscheibenlockerung von den Processus uncinati ausgehen. Auch an der LWS beobachtet man hin und wieder dorsale oder dorsolaterale Wirbelkörperrandzacken, die den Wirbelkanal einengen und chronische Wurzelsyndrome unterhalten.

Im **höheren Lebensalter** ist das **dritte Stadium der Diskose** als Endstadium der Bandscheibendegeneration erreicht. Das Bandscheibengewebe ist ausgetrocknet und verfestigt. Trotz der eindrucksvollen pathologisch-anatomischen Veränderungen stellt sich mit der Teilversteifung ein Zustand relativer Beschwerdefreiheit ein. Diese Verfestigung des Bewegungssegmentes strebt man auch mit der Fusionsoperation an.

Man spricht von einer spontanen oder therapeutisch induzierten Inaktivierung des Bewegungssegmentes.

Die Stadien der Diskose nehmen nicht immer einen so regelmäßigen Verlauf, wie er in Tab. 12.**2** und Abb. 12.**1** aufgezeichnet ist. Es gibt Bandscheibenvorfälle schon bei Jugendlichen und noch im hohen Alter. Der Häufigkeitsgipfel liegt jedoch eindeutig im mittleren Lebensabschnitt. Gleiches gilt für die anderen pathologisch-anatomischen Veränderungen und klinischen Erscheinungen. Kombinationen und fließende Übergänge sind möglich, zumal mehrere Bewegungssegmente mit unterschiedlichen Diskosestadien an einem Beschwerdekomplex beteiligt sein können.

Bei starken Achsenabweichungen der Wirbelsäule in der Frontal- oder Sagittalebene werden die

13 Wirbelsäule und Psyche

Da Wirbelsäulensyndrome und Verhaltensstörungen weit verbreitet sind, ist ein Zusammentreffen dieser Krankheitsbilder häufig zu erwarten.

Hinzu kommt, daß eines dieser Leiden jeweils das andere hervorrufen bzw. verstärken kann. Wie bei jeder Erkrankung, die mit einer Beeinträchtigung der körperlichen Unversehrtheit einhergeht, haben auch die schmerzhaften Bandscheibensyndrome Rückwirkungen auf die Psyche. Umgekehrt können primär psychische Störungen Beschwerden hervorrufen, welche weitgehend den bandscheibenbedingten Erkrankungen entsprechen.

Begriff der Psychosomatik

Psychosomatische Interaktionen bei Wirbelsäulenerkrankungen beschäftigen nicht nur Mediziner, sondern auch Psychologen. Die Literatur zum Thema ist dementsprechend umfangreich. Der Begriff Psychosomatik beinhaltet sowohl die Geisteseigenschaften eines Menschen (Psyche = Seele) als auch seine körperliche Beschaffenheit und Funktion (Soma = Körper). Die psychosomatische Denkweise geht bei der Diagnose und Behandlung von Krankheiten davon aus, daß der Mensch eine psychophysische Einheit darstellt. Der Einfluß psychischer Faktoren auf die Entstehung von Asthma bronchiale, Duodenalulkus, Migräne, Ekzem usw. ist bekannt. Bei den psychosomatischen Erkrankungen im engeren Sinne liegen die Organläsionen pathologisch-anatomisch erfaßbar vor, wie z. B. beim Magenulkus. Demgegenüber finden sich bei den funktionellen Störungen keine meßbaren Organbefunde, wie z. B. bei Herzneurosen, Kopfschmerzen und Störungen der Peristaltik im Magen-Darm-Bereich. An der Wirbelsäule läßt sich eine Unterteilung in funktionell und organisch nicht immer aufrechterhalten, weil das Substrat, z. B. eines chronischen Kreuzschmerzes, oft nicht faßbar ist.

Beschreibung der Wechselwirkungen in der Literatur

Im Gegensatz zu psychosomatischen Erkrankungen anderer Lokalisation zeichnet sich bei den Patienten mit chronisch-rezidivierenden Wirbelsäulensyndromen kein spezifischer Habitus ab.

Beck (59) betont in seiner Arbeit über die Persönlichkeitsstruktur beim psychosomatischen Schmerzzustand am Bewegungsapparat die herausragende Rolle relativ bewußtseinsnaher **aggressiver Konflikte,** die sich anstauen und zu Muskelhartspann und chronischen Schmerzzuständen führen.
Wolf (1339) hat bei seinen elektromyographischen Untersuchungen emotionale Einflüsse auf den Tonus der Nackenmuskulatur nachgewiesen. Patienten mit chronischen Schmerzzuständen am Bewegungsapparat neigen zu **neurotischen Fehlentwicklungen** im Sinne mangelhafter affektiver Äußerungsfähigkeit, übertriebener Selbstkontrolle und überstrenger Anforderungen an die eigene Leistungsfähigkeit. Die Autoren deuten diese Symptome als zusätzlichen Hinweis auf unzulänglich funktionierende Abwehrmechanismen.
Weintraub (1290) betrachtet **Erregungshemmung und Einengung des Lebensbezuges** als Ursachen für statische Fehlhaltungen und schmerzhaften muskulären Hypertonus. Er bezeichnet diese Schmerzzustände als neuromuskuläres Äquivalent konfliktbedingter Verhaltens- und Abwehrmechanismen. Die psychosomatische Lumbalgie ist für ihn Ausdruck langandauernder psychischer Überlastung und des subjektiven Unvermögens, familiären oder beruflichen Anforderungen zu genügen. Die Patienten zeichneten sich durch mangelnde Gelassenheit im Umgang mit inneren und äußeren Problemen aus.
In den Untersuchungen von Sternbach (1166) waren die Skalen für **Hysterie,** Depression, Hypochondrie und Hypomanie bei Kreuzschmerzpatienten signifikant erhöht. Die männlichen Patienten waren bei der Untersuchung signifikant depressiver, gereizter, passiver und ängstlicher als die weiblichen Patienten. Die Autoren erklären dies mit den höheren gesellschaftlichen Anforderungen an den Mann bezüglich seiner beruflichen und sozialen Funktion, die neben der eigentlichen Erkrankung einen zusätzlichen Stressor darstellen.

Caldwell u. Chase (170) vermuten bei diesen Patienten einen sekundären Krankheitsgewinn durch den chronischen Kreuzschmerz. Die **Schmerzerwartungsangst** wird durch die Vermeidung von eventuell schmerzverursachenden Situationen geprägt. Demnach wäre z. B. der Wunsch nach einer vorzeitigen Berentung so zu interpretieren, daß der Patient damit vermeiden wolle, sich bei schwerer körperlicher Arbeit erneut zu verheben. Beals u. Hickman (56) untersuchten operierte Bandscheibenpatienten und fanden eine positive Korrelation zwischen dem Ausmaß der psychischen Gestörtheit und der Anzahl der Bandscheibenoperationen. Als Vergleichsgruppe dienten Patienten mit Verletzungen an den Extremitäten. Die Autoren sind der Auffassung, daß eine neurotische Fehlentwicklung der Bandscheibenerkrankung vorausgehe und durch die Operationen und die langdauernden Beschwerden manifest werden.
Blumetti u. Modesti (98) verglichen in einer 6monatigen Follow-up-Untersuchung medizinisch gebesserte und nicht gebesserte Kreuzschmerzpatienten nach verschiedenen Behandlungen. Sie fanden signifikant erhöhte Hysterie- und Hypochondriewerte bei der ungebesserten Gruppe gegenüber der gebesserten Gruppe.

Persönlichkeitstests. Wiltse u. Rocchio (1324) stellten bei ihren Untersuchungen fest, daß hohe Punktzahlen in den MMPI-Skalen Hs und Hy bei Patienten, die sich einer Chemonukleolyse unterzogen, mit großer Wahrscheinlichkeit schlechtere Behandlungsergebnisse zeigten als bei Patienten, die in den MMPI-Skalen Hs und Hy normale Punktzahlen erreichten und von den Ärzten als psychosomatisch unauffällig bezeichnet wurden.
Spring u. Wörz (1144) untersuchten mit dem MMQ, einer Beschwerdeliste und einer Befindlichkeitsskala Patienten mit bandscheibenbedingten Kreuzschmerzen prä- und postoperativ. Hierbei zeigte sich, daß die Patienten mit neurotischer Persönlichkeitsstruktur gegenüber der Patienten ohne neurotische Persönlichkeitsstruktur postoperativ signifikant häufiger neue Beschwerdebilder manifestierten.

Wirbelsäule und Psyche. Stein u. Floman (1160) ermittelten eine Korrelation zwischen chronischem Lumbalsyndrom (chronic low back pain) und Depression. Zwischen 60 und 100% der Patienten mit chronischen Rückenschmerzen zeigten nachweisbare Symptome von Depression, die vielfach mit neurovegetativen Symptomen begleitet war. Durch Antidepressiva konnten Rückenschmerz und Depression beeinflußt werden.
Hasenbring (464) definierte aufgrund umfangreicher Untersuchungen die Risikofaktoren für einen ungünstigen Genesungsverlauf bei konservativ und operativ behandelten Bandscheibenpatienten. Neben der ebenfalls von anderen Autoren bestätigten Depressivität haben auch Fähigkeiten zur gedanklichen gefühlsmäßigen Schmerzverarbeitung sowie die Art der Schmerzbewältigung einen massiven Einfluß auf das resultierende Schmerzerleben. Dabei spielen Vermeidungsverhalten, Ablenkungsstrategien und Vermeiden sozialer Aktivitäten eine entscheidende Rolle. Die Ergebnisse der Studien zeigen, daß sowohl kurz- als auch langfristig verbliebene Schmerzen in statistisch und klinisch bedeutsamem Maß über eine Kombination medizinischer, psychologischer und sozialer Parameter vorausgesagt werden können. Die Frage einer vorzeitigen Berentung 6 Monate nach Klinikentlassung konnte in 85% der Fälle allein anhand der beiden psychologischen Faktoren depressives Zustandsbild und Ausmaß an Alltagsbelastungen am Arbeitsplatz vorhergesagt werden. Eine Korrelationsanalyse zeigte, daß keinerlei Zusammenhang (Nullkorrelation) zwischen dem Ausmaß der Bandscheibenverlagerung als Indikator für die Schwere der Nervenwurzelbedrängung und den psychologischen Risikofaktoren bestand.

> Psychologische Faktoren sind in jedem Fall wirksam, unabhängig davon, ob bei einem Patienten nur eine Protrusion oder ein massiver Bandscheibenvorfall vorliegt.

Weitere Aussagen zum Thema Wirbelsäule und Psyche finden sich bei zahlreichen Autoren (2, 30, 54, 97, 117, 167, 172, 212, 281, 325, 335, 352, 403, 464, 473, 490, 625, 736, 764, 775, 796, 963, 1029, 1081, 1160, 1253, 1263, 1269, 1276, 1281).

Bei einer vergleichenden Untersuchung in unserer Klinik und in den Praxen niedergelassener Kollegen fanden wir an 93 Patienten mit chronischem Lumbalsyndrom deutliche Unterschiede in einigen Testskalen nach dem Freiburger Persönlichkeitsinventar (FPI-A) gegenüber einer Kontrollgruppe von Gonarthrosepatienten (109).

> Patienten mit Lumbalsyndrom haben deutlich höhere Werte in den Skalen Nervosität, Depressivität und emotionelle Labilität.

Bei der **Sichtung der Literatur und unserer eigenen Untersuchungen** schälen sich im wesentlichen zwei Gedankengänge heraus. Einmal geht es um die Frage nach der psychosomatischen Genese vertebragener Beschwerden, d. h. inwieweit psychische Störungen auf die Wirbelsäule übertragen werden können, zum anderen ergibt sich ein somatopsychischer Aspekt, ob chronisch-rezidivierende bandscheibenbedingte Erkrankungen mit manifester Pathogenese Rückwirkungen auf die Psyche haben können. Im folgenden Abschnitt sind die Ergebnisse von Untersuchungen am eigenen Krankengut unter diesen beiden Gesichtspunkten zusammengestellt und interpretiert.

Die Wirbelsäule als Projektionsfeld psychischer Störungen (psychosomatische Veränderungen)

Der seelische Zustand eines Menschen ist an seiner Haltung zu erkennen.

Die Wirbelsäule als zentrales Organ des Bewegungsapparates spielt dabei eine wesentliche Rolle. Die verschiedenen Konstitutions- und Psychotypen von Kretschmer, Jung, Adler u. a. haben auch ihre spezifischen körperlichen Ausdrucksformen, die sich nicht nur in Körperbau und Habitus, sondern auch in bestimmten Bewegungsabläufen, Gangbildern und Sitzhaltungen äußern. Ein introvertierter Astheniker sitzt, geht und steht anders als ein extrovertierter Pykniker. Selbstbeobachtung, Neigung zu Muskelverspannungen und unterschiedliche Empfindlichkeit der Schmerzrezeptoren sind dafür verantwortlich, ob nach einem bestimmten mechanischen Reiz die Schmerzempfindungen sofort wieder aufhören oder ob sich ein Circulus vitious Schmerz – Krampf – Schmerz bzw. eine reflektorische Bewegungshemmung aufbaut, die Brügger (145) als Folge eines sog. nozizeptiven somatomotorischen Blockierungseffektes sieht.
Psyche und Grundstimmung sind bei Patienten mit Wirbelsäulensyndromen schon an der äußeren Erscheinungsform, Körperhaltung und Gestik ablesbar. In Tab. 13.**1** sind einige Begriffe aus der Körpersprache aufgeführt, welche physische wie psychische Eigenschaften gleichermaßen widerspiegeln.

Aufrechte, schlaffe Haltung, Hartnäckigkeit und Kopfhängenlassen haben ihre psychosomatische Komponente.

Verquickung von psychischer und organischer Genese. Auf der anderen Seite muß man sich davor hüten, alle Krankheitserscheinungen, die man organpathologisch nicht einordnen kann, als psychosomatisch zu bezeichnen. Viele bandscheibenbedingte Beschwerden bieten so wenig objektivierbare Befunde, daß man oft geneigt ist, das ganze Beschwerdebild als psychosomatisch abzustempeln. Eine Psychogenese könnte man theoretisch für jedes Krankheitsgeschehen erarbeiten, weil es kaum einen Menschen gibt, der nicht irgendwelche seelischen Konflikte hat oder hatte und nicht bereit wäre, psychosomatische Komponenten ursächlich anzuerkennen.

Tabelle 13.**1** Körpersprache und Wirbelsäule

HWS	BWS/LWS
hartnäckig	stramme Haltung
halsstarr	aufrechte Haltung
Kopf hoch	schlechte Haltung
Kopf hängen lassen	gebeugte Haltung
Genick brechen	gute Haltung
halsbrecherisch	starre Haltung
Nackenschläge	Fehlhaltung
Behauptung	kein Rückgrat haben
	stocksteif
	lendenlahm
	kreuzlahm
	buckeln
	krummer Hund
	sich hängen lassen
	sich aufbäumen
	Kreuz brechen

So beobachteten wir eine 19jährige Patientin, bei der als einziges Symptom eines subligamentären, paramedian liegenden Sequesters (bei L4/5) eine schmerzhafte ischiatische Fehlhaltung bestand, ohne weitere neurologische Ausfälle. Die Patientin glaubte nach eingehender Psychoanalyse und Therapie schon selbst an die Psychogenese ihrer Fehlhaltung und stellte sich auch entsprechend in unserer Poliklinik vor. Nachdem im Myelogramm die Ursache der Fehlhaltung erkannt war, wurde der Sequester operativ entfernt. Psychische und physische Fehlhaltung waren nach der Operation verschwunden.

Die organische Genese eines Wirbelsäulensyndroms läßt sich nicht immer so eindeutig klären wie in diesem Fall. Meistens liegen psychische und physische Beeinträchtigungen dicht beieinander. Man kann davon ausgehen, daß Kreuz- und Ischiasschmerzen meistens irgendein organisches Substrat haben. Die biomechanischen Vorgänge im Bewegungssegment mit positionsabhängigen Beschwerden lassen sich nicht psychisch hervorrufen, wie etwa beim Magenulkus oder bei Migräne. Allenfalls kann ein vorhandener kleiner Kreuzschmerz bei gegebener psychischer Konstellation über den Circulus vitiosus Schmerz – Krampf – Schmerz zu einem großen Kreuzschmerz aufgebaut werden, z. B. wenn die Erkrankung von dem Patienten wegen irgendeiner Versagenssituation instrumentell eingesetzt wird.

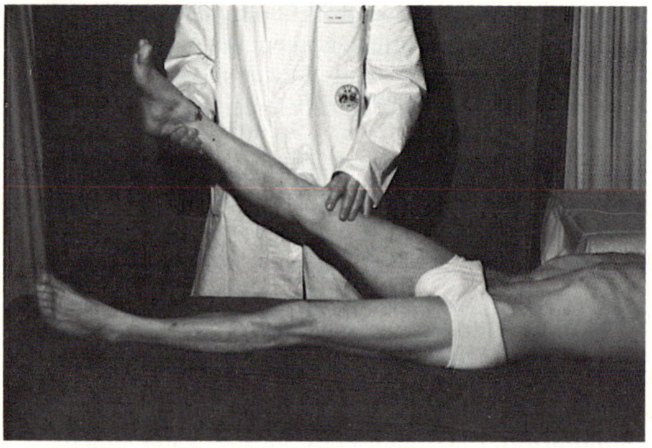

a

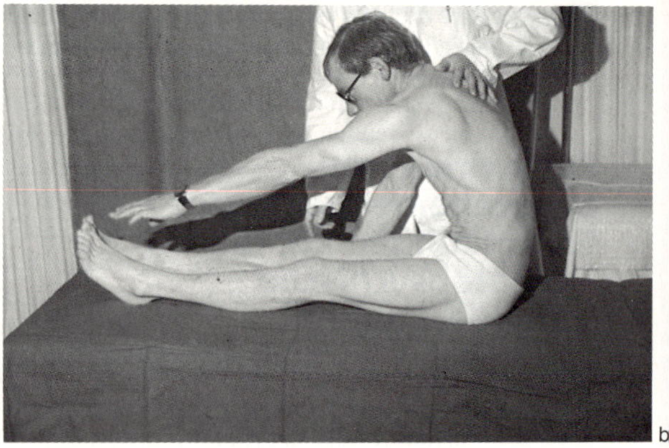

b

Abb. 13.**1a** u. **b** Sog. Laseguescher Test (**a**) und Langsitz (**b**)

Die ischiatische Fehlhaltung mit ihrer charakteristischen Verdrehung des Rumpfes läßt sich nur schwer nachmachen.

Sie wird spätestens beim An- und Auskleiden sowie beim Besteigen des Untersuchungstisches nicht konsequent beibehalten. Der wirklich Erkrankte vermeidet bei allen Bewegungsabläufen eine Rumpfvorneigung bei gestrecktem Hüft- und Kniegelenk. Er verwendet das Gesäß als Drehpunkt und hält den Rumpf gerade. Jede Abweichung von dieser Schonhaltung, bei der Prolaps und Nervenwurzel den geringsten Kontakt haben, ist mit starken, ins Bein einschießenden Schmerzen verbunden. Auch Schmerzzuckungen kommen bei vertebragenen Beschwerden nicht vor.

Langsitz-Reklinations-Kniehocktest (LRK). Der **Lasègue-Test** (Abb. 13.**1a**) bzw. die Schmerzauslösung beim Anheben des gestreckten Beines im Liegen ist eine allgemeine, auch bei Patienten bekannte Untersuchungsmethode. Man kann den Ischiasdehnungsschmerz auch ebensogut im sog. **Langsitz** prüfen (Abb. 13.**1b**).

Ein Patient, der beim Anheben des gestreckten Benes stärkste Schmerzäußerungen von sich gibt und anschließend im Langsitz mit durchgestrecktem Kniegelenk seinen Fußrücken berühren kann, um etwa auf Aufforderung die geschilderten Schmerzausstrahlungen bis zum großen Zeh zu zeigen, hat sicher kein positives Lasègue-Zeichen. Eine ähnliche Situation ergibt sich auch, wenn man beim sitzenden Patienten den Unterschenkel anhebt und das Knie streckt, um z. B. den Fußpuls zu prüfen: Weicht der Patient dabei mit dem Oberkörper zurück, ist der Reklinationstest positiv (s. S. 178). In diesem Fall sind auch die üblichen Ischiasdehnungszeichen glaubwürdig. Bleibt er aber beim **Reklinationstest** aufrecht sitzen (Reklinationstest negativ), sind nichtorganische Ursachen maßgebend.

Gleiches gilt für den **Kniehocktest:** Ein Patient, der vorgibt, sich im Stehen wie auch in der Kniehocke wegen seiner Rückenschmerzen nicht vornüberbeugen zu können, ist unglaubwürdig (Abb. 13.**2**).

Wenn ein Patient beim Anheben des gestreckten Beines und bei der Aufforderung, sich im Stehen vornüberzuneigen, schon frühzeitig Schmerzen äußert, geben Langsitz-Reklinations- und Kniehocktest (LRK) gute Hinweise für das Vorliegen organischer oder nichtorganischer Beschwerdeursachen. Verdacht entsteht, wenn einer der 3 Tests auffällig ist: LRK einfach positiv. Wenn 2 oder gar alle 3 auffällig sind (LRK zweifach bzw. dreifach positiv), muß die Glaubwürdigkeit der Angaben aufgrund unserer Erfahrungen (882) in Frage gestellt werden.

Wird ein mehrmonatiger Nicht- oder Mindergebrauch einer Extremität infolge anhaltender Schmerzen angegeben, mit der typischen Angabe: „Ich kann den Arm schon seit langem nicht mehr gebrauchen, die Kraft fehlt", so hat man mit der seitenvergleichenden Umfangsmessung und Beurteilung der Handflächenbeschwielung und der Arbeitsspuren sowie durch den Seitenvergleich der Knochendichte im Röntgenbild Hinweise dafür, ob z. B. der Arm schon tatsächlich länger geschont wird oder nicht.

Diese Hinweise gelten auch in gewisser Weise für Patienten mit psychosomatischen Beschwerden.

Es erfordert eine große klinische Erfahrung, psychosomatische Syndrome und vorgegebene Beschwerden von echten organischen Wirbelsäulensyndromen zu differenzieren. Solange man im Einzelfall seiner Sache nicht sicher ist, sollte man sich dem Patienten gegenüber immer so verhalten, als habe man es mit einer echten somatischen Störung zu tun.

Dem Patienten mit einem organischen Leiden, wie z. B. einer eingeklemmten Nervenwurzel, kann nichts Schlimmeres passieren, als wenn er vom Arzt als Psychopath oder Simulant behandelt wird.

Bei den degenerativen Wirbelsäulensyndromen stehen ausreichend nichtinvasive, diagnostische und therapeutische Möglichkeiten zur Verfügung, um die Zeit zu überbrücken, bis man sich durch Verlaufskontrolle Klarheit verschafft hat.

Psychotherapie, Entspannungstechniken

Die psychologische Mitbetreuung von Patienten mit bandscheibenbedingten Erkrankungen erstreckt sich auf Diagnostik und Therapie.

Neben der Behandlung psychischer Störungen oder Begleitreaktionen kann man mit den Entspannungstechniken, wie autogenes Training oder progressive Muskelentspannung, auch direkten Einfluß auf das somatische Geschehen ausüben.

Eine psychologische Behandlung ist angezeigt bei drohender Schmerzchronifizierung, Angst und Depression (Schock durch den Bandscheibenvorfall im mittleren Lebensabschnitt) und bei einem Mißverhältnis zwischen Schmerzerleben und körperlichem Befund (300). Neben den Methoden der einfachen Gesprächstherapie und der Konfliktvaluation haben sich Techniken zur psychologisch geführten Schmerzbewältigung und zum Erlernen von Entspannungstechniken bewährt. Ein Therapieerfolg ist u. a. dann zu erkennen, wenn

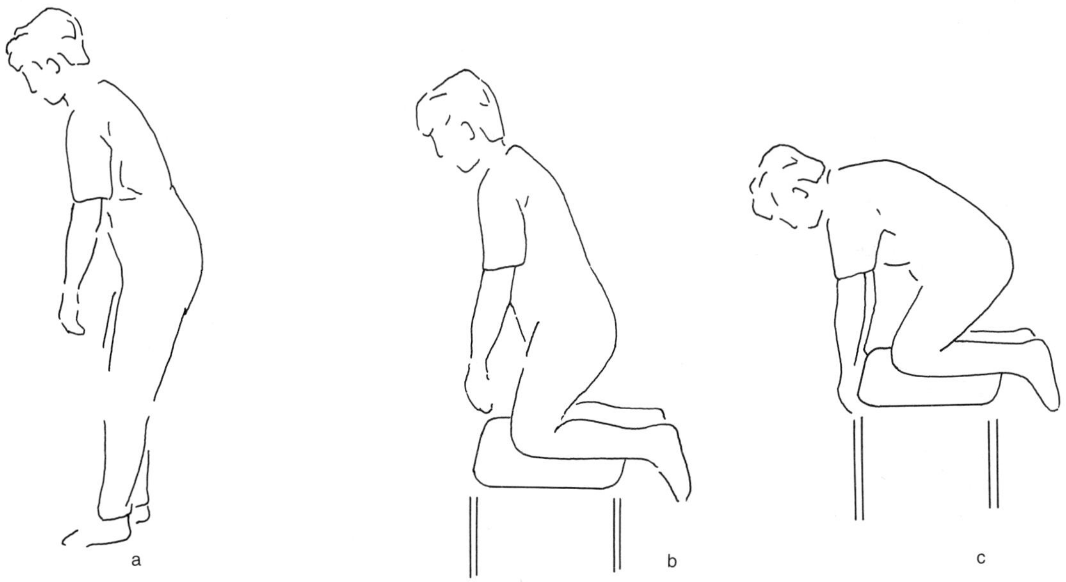

Abb. 13.2 **a–c** Beim Kniehocktest wird der Patient, der sich im Stehen mit gestreckten Beinen wegen seiner vorgegebenen Rücken- und Beinschmerzen überhaupt nicht nach vorn neigen kann (**a**), aufgefordert, sich auf einen Stuhl zu knien und sich nach vorn zu neigen. Kann er sich auch in dieser Position nicht oder nur geringgradig vorneigen (**b**) ist eine nichtorganische Ursache seiner Beschwerden anzunehmen, denn bei gebeugtem Kniegelenk sind Ischiasnerv und Ischiokruralmuskeln soweit entspannt, daß auch bei akutem Lumbalsyndrom mit Nervenwurzelkompression eine Vorneigung (im Hüftgelenk) möglich ist (**c**)

eine Krankheitsbewältigung mit positiver Lebenseinstellung trotz aller Behinderungen und Einschränkungen erzielt werden kann. Dies gilt insbesondere für Patienten mit therapieresistentem Postdiskotomiesyndrom.

Autogenes Training. Die Methode des autogenen Trainings, von J. H. Schulz 1930 aus der Hypnose abgeleitet, ist heute in zahlreichen Variationen als Selbstentspannungstechnik weit verbreitet. Durch formelhafte Vorsatzbildung wird ein Entspannungszustand aktiv herbeigeführt. Somit wird der Circulus vitiosus Schmerzverstärkung durch zunehmende Muskelverspannung von der muskulären Seite her unterbrochen. Wir führen das autogene Training als Begleittherapie bei bandscheibenbedingten Erkrankungen in kleinen Gruppen ambulant und stationär durch. Die ursprünglich angegebene Droschkenkutscherhaltung ersetzen wir durch die schonendere Stufenlagerung.

Mit der allgemeinen Entspannung und Detonisierung der Rumpf- und proximalen Extremitätenmuskeln werden gute Voraussetzungen für ein Zurückführen eines Bewegungssegmentes in die Normalstellung gegeben. Bandscheibenprotrusionen flachen sich ab, die Stellung der Wirbelgelenke normalisiert sich wieder.

Progressive Muskelentspannung. Noch direkter zur Entspannung in der Entlastungshaltung führt die progressive Muskelentspannung bzw. progressive Relaxation. Es handelt sich um eine Methode mit dem reinen Ziel der Entspannung. Das Verfahren eignet sich sowohl zur Behandlung muskulär induzierter Fehlhaltungen als auch zur Schmerzbewältigung.

Das Prinzip besteht darin, daß der Patient zunächst die Spannung eines Muskels oder einer Muskelgruppe kontrolliert, um anschließend diese Muskeln bewußt von Minute zu Minute immer mehr zu entspannen. Hierzu werden ihm vom Therapeuten entsprechende Anweisungen gegeben. Die Übungen müssen wie beim autogenen Training vom Patienten selbst als Eigenübung fortgeführt werden (300).

14 Allgemeine Rehabilitation und Prophylaxe, Rückenschule

Obwohl konstitutionelle Momente bei der Manifestation bandscheibenbedingter Leiden von Bedeutung sind, ist es möglich, durch geeignete Verhaltensweise und aktive Übungen Häufigkeit und Schwere dieser Erkrankungen zu beeinflussen.

Neben den speziellen Rehabilitationsmaßnahmen, die sich unmittelbar an die Therapie eines akuten Bandscheibensyndroms anschließen, gibt es noch einige allgemeine Präventionsmöglichkeiten, die unter dem Begriff Rückenschule zusammengefaßt werden (Tab. 14.**1**).

Rückenschule ist Haltungs- und Verhaltenstraining zur Vorbeugung von Rückenschäden.

Unter Rückenschäden versteht man in erster Linie die bandscheibenbedingten Erkrankungen aufgrund degenerativer Wirbelsäulenveränderungen und funktioneller Störungen. Die Effektivität der Rückenschule ist in vielen kontrollierten Studien belegt (78, 443, 470, 828, 882, 1248, 1356). Erfolgskriterien sind: Zahl der ausgefallenen Arbeitstage, Konsum von Schmerzmedikamenten und Häufigkeit von Arztbesuchen bzw. Klinikaufenthalten wegen bandscheibenbedingter Erkrankungen.
Wie unsere prospektive Studie gezeigt hat (1335) ist das Rückenschultraining besonders nach lumbalen Bandscheibenoperationen wirksam.
Da alle Menschen nach dem 4. Lebensjahr degenerative Veränderungen in ihren Zwischenwirbelabschnitten entwickeln, ist jeder mehr oder weniger bedroht. Das Mehr oder Weniger hängt von der Anzahl der Risikofaktoren ab, die der einzelne auf sich vereinigt.

Tabelle 14.**1** Die 10 Regeln der Rückenschule

1.	Du sollst dich bewegen
2.	Halte den Rücken gerade
3.	Gehe beim Bücken in die Hocke
4.	Hebe keine schweren Gegenstände
5.	Verteile Lasten und halte sie dicht am Körper
6.	Halte beim Sitzen den Rücken gerade und stütze den Oberkörper ab
7.	Stehe nicht mit geraden Beinen
8.	Ziehe beim Liegen die Beine an
9.	Treibe Sport, am besten Schwimmen, Laufen oder Radfahren
10.	Trainiere täglich deine Wirbelsäulenmuskeln

Ausgleich prädiskotischer Deformitäten

Ein Teil der Risikofaktoren läßt sich schon von vornherein ausschalten. Dazu zählt z. B. der Ausgleich verschiedener prädiskotischer Deformitäten, die eine anhaltende asymmetrische Belastung einer oder mehrerer Bandscheiben zur Folge haben.
Bei der Behandlung von **Wirbelfrakturen** und -entzündungen ist darauf zu achten, daß diese in möglichst achsengerechter Stellung ausheilen, um Sekundärschäden der benachbarten Bandscheiben zu vermeiden.

Das Prinzip der optimalen Reposition von Extremitätenfrakturen zur Arthroseprophylaxe gilt auch bei Wirbelsäulenläsionen zur Vermeidung von Bandscheibenschäden.

Beinlängendifferenzen mit Beckenschiefstand und Seitverbiegung der Wirbelsäule gehören zu den häufigsten prädiskotischen Deformitäten. Es ist Aufgabe des Orthopäden und Pädiaters, *Beinlängendifferenzen* möglichst frühzeitig zu erkennen und auszugleichen. Mit der Beseitigung von Kontrakturen, operativer Achsenkorrektur der Beine und Ausgleich von Beinlängendifferenzen durch Schuherhöhung bzw. Operation stellt man Becken und Wirbelsäule beim Stehen und Gehen wieder gerade. Da der Mensch heute vor allem im Beruf mehr sitzt als geht und steht, ist es ebenso wichtig, einen **Beckenschiefstand** *auch im Sitzen auszugleichen,* der z. B. bei angeborener Beckenasymmetrie, einseitiger Atrophie der Glutäalmuskulatur und bei fast allen einseitigen Hüftgelenkerkrankungen auftritt. Die Höhe des Sitzausgleichs wird, wie bei der Bestimmung der Beinlängendifferenz, durch Unterlegen von Brettchen unter die betroffene Gesäßhälte festgestellt. Die Korrektur erfolgt entweder durch einseitige Erhöhung der Sitzfläche am vorwiegend benutzten Stuhl (Arbeitsplatz) oder durch ein anschnallbares Sitzkissen.

Zu den ausgleichbaren prädiskotischen Deformitäten gehört auch die **Fehlbeanspruchung der lumbalen Bewegungssegmente** durch anhaltende Vorderlastigkeit des Rumpfes beim *Hängebauch* infolge Adipositas oder Muskelschwäche bei schlechter Haltung. Die verstärkte Lendenlordose führt zur ständigen Überlastung und Mindesernährung der dorsalen lumbalen Bandscheibenabschnitte und zur Einengung des Wirbelkanals. Wenn es nicht gelingt, durch Diät bzw. Muskeltraining den Hängebauch zu beseitigen, ist das Tragen einer Leibbinde bzw. eines Kreuzstützmieders erforderlich. Bei den übrigen, nicht ausgleichbaren prädiskotischen Deformitäten, wie asymmetrische Übergangswirbel, Morbus Scheuermann u. a. gilt es, die Formabweichung rechtzeitig zu erkennen und den Betroffenen hinsichtlich seiner Berufswahl und Präventionsmöglichkeiten zu beraten.

Allgemeine Verhaltensweisen im Kindesalter

Die ersten beiden Lebensjahre stellen eine entscheidende Phase in der Bandscheibenentwicklung dar. Hier vollzieht sich der Übergang von der entlastenden Horizontallage zur belastenden Vertikaleinstellung der Wirbelsäule; gleichzeitig verschwinden die Blutgefäße aus den Bandscheiben. Ob zwischen beiden Vorgängen ein ursächlicher Zusammenhang besteht, ist noch nicht erwiesen. Auf jeden Fall bedeutet die plötzliche Druckbelastung der Bandscheiben bei nachlassender Durchblutung eine erhebliche Verschlechterung der Stoffwechsellage im Zwischenwirbelabschnitt. Die Fibroblasten und die Knorpelzellen, welche für das interstitielle appositionelle Bandscheibenwachstum verantwortlich sind, werden nur über weniger leistungsfähige Diffusionsvorgänge versorgt. Es entstehen minderwertige Fasern und Grundsubstanzen, die der weiteren starken mechanischen Belastung der Bandscheibe im Laufe des Lebens nicht gewachsen sind.

Förderung der natürlichen motorischen Entwicklung beim Kleinkind.

Um den Wechsel von der entlastenden Horizontallage in die unvermeidliche aufrechte Haltung nicht allzu abrupt stattfinden zu lassen, sollte man Kleinkinder nicht zum frühen Sitzen und Gehen zwingen.

Da die abfedernden Krümmungen der Wirbelsäule in der Sagittalebene noch nicht entwickelt sind, ist die Druckbelastung der Bandscheiben beim Sitzen und Stehen sehr groß. Besonders die Halsbandscheiben sind durch den relativ großen Kopf beim Kleinkind erheblich belastet. Alle passiven Stützmaßnahmen, wie das seitliche Fixieren mit Kissen, das Einschnallen im sog. Babyhopser, in Autositz- und Eßgestellen, in denen die Kinder unter Umständen in sitzender, vornübergeneigter Stellung einschlafen, sind für die Entwicklung der Bandscheiben ungünstig. Die noch nicht entwikkelte Lendenlordose in diesem Alter bringt es auch mit sich, daß die Kinder beim Sitzen immer in eine totale und verstärkte Ruhekyphose sinken. Bei verminderter Widerstandskraft des Halte- und Stützapparates, wie z. B. bei der Rachitis, entwikkelt sich ein Sitzbuckel.

Die motorische Entwicklung eines normalen Säuglings und Kleinkindes bleibt am besten sich selbst überlassen. Das Kleinkind sucht seinen Fähigkeiten entsprechend geeignete Körperpositionen auf und wechselt vor allem ständig zwischen Be- und Entlastung einzelner Abschnitte des Bewegungsapparates. Einseitige Überlastung ist dadurch ausgeschlossen. Langsame, schrittweise Belastung der Zwischenwirbelabschnitte sorgt dafür, daß die Gefäßversorgung der Bandscheiben möglichst lange aufrechterhalten bleibt, und gibt dem Bandscheibengewebe, vor allem den Zellen, Gelegenheit, sich allmählich auf die neue Belastungssituation einzustellen.

Als besonders günstig für den Stoffwechsel im Zwischenwirbelabschnitt beim Kleinkind erweist sich die *Bauchlage*, weil hier durch den Zug der Rückenstreckmuskeln über den Drehpunkt der Wirbelgelenke die Wirbelkörper und Bandscheiben am meisten entlastet werden; außerdem wird die Entwicklung der Hals- und Lendenlordose gefördert.

Im Spielalter zwischen 3 und 6 Jahren findet das bewegungsfreudige Kleinkind, sich selbst überlassen, spontan zu einem regelmäßigen Haltungswechsel.

Jedes Kind hat seinen Spielrhythmus, in dem sich Aktivitätsphasen und Ruhepausen abwechseln. Die Dynamik überwiegt.

Vermeidung zu langer Sitzperioden. Im Kindergarten, in der Schule und zu Hause vor dem Fernsehapparat beginnen für das Kleinkind die täglichen langen Sitzperioden in zum Teil ungünstigen Haltungen, die zum Schicksal seiner Bandscheiben werden. Die Sitzposition als Standardhaltung des Menschen wird dem Kleinkind schon frühzeitig anerzogen. Schoberth (1079) fand bei den Untersuchungen von über 1000 Schulkindern im Alter von 6–14 Jahren in erschlaffter Sitzposition immer eine Totalkyphose der Wirbelsäule. In dieser Haltung ist der Bandscheibenbelastungsdruck besonders groß.

Schulmöbel sollten individuell angepaßt sein und eine schräge Tischplatte enthalten.

Unsere Untersuchungen im Rahmen einer Vergleichsstudie haben gezeigt, daß Kinder während des Schulunterrichts signifikant seltener Rundrükkenhaltungen einnehmen, wenn sie an schrägen Tischplatten lesen und schreiben, als an geraden Tischplatten (882).
Die erzwungene Sitzhaltung auf oft unzureichenden Stühlen in Kindergärten und Schulen wirkt dem Drang zum Haltungswechsel entgegen. Die immer wieder vorgebrachte Forderung nach der täglichen Turnstunde ist von orthopädischer Seite aus dahingehend zu erweitern, daß in verlängerten Pausen *zwischen den Unterrichtsstunden regelmäßig gymnastische Übungen am Boden durchgeführt werden sollten.*

Allgemeine Verhaltensweisen im Erwachsenenalter

Mit zunehmendem Alter geht beim Jugendlichen der spontane Drang zum **Haltungswechsel** verloren. Die gleiche Körperposition wird oft viele Stunden lang freiwillig eingehalten: Die Statik überwiegt. Jede Haltungskonstanz, sei es sitzend, stehend oder liegend, führt nach einer bestimmten Zeit zum Stillstand des Stoffwechselaustauschs an den Bandscheibengrenzen. Wie unsere Druckmessungen gezeigt haben, bringt jede Haltungsänderung auch eine Änderung des Bandscheibendruckes und damit eine Beschleunigung, Verlangsamung oder Umkehr des Flüssigkeitsstromes an der Bandscheibengrenze mit sich.

Der Pumpmechanismus für die Flüssigkeits- und Stoffwechselverschiebungen im Zwischenwirbelabschnitt wird nur durch Rumpfbewegungen mit regelmäßigem Wechsel zwischen Be- und Entlastung aufrechterhalten: Rückenschulregel Nr. 1: Du sollst Dich bewegen!

Der Tagesablauf des Menschen sollte deswegen häufige Haltungsänderungen mit möglichst vielen Entlastungsphasen enthalten. Kontinuierliche Sitzperioden (Autofahren, Schreibtischarbeit, Lesen, Fernsehen) gehören heute bei den meisten Menschen zur normalen Tagesbeschäftigung. Beim *Autofahren* spielt die Dauer der Zwangshaltung in ungünstiger Position eine größere Rolle als Erschütterungen sowie Beschleunigungs- und Bremsvorgänge. Der Autofahrer sollte, wie es schon vielfach empfohlen wird, so oft wie möglich seine Fahrt unterbrechen und Bewegungsübungen durchführen.
Wenn schon Haltungskonstanz in ungünstiger Position, z. B. während der Berufsarbeit, unumgänglich ist, so sollte die *Körperposition so oft wie möglich gewechselt werden,* um stärkere intradiskale Massenverschiebungen zu vermeiden.

Rundrückenbelastung. Beim langen Sitzen und Stehen in vornübergeneigter Haltung mit total kyphotischer Einstellung der Wirbelsäule formt sich die Bandscheibe zu einem hinten hohen Keilkissen, das sich beim plötzlichen Wiederaufrichten wegen der Trägheit des Gewebes nicht schnell genug abflachen kann und unter Umständen von den hinteren Wirbelkanten nach dorsal herausgedrückt wird. Durch langsames Aufrichten aus der vornübergeneigten Haltung und vor allem mit abgerundeten und ausgeglichenen Bewegungsabläufen sorgt man dafür, daß das zentrale mobile Bandscheibengewebe sich nicht allzuweit zum Rand verlagert und unter Umständen in vorhandene radiäre Fissuren des Anulus fibrosus gepreßt wird.
Wesentliche Regeln und Übungen der Rückenschule sind darauf ausgerichtet, das zentrale, durch Degeneration gelockerte Bandscheibengewebe an Ort und Stelle zu halten. Bei axialer Wirbelsäulenbelastung mit erhöhtem intradiskalem Druck, etwa beim Bücken, Heben und Tragen, sollte die Krafteinleitung in das lumbale Bewegungssegment zentral und nicht im vorderen An-

teil der Bandscheibe erfolgen. Bei asymmetrischer Krafteinleitung ist mit intradiskalen Massenverschiebungen, Protrusionen und Prolapsen beim vorgeschädigten Bewegungssegment zu rechnen. Die entsprechenden Rückenschulregeln lauten:

2. Halte den Rücken gerade.
3. Gehe beim Bücken in die Hocke.
5. Verteile Lasten und halte sie dicht am Körper.

Als besonders prolapsprovozierend hat sich im Experiment die Kombination asymmetrische axiale Belastung plus Torsion erwiesen. Es handelt sich im täglichen Leben um die Drehbewegungen des Rumpfes unter Belastung, wie sie besonders beim Be- und Entladen vorkommen.

Sitzen

Entlastungseffekt kurzzeitigen Sitzens. Das Sitzen wird zu Unrecht als allgemein bandscheibenschädigend angesehen. Viele Kreuzschmerzgeplagte sind froh, wenn sie sich nach längerem Stehen und Gehen, z. B. im Museum oder beim Einkaufen, einmal kurzfristig hinsetzen können. Die bis dahin unerträglichen tiefen Kreuschmerzen gehen dann sofort zurück. Der Grund hierfür ist der Übergang von der für die unteren lumbalen Bewegungssegmente ungünstigen Hyperlordosierung nach längerem Stehen in die Streckstellung der LWS beim Sitzen. Denn hierbei erweitern sich die Foramina intervertebralia; der Wirbelkanal wird größer. Daß die lumbalen Bewegungssegmente bei Streckstellung bzw. Kyphose der LWS besser entlastet sind als in Lordose, beweist auch die Beobachtung, daß die ischiatische Fehlhaltung immer auch eine leichte Vorneigung des Rumpfes enthält.

Beim Sitzen mit Knie- und Hüftbeugung sowie Aufhebung der Lendenlordose nimmt die Wirbelsäule ihre einem früheren Entwicklungsstand entsprechende Krümmungsform ein.

Die Sitzhaltung stellt einen phylogenetisch älteren Erwerb dar als die volle Aufrichtung, welche mit einer Streckung in den Hüften verbunden ist. Charakteristisch ist, daß dabei alle durch den aufrechten Stand erworbenen Haltungen, wie Lendenlordose, Hüft- und Kniestreckung, aufgehoben sind. Diese Körperhaltung entspricht auch der entlastenden Stufenlagerung, allerdings um 90 Grad gedreht, so daß die Schwerkraft als Belastungsfaktor hinzukommt. Um eine möglichst geringe und gleichmäßige Druckbelastung zu gewährleisten, ist deswegen die richtige Sitzhaltung von entscheidender Bedeutung.
Es gibt 3 Sitzhaltungen, je nachdem ob sich der Oberkörperschwerpunkt vor, lotrecht über oder hinter der Sitzfläche befindet.

In der vorderen Sitzhaltung (Abb. 14.1 a) ist der intradiskale Druck fast doppelt so groß wie im Stehen.

Die vermehrte Vorderkantenbelastung führt zusammen mit dem hohen Belastungsdruck auch leicht zu Verlagerungen von Bandscheibengewebe nach dorsal, d. h. zu Protrusion oder Prolaps. Beim aufrechten Sitzen mit gestreckter bzw. lordotisch eingestellter LWS ist nach den intradiskalen Druckmessungen von Andersson u. Mitarb. (25) der Bandscheibenbelastungsdruck wesentlich geringer als beim Sitzen mit total rundem Rücken. Aus der vorderen Sitzhaltung ist zwar eine aktive Aufrichtung mit lordotischer Einstellung der LWS möglich; der Vorgang erfordert jedoch viel Rumpf- und Muskelarbeit, die nur kurzfristig aufgebracht werden kann, denn bei 90 Grad Hüftbeugung und Beckenrückkippung ist die LWS physiologischerweise kyphotisch eingestellt (Abb. 14.**1a**).

Eine Rückenlehne mit Lendenstütze – bereits 1889 von **Staffel** vorgeschlagen – sollte die Totalkyphose ausgleichen und der Wirbelsäule beim Anlehnen ihre Normalform geben (1147). Sie wirkt jedoch nur kurzfristig und drückt dann punktförmig gegen die gestreckte oder kyphotische LWS. Nach Beobachtungen von Grandjean u. Burandt (400) fällt die gewünschte Korrektur auch weg, wenn der Betroffene, wie es meistens geschieht, sich nicht richtig anlehnt oder wenn das Gesäß auf der Sitzfläche nach vorn gleitet.

Hintere Sitzhaltung.

Die ideale Sitzhaltung ist die, welche Bandscheiben, Bänder und Muskeln am wenigsten belastet.

Da es nur im Liegen zu einer vollständigen Entlastung aller dieser Elemente kommt, sind bei langdauernden Sitzperioden nach Möglichkeit Sitzpositionen anzustreben, die der Horizontallagerung am nächsten kommen. Diesem Bedürfnis folgen die meisten Menschen schon dadurch, daß sie bei ausreichend langer Sitzfläche auf dieser immer weiter nach vorn gleiten und den Rumpf schrägstellen. Es entsteht die extreme hintere Sitzhaltung mit zurückgedrehtem Becken (Abb. 14.**1b**). Diese Haltung wird zunächst als angenehm empfunden, weil das Oberkörpergewicht zum Teil von der Rückenlehne abgefangen wird. Wegen fehlender Unterstützung im Bereich der LWS bei steiler, hoher Rückenlehne bildet sich allerdings eine Totalkyphose, welche auch die HWS noch miteinbezieht.

Entlastende Sitzhaltung. Wird nun die Rückenlehne den physiologischen Wirbelsäulenkrümmungen entsprechend gestaltet und die Kopf-Hals-Region zusätzlich in günstigerem Winkel unterstützt, ergibt sich bei einem Neigungswinkel von 45 Grad eine Sitzhaltung, die eine Entlastung von Wirbelsäule, Bändern und Muskeln gewährleistet. Die Haltearbeit, welche Hals- und Rumpfmuskulatur aufbringen müssen, ist in dieser entlastenden Sitzhaltung gering (Abb. 14.**2**). Der Belastungsdruck der Bandscheiben reduziert sich in allen Wirbelsäulenabschnitten; im Bereich der LWS liegt er unter 80 kp (800 N) und nähert sich weitgehend dem Wert bei Horizontallagerung (864, 866). Die intradiskalen Druckmessungen von Nachemson (864) sowie von Andersson u. Mitarb. (25) haben gezeigt, daß der Belastungsdruck auf die lumbalen Bandscheiben mit zunehmender Schrägstellung der Rückenlehne sich erniedrigt. Parallel durchgeführte elektromyographische Untersuchungen von Hosea u. Simon (550) zeigten auch eine Abnahme der Rumpfmuskelaktivitäten.

Bei der entlastenden Sitzhaltung darf die Rückenlehne nicht allzu weich sein und muß in der HWS und der LWS eine geringe, der in dieser Position abgeflachten Lordose entsprechende Vorwölbung aufweisen. Mit Vergrößerung des Winkels zwischen Oberschenkel- und Rumpfachse auf 135 bzw. 125 Grad und durch Abstützung der LWS wird die Beckenkippung nach hinten verringert. Es ergeben sich Hauptabstützpunkte am thorakolumbalen Übergang und in der Kopf-Nacken-Region. Um den Blickwinkel zu verbessern, ist die Kopfachse gegenüber der Körperachse um 10–20 Grad nach vorn geneigt. Eine der Oberschenkellänge angepaßte Sitztiefe, die um etwa 10 Grad von vorn nach hinten abfallende Sitzfläche und eventuelle Fußstützen vermeiden ein Nachvorngleiten auf dem Sitz.

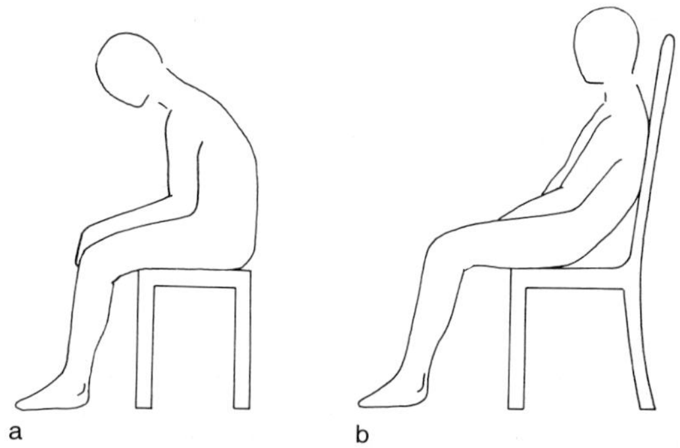

Abb. 14.**1a** Vordere Sitzhaltung: lumbaler intradiskaler Druck 180 kp, **b** hintere Sitzhaltung: lumbaler intradiskaler Druck 130 kp

Die Angleichung der Sitzhaltung an die Horizontallagerung mit einem solchen 45-Grad-Sitz ist so-

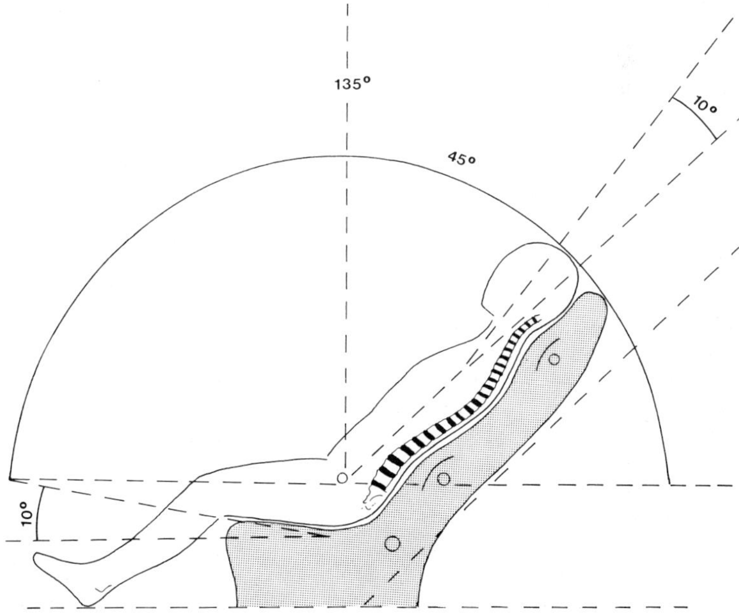

Abb. 14.**2** Entlastende Sitzhaltung: lumbaler intradiskaler Druck 70 kp

wohl bei einigen beruflichen Tätigkeiten als auch in der Freizeit möglich. Bei einigen verstellbaren Freizeit- und Fernsehliegen kann man diese entlastende Sitzhaltung ohne weiteres einstellen. Auch beim Autofahren hat sich die entlastende Sitzhaltung als praktikabel erwiesen (689), denn die geringe Sitzhöhe über der Bodenfläche erlaubt im Auto ohnehin nur eine hintere Sitzhaltung. Jeder Versuch, die Wirbelsäule in die Vertikale aufzurichten, ist mit einer noch stärkeren Kyphosierung der LWS verbunden.

Für das **Sitzen in aufrechter Haltung** mit Vertikaleinstellung der Wirbelsäule gibt es Richtlinien von Akerblom (7), Schoberth (1079) und Berquet (77). Danach sollte die Lendengegend mit einer geeigneten Rückenlehne, die bis zum Beckenrand reicht, starr abgestützt sein. Stühle müssen Armlehnen haben, damit ein Teil des Oberkörpergewichts wenigstens zeitweise mit dem Ellenbogen seitlich abgestützt werden kann. Hiermit wird auch die Haltearbeit der Schulter-Nacken-Muskeln verringert. Die Sitztiefe richtet sich nach der Oberschenkellänge. Die Sitzfläche soll in einem Winkel von etwa 5 Grad von vorn nach hinten abfallen. Die Tischhöhe muß bei handschriftlichen Arbeiten so bemessen sein, daß man die Unterarme frei auflegen kann, ohne die Schultern heben zu müssen. Eine Anpassung des Arbeitsplatzes, an dem viele Menschen den größten Teil ihres Lebens verbringen müssen, an die individuellen Körpermaße ist notwendig und erfolgt am besten durch Sitzproben. Falsche Abmessungen haben Haltungskonstanz in ungünstiger Körperposition zur Folge.

Sitzen und Lenden-Becken-Bein-Winkel. Lendenwirbelsäule, Becken und Oberschenkel bilden ein durch Bänder und Muskeln verbundenes biomechanisches System. Auch ohne Muskelbetätigung läßt sich die Stellung der Wirbelsäule über den Hebel des Oberschenkels beeinflussen: Hüftstreckung bedeutet Lordosierung und Hüftbeugung Kyphosierung der Lendenwirbelsäule. Die Übertragung der Beinbewegung auf die Lendenwirbelsäule tritt um so eher ein, je kürzer und unelastischer Gelenkkapselbänder und Muskeln sind (Abb. 14.**3**).

In der vorderen und mittleren Sitzhaltung sollten deswegen die Hüftgelenke weniger gebeugt gehalten werden: Knie tiefer als Hüfte. Zur Unterstützung dieser Sitzhaltung kann man ein Sitzkissen verwenden, welches die von Schneider u. Lippert (1076) vorgeschlagene, nach vorn geneigte Sitzfläche aufweist. Zur Aufrechterhaltung des physiologischen Lenden-Becken-Bein-Winkels in der hinteren Sitzhaltung ist ein Anheben der Beine (Knie höher als Hüfte) erforderlich (Abb. 14.**4**).

Stehen

Das aufrechte Stehen mit vollständiger Hüftstrekkung und Lendenlordose ist ein phylogenetischer Neuerwerb des Menschen. Stehen bedeutet für die Hals- und Lendenbandscheiben **Belastung** in der ungünstigen Lordoseposition. Bei schlechter Haltung mit Beckenvorkippung wird die Lendenlordose noch verstärkt. Dementsprechend treten nach längerem Stehen in unveränderter Position bei vielen Patienten mit vorgeschädigten Band-

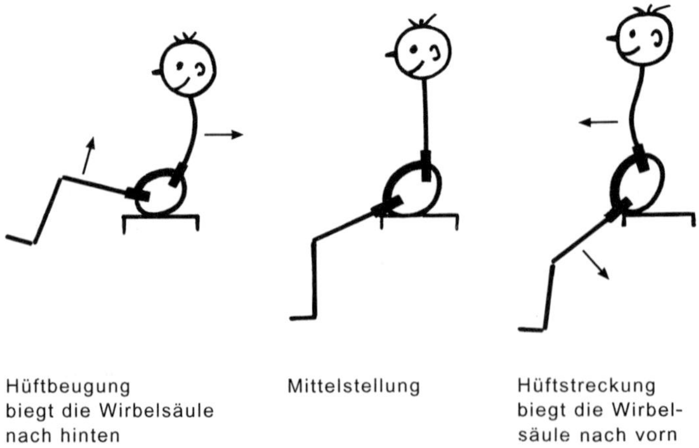

Abb. 14.**3** Aus der Rückenschule: Einfluß von Hüftbeugung und -streckung beim Sitzen: Hüftbeugung führt zur Kyphosierung der Lendenwirbelsäule, Hüftstreckung führt zur Lordosierung der Lendenwirbelsäule (aus Krämer, J.: Bandscheibenschäden. Vorbeugen durch Rükkenschule. Heyne, München 1992)

scheiben Kreuzschmerzen auf. Diese gehen sowohl von den insuffizienten Rumpfhaltemuskeln als auch von den Wirbelgelenken aus. Zur Vorbeugung gegen derartige Beschwerden sollte man jede Gelegenheit nutzen, lange Stehperioden durch kurzfristiges Umhergehen zu unterbrechen. Pendelbewegungen der Arme und Wechsel zwischen Stand- und Schwungphase der Beine beim elastischen Gehen und Laufen sind mit intradiskalen Druckschwankungen verbunden, die den Flüssigkeitsaustausch im Zwischenwirbelabschnitt beschleunigen. Zur Reduzierung des Bandscheibeninnendrucks im Bereich der unteren Wirbelsäulenabschnitte sollte man sich bei längerem Stehen möglichst anlehnen oder den Oberkörper an allen erreichbaren Gegenständen mit den Händen abstützen.

Beim Stehen wirkt sich besonders die anhaltende **halbgebückte Haltung** (Gartenarbeit) nachteilig auf Bandscheiben und Rückenmuskeln aus. Der Bandscheibeninnendruck ist in dieser Stellung größer als in aufrechter Haltung. Die Bandscheiben nehmen keilförmige Gestalt an und können sich bei plötzlicher Aufrichtung nach hinten vorwölben und Beschwerden verursachen. In der vornübergeneigten Haltung werden außerdem die Rückenstreckmuskeln überbeansprucht und reagieren bei ungenügendem Trainingszustand mit Schmerzen. Deswegen sollten Tische und Arbeitsplätze ausreichend hoch sein, um ein Hantieren in aufrechter Körperhaltung zu ermöglichen. Bei Garten- und Hausarbeiten sind aus diesem Grunde möglichst *langstielige Geräte* zu verwenden. Für kurzfristige Schreibarbeiten empfiehlt sich ein *Stehpult.*

Ebenso wie die kyphotische, muß auch eine hyperlodotische Einstellung der LWS vermieden werden.

Wie auf S. 212 ausgeführt, entsteht der Hyperlordosekreuzschmerz durch schlechte Haltung mit Rückenmuskelinsuffizienz, aber auch durch äußere Umstände, wie Bergabgehen, Tragen von hohen Absätzen und Arbeiten über Kopfhöhe. Zur Prophylaxe dieser Kreuzschmerzen sind neben einem intensiven Rumpfmuskeltraining auch gewisse Ausgleichshaltungen zur Abflachung der Lumballordose im Stehen angebracht, sofern man keine Möglichkeit hat, sich kurzfristig hinzusetzen. Eine Erleichterung bringt z. B. schon das Anlehnen an eine Wand mit leicht angebeugten Hüftgelenken und geringer Vorneigung des Oberkörpers oder das vornübergeneigte Abstützen an einem Geländer. Auch das wechselweise Aufsetzen des

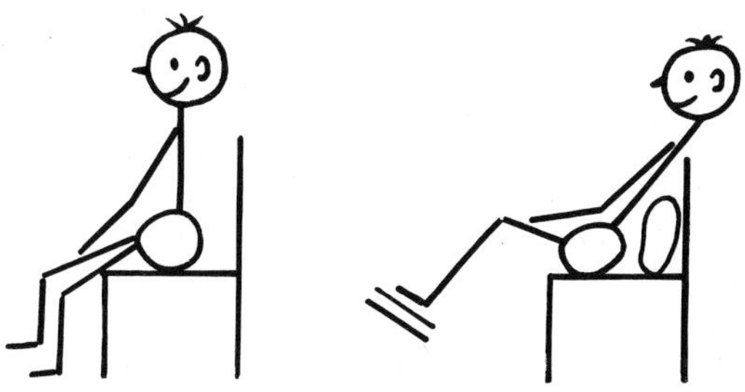

Abb. 14.4 a u. b Aus der Rückenschule: **a** vordere und mittlere Sitzhaltung: Knie tiefer als Hüfte, **b** hintere Sitzhaltung: Knie höher als Hüfte zur Aufrechterhaltung der physiologischen Lendenlordose mit normalem Lenden-Becken-Bein-Winkel

Fußes auf eine Fußbodenerhöhung flacht die Lumballordose ab (Abb. 14.**5**) (Rückenschulregel Nr. 7).

Auf die Möglichkeiten zur Prophylaxe des Hyperlordosekreuzschmerzes durch eine Flexionsorthese wurde bereits auf S. 311 hingewiesen.

Liegen

Die entlastende Horizontallagerung ist wesentlicher Bestandteil der Behandlung bandscheibenbedingter Erkrankungen. Aber auch bei der Prophylaxe spielen bandscheibengerechte Lagerung und Unterlage eine wichtige Rolle. Viele Menschen gehen abends beschwerdefrei ins Bett und stehen morgens mit Kreuz- oder Nackenschmerzen auf.

Der Mensch verbringt ungefähr ein Drittel seines Lebens in Horizontallagerung, zwei Drittel in aufrechter Haltung. Damit es während des Liegens und Schlafens auch zu einer weitgehenden Entlastung mit Flüssigkeitsaufnahme in die Bandscheiben kommt, muß die **Unterlage** so gestaltet sein, daß der intradiskale Druck möglichst klein gehalten wird. Wie die Druckmessungen zeigen, bedeutet Rücken- oder Seitenlage auf harter Unterlage mit leicht angewinkelten Hüft- und Kniegelenken geringste Bandscheibenbelastung. Beim Liegen auf weicher Unterlage bildet sich eine Längsmulde mit tiefster Stelle am Schwerpunkt des liegenden Körpers, also im oberen LWS-Bereich. In der Längsmulde wird die LWS bei Rückenlage nach hinten und bei Seitenlage zur Seite durchgebogen. Ein Kopfkeil verstärkt die Verbiegung der Wirbelsäule noch weiter. Neben einer Erhöhung des Bandscheibeninnendruckes bringt diese Position

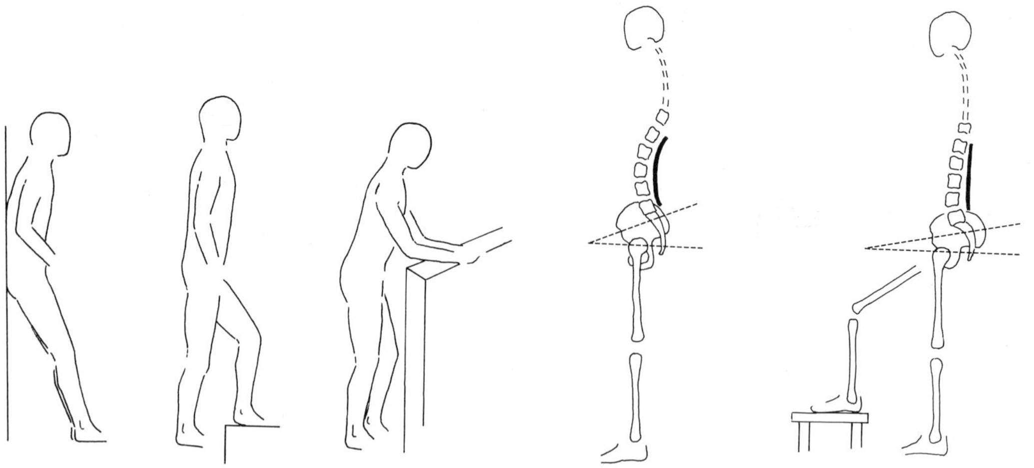

Abb. 14.5 **a** u. **b** Vermeidung der Hyperlordosebelastung durch leichte Hüftbeugung

auch die bereits beschriebene keilförmige Deformierung der Bandscheiben im stärksten Krümmungsabschnitt mit sich. Unter diesen Umständen können während des Schlafens beim Umdrehen oder kurz nach dem Aufstehen bandscheibenbedingte Beschwerden im Bereich von HWS und LWS auftreten.

Mit einem *Lattenrost* unter der Matratze kann man auf einfache Weise für eine harte Unterlage sorgen. Die Lagerung der Kopf-Hals-Region erfolgt am besten auf einer *Nackenrolle*, die man z. B. aus jedem locker gefüllten Kopfkissen formen kann (Abb. 14.**6**).

Die **Bauchlage** ist wegen ihrer lordosierenden Wirkung auf die HWS und LWS weniger bandscheibenfreundlich. Vor allem die HWS erfährt in dieser Position neben der Reklination auch noch eine mehr oder weniger starke Rotation, die sich negativ auf die Zirkulationsverhältnisse der A. vertebralis und auf die Nervenwurzeln in den Foramina intervertebralia der Konkavseite auswirkt. Patienten, die habituell auf dem Bauch schlafen, kla-

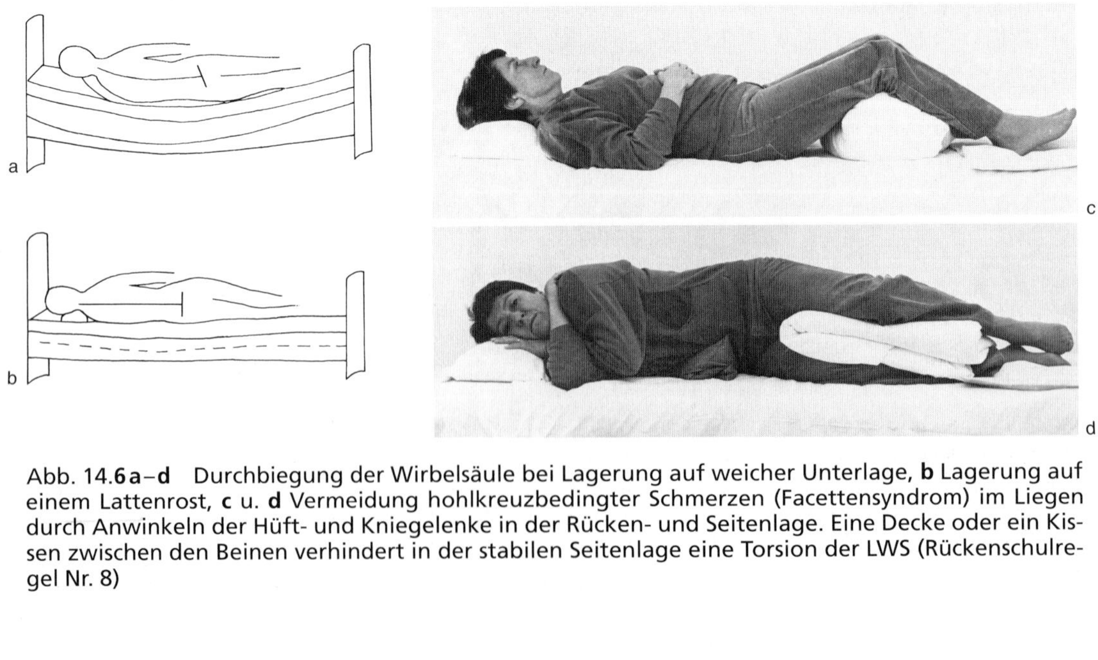

Abb. 14.6 **a**–**d** Durchbiegung der Wirbelsäule bei Lagerung auf weicher Unterlage, **b** Lagerung auf einem Lattenrost, **c** u. **d** Vermeidung hohlkreuzbedingter Schmerzen (Facettensyndrom) im Liegen durch Anwinkeln der Hüft- und Kniegelenke in der Rücken- und Seitenlage. Eine Decke oder ein Kissen zwischen den Beinen verhindert in der stabilen Seitenlage eine Torsion der LWS (Rückenschulregel Nr. 8)

gen morgens häufig über einen steifen Hals oder eingeschlafene Finger.
Neben der Auswahl einer geeigneten Unterlage kann auch die **Liegedauer** maßgebend für das Auftreten bandscheibenbedingter Beschwerden sein. Wie auf S. 306 hingewiesen, bedeutet Horizontallagerung Entlastung der Zwischenwirbelabschnitte und damit Flüssigkeitsaufnahme; das Volumen der Bandscheibe nimmt zu.
Langanhaltende Entlastung bedeutet vermehrte Flüssigkeitsaufnahme. Es können Schmerzen vom angespannten hinteren Längsband oder von den Kapseln der Wirbelgelenke ausgehen.

Eine bereits bestehende Protrusion kann sich bei längerer Entlastung durch Volumenzunahme der Bandscheibe verstärken.

Deswegen kann eine einfache Horizontallagerung, die über den gewohnten Tages- und Nachtrhythmus hinausgeht, über eine abnorme Volumenzunahme der Zwischenwirbelabschnitte zu Beschwerden führen. Charakteristisch ist hier die Aussage der Patienten, daß trotz geeigneter Unterlage Rückenschmerzen auftreten, die kurz nach dem Aufstehen wieder verschwinden. Auch in der Klinik beobachtet man häufig Patienten, meistens jüngeren Alters, die nach mehrtägiger Bettruhe über Kreuzschmerzen klagen, welche auch durch das obligate Brett unter der Matratze nicht verschwinden. Solange die Grundkrankheit kurzes Sitzen oder Stehen nicht erlaubt, genügt es in diesen Fällen, das Fuß- oder Kopfende des Bettes zu erhöhen und isometrische Spannungsübungen der Rumpfmuskeln durchführen zu lassen. Damit steigt der Bandscheibeninnendruck. Derartige prophylaktische Maßnahmen, die eine abnorm anhaltende Volumenzunahme der Bandscheiben verhindern sollen, sind auch bei mehrmonatigem Aufenthalt im schwerelosen Raum (Raumstationen, Weltraumflüge) zu berücksichtigen, denn wie Körperlängenmessungen an amerikanischen Astronauten zeigten, waren diese nach mehrtägigem Aufenthalt im Weltraum mehrere Zentimeter größer als vor dem Start (S. 25).

Krankengymnastik

Mit körperlicher Betätigung stehen dem Patienten Möglichkeiten zur Verfügung, einen aktiven Beitrag zur Rehabilitation und Prophylaxe seines Bandscheibenschadens zu leisten. Der Gedanke wird von den Patienten meistens freudig aufgegriffen und in oft übertriebener Weise und ungezielt in die Tat umgesetzt. Damit werden in vielen Fällen Beschwerden überhaupt erst ausgelöst bzw. verstärkt (Abb. 14.7).
Die Hauptaufgabe bei gymnastischen Übungen zur Rehabilitation und Prophylaxe bandscheibenbedingter Erkrankungen besteht darin, die Muskeln zu straffen, um ein kräftiges Muskelkorsett zu schaffen.

Bei degenerativ gelockerten Bandscheiben stabilisieren gut trainierte Muskeln das Bewegungssegment von außen und fangen die zahlreichen mechanischen Zusatzimpulse des täglichen Lebens und der Berufsarbeit ab.

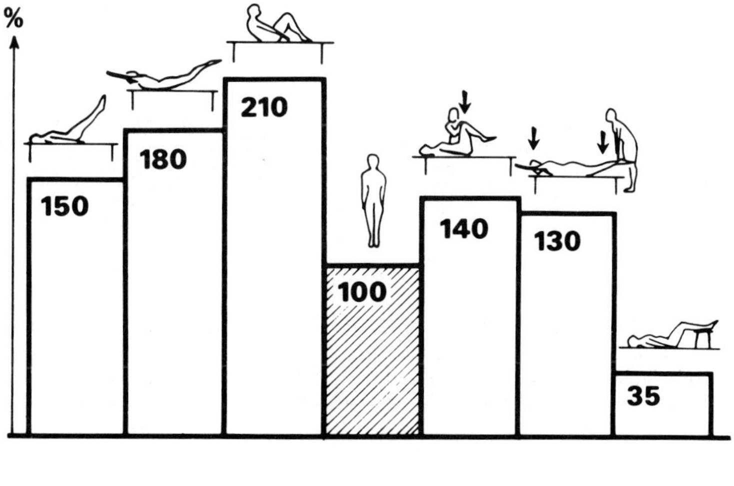

Abb. 14.7 Relative Veränderungen des Belastungsdruckes in der dritten Lumbalbandscheibe bei verschiedenen krankengymnastischen Übungen (nach Nachemson)

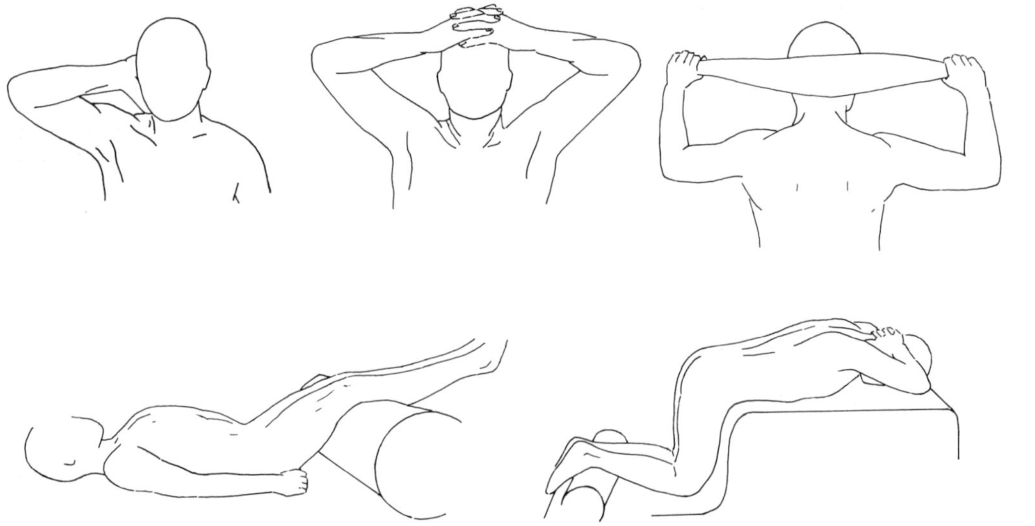

Abb. 14.**8** Isometrische Muskelkräftigungsübungen zur Rehabilitation und Prophylaxe bandscheibenbedingter Erkrankungen

Extreme Verschiebungen der Wirbel gegeneinander sowie Verlagerungen des gelockerten Bandscheibengewebes sind dann weniger leicht möglich.

Eine gefahrlose und rasche Kräftigung der Rumpf- und proximalen Extremitätenmuskeln erreicht man mit **isometrischen (statischen) Spannungsübungen aus der Entlastungshaltung.** Da in Stufenlagerung mit angewinkelten Hüft- und Kniegelenken der lumbale intradiskale Druck am geringsten ist, stellt diese Position die günstigste Ausgangslage für isometrische Rumpfmuskelübungen dar. Einzelheiten zu den Übungen beim LWS-Syndrom finden sich auf S. 25.

Die Muskelkräftigungsübungen gelten sowohl für die Wiederaufbauphase nach einem akuten Bandscheibensyndrom als auch später zum Selbsttraining im Rahmen eines aktiven Präventivprogramms (Abb. 14.**8**).

Während der Rehabilitation ist eine vorsichtige **Mobilisation der Wirbelsäule nur unter Entlastung,** d. h. im Wasser oder unter leichter Traktion, angebracht.

Übungen unter Extension sind für die LWS an der Sprossenwand oder am Schrägtisch und für die HWS in der Glissonschen Schlinge möglich. Unter Extension kommt es zu einer Erniedrigung des intradiskalen Druckes mit Aufnahme von Flüssigkeit und niedermolekularen Stoffwechselsubstraten in den Bandscheibenraum. Gleichzeitige Bewegungsübungen mit Seitneigung und Dehnung sorgen für eine gleichmäßige Durchtränkung des ganzen Bandscheibengewebes. Die Stoffzufuhr wird so auch in den versorgungsmäßig schwieriger erreichbaren Bandscheibenabschnitten (Gallertkern, laterale Anteile der Knorpelplatten) verbessert. Extreme Bewegungsausschläge der LWS in Form von Torsions- und Kippbewegungen, die Gefährdete unter Belastung strengstens vermeiden sollten, sind unter leichter Extension ungefährlich. Ein Bandscheibenprolaps ist bei erniedrigtem intradiskalem Druck nicht zu erwarten.

Von der Schonhaltung zur Normalhaltung

Im Kapitel zur speziellen Rehabilitation beim Lumbalsyndrom (s. S. 307) wurde schon darauf hingewiesen, daß nach einem akuten Lumbalsyndrom mit Schonhaltung die ursprüngliche Beweglichkeit im Bewegungssegment wieder hergestellt werden muß. Die Schonhaltung kann nicht zur Dauerhaltung werden.

Entlastung und Kyphose (Schonkyphose), die zur Reposition des verschobenen Bandscheibengewebes geführt haben, müssen allmählich in die physiologische Lordose zurückgeführt werden (Abb. 14.**10**).

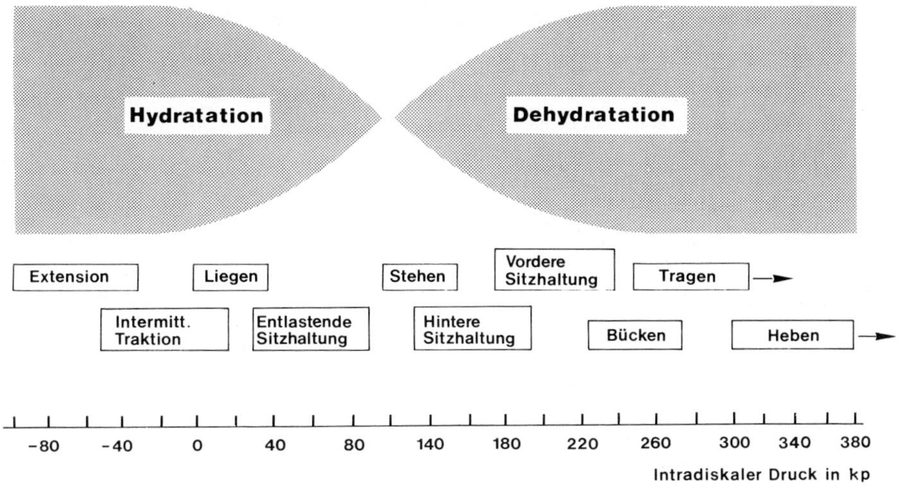

Abb. 14.**9** Druckabhängige Flüssigkeitsverschiebungen an der Bandscheibengrenze bei verschiedenen Verrichtungen und bei intermittierender Traktion

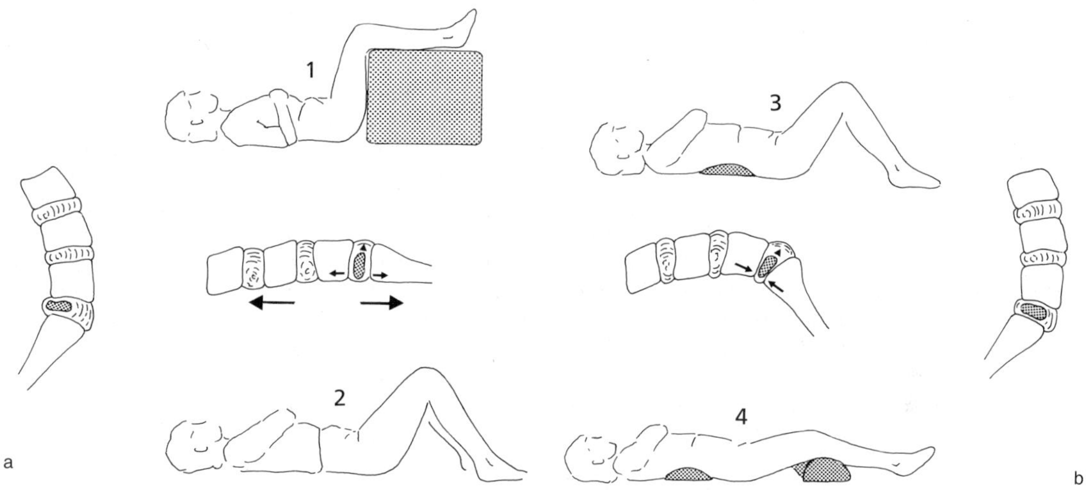

Abb. 14.**10a** Flexion in Stufenlagerung, **b** Zurückführen in die normale Lordose

Die unteren Wirbelsäulenabschnitte weisen bei gleichmäßiger Lordose ihre optimale Tragfähigkeit für axiale Belastungen auf.

Nach erreichter Beschwerdefreiheit, vor allem in den posterioren Abschnitten des Bewegungssegmentes, sind vorsichtige Übungen angebracht, um die normale Lordose wieder herzustellen.
Allerdings sind auch im weiteren Verlauf extreme Bewegungsausschläge unter Belastung zu vermeiden. Dies gilt z. B. beim Heben, Tragen und Bükken.

Durch Rückenschule muß es zur Akzeptanz rükkenschonender Bewegungsabläufe kommen. Eine Modifikation von Bewegungsmustern erfolgt am besten im Kindesalter. Hier hat man sogar die Gelegenheit, rückenschonende Haltungs- und Bewegungsabläufe von vornherein zu schulen. Die Rückenschule gehört in die Schule.

Sport

Ebenso wie nur bestimmte gymnastische Übungen sind auch nur wenige Sportarten zur Rehabilitation und Prophylaxe bandscheibenbedingter Erkrankungen geeignet. Die meisten Sportarten enthalten **Körperhaltungen** und **Bewegungsabläufe,** welche bei entsprechender Vorschädigung Lokkerungen und Verschiebungen in den Bewegungssegmenten der unteren HWS und LWS hervorrufen können. Wie auf S. 158 ausgeführt, sind es besonders Drehbewegungen der Wirbelsäule unter Belastung und die vornübergeneigte Haltung mit Totalkyphose, die zu Kontinuitätsdurchtrennungen im Gewebsverband der Bandscheibe mit intradiskalen Massenverschiebungen führen. Für viele Sportarten ist gerade dieser Bewegungsablauf charakteristisch: *Skiabfahrtslauf, Tennis, Golf, Diskuswurf, Hammerwurf, Turnen* usw. (Abb. 14.**11**). Haltungskonstanz in Totalkyphose ist z. B. typisch für *Rudern, Kanusport, Segeln, Radfahren.* Die HWS wird vorwiegend beim *Ringen, Boxen* und *Rennradfahren* in Mitleidenschaft gezogen.
Wer entsprechende Risikofaktoren aufweist, sollte diese Sportarten meiden oder parallel ein intensives Rumpfmuskeltraining durchführen, z. B. als rückenfreundliches Krafttraining nach Wilcke (1310). Bandscheibenschädigende Bewegungsabläufe und Haltungen kommen auch bei vielen anderen Sportarten vor, wie z. B. in der *Leichtathletik* und bei *Ballspielen* aller Art, so daß man sie nicht ausdrücklich zur Prävention von Bandscheibenschäden empfehlen kann (1233).
Die meisten Sportarten sind hinsichtlich ihrer biomechanischen Beeinflussung der Wirbelsäule noch nicht hinreichend untersucht. Lediglich vom **Turnen, Trampolin-** und **Turmspringen** sowie **Gewichtheben** weiß man, daß gehäuft Spondylolysen und -listhesen auftreten, wohl aufgrund der gehäuften und starken Reklinationsbewegungen der LWS (124, 416, 985). Die Untersuchungen von Brenner (124) in unserer Klinik ergaben bei jedem 5. Gewichtheber eine Spondylolyse, allerdings ohne Beschwerden. Trotz der zum Teil starken axialen Wirbelsäulenbelastung traten bandscheibenbedingte Erkrankungen auch nach mehrjähriger Ausübung des Gewichthebersportes nicht gehäuft auf.
Über den Einfluß des **Reitens** auf die Wirbelsäule sind die Meinungen geteilt (83, 120, 129, 546, 698, 1074). Reihenuntersuchungen bei Reitern mit mehrjähriger Praxis ergaben kein gehäuftes Auftreten bandscheibenbedingter Erkrankungen (546). Diese Feststellung können wir aufgrund unserer Reihenuntersuchungen bei Berufs- und Hobbyreitern bestätigen (202). Beim aufrechten Sitzen im Sattel mit leicht angewinkelten Hüft- und Kniegelenken und abduzierten Oberschenkeln ist die LWS so eingestellt, daß die lumbalen Bandscheiben symmetrisch belastet werden. Rhythmische Be- und Entlastung in axialer Richtung wirken sich positiv auf den Stoffwechsel der Bandscheiben aus. Intradiskale Massenverschiebungen werden, ähnlich wie bei der intermittierenden Traktion, unter Umständen wieder zurechtgerückt. Viele Patienten geben auch an, daß sich ihre Lumbago beim Reiten spontan bessert. Schädigungsmöglichkeiten für die Bandscheiben ergeben sich beim Reiten dann, wenn eine übertrieben aufrechte Haltung mit Hyperlordose oder eine total kyphotische Haltung, z. B. bei Übermüdung, eingenommen wird. Beim Überspringen größerer Hindernisse kann es zu Stauchungen und plötzlicher asymmetrischer Kompression einzelner Zwischenwirbelabschnitte kommen.
Auch verschiedene andere Sportarten, wie **Waldlauf, Skilanglauf, Radfaren, Joggen,** sind mit rhythmischen Be- und Entlastungen der Wirbelsäule verbunden. Dabei wird auch die Rumpfmuskulatur trainiert.

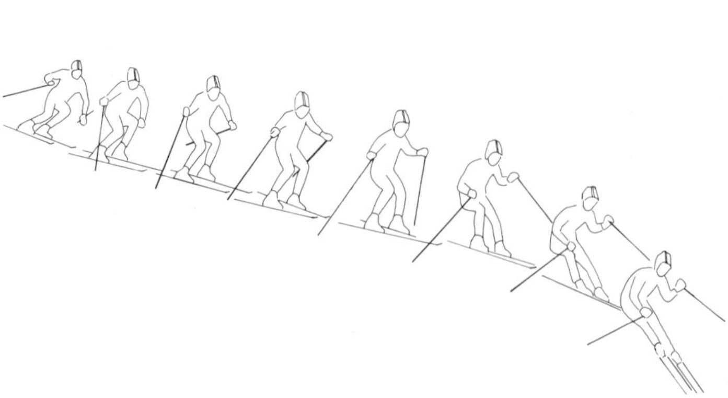

Abb. 14.**11** Drehbewegung der Wirbelsäule unter Belastung beim Skiabfahrtslauf

Wichtigste Sportart und Freizeitbeschäftigung zur Prävention bandscheibenbedingter Erkrankungen stellt das **Schwimmen** dar. Aber auch hier müssen Abstriche gemacht werden. Beim *Brustschwimmen* kann sich infolge mangelhafter Schwimmtechnik die Lordose von HWS und LWS derart verstärken, daß es zu einer verkrampften Zwangshaltung kommt, die eher schadet als nutzt. Alle übrigen Schwimmbewegungen oder auch nur Rumpfbewegungen bei Nichtschwimmern in warmem Wasser mobilisieren die Bewegungssegmente unter Entlastung mit gebremsten Bewegungsabläufen. Besonders empfehlenswert ist *Rückenschwimmen,* weil dies der Stufenlagerung am nächsten kommt. Neben der Muskelkräftigung fördern Entlastung und Bewegung außerdem den Stoff- und Flüssigkeitsaustausch im Zwischenwirbelabschnitt.

Rehabilitations- und Präventionsmaßnahmen können auch im Rahmen einer amublanten oder stationären Rehabilitationseinrichtung durchgeführt werden. Dabei gilt es nicht so sehr, sich auf die früher so viel gepriesenen Heilkräfte der Natur in Brunnenwasser und Schlammpackungen zu verlassen, als vielmehr Muskelkräftigungs- und Bewegungsübungen im Thermalbad durchzuführen. Sofern der Patient die zum Rückenschwimmen erforderlichen Bewegungen nicht beherrscht, kann er sie erlernen. Durch gleichzeitige Schulung von Muskelkraft und Koordination mit Beherrschung bestimmter Bewegungsabläufe gewinnt der Patient Freude an der eigenen körperlichen Leistung und ist gewillt, auch weiterhin ein kleines Präventivprogramm in Eigeninitiative zu absolvieren. Weitere Einzelheiten zum Präventivprogramm in Freizeit, Sport und Beruf finden sich im Taschenbuch über die Rückenschule: Krämer, J.: Bandscheibenschäden, Vorbeugen durch Rückenschule, 12. Aufl. Heyne, München 1992.

15 Begutachtung

Gegenstände, Problematik und Einstellung der Patienten

Ärztliche Bescheinigungen und Gutachten werden häufig wegen bandscheibenbedingter Erkrankungen ausgestellt. Waren es früher besonders Kriegs- und Verfolgungsschäden, so sind jetzt vorwiegend Anträge wegen Berufs- oder Erwerbsunfähigkeitsrente, Berufserkrankung und Unfallverletzungsfolgen **Gegenstand** ärztlicher Begutachtungen und sozialgerichtlicher Auseinandersetzungen.

Bei Sozialgerichtsgutachten in Fragen der Renten und Unfallversicherung stehen degenerative Wirbelsäulenerkrankungen häufig im Mittelpunkt. Selbst wenn der eigentliche Schaden in einer Extremität liegt – wie z. B. beim Zustand nach Amputation –, werden von den Betroffenen meistens zusätzliche Ansprüche wegen sekundärer Rückwirkungen auf die Wirbelsäule geltend gemacht. Bei der Aufschlüsselung orthopädisch zu behandelnder Hauptkrankheiten in Sozialgerichtsgutachten fanden wir überwiegend bandscheibenbedingte Erkrankungen. Die oberen und unteren Extremitäten waren weit weniger betroffen (1255) (Abb. 15.**1**).

Wir hatten uns bei den Begutachtungen in erster Linie mit der Ursache oder Verschlimmerung dieser Bandscheibenschäden im Hinblick auf irgendeine Primärschädigung bei Kriegsopfer-, Verfolgungs- und Unfallfragen und mit der eventuellen Leistungseinbuße durch die festgestellten bandscheibenbedingten Erkrankungen bezüglich der Rentenversicherung auseinanderzusetzen.

> Degenerative Vorschäden, wechselhafter Charakter der klinischen Symptome, mangelnde Objektivierbarkeit der Schmerzen erschweren die gutachterliche Beurteilung bandscheibenbedingter Erkrankungen.

Da der Bewertungsspielraum bei bandscheibenbedingten Erkrankungen groß ist, entstehen häufig langwierige Gerichtsverfahren mit Gegen- und Obergutachten. Erschwerend wirkt sich für die Begutachtung die Tatsache aus, daß bis auf Kleinkinder alle Menschen mehr oder weniger stark degenerierte Bandscheiben besitzen.

> Die Wirbelsäule ist wesentlich häufiger mit Vorschäden behaftet als die übrigen Teile des Bewegungsapparates.

Entsteht nun durch ein Trauma eine zusätzliche Bandscheibenschädigung, bleibt es dem Gutachter überlassen, die Akzente mehr auf den Vorschaden oder auf das Trauma zu setzen.

Bei allen gutachterlichen Untersuchungen muß man sich immer den *wechselhaften Verlauf* bandscheibenbedingter Erkrankungen vor Augen halten. Sowohl im Tag-Nacht-Rhythmus als auch im Ablauf von Wochen, Monaten und Jahren finden Änderungen des Krankheitsbildes statt, die eine gerechte Beurteilung erschweren.

Am Begutachtungstag trifft man den zu Beurteilenden häufig im beschwerdefreien Intervall. Dann ist man auf frühere Befunderhebungen in der Akte sowie auf die anamnestischen Angaben des Betroffenen angewiesen. Röntgenaufnahmen ergeben für die Begutachtung bei bandscheibenbedingten Erkrankungen nur wenig Anhaltspunkte.

Auf der anderen Seite kann sich ein zum Untersuchungszeitpunkt nachweisbares akutes Zervikal- oder Lumbalsyndrom innerhalb weniger Tage und Wochen wieder zurückbilden. Wie auf S. 317 ausgeführt, zeigen alle bandscheibenbedingten Erkrankungen mit zunehmendem Alter eine Besserung, so daß man langfristige Beurteilungen und Festsetzungen der MdE (Minderung der Erwerbsfähigkeit) bzw. GdB (Grad der Behinderung) nur unter Vorbehalt stellen kann. Es sind Kontrolluntersuchungen erforderlich.

Wie bei allen gutachterlichen Untersuchungen ist auch bei der Beurteilung von bandscheibenbedingten Erkrankungen das **Verhalten des Patienten** *seinen Krankheitserscheinungen gegenüber* zu beachten. Bei Unfall-, Berufs-, Kriegs- und Verfol-

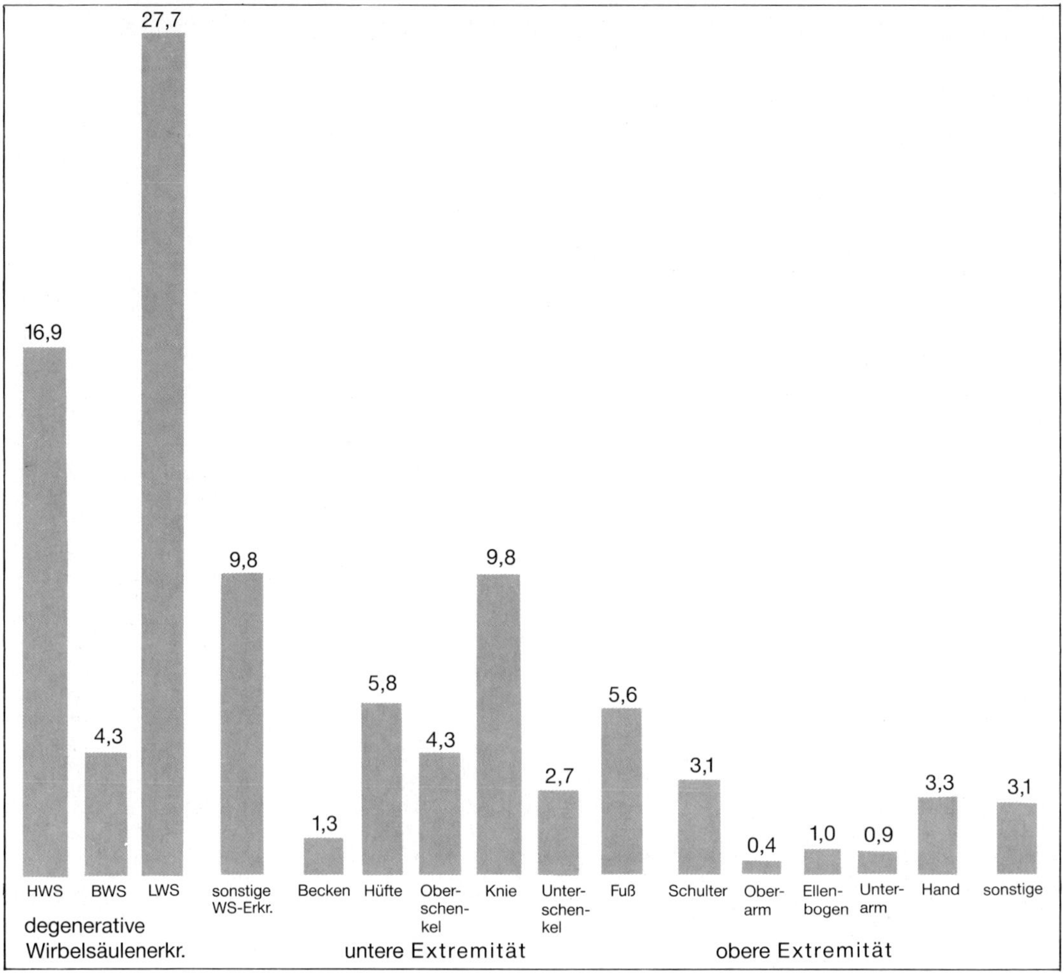

Abb. 15.1 Verteilung der Hauptkrankheiten in % bei 761 fachorthopädischen Gutachten

gungsschäden stehen Fragen der Ätiologie und Pathogenese im Vordergrund; der Betroffene neigt dazu, alle Beschwerden mit dem jeweiligen Ereignis in ursächlichen Zusammenhang zu bringen. Wenn es um die Berufs- oder Erwerbsunfähigkeit im Rahmen der Rentenversicherung oder auch um die Arbeitsunfähigkeit bei der Krankenversichgerung geht, ist die Ursache des Leidens unerheblich. Hier handelt es sich in erster Linie um die Behinderung bei der jeweiligen beruflichen Tätigkeit. Das gleiche gilt für die Tauglichkeitsbeurteilung beim Wehrdienst. Diese Patienten tendieren dazu, ihre Beschwerden und Behinderungen herauszustellen. Bei gutachterlichen Untersuchungen zur Frage der Berufs- oder Sporttauglichkeit ist es eher umgekehrt: Hier findet man häufig eine Neigung zur Dissimulation.

Beeinträchtigung der körperlichen Leistungsfähigkeit

Feststellung des Grades der Wirbelsäulenbeanspruchung

Obwohl bei Beurteilung der Arbeits-, Berufs- und Erwerbsfähigkeit sowie der Wehrdienst- und Sporttauglichkeit verschiedene Versicherungsträger und Institutionen angesprochen sind, geht es immer um die Frage, inwieweit der Betroffene durch seinen Wirbelsäulenschaden daran gehindert ist, eine bestimmte körperliche Arbeit zu verrichten, oder ob er durch diese Tätigkeit seinen Gesundheitszustand, d. h. den Bandscheibenschaden, verschlimmert. Da bandscheibenbedingte Beschwerden durch bestimmte Körperhaltungen und Arbeiten ausgelöst bzw. verstärkt werden, sind für eine gerechte Beurteilung auch Kenntnisse von der körperlichen Beanspruchung bei den einzelnen **beruflichen Tätigkeiten** erforderlich. Rohmert u. Landau (1015) haben arbeitswissenschaftliche Erhebungsverfahren zur Tätigkeitsanalyse (AET) bei den verschiedenen beruflichen Tätigkeiten eingeführt, die auch die biomechanischen Belastungen des Bewegungsapparates berücksichtigen. Sofern man als Gutachter diese Tätigkeiten selbst nicht kennt, sollte man sich die typischen Bewegungsabläufe und Körperhaltungen bei der gutachterlichen Untersuchung kurz schildern und demonstrieren lassen.

In der Rentenversicherung werden im allgemeinen die einzelnen beruflichen Tätigkeiten nach dem Ausmaß der körperlichen Beanspruchung in leichte, mittelschwere und schwere Arbeiten eingeteilt. Im Hinblick auf die bandscheibenbedingten Erkrankungen läßt sich diese Unterteilung nicht immer aufrechterhalten.

Bandscheibenbelastend sind auch alle sog. leichten Tätigkeiten, die hintereinander im Sitzen oder Stehen ausgeführt werden müssen.

Dazu gehören z. B. ununterbrochene Schreibtisch- und Schreibmaschinenarbeiten. In Tab. 15.**1** sind einige Berufsgruppen mit bandscheibenbelasten-

Tabelle 15.**1** Bandscheibenbelastung bei häufigen beruflichen Tätigkeiten

A. *Bandscheibenbelastende Arbeiten*		B. *Bandscheiben weniger belastende Arbeiten*
Bandscheibenbelastung durch Haltungskonstanz	Bandscheibenbelastung durch schweres Heben, Tragen und Bücken	
Büroangestellte	Bauarbeiter	Lehrer
Zeichner	Gärtner	Pförtner
Musiker	Kfz-Handwerker	Hausfrau
Friseur	Bergmann	Parkplatzwärter
Chirurg	Lieferant (Tragen über 10 kg)	Tankstellenwart
Zahnarzt	Transportarbeiter	Lagerist
Bandarbeiter	Schwerindustriearbeiter	MTA
Feinmonteur	Putzen von Böden	Arzt
Schneider	Landwirtschaftsarbeiter	Krankengymnast
Kraftfahrer	Forstarbeiter	Masseur
Anstreicher	Pflegeberufe	Kindergärtnerin
Fußpfleger	Steinmetze	Postzusteller
Koch	Stein- und Plattenverleger	Lieferant (Tragen unter 10 kg)
Kellner		Stewardeß
Monteur		
Pilot		
Zugführer		
Kassierer		
Datotypist		
Kranführer		
Fliesenleger		

den Tätigkeiten aufgeführt. Unsere Reihenuntersuchungen bei Zahnärzten haben gezeigt, daß sie häufiger von bandscheibenbedingten Erkrankungen betroffen sind als ein vergleichbares Kollektiv von Nichtzahnärzten (99).

Eine Zusammenstellung der Literatur über Schäden an der Wirbelsäule durch Haltungskonstanz findet sich bei Junghanns (609).

Die tatsächliche Bandscheibenbelastung hängt im Einzelfall u. a. auch vom Arbeitsrhythmus, von den Pausen und vom Aufbau des Arbeitsplatzes ab. Sitzanordnung und Höhe des Arbeitsplatzes spielen hier eine wichtige Rolle. Durch Mechanisierung hat sich die typische Arbeitshaltung und körperliche Beanspruchung bei vielen beruflichen Tätigkeiten grundlegend geändert und wird sich noch ändern, so daß es nicht leicht ist, eine für alle Beteiligten befriedigende gutachterliche Beurteilung abzugeben.

■ Einige berufliche Tätigkeiten sind durch eine besonders starke mechanische Beanspruchung der lumbalen Bandscheiben gekennzeichnet.

Dazu gehören alle Arbeiten, die in **halbgebückter Rumpfhaltung** ausgeführt werden, wie z. B. Arbeiten im Steinbruch, Straßenbau, unter Tage, in Land- und Forstwirtschaft, aber auch als Gärtner, Friseur, Zahnarzt oder Chirurg. Wie auf S. ■ ausgeführt, ist der intradiskale Druck in leicht vornübergeneigter Haltung besonders groß, und mögliche Verlagerungen von Bandscheibengewebe nach dorsal sind gegeben.

Angehörige dieser Berufsgruppen müssen z. B. beim Vorliegen eines akuten Lumbalsyndroms so lange arbeitsunfähig geschrieben werden, bis sie weitgehend wiederhergestellt sind, da sich sonst die Heilungsdauer verlängert. Bei über einen längeren Zeitraum wiederkehrenden Lumbago- und Ischiasattacken ist der Antrag auf Berufsunfähigkeitsrente bzw. Umschulung gerechtfertigt.

Wenn die berufliche Tätigkeit einen **ständigen Haltungswechsel** zwischen Sitzen, Gehen und Stehen erlaubt und unter Umständen vorübergehende Entlastungsphasen in der Sitzhaltung ermöglicht, bleibt die Arbeitsunfähigkeit nur der ersten akuten Phase vorbehalten. Berufsunfähigkeit liegt in der Regel nicht vor. Tätigkeiten, welche diese Merkmale aufweisen, liegen z. B. bei Lehrern, Büroangestellten, Hauswirtschaftsberufen u. ä. vor.

Bei vielen Tätigkeiten hängt die körperliche Beanspruchung von der **beruflichen Situation** ab. Das Tätigkeitsspektrum bei den Berufen der Gruppe B in Tab. 15.1 reicht z. B. von schwerer Arbeit mit Haltungskonstanz bis zu abwechslungsreicher Tätigkeit mit häufigem Haltungswechsel. In jedem Fall ist eine individuelle Beurteilung erforderlich.

Arbeitsunfähigkeit

■ Arbeitsunfähig ist ein Versicherter, der seiner zuletzt ausgeübten beruflichen Tätigkeit aus Krankheitsgründen nicht mehr nachgehen kann oder nur auf die Gefahr hin, seinen Gesundheitszustand zu verschlimmern.

Im Gesetz ist die Arbeitsunfähigkeit nicht definiert. Es handelt sich um einen Begriff aus der Krankenversicherung, der sich in jahrzehntelanger Rechtsanwendung entwickelt hat (492). Wenn Arbeitsunfähigkeit vorliegt, wird der Berufstätige vom Arzt krank geschrieben und hat Anspruch auf Krankengeld bzw. auf Gehalts- oder Lohnfortzahlung.

Bandscheibenbedingte Beschwerden stellen einen Krankheitszustand im versicherungsrechtlichen Sinne dar. **Anhaltspunkte** für die Beurteilung der Arbeitsunfähigkeit bei Bandscheibensyndromen sind neben den Beschwerdeangaben auch objektive Kriterien wie Fehlhaltung des betroffenen Wirbelsäulenabschnitts, Muskelverspannungen und eventuell neurologische Ausfallerscheinungen. Das Röntgenbild ist nicht maßgebend.

■ Bei einem akuten Bandscheibensyndrom mit starken Schmerzen und Bewegungseinschränkung, sei es an HWS oder LSW, ist der Patient arbeitsunfähig.

Er sollte allein schon deswegen krank geschrieben werden, weil er durch die körperliche Behinderung und unter dem Einfluß schmerzstillender sedierender Medikamente nicht mit der ausreichenden Verkehrssicherheit seinen Arbeitsplatz aufsuchen kann. Dies gilt z. B. beim akuten Zervikalsyndrom für den Fall, daß der Patient ständig eine Halskrawatte tragen muß. Wenn die akuten Beschwerden abgeklungen sind, was bei den meisten bandscheibenbedingten Erkrankungen spätestens nach einer Woche bis zu 14 Tagen zu erwarten ist, können leichte bis mittelschwere Arbeiten, die einen regelmäßigen Haltungswechsel erlauben, wiederaufgenommen werden.

■ Residuelle uncharakteristische Rückenbeschwerden rechtfertigen für sich allein keine weitere Krankschreibung.

Sie sind, wie ausgeführt, meistens auf sekundäre Muskelverspannungen zurückzuführen und können neben der Arbeit – z. B. in der Mittagspause oder abends – ambulant durch Massagen, Elektrotherapie und Krankengymnastik nachbehandelt werden.

Bei **Wurzelsyndromen,** die in der Regel auf Verlagerung von Bandscheibengewebe zurückzuführen sind, verlängern sich die Ausfallzeiten, weil der Patient während der Arbeit nicht ständig seine Entlastungshaltung einnehmen kann und es immer zu neuen Wurzelreizungen kommt; außerdem muß sich der Patient auf die tägliche Behandlung, wie z. B. Stellatumblockaden oder paravertebrale Injektionen, einstellen. *Werden die Lagerungsrichtlinien bei einem akuten Wurzelsyndrom nicht konsequent eingehalten, so verzögert sich der Heilungsverlauf.* Der Patient läuft dann Gefahr, durch die Berufsarbeit seine Krankheit zu verschlimmern.

Die Dauer der Arbeitsunfähigkeit richtet sich nicht nur nach dem Ausmaß der Krankheitserscheinungen, sondern auch nach der Art der ausgeübten Tätigkeit;

leichte bis mittelschwere Arbeiten können eher wiederaufgenommen werden als Schwerarbeiten auf dem Bau, unter Tage oder in der Landwirtschaft (Tab. 15.**1**). Dazu zählen auch ausgesprochene Sitz- und Stehberufe. Arbeiten, die mit einer starken Beanspruchung für die Bandscheiben einhergehen, können die Betroffenen erst dann wieder ausführen, wenn sie vollständig wiederhergestellt und beschwerdefrei sind. Letztlich liegt es im Ermessen des behandelnden Arztes, seinen Patienten weiter krank zu schreiben oder wieder arbeiten zu lassen. In Zweifelsfällen sollte man nicht zögern, Kollegen anderer Fachrichtungen oder Polikliniken hinzuzuziehen. Wenn sich die Arbeitsausfallzeiten bei bandscheibenbedingten Beschwerden in die Länge ziehen und in kürzeren Abständen wiederholen, muß man bei den Angehörigen der Berufsgruppen der Schwerarbeiter eine Umschulung bzw. bei älteren Patienten einen Antrag auf Berufsunfähigkeitsrente in Erwägung ziehen.

Berufsunfähigkeit

Berufs- und Erwerbsunfähigkeit sind Begriffe aus der Rentenversicherung.

Gemäß § 1246 Abs. 2 der RVO ist ein Versicherter berufsunfähig, dessen Erwerbsfähigkeit infolge Krankheit, Gebrechen und Schwäche seiner körperlichen oder geistigen Kräfte auf weniger als die Hälfte derjenigen eines körperlich und geistig gesunden Versicherten mit ähnlicher Ausbildung und gleichwertigen Kenntnissen und Fähigkeiten herabgesunken ist.

Der Kreis der Tätigkeiten, nach dem die Erwerbsfähigkeit eines Versicherten zu beurteilen ist, umfaßt alle Arbeiten, die seinen Kräften und Fähigkeiten entsprechen und ihm unter Berücksichtigung der Dauer und des Umfanges seiner Ausbildung sowie seines Berufs und der besonderen Anforderungen seiner bisherigen Berufstätigkeit zugemutet werden können. Berufsunfähige haben die Möglichkeit, mit einer anderen, leichten oder zeitlich beschränkten Arbeit noch im Erwerbsleben tätig zu sein, um sich zusätzlich zur Teilrente noch etwas hinzuzuverdienen. Bei jüngeren und anpassungsfähigen Patienten ist eine *Umschulung* möglich.

In der Praxis hat sich gezeigt, daß berufsunfähige Arbeiter, sofern sie nicht umgeschult werden können, nur schwer zu vermitteln sind, da nicht ausreichend Arbeitsplätze für undifferenzierte leichte bzw. Teilzeitbeschäftigungen zur Verfügung stehen.

Prophylaktische Maßnahmen. Um frühzeitige Berufsunfähigkeit durch bandscheibenbedingte Erkrankungen zu vermeiden, müssen schon bei der Berufswahl strenge Maßstäbe angelegt werden.

Wer schon in seiner Jugend an Kreuz- und Nackenschmerzen leidet oder prädiskotische Deformitäten aufweist, sollte keinen bandscheibenbelastenden Beruf ergreifen.

Da der aktuelle klinische Befund bei der Untersuchung Jugendlicher meistens keine wesentlichen Anhaltspunkte liefert und die Betroffenen zur Dissimulation neigen, ist größter Wert auf eine genaue Anamnese mit gezielten Fragestellungen zu legen. Im Verdachtsfall sind Röntgenübersichtsaufnahmen der vermutlich betroffenen Wirbelsäulenabschnitte anzufertigen, um eventuelle prädiskotische Deformitäten aufzudecken (s. Kap. 55).

Leider machen sich die meisten bandscheibenbedingten Beschwerden erst dann bemerkbar, wenn die Betroffenen bereits im Beruf stehen. Hier muß man durch optimale Gestaltung des Arbeitsplatzes und den Arbeitsbedingungen versuchen, die Berufsfähigkeit zu erhalten; dazu zählen die in Kap. 14 aufgeführten prophylaktischen Maßnahmen, wie körpergerechte Höhe des Arbeitstisches oder der Werkbank, Verteilung der Lasten beim Tragen und Vermeidung der halbgebückten vornübergeneigten Haltung; außerdem ist ein intensives Übungsprogramm zur Kräftigung der Rumpf- und proximalen Extremitätenmuskulatur angebracht. In besonderen Fällen kann *während der Arbeit auch eine Rumpforthese* getragen werden.

Indikation zur Berufsunfähigkeitsrente. Wenn trotz dieser Maßnahmen bei Angehörigen der Berufsgruppen mit bandscheibenbelastender Tätigkeit immer wieder Lumbago- und Ischiasattacken auftreten und diese unter Umständen sogar jedesmal durch die berufliche Tätigkeit ausgelöst werden, ist die Leistungsfähigkeit der meisten Betroffenen definitionsgemäß infolge ihres Bandscheibenschadens so weit herabgesunken, daß sie weniger als der Hälfte der Erwerbsfähigkeit nichterkrankter gleichaltriger Kollegen entspricht. Dieser Unterschied macht sich besonders in Berufsgruppen mit meßbarer Produktivität des einzelnen und Akkordarbeit bemerkbar. Da die Betroffenen aufgrund ihrer verminderten Belastbarkeit der Konkurrenz am Arbeitsplatz nicht mehr gewachsen sind, besteht eine Neigung zum häufigen Krankfeiern und Arbeitsplatzwechsel.
In diesen Fällen sollte man mit dem *Antrag auf* **Umschulung** nicht zögern und keine wertvolle Zeit verlieren; denn bei älteren, nicht umschulbaren Patienten bleibt nur die Berufsunfähigkeitsrente, welche zur Untätigkeit bei noch relativ gutem Allgemein- und Kräftezustand zwingt.

Zurückhaltung bei der Befürwortung einer Berufsunfähigkeitsrente. Bis auf wenige Ausnahmen, wie z. B. beim Postdiskotomiesyndrom mit schweren Wurzel- oder Kaudaschäden, besteht für Angehörige der Berufsgruppen mit geringerer Bandscheibenbelastung bei chronisch-rezidivierenden Zervikal- und Lumbalsyndromen kein Grund zur Annahme einer Berufsunfähigkeit. Man kann davon ausgehen, daß Tätigkeiten, die einen Haltungswechsel zwischen Gehen, Stehen und Sitzen erlauben, nicht in dem Maße bandscheibenbedingte Beschwerden provozieren wie die schweren körperlichen Arbeiten in Gruppe A der Tab. 15.**1**. Wenn akute Bandscheibensyndrome, wie z. B. Lumbago, Ischias, Zervikobrachialgie u. ä., auftreten, sind die Betroffenen entsprechend den Ausführungen auf S. 348 vorübergehend krank zu schreiben. Ein Grund zur Annahme einer dauernden Berufsunfähigkeit liegt in diesen Fällen schon deswegen nicht vor, weil mit zunehmendem Alter eine Spontanbesserung der Beschwerden und Behinderungen zu erwarten ist.
Angesichts der weiten Verbreitung bandscheibenbedingter Erkrankungen, von denen kaum je ein Mensch verschont bleibt, sollte man als begutachtender Arzt mit der Befürwortung einer Berufs- oder gar Erwerbsunfähigkeitsrente zurückhaltend sein. Abgesehen von der sozialökonomischen Bedeutung der ständig steigenden Anzahl von Frührentnern, täte man den vielen Patienten Unrecht, die ihre Kreuz- und Nackenbeschwerden als schicksalhaft hinnehmen, sich ambulant behandeln lassen und bis zur Erreichung der normalen Altersgrenze weiterarbeiten.

Unser Bemühen sollte durch Verbesserung der Therapie und der Bedingungen am Arbeitsplatz darauf ausgerichtet sein, die Berufsfähigkeit dieser Menschen zu erhalten.

Erwerbsunfähigkeit

Erwerbsunfähig ist gemäß § 1247 Abs. 2 RVO ein Versicherter, der infolge von Krankheit oder anderen Gebrechen oder von Schwäche seiner körperlichen oder geistigen Kräfte auf nicht absehbare Zeit eine Erwerbstätigkeit in gewisser Regelmäßigkeit nicht mehr ausüben oder nicht mehr als geringfügige Einkünfte durch Erwerbstätigkeit erzielen kann.

Die Leistungsfähigkeit muß so stark reduziert sein, daß auch Tätigkeiten leichtester Art nicht mehr zugemutet werden können.
Für die meisten bandscheibenbedingten Erkrankungen trifft dies nicht zu. Schwere Krankheitsbilder, wie Nervenwurzelkompressionen und Querschnittssyndrome, welche die Leistungsfähigkeit der Betroffenen total beeinträchtigen, erfordern eine operative Intervention. Gelingt es nicht, mit der Operation schwerwiegende **Lähmungserscheinungen** zu beseitigen, so kann die Frage einer Erwerbsunfähigkeit diskutiert werden.

Beim Postdiskotomiesyndrom 3. Grades (s. Kap. 288) nach mehrmaliger lumbaler Bandscheibenoperation sind die Patienten durch ihre ständigen starken Beschwerden, die mit jeder Bewegung auftreten, oft so stark behindert, daß sie keiner geregelten beruflichen Tätigkeit mehr nachgehen können.

Die Beurteilung dieser Patienten mit einer polyradikulären Symptomatik, die von aktuellen oder residuellen Wurzelkompressionen herrühren kann und mit einer reflektorischen oder willkürlichen Steifhaltung des betroffenen Wirbelsäulenabschnitts einhergeht, stellt hohe Ansprüche an das Einfühlungsvermögen des Gutachters. Er läuft einerseits Gefahr, einem Simulanten aufzusitzen, der sich durch die zahlreichen Untersuchungen inzwischen Kenntnisse über die Untersuchungskriterien beim Bandscheibensyndrom angeeignet hat. Auf der anderen Seite kann er einen schwerkranken Menschen auf den Arbeitsmarkt verweisen, auf dem dieser aufgrund seiner Leistungseinbuße keine Chancen hat.

Da sich auch bei starken postoperativen Beschwerdezuständen im Laufe von Monaten, manchmal auch erst innerhalb von 1–2 Jahren eine allmähliche Besserung einstellt, ist damit zu rechnen, daß die Erwerbsunfähigkeit in absehbarer Zeit wieder behoben sein wird. In solchen Fällen kann eine **Rente auf Zeit** *für längstens 2 Jahre gewährt* werden (Tab. 15.**2**).

Tabelle 15.**2** Erwerbsunfähigkeit bei bandscheibenbedingten Erkrankungen

Schwerwiegende Lähmungserscheinungen
Therapieresistentes Postdiskotomiesyndrom Grad 3 (Rente auf Zeit)

Minderung der Erwerbsfähigkeit (MdE)

Erwerbsfähigkeit bedeutet die Fähigkeit, Arbeitskraft im Erwerbsleben wirtschaftlich zu verwerten. Im Sozialrecht wird Leistungsfähigkeit immer auf Arbeit als Mittel zum Erwerb bezogen. Die Leistungseinbuße, welche ein Mensch durch seinen Bandscheibenschaden oder irgendeine andere Erkrankung erfährt, kann man unabhängig von der Frage der Berufs- bzw. Erwerbsunfähigkeit auch abstrakt in Prozenten als Minderung der Erwerbsfähigkeit (MdE) angeben.

Es wird der Hundertsatz geschätzt, den der Beschädigte an seiner normalen Erwerbsfähigkeit verloren hat. Die Sätze gelten in erster Linie für die gesetzliche Unfallversicherung sowie für das Bundesversorgungsgesetz. In der Begutachtung für die Rentenversicherung gibt es den Begriff der MdE nicht. Im Schwerbehindertengesetz ist der früher auch dort verwendete Begriff der MdE durch den Grad der Behinderung (GdB) ersetzt worden. Dieser entspricht jedoch weitgehend dem allgemeinen MdE-Begriff (1017). Für die GdB maßgebend ist nicht so sehr die Leistungsfähigkeit im Erwerbsleben als vielmehr der Zustand der von dem für das Lebensalter typischen abweicht.

Schwierigkeiten liegen auf medizinischem Gebiet darin, daß es keine einwandfreie Methode gibt, die vorhandene Leistungsbreite und Belastbarkeit eines Menschen zu bestimmen und mit einer „Normalleistung" in etwa gleichzusetzen. Der Bewertungsspielraum für den Gutachter ist groß.

Die Festsetzung der MdE mit einem bestimmten Prozentsatz ist insofern schwierig und ungenau, weil bandscheibenbedingte Beschwerden einen äußerst wechselhaften Verlauf zeigen, bei dem sich akute Krankheitsphasen mit völliger Arbeitsunfähigkeit und beschwerdefreie Intervalle ohne jegliche Beeinträchtigung der Arbeitsfähigkeit abwechseln.

Nur wenn verläßliche Angaben vom Patienten und in den Akten bezüglich Frequenz und Intensität der Beschwerden über mehrere Jahre vorliegen, kann man als Gutachter MdE bzw. GdB in etwa abschätzen.

Bei chronisch-rezidivierenden lokalen Bandscheibensyndromen liegen die MdE und GdB zwischen 20 und 30% und bei Wurzelsyndromen mit objektivierbarer neurologischer Symptomatik zwischen 30 und 50%.

Wegen des inkonstanten Verlaufs und der zu erwartenden Symptombesserung mit zunehmendem Alter ist bei Bandscheibensyndromen eine regelmäßige gutachterliche Überprüfung erforderlich.

Wehrdiensttauglichkeit

Wehrmedizinische Untersuchungen gliedern sich in die Begutachtung der Tauglichkeit (Grunduntersuchung zur Musterung) und der *speziellen Verwendungsfähigkeit,* z. B. als Pilot, Kampfschwimmer u. ä. Bei letzteren ergeben sich ähnliche Kriterien wie bei der Tauglichkeitsuntersuchung für den Hochleistungssport:

- Anamnese und Untersuchungsbefunde dürfen keine Hinweise für bandscheibenbedingte Erkrankungen ergeben.

Gerichtsgutachtliche Auseinandersetzungen ergeben sich vorwiegend in Fragen der Wehrdiensttauglichkeit. Meistens bestehen Widersprüche zwischen den Attesten der behandelnden Ärzte und der Musterungsärzte.

- Wehrdienstuntauglichkeit liegt vor, wenn bei Jugendlichen wiederholt akute Lumbal- oder Zervikalsyndrome infolge von Verlagerungen von Bandscheibengewebe aufgetreten waren.

Dazu zählen neben dem *Tortikollis* und der *Hüft-Lenden-Strecksteife* auch häufige, behandlungsbedürftigfe *Lumbagoattacken* sowie *Wurzelsyndrome*. Es muß damit gerechnet werden, daß bei starken körperlichen Beanspruchungen, wie Geländeübungen, Gepäckmärschen u. ä. erneute Verlagerungen von Bandscheibengewebe provoziert werden, die unter Umständen bleibende Wurzelschäden hinterlassen. Die Betroffenen sind, wenn überhaupt, nur beschränkt einsatzfähig. Nach Brocher (129) ist die Wirbelsäulenbelastung bei Rekruten sehr groß und mit einem erheblichen Risiko verbunden. Seiner Ansicht nach sollten hier nur wirbelsäulengesunde junge Leute eingesetzt werden. Belastungsabhängige, langsam einsetzende Rükkenschmerzen bei Jugendlichen sind nicht unbedingt auf Vorgänge im Zwischenwirbelabschnitt zurückzuführen. Meistens handelt es sich um Muskelinsuffizienzerscheinungen bei schlechter Haltung oder bei statischen Abweichungen von der normalen Rückenform, wie z. B. beim *Flach-, Hohlrund- bzw. Rundrücken.* Durch Muskeltraining und regelmäßiges Schwimmen lassen sich diese Insuffizienzzustände beheben, so daß im allgemeinen kein Grund zur Annahme einer Wehrdienstuntauglichkeit vorliegt.
Auch bei den meisten **prädiskotischen Deformitäten,** wie *geringe Beinlängendifferenz, asymmetrische Übergangswirbel, Zustand nach Morbus Scheuermann, leichte Skoliosen,* ist die Wehrdiensttauglichkeit gegeben, sofern nicht schwerwiegende bandscheibenbedingte Beschwerden damit verbunden sind. Bei anderen prädiskotischen Deformitäten, wie z. B. Spondylolisthesis, Zustand nach Wirbelfrakturen und -entzündungen, ist schon aufgrund des Grundleidens Vorsicht geboten.

Einfluß äußerer Faktoren auf die Entstehung und Verschlimmerung bandscheibenbedingter Erkrankungen

Bedeutung

Jeder Mensch, der an bandscheibenbedingten Beschwerden leidet, schuldigt, einem Kausalitätsbedürfnis entsprechend, irgendwelche äußeren Umstände für die Entstehung seines Leidens an. Es werden *Überanstrengungen, ungünstige Körperhaltungen* oder *traumatische Einwirkungen* ursächlich verantwortlich gemacht. Hier ergeben sich immer wieder Fragen bei der Berufsschadens- und Unfallbegutachtung. Bei Kriegs- und Verfolgungsschäden werden neben körperlicher Überbeanspruchung und Traumen auch *Unterkühlung, Nässe* und *Mangelernährung* als weitere bandscheibenschädigende äußere Faktoren angegeben. Durch Grundlagenforschungen, vor allem auf dem Gebiet der Biochemie und der Biomechanik, wissen wir, daß äußere Faktoren bei Ätiologie und Pathogenese degenerativer Wirbelsäulenerkrankungen Teilursachen eines multifaktoriellen Geschehens sind. Regressive Veränderungen im Zwischenwirbelabschnitt laufen weitgehend autonom nach eigenen Gesetzmäßigkeiten ab. Nach Schmorl u. Junghanns (1074) erleidet das gefäßlose und nur auf Diffusionsernährung angewiesene bradytrophe Gewebe der Zwischenwirbelscheiben die Zustandsänderung mit allmählicher Austrocknung, Riß- und Spaltbildung schicksalsmäßig. Wenn keine entsprechende **Disposition** vorliegt, kann eine bestimmte berufliche Tätigkeit, Sportart oder Freizeitbeschäftigung nicht zwangsläufig zur Bandscheibenschädigung mit klinischen Symptomen führen. Viele Menschen erkranken bei scheinbar günstigen äußeren Bedingungen wiederholt an schwerwiegenden Bandscheibensyndromen. Wie bei anderen Erkrankungen sind auch für das Auftreten von degenerativen Wirbelsäulenerkrankungen konstitutionelle Faktoren maßgebend.

> Äußere mechanische Einwirkungen kommen nur bei vorhandener anlagebedingter Leistungsschwäche im Bewegungssegment zum Tragen.

Sie rufen mehr und heftigere Beschwerden hervor, als es ohne diese Einwirkungen der Fall wäre. Die zusätzlichen Schmerzen und Behinderungen kann man für die Dauer ihres Bestehens als vorübergehende Verschlimmerung eines anlagebedingten Leidens anerkennen. Bei der Beurteilung ergeben sich gewisse Unterschiede in der privaten und der gesetzlichen Unfallversicherung sowie im Versorgungswesen.

Zum Begriff des Vorschadens an der Wirbelsäule

Unter Vorschaden versteht man eine schädigungsunabhängige Gesundheitsstörung, die bei Eintritt der Schädigung bereits bestanden hat. Ein Vorschaden kann beim Unfall oder Trauma unterschiedliche Bedeutung haben:

1. Der Vorschaden kann den Heilverlauf bei Unfallfolgen verzögern;

2. der Vorschaden wird vorübergehend oder dauernd verschlimmert.

Häufigkeit. Vorschäden sind an der Wirbelsäule wesentlich häufiger als in anderen Abschnitten des Bewegungsapparates. Durch die besonderen biomechanischen Bedingungen setzt die Bandscheibendegeneration beim Menschen schon im frühen Kindesalter ein, so daß man nach Schmorl u. Junghanns (1074) jenseits des 30. Lebensjahres keine primär gesunde Wirbelsäule mehr findet. Somit trifft jedes Trauma vom 3. oder 4. Lebensjahrzehnt an eine bereits vorgeschädigte Wirbelsäule.

> Nach dem Grundgedanken der Unfallversicherung ist der Versicherte in dem Gesundheitszustand geschützt, in dem er sich vor dem Unfall befunden hat – also mit seinen Mängeln und Schwächen.

Wie auf S. 55 erläutert, bestehen **individuelle Unterschiede** im Ausprägungsgrad der Vorschädigung. In einigen Fällen ist der degenerative Vorschaden an den Bandscheiben so groß, daß schon geringe traumatische Einwirkungen unverhältnismäßig starke Krankheitserscheinungen hervorrufen, die in ihrem Ausmaß nicht unter die Leistungspflicht der gesetzlichen Unfallversicherung fallen. Die wesentliche Aufgabe des Gutachters besteht darin, im Einzelfall zu ermitteln, ob ein über das normale Ausmaß hinausgehender Vorschaden an der Wirbelsäule vor dem Unfallereignis bestanden hat oder nicht.

Zur **Feststellung** *eines Vorschadens* an der Wirbelsäule stehen nicht so eindeutige Kriterien zur Verfügung wie etwa an den Extremitäten, wo eine Möglichkeit des Vergleichs mit der gesunden Seite gegeben ist. Auch das Röntgenbild bietet nur wenige Anhaltspunkte, da die röntgenologischen Veränderungen nicht mit den klinischen Erscheinungen korrelieren.

Anhaltspunkte ergeben sich unter Umständen aus der *Anamnese,* die in Gutachtenfällen jedoch meistens „leer" ist. Soweit möglich, sollte man Informationsmaterial aus alten *Krankenblattunterlagen* heranziehen. Schließlich bleibt noch der *Vergleich mit einer großen Zahl ähnlich gelagerter Fälle.* Wie auf S. 60 beschrieben, gibt es für die einzelnen Verletzungsformen im Bewegungssegment auch bestimmte Ausheilungszeiten. Nach einer einfachen Distorsion – der bei weitem häufigsten Wirbelsäulenverletzung – bilden sich Schmerzen und Funktionsbeeinträchtigungen mit der Resorption des Ödems bzw. Hämatoms innerhalb weniger Tage bzw. Wochen zurück.

> Wenn sich die Ausheilungszeiten erheblich verzögern oder nach einem relativ geringfügigen Wirbelsäulentrauma dauernde Schmerzen und Bewegungsbehinderungen verbleiben, muß eine Vorschädigung der Wirbelsäule als unfallfremder Mitwirkungsfaktor angenommen werden.

Der verzögerte Heilverlauf ist von einem bestimmten Zeitpunkt ab nicht mehr entschädigungspflichtig.

Die Verschlimmerung eines degenerativen Bandscheibenschadens durch von außen einwirkende Kräfte tritt nur selten ein, und wenn, dann nur im Sinne einer vorübergehenden, nicht richtunggebenden Verschlimmerung.

Eine *richtunggebende bzw. meßbare Verschlimmerung* eines degenerativen Vorschadens an der Wirbelsäule liegt dann vor, wenn durch das äußere Ereignis nachweisbare Deformierungen entstanden sind, die den Bandscheibenschaden verstärken und vermehrte Beschwerden hervorrufen. Dazu zählen posttraumatische Deformierungen des Bewegungssegments, wie z. B. in Fehlstellung verheilte Wirbelfrakturen und -verschiebungen. Diese führen bei intakten Bandscheiben zur raschen Entwicklung einer Diskose und bei bereits bestehender Vorschädigung zur Verschlimmerung derselben.

Bandscheibenvorfall und Unfall

> Unter Unfall versteht man in der privaten und der sozialen Unfallversicherung ein plötzlich von außen einwirkendes, den Körper schädigendes Ereignis.

Als Ereignis sind Vorgänge der Außenwelt zu betrachten, die auf den Körper des Versicherten einwirken und auch außerhalb des Einflußbereichs seines Körpers liegen.

Zusammenwirken von exogenen und endogenen Ursachen. Als Ursache eines Bandscheibenvorfalls bzw. eines akuten Bandscheibensyndroms werden aber seltener Unfälle im Sinne der Definition als vielmehr ungewollte plötzliche Muskelanspannungen und Bewegungsabläufe angegeben. Deswegen verwendet man im Zusammenhang mit der Entstehung des Bandscheibenvorfalls vielfach den medizinischen Begriff *Trauma,* der Gewalteinwirkungen jeder Art einschließt. In den allgemeinen Bedingungen für die private Unfallversicherung wird diesem Problem Rechnung getragen.

> Es fallen auch durch ungewöhnliche Kraftanstrengungen des Versicherten hervorgerufene Verrenkungen, Zerrungen und Zerreißungen an Gliedmaßen und Wirbelsäule unter den Versicherungsschutz.

Genaue gutachterliche Richtlinien für die Beurteilung einer posttraumatischen Ischialgie oder eines anderen akuten Bandscheibensyndroms fehlen. Es bleibt weitgehend dem Gutachter überlassen, für die Verlagerung des Bandscheibengewebes mit den entsprechenden klinischen Symptomen entweder mehr endogene oder mehr exogene Momente verantwortlich zu machen. Die unterschiedlichen Auslegungsmöglichkeiten spiegeln sich auch im Schrifttum wider (157, 276, 306, 429, 608, 751, 1017, 1156).

Aus den Literaturangaben geht hervor, daß jeder Fall einer individuellen Beurteilung bedarf. Begutachtungskriterien ergeben sich aus früher durchgemachten Bandscheibensyndromen, dem Unfallhergang und dem weiteren Krankheitsverlauf.

Da man beim erwachsenen Menschen nicht von primär gesunden Bandscheiben ausgehen kann, ist die von Unfallversicherungen geforderte körperliche Unversehrtheit als Ausgangssituation irrelevant. Ein gewisses Maß an degenerativer Vorschädigung mit gesteigerter Verletzlichkeit seiner Bandscheiben ist bei jedem Menschen vorauszusetzen, vor allem, wenn er sich im mittleren Lebensabschnitt befindet. Entsprechend der weiten Verbreitung und Häufigkeit bandscheibenbedingter Beschwerden kann man auch dem Gutachtenpatienten hin und wieder in der Anamnese auftretende Kreuz- und Nackenschmerzen zugestehen, ohne daraus gleich eine besondere Disposition zu bandscheibenbedingten Erkrankungen ableiten zu müssen.

Lediglich bei gehäuften und schweren, behandlungsbedürftigen Ischialgien und Zervikobrachialgien vor dem Unfall muß eine *besondere Anfälligkeit* zur Verlagerung von Bandscheibengewebe angenommen werden. In diesen Fällen kann man auch die Krankenunterlagen der vorbehandelnden Ärzte hinzuziehen. Einem Unfall kommt hier die Bedeutung des auslösenden Faktors eines *ohnehin bald fällig gewesenen* Wurzelsyndroms zu.

Entscheidend für die Anerkennung eines Unfalls als Ursache eines Bandscheibensyndroms ist der **Unfallhergang.** Es muß zunächst geklärt werden, ob der angeschuldigte Vorgang ein Ereignis war, welches eine Versicherungspflicht auslöst. Wie aus Tab. 11.**30,** S. 173, hervorgeht, entsteht eine prolapsbedingte Ischialgie in den meisten Fällen ohne erkennbare äußere Ursache; die meisten anderen in der Anamnese angeschuldigten Ereignisse kann man nicht als Unfall im Sinne eines plötzlichen, von außen auf den Körper einwirkenden Ereignisses werten: Anheben eines schweren Gegenstandes, Tragen einer Last, Rumpfdrehung, Bükken usw.

Arbeitsübliche Handlungen. Das sog. *„Verheben"*, also der Schmerzanfall beim Anheben eines Gegenstandes aus gebückter Haltung oder Hochdrücken einer Last mit den Armen, stellt die am häufigsten angegebene Veranlassung zu versicherungsrechtlichen Klärungen. In der überwiegenden Mehrzahl solcher Fälle stellen die von Junghanns (609) geschilderten Betriebsvorgänge arbeitsübliche Handlungen dar. Damit stehen sie nicht unter Versicherungsschutz. Es handelt sich um einen vom Organismus bewußt gesteuerten Bewegungsablauf, auf den sich der Stütz-, Halte- und Bewegungsapparat eingestellt hat.

Ein Bandscheibensyndrom, welches sich bei arbeitsüblichen Handlungen entwickelt, wäre ohnehin im gleichen Zeitraum und in gleicher Stärke bei irgendeiner anderen gewöhnlichen Verrichtung des täglichen Lebens entstanden.

Wenn es beim Arbeitsvorgang jedoch zu einer **unerwarteten Kraftanstrengung** (Tab. 15.**3**) kommt und sich Rumpfhaltearbeit sowie intradiskaler Druck plötzlich stark erhöhen, ist der Zusatzimpuls, der auf das Bewegungssegment einwirkt, größer als bei einer arbeitsüblichen Handlung.

Tabelle 15.**3** Bedingungen für die Anerkennung eines Bandscheibenvorfalls bzw. akuten Bandscheibensyndroms als Unfallfolge

1. Adäquates Trauma
   a) von außen kommende Gewalteinwirkung
   b) unerwartete Kraftanstrengung
2. Typische Beschwerden müssen sofort einsetzen
3. Patient muß unmittelbar vor dem Ereignis beschwerdefrei gewesen sein

Wesentliches Merkmal für die Kraftanstrengung soll das Moment des Unerwarteten, Nichtvorausgesehenen, Unentrinnbaren sein.

Diese Situation tritt ein, wenn man z. B. beim Heben und Tragen stolpert oder wenn ein Tragriemen reißt und das Gewicht sich plötzlich verlagert. Eine echte Unfalleinwirkung liegt auch vor, wenn mehrere Arbeiter einen schweren Gegenstand gleichzeitig anheben und durch Kippen der Last oder Versagen eines Arbeitskollegen die ganze Last ruckartig auf nur einen einzelnen übertragen wird. Die dabei auftretenden hohen intradiskalen Druckwerte und Seitenkantenbelastungen kommen bei normalen Bewegungsabläufen nicht vor. Man kann davon ausgehen, daß die Betroffenen einen solchen Bandscheibenvorfall ohne das Ereignis im gleichen Zeitraum und Ausmaß nicht erlitten hätten.

Eindeutig ist die Beurteilung bei **schweren Gewalteinwirkungen von außen,** die mit Stauchungen und Verbiegungen der Wirbelsäule einhergehen, wie Sturz aus größerer Höhe, Verkehrsunfälle, Sportunfälle und dergleichen.

Wichtige Bedingung für die Anerkennung eines Bandscheibensyndroms als Traumafolge ist das sofortige Auftreten der Erscheinungen. Beschwerden, die erst mehrere Stunden oder Tage nach einem bestimmten Ereignis einsetzen, sind hinsichtlich ihrer Unfallzugehörigkeit mit Skepsis zu betrachten. Auch bei der Beschleunigungsverletzung der HWS beträgt das beschwerdefreie Intervall selten mehr als eine Stunde.

Über die versicherungsrechtliche Anerkennung eines Bandscheibenvorfalls bzw. akuten Bandscheibensyndroms, das unter *eindeutiger Gewalteinwirkung* entstanden ist, sind sich alle Autoren einig (157, 276, 355, 429, 606, 723, 751, 987, 1074).

Der Unfall oder die unerwartete Kraftanstrengung wird als Teilursache des ausgelösten Bandscheibensyndroms gewertet und als vorübergehende, nicht richtunggebende Verschlimmerung eines in der Anlage vorhandenen Leidens anerkannt.

Die Arbeitsausfalls- und Behandlungskosten des durch den Unfall ausgelösten Bandscheibensyndroms werden vom Versicherungsträger erstattet. Mit dem Abklingen der im Zusammenhang mit dem Unfallereignis aufgetretenen Beschwerden ist die Erstattungspflicht beendet. Die degenerativen Bandscheibenveränderungen als solche, d. h. die Zermürbungen, Risse, Gefügelockerungen mit ihrem Krankheitspotential, werden durch das Trauma nicht verändert. Alle weiteren vom Bewegungssegment ausgehenden Beschwerden sind Folge der Bandscheibenerkrankung und nicht mehr des Unfalls.

Wenn ein Bandscheibenvorfall als Unfallfolge anerkannt wird, so muß man auch alle daraus eventuell entstehenden Dauerschäden miteinbeziehen.

Dazu zählen z. B. verbleibende neurologische Störungen, wie eine Peronäusparese nach L5-Syndrom oder postoperative Verwachsungsbeschwerden beim *Postdiskotomiesyndrom.* Auch bei einer *Spondylosis deformans traumatica* (1074), die sich nachweislich etwa 4–8 Monaten nach dem Unfall entwickelt haben muß, ist die Möglichkeit eines Dauerschadens gegeben, allerdings nur, wenn auch entsprechende Beschwerden im betroffenen Segment zu verzeichnen sind.
Objektivierbare Dauerschäden nach einem posttraumatischen Bandscheibensyndrom stellen in der Gutachterpraxis jedoch eine Ausnahme dar. In den meisten Fällen stehen dem Gutachter nur die subjektiven Angaben des Patienten zum Krankheitsverlauf zur Verfügung.
Wenn die Betroffenen angeben, die unfallbedingten Schmerzen seien nach einer bestimmten Zeit vollständig abgeklungen und hätten dann nach einer beschwerdefreien Zeit wieder eingesetzt, ist eine zeitliche Abgrenzung des posttraumatischen Bandscheibensyndroms von der anlagebedingten Erkrankung möglich. Meistens wird jedoch behauptet, die vom Unfall ausgelösten Schmerzen und Behinderungen hielten vom Unfalltag über mehrere Monate und Jahre ununterbrochen an. In diesen Fällen ist eine abgestufte Beurteilung nach den allgemeinen medizinischen Erfahrungen über den Heilverlauf nach einer bestimmten Verletzung erforderlich.

Bei anhaltendem Bandscheibensyndrom nach gesichert geringfügigem Wirbelsäulentrauma empfiehlt Junghanns (606, 1074) dem Gutachter, die Beschwerden nur für einen **begrenzten Zeitraum als Unfallfolge** zu bewerten. Er geht davon aus, daß der Gesamtschaden nicht allein dem Unfall zugeschrieben werden kann, da ohne Vorschädigung ein gleichartiger Zustand nicht eingetreten wäre. Die Folgen der Gewalteinwirkung klingen schrittweise ab, so daß ein zunehmender Teil der Beschwerden dem üblicherweise fortschreitenden Verlauf der Vorschädigung zugerechnet wird. Nach allen ärztlichen Erfahrungen geht die traumabedingte Verschlimmerung eines Bandscheibensyndroms nach ½–1 Jahr wieder in den üblichen Krankheitsablauf über.

Genaue Richtzahlen über Zeitabstände und prozentuale Verteilung des Gesamtschadens auf unfallabhängige und unfallunabhängige Ursachen lassen sich nicht aufstellen, weil Wirbelsäulenvorschädigung und Gewalteinwirkungen in jedem Fall andere Kombinationen ergeben.

Beschleunigungsverletzung (Schleudertrauma) der Halswirbelsäule

(s. auch S. 105)

Die **Häufigkeit** von HWS-Verletzungen hat in den letzten Jahren, absolut gesehen und im Vergleich zu anderen Verletzungsarten, zugenommen. Zahlreiche wissenschaftliche Publikationen und Kongresse sowie Darstellungen in der Laienpresse haben das sog. Schleudertrauma der HWS zu einer Art Modeverletzung werden lassen. Dadurch hat sich auch die Zahl der ärztlichen Begutachtungen wegen dieser Verletzungsart erhöht. Vor allem bei Auffahrunfällen werden von den Angefahrenen, die den Unfall nicht verursacht haben, heute häufiger Entschädigungsansprüche gegenüber der gegnerischen Versicherung geltend gemacht als früher.
Die **Begutachtung** bei Verletzungen der HWS, speziell bei Beschleunigungsverletzungen, gestaltet sich dadurch **schwierig,** daß wenigen objektiven Befunden meistens multiple subjektive Beschwerden gegenüberstehen.

Dabei ist das Verletzungsausmaß umgekehrt proportional dem Schwierigkeitsgrad der Begutachtung.

Gravierende Traumatisierungen der HWS mit den Schweregraden III und IV bereiten in versicherungsmedizinischer Hinsicht weniger Probleme als Bagatellverletzungen (Tab. 15.**4**). Frakturen, Luxationen und neurologische Ausfallerscheinungen sind in der Regel nicht zu übersehen und erlauben auch eine genaue Verlaufskontrolle mit Beurteilung der jeweiligen MdE. Leichte Distorsionen der HWS, die das Hauptkontingent der Begutachtung darstellen, führen immer wieder zu langwierigen gutachterlichen Auseinandersetzungen, weil objektive Kriterien fehlen.

In den meisten Fällen stützt sich die Diagnose ausschließlich auch auf anamnestische Angaben des Verletzten sowie auf die zum Untersuchungszeitpunkt geklagten subjektiven Beschwerden. Auch die bei der klinischen Untersuchung feststellbaren Anspannungen der Schulter-Nacken-Muskulatur mit schmerzhafter Bewegungsbehinderung der HWS muß man dem Patienten „abnehmen". Es setzt viel Einfühlungsvermögen und klinisch-gutachterliche Erfahrung voraus, um in jedem Einzelfall zu einer gerechten Beurteilung zu finden.

Schwer einzuschätzen sind z. B. Patienten mit chronischen Beschwerden in Form von Hinterkopfschmerzen, Nackensteife, Konzentrationsschwäche, Antriebsarmut, psychischer Labilität und allen möglichen vegetativen Begleiterscheinungen, die erstmals nach dem Schleudertrauma aufgetreten sein sollen und danach angeblich über Monate und Jahre anhielten. Wenn der klinische und röntgenologische Untersuchungsbefund dann, wie so oft, keine Verletzungszeichen bietet, ist man auf die allgemeinen medizinischen Erfahrungen angewiesen, die sich aus eigenen Beobachtungen und vor allem aus Literaturangaben über eine große Anzahl parallel gelagerter Fälle zusammensetzen (280, 303, 372, 583, 586, 596, 673, 837, 848, 901, 976, 1017, 1060, 1191, 1198, 1267, 1360).

Untersuchungen vor allem der letzten Jahre haben gezeigt, daß nach Beschleunigungsverletzungen der HWS radiologisch nicht verifizierbare Veränderungen auftreten können (169, 595, 877, 910, 1235).

Da sich Ligament und Gelenkkapseldehnungen und umschriebene Hämatome auch mit den heutigen bildgebenden Verfahren schwer eindeutig darstellen lassen, ist man bei der Begutachtung vorwiegend auf klinische Angaben angewiesen.

Von der Beobachtung ausgehend, daß vergleichbare Distorsionen und Kontusionen an den Extremitäten nach einem bestimmten Zeitraum ausheilen, kann man annehmen, daß solche Verletzungsfolgen auch an der HWS ein ähnliches Verhalten zeigen. Voraussetzung ist bei beiden Verletzungslokalisationen ein adäquates therapeutisches Vorgehen: Wenn man z. B. bei einer Handgelenkdistorsion, statt vorübergehend zu immobilisieren, das Gelenk einmal wöchentlich passiv kräftig durchbewegt, bleiben Schwellung und schmerzhafte Bewegungseinschränkung lange erhalten und können sogar zu einem Dauerzustand führen. Gleiches gilt für die manuelle Therapie bei Distorsionen der HWS. Für die obere HWS gelten besondere Gesetzmäßigkeiten. Anhaltende zervikozephale Syndrome erfordern eine eingehende neurologische Untersuchung einschließlich Funktions-CT für die Kopfgelenke (278, 914), gegebenenfalls ist eine neuropsychiatrische Untersuchung zum Ausschluß z. B. eines Scivora-Syndroms angebracht.

Tabelle 15.**4** Schweregrad des Schleudertraumas bei 113 Begutachtungen für Sozialgerichte und Versicherungen

Schweregrad	Anzahl	Prozent
I	87	77,0
II	15	13,3
III	11	9,7
Zusammen	113	100,0

Schweregrad I

Unter normalen Voraussetzungen, d. h. bei richtiger Behandlung und ohne wesentliche Vorschädigung, heilen die Folgen von leichten Distorsionen der HWS spätestens innerhalb von 4 Monaten aus.

Der Patient wird vorübergehend, d. h. für 2–6 Wochen, krank geschrieben.

Er ist insbesondere wegen seiner mangelnden Kopfbeweglichkeit als Fußgänger oder Autofahrer nicht ausreichend verkehrstüchtig. Mit der Resorption des Hämatoms und der Ödeme in den Kapseln der Wirbelgelenke sowie der intervertebralen Bandverbindungen klingen dann die Beschwerden allmählich ab. Wesentliche Muskelinsuffizienzerscheinungen durch das relativ kurzfristige Tragen der Halskrawatte treten nicht auf. Ähnlich wie beim Zustand nach Distorsion eines Extremitätengelenkes muß man auch die HWS in der Rehabilitationsphase vor erneuten Traumatisierungen schützen, weil sich sonst die Ausheilungszeiten wesentlich verlängern.

Schweregrad II

Risse in den Gelenkkapseln, Bändern und Bandscheiben, wie sie beim Schweregrad II vorausgesetzt werden, erfordern längere Behandlungs- und Rehabilitationszeiten. Nur unter konsequenter Immobilisation der HWS stellt sich die ursprüngliche Bandfestigkeit mit einer Restitutio ad integrum wieder ein.

Die unfallbedingte Arbeitsunfähigkeit kann je nach Art der ausgeübten Tätigkeiten bis zu 12 Wochen dauern.

Im Anschluß daran bestehen auch noch bewegungs- und positionsabhängige Beschwerden, die mit einer MdE von etwa 20% bis zum Ende des 1. Jahres zu bewerten sind. Das lange Tragen einer immobilisierenden Halsstütze führt zu Insuffizienzerscheinungen der Schulter-Nacken-Muskeln, die durch isometrische Spannungsübungen erst wieder in ihren ursprünglichen Kräftezustand versetzt werden müssen. Diese Phase nimmt noch einmal mehrere Monate in Anspruch, so daß die Zubilligung einer unfallbedingten MdE von 10% bis zum Ende des 2. Unfalljahres gerechtfertigt erscheint. Danach sind unfallbedingte Schmerzen oder Behinderungen nicht mehr zu erwarten.

Schweregrad III

Bei kompletten Bandscheibenrupturen, Luxationen, Subluxationen und Frakturen richten sich Arbeitsunfähigkeit und unfallbedingte MdE nach dem Ausmaß der Verletzung. Wegen der Gefahr einer sekundären Halsmarkschädigung bei traumatisch gelockertem Bewegungssegment ist eine sichere **Fixierung der HWS** konservativ oder operativ erforderlich. Der Patient wird bis zur Konsolidierung der Fraktur bzw. Ruptur krank geschrieben und ist auch in der Folgezeit bis zum Ende des 2. Unfalljahres durch das posttraumatische Zervikalsyndrom teilweise in seiner Erwerbsfähigkeit behindert, in der Regel 20–30%, bei radikulären Syndromen bis 50%.

Aber auch Frakturen und Bänderrisse heilen schließlich aus, so daß bei anatomisch regelrechter Stellung keine Dauerschädigung resultiert. Selbst wenn bei einer kombinierten Bandscheiben-Wirbelkörper-Verletzung das betroffene Bewegungssegment durch knöcherne Überbrückung des Zwischenwirbelabschnittes in achsengerechter Stellung versteift, ist die HWS wieder funktionstüchtig, da die Fixierung eines Segmentes in der Gliederkette toleriert wird, wie es die Ergebnisse von monosegmentären Fusionsoperationen zeigen.

Ein eventueller **Dauerschaden** richtet sich nach dem Ausmaß der verbliebenen unfallbedingten Form- und Funktionsstörung.

Posttraumatische Haltungsanomalien mit Achsenabweichung der HWS in der Frontal- oder Sagittalebene führen zu ständigen, wenn auch nicht sehr heftigen Insuffizienzerscheinungen der Schulter-Nacken-Muskeln, die mit einer Dauer-MdE von etwa 10–20% zu bewerten sind, je nach Ausmaß der Fehlstellung auch höher.

Wenn Frakturen oder Subluxationen an der HWS in Fehlstellung verheilen, kann durch Einengung der Foramina intervertebralia oder Bedrängung der A. vertebralis ein chronisch-rezidivierendes zervikobrachiales Syndrom bzw. zervikozephales Syndrom entstehen.

Gleiche Beschwerden ruft auch ein instabiles Bewegungssegment nach kompletter Bandscheibenruptur hervor. Die Dauer-MdE beträgt für solche Schäden etwa 20–30% (Abb. 15.**2**), bei Kombinationsschäden auch mehr. In diesen Fällen ist eine operative Versteifung des verletzten Bewegungssegmentes in Erwägung zu ziehen. Es handelt sich allerdings nicht um einen duldungspflichtigen Eingriff.

Bei der Bewertung eines Dauerschadens ist ferner zu berücksichtigen, daß die posttraumatischen Störungen ähnlich wie degenerative Bandscheibenschäden nicht konstant bleiben. Auch hier vollzieht sich durch *spontane Verfestigung* des Bewegungssegmentes mit fibröser bzw. ossärer Ankylosierung im Laufe der Jahre eine zunehmende Beschwerdebesserung, die eine gutachterliche Überprüfung der MdE erforderlich macht.

Beschleunigungsverletzung (Schleudertrauma) bei vorgeschädigter Halswirbelsäule

Wenn die Beschwerden nach einer Verletzung der HWS wesentlich länger andauern, als es den üblichen Ausheilungszeiten entspricht (Tab. 15.**5**), ist ein Mitwirkungsanteil unfallfremder Faktoren anzunehmen.

In der privaten Unfallversicherung, die neben der Haftpflicht bei den meisten Beschleunigungsverletzungen zum Tragen kommt, besteht eine **Einschränkung der Leistungspflicht** bei schon vorher bestehenden Krankheiten.

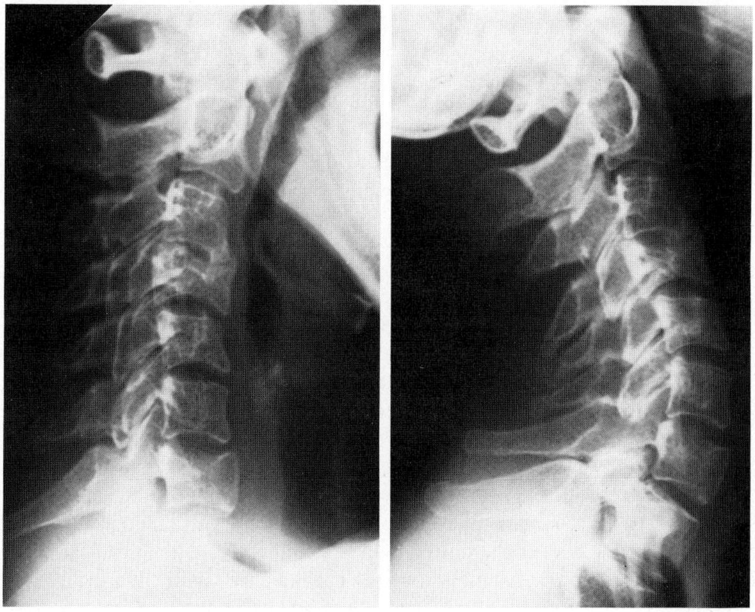

a b

Abb. 15.2**a** u. **b** Zustand nach Beschleunigungsverletzung mit dem Schweregrad III bei einer 25jährigen. In Fehlstellung ausgeheilte Fraktur des 4. Halswirbels unter Beteiligung des Zwischenwirbelabschnitts mit chronisch-rezidivierendem lokalem Zervikalsyndrom. Unfallbedingte Arbeitsunfähigkeit 3 Monate. MdE bis zum Abschluß des 1. Unfalljahres 30%, Dauer-MdE für das posttraumatische Zervikalsyndrom 20%

§ 10 (1) der AUB lautet: Haben bei den Unfallfolgen Krankheiten oder Gebrechen mitgewirkt, so ist die Leistung entsprechend dem Anteil der Krankheit oder des Gebrechens zu kürzen, sofern dieser Anteil mindestens 25% beträgt.

Nach dem objektiven Krankheitsbegriff gilt als Krankheit ein „regelwidriger", objektiv vorhandener und festzustellender Körperzustand ohne Rücksicht darauf, ob der Patient Kenntnis von dem krankhaften Zustand oder ein Gefühl des „Krankseins" hat. Die Höhe des Mitwirkungsfaktors kann nur abgeschätzt werden und wird meist in 25, 50 oder 75% angegeben. Weitere Unterteilungen würden eine Genauigkeit vortäuschen, die nicht gegeben sein kann. Je nach Höhe des Mitwirkungsfaktors der unfallfremden Einschränkung wird dann die Versicherungsleistung gekürzt.

Abgesehen von inadäquater Behandlung, kommen als Mitwirkungsfaktoren für die Prolongation eines posttraumatischen Zervikalsyndroms in

Tabelle 15.**5** Gutachterliche Einschätzung der verschiedenen Schweregrade bei Beschleunigungsverletzungen der HWS

	Schweregrad I	Schweregrad II	Schweregrad III
Dauer der unfallbedingten Arbeitsunfähigkeit	2–6 Wochen	4–12 Wochen	12 Wochen und mehr
Unfallbedingte Minderung der Erwerbstätigkeit nach Wiedereintritt der Arbeitsfähigkeit	20% auf die Dauer von 3 Monaten	20% bis zum Ende des 1. Jahres, 10% bis zum Ende des 2. Unfalljahres	30% bis zum Ende des ersten halben Jahres, 20% bis zum Ende des 2. Unfalljahres, 10–20% Dauerrente

erster Linie **Vorschädigungen auf degenerativer Basis** in Frage. Wichtig dabei ist der Nachweis der vorbestehenden manifesten Krankheit und nicht der radiologischen Degenerationszeichen. Auch anatomische Besonderheiten in den oberen Kopf-Hals-Gelenken können zu einem besonderen Verletzungsrisiko beitragen (837).
Wie beschrieben, sind degenerative Bandscheibenschäden weit verbreitet und bei Menschen nach dem 25.–30. Lebensjahr häufig anzutreffen. Erschwerend für die Begutachung kommt noch hinzu, daß degenerative zervikale Bandscheibensyndrome sich in ihrer Symptomatik kaum von posttraumatischen Zervikalsyndromen unterscheiden. Es ist müßig, bei einer gutachterlichen Befragung in Erfahrung setzen zu wollen, ob der Betreffende auch schon vor dem Unfall Beschwerden im Bereich der HWS hatte.
Von unseren 113 Gutachtenpatienten, die wegen ihres „Schleudertraumas" befragt wurden, gaben nur 18 (15,9%) an, auch schon vor dem Unfall hin und wieder Beschwerden im HWS-Bereich gehabt zu haben. Gewisse Anhaltspunkte ergeben sich aus spondylotischen, osteochondrotischen und unkovertebralen Veränderungen als Ausdruck durchgemachter Bandscheibenlockerungen. Wie bereits ausgeführt, sind diese aber nicht unbedingt beweisend. Außerdem sollte man, soweit möglich, die Behandlungsunterlagen der vorbehandelnden Ärzte hinzuziehen.
Wenn das Trauma eine degenerativ veränderte HWS trifft, so werden in erster Linie die am meisten vorgeschädigten Segmente verletzt (506). *Kommt es dabei zu einer Traumatisierung mit dem Schweregrad III mit kompletter Bandscheibenruptur, Subluxation, Luxation oder Fraktur, so handelt es sich um eine richtunggebende, nicht abgrenzbare Verschlimmerung eines anlagebedingten Leidens,* sofern vorbestehend eine manifeste Erkrankung vorhanden war. Wenn nur ein teiladäquates Trauma vorliegt, ist der Mitwirkungsanteil vorbestehender Degeneration entsprechend höher. Alle Beschwerden und Funktionsstörungen, die über das übliche Ausmaß eines Zervikalsyndroms hinausgehen, sind in vollem Umfang dem Unfall anzulasten. Der Anteil unfallfremder Faktoren ist je nach Ausmaß der Verletzung und Dislokation im allgemeinen mit 10–20% anzusetzen.
Noch schwieriger ist die Beurteilung bei leichter Verletzung und vorgeschädigter HWS. Anhaltende Beschwerden mit einem chronisch-rezidivierenden Zervikalsyndrom nach einer leichten bis mittelschweren Beschleunigungsverletzung ohne nachweisbare segmentale oder kranio-zervikale Folgen lassen auf degenerative Vorschädigungen der HWS schließen, die schließlich das Geschehen bestimmen. Die Beschleunigungsverletzung hat in diesen Fällen eine vorübergehende, nicht richtunggebende, d. h. zeitlich abgrenzbare Verschlimmerung eines unfallunabhängigen Leidens hervorgerufen. Diese Ansicht wird auch von anderen Autoren vertreten (240, 303, 304, 434, 506, 843, 1060, 10974, 1368). Die insgesamt gleichbleibende Gesamt-MdE muß man je nach zeitlichem Abstand vom Unfall in unterschiedlich gestaffelte **unfallabhängige und unfallunabhängige Anteile** gliedern. Gehen die eigentlichen Unfallfolgen im Zuge der natürlichen Rückbildung frischer Verletzungsmerkmale immer mehr zurück, dann steigt der Mitwirkungsanteil der unfallfremden Faktoren schrittweise auf 25, 50 oder 75% oder mehr. Der unfallunabhängige Anteil ergibt sich aus der Differenz der in Tab. 15.**5** angegebenen unfallabhängigen Prozentsätze zur Gesamt-MdE. Wenn sich z. B. nach einer Beschleunigungsverletzung mit dem Schweregrad II ein über Jahre dauerndes chronisch-rezidivierendes Zervikalsyndrom entwickelt, das eine MdE von insgesamt 20% hervorruft, so sind nach Wiedereintritt der Arbeitsfähigkeit zunächst für etwa 3–6 Monate alle Beschwerden als Unfallfolgen anzusehen. In den folgenden 6 Monaten beträgt der unfallbedingte Anteil nur noch die Hälfte. Danach auftretende Beschwerden sind unfallunabhängig. Da die Begutachtungen in der Regel wesentlich später erfolgen, muß man meistens eine retrospektive MdE-Einteilung vornehmen, die sich an diesen medizinischen Erfahrungssätzen orientiert.
Wenn man sich durch eingehende klinische und röntgenologische (Funktionsaufnahmen) Untersuchungen sowie gegebenenfalls durch Funktions-CT/MRI und neurologische Zusatzbegutachtung davon überzeugt hat, daß keine Unfallfolgen mehr vorliegen und mehrere Jahre nach einem leichten Schleudertrauma immer noch Beschwerden vorhanden sind, ist folgende unmißverständliche Diagnose-Zusammenstellung angebracht:

1. *Unfallabhängigkeit:* folgenlos ausgeheilte Distorsion der HWS beim Zustand nach Beschleunigungsverletzung (Schweregrad I).
2. *Unfallunabhängigkeit:* bandscheibenbedingte Beschwerden im Bereich der HWS im Sinne eines Zervikalsyndroms (LCS, CBS oder CCS).

Bandscheibenbedingte Erkrankungen als Berufskrankheit

Unter Berufskrankheit versteht man einen gesetzlich festgelegten Gesundheitsschaden, welcher bei der Ausübung bestimmter Berufe entsteht und von dem die Berufsausübenden bevorzugt und in zeitlich engem Zusammenhang mit dieser Tätigkeit befallen werden.

Berufskrankheiten sind in Deutschland versicherungsrechtlich den Arbeitsunfällen gleichgestellt. Berufskrankheiten werden durch besondere Einwirkungen verursacht, denen bestimmte Personengruppen durch ihre Arbeit in erheblich höherem Grade als die übrige Bevölkerung ausgesetzt sind. Seit 1993 sind auch bandscheibenbedingte Erkrankungen in die Berufskrankheitenverordnung aufgenommen worden mit folgendem Wortlaut:

Berufskrankheit Nr. 2108: Bandscheibenbedingte Erkrankungen der Lendenwirbelsäule durch langjähriges Heben oder Tragen schwerer Lasten oder durch langjährige Tätigkeiten in extremer Rumpfbeugehaltung, die zur Unterlassung aller Tätigkeiten gezwungen haben, die für die Entstehung, die Verschlimmerung oder das Wiederaufleben der Krankheit ursächlich waren oder sein können.

Berufskrankheit Nr. 2109: Bandscheibenbedingte Erkrankungen der Halswirbelsäule durch langjähriges Tragen schwerer Lasten auf der Schulter, die zur Unterlassung aller Tätigkeiten gezwungen haben, die für die Entstehung, die Verschlimmerung oder das Wiederaufleben der Krankheit ursächlich waren oder sein können.

Berufskrankheit Nr. 2110: Bandscheibenbedingte Erkrankungen der Lendenwirbelsäule durch langjährige überwiegend vertikale Einwirkung von Ganzkörperschwingungen im Sitzen, die zur Unterlassung aller Tätigkeiten gezwungen haben, die für die Entstehung, die Verschlimmerung oder das Wiederaufleben der Krankheit ursächlich waren oder sein können.

Eine Berufskrankheit muß ebenso wie ein Arbeitsunfall mit hinreichender Wahrscheinlichkeit mit den schädigenden Einwirkungen der versicherten Tätigkeit in einem rechtlich wesentlichen ursächlichen Zusammenhang stehen. Es ist nicht erforderlich, daß die schädigenden Einwirkungen der versicherten Tätigkeit die alleinige oder doch überwiegende Ursache für den Eintritt der Berufserkrankung sind, es genügt, daß sie eine wesentliche Teilursache bilden (Rompe, Erlenkemper 1992).
Sind mehrjährige und in ihrer Qualität besonders belastende Tätigkeiten mit Heben oder Tragen schwerer Lasten, Tätigkeiten in extremer Rumpfbeugehaltung sowie vertikale Einwirkung von Ganzkörperschwingungen im Sitzen nachgewiesen, liegen Voraussetzungen für die Anerkennung eines bestehenden Wirbelsäulenschadens als Berufserkrankung vor.
Dabei sind für die Anerkennung einer bandscheibenbedingten Erkrankung als Berufserkrankung erforderlich:

- Mindestarbeitszeit von 10 Jahren in einer wirbelsäulenbelastenden beruflichen Tätigkeit.
- Schwere Lasten müssen in einer gewissen Regelmäßigkeit und Häufigkeit in der überwiegenden Zahl der Arbeitsschichten gehoben oder getragen worden sein.
- Anamnestischer, klinischer und röntgenologischer Nachweis eines Wirbelsäulenschadens, der mit Wahrscheinlichkeit auf berufliche Belastung zurückzuführen ist.

Statistik. Es gibt Untersuchungen in der Literatur, die ein Überwiegen bandscheibenbedingter Erkrankungen bei körperlich schwer Arbeitenden gegenüber körperlich nicht schwer Arbeitenden herausstellen (23, 88, 120, 153, 238, 471, 488, 553, 559, 560, 618, 629, 751, 779, 789, 939, 1004, 1241, 1250, 1264, 1304, 1353). Die meisten dieser Studien vor allem aus neuerer Zeit konnten in den Berufsgruppen mit Belastung der Wirbelsäule durch Heben, Tragen und Arbeiten in gebückter Haltung statistisch signifikant höhere Beschwerde- und Krankheitshäufigkeiten nachweisen, als in entsprechenden Kontrollgruppen. Zu den Berufsgruppen mit höherer Wirbelsäulenbelastung gehörten **Transportarbeiter, Bauarbeiter** sowie Angehörige der **Pflegeberufe.** Abgesehen von der Krankheitshäufigkeit waren in diesen Berufsgruppen auch signifikant häufiger röntgenologische Veränderungen und Zeichen der Diskose festzustellen.
Literaturangaben, welche keinen Zusammenhang zwischen beruflicher Belastung durch Heben, Tragen, Bückarbeit und bandscheibenbedingten Erkrankungen herausstellen, finden sich bei zahlrei-

chen Autoren (341, 420, 527, 872, 990, 1091, 1252, 1286).
Um eine verbindliche Aussage für die berufliche Belastung der Wirbelsäule machen zu können, fehlen allerdings prospektive Langzeitstudien. Die Untersuchungen, vor allem in den letzten Jahren, sprechen dafür, daß eine berufliche Belastung der Wirbelsäule für verschiedene Tätigkeiten anzunehmen ist, und zwar in folgender Reihenfolge:

1. Heben und Tragen schwerer Lasten mit Torsionsbelastung der Wirbelsäule,
2. Haltungskonstanz mit starker Rumpfvorbeugung,
3. vertikale Einwirkung von Ganzkörperschwingungen im Sitzen.

Bis auf wenige Ausnahmen sind alle beruflichen Tätigkeiten mehr oder weniger wirbelsäulenbelastend. Den Statistiken ist zu entnehmen, daß langjährigem Heben und Tragen schwerer Lasten und Tätigkeiten in extremer Rumpfbeugehaltung ein größerer Stellenwert für die Entstehung bandscheibenbedingter Erkrankungen zukommt, als etwa die Belastung durch Haltungskonstanz bei sitzender Tätigkeit. Auf die Bedeutung vertikaler Einwirkung von Ganzkörperschwingungen wurde bereits in S. 30 hingewiesen.

Berufe. Es gibt Körperhaltungen und Bewegungsabläufe, die sich nachteilig auf die Ernährung und Biomechanik der Bandscheiben auswirken.
Das Training in der Rückenschule ist darauf ausgerichtet, wirbelsäulenschädigende Haltungen und Bewegungsabläufe abzubauen und durch geeignete zu ersetzen. Die Empfehlungen lauten z. B.: bleibe ständig in Bewegung (Regel 1), hebe keine schweren Gegenstände (Regel 4), halte Lasten direkt am Körper (Regel 5). Im Alltag, beim Sport und auch bei einigen beruflichen Tätigkeiten sind solche Empfehlungen in die Tat umzusetzen.

Bei bestimmten Berufen sind Wirbelsäulenbelastungen, wie sie beim Heben und Tragen schwerer Lasten, bei Arbeiten in Rumpfbeugehaltung oder bei sitzender Tätigkeit auf Geräten mit Ganzkörperschwingungen vorkommen, berufsspezifisch zwangsläufig.

Heben und Tragen schwerer Lasten. Trotz technischer Erleichterung verschiedener Arbeitsabläufe mit Hebevorrichtungen, Gabelstaplern, Fließbändern und dergleichen gab und gibt es immer noch zahlreiche Arbeiten, welche mit dem Heben und Tragen schwerer Lasten unter ungünstigen Hebelverhältnissen verbunden sind (Tab. 15.**6**). Hierzu gehören z. B. **Be- und Entladearbeiten, Lagerarbeiten** und **Arbeiten im Hafen.** Auf dem Bau ist das **Vermauern von großformatigen Steinen** und das **Schaufeln von Sand und Zement** zu nennen. Aber auch viele **Montagearbeiten** sind mit dem Heben und Tragen der zu montierenden Gegenstände (z. B. Heizkörper, Fensterrahmen, Installationsgegenstände) verbunden. Es kommt dabei zur belasteten Torsionsbeanspruchung der unteren lumbalen Bewegungssegmente, die bei wiederholten Bewegungen dieser Art über Jahre zu Ermüdungserscheinungen des Bandscheibengewebes und der Wirbelgelenke führen kann.
Trotz der Erleichterung durch Hebevorrichtungen ist das Heben, Tragen und Umbetten von Patienten in **Pflegeberufen** für Kranke, Alte und Behinderte nach wie vor üblich. Die Hebearbeiten müssen zwangsläufig bei weit vorgebeugtem Oberkörper verrichtet werden, da sich die zu pflegenden Patienten nicht am Bettrand, sondern in der Bettmitte befinden. Gleiches gilt für Krankentransporte.
Die als Wirbelsäulenbelastung geltenden Gewichte sind in Tab. 15.**7** zusammengestellt. Diese Werte gelten für Lasten, die direkt am Körper getragen werden können. Mit der Entfernung von der Körperachse erhöht sich die Wirbelsäulenbelastung um ein Vielfaches. Die Zahlen sind als Richtwerte anzusetzen, im Einzelfall ist eine individuelle Beurteilung erforderlich.
Diese Lastgewichte müssen mit einer gewissen Regelmäßigkeit und Häufigkeit in der überwiegen-

Tabelle 15.**6** Beispiele für Berufe, die mit dem Heben und Tragen schwerer Lasten oder/und Arbeiten in extremer Rumpfbeugehaltung einhergehen

Bergbau
Be- und Entladearbeiter
Stein- und Plattenverleger
Maurer
Stahlbetonbauer
Schauerleute
Fußbodenreiniger
Lastenträger
Gartenbauer
Kraftfahrzeughandwerker
Montagearbeiter
Fischer
Pflegeberufe

Tabelle 15.**7** Lastgewichte, deren regelmäßiges Heben oder Tragen mit erhöhtem Risiko für die Entwicklung bandscheibenbedingter Erkrankungen der Lendenwirbelsäule verbunden sind

Alter	Last in kg Frauen	Last in kg Männer
15–17	10	15
18–39	15	25
ab 40	10	20

den Zahl der Arbeitsschichten (über 50%) gehoben oder getragen worden sein, um als Ursache eines berufsbedingten Wirbelschadens in Frage kommen zu können.
Unter Tätigkeiten in extremer Rumpfbeugehaltung sind Arbeiten in Arbeitsräumen zu verstehen, die niedriger als 100 cm sind und damit eine ständig gebeugte Körperhaltung (mindestens 90 Grad) erzwingen.
Solche Arbeitsplätze existieren teilweise im untertägigen Bergbau. Eine extreme Rumpfbeugehaltung mit zeitweiliger Torsionsbeanspruchung der Lendenwirbelsäule gibt es bei der Bodenbearbeitung im Bereich der Land- und Forstwirtschaft, im Gartenbau und im Reinigungsdienst.

Wirbelsäulenbelastung durch vertikale Einwirkung von Ganzkörperschwingungen. Klinische und experimentelle Studien (s. S. 30) haben gezeigt, daß langjährige, vorwiegend vertikale Einwirkungen von Ganzkörperschwingungen im Sitzen eine besondere Gefahrenquelle für die Wirbelsäule darstellen (Tab. 15.**8**). Schwingungen im Resonanzbereich stören die Ernährung des Bandscheibengewebes.

Bandscheibenbedingte Erkrankungen der Halswirbelsäule durch langjähriges Tragen schwerer Lasten auf der Schulter. Ebenso wie an der Lendenwirbelsäule kann es auch an der Halswirbelsäule durch wiederholte Torsionsbeanspruchung und asymmetrische Belastung über einen längeren Zeitraum zu Zermürbungserscheinungen, vor allem der unteren zervikalen Bewegungssegmente, kommen.
Berufsspezifische Belastungen sind hier nicht so häufig zu nennen wie an der Lendenwirbelsäule. Bekannt ist eine Häufung von Erkrankungen der zervikalen Bewegungssegmente bei Fleischträgern. Auch Monteure, Maler und Anstreicher sind durch häufiges Überkopfarbeiten gefährdet. Eingehende statistische Untersuchungen zu diesen Berufsgruppen fehlen, sie sind nicht in der BK 2109 erwähnt.

Tabelle 15.**8** Beispiele für Maschinen, Fahrzeuge und Geräte, auf denen berufliche Tätigkeiten ausgeübt werden, die in besonderem Maße vertikalen Ganzkörperschwingungen ausgesetzt sind

Hubschrauber
Baustellen-LKW
Land- und forstwirtschaftliche Schlepper
Forstmaschinen im Gelände
Bagger
Rasenhobel, Bodenhobel, Erdhobel
Schürfwagen
Muldenkipper
Rad- und Kettenlader
Raddozer

Voraussetzungen für die Anerkennung von bandscheibenbedingten Erkrankungen als Berufskrankheit

1. Mindestens 10jährige Tätigkeit (in der Regel) mit Heben oder Tragen schwerer Lasten oder Arbeit in extremer Rumpfbeugehaltung bzw. vertikaler Einwirkung von Ganzkörperschwingungen. Neben den typischen Berufsgruppen, deren Tätigkeit mit dem Heben und Tragen schwerer Gegenstände sowie Arbeiten in Rumpfbeugehaltung verbunden sind, gibt es zahlreiche berufliche Tätigkeiten, die ähnliche Kriterien aufweisen. Als Anhaltspunkte für den Begriff „schwere Last" sind die in Tab. 15.**7** aufgeführten Gewichte heranzuziehen. Die Lasten müssen mit einer gewissen Regelmäßigkeit und Häufigkeit in der überwiegenden Zahl der Arbeitsschichten gehoben oder getragen worden sein.
Ermüdungserscheinungen im Zwischenwirbelabschnitt mit Rißbildungen, Zermürbungserscheinungen und Gefügelockerungen treten nicht plötzlich, sondern erst nach wiederholter Einwirkung der Belastungsfaktoren über mehrere Jahre ein. Die pathologisch-anatomischen Veränderungen mit Verschmälerung des Zwischenwirbelabschnitts und reaktiven Veränderungen an den Wirbelkanten und Wirbelgelenken vollziehen sich über mehrere Jahre. Kurzfristig entstehende Veränderungen im Bewegungssegment nach mechanischer Beanspruchung sind eher auf anlagebedingte Faktoren zurückzuführen.

2. Chronisch rezidivierender Charakter der Beschwerden. Nach entsprechender Dauerbelastung treten allmählich zunehmende Beschwerden und klinische Befunde mit chronisch-rezidivierendem Charakter auf. Die Beschwerden berufsbedingter Wirbelsäulenschäden werden so erheblich, daß wiederholte fachorthopädische Untersuchungen und Behandlungen erforderlich sind.

3. Klinische Zeichen einer Segmentlockerung mit lokalem Lumbalsyndrom und gegebenenfalls Nervenwurzelreizerscheinungen.
Bei der klinischen Untersuchung müssen deutliche Zeichen einer Segmentlockerung mit Fehlhaltung, reflektorischer Muskelanspannung, schmerzhafter Bewegungseinschränkung vorliegen. Manuelle segmentale Untersuchungen, probatorische Wirbelgelenkinfiltrationen und klinische Tests mit Nachweis einer Irritation der Kreuzbein-Darmbein-Gelenke sind wesentliche Untersuchungskriterien. Gegebenenfalls finden sich Zeichen eines lumbalen Wurzelsyndroms mit mono- oder polyradikulärer Symptomatik.

4. Röntgenologische Zeichen. Nach mehrjähriger Einwirkung starker axialer Belastung mit Torsion stellen sich als Zeichen der Überlastung Höhenminderung eines oder mehrerer lumbaler Zwischenwirbelabschnitte mit reaktiven Verdichtungen der Deck- und Bodenplatten, Randkantenausziehungen und Arthrosezeichen an den Wirbelgelenken ein. Degenerative Veränderungen an den Wirbelgelenken erkennt man auf Schrägaufnahmen. Hier findet sich auch die teleskopartige Verschiebung der Gelenkfacetten gegeneinander (s. S. 182).
Gegebenenfalls sind Funktionsaufnahmen bei maximaler Vor- und Rückneigung zum Nachweis der Segmentlockerung anzufertigen.
Durch die berufsbedingte Gefügelockerung im Zwischenwirbelabschnitt kann es auch zu Verlagerungen von Bandscheibengewebe nach dorsal kommen mit Protrusion und Prolaps, die im CT bzw. MRI nachweisbar sind.
Röntgenologische Veränderungen allein ohne entsprechende Angaben aus der Vorgeschichte und klinische Befunde stellen noch keinen Beweis für das Vorliegen einer bandscheibenbedingten Berufserkrankung dar. Es gibt degenerative Veränderungen im Bewegungssegment mit Verdichtungen der Wirbelkörperdeck- und -bodenplatten (Osteochondrose), Randkantenausziehungen (Spondylose) und Arthrose der Wirbelgelenke (Spondylarthrose), die ohne entsprechende klinische Symptome einhergehen.
Der alleinige Nachweis von degenerativen Veränderungen wie Osteochondrosis, Spondylose und Spondylarthrose ohne chronisch-rezidivierende Beschwerden und Funktionsausfälle begründet keinen Berufskrankheitenverdacht.

Akutes Lumbalsyndrom, Bandscheibenprotrusion und Prolaps während einer wirbelsäulenbelastenden beruflichen Tätigkeit. Für die Beurteilung dieser Situation ist entscheidend, wie lange der Betroffene bereits im wirbelsäulenbelastenden Beruf arbeitet.
Führt er die wirbelsäulenbelastende Tätigkeit weniger als 10 Jahre durch, sind vorwiegend anlagebedingte Faktoren für die Entstehung der Protrusion oder des Prolapses verantwortlich zu machen. Die berufsspezifischen schädigenden Einflüsse auf das Bewegungssegment haben noch nicht so lange eingewirkt, daß allein dadurch die bandscheibenbedingte Erkrankung zu begründen ist.

> Treten Protrusion oder Prolaps bei einer wirbelsäulenbelastenden Tätigkeit innerhalb eines Zeitraumes von 10 Jahren ein, sind sie nicht als Berufserkrankung anzusehen.

Die Disposition ist den beruflichen Einwirkungen an Bedeutung für die Entstehung der Krankheit so eindeutig überlegen, daß sie bei lebensnaher Betrachtung als die allein wesentliche Ursache des gesamten Krankheitsgeschehens angesehen werden muß, insbesondere, wenn auch normale Belastungen des täglichen Lebens den Krankheitsprozeß mit hinreichender Wahrscheinlichkeit zu annähernd gleicher Zeit und in annähernd gleicher Schwere ausgelöst hätten (sog. Gelegenheitsursache) (1017).
Die Voraussetzung für die Anerkennung eines Bandscheibenvorfalls bzw. eines akuten Bandscheibensyndroms als Unfallfolge auch im Rahmen der beruflichen Tätigkeit zeigt Tab. 15.**3,** S. 355, auf.

Nachlassen der Beschwerden im Alter. Wie auf S. 317 aufgeführt, kommt es bei der degenerativen Wirbelsäulenerkrankung auch bei belastungsbedingter Segmentlockerung im Laufe der Jahre zur Spontanverfestigung mit der sog. wohltätigen Teilversteifung der Wirbelsäule im Alter. Hier machen auch die berufsbedingten Wirbelsäulenschäden keine Ausnahme.

Es kann also vorkommen, daß ein berufsbedingtes Wirbelsäulenleiden als Berufserkrankung entschädigt wird, wenn die Beschwerden im wesentlichen bereits abgeklungen sind.
Anders als bei der Berufserkrankung Meniskusschaden, die im weiteren Verlauf zur progredienten Gonarthrose führt, entwickelt sich bei der Berufserkrankung Bandscheibenschaden in den meisten Fällen eine Spontanheilung.

Wenn alle anderen Voraussetzungen gegeben sind (Punkt 1–4), ist auch eine Bandscheibenschädigung als Berufserkrankung anzuerkennen, selbst wenn die Beschwerden abgeklungen sind. Die Anerkennung ist als Entschädigung für die während der Arbeitszeit erlittenen Kreuzschmerzen anzusehen.

Verschiedene berufliche Tätigkeiten mit unterschiedlicher Wirbelsäulenbelastung. Belastungsbedingte Bandscheibenschädigungen summieren sich auch nach entsprechender Unterbrechung. Das heißt, sind Bandscheibenerniedrigung und Wirbelgelenkarthrose bis zu einem bestimmten Stadium fortgeschritten, so setzen die Verschleißerscheinungen nach Unterbrechung wieder dort ein, wo sie am Ende der belastenden Tätigkeit aufgehört haben.
Eine Regeneration von Rissen oder Zermürbungen im (gefäßlosen bradytrophen) Bandscheibengewebe durch Schonung und Erholung ist nicht möglich.

Bandscheibenbelastung außerhalb der beruflichen Tätigkeit. Gartenarbeit, nebenberufliche Handwerkertätigkeit und Sport können ebenfalls zu Wirbelsäulenschäden führen.
Bei normaler beruflicher Tätigkeit fallen diese nebenberuflichen Aktivitäten quantitativ aufgrund geringer Expositionszeiten nicht ins Gewicht. Gelegentliche Gartenarbeit sowie handwerkliche Tätigkeit und Sport führen nicht zu den Überlastungsschäden im Bewegungssegment, wie sie nach über 10jähriger Wirbelsäulenbelastung im Rahmen der genannten beruflichen Tätigkeiten auftreten.

Vorbeugung berufsabhängiger bandscheibenbedingter Erkrankungen –arbeitsplatzbezogene Vorbeugungsmaßnahmen

Nach Paragraph 3 Abs. 1 der Berufskrankheitenverordnung muß der Träger der Unfallversicherung Berufskrankheiten entgegenwirken.

Besteht für einen Versicherten die Gefahr, daß sich eine Berufskrankheit entwickelt, wieder auflebt oder sich verschlimmert, hat der Träger der Unfallversicherung mit allen geeigneten Mitteln dieser Gefahr entgegenzuwirken.

Ist die Gefahr für den Versicherten nicht zu beseitigen, hat der Träger der Unfallversicherung ihn aufzufordern, die gefährlichen Tätigkeiten zu unterlassen.

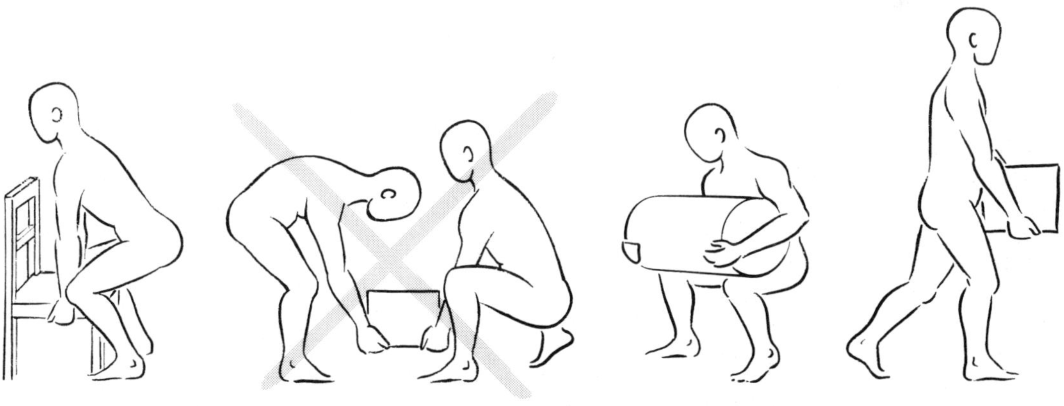

Beim Bücken und Heben in die Hocke gehen und so nahe wie möglich an den Gegenstand heran

Last dicht am Körper halten, Knie als Umladestation benutzen

Last dicht am Körper tragen, Arme gestreckt halten

Abb. 15.3 Anleitung zum richtigen Heben und Tragen aus der Rückenschule

Körperhaltungen und Bewegungsabläufe, welche sich nachteilig auf Ernährung und Biomechanik der Bandscheiben auswirken, sind definiert.

Selbst wenn Heben und Tragen schwerer Lasten für bestimmte Berufsgruppen unerläßlich sind, gibt es mit der Rückenschule Möglichkeiten, die wirbelsäulenschädigenden Einflüsse zu mindern.

Wirbelsäulengerechtes Heben, Tragen, Bücken, Sitzen wird in der Rückenschule systematisch gelehrt. Die Inhalte der Rückenschule müssen besonders den betroffenen Berufsgruppen zugänglich gemacht werden (Abb. 15.**3**).

Im einzelnen ergeben sich folgende Forderungen, für die Prophylaxe von Wirbelsäulenschäden am Arbeitsplatz:

1. Bei der Einstellungsuntersuchung für wirbelsäulenbelastende Tätigkeiten ist darauf zu achten, daß der Proband keine Risikofaktoren aufweist, die zu bandscheibenbedingten Erkrankungen disponieren. Dazu zählen vor allem die auf S. 55, prädiskotischen Deformitäten:

2. Haltungsgerechte Anordnung des Arbeitsplatzes.

Sitz- und Arbeitsmöbel sowie Hebe- und Tragevorrichtungen sollten so gestaltet und individuell angepaßt sein, daß sie die Stütz- und Bewegungsorgane nicht überlasten. Information und Anleitung zur richtigen Haltung und Verhaltensweise erfolgt durch die Rückenschule am Arbeitsplatz.

3. Bei wirbelsäulenbelastenden Tätigkeiten sollte der Arbeitsrhythmus einen regelmäßigen Wechsel zwischen Be- und Entlastung, gegebenenfalls durch Pausen und Ausgleichsgymnastik, erlauben.

4. Beachten des **psychosozialen Umfeldes** und der **Zufriedenheit mit dem Arbeitsplatz.** Sie gelten nach wissenschaftlichen Untersuchungen (88, 353) als wesentliche Prädiktoren für das Auftreten berufsabhängiger Kreuzschmerzen.

Literatur

1 Abott, K. H., R. H. Retter: Protrusions of thoracic intervertebral discs. Neurology (Minneap.) 6 (1956) 1

2 Adams, K. M., M. Heilbronn, D. Blumer: A multimethod evaluation of the MMPI in a chronic pain patient sample. J. clin. Psychol. 42 (1986) 878–886

3 Adams, M. A., W. C. Hutton: The effect of posture on diffusion into the lumbar intervertebral discs. ISSLS Meeting, Montreal 1984 (Abstracts)

4 Adams, M., P. Dolan, W. Hutton, R. Porter: Diurnal changes in spinal mechanics. ISSLS Meeting, Kyoto 1989 (Abstracts)

5 Adson, A. W., W. O. Ott: Results of the removal of tumors of the spinal cord. Arch. Neurol. Psychiat. 8 (1922) 520

6 Agre, K.: Chymodiactin postmarketing surveillance. Spine 9 (1984) 479

7 Akerblom, B.: Standing and Sitting Posture. Nordiska Bokhandeln, Stockholm 1948

8 van Akkerveeken, P.: The fate of free fat graft. ISSLS Meeting, Montreal 1984 (Abstracts)

9 van Akkerveeken, P.: Lateral Stenosis of Lumbar Spine. Libertas, Utrecht 1989

10 van Akkerveeken, P.: Pain Pattern and Diagnostic Blocks. In Weinstein, J., S. Wiesel: The Lumbar Spine, Saunders, Philadelphia 1990

11 Alajonanine, T., R. Thurel: Lombo-sciatique par hernie discale et anomalies vertebrales. Rev. neurol. 79 (1949) 369

12 Albee, F. H.: Transplantation of a portion of the tibia into the spine for Pott's disease. J. Amer. med. Ass. 547 (1911) 885

13 Albers, H.: Zur Effektivität der paravertebralen Injektion nach Reischauer. Diss., Düsseldorf 1974

14 Alfidi, R. J., J. Haaga, Th. F. Meany: Computed tomography of the thorax and abdomen; a preliminary report. Radiology 117 (1975) 257

15 Altenstein, G.: Discographie am Hals und Lendenwirbelsäule. Z. Orthop. 102 (1967) 357

16 Alther, E.: Punktion des Wirbelkörpers zur Probeexcision. Zbl. Chir. 82 (1957) 1160

17 Ambrose, J.: Computerized transverse axial scanning (tomography). Part 2: Clinical application. Brit. J. Radiol. 46 (1973) 1023

18 Amman, J.: Die gezielte Extensionsbehandlung der lumbalen Discopathie nach Ulrich. Med. Techn. 8 (1955) 24

19 Amundsen, P., J. O. Skalpe: Cervial myelography with a water-soluble contrast medium (metrizamide). Neuroradiology 8 (1975) 4, 209

20 Anderson, G.: Back pain and occupation. In Jayson, M.: The Lumbar Spine and Backpain. Pitman, London 1985

21 Anderson, G.: The psychological challenges of disabling chronic back pain. ISSLS Meeting, Kyoto 1989 (Abstracts)

22 Andersson, G., Th. W. McNeill: Lumbar Spine Syndromes. Springer, Berlin 1989

23 Andersson, G.: The epidemiology of spinal disorders. In Frymoyer, J. W., et al.: The Adult Spine, Principles and Practice. Raven, New York 1991 (pp. 107–146)

24 Andersson, J.: Quantitative studies of back loads in lifting. Spine 1 (1976) 178

25 Andersson, J., R. Örtengren, A. Nachemson, G. Elfström: Lumbar disc pressure and myoelectric back muscle activity. Scand. J. rehab. Med. 6 (1974) 128

26 Andrew, J.: Sacralisation: an aetiological factor in lumbar intervertebral disk lesions, and a cause of misleading focal signs. Brit. J. Surg. 42 (1954) 304

27 Arct, W. A.: Überlastungssyndrome als Vorbedingung für das Entstehen der Degeneration der Lenden-Kreuzbeinregion. Beitr. Orthop. Traumatol. 17 (1970) 648

28 Armstrong, J.: Lumbar Disc Lesions. Williams & Wilkins, Baltimore 1965

29 Arnold, M.: Histochemie. Springer, Berlin 1968

30 Aronoff, G. M., W. O. Evans: Evaluation and treatment of chronic pain at the Boston Pain Center. J. Clin. Psychiat. 4 (1982) 4–9

31 Arseni, C., F. Nash: Thoracic intervertebral disc protrusion. J. Neurosurg. 17 (1960) 418

32 Ascher, P. W.: Intrathekale Cortisonbehandlung bei lumbalen Rhiozpathien. Zbl. Chir. 94 (1969) 1678

33 Asshoff, H.: Zur konservativen Behandlung des lumbalen Bandscheibenvorfalles. Z. Orthop. 101 (1966) 448

34 Aufdermaur, M.: Die Spondylosis cervicalis. Die Wirbelsäule in Forschung und Praxis, Bd. 17. Hippokrates, Stuttgart 1960

35 Aufdermaur, M.: Die Heilungsvorgänge nach Verletzungen von Knochen und Weichteilen der Wirbelsäule. In: Die Wirbelsäule in Forschung und Praxis, Bd. 40. Hippokrates, Stuttgart 1968 (S. 148)

36 Bailey, A. J., C. M. Peach, L. J. Fowler: Chemistry of the collage cross-links: isolation and characterisation of two intermediate intermolecular cross-links in collagen. Biochem. J. 117 (1970) 819

37 Bain, S., H. W. Balch, J. McWetherly: Intraarticular triamcinolone hexacetonide: double-blind comparison with methylprednisolone. Brit. J. clin. Pract. 26 (1972) 559–561

38 Bär, H. W., V. Fischer: Calcinosis intervertebralis beim Kind nach Sportunfall. Arch. orthop. Unfall-Chir. 76 (1973) 124

39 Barghoorn, J.: Ergebnisse der operativen Behandlung von lumbalen Bandscheibenvorfällen Jugendlicher. Diss., Düsseldorf 1975

40 Baric, A.: Erfahrungen mit der periduralen Applikation von Methylprednisolon im Zervikalbereich. Schmerz 6 (1992) 15

41 Baron, A.: Über die neue Erkrankung der Wirbelsäule. Jb. Kinderheilk. 104 (1924) 357

42 Barr, J. S.: Sciatica, caused by intervertebral disc lesions. J. Bone Jt Surg. 19 (1937) 323

43 Barré, J.: Le syndrome sympathique cervical postérieur. Rev. neurol. 33 (1926) 248

44 Barry, P. J. C., P. Hume-Kendall: Corticosteroid infiltration of the epidural space. Ann. phys. Med. 6 (1982) 267–273

45 Bartelink, D. L.: The role of abdominal pressure in relieving the pressure on the lumbar intervertebral disc. J. Bone Jt Surg. B39 (1957) 718

46 Barth, J., H. Fett, H. W. Möllemann, J. Krämer: Exogene und endogene Glukokortikoidspiegel nach epiduraler Injektion. Orthop. Prax. 11 (1990) 729

47 Bartsch, W., W. Berger: Das klinische Halswirbelsäulen-Syndrom im Klimakterium. Münch. med. Wschr. 97 (1955) 1493

48 Bärtschi-Rochaix, W.: Migraine cervicale. Huber, Bern 1949

49 Battié, M.: The Reliability of Physical Factors as Predictors of the Ocurrence of Back Pain Reports. Ph. D. Thesis, Göteborg 1989

50 Battié, M.. S. Bigos, C. Fischer, T. Hansson, A. Nachemson, D. Spengler, M. Wortley, J. Zeh: A prospective study of the role of cardiovascular risk factors and fitness in industrial back pain complaints. Spine 14 (1989) 141

51 Baumann, J.: Überlastungsschäden der Wirbelsäule unter besonderer Berücksichtigung der Diskushernie. Zbl. Chir. 74 (1949) 1265

52 Baumann, J.: Altersveränderungen der Lendenwirbelsäule. Helv. chir. Acta 24 (1957) 1

53 Baumartner, H.: Manualtherapie bei Schmerzen im Becken- und Schultergürtel. Ther. Umsch. 34 (1977) 445

54 von Bayer, C. L.: Invalid use of pain drawings in psychological screening of back pain patients. Pain 16 (1983) 103–107

55 Bayer, L.: Der Bauch als Hilfstragorgan der Wirbelsäule? Arch. orthop. Unfall-Chir. 30 (1931) 245

56 Beals, R. K., N. W. Hickman: Industrial injuries of the back and extremities. J. Bone Jt Surg. A54 (1972) 1593 –1611

57 Beard, H., R. Stevens: Biochemical changes in the intervertebral disc. In Jayson, M.: The Lumbar Spine and Backpain. Pitman, London 1985

58 Beatty, R. A.: Treatment with chymopapain. J. Neurosurg. 39 (1973) 793

59 Beck, D.: Die Persönlichkeitsstruktur bei psychosomatischen Schmerzzuständen am Bewegungsapparat. In Weintraub, A.: Psychosomatische Schmerzsyndrome des Bewegungsapparats. Schwabe, Basel 1975
60 Beck, W.: Ergebnisse vergleichender Röntgenuntersuchungen der Halswirbelsäule von Preßluftarbeitern und Nicht-Preßluftarbeitern. Mschr. Unfallheilk. 42 (1951) 63
61 Becker, E.: Skoliosen und Diskopathienbehandlung, 4. Aufl. Fischer, Stuttgart 1968
62 Belart, W.: Probleme der Rheumabekämpfung. In Belart, W.: Rheumatismus in Forschung und Praxis, Bd. I. Huber, Bern 1962
63 Beliveau, P.: A comparison between epidural anaesthesia with and without corticoid in the treatment of sciatica. Rheum. phys. Med. 11 (1971) 40
64 Bell, G., K. Yong-Hing, W. Kirkaldy-Willis: Anatomy of low back pain. In Weinstein, J., S. Wiesel: The Lumbar Spine. Saunders, Philadelphia 1990
65 Bell, G. R., R. B. Rothman: The conservative management of sciatica. Spine 9 (1984) 54–56
66 Benini, A.: Ischias ohne Bandscheibenvorfall. Huber, Bern 1976
67 Benson, M., D. Byrnes: The clinical syndromes and surgical treatment of thoracic intervertebral disc prolapse. J. Bone Jt Surg. B57 (1975) 471
68 Bergström, K.: Neurological symptoms in achondroplasia. Acta neurol. scand. 47 (1971) 391
69 Bernard, P. M., P. Strouzer, G. de Bisschop: Un adjuvant très efficace dans le traitement des contractures posthémiplégiques. J. Radiol. Électrol. (1955)
70 Bernard, P. M., P. Strouzer, G. de Bisschop: La participation des ultra-sos et des courants d'interférence dans le traitement des sequelles de poliomyélite. Congrès d'Amsterdam, 1954. Concours méd 7 février 1955
71 Bernardi, G., F. Happey, A. Naylor: Mucopolysaccharides from cartilage and nucleus pulposus. Nature (Lond.) 180 (1957) 1341
72 Bernau, A., M. Kottler: Notfallbehandlung in der Praxis bei Zwischenfällen nach Injektionen. Z. Orthop. 128 (1990) 322–327
73 Bernbeck, R.: Orthopädische und gynäkologische Krankheitszustände als differentialdiagnostisches und therapeutisches Problem. Orthop. Prax. 8 (1977) 566
74 Bernbeck, R., G. Dahmen: Kinder-Orthopädie, 2. Aufl. Thieme, Stuttgart 1976; 3. Aufl. 1983
75 Bernick, S., J. Walker, W. Paule: Age changes to the anulus fibrosus in human intervertebral discs. Spine 16 (1991) 520
76 Berquet, K. H.: Zwillingsuntersuchungen über erbliche Formvarianten der Wirbelkörper und Zwischenwirbelscheiben, Arch. orthop. Unfall-Chir. 56 (1964) 260
77 Berquet, K. H.: Schulmöbel und Haltungsschäden. Z. Allg. Med. 60 (1984) 1411
78 Berquist-Ullmann, M., U. Larsson: Acute low back pain in industry. Acta orthop. scand. 170 (1977) 1–117
79 Bette, H.: Ischialgie als Sekundärfolge von Assimilationsstörungen am Lenden-Kreuzbein-Übergang. Verh. dtsch. orthop. Ges. 46 (1959); Z. Orthop., Suppl. 91 (1959) 219
80 Bettmann, E.: Therapeutic adventages of intermittent traction in musculoskeletal disorders. LGP 16 (1964) 84
81 Beyer, H. K., D. Uhlenbrock, G. Steiner, U. Oppel: Diagnostik der lumbalen Diskushernie. Möglichkeit und Grenzen der Kernspintomographie. Röntgenpraxis 6 (1986) 122–126
82 Bhatia, M. T., L. C. J. Parikh: Epidural saline therapy in lumbo-sciatic syndrome. J. Indian med. Ass. 47 (1966) 537–542
83 Biedermann, F.: Gedanken zum Thema „Reiten und Wirbelsäule", Ärztebl. Bad.-Württ. 8 (1967) 1
84 Biel, G., G. Peters: Orthopädische Krankheitsbefunde bei der Invaliditätsbegutachtung für die Sozialgerichte. Z. Orthop. 108 (1970) 277
85 Biel, G., G. Peters: Behandlungsergebnisse bei 450 Bandscheibenoperationen. Z. Orthop. 109 (1971) 836
86 Biering-Sorensen, F.: Physical measurements as risk indicators for low back trouble. Spine 9 (1984) 106
87 Biering-Sorensen, F., C. Thomsen: Medical, social and occupational history as risk indicators for low-back trouble in a general population. Spine 2 (1986) 720
88 Bigos, S., M. Battié, M. Nordin, D. Spengler, D. Guy: Risk factors in industrial low back pain. In Weinstein, J., S. Wiesel: The Lumbar Spine. Saunders, Philadelphia 1990
89 Bigos, S., M. Battié, D. Spengler, C. Fisher, T. Hansson, A. Nachemson: A longitudinal prospective prospective study of industrial back injury reporting. Clin. Orthop. 279 (1992) 21–34
90 Bingas, B., J. Peters: Die Bedeutung der Computertomographie in der Diagnostik des lumbalen Bandscheibenvorfalls. Dtshc. Ärztebl. 79 (1982) 29
91 Bischoff, H. P.: Das pseudoradikuläre Syndrom in der manuellen Medizin. Orthop. Prax. 19 (1983) 127
92 Blakey, P. R., F. Happey, A. Naylor, R. L. Turner: Protein in the nucleus pulposus of the intervertebral disc. Nature (Lond.) 195 (1962) 73
93 Bland, J.: Disorders of the Cervical Spine. Saunders, Philadelphia 1987
94 Block, W.: Beobachtungen am vegetativen Nervensystem nach Eingriffen am sympathischen Partner. Acta neuroveg. 5 (1952) 187
95 Blomquist, K., M. Lindquist, S. Mattson: Calcification of intervertebral discs in childhood. Pediat. Radiol. 8 (1979) 23
96 Blumensaat, C.: Beitrag zur Vorbeugung und Behandlung lumbaler Bandscheibenschäden und ihre Folgen. Medizinische 29/30 (1955) 1035
97 Blumer, D.: Psychiatric aspects of chronic pain: nature identification and treatment of the painprone disorder. In Rothman, R. H., F. A. Simeone: The Spine, 2nd ed. Saunders, Philadelphia 1982 (pp. 1090–1117)
98 Blumetti, A.. E., L. M. Modesti: Psychological predictors of success or failure of surgical intervention for intractable backpain. In Bonica, J. J., D. Albe-Fessard: Advances in Pain Research and Therapy, vol. I. Raven, New York 1976 (p. 323)
99 Boeger, H., C. Boeger: Bandscheibenbedingte Beschwerden bei Zahnärzten. Diss., Düsseldorf 1980
100 Boemke, F.: Feingewebliche Befunde bei Bandscheibenvorfall. Chirurg 267 (1951) 484
101 Boenninghaus, H. G.: Die Abgrenzung des vestibulären Schwindels. Dtsch. Ärztebl. 81 (1984) 513
102 Bogduk, N.: The anatomy and pathophysiology of whiplash: review paper. Clin. Biomech. 1 (1986) 92–101
103 Bogduk, N., M. Windsor, A. Inglis: The innervation of the cervical intervertebral discs. Spine 13 (1988) 2
104 Böhlau, V.: Beitrag zur objektiven Beurteilung physiotherapeutischer Maßnahmen in der Rehabilitation. Med. Techn. 95 (1975) 10
105 Böhmig, R.: Die Blutgefäßversorgung der Wirbelbandscheiben, das Verhalten des intervertebralen Chordasegmentes und die Bedeutung beider für die Bandscheibendegeneration. Langenbecks Arch. klin. Chir. 158 (1930) 374
106 Boltze, H.: Die Diskoskopie bei der mikrochirurgischen lumbalen Diskotomie. Arthroskopie 6 (1993) 10–13
107 Bombelli, R.: Il disco intervertebrale, supra patologia a visualizzazione mediante descografia. Arch. Ortop. 66 (1953) 705
108 Bösch, J.: Lendenstrecksteife bei Kindern. In: Die Wirbelsäule in Forschung und Praxis, Bd. 71. Hippokrates, Stuttgart 1977
109 Bösken, P.: Eine vergleichende Untersuchung zur Persönlichkeitsstruktur von Patienten mit chronischem Lumbalsyndrom. Diss., Bochum 1986
110 Boström, H.: Polysaccharides in Biology. Josiah Macy, New York 1958
111 Bosworth, D. M.: Clothespin graft of spine for spondylolisthesis and laminal defects. Amer. J. Surg. 67 (1945) 61

112 Bouillet, R.: Complications de la chémonucleolyse: etude de 18925 dossier provenant de 155 départments. Acta orthop. belg. 53 (1987) 250–260
113 Boumphrey, F., G. Bell: Nuclear magnetic resonance surface coil imaging in lumbar disc disease. ISSLS Meeting, Sydney 1985 (Abstracts)
114 Bovensiepen, S.: Die Myelodiscographie beim lumbalen Bandscheibensyndrom. Diss., Düsseldorf 1980
115 Braband, H.: Experimentelle Untersuchungen über die Elimination und Neurotoxizität eines neuen wasserlöslichen Kontrastmittels. Radiologe 12 (1972) 66
116 Bradford, F. K., R. G. Spurling: The Intervertebral Disc. Thomas, Springfield/III. 1945; deutsch: Die Bandscheibe. Discus intervertebralis. Enke, Stuttgart 1950
117 Bradley, L. A., L. H. van der Heide: Pain-related correlates of MMPI profile subgroups among back pain patients. Hlth Psychol. 3 (1984) 157–174
118 Branemark, P., R. Ekholm, J. Lundskog: Tissue response to chymopapain in different concentrations. Clin. Orthop. 67 (1969) 52
119 Brauer, St.: Otogener Schwindel; akuter Notfall und therapeutische Probleme. Diagnostik 9 (1976) 330
120 Braun, W.: Ursachen des lumbalen Bandscheibenvorfalls. Die Wirbelsäule in Forschung und Praxis, Bd. 43. Hippokrates, Stuttgart 1969
121 Braun, W.: Intradiscal injection on trasylol in lumbar intervertebral disc syndrome. Neurosurg. Rev. 2 (1979) 21–24
122 Braunstein, P. W.: Medical aspects of automobile crash injury research. J. Amer. med. Ass. 163 (1957) 249
123 Breitenfelder, J.: Behandlungsergebnisse der Chemonukleolyse. Orthopäde 22 (1993) 8
124 Brenner, H.: Untersuchungen an der Lendenwirbelsäule bei Gewichthebern. Diss., Düsseldorf 1977
125 Bretschneider, H.: Versuch der Begründung der Pathologie der äußeren Neuralgien. Jena 1847
126 Brinckmann, P.: Short term biomechanical effects of chymopapain injection. ISSLS Meeting. Dallas 1986 (Abstracts)
127 Brinckmann, P., H. Horst: Mitteilungen aus der Abteilung Biomechanik der Orthopädischen Universitätsklinik Münster 19 (1983)
128 Brinckmann, P., H. Pope: Effects of repeated loads and vibration. In Weinstein, J., S. Wiesel: The Lumbar Spine. Saunders, Philadelphia 1990
129 Brocher, J. E. W.: Die Prognose der Wirbelsäulenleiden, 2. Aufl. Thieme, Stuttgart 1973
130 Brocher, J. E. W., H.-G. Willert: Differentialdiagnose der Wirbelsäulenerkrankungen, 6. Aufl. Thieme, Stuttgart 1980
131 Brock, M., in: Alternatives in Spinal Surgery. First Symposium, Paris 1985 (Abstracts)
132 Brock, M., S. Patt, M. Mayer: The form and structure of the extruded disc. Spine 17 (1992) 1457
133 Brodin, H.: Path of nutrition in articular cartilage and intervertebral discs. Acta orthop. scand. 24 (1955) 177
134 Bromley, J., W. Hirst, M. Ossmann: Collagenase: an experimental study of intervertebral disc dissolution. Spine 5 (1980) 126
135 Brown, B., W. F. Tissington: Étude anatomo-radiologique de Partère vertébrale. Radiology 81 (1963) 80
136 Brown, J. E.: Clinical studies on chemonucleolysis. Clin. Orthop. 67 (1969) 94
137 Brown, M.: The Pathophysiology of the Intervertebral Disc. Thesis, Thomas Jefferson University 1969
138 Brown, M.: Pathophysiology of disc disease. Orthop. Clin. N. Amer. 2 (1971) 359
139 Brown, M.: Intradiscal Therapy. Yearbook Medical Publishers, Chicago 1983
140 Brown, M.: Surgical experience following discolysis with collagenase. ISSLS Meeting, Sydney 1985 (Abstracts)
141 Brown, M., J. Tompkins: Pain response post-chemonucleolysis or disc excision. Spine 14 (1989) 321
142 Brown, T., R. Hansen: Some mechanical tests on the lumbosacral spine with particular reference to the intervertebral discs. J. Bone Jt Surg. A39 (1957) 1135
143 Brügger, A.: Vertebrale, radikuläre und pseudoradikuläre Syndrome. Acta rheum. (Basel) 18, 1960
144 Brügger, A.: Das sternale Syndrom. Huber, Bern 1971
145 Brügger, A.: Die Erkrankungen des Bewegungsapparats und seines Nervensystems. Fischer, Suttgart 1979
146 Brussatis, F.: Die neurologisch-orthopädische Untersuchung bei Erkrankungen der Lumbosakralregion. Orthop. Prax. 8 (1977) 569
147 Brux, D.: Zur Epidemiologie bandscheibenbedingter Erkrankungen in der Praxis. Diss., Bochum 1994
148 Buckwalter, J.: Elastic fibers in human intervertebral discs. J. Bone Jt Surg. A58 (1976) 73
149 Buckwalter, J., A. Pedrini, C. Todisco: Proteoglycans of human infant intervertebral disc. J. Bone T. Surg. A67 (1985) 284
150 Buddecke, E.: Grundriß der Biochemie. De Gruyter, Berlin 1970
151 Buddecke, E., M. Sziegoleit: Isolierung, chemische Zusammensetzung und altersabhängige Verteilung von Mucopolysacchariden menschlicher Zwischenwirbelscheiben. Hoppe-Seylers Z. physiol. Chem. 337 (1964) 66
152 Bues, E.: Halswirbelsäule und traumatischer Hirnschaden. In: Die Wirbelsäule in Forschung und Praxis, Bd. 25. Hippokrates, Stuttgart 1962 (S. 173)
153 Buetti-Bäuml, C.: Funktionelle Röntgendiagnostik der Halswirbelsäule. Thieme, Stuttgart 1954
154 Buffard, E.: Die Diskographie in der Diagnostik der Bandscheibenhernien. J. Radiol. Electrol. 32 (1951) 756
155 Bürger, M.: Altern und Krankheit, 2. Aufl. VEB Thieme, Leipzig 1954
156 Bürger, M.: Die Transmineralisation der menschlichen Gewebe als Ausdruck ihrer Biomorphose. Dtsch. med. Wschr. 85 (1960) 1493
157 Bürkle de la Camp, H.: Zur Frage der unfallbedingten Entstehung des Bandscheibenschadens. Langenbecks Arch. klin. Chir. 267 (1951) 479
158 Bürkle de la Camp, H., F. Betzel: Bandscheibenleiden, Ursachen, Vorbeugung, Heilung. Umschau, Frankfurt/M. 1960
159 Burn, J. M. B., L. Langdon: Duration of action of epidural methylprednisolone. Amer. J. phys. Med. 53 (1974) 29–34
160 Burn, J. M., P. B. Guyer, L. Langdon: The spread of solutions injected into the epidural space. Brit. J. Anaesthesiol. 45 (1973) 338–345
161 Burton, C. V., J. C. in Cauthen: Lumbar Spine Surgery. Williams & Wilkins, Baltimore 1983
162 Burton, C. V.: Spine Up Date 1984. University of California Press, Berkeley/Cal. 1984
163 Burton, C. V., W. H. Kirkaldy-Willis, K. Yong-Hing, K. H. Heithoff: Causes and failure of surgery on the lumbar spine. Clin. Orthop. 157 (1981) 191
164 Busch, H. D., W. G. Horton, D. L. Smare, A. Naylor: Fluid content of the nucleus pulposus as a factor in the disc syndrome. Brit. med. J. 1956/II, 81
165 Buse, H.: Calcinosis intervertebralis im Kindesalter. Z. Orthop. 97 (1963) 302
166 Bush, K., S. Hillier: A controlled study of caudal epidrual injections of triamcinolone for the management of intractable sciatica. Spine 16 (1991) 572
167 Cailliet, R.: Low Back Pain Syndrome. Davis, Philadelphia 1978
168 Caillet, R.: Neck and Arm Pain. Davis, Philadelphia 1981
169 Cain, C. M. J., D. A. Simpson, G. A. Ryan, C. H. Manoch, R. A. James: Road crash cervical injuries. J. forens. med. Pathol. 10 (1989) 193–195
170 Caldwell, B., C. Chase: Diagnosis and treatment of personality factors in chronic low back pain. Clin. Orthop. 129 (1977) 141–149
171 Calvé, J., R. Galland: Der Nucleus pulposus intervertebralis. Presse méd. 50 (1930) 520
172 Cameron, A. J. R., L. F. Shepel: Psychological assessment. In Kirkaldy-Willis, W. H.: Managing Low Back Pain. Churchill Livingstone, New York 1983 (pp. 63–73)

173 Campo, R.: Intracellular synthesis of protein-polysaccharides by slices of bovine costal cartilage. J. biol. Chem. 237 (1962) 2729
174 Carson, J., J. Gumpert, A. Jefferson: Diagnosis and treatment of thoracic intervertebral disc protrusions. J. Neurol. Neurosurg. Psychiat. 34 (1971) 68
175 Casey, L., W. Rauschning, W. Clenn: Lateral lumbar spinal canal stenosis. Spine 13 (1988) 313
176 Caspar, W.: A new surgical procedure for lumbar disc herniation. Advanc. Neurosurg. 4 (1977) 74
177 Caspar, W.: Results of microsurgery. In Williams, R., J. McCulloch, P. Young: Microsurgery of the Lumbar Spine. Aspen, Rockville/Maryl. 1990
178 Caspi, I., et al.: Percutaneous discectomy of the lmbar spine. Int. Orthop. 2 (1987) 331
179 Cassidy, J., M. Young, W. Kirkaldy-Willis: A study of the effects of bipedism on the lumbosacral spine of the rat. Spine 13 (1988) 301
180 Castro, W.: Bildgebende Verfahren zur Unterstützung der Indikationsstellung bei intradiskaler Therapie. Orthopäde 22 (1993) 3
181 Castro, W., P. van Akkerveeken: Selective lumbar nerve root infiltration. ISSLS Meeting, Sidney 1985 (Abstracts)
182 Castro, W., J. Jerosch, H. Halm: Quantitative Bandscheibengewebsmessungen. DGOT Kongreß, Orthop. Mitt. 23 (1993) 158
183 Cauchoix, J., C. Ficat, B. Girard: Repeat surgery after disc excision. Spine 3 (1978) 256–259
184 Cauthen, J. C.: Lumbar Spine Surgery. Williams & Wilkins, Baltimore 1983
185 Chapchal, G.: Quelques remarques sur la dégénérescence du disque intervertébral et son traitement. Presse méd. 65 (1957) 1380
186 Charnley, J.: Imbibition of fluid as a cause of herniation of the nucleus pulposus. Lancet 1952/I, 124
187 Charnley, J.: Physical changes in the prolaps disc. lancet 1958/I, 1277
188 Chrisman, O., A. Mittnacht, G. Snook: A study of the results following rotatory manipulation in the lumbal intervertebral disc syndrome. J. Bone Jt Surg. A46 (1964) 517
189 Clemens, H. J.: Die Venensysteme der menschlichen Wirbelsäule. De Gruyter, Berlin 1961
190 Clemens, H. J.: Die Vaskularisation der Wirbelsäule und des Rückenmarks. In Trostdorf, E., H. St. Stender: Wirbelsäule und Nervensystem. Thieme, Stuttgart 1970
191 Cloud, G. A., J. E. Doyle, R. L. Sanford, T. H. Schmitz: Final statistical analysis of the disease double blind clinical trial. Biostatistical Services Department, Travenol Laboratories, Deerfield 1976
192 Cloward, R. B.: Anterior herniation of a ruptured lumbar intervertebral disk: comments on the diagnostic value of the diskogram. Arch. Surg. 64 (1952) 457
193 Cloward, R. B.: The treatment of ruptured lumbar intervertebral discs by vertebral body fusion. 1. Indications, operative technique, after-care. J. Neurosurg. 10 (1953) 154
194 Cloward, R. B.: Lesions of the intervertebral discs and their treatment by interbody fusion methods. Clin. Orthop. 27 (1963) 51
195 Cloward, R. B., L. L. Buzaid: Discography: technique, indications and evaluation of the normal and abnormal intervertebral disc. Amer. J. Roentgenol. 68 (1952) 552
196 Clymer, G.: Experience with spinal cord tumors. Arch. Neurol. Psychiat. 5 (1921) 213
197 Coermann, R., A. Okada: Übertragung von Erschütterungen auf den Menschen bei verschiedenen Anstellwinkeln der Rückenlehne. Z. angew. Physiol. Arbeitsphysiol. 20 (1964) 398
198 Colachis, S. C.: Effects of intermittent traction. Arch. phys. Med. 50 (1969) 251
199 Connel, M. C.: Calcification of the intervertebral discs in children. Clin. Radiol. 14 (1963) 87
200 Cooper, R., W. Mitchell, K. Illingworth, W. Forbes, J. Gillespie, M. Jayson: The role of epidural fibrosis and defective fibrinolysis in the persistence of postlaminectomy back pain. Spine 16 (1991) 1046
201 Cornah, M. S., G. Meachim, E. W. Parry: Banded structures in the matrix of human and rabbit nucleus pulposus. J. Anat. (Lond.) 107 (1970) 351
202 Cosanne, B.: Schäden am Bewegungsapparat beim Reiten. Diss., Düsseldorf 1983
203 Cotta, H., H. Krahl: Degenerative Veränderungen der Wirbelsäule und sportliche Belastung. Sportarzt u. Sportmed. 28 (1977) 114
204 Cotugno, D.: Abhandlung über das nervige Hüftweh. Schnedern, Leipzig 1792
205 Coventry, M.: Intervertebral disc changes with age. J. Bone Jt Surg. 27 (1945) 105
206 Coventry, M.: Sympositum low back and sciatic pain. J. Bone Jt Surg. A50 (1968) 167
207 Coventry, M.: Anatomy of the intervertebral disc. Clin. Orthop. 67 (1969) 9
208 Coventry, M.: Calcification in cervical disc with anterior protrusion and dysphagia. J. Bone Jt Surg. A52 (1970) 1463
209 Coventry, M., R. K. Chormley, J. W. Kerrohan: Intervertebral disk: its anatomy and pathology. J. Bone Jt Surg. 27: 105 (1945) 233
210 Credner, F.: Die Kurmittel in Bad Nauheim. Veit, Leipzig 1898 (S. 31–36)
211 Crisp, E. J.: Discussion on the treatment of backache by traction. Proc. roy. Soc. Med. 48 (1955) 805
212 Crisson, J., F. J. Keele, R. H. Wilkins: Selfreport of depressive symptoms in low back pain patients. J. clin. Psychol. 42 (1986) 425–430
213 Crock, H. V.: Practice of Spinal Surgery. Springer, Berlin 1983
214 Cuckler, J. M., P. A. Bernini, S. W. Weisel et al.: The use of epidural steroids in the treatment of lumbar radicular pain. J. Bone Jt Surg. A67 (1986) 63–66
215 Cyriax, J.: Indications for and against manipulation. In: Die Wirbelsäule in Forschung und Praxis, Bd. 13. Hippokrates, Stuttgart 1959
216 Cyriax, J.: Textbook of Orthopaedic Medicine, 8th ed., vol. I. Baillière, Tindall, London 1984 (pp. 319–326)
217 Dabezies, E., K. Langford, J. Morris, C. Shields, H. Wilkinson: Safety and efficacy of chymopapain in the treatment of sciatica: double blind study. Spine 13 (1988) 561
218 Dahmen, G.: Submikroskopische Untersuchungen an Wirbelbandscheiben. Z. Rheumaforsch. 22 (1963) 322
219 Dahmen, G.: Krankhafte Veränderungen des Bindegewebes. Z. Orthop., Suppl. 100 (1966)
220 Dahmen, G.: Differentialdiagnose der degenerativen Wirbelsäulenerkrankungen. Therapiewoche 29 (1975) 3945
221 Dähne, W.: Volumenänderungen des Wirbelkanals bei Stellungsänderungen des lumbalen Bewegungssegmentes. Diss., Düsseldorf 1976
222 Dalton, J., F. Hagenau: The Membranes. Academic Press, New York 1968
223 Dandy, W. E.: Roentgenography of the spine after the injection of air into the spinal canal. Ann. Surg. 70 (1919) 397
224 Dandy, W. E.: Recent advances in the treatment of ruptured intervertebral disks. Ann. Surg. 118 (1943) 639
225 Daniel, J.: Chymodiactin in patients with herniated lumbar intervertebral discs. Spine 10 (1985) 242
226 Daschner, F., C. Förster, F. Leheta: Bandscheibenprolaps im Kindesalter. Dtsch. med. Wschr. 96 (1971) 544
227 Da Silva, U., F. Beyeler, M. Mumenthaler, F. Robert, F. Vassella: Die lumbale Diskushernie im Kindesalter. Ther. Umsch. 34 (1977) 405
228 Daubenspeck, K.: Ein Schlittenextensionsbett. Chirurg 24 (1953) 335
229 Daun, H.: Schäden am Nervensystem bei HWS-Traumen. In Hohmann, D.: Neuroorthopädie, Bd. 1. Springer, Berlin 1981

230 Davidson, A. A., B. Woodhall: Biochemical alterations in herniated intervertebral disks. J. biol. Chem. 234 (1959) 2951
231 Davidson, E. A., W. Small: Chondroitin sulfate and keratosulfate of cartilage. Biochim. biophys. Acta 69 (1963) 459
232 Davidson, E. A., W. Small, P. Perchemlides, W. Baxley: Age-dependent metabolism of connective tissue polysaccharides. Biochim. biophys. Acta 46 (1961) 189
233 Davis, P. R.: Posture of the trunk during the lifting of weights. Brit. med. J. 1959/I, 87
234 Davis, P. R.: Intratruncal Pressure Mechanisms. Commission of European Communities, Luxemburg 1983
235 Day, P. L.: Lateral approach for lumbar diskogram and chemonucleolysis. Clin. Orthop. 67 (1969) 90
236 Day, P. L.: Early, interim and long therm observations on chemonucleolysis in 876 patients with special comments on the lateral approach. Clin. Orthop. 99 (1974) 64
237 De Bisschop, G.: Die Interferenzströme. Int. Rundschr. phys. Med. 12 (1959) 1
238 De Blécourt, J. J.: Einige Bemerkungen über die Bedeutung von Wirbelsäulenschäden anhand von Untersuchungen ganzer Bevölkerungen. In Belart, W.: Rheumatismus in Forschung und Praxis, Bd. II. Huber, Bern 1964 (S. 149)
239 Debrunner, H. U., E. W. Ramseiner: Die Begutachtung von Rückenschäden. Huber, Bern 1990
240 Decher, H.: Die zervikalen Syndrome in der Hals-Nasen-Ohren-Heilkunde. Thieme, Stuttgart 1969
241 Degenring, W.: Therapie und Prophylaxe der Wirbelsäulenstörungen in der Allgemeinpraxis. Therapiewoche 13 (1963) 436
242 Delamarter, R., H. Bohlmann: Limitations of microsurgery. In Williams, R., J. McCulloch, P. Young: Microsurgery of the Lumbar Spine. Aspen, Rockville/Maryl. 1990
243 Delank, H. W.: Zervikale und thorakale Syndrome aus neurologischer Sicht. In: Die Wirbelsäule in Forschung und Praxis, Bd. 83. Hippokrates, Stuttgart 1979 (S. 159)
244 Delank, H. W., P. Schejbal, M. Kutzner: Neurologische Therapie. Enke, Stuttgart 1992
245 Delius, L.: sychovegetative Syndrome. Thieme, Stuttgart 1966
246 De Palma, A., R. H. Rothman: The Intervertebral Disc. Saunders, Philadelphia 1970
247 De Puky, P.: The physiological oscillation of the lenght of the body. Acta orthop. scand. 6 (1936) 338
248 De Saussure, R.: Vascular injury coincident to disc surgery. J. Neurosurg. 16 (1959) 222
249 De Sèze, S., J. Levernieux: Physiopathologie de la traction. Bull. Soc. méd. Hôp. Paris 68 (1952) 1089
250 Dethloff, E.: Zur Extensionsbehandlung bei degenerativen Wirbelsäulenerkrankungen. Beitr. Orthop. Traumatol. 17 (1970) H. 10
251 Deucher, W. G., J. G. Love: Pathologic aspects of posterior protrusions of the intervertebral disks. Arch. Pathol. 27 (1939) 201
252 Deyo, R.: Chymopapain for herniated intervertebral discs. Spine 9 (1984) 474
253 Diamant, B., J. Karlsson, A. Nachemson: Correlation between lactate levels and pH in discs of patients with lumbar rhizopathies. Experientia 24 (1968) 1195
254 Dick, W.: The „Fixateur interne" as a versatile implant for spine surgery. Spine 12 (1987) 882
255 Dickson, J. R.: New applications of differential thoracal analysis with particular reference to collagen and the human intervertebral disc. Biochem. J. 99 (1966) 46
256 Dickson, J. R.: Variations in the protein components of human intervertebral disc with age. Nature (Lond.) 215 (1967) 52
257 Dickson, J. R., F. Happey, A. Naylor, C. H. Pearson, R. L. Turner: Decrease in hydrothermal stability of collagen on ageing in the human intervertebral disk. Nature (Lond.) 215 (1967) 50
258 Di Ferrante: Turbidometric measurement of acid mucopolysaccharides and hyaluronidase activity. J. biol. Chem. 220 (1956) 303
259 Dihlmann, W.: Gelenke, Wirbelverbindungen, 3. Aufl. Thieme, Stuttgart 1987
260 Dilke, T. P. W., H. C. Burry, R. Grahame: Extradural vorticosteroid injection in management of lumbar nerve root compression. Brit. med. J. 1973/II, 635–637
261 Dingle, J. T.: zit. nach Dulce 1969
262 Dixon, A.: Progress and problems in back pain research. Rheumatol. Rehab. 12 (1973) 165
263 Dommisse, G. F.: The blood supply of the spinal cord. J. Bone Jt Surg. B56 (1974) 225
264 Dommisse, G.: Morphological aspects of the lumbar spine. Orthop. Clin. N. Amer. 6 (1975) 1
265 Donath, J., A. Vogt: Untersuchungen über den chondrodystrophen Zwergwuchs. Z. Neurol. 111 (1927) 333
266 Dorwart, R. H.: Spine Up Date 1984. University of California Press, Berkeley/Calif.
267 Doug, G., R. Porter: Walking and cycling tests in neurogenic and intermittant claudication. Spine 14 (1989) 965
268 Dragiev, M.: Histology and some histochemical changes of the lumbar intervertebral disc. Folia med. (Plovdiv) 13 (1971)
269 Dreyfus, P., B. Six, H. Dorfmann, S. De Sèze: Thoracic disc protrusion. Sem. Hôp. Paris 48 (1972) 3045–3052
270 Dubs, R.: Beitrag zur Anatomie der Lumbosacralregion unter besonderer Berücksichtigung der Discushernie. Fortschr. Neurol. Psychiat. 18 (1950) 69
271 Dubuc, F.: Chemonucleolysis: chymopapain and aprotinin. ISSLS Meeting, Montreal 1984 (Abstracts)
272 Du Croquet, R.: zit. nach Hohmann 1957
273 Dulec, H. J.: Chemie und Stoffwechsel des Knorpels. In Lange, M., H. Breitenfelder: Orthopädischer Gemeinschaftskongreß. Bücherei des Orthopäden, Bd. IV. Enke, Stuttgart 1969 (S. 24)
274 Dunlop, R., M. Adams, W. C. Hutton: Disc space narrowing and the lumbar facet joints. J. Bone Jt Surg. B66 (1984) 706
275 Duthie, J.: Rheumatism in Industry. Industrial Survey Unit of the Arthritis and Rheumatism Council for Research in Great Britain and the Comonwealth, London 1969
276 Duus, P.: Neurologische Symptome bei Osteochondrose und Spondylose der Halswirbelsäule. Unfallchirurgische Tagung, Frankfurt/M. 1953 (Abstracts, S. 146)
277 Dvorák, J., U. Dvorák: Manuelle Medizin, 4. Aufl. Thieme, Stuttgart 1991
278 Dvorák, J., J. Hayek: Diagnostik der Instabilität der oberen Halswirbelsäule mittels funktioneller Computertomographie. Fortschr. Röntgenstr. 145 (1986) 582–585
279 Dvorák, J., M. M. Panjabi: Functional anatomy of the alar Ligaments. Spine 12 (1987) 183–189
280 Dvorák, J., L. Valach, S. Schmid: Verletzungen der Halswirbelsäule in der Schweiz. Orthopäde 16 (1987) 2–12
281 Dvorák, J., M. Gauchat, L. Valdach: The outcome of surgery for lumbar disc herniation. Spine 13 (1988) 1418
282 Dziewiatkowski, D. D.: The Chemical Physiology of Mucopolysaccharides. Churchill, London 1968
283 Ecklin, U.: Die Altersveränderungen der Halswirbelsäule. Springer, Berlin 1960
284 Edelmann, P.: Schmerzursache und Therapie der schmerzhaften juvenilen Kyphose. In: Die Wirbelsäule in Forschung und Praxis, Bd. 89. Hippokrates, Stuttgart 1980 (S. 89)
285 Edwards, W., T. Orne, G. Orr: CT discography. Spine 12 (1987) 792
286 Ehrenhaft, J. L.: Development of the vertebral column as related to certain congenital and pathological changes. Surg. Gynecol. Obstet. 76 (1943) 316
287 Eichler, J.: Einstellungsuntersuchungen für Berufe und Schwerarbeit. In: Die Wirbelsäule in Forschung und Praxis, Bd. 55. Hippokrates, Stuttgart 1972 (S. 15)

288 Eie, N.: Measurements of the intraabdominal pressure in relation to weight bearing of the lumbosacral spine. J. Oslo Cy Hosp. 12 (1962) 205
289 Eie, N.: Load capacity of the low back. J. Osly Cy Hosp. 16 (1966) 73
290 Eisenschank, A., M. Sparmann, V. Weber: Die Bedeutung der Mikrochirurgie in der orthopädischen Chirurgie. Dtsch. Ärztebl. 89 (1992) 376
291 Eisenstein, S. M., C. Perry: The histology of lumbar facet joint arthrosis. ISSLS Meeting, Sydney 1985 (Abstracts)
292 Eklund, J., N. Corlett: Shrinkage as a measure of the effect of load on the spine. Spine 9 (1984) 189
293 Elliott, F.: The differential diagnosis of sciatica. Orthop. Clin. N. Amer. 2 (1971) 477
294 Elsberg, Ch.: Extradural spinal tumors. Surg. Gynecol. Obstet. 46 (1928) 1
295 Elsberg, Ch., C. Dyke: The diagnosis and localisation of tumors of the spinal canal. Bull. neurol. Inst. N. Y. 3 (1933) 359
296 Emminger, E.: Die Gelenkdisci an der Wirbelsäule (eine mögliche Erklärung wirbelsäulenabhängiger Schmerzzustände). H. Unfallheilk. 48 (1955) 142
297 Emminger, E.: Das Schleudertrauma in der Begutachtung. Mschr. Ulnfallheilk. 73 (1970) 1032
298 Endler, F.: Zur Frage der Extensions- und Lagerungsbehandlung der Lumbalgie und symptomatischen Ischialgie. Wien. med. Wschr. 106 (1956) 84
299 Endler, F.: Die gezielte Extensionsbehandlung der Lendenwirbelsäule. Wien. med. Wschr. 106 (1956) 1035
300 Engel, J., G. Ströbel: Rheumatherapie. VCH, Weinheim 1990
301 Epstein, G. A., L. S. Lavine: Herniated lumbar intervertebral discs in teen-age children. J. Neurosurg. 21 (1964) 1070
302 Epstein, N., J. Epstein: Lumbar spine stenosis. In Camius, M., P. O'Leary: The Lumbar Spine. Raven, New York 1987
303 Erdmann, H.: Die Schleuderverletzung der Halswirbelsäule. Die Wirbelsäule in Forschung und Praxis, Bd. 56. Hippokrates, Stuttgart 1973
304 Erdmann, H.: Versicherungsrechtliche Bewertungen des Schleudertraumas. In Hohmann, D.: Neuroorthopädie, Bd. I. Springer, Berlin 1983
305 Erlacher, P. R.: Direkte Kontrastdarstellung des Nucleus pulposus. Wien. klin. Wschr. 80 (1949) 47
306 Erlenkämper, A.: Die Bewertung von Vorschäden an der Brust- und Lendenwirbelsäule aus sozialrechtlicher Sicht. Orthop. Prax. 10 (1975) 730
307 Eulert, J.: Die sportliche Belastungsfähigkeit der gesunden und der kranken Wirbelsäule. Therapiewoche 29 (1979) 4159
308 Eulert, J.: Differentialdiagnose des Kreuzschmerzes. Z. Allg.-Med. 55 (1979) 1962
309 Evans, F. G.: Biomechanical studies on the lumbar spine and pelvis. J. Bone Jt. Surg. 41 (1959) 278
310 Evans, F. G.: Neurogenic intermittent claudication. Brit. med. J. 1964/II, 985
311 Evans, F. G., H. R. Lissner: Strength of intervertebral discs. J. Bone Jt Surg. 36 (1954) 185
312 Exner, G.: Die Halswirbelsäule. Thieme, Stuttgart 1954
313 Eyring, E. J.: Biochemistry and physiology of the intervertebral disk. Clin. Orthop. 67 (1969) 16
314 Eyring, E. J., C. A. Peterson, D. R. Jornson: Intervertebral disc calcification in childhood. J. Bone Jt Surg. A46 (1964) 1432
315 Fahrni, W. H.: Conservative treatment of lumbar disc degeneration: our primary responsibility. Orthop. Clin. N. Amer. 6 (1975) 93
316 Fahrni, W. H., G. E. Trueman: Comparative radiological study of spines of primitive population with North Americans and Northern Europeans. J. Bone Jt Surg. B74 (1965) 552
317 Faleschine, G.: La méthode d'électrothérapie du Dr. Nemec et ses premiers résultats en Italie. Med. internaz. 1954
318 Farfan, H. F.: Lumbar intervertebral disc degeneration: the influence of geometrical features on the pattern of disc degeneration. J. Bone Jt Surg. 54 (1972) 492
319 Feffer, H. L.: Treatment of low-back and sciatic pain by injection of hydrocortisone into degenerated intervertebral discs. J. Bone Jt Surg. A38 (1956) 585
320 Felix, R.: Diagnostik der Wirbelsäule mit MRT. In Bingas, B.: Spinale Computertomographie. Hellmich, Berlin 1984
321 Fellmann, N.: Die Bewegungstherapie in der ärztlichen Praxis. In Belart, W.: Rheumatismus in Forschung und Praxis, Bd. I. Huber, Bern 1962
322 Fellmann, N.: Ergebnisse bei konservativer Diskushernienbehandlung. Dtsch. med. J. 15 (1964) 467
323 Fernström, U.: A discographical study. Acta chir. scand., Suppl. 258 (1960)
324 Fernyhough, J., J. Schimandle: Chronic donor site pain complicating bone graft harvesting from the posterior iliac crest for spinal fusion. Spine 17 (1992) 1474
325 Feuerstein, S., S. Sult, M. Houle: Environmental stressors and chronic low back pain: life events, family and work environment. Pain 22 (1985) 295–307
326 Fick, R.: Handbuch der Anatomie und Mechanik der Gelenke, Bd. II. Fischer, Jena 1904 (S. 80–82)
327 Finkenrath, T.: Anamnestische Angaben der Patienten beim lumbalen Bandscheibensyndrom. Diss., Düsseldorf 1977
328 Finneson, B.: Low Back Pain. Lippincott, Philadelphia 1980
329 Fischer, F. K.: Neue Methoden zur Darstellung von Bandscheibenveränderungen bei Lumbago und Ischias. Schweiz. med. Wschr. 73 (1949) 213
330 Fitzgerald, E. R.: Viscoelastic response of intervertebral discs at audiofrequencies. Med. biol. Engng 9 (1971) 459
331 Flock, H.: Zervikal bedingte Hör- und Gleichgewichtsstörungen. In Trostdorf, E., H. St. Stender: Wirbelsäule und Nervensystem. Thieme, Stuttgart 1970
332 Foerster, O.: The dermatomes in man. Brain 56 (1933) 1
333 Ford, F.: Diseases of the Nervous System in Infancy, Childhood and Adolescence, 4th ed. Thomas, Springfield/Ill. 1960
334 Ford, L.: Clinical use of chymopapain in lumbar and dorsal disc lesions. Clin. Orthop. 67 (1969) 181
335 France, R. D., J. L. Houpt, A. Scout: Depression as a psychopathological disorder in chronic low back pain patients. J. psychosom. Res. 30 (1986) 127–133
336 Franke, K.: Bandscheibenverkalkung nach Halswirbelkörperfraktur durch Sportunfall. H. Unfallheilk. 108 (1971) 81
337 Franklin, L., W. Hull: Lipid content of the intervertebral disc. Clin. Chem. 12 (1966) 253
338 Fraser, E. H.: Use of traction in backache. Med. J. Aust. 2 (1954) 694
339 Fraer, J., I. McCall, J. O. Brien: Discography in degenerating disc disease. ISSLS Meeting, Cambridge 1983 (Abstracts)
340 Fraser, R. D.: Chymopapain for the treatment of intervertebral disc prolapse: a double blind study. Spine 7 (1982) 608
341 Friberg, S., C. Hirsch: On late results of operative treatment for intervertebral disc prolapses in lumbar region: preliminary report. Acta chir. scand. 93 (1946) 161
342 Friberg, S., C. Hirsch: Anatomical and clinical studies on lumbar disc degeneration. Acta orthop. scand. 19 (1950) 222
343 Friedrich, P.: Spätergebnisse Bandscheibenoperierter. Beitr. Orthop. Traumatol. 17 (1970) 705
344 Fries, J. W., D. Abodeely: Computed tomography of herniated and extruded nucleus pulposus. J. Comput. assist. Tomogr. 6 (1982) 874
345 Frisch, G. D., P. H. Frisch: Biodynamic response sensing and recording systems for manikin applications. In Sances jr., A., D. J. Thomas, C. L. Ewing, S. J. Larson, F. Unterharnscheidt: Mechanisms of Head and Spine Trauma. Aloray, Goshen, New York 1986 (pp. 133–156)
346 Frisch, H.: Manuelle Medizin heute. Springer, Berlin 1985
347 Frowein, R., R. Firsching: Von der Ischias-Neuritis zum vertebragenen Wurzelsyndrom. In Hohmann, D., B. Kügelgen,

K. Liebig, M. Schirmer: Neuroorthopädie, Bd. II. Springer, Berlin 1984
348 Frykholm, R.: Cervical nerve root compression resulting from disc degeneration and root-sleeve fibrosis. Acta chir. scand. 160 (1951) 149
349 Frymoyer, J.: Historical aspects of lumbar fusion. Alternatives in Spinal Surgery. First Symposium, Paris 1985 (Abstracts)
350 Frymoyer, J.: Surgical requirements for relief of root tension, irritation and compression. In Williams, R., J. McCulloch, P. Young: Microsurgery of the Lumbar Spine. Aspen, Rockville/Maryl. 1990
351 Frymoyer, J. W.: Magnitude of the problem: epidemology. In Weinstein, J., S. Wiesel: The Lumbar Spine. Saunders, Philadelphia 1990
352 Frymoyer, J., M. Pope: Epidemiologic studies of low back pain. Spine 5 (1980) 419
352a Frymoyer, J., M. Pope, J. Clement: Risk factors in low back pain. J. Bone Jt Surg. 65 (1983) 213
353 Frymoyer, J. W., et al.: The Adult Spine. Raven, New York 1991
354 Fürmaier, A.: Zur Kasuistik der Hüftlendenstrecksteife. Chirurg 22 (1951) 183
355 Fürmaier, A.: Die Begutachtung und Beurteilung der degenerativen Wirbelsäulenerkrankungen vor allem im Rahmen der Sozialversicherung. Med. Mschr. 8 (1954) 274
356 Galante, I.: Tensile properties of the human lumbar anulus fibrosus. Acta orthop. scand., Suppl. 100 (1967)
357 Gardell, S.: Separation of mucopolysaccharides on a cellulose column. Acta chem. scand. 11 (1957) 668
358 Gardell, S., S. Rastgeldi: On the mucopolysaccharides of nucleus pulposus. Acta chem. scand. 8 (1954) 362
359 Gartner, R. A.: Outlines of Biochemistry, 2nd ed. Chapman & Hall, London 1938
360 Garvin, P. J.: Toxicity of collagenase: the relation to enzyme therapy of disc herniation. Clin. Orthop. 101 (1974) 286
361 Garvin, P. J., R. B. Jennings: Long-term effects of chymopapain on intervertebral disks of dogs. Clin. Orthop. 92 (1973) 281
362 Garvin, P. J., R. B. Jennings, L. Smith, R. M. Gesler: Chymopapain: a pharmacologic and toxicologic evaluation in experimental animals. Clin. Orthop. 41 (1965) 204
363 Gay, J. R., K. H. Abbott: Common whiplash injuries of the neck. J. Amer. med. Ass. 152 (1953) 1698
364 Genant, H. K.: Computed Tomography of the Lumbar Spine. University of California Press, Berkeley/Calif. 1982
365 Genant, H. K.: Spine Up Date 1984. University of California Press. Berkeley/Calif. 1984
366 Gentlach, J.: Response of the skeletal system of helicopter-unique-vibration. Aviat. Space environ. Med. 49 (1978) 253
367 Gerhardt, P., G. von Kaick: Total Body Computerized Tomography. Thieme, Stuttgart 1979
368 Gesler, R.: Pharmacologic properties chymopapain. Clin. Orthop. 67 (1969) 4751
369 Ghazwinian, R., J. Krämer: Optimale Lagerung bei der Operation des lumbalen Bandscheibenvorfalls. Z. Orthop. 112 (1974) 815
370 Ghormley, R. K.: Low back pain with special reference to the articular facets with presentation of an operative procedure. J. Amer. med. Ass. 101 (1933) 1773
371 Giebel, M. G.: Schleudertrauma der Halswirbelsäule. Langenbecks Arch. klin. Chir. 316 (1966) 457
372 Giebel, M. G.: Schleudertrauma der Halswirbelsäule. Selecta 49 (1970) 4378
373 Gill, G. G.: Spine Up Date 1984. University of California Press, Berkeley/Calif. 1984
374 Gilsbach, J. M.: Partielle Kostotransversektomie und Thorakotomie in der Neurochirurgie. In Hohmann, D., B. Kügelgen, K. Liebig: Neuroorthopädie, Bd. III. Springer, Berlin 1985
375 Giuliani, K.: Die konservativen mechanischen Behandlungsmethoden des lumbalen Bandscheibensyndroms. Neue med. Welt 1 (1950) 454
376 Giuliani, K.: Die konservative Behandlung des Bandscheibenvorfalls. Verh. dtsch. orthop. Ges. 41 (1954) 106
377 Glückert, K., E. Stetter, H. Hirschfelder: NMR-Tomographie. Orthop. Prax. 8 (1985) 655
378 Goald, H. J.: Microlumbar discectomy follow-up of 147 patients. Spine 3 (1978) 183
379 Göcke, C.: Das Verhalten der Bandscheiben bei Wirbelverletzungen. Verh. dtsch. orthop. Ges. 26 (1931) 291
380 Göcke, C.: Das Verhalten der Bandscheibe der Wirbelverletzungen. Arch. orthop. Unfall-Chir. 31 (1932) 43
381 Goetz, E.: Anhaltspunkte für die ärztliche Gutachtertätigkeit im Versorgungswesen. Hrsg. vom Bundesminister für Arbeit und Sozialordnung. Köllen, Bonn 1973
382 Goetze, W.: Über Sympocainschäden infolge Fehlinjektion bei lumbaler Grenzstrangblockade. Ärztl. Wschr. 7 (1952) 40
383 Gogan, W., R. Fraser: Chemonucleolysis: a ten-year double blind study. Spine 17 (1992) 388–394
384 Goldie, J.: Intervertebral disc changes after discography. Acta chir. scand. 113 (1957) 35
385 Goldthwait, J. E.: The lumbo-sacral articulation. Med. surg. J. 164 (1911) 7–9
386 Golman, K.: Excretion of metrizamide. I. Comparison with diatrizoate and itothalamate after intravenous administration in rabbits. Acta radiol., Suppl. 335 (1973) 253
387 Golman, K.: Absorption of metrizamide from cerebrospinal fluid to blood: pharmacokinetics in humans. J. pharm. Sci. 64 (1975) 405
388 Gonsette, R. E.: Water-soluble contrast media in neuroradiology. Clin. Radiol. 22 (1971) 44
389 Gonsette, R. E.: Metrizamide as contrast medium for myelography. Acta radiol. 335 (1973) 346
390 Gordon, S., H. King, P. Mayer, A. Mace, V. Kish, E. Radin, K. Yang: Mechanism of disc rupture. Spine 16 (1991) 452
391 Görge, H., G. Curio, M. Brock: Chemonukleolyse als Alternative zur offenen chirurgischen Behandlung des lumbalen Bandscheibenvorfalls. Dtsch. med. Wschr. 109 (1984) 68
392 Gottesleben, A., G. Selle: Die lumbosacrale Radiculographie mit Dimer X. Nervenarzt 43 (1972) 646
393 Gottschalk, B., K. Höjgaard: Operatively treated patients without demonstrable herniation of the disk. Acta neurol. scand. 38 (1962) 266
394 Gower, W. E.: Age-related variations on protein polysaccharides from human nucleus pulposus. J. Bone Jt Surg. A51 (1969) 1154
395 Goymann, V., H. Konermann, A. Stoytscheff: Die Bedeutung und relative Häufigkeit der dorsalen Markraumstenose. Orthop. Prax. 8 (1977) 575
396 Grabow, L.: Analgetische Potenz der Akupunktur. Europ. J. Pain 13 (1992) 119–123
397 Graham, C. E.: Intradiscal enzyme for back pain. Med. J. Aust. 2 (1973) 406
398 Graham, C. E.: Chemonucleolysis: a double blind study, comparing chemonucleolysis and intradiscal hydrocortison in the treatment of back ache and sciatica. Clin. Orthop. 105 (1974) 299
399 Graham, J.: Complications of cervical spine surgery. Spine 14 (1989) 1046
400 Grandjean, E., U. Burandt: Das Sitzverhalten von Büroangestellten. Industr. Org. 8 (1962)
401 Grant, M. E., I. L. Freeman, J. D. Schofield, D. S. Jackson: Variations in the carbohydrate content of human and bovine polymeric collagens from various tissues. Biochim. biophys. Acta 177 (1969) 682
402 Grassberger, A., R. Seyss: Zur diagnostischen Wertigkeit der Nucleographie. Bruns' Beitr. klin. Chir. 191 (1955) 222
403 Greenough, C., R. Fraser: Comparison of eight psychometric instruments in unselected patients with back pain. Spine 16 (1991) 1068

404 Greggers, E.: Über ein neues Extensionsverfahren zur Behandlung typischer Wirbelsäulenerkrankungen. Dtsch. Gesundh.-Wes. 12 (1958) 1039

405 Greiling, H.: Chromatographische Untersuchungen über die Mucopolysaccharidverteilung im hyalinen Knorpel. Hoppe-Seylers Z. physiol. Chem. 336 (1964) 149

406 Grifka, J.: Lokale Injektionstherapie bei Zervikalsyndromen. Med.-orthop. Techn. 112 (1992) 210–214

407 Grifka, J., J. Krämer: Intraoperative Epiduroskopie. Arthroskopie 6 (1993) 13–17

408 Grifka, J., Th. Schleuß: Prospektiv randomisierte Akupunkturstudie beim Lumbalsyndrom. Orthop. Prax. (1994)

409 Grifka, J., D. Drüppel, U. Oppel, J. Krämer: Anatomisch-pathologische Grundlagen der Flexionstherapie an der HWS. Rheuma 9 (1989) 131–135

410 Griss, P.: Der Rückenschmerz des Jugendlichen. Orthop. Prax. 4 (1979) 260

411 Griss, P.: Der intradural sequestrierte lumbale Bandscheibenvorfall. Z. Orthop. 122 (1984) 155–158

412 Gritz, H. A.: Die physiologischen Längenveränderungen der menschlichen Wirbelsäule im Verlauf des Tages sowie der Einfluß von Be- und Entlastung auf den Intervertebralabschnitt. Diss., Düsseldorf 1975

413 Grob, D.: Operationsverfahren an der Halswirbelsäule. Med.-orthop. Techn. 112 (1992) 210–214

414 Groh, H.: Die Belastung der Bandscheiben der Wirbelsäule. Dtsch. Ärztebl. 65 (1968) 746

415 Groh, H., W. Baumann: Über einige Grundfragen biomechanischer Untersuchungen. Med. Welt 22 (1971) 275

416 Groher, W.: Kreuzschmerzen und Wirbelsäulenveränderungen bei Kunst- und Turnspringern. Sportarzt u. Sportmed. 20 (1969) 444

417 Groher, W.: Diagnostik und konservative Behandlung der Lumbosakralarthrose. Orthop. Prax. 8 (1977) 564

418 Gros, H.: Über die Gefahren bei der Novocainblockade des Sympathicusgrenzstranges. Dtsch. med. Rdsch. 3 (1949) 592

419 Gross, D.: Physikalische Therapie des Bandscheibenschadens. Therapiewoche 15 (1965) 133

420 Gross, D.: Epidemiologie der rheumatischen Wirbelsäulenerkrankungen. In: Die Wirbelsäule in Forschung und Praxis, Bd. 34. Hippokrates, Stuttgart 1966

421 Gross, D.: Die pseudoradikulären Syndrome. Ther. Umsch. 34 (1977) 430

422 Gross, D.: Die physikalische Therapie der pseudoradikulären Syndrome. In: Die Wirbelsäule in Forschung und Praxis, Bd. 97. Hippokrates, Stuttgart 1984

423 Grote, W.: Neurochirurgie. Thieme, Stuttgart 1975; 2. Aufl. 1986

424 Gschwend, N.: Der Patient und sein Kreuz. Manu. Med. 21 (1983) 114

425 Guillaume, J., P. Janny: Etude critique du traitement chirurgical de la lombosciatique d'après l´ étude statistique de 1000 cas opérés. Presse méd. (1953) 172

426 Günther, R., K. Siller, H. Vorbach: Vergleichsuntersuchungen über Physiotherapie bei Hals- und Lendenwirbelsäulensyndromen. Z. phys. Med. 5 (1976) 239

427 Güntz, E.: Schäden der Wirbelsäule. Das ärztliche Gutachten im Versicherungswesen, 2. Aufl. Barth, München 1955

428 Güntz, E.: Nichtentzündliche Wirbelsäulenerkrankungen. In Hohmann, G., M. Hackenbroch, K. Lindemann: Handbuch der Orthopädie, Bd. II. Thieme, Stuttgart 1958 (S. 537)

429 Güntz, E.: Begutachtungsfragen der Wirbelsäule. In Hohmann, G., M. Hackenbroch, K. Lindemann: Handbuch der Orthopädie, Bd. II. Thieme, Stuttgart 1958 (S. 889)

430 Gupta, A. K., V. K. Mital, R. U. Azmi: Observations on the management of lumbosciatic syndromes (sciatica) by epidural saline. J. Indian med. Ass. 54 (1970) 194–196

431 Gurdjian, E. S.: zit. nach Jochheim u. Mitarb. 1961

432 Gutmann, G., H. Biedermann: Funktionelle Pathologie und Klinik der Wirbelsäule. Fischer, Stuttgart 1984

433 Haberland, G., P. Matis: Trasylol, ein Proteinaseinhibitor bei chirurgischen und internen Indikationen. Med. Welt 18 (1967) 1367

434 Hackenbroch, M. H.: Cervicalsyndrom und Trauma. Verh. dtsch. orthop. Ges. 50 (1963) 169

435 Hackenbroch, M. H., G. Friedmann, C. Prömper, B. Waldekker: Die Computertomographie bei lumbalen Kompressionssyndrom. Z. Orthop. 122 (1984) 260

436 Hadra, B. E.: Wiring of the vertebrae as a means of immobilization in tracture and Pott's disease. Med. Tms and Register 22 (1891) 423, Reprint: Clin. Orthop. 112 (1975) 4

437 Hagerty, R. F.: Characteristics of fresh human cartilage. Surg. Gynecol. Obstet. 110 (1960) 3

438 Hähnel, H., U. Pfeiffer: Hüftlendenstrecksteife. Med. akt. 5 (1989) 209–211

439 Hakelius, A.: Prognosis in sciatica. Acta orthop. scand., Suppl. 129 (1969)

440 Haldemann, S., S. Rubinstein: Cauda equina syndrome in patients undergoing manipulation of the lumbar spine. Spine 17 (1992) 1469

441 Haley, J. C. J. H. Perry: Protrusions of intervertebral discs: study of their distribution, characteristics and effects on the nervous system. Amer. J. Surg. 80 (1950) 394

442 Hall, D. A., P. F. Lloyd, F. Happey, W. G. Horton, A. Naylor: Mucopolysaccharides of human nuclei pulposi. Nature (Lond.) 179 (1957) 1078

443 Hall, H., J. Iceton: Back school. Clin. Orthop. 179 (1983) 10–17

444 Hallén, A.: Hexosamin and ester sulphate content of the human nucleus pulposus of different ages. Acta chem. scand. 12 (1953) 1869

445 Hallén, A.: On the mucopolysaccharides of human nuclei pulposi. Acta chem. scand. 12 (1958) 1869

446 Hallén, A.: Extraction of mucopolysaccharides from connective tissue. Acta chem. scand. 14 (1960) 1828

447 Hallén, A.: The collagen and ground substance of human intervertebral disc at different ages. Acta chem. scand. 16 (1962) 705

448 Hallermann, H.: Die klinische Bedeutung der Assimilation am Übergang der Lendenwirbelsäule zum Kreuzbein. Diss., Düsseldorf 1969

449 Hanraets, P. R. M. J.: The Degenerative Back in Its Differential Diagnosis. Elsevier, Amsterdam 1959

450 Hansen, A. T.: Pressure measurement in the human organism. Acta physiol. scand., Suppl. 168 (1948)

451 Hansen, H. J.: A pathologic-anatomical interpretation of disc degeneration in dogs. Acta orthop. scand. 20 (1951) 280; Acta orthop. scand., Suppl. 11 (1952)

452 Hansen, H. J.: Diskusdegeneration bei Tieren. Neuere Aufgaben für die vergleichende Bandscheibenpathologie. In: Die Wirbelsäule in Forschung und Praxis, Bd. 15. Hippokrates, Stuttgart 1960

453 Hansjürgens, A.: Dynamische Interferenzstromtherapie. Phys. Med. Rehab. 15 (1974) 24

454 Happey, F., A. G. Johnson, A. Naylor, R. L. Turner: Preliminary observations on the fine structure of the human intervertebral disc. J. Bone Jt Surg. B46 (1964) 563

455 Happey, T., C. H. Pearson, J. Palframan, R. Render: Proteoglycans and glycoproteins associated with collagen in the human intervertebral disc. Z. klin. Chem. 9 (1971) 79

456 Harbers, E., in Schwiegk, H., F. Turba: Künstliche radioaktive Isotope in Physiologie, Diagnostik und Therapie. Springer, Berlin 1961

457 Harff, J.: Gemischt physikalisch-krankengymnastische und sportliche Behandlung der chronischen Verschleißerkrankungen der Wirbelsäule. Therapiewoche 13 (1963) 428

458 Harff, J.: Schäden durch Bewegungstherapie. Verh. dtsch. orthop. Ges., Suppl. 101 (1966) 52

459 Harmon, P. H.: Anterior excision and vertebral body fusion. Clin. Orthop. 33 (1963) 107

460 Harms, J., H. Hess: Indikation, operative Problematik und Ergebnisse der Renukleotomie. Z. Orthop. 112 (1974) 824

461 Harris, R., J. Macnab: Structural changes in the lumbar intervertebral disc. J. Bone Jt Surg. B36 (1954) 304
462 Hartmann, F.: Bau und Eigenschaften der Zwischenwirbelscheiben unter krankhaften Bedingungen. In: Die Wirbelsäule in Forschung und Praxis, Bd. 15. Hippokrates, Stuttgart 1960
463 Hartmann, F.: Pathophysiologie der Zwischenwirbelscheibe. In Trostdorf, E., H. St. Stender: Wirbelsäule und Nervensystem. Thieme, Stuttgart 1970
464 Hasenbring, M.: Chronifizierung bandscheibenbedingter Schmerzen. Schattauer, Stuttgart 1992
465 Hassler, O.: The human intervertebral disc. Acta orthop. scand. 40 (1969) 765
466 Hauberg, G.: Ursachen und Behandlung der Lendenstrecksteife. Verh. dtsch. orthop. Ges. 88 (1957) 444
467 Haughton, V., A. Williams: Computed Tomography of the Spine. Mosby, St. Louis 1982
468 Hauser, E. D. W.: Corrective cast for treatment of low back pain. J. Amer. med. Ass. 128 (1945) 92
469 Hausmann, B., R. Forst: Quantitative Untersuchungen des ausgeräumten Bandscheibeninnenraumes nach Nukleotomien. Z. Orthop. 122 (1984) 269
470 Hausson, T., B. Gundewall, M. Liljequist: The effect of a preventive program on back symptoms and work absence among nurses. ISSLS Meeting, Marseilles 1993 (Abstracts)
471 Havelka, J.: Vergleich der Ergebnisse der Morbiditätsanalyse mit denen aus der arbeitsmedizinischen Tauglichkeits-Screening-Untersuchung der ausgewählten Tätigkeiten. Z. ges. Hyg. 26 (1980) 181–187
472 Hayes, W., A. Nachemson, A. White: Forces in the lumbar spine. In Camius, M., P. O'Leary: The Lumbar Spine. Raven, New York 1987
473 Hazard, R., A. Bendix, J. Fenwick: Disability exaggeration as a predictor for low back pain. Spine 16 (1991) 1062
474 Hedtmann, A., J. Krämer: Prophylaxe von Wirbelsäulenschäden am Arbeitsplatz. Orthopäde 19 (1990) 150–157
475 Hedtmann, A., A. Wilcke, R. Schleberger: Nachbehandlung und Rehabilitation nach intradiskaler Injektion. In Schleberger, R., J. Krämer: Chemonukleolyse. Enke, Stuttgart 1986
476 Hedtmann, A., J. Krämer, D. Kolditz: Flexionsorthesenversorgung an der Lendenwirbelsäule. Orthop.-Techn. 7 (1986) 388–391
477 Hedtmann, A., R. Steffen, J. Krämer: Prospective comparative study of intradiscal high-dose and low-dose collagenase versus chymopapain. Spine 12 (1987) 388
478 Hedtmann, A., H. Fischer, J. Krämer: Differential indications for chemonucleolysis and percutaneous discectomy. In Mayer, M., M. Brock: Percutaneous Lumbar Discectomy. Springer, Berlin 1989
479 Hedtmann, A., R. Steffen, J. Methfessel, D. Kolditz, J. Krämer, M. Thols: Measurement of human lumbar spine ligaments during loaded and unloaded motion. Spine 14 (1989) 175–185
480 Heine, J.: Spondylarthrose bei Kyphosen und Skoliose. In: Die Wirbelsäule in Forschung und Praxis, Bd. 87. Hippokrates, Stuttgart 1981 (S. 91)
481 Heinegard, D., S. Gardell: Studies on protein-polysaccharide complex (proteogylcan) from human nucleus pulposus. I. Isolation and preliminary characterisation. Biochim. biophys. Acta 148 (1967) 164
482 Heiss, F.: Sportärztliche Gedanken zum Bandscheibenproblem. Dtsch. med. Wschr. 79 (1954) 821
483 Heithoff, K. B.: High resolution computed tomography of the lumbar spine. In Cauthon, J. C.: Lumbar Spine Surgery. Williams & Wilkins, Baltimore 1983
484 Heithoff, K. B.: CT scanning of lumbar spine. ISSLS Meeting, Cambridge 1983 (Abstracts)
485 Heithoff, K. B.: Transitional lumbosacral vertebra: incidence of unilateral sacralization and disc degeneration. ISSLS Meeting, Kyoto 1989 (Abstracts)
486 Heithoff, K. B., C. D. Ray: Spine Up Date 1984. University of California Press, Berkeley/Calif. 1984
487 Helbig, Th., C. Lee: The lumbar facet syndrome. Spine 13 (1988) 61
488 Heliövaara, M.: Occupation and risk of herniated lumbar intervertebral disc or sciatica leading to hospitalization. J. chron. Dis. 40 (1987) 259–264
489 Heliövaara, M.: Epidemiology of Sciatica. Helsinki 1988
490 Hendler, N.: Depression caused by chronic pain. J. clin. Psychiat. 45 (1984) 30–36
491 Hendry, N.: Hydratation of the nucleus pulposus. J. Bone Jt Surg. B40 (1958) 132
492 Hennies, G., K. H. Heuer, H. Marx: Rechtsgrundlagen der Begutachtung. In Marx, H. H.: Gutachten-Fibel, 2. Aufl. Thieme, Stuttgart 1969; 6. Aufl.: Marx, H. H.: Medizinische Begutachtung 1992
493 Hentschel, H. D.: Physikalische Therapie bei Erkrankungen der Wirbelsäule. In Trostdorf, E., H. St. Stender: Wirbelsäule und Nervensystem. Thieme, Stuttgart 1970
494 Heppner, F., C. Clarici, P. W. Ascher: Intralumbale Corticosteroidtherapie bei Bandscheibenoperationen. Schweiz. Arch. Neurol. Neurochir. Psychiat. 108 (1971) 203
495 Herbert, J. J.: Lombalgies, étude mécanique; traitements orthopédiques et chirurgicaux. Rhumatologie 5 (1953) 295
496 Herbert, J. J., M. T. Fenies: Syndrome de la queue de cheval et tractions vertébrales. Rev. Rhum. 26 (1959) 299
497 Herget, R.: Eine einfache Technik zur zeitweiligen Ausschaltung des Ganglion stellatum. Chirurg 1943, 680
498 Hess, H.: Anpassungsvorgänge am Haltungs- und Bewegungsapparat und ihre Grenzen. In Kindermann, W., W. Hort: Sportmedizin für Breiten- und Leistungssport. Demeter, Gräfelfing 1980
499 Hettinger, Th.: Isometrisches Muskeltraining, 5. Aufl. Thieme, Stuttgart 1983
500 Heuchert, G.: Krankheiten durch fortgesetzte mechanische Überlastung des Bewegungsapparates. In Konetzke, G., et al.: Berufskrankheiten – gesetzliche Grundlagen zur Meldung, Begutachtung und Entschädigung. Volk und Gesundheit, Berlin 1988 (S. 104–113)
501 Henssge, J.: Auswirkungen fixierter Fehlstellungen des Hüftgelenkes auf die Wirbelsäule bei Oberschenkelamputierten. Orthop. Prax. 12 (1976) 278
502 Hevelke, F., R. Falk: Über den altersabhängigen Magnesiumgehalt menschlicher Zwischenwirbelscheiben. Z. Altersforsch. 18 (1965) 232
503 Heysel, J.: Sekundärschäden an der Wirbelsäule nach Oberschenkelamputation. Diss., Düsseldorf 1977
504 Hille, E., K. P. Schulitz: Die Druck-Kontaktverläufe an den kleinen Wirbelgelenken unter verschiedenen Funktionen. In Hackenbroch, M. H., H.-J. Refior, M. Jäger: Biomechanik der Wirbelsäule. Thieme, Stuttgart 1983
505 Hindmarsh, T.: Methiodal sodium and metrizamide in lumbar myelography. Acta radiol., Suppl. 335 (1973) 359
506 Hinz, P.: Die Verletzung der Halswirbelsäule durch Schleuderung und durch Abknickung. Die Wirbelsäule in Forschung und Praxis, Bd. 47. Hippokrates, Stuttgart 1970
507 Hinz, P., R. Plaue: Die Begutachtung von Schleuder- und Abknickverletzungen der Halswirbelsäule. Akt. Orthop. 4 (1972) 1
508 Hipp, E.: Diagnostische Überlegungen bei Kreuz- und Ischiasschmerzen nach Bandscheibenoperationen. Z. Orthop. 94 (1961) 51
509 Hipp, E.: Die Hüftlendenstrecksteife. In Lange, M.: Lehrbuch der Orthopädie und Traumatologie. Enke, Stuttgart 1967
510 Hippokrates: Sämtliche Werke, Bd. 11. Lüneburg, München 1897
511 Hirabayashi, S., et al.: A dorsally displaced free fragment and histologic findings. Spine 15 (1990) 1231–1233
512 Hirsch, C.: Pathologie und Mechanik der aseptischen Zwischenwirbelkrankheiten. In: Die Wirbelsäule in Forschung und Praxis, Bd. 15. Hippokrates, Stuttgart 1960

513 Hirsch, C.: Etiology and pathogenesis of low back pain. Israel J. med. Sci. 2 (1966) 362

514 Hirsch, C., W. P. Bobechecko: Auto-immune response to nucleus pulposus in the rabbit. J. Bone Jt Surg. B47 (1965) 574

515 Hirsch, C., A. Nachemson: New observations on the mechanical behavior of lumbal disc. Acta orthop. scand. 23 (1954) 254

516 Hirsch, C., F. Schajowicz: Studies on structural changes in the lumbar anulus fibrosus. Acta orthop. scand. 22 (1952–53) 184

517 Hirsch, C., S. Paulson, B. Sylvén, O. Snellman: Biophysical and physiological investigations on cartilage and other mesenchymal tissues. Acta orthop. scand. 22 (1953) 176

518 Hirsch, C., B. Ingelmark, M. Miller: The anatomical basis for the low back pain. Acta orthop. scand. 331 (1963) 1

519 Hirschberg, G.: Teating lumbar disc lesions. Tex. St. J. Med. 70 (1974) 58

520 Hochheim, H., J. Grünbein: Bedeutung des Morbus Scheuermann für die vorzeitige Entstehung degenerativer Veränderungen der Wirbelsäule. Beitr. Orthop. Traumatol. 17 (1970) 36

521 Hoeffken, W.: Der röntgenologische Nachweis von Spaltbildungen in Zwischenwirbelscheiben. Zbl. Chir. 76 (1951) 716

522 Hoening, W.: Zur Streckbehandlung der Wirbelsäule. Z. angew. Bäder- u. Klimaheilk. 4 (1957) 416

523 Hoff, H.: Der psychische Faktor bei Schmerzen und Veränderungen der Halswirbelsäule. Wien. klin. Wschr. 66 (1954) 632

524 Hoffmann, A.: Nucleus-pulposus-Prolaps. Zbl. Chir. 74 (1949) 1

525 Höfling, S., P. Kaisser: Orthopädische Rückenschule. Springer, Berlin 1992

526 Hofmann, M.: Die Befestigung der Dura mater im Wirbelkanal. Arch. Anat. Physiol. (1898) 403

527 Hohl, H.: Radiol. clin. 27 (1958) 65

528 Hohmann, D.: Orthopädische Technik. Bandagen und Apparate. Ihre Anzeige und ihr Bau. Enke, Stuttgart 1936, 1941, 1957; 8. Aufl.: Hohmann, D., R. Uhlig: Orthopädische Technik, 1990

529 Hohmann, D.: Die degenerativen Veränderungen der Costotransversalgelenke. Z. Orthop., Suppl. 105 (1968)

530 Hohmann, D.: Indikation und Technik der kombinierten Dekompression und Fusion im Bereich der Lendenwirbelsäule. Z. Orthop. 112 (1974) 761

531 Hohmann, D.: Funktionelle Anatomie der Rippenwirbelverbindungen. In: Neuroorthopädie, Bd. III. Springer, Berlin 1985

532 Hohmann, D., D. Kügelen, K. Liebig: Chronische spondylogene zervikale Myelopathie. Orthopäde 14 (1985) 101

533 Hollander, J. L.: Arthritis and Allied Conditions. Lea & Febiger, Philadelphia 1960

534 Hollmann, W., R. Rost, B. Dufaux, H. Liesen: Prävention und Rehabilitation von Herzkreislaufkrankheiten durch körperliches Training. Hippokrates, Stuttgart 1983

535 Holm, S.: Nutrition of the Intervertebral Disc. Gotab & Kungält, Göteborg 1980

536 Holm, S.: Nutrition of the intervertebral disc. In Weinstein, J., S. Wiesel: The Lumbar Spine. Saunders, Philadelphia 1990

537 Holm, S., A. Nachemson: Nutrition of the intervertebral disc, effects induced by vibrations. ISSLS Meeting, Sydney 1985 (Abstracts)

538 Holt, P.: Fallacy of cervical discography. J. Amer. med. Ass. 188 (1964) 799

539 Holt, P.: The question of chemonucleolysis. Clin. Orthop. 105 (1974) 299

540 Hood, L., D. Chrisman: Intermittent pelvic traction in the treatment of the ruptured intervertebral disk. Phys. Ther. Rev. 48 (1968) 21

541 van den Hooff, A.: Histological age changes in the anulus fibrosus of the human intervertebral disc. Gerontologia 9 (1964) 136

542 van den Hooff, A.: Histologische und histochemische Beobachtungen während Um- und Abbauvorgängen am Bindegewebe. Acta histochem. 18 (1964) 141

543 Hopf, A.: Die Verletzungen der Wirbelsäule. In Hohmann, G., M. Hackenbroch, K. Lindemann: Handbuch der Orthopädie, Bd. III. Thieme, Stuttgart 1958

544 Hopf, C., A. Wackerhagen, J. Heine: Analyse von Fehlschlägen bei lumbosakralen Spondylodesen. Orthop. Prax. 3 (1993) 149

545 Hoppenstein, R.: Rhizotomies in failed back syndrome. In Camius, M., P. O'Leary: The Lumbar Spine. Raven, New York 1987

546 Hördegen, K. M.: Der Einfluß des Reitens auf die Wirbelsäule. Sportarzt u. Sportmed. 8 (1976) 189

547 Horowitch, A., L. Wiltse, D. Peck, J. Thomas, E. Widell, J. Weinstein: The Wiltse pedicle screw fixation system. Spine 14 (1989) 461

548 Horst, M.: Mechanische Beanspruchung der Wirbelkörperdeckplatte. In: Die Wirbelsäule in Forschung und Praxis, Bd. 95. Hippokrates, Stuttgart 1981

549 Horton, W. G.: Further observations on the elastic mechanism of the intervertebral disc. J. Bone Jt Surg. B40 (1958) 552

550 Hosea, T. M., S. R. Simon: Relationship of back pain to car seat design. ISSLS Meeting, Montreal 1984 (Abstracts)

551 Hounsfield, G. N.: Computerized transverse axial scanning (tomography). Part 1: Description of the system. Brit. J. Radiol. 46 (1973) 1016

552 Hovelacque, A.: Le nerf sinu-vertebral. Ann. Anat. pathol. 2 (1925) 435

553 Hudgins, W. R.: Diagnostic accuracy of lumbar discography. Spine 2 (1977) 305

554 Huizinga, J.: The human vertebral canal. Proc., kon. ned. akad. Wet. 55 (1952) 22

555 Hulme, A.: The surgical approach to thoracic intervertebral disc protrusions. J. Neurol. Neurosurg. Psychiat. 23 (1960) 133

556 Hülse, M.: Die zervikalen Gleichgewichtsstörungen. Springer, Berlin 1983

557 Hülsmann, P.: Erwerbsarbeit in sozialmedizinischer Sicht. (Arbeit und Gesundheit, H. 77) Thieme, Stuttgart 1964

558 Hult, E., M. Pope: Measurement of time-dependent height loss during sitting. ISSLS Meeting, Kyoto 1989 (Abstracts)

559 Hult, L.: The Munkfors investigation. Acta orthop. scand., Suppl. 16 (1954)

560 Hult, L.: Cervical, dorsal and lumbar spinal syndromes. Acta orthop. scand., Suppl. 17 (1954)

561 Humperdinck, K.: Wirbelsäule und berufliche Beanspruchung. Med. Klin. 54 (1959) 835

562 Husser, F.: Studien und Bewegungen der Brust- und Lendenwirbelsäule bei der Ausübung verschiedener Berufe unter Berücksichtigung der Berufsfürsorge für Körperbehinderte. Arch. orthop. Unfall-Chir. 44 (1951) 473

563 Hyodo, M., K. Kataoka, K. Inamori: The use of local anaesthesic and steroid in epidural injection treatment obstained best result for lumbago in control study. Pain, Suppl. 4 (1987) 588

564 Idelberger, K. H.: Beitrag zur Diagnose und orthopädischen Behandlung des Bandscheibenprolapses. Langenbecks Arch. klin. Chir. 263 (1949) 180

565 Idelberger, K.-H.: Unsere bisherigen Kenntnisse von Pathogenese und Ätiologie der Adoleszentenkyphose. Arch. orthop. Unfall-Chir. 45 (1952) 406

566 Idelberger, K. H., in Oberniedermayr, A.: Lehrbuch der Chirurgie und Orthopädie des Kindesalters, Bd. III. Springer, Berlin 1959

567 Idelberger, K. H.: Lehrbuch der Orthopädie, 4. Aufl. Springer, Berlin 1984

568 Ingelmark, B. E., R. Ekholm: Über die Kompressibilität der Intervertebralscheiben. Acta Soc. Med. upsalien. 57 (1952) 202

569 Inman, V. T., J. Saunders: Anatomicophysiological aspects of injuries to the intervertebral disc. J. Bone Jt Surg. 29 (1947) 461
570 Irsigler, F. J.: Mikroskopische Befunde in den Rückenmarkwurzeln beim lumbalen und lumbosacralen (dorsolateralen) Discusprolaps. Acta neurochir. 1 (1951) 478
571 Ishihara, H., H. Tsuji, N. Hirano: Effects of continuous quantitative vibration on rheologic and biological behaviors of the intervertebral disc. Spine 17 (1992) 57
572 Iskander, M. E., M. Kamel, S. Ibrahaim, A. F. Abdel Sattar: Predictive factors in the duration of pain relief after a single lumbar steroid epidural for lumbosacral radiculopathy. Pain, Suppl. 4 (1987) 590
573 Jackson, R., J. Glah: Foraminal and extraforaminal lumbar disc herniation. Spine 12 (1987) 577
574 Jaeger, F.: Der Bandscheibenvorfall (Nucleus-pulposus- und Discus-Hernie). De Gruyter, Berlin 1951
575 Jäger, M., A. Luttmann, W. Laurig: Die Belastung der Wirbelsäule beim Handhaben von Lasten. Orthopäde 19 (1990) 132–139
576 Janda, V.: Die Bedeutung muskulärer Fehlhaltung als pathogenetischer Faktor vertebragener Störungen. Arch. phys. Ther. 2 (1968) 26
577 Jani, L.: Indikation und Kontraindikation sportlicher Betätigung bei Erkrankungen des Bewegungsapparates im Wachstumsalter. Therapiewoche 31 (1981) 25
578 Jansen, E. F., F. Balls: Chymopapain, a new crystalline proteinase from papaya latex. J. biol. Chem. 137 (1941) 459–460
579 Janzen, R.: Die Halswirbelsäulensyndrome. Dtsch. med. J. 7 (1956) 314
580 Janzen, R.: Über das Sitzen im Kraftwagen. Med. Klin. 53 (1958) 175
581 Javid, M. J., E. Nordby: Safety and efficacy of chymopapain (chymodiactin): results of a randomized double-blind study. J. Amer. med. Ass. 249 (1983) 2489
582 Jayson, M.: The Lumbar Spine and Backpain. Pitman, London 1985
583 Jellinger, A.: Schleudertrauma der Halswirbelsäule. Ärztl. Prax. 73 (1971) 3301
584 Jenkner, F. L.: Das Cervikalsyndrom. Springer, Wien 1982
585 Jentea, C., J. Fisschener, K. Schöppe, K. Schulitz: Results of MRI after automated percutaneous lumbar discectomy. In Mayer, H. M., M. Brock: Percutaneous Lumbar Discectomy. Springer, Berlin 1989
586 Jenzer, G., F. Walz: Die Schwere des Schleudertraumas der Halswirbelsäule. Z. Unfallchir. 84 (1991) 7–19
587 Jerosch, J., W. Castro: Das Facettensyndrom. Enke, Stuttgart 1993
588 Jochheim, K. A., F. Loew, A. Rütt: Lumbaler Bandscheibenvorfall. Springer, Berlin 1961
589 Jofe, M., A. White, M. Panjabi: Physiology and biomechanics of the cervical spine. In Bailey: The Cervical Spine. Lippincott, Philadelphia 1983
590 Johanns, H.: Wirbelsäule und Berufsarbeit. Verh. dtsch. Ges. Arbeitsschutz 8 (1964) 253
591 Johanns, H.: Wirbelsäule und Berufsarbeit. Arbeitsmed. Sozialmed. Präventivmed. 3 (1964) 64
592 John, F., W. Schwägerl: Epidural steroid local anaesthetic therapy. Pain, Suppl. 4 (1987) 589
593 Jones, A., J. Stambough, R. Bakerston, R. Rothman, R. Booth: Long term results of lumbar spine surgery complicated by incidental durotomy. ISSLA Meeting, Miami 1988 (Abstracts); Spine 14 (1989) 443
594 Jones, R., J. Thomson: The narrow lumbar canal. J. Bone Jt Surg. B50 (1968) 595
595 Jonsson, H., G. Bring, W. Rauschning, B. Sahlstedt: Hidden cervical spine injuries in traffic accident victims with skull fractures. J. spin. Dirsord. 4 (1991) 251–263
596 Jörg, J.: Die Beurteilung traumatischer Schäden an Rückenmark und Wirbelsäule. Med. Welt 27 (1976) 603
597 Jörg, J., G. Hennen: Möglichkeiten und Grenzen der neurophysiologischen Diagnostik radikulärer Syndrome. In Kügelgen, B., A. Hillemacher: Problem Halswirbelsäule. Springer, Berlin 1989
598 Judovich, B.: Herniated cervical disc. Amer. J. Surg. 84 (1952) 646
599 Judovich, B.: Lumbar traction therapy and dissipated force factors. Lancet 1954/I, 411
600 Judovich, B.: Lumbar traction therapy: elimination of physical factors that prevent lumbar stretch. J. Amer. med. Ass. 159 (1955) 549
601 Jung, A.: Résection de l'articulation uncovertébrale. Mém. Acad. Chir. 89 (1963) 361
602 Jung, A., P. Kehr, F. Magerl, B. G. Weber: The Cervical Spine. Huber, Bern 1974
603 Junge, H.: Ursachen und Behandlung von Fehlergebnissen bei lumbalen Bandscheibenoperationen. Langenbecks Arch. klin. Chir. 267 (1951) 473
604 Junge, H.: Kontrastdarstellung im Bereich der Wirbelsäule. In: Die Wirbelsäule in Forschung und Praxis, Bd. 4. Hippokrates, Stuttgart 1957
605 Junghanns, H.: Die funktionelle Pathologie der Zwischenwirbelscheiben. Langenbecks Arch. klin. Chir. 267 (1951) 393
606 Junghanns, H.: Wirbelsäule: Schmerz–Trauma–Begutachtung. Die Wirbelsäule in Forschung und Praxis, Bd. 9. Hippokrates, Stuttgart 1959
607 Junghanns, H.: Wirbelsäule und Arbeit. Arbeitsmedizin 2 (1964) 60
608 Junghanns, H.: Die Wirbelsäule in der Unfallheilkunde. In Bürkle de la Champ, H., M. Schwaiger: Handbuch der gesamten Unfallheilkunde, 3. Aufl. Enke, Stuttgart 1966
609 Junghanns, H.: Die Wirbelsäule in der Arbeitsmedizin, Teil I, II. Hippokrates, Stuttgart 1979
610 Kagnas, G.: Physiotherapie bei degenerativ rheumatischen Erkrankungen der Wirbelsäule. Acta rheum. (Basel) 23 (1967)
611 Kahanovitz, N., K. Viola, J. McCulloch: Limited surgical discectomy and microdiscectomy. Spine 14 (1989) 79
612 Kahanovitz, N., K. Viola, R. Watkins, E. Dawson, T. Goldstein: A multicenter analysis of automated percutaneous discectomy. ISSLS Meeting, Kyoto 1989 (Abstracts)
613 Kaiser, G.: Die operative Versteifung des lumbosacralen Übergangs der Wirbelsäule unter Spaltung des Muskulus sacrospinalis. Beitr. Orthop. Traumatol. 22 (1975) 674
614 Kaisser, P.: Effektivität der Chemonukleolyse bei reduzierter Dosis. Orthopäde 22 (1993) 9
615 Kaisser, P., R. Reither, T. Resch, B. Laimbeck, H. Heller: Six years' experience with chemonucleolysis in Germany. Med.-orthop. Techn. 109 (1989) 82
616 Kambin, P., H. Gellmann: Percutaneous lateral discectomy of the lumbar spine. Clin. Orthop. 174 (1983) 127–132
617 Kaplan, K., K. Meyer: Ageing of human cartilage. Nature (Lond.) 183 (1959) 1267
618 Kaplan, R. M., R. A. Deyo: Back pain in health care workers. State Art Rev. occup. Med. 3 (1988) 61
619 Kaps, H., H. Cotta: Early results of automated percutaneous lumbar discectomy. In Mayer, H., M., Brock: Percutaneous Lumbar Discectomy. Springer, Berlin 1989
620 Karazidis, G.: Die Kniehocklage bei der lumbalen Bandscheibenoperation aus anaesthesiologischer Sicht. Diss., Bochum 1985
621 Karlsson, B., J. Diamant, A. Nachemson: Correlation between lactate levels and pH in discs of patients with lumbar rhizopathies, Experientia 24 (1968) 1195
622 Kasch, J.: Der peridurale lumbale Bandscheibensequester. Beitr. Orthop. Traumatol. 33 (1986) 100–103
623 Kaschner, A.: Verhalten der Wirbelgelenkkapsel bei Stellungsänderungen im lumbalen Bewegungssegment. Diss., Düsseldorf 1976
624 Kazarian, L.: Creep characteristics of the human spinal column. Orthop. Clin. N. Amer. 6 (1975) 3

625 Keefe, F. J., J. E. Crisson, A. Maltbie: Illness behavior as a predictor of pain and overt behavior patterns in chronic low back pain patients. J. psychosom. Res. 30 (1986) 543–551
626 Keegan, J. J.: Dermatome hypalgesia associated with herniation of intervertebral disk. Arch. Neurol. Psychiat. 50 (1943) 67
627 Kehr, P., A. Jung: Die Chirurgie der A. vertebralis. In Gutmann, G.: Die Halswirbelsäule. Fischer, Stuttgart 1985
628 Keller, G.: Die Arthrose der Wirbelgelenke. Z. Orthop. 91 (1959) 538
629 Kellgreen, J. H., J. S. Lawrence: Brit. J. industr. Med. 9 (1952) 197
630 Kelly, M.: Physical changes in the prolapsed disc. lancet 7046 (1968) 584
631 Kemperdick, H.: Verkalkungen des Nucleus pulposus im Kindesalter. Klin. Pädiat. 186 (1974) 268
632 Kendall, P. H., J. M. Jenkins: Exercises for backache: a double-blind controlled trial. Physiotherapy 53 (1968) 83
633 Key, J. A.: Intervertebral disc lesions in children and adolescence. J. Bone Jt Surg. 32 (1950) 97
634 Key, J. A., L. T. Ford: Experimental intervertebral disc lesisons. J. Bone Jt Surg. A30 (1948) 621
635 Keyes, D., E. Compère: The normal and pathological physiology of the nucleus pulposus of the intervertebral disc. J. Bone Jt Surg. 14 (1932) 897
636 Keyl, W., W. Kossyk, J. Kuzmany, M. Weigert, B. Muzzulini, P. Lange: Ergebnisse der lumbalen Nucleotomien. Z. Orthop. 112 (1974) 798
637 Kiessling, R.: Die Kreuzdarmbeingelenke. Enke, Stuttgart 1993
638 Kiessling, R.: Offene Evaluation eines sekundärprophylaktischen schweizerischen Rückenprogrammes. In Nentwig, C. G., J. Krämer, C.-H. Ullrich: Die Rückenschule, 2. Aufl. Enke, Stuttgart 1993
639 Kikuchi, S.: Anatomical and experimental studies of nerve root infiltration. J. Jap. Orthop. Ass. 56 (1982) 605–614
640 King, A. B.: Surgical removal of a ruptured intervertebral disc in early childhood. J. Pediat. 55 (1959) 57
641 Kirkaldy-Willis, W. H.: Spine Up Date 1984. University of California Press, Berkeley/Calif. 1984
642 Klapp, B.: Die Stellung des Klappschen Kriechverfahrens in der Prophylaxe und Therapie der Wirbelsäulenerkrankungen. Krankengymnastik 10 (1958) 138
643 Klenerman, C., R. Greenwood, H. T. Davenport et al.: Lumbar epidural injection in the treatment of sciatica. Brit. J. Rheumatol. 23 (1984) 35–38
644 Kleynhans, A. M.: Complications of and contraindications to spinal manipulative therapy. Modern Development in the Principles and Practice of Chiropractice. In Haldeman, S.: Appleton-Century-Crofts, New York 1980 (pp. 359–384)
645 Klingenstierna, V., M. Pope: Body height changes from vibration. Spine 12 (1987) 566
646 Kluger, P., H. Gerner: Klinische Erfahrungen mit dem Fixateur interne und seine Weiterentwicklung. In: Die Wirbelsäule in Forschung und Praxis, Bd. 107. Hippokrates, Stuttgart 1988
647 Kneißel, H.: Depotcortisonbehandlung intrathekal und peridural. Med. Klin. 71 (1976) 1506
648 Knepel, H.: Bedeutung und Häufigkeit bandscheibenbedingter Erkrankungen. Diss., Düsseldorf 1977
649 Knutsson, F.: The instability associated with disk degeneration in the lumbar spine. Acta radiol. 25 (1944) 593
650 Koeller, W., W. Meier, F. Hartmann: Biomechanical properties of human discs. Spine 9 (1984) 725
651 Kohlrausch, A.: Unterwasserdruckstrahlmassage. Phys. Med. Rehab. 8 (1967) 263
652 Kohlrausch, W.: Bewegungstherapie der Wirbelsäulenschäden. Z. angew. Bäder- u. Klimaheilk. 4 (1957) 172
653 Kolditz, D., J. Krämer, R. Gowin: Wasser- und Elektrolytgehalt der Bandscheiben des Menschen unter wechselnder Belastung. Z. Orthop. 123 (1985) 235
654 Kolditz, D., J. Krämer, R. Steffen, G. Ernzerhoff, S. de la Garza: Vergleichende Untersuchungen über die klinische Wirksamkeit von Chymopapain (Chymodiactin) und Kollagenase (Nukleolysin). In Schleberger, R., J. Krämer: Chemonukleolyse. Enke, Stuttgart 1986
655 Komori, H., I. Yamaura, O. Nakai, A. Ookawa, H. Yoshida: Magnetic resonance imaging follow-up study of cases of lumbar disc herniation treated non-operatively. ISSLS Meeting, Marseille 1993 (Abstracts)
656 Kornberg, M.: Extreme lateral lumbar disc herniation. Spine 12 (1987) 586
657 Korres, D., G. Loupassis, K. Stamos: Results of lumbar discectomy: a study using 15 different evaluation methods. Europ. Spine J. 1 (1992) 20
658 Krag, M., M. Cohen, M. Pope: Load induced changes in human intervertebral disc height in vivo. ISSLS Meeting, Sydney 1985 (Abstracts)
659 Krag, M. H., R. E. Seroussi, D. G. Wilder, M. H. Pope: Internal displacement distribution from in vitro loading. Spine 12 (1987) 1001
660 Krahl, H.: Klinische Kriterien der Floridität bei M. Scheuermann. In: Die Wirbelsäule in Forschung und Praxis, Bd. 90. Hippokrates, Stuttgart 1980 (S. 33)
661 Krämer, J.: Die Extension der Wirbelsäule mit Hilfe einer Streckbandage. Z. Orthop. 107 (1970) 364
662 Krämer, J.: Bandscheibenschäden – Verhüten durch Vorbeugen. Goldmann, München 1973
663 Krämer, J.: Biomechanische Veränderungen im lumbalen Bewegungssegment. In Junghanns, H.: Die Wirbelsäule in Forschung und Praxis, Bd. LVIII. Hippokrates, Stuttgart 1973
664 Krämer, J.: Die Bedeutung der Kur bei der Rehabilitation und Prophylaxe von Wirbelsäulenschäden. Z. angew. Bäder- u. Klimaheilk. 20 (1973) 402
665 Krämer, J.: Klinische und experimentelle Untersuchungen mit der Wirbelsäulenstreckbandage. Med.-orthop. Techn. 93 (1973) 49
666 Krämer, J.: Biochemie der Zwischenwirbelscheiben (Übersichts-und Sammelreferat). In Junghanns, H.: Die Wirbelsäule in Forschung und Praxis, Bd. LIX. Hippokrates, Stuttgart 1974
667 Krämer, J.: Zur Beurteilung von Sekundärschäden am Bewegungsapparat nach Oberschenkelamputation. Med. Sachverständ. 2 (1976) 22
668 Krämer, J.: Fluid exchange in the intervertebral disc. Orthop. Clin. N. Amer. 8 (1977) 211
669 Krämer, J.: Praktische Konsequenzen zur Belastbarkeit der Wirbelsäule beim Sport. In Becker, F.: Praktische Orthopädie, Bd. VII. Vordruckverlag, Bruchsal 1977
670 Krämer, J.: Die arbeitsmedizinische Beurteilung der Wirbelsäule aufgrund neuerer Untersuchungen über die Biomechanik der Zwischenwirbelscheibe. In: Die Wirbelsäule in Forschung und Praxis, Bd. 92. Hippokrates, Stuttgart 1980 (S. 51)
671 Krämer, J.: Zur Terminologie und Epidemiologie der Zervikalsyndrome. Z. Orthop. 119 (1981) 593
672 Krämer, J.: Mieder- und Korsettversorgung unter Berücksichtigung der lumbalen Entlastungshaltung. Med.-orthop. Techn. 101 (1981) 22
673 Krämer, G.: HWS-Schleudertraumen. Zur Pathogenese der zerebralen Beteiligung und persistierender posttraumatischer Störungen. Med. Welt 34 (1983) 1134–1140
674 Krämer, J.: Zur Terminologie und Epidemiologie degenerativer Erkrankungen der BWS und LWS. Z. Orthop. 121 (1983) 121
675 Krämer, J.: Operation des lumbalen Bandscheibenvorfalls mit der Mikrotechnik ohne Operationsmikroskop. Z. Orthop. 121 (1983) 337
676 Krämer, J.: Dynamic characteristics of the vertebral column: effects of prolonged loading. Ergonomics 28 (1985) 95–97
677 Krämer, J.: Flexionsorthesen an der Halswirbelsäule. Orthop.-Techn. 3 (1989) 127

678 Krämer, J.: Perkutane Diskotomie, Chemonukleolyse der offenen Operation an der lumbalen Bandscheibe? Med.-orthop. Techn. 3 (1989) 89
679 Krämer, J.: Mikrochirurgische Operation des lumbalen Bandscheibenvorfalls. Operat. Orthop. Traumatol. 2 (1990) 84–92
680 Krämer, J.: Bandscheibenschäden. Vorbeugen durch Rükenschule. Heyne, München 1992
681 Krämer, J., A. Kaschner: Die Wirkung von Extension, Krankengymnastik und physikalischer Therapie auf die Wirbelgelenke. In: Die Wirbelsäule in Forschung und Praxis, Bd. 87. Hippokrates, Stuttgart 1981 (S. 149)
682 Krämer, J., W. Klein: Das Postdiskotomiesyndrom. Orthop. Prax. 1 (1980) 20
683 Krämer, J., W. Kuehnegger: Biomechanical background of low back pain sciatica and flexion therapy. In Mayer, H. M., M. Brock: Percutaneous Lumbar Discectomy. Springer, Berlin 1989
684 Krämer, J., H. Laturnus: Intradiscale Instillationstherapie mit quelldruckreduzierenden Substanzen beim lumbalen Bandscheibensyndrom. Z. Orthop. 113 (1975) 1031
685 Krämer, J., H. Laturnus: Lumbar intradiscal installation with aprotinin. Spine 7 (1982) 73
686 Krämer, J., H. Schulze: Zur Begutachtung beim Schleudertrauma der Halswirbelsäule. Z. Orthop. 115 (1977) 954
687 Krämer, J., A. Wilcke: Spontanverlauf bei bandscheibenbedingten Erkrankungen. Orthop. Prax. 12 (1988) 728–731
688 Krämer, J., G. Lenz, H. Boos: Zur Begutachtung bandscheibenbedingter Erkrankungen im Sozialgerichtsverfahren. Med. Sachverständ. 4 (1977) 78
689 Krämer, J., H. Laturnus, G. Lenz, W. Klein, H. Krämer: Die entlastende Sitzhaltung beim Autofahren. Med. Welt 30 (1979) 238–241
690 Krämer, J., D. Kolditz, R. Schleberger: Lumbosacral distraction spondylodesis with interspinal autologous bone graft together with posterolateral fusion. Arch. orthop. traumatol. Surg. 103 (1984) 107
691 Krämer, J., D. Kolditz, R. Godwin: Water and electrolyte content of human intervertebral discs under variable load. Spine 10 (1985) 69
692 Krämer, R.: Anatomische Untersuchungen zur Biomechanik des Sitzens. In Nentwig, C. G., J. Krämer, C.-H. Ullrich: Die Rückenschule, 2. Aufl. Enke, Stuttgart 1993
693 Krause, F., H. Oppenheim: Über Einklemmung bzw. Strangulation der Cauda equina. Dtsch. med. Wschr. 35 (1909) 697
694 Krause, W.: Das lumbale Wurzelreizsyndrom und die paravertebrale Blockade nach Reischauer. Z. Orthop. 102 (1967) 236
695 Krayenbühl, H.: Zur Diagnose und Differentialdiagnose der intervertebralen Diskushernie. Praxis 3 (1942) 1
696 Krayenbühl, H.: Diagnose und chirurgische Therapie der lumbalen Discushernien. Helv. chir. Acta 17 (1950) 234
697 Krayenbühl, H.: Über lumbale und zervikale Diskushernien. Documenta rheumatologica, Bd. I. Geigy, Basel 1950
698 Krayenbühl, H., T. H. Wyss, S. Ullrich: Festigkeitstechnische Untersuchungen für Beurteilung, Behandlung und Prophylaxe von Bandscheibenschäden. Sportarzt u. Sportmed. 2–4 (1967)
699 Krempen, J. F.: Pedicle fat grafts for preventing zicatrix formation. ISSLS Meeting, Montreal 1984 (Abstracts)
700 Kretschmer, H.: Bandscheibenleiden, Diagnose und Therapie. Springer, Berlin 1989
701 Kreuz: Kritische Überlegungen zur Diagnostik und Therapie der Bandscheibenschäden. Verh. dtsch. orthop. Ges. 41 (1954) 142
702 Kroll, F., E. Reiss: Der thoracale Bandscheibenprolaps. Dtsch. med. Wschr. 76 (1951) 600
703 Krüger-Sayn, H.: Röntgenbefunde an der Lendenwirbelsäule bei Menschen mit und ohne Kreuzschmerzen. Diss., Bochum 1986
704 Kruse, U., M. Rezai: Frequenz und Intensität der bandscheibenbedingten Erkrankungen in 10 verschiedenen Berufen. Diss., Düsseldorf 1980
705 Krusen, F. H., M. MacFarlane: Arch. phys. Med. 24 (1943) 320
706 Kügelgen, B., A. Hillemacher: Problem Halswirbelsäule. Springer, Berlin 1989
707 Kuhlendahl, H.: Über die Beziehungen zwischen anatomischer und funktioneller Läsion der lumbalen Zwischenwirbelscheiben. Ärztl. Wschr. (1950) 281
708 Kuhlendahl, H.: Monoradikuläre Kompression und osteogene Konstriktion cervikaler Nervenwurzeln. Langenbecks Arch. klin. Chir. 276 (1953) 146
709 Kuhlendahl, H.: Schleudertrauma der Halswirbelsäule. Langenbecks Arch. klin. Chir. 316 (1966) 470
710 Kuhlendahl, H., V. Hensell: Der mediane Massenprolaps der Lendenbandscheiben. Dtsch. med. Wschr. 78 (1953) 332
711 Kuhlendahl, H., H. Richter: Morphologie und funktionelle Pathologie der Lendenbandscheiben. Langenbecks Arch. klin. Chir. 272 (1952) 519
712 Kummer, B.: Anatomische Grundlagen zum zerviko-zephalen Syndrom. Z. Orthop. 122 (1984) 616
713 Kunert, W.: Wirbelsäule und Innere Medizin. Enke, Stuttgart 1975
714 Kuslich, S., C. Ulstrom: The origin of low back pain and sciatica: a microsurgical investigation. In Williams, R., J. McCulloch, P. Young: Microsurgery of the Lumbar Spine. Aspen, Rockville/Maryl. 1990
715 Küsswetter, W., H. J. Bade: Die Verfahren zur therapeutischen Extension der Wirbelsäule und ihre Auswirkungen am Zielort. In Hackenbroch, M. H., H. J. Refior, M. Jäger: Biomechanik der Wirbelsäule. Thieme, Stuttgart 1983
716 Laabs, W.: Atlas der Chirogymnastik, Bd. II/1. Haug, Heidelberg 1970
717 Laderman, J. P.: Accidents of spinal manipulations. Ann. Swiss Chiro Ass. 7 (1981) 161–208
718 Lang, F.: Pathologie der Bandscheiben. In Staemmler, M.: Lehrbuch der speziellen pathologischen Anatomie, Bd. II/4. De Gruyter, Berlin 1962
719 Lang, Ph., H. Genant, N. Chafetz, P. Steiger, J. Morris: Three-dimensional CT in posterior lumbar fusion. Spine 13 (1988) 69–75
720 Lange, F.: Support of the spondylolitic spine by means of buried steel bars attached to the vertebrae. Amer. J. orthop. Surg. 8 (1910) 344
721 Lange, M.: Die Wirbelgelenke. Enke, Stuttgart 1936
722 Lange, M.: Lehrbuch der Orthopädie und Traumatologie. Enke, Stuttgart 1965; 2. Aufl.: Lange, M., E. G. Hipp 1971–1986
723 Lange, M.: Orthopädisch-chirurgische Operationslehre, Ergänzungsband. Bergmann, München 1968
724 Langenhagel, J.: Orthopädietechnik. In Matzen, P. F.: Lehrbuch der Orthopädie. VEB Volk und Gesundheit. Berlin 1967
725 Langenskiöld, A.: An autoradiographic study with 35???-sulphate on the growth in diameter of epiphyseal cartilage in rabbits. Acta orthop. scand., Suppl. 106 (1967)
726 Langenskiöld, A., M. Valle: Epidurally placed free fat grafts. Spine 10 (1985) 97
727 Langlotz, M., N. Walker: Ossäre Kompression der Cauda equina. Ther. Umsch. 34 (1977) 426
728 Larcher, F.: Beitrag zur Entwicklung der Lendenwirbelsäule. Diss., Zürich 1947
729 Lasègue, C.: Considérations sur la sciatique. Arch. gen. Méd. 24 (1864) 558
730 Laser, Th.: Bandscheibenoperation, was kommt danach? Swiss Med 6 (1984) 79
731 Laser, T.: Lumbale Bandscheibenleiden, 2. Aufl. Zuckschwerdt, München 1988
732 Laturnus, H., M. H. Hackenbroch: Ergebnisse und Erfahrungen bei der intradiskalen Injektion mit Chymopapain. In Schleberger, R., J. Krämer: Chemonukleolyse. Enke, Stuttgart 1986

733 Laturnus, H., J. Krämer, J. Vent: Ergebnisse nach intradiskaler Instillationstherapie beim lumbalen Wurzelsyndrom. Orthop. Prax. 8 (1977) 582

734 Lavignolle, B.: Rhizolysis, results in Europe. Alternatives in Spinal Surgery. First Symposium, Paris 1985 (Abstracts)

735 Lawson, G. A., C. M. Godfrey: A report on studies of spinal traction. Med. Serv. J. Can. 14 (1958) 762

736 Leavitt, F.: Comparison of three measures for detecting psychological disturbance in patients with low back pain. Pain 13 (1982) 299–305

737 Leavitt, S., T. L. Johnston, R. D. Beyer: The process of recovery: patterns in industrial back injury. Indian J. Med. Surg. 40 (1971) 7

738 Lee, S. T., D. Fairholm: Intradural rupture of lumbar intervertebral disc. Canad. J. neurol. Sci. 10 (1983) 192–194

739 Lehmann, J. F.: Device for the application of heavy lumbar traction, its mechanical effects. Arch. phys. Med. 39 (1958) 696

740 Leiber, B., G. Olbrich: Die klinischen Syndrome, 7. Aufl. Urban & Schwarzenberg, München 1990

741 Lennartz, H.: Histochemische Untersuchung am bradytrophen Gewebe. Diss., Köln 1961

742 Lenz, G., K. P. Schulitz: Behandlungsergebnisse der intradiskalen Therapie mit Kollagenase. Orthopäde 14 (1985) 133

743 Lériche, R., R. Fontaine: Presse méd. 41 (1934) 849

744 Lesoin, F., M. Jomin, C. Viaud, G. Lozes, J. P. Pruvo, J. Clarisse: Cervical intradiscal injection of aprotinin. Surg. Neurol. 21 (1984) 539

745 Lestini, W., S. Wiesel: The pathogenesis of cervical spondylosis. Clin. Orthop. 239 (1989) 69

746 Leu, H., A. Schreiber: Diskoskopie. Optische Dimension perkutaner Bandscheibenchirurgie. Arthroskopie 6 (1993) 3–10

747 Lewis, P. J., B. K. A. Weir, R. W. Broad, M. G. Grace: Longterm prospective study of lumbosacral discectomy. J. Neurosurg. 67 (1987) 49–54

748 Lewit, K.: Manuelle Medizin, 5. Aufl. Barth, Leipzig 1987

749 Lindblom, K.: Technique and results of diagnostic disc puncture and injection (discography) in the lumbar region. Acta orthop. scand. 20 (1951) 315

750 Lindblom, K.: Diagnostic puncture of intervertebral disc in sciatica. Clin. Orthop. 67 (1969) 6

751 Lindemann, K., H. Kuhlendahl: Die Erkrankungen der Wirbelsäule, Enke, Stuttgart 1953

752 Lindemann, K., K. Rossak: Anzeige und Gegenanzeige zur Reposition bei Lumbago-Ischias-Syndrom und ihre Kompensationen. Z. Orthop. 91 (1959) 335–347

753 Lindner, M.: Beeinflussung des Wiederaufrichtungsdrukkes der Bandscheibe durch intradiscale Instillation. Diss., Düsseldorf 1975

754 Linzbach, A. J.: Das Wachstum der bradytrophen Gewebe. Büchner-Setterer-Roulets. In Altmann, H. W. u. a.: Handbuch der allgemeinen Pathologie, Bd. VI/1. Springer, Berlin 1955 (S. 226)

755 Lob, A.: Die Rolle der Bandscheibe in der Mechanik der Wirbelsäulenverletzung. H. Unfallheilk. 42 (1951) 55

756 Lob, A.: Handbuch der Unfallbegutachtung. Enke, Stuttgart 1973

757 Loew, F., W. Caspar: Mikrochirurgische Operation des lumbalen Bandscheibenvorfalls. Dtsch. Ärztebl. 13 (1977) 863

758 Loew, F., A. Jochheim, R. Kivelitz: Klinik und Behandlung der lumbalen Bandscheibenschäden. In Kempe, L. G., et al.: Handbuch der Neurochirurgie, Bd. VII/1. Springer, Berlin 1969

759 Lohmeyer, H.: Erkrankungen des Bandscheibenringes. Orthop. Prax. 7 (1972) 168

760 Lorenz, M.: Load-bearing characteristics of lumbar facets. Spine 8 (1983) 122

761 Lorenz, M., L. Maywood, J. McCulloch: Chymopapain injection for lumbar disc herniation in teenagers. ISSLS Meeting, Montreal 1984 (Abstracts)

762 Louis, R.: Fusion of lumbar and sacral spine. Clin. Orthop. 203 (1986) 17–33

763 Louyot, P.: La delta-hydrocortisone par voie rachidienne dans le traitement de la sciatique. Sem. méd. 35 (1959) 177

764 Love, A. W.: Depression in chronic low back pain patients: diagnostic efficiency of three self-report questionnaires. J. clin. Psychol. 43 (1987) 85–89

765 Love, J. G., V. G. Schorn: Thoracic disk protrusions. J. Amer. med. Ass. 191 (1965) 627

766 Lucas, M.: The place of physiotherapy in the management of lumbar disc lesions. Physiotherapy 50 (1964)

767 Luccherini: Rev. Rhum. 12 (1954) 809

768 von Luschka, H.: Die Nerven des menschlichen Wirbelkanals. Tübingen 1850

769 von Luschka, H.: Die Halbgelenke des menschlichen Körpers. Reimer, Berlin 1858

770 Lyons, H., E. Jones, F. E. Quinn, H. S. Douglas: Proteinpolysaccharide complexes of normal and herniated human intervertebral dics. Proc. Soc. exp. Biol. 115 (1964) 610

771 Lyons, H., E. Jones, F. E. Quinn, D. H. Sprunt: Changes in the protein-polysaccharide fractions of nucleus pulposus from human intervertebral disc with age and disc herniation. J. Lab. clin. Med. 68 (1966) 930

772 McCall, I. W., W. M. Park, J. P. O'Brien: Induced pain: referral from posterior lumbar elements. Spine 4 (1979) 441

773 McCarron, R., M. Wimpee, P. Hudkins, G. Laros: The inflammatory effect of nucleus pulposus. Spine 12 (1987) 760

774 McCarty, D.: Identification of calcium hydrogen phosphate dihydrate crystals in human fibrocartilage. Nature (Lond.) 201 (1964) 391

775 McCulloch, J. A.: Spine Up Date 1984. University of California Press, Berkeley/Calif. 1984

776 McCulloch, J.: The use of chymopapain. In Camins, M. B., P. F. O'Leary: The Lumbar Spine. Raven, New York 1987

777 Maculloch, J. Principles of Microsurgery for Lumbar Disc Disease. Raven, New York 1989

778 MacGibbon, B., H. F. Farfan: A radiological survey of various configurations of the lumbar spine. Spine 4 (1979) 258

779 Mach, J., H. Heitner, R. Ziller: Die Begutachtung der beruflichen Belastung für die Entstehung degenerativer Wirbelsäulenveränderungen. Z. ges. Hyg. 22 (1976) 352–354

780 McKenzie, J.: The Lumbar Spine. Spinal Publications, New Zealand 1987

781 McKibbin, B., F. Holdworth: The source of nutrition of articular cartilage. J. Bone Jt Surg. b50 (1968) 876

782 Macnab, I.: Acceleration injuries of the cervical spine. J. Bone Jt Surg. A46 (1964) 1797–1799

783 Macnab, J., D. Dall: The blood supply of the lumbar spine and its application to the technique of intertransverse lumbar fusion. J. Bone Jt Surg. B53 (1971) 628

784 Magerl, F., O. Wörsdörfer: 10-Jahres-Resultate von lumbalen interkorporellen Spondylodesen. Orthopädie 8 (1979) 192–203

785 Magora, A.: Investigation of the relation between low back pain and occupation. Indian J. Med. Surg. 39 (1970) 465

786 Magora, A., J. Tanstein: An investigation of the problem of sick-leave in the patient suffering from low back pain. Indian J. Med. Surg. 38 (1969) 398

787 Maier, K.: Röntgenologische Funktionsstudien an der Lendenwirbelsäule bei Fixierung durch gebräuchliche Korsette. Z. Orthop. 95 (1962) 319

788 Maigne, R.: Wirbelsäulenbedingte Schmerzen und ihre Behandlungen durch Manipulationen. Die Wirbelsäule in Forschung und Praxis, Bd. 45. Hippokrates, Stuttgart 1970

789 Maintz, G.: Gibt es Schädigungen der Wirbelsäule durch Preßluftwerkzeugarbeit? H. Unfallheilk. 44 (1953) 154

790 Makowsky, L.: Untersuchungen über den Wasserhaushalt des Gelenkknorpels und der Bandscheiben und seine Beziehungen zur Arthrosis und Spondylosis deformans. Ärztl. Forsch. 18/19 (1947) 77

791 Malinsky, J.: Histochemical demonstration of carbohydrates in human intervertebral discs during postnatal development. Acta histochem. 5 (1958) 120

792 Malinsky, J.: Histochemical studies of carbohydrates in human intervertebral discs. Acta histochem. 7 (1959) 107
793 Mall, J. C., J. A. Kaiser: Spine Up Date 1984. University of California Press, Berkeley/Calif. 1984
794 Mandl, F.: Langenbecks Arch. klin. Chir. 136 (1925) 495
795 Mandl, F.: Blockade und Chirurgie des Sympathicus. Springer, Wien 1953
796 Manucher, J.: Signs and symptoms after chemonucleolysis. Spine 13 (1988) 1428
797 Maroudas, A.: Biophysical chemistry of cartilaginous tissues with special reference to solute and fluid transport. Biorheology 12 (1975) 233
798 Maroudas, A., P. Bullough, S. A. V. Swansson, M. Freeman: The permeability of articular cartilage. J. Bone Jt Surg. B50 (1968) 166
799 Maroudas, A., H. Muir, M. Wingham: The correlation of fixed negative charge with glycosaminoglycan content of human articular cartilage. Biochim. biophys. Acta 177 (1969) 492
800 Martius, H.: Die Kreuzschmerzen der Frau. Thieme, Leipzig 1944
801 Marx, H. H.: Medizinische Begutachtung, 6. Aufl. Thieme, Stuttgart 1992
802 Marzo, J. M., E. H. Simmons, F. Allen: Intradural connections between adjacent cervical spinal roots. Spine 12 (1987) 964
803 Massare, C.: Lumbar diskography. J. Radiol. Electrol. 49 (1968) 778
804 Mathews, J. A.: Dynamic discography and lumbar traction. Ann. phys. Med. 9 (1968) 275
805 Mathews, M. B., J. Lozaityte: Sodium chondroitin sulfate protein complexes of cartilage. I. Molecular weight and shape. Arch. Biochem. 74 (1958) 158
806 Matthiass, H.-H.: Arbeitshaltung und Bandscheibenbelastung. Arch. orthop. Unfall-Chir. 48 (1956) 147
807 Matthiass, H.-H.: Rückenschmerzen aus orthopädischer Sicht. In Wirth, W.: Colloquia rheumatologica. Banaschewski, München 1978
808 Matthiass, H.-H.: Schmerzbehandlung bei Wirbelsäulensyndromen. Westfäl. Ärztebl. 8 (1984) 611
809 Matzen, P. F., J. Polster: Zum Symptomenkomplex der Hüftlendenstrecksteife. Arch. orthop. Unfall-Chir. 51 (1959) 399
810 Mau, H.: Verschraubung und dorsolaterale Versteifung im Lumbosakralabschnitt. Z. Orthop. 112 (1974) 785
811 May, N.: Die Bedeutung des Wirbelbogens bei der Stabilität des lumbalen Bewegungssegmentes. Diss., Düsseldorf 1977
812 Mayer, M.: Allergierisiko und Testmethoden bei Chemonukleolyse. Orthopäde 22 (1993) 11
813 Mayer, M., M. Brock: Percutaneous Lumbar Discectomy. Springer, Berlin 1989
814 Mayer, M.: Lasers in percutaneous disc surgery. Acta orthop. scand. 64 (1993) 38–44
815 Mayer, M., G. Schwetlick, H. Berlien: Die perkutane endoskopische Laser-Diskektomie. DGOT-Kongreß, Orthop. Mitt. 23 (1993) 105
816 Meachim, G.: Meshwork patterns in the ground substance of articular cartilage and nucleus pulposus. J. Anat. (Lond.) 111 (1972) 219
817 Meachim, G., M. S. Cornah: Fine structure of juvenile human nucleus pulposus. J. Anat. (Lond.) 107 (1970) 337
818 Mendel, T., C. Wink, M. Zimmy: Neural elements in human cervical intervertebral discs. Spine 17 (1992) 132–135
819 Metzner, R.: Ausgewählte Gesichtspunkte zur gezielten Behandlung vertebragener Irritationssyndrome. Orthop. Prax. 4 (1984) 276
820 Miehlke, K.: Die intermittierende Extensionsbehandlung bei degenerativen Erkrankungen der Wirbelsäule. Therapiewoche 6 (1955/56) 390
821 Milanowska, K.: Interferential current in relief of back pain. ISSLS Meeting, Cambridge 1983 (Abstracts)
822 Milde, L.: Die technische Versorgung bei Bandscheibendegeneration im Lendenwirbelsäulenbereich. Orthop.-Techn. 6 (1973) 207
823 Miller, J., C. Schmatz, A. Schultz: Lumbar disc degeneration. Spine 13 (1988) 172
824 Mitchell, P., N. Hendry: The chemical background of intervertebral disc prolapse. J. Bone Jt Surg. B43 (1961) 141
825 Mittelmeier, H.: Podiumsdiskussion über Bandscheibenoperationen. Beitr. Orthop. Traumatol. 17 (1970) 663
826 Mixter, W. J., J. S. Barr: Rupture of the intervertebral disc with involvement of the spinal canal. New Engl. J. Med. 211 (1934) 210
827 Modic, M., T. Masaryk, J. Ross: Magnetic Resonance Imaging of the Spine. Yearbook Medical Publishers, Chicago 1989 (p. 280)
828 Moffet, J., et al.: A controlled prospective study to evaluate the effectiveness of back school. Spine 11 (1986) 120–122
829 Mohing, W.: Die Bedeutung der Bandscheibendegeneration und der von ihr abhängigen Krankheitsbilder. Fortschr. Med. 73 (1955) 595
830 Möllmann, H. W., B. von Klot-Heydenfeldt, D. H. Niemeyer, H. Alfes: Vergleichende Untersuchungen der Korngrößenverteilung und Partikelbeschaffenheit einiger Kortikoid-Kristallsuspensionen. Int. J. clin. Pharmacol. 4 (1971) 434–443
831 Möllmann, H. W., H. Brauwers, H. Wagner, C. Bigalke, P. Rohdewald, H. Straub: Vergleichende Untersuchungen über den Einfluß verschiedener triamcinolonhaltiger Kristallsuspensionen auf den endogenen Plasmakortisolspiegel. Therapiewoche 30 (1980) 1068–1084
832 Möllmann, H. W., J. Barth, D. Haack, A. Grüner, D. Stroband, G. Gyselby, P. Rohdewald, H. Derendorf: Vergleichende Untersuchungen zur Pharmakokinetik und Wirkdauer intraartikulär applizierter Glukokortikoid-Kristallsuspensionen. Akt. Rheumatol. 11 (1986) 55–60
833 Monat, J., J. Fairbank, J. Urban: The effect of changes in water content on cellular metabolism in human intervertebral discs in vitro. ISSLS Meeting, Marseille 1993 (Abstracts)
834 Mooney, V.: Where is pain coming from? Spine 12 (1987) 754
835 Mooney, V. et al.: Position statement on discography. Spine 13 (1988) 1343
836 Mooney, W., J. Robertson: The facet syndrome. Clin. Orthop. 115 (1976) 146
837 Moorahrend, U.: Die Beschleunigungsverletzung der Halswirbelsäule. Fischer, Stuttgart 1993
838 Moraldo, M., V. Oppel: Neurologische Symtpome bei Zervikobrachialsyndromen. Z. Orthop. 122 (1984) 421
839 Morgan, P. H., H. G. Jacobs, J. P. Segrest, L. W. Cunningham: A comparative study of glycopeptides derived from selected vertebrate collagens: a possible role of the carbohydrate in fibril formation. J. biol. Chem. 245 (1970) 5042
840 Morris, J. M.: Spine Up Date 1984. University of California Press, Berkeley/Calif. 1984
841 Morris, J. M., L. Stromberg: Double blind study of chymopapain. ISSLS Meeting, Cambridge 1983 (Abstracts)
842 Morris, J. M., D. B. Lucas, B. Bresler: The role of the trunk in stability of the spine. J. Bone Jt Surg. A43 (1961) 327
843 Morscher, E.: Nacken-Schulter-Arm-Syndrom aus der Sicht des Orthopäden. In Kocher, R., D. Gross, H. Kaeser: Nacken-Schulter-Arm-Syndrom. Fischer, Stuttgart 1980
844 Morscher, E., A. Gächter: Operative Therapie des Kreuzschmerzes. Müch. med. Wschr. 119 (1977) 1245
845 Morscher, E., A. Gächter: Operative Therapie des Kreuzschmerzes. In Wörz, R., D. Gross: Kreuzschmerz. Fischer, Stuttgart 1978
846 Muhr, G.: Operative Therapie bei Halswirbelsäulenverletzungen. In Junghanns, H.: Die Wirbelsäule in Forschung und Praxis, Bd. 93, Hippokrates, Stuttgart 1981 (S. 17)
847 Mulholland, R. C.: The changes of the intervertebral disc after chemonucleolysis shown by MRI. ISSLS Meeting, Dallas 1986 (Abstracts)

848 Müller, E.: Das Schleudertrauma der Halswirbelsäule. Selecta 49 (1970), 4378
849 Müller, K. H.: Die Schultersteife. Diss., Düsseldorf 1970
850 Müller, R.: Protrusion of thoracic intervertebral disks with compression of the spinal cord. Acta med. scand. 139 (1951) 99
851 Müller-Stephan, K.: Die Klinik der Gefügelockerung im Bewegungssegment der unteren Lendenwirbelsäule. Beitr. Orthop. Traumatol. 17 (1970) 644
852 Mulligan, J. H.: The innervation of the ligaments attached to the bodies of the ligaments attached to the bodies of the vertebrae. J. Anat. (Lond.) 91 (1957) 455
853 Mumenthaler, M.: Kompressionssyndrome peripherer Nerven. Med. Klin. 71 (1976) 223
854 Mumenthaler, M. H. Schliack: Läsionen peripherer Nerven, 6. Aufl. Thieme, Stuttgart 1993
855 Münchinger, R.: Arbeit und Bandscheibenbeanspruchung. Méd. et Hyg. 29 (1961) 333
856 Münchinger, R.: Hebe richtig, trage richtig. Schweiz. Unfallvers.-Anst. Luzern, Merkblatt 1001, 1961
857 Münchinger, R.: Psychologische und medizinische Gesichtspunkte zur Arbeit der Hausfrau. Schweiz. Z. Gemeinnütz. 102 (1963) 19
858 Nachemson, A.: Measurement of intradiscal pressure. Acta orthop. scand. 28 (1959) 269
859 Nachemson, A.: The influence of spinal movements on the lumbar intradiscal pressure and on the tensile stresses in the anulus fibrosus. Acta orthop. scand. 33 (1963) 183
860 Nachemson, A.: The effect of forward leaning on lumbar intradiscal pressure. Acta orthop. scand. 35 (1965) 314
861 Nachemson, A.: In vivo discometry on lumbar discs with irregular nucleograms: some differences in stress distribution between normal and moderately degenerated disc. Acta orthop. scand. 36 (1965) 418
862 Nachemson, A.: The load on lumbar discs in different positions of the body. Clin. Orthop. 45 (1966) 107
863 Nachemson, A.: Intradiscal measurements of pH in patients with lumbar rhizopathies. Acta orthop. scand. 40 (1969) 23
864 Nachemson, A.: Lumbar intradiscal pressure. In Hartmann, F.: Biopolymere und Biomechanik von Bindegewebssystemen. Springer, Berlin 1974
865 Nachemson, A.: The lumbar spine: an orthopaedic challenge, Spine 1 (1976) 59
866 Nachemson, A.: Lumbar intradiscal pressure. In Jayson, M.: The Lumbar Spine and Backpain. Pitman, London 1985
867 Nachemson, A.: Lumbar discography: where are we today? Spine 14 (1989) 555
868 Nachemson, A.: The future low back pain. In Weinstein, J., S. Wiesel: The Lumbar Spine. Saunders, Philadelphia 1990
869 Nachemson, A., J. M. Morris: In vivo measurements of intradiscal pressure. J. Bone Jt Surg. A46 (1964) 1077
870 Nachemson, A., B. Diamant, J. Karlsson Correlation between lactate levels and pH in discs of patients with lumbar rhizopathies. Experientia 24 (1968) 1195
871 Nachemson, A., T. Lewin, A. Maroudas: In vitro diffusion of dye through the end-plates and the anulus fibrosus of human lumbar intervertebral discs. Acta orthop. scand. 589 (1970) 607
872 Nathan, H.: Spondylolysis. J. Bone Jt Surg. A41 (1959) 303
873 Naylor, A.: Changes of the disc with age. Proc. roy. Soc. Med. 51 (1958) 573
874 Naylor, A.: The biochemical changes in the human intervertebral disc in degeneration and nuclear prolapse. Orthop. Clin. N. Amer. 2 (1971) 343
875 Naylor, A.: The effect of diagnostic radiopaque fluids used in discography on chymopapain activity. Spine 8 (1983) 875
876 Naylor, A., D. Smare: Fluid content of the nucleus pulposus as a factor in the disk syndrome. Brit. med. J. 4843 (1953) 975
877 Neifeld, G. L., J. G. Keene, G. Hevesy, J. Leikin, A. Proust, A. Thisted: Cervical injury in head trauma. J. Emerg. Med 6 (1988) 203 –207
878 Nelson, D. A.: Dangers from methylprednisolone acetate therapy by intraspinal injection. Arch. Neurol. 45 (1988) 804–806
879 Nelson, M. A.: Spinal stenosis in chondroplasia. Proc. roy. Soc. Med. 65 (1972)
880 Nelson, M. A.: Surgery of the spine. In Jayson, M.: The Lumbar Spine and Backpain. Pitman, London 1985
881 Nemec, H.: Neue Wege in der Elektromedizin. Atti Soc. med. Bolzano 1955
882 Nentwig, C. G., J. Krämer, C.-H. Ullrich: Die Rückenschule, 2. Aufl. Enke, Stuttgart 1993
883 Neuermann, E., H. Penzholz: Erfahrungen mit der Novocainblockade des Ganglion stellatum. Ärztl. Wschr. (1953) 425
884 Neugebauer, J.: Dekompression der Bandscheibe. Med. Welt 20 (1969) 2535
885 Neumeyer, G.: Die Therapie des lumbalen Bandscheibenschadens aus orthopädischer Sicht. Therapiewoche 13 (1963) 436
886 Neundörfer, B.: Differentialdiagnose der Interkostalneuralgie. In Hohmann, D.: Neuroorthopädie, Bd. III. Springer, Berlin 1985
887 Neuwirth, E.: Management of sciatica by vertebral traction by means of mechanical table. Rheumatism 10 (1954) 12
888 Neurwirth, E., W. Hilde, R. Champbell: Tables for vertebral elongation in treatment of sciatica. Arch. phys. Med. 33 (1952) 455
889 Nichols, G.: J. clin. Invest. 41 (1962) 1389
890 Niesert, S., J. Schneider: Kreuzschmerzen aus gynäkologischer Sicht. Dtsch. Ärztebl. 90 (1993) 952–955
891 Niethard, F. U.: Die Form-Funktions-Problematik des lumbosakralen Überganges. Die Wirbelsäule in Forschung und Praxis, Bd. 90. Hippokrates, Stuttgart 1981
892 Niethard, F. U.: Scheuermann's disease and spondylolysis. ISSLS Meeting, Toronto 1982 (Abstracts)
893 Niethard, F. U., H. H. Küster: Indikation und Technik der intradiskalen Injektion. In Schleberger, R., J. Krämer: Chemonukleolyse. Enke, Stuttgart 1986
894 Niethard, F. U., G. Rompe: Das lumbale Facettensyndrom. Manu. Med. 19 (1981) 49
895 Nitzschke, E., R. Schleberger, U. Wahn: Anaphylaktische und anaphylaktoide Reaktion bei der intradiskalen Injektion mit Chymopapain und Chymodiactin. In Schleberger, R., J. Krämer: Chemonukleolyse. Enke, Stuttgart 1986
896 Nitzschke, E., P. Platzek, L. Nolte: Stabilitätsanalyse verschiedener Fusionsformen an der Lendenwirbelsäule mit Hilfe eines Computersimulationsmodells. Z. Orthop. 127 (1988) 597
897 Nohara, Y., T. Tohmura: Fate of epidurally sequestrated disc. ISSLS Meeting, Marseille 1993 (Abstracts)
898 Nolte, L., A. Hedtmann, J. Krämer, T. Pingel: Biomechanical analysis of juxta-fused lumbosacral segments. ISSLS Meeting, Kyoto 1989 (Abstracts)
899 Nolte, L. P., K. Mickley, J. Krämer: Long-term in vitro studies of the human lumbar spine. Annual Meeting Orthop. Res. Society, New Orleans 1990 (Abstract 36)
900 Nordby, E. J., G. L. Lucas: A comparative analysis of lumbar disk disease treated by laminectomy or chemonucleolysis. Clin. Orthop. 90 (1973) 119
901 Norris, S. H., I. Watt: The prognosis of the neck injuries resulting from rearend vehicle collisions. J. Bone Jt Surg. B65 (1983) 608 –611
902 Öckerman, P. A.: Enzymic liberation of D-galactose from keratan sulfate by human tissues. Carbohydr. Res. 12 (1970) 429
903 O'Connell, J. E.: Intervertebral disc protrusions in childhood and adolescence. Brit. J. Surg. 47 (1960) 611
904 O'Connell, J. E.: The treatment of protrusions of the lumbar intervertebral discs. Physiotherapy 50 (1964)
905 Oettli, M.: Physikalische Therapie mit dem Schwebeläufer. Praxis 54 (1965) 1097

906 Okushima, H.: Study on hydrodynamic pressure of lumbar intervertebral disc. Arch. jap. Chir. 39 (1970) 45

907 Oldendorf, W. H.: Isolated flying spot detection of radiodensity discontinuities displaying the internal structural patterns of a complex object. IRE Trans. bio.-med. Elect. 18 (1961) 68

908 Olmarker, K., B. Rydevik: Biochemical influence of nucleus pulposus on cauda equina nerve roots. Spine 18 (1993) 1425–1432

909 Olmarker, K., B. Rydevik, L. Dahlin, N. Danielsen, C. Nordborg: Effects of epidural and intrathecal collagenase. Spine 12 (1987) 477

910 O'Malley, K. F., S. E. Ross: The incidence of injury to the cervical spine in patients with craniocerebral injury. J. Trauma 28 (1988) 1476–1478

911 Onel, D., M. Tuzlaci, H. Sari, K. Demir: Computed tomographic investigation of the effect of traction on lumbar disc herniations. Spine 14 (1989) 82

912 Onik, G., C. A. Helms, L. Ginsberg, E. T. Hoaglund, J. Morris: Percutaneous lumbar discectomy using a new aspiration probe. Amer. J. Neuroradiol. 6 (1985) 290–293

913 Oppel, F., J. Schramm: Vortrag auf der 27. Jahrestagung der Deutschen Gesellschaft für Neurochirurgie, Berlin 1976

914 Oppel, U.: Funktionelle Computertomographie bei zervikozephalen Beschwerdebildern. In Kügelgen, B., A. Hillemacher: Problem Halswirbelsäule. Springer, Berlin 1989 (S. 93–106)

915 Oppel, U., G. Fritz: Durchfußmessungen an der Arteria vertebralis in Abhängigkeit von Flexion und Extension. Mitt.-Bl. dtsch. Ges. Orthop. Traumatol. 16 (1986) 83

916 Oppel, U., H. K. Beyer, J. Krämer, G. Steiner, A. Hedtmann, D. Uhlenbrock: Bedeutung der Kernspintomographie in der Diagnostik lumbaler Bandscheibenverlagerungen. Z. Orthop. 125 (1987) 247

917 Oppel, U., H. K. Beyer, H. Fett, A. Hedtmann: Kernspintomographische Untersuchungen mit Kontrastmitteln beim Postdiskotomiesyndrom. Orthopäde 18 (1989) 41

918 op den Orth, J.: Seltene miteinander artikulierende Knochenfortsätze an den unteren cervicalen Wirbeln. Fortschr. Röntgenstr. 111 (1969) 684

919 Ostgaard, H., J. Andersson: Prevalence of the back pain in pregnancy. Spine 16 (1991) 549

920 Osti, O., D. Fraser: Annular tears and degeneration of the intervertebral disc. ISSLS Meeting, Kyoto 1989 (Abstracts)

921 Ott, A.: Quellungsversuche mit operativ entferntem Bandscheibengewebe. Z. Orthop. 84 (1954) 577

922 Ott, V.: Unterwasser-Bewegungstherapie bei Wirbelsäulenschäden. Z. angew. Bäder- u. Klimaheilk. 4 (1957) 409

923 Owczarek, V., J. Krämer: Die epidurale Injektionsbehandlung beim lumbalen Wurzelsyndrom. Z. Orthop. (1994) 132

924 Owczarek, V., S. Schmidt: Spontanverlauf des lumbalen Bandscheibenvorfalls. Z. Orthop. (1994) 132

925 Panagiotacopulos, N., M. Pope, M. Krag, R. Block: Watercontent in human intervertebral discs. Spine 12 (1987) 912

926 Panhans, Ch., N. Müller-Suur: Transcutane Nervenstimulation beim Kreuzschmerz. In Wörz, R. D. Gross: Kreuzschmerz. Fischer, Stuttgart 1978

927 Panjabi, M. M., A. A. White: Basic biomechanics of the spine. Neurosurgery 76 (1980) 76

928 Panjabi, M., M. Krag, T. Chung: Effects of disc injury on mechanical behaviour of the human spine. Spine 9 (1984) 707

929 Panjabi, M., G. Andersson, L. Jornens, E. Hult, L. Mattson: In vivo measurements of spinal column vibrations. J. Bone Jt Surg. A68 (1986) 695

930 Panjabi, M., D. Tech, M. Brown, S. Lindahl, L. Irstam, M. Hermans: Intrinsic disc pressure as a measure of integrity of the lumbar spine. Spine 13 (1988) 913

931 Panjabi, M., K. Abumi, J. Duranceau, T. Oxland: Spinal stability and intersegmental muscle forces. Spine 14 (1989) 194

932 Papernitzki, A.: Extensionsmethoden. Arch. phys. Ther. 5 (1953) 1

933 Paraf u. Mitarb.: Bull. Soc. méd. Hôp. Paris 1937

934 Park, W. M.: Radiological investigation of the intervertebral disc. In Jayson, M.: The Lumbar Spine and Backpain. Pitman, London 1985

935 Parkinson, D., C. Schields: Treatment of protruded lumbar intervertebral discs with chymopapain (disease). J. Neurosurg. 39 (1973) 203

936 Parsch, K., F. Eulenburg: Der Bandscheibenvorfall beim Jugendlichen. Z. Orthop. 121 (1983) 398

937 Parsons, W. B., I. D. Cumming: Mechanical traction in lumbar disc syndrome. Canad. med. Ass. J. 77 (1957) 7

938 Pärtan, J.: Über die Behandlung entzündlicher und degenerativer Gelenkerkrankungen mit interferierenden Wechselströmen mittlerer Frequenzen. Wien. klin. Wschr. 65 (1953) 624

939 Partridge, R. E. H., J. J. R. Duthie: Rheumatism in dockers and civil servants: a comparison of heavy manual and sedentary workers. Ann. rheum. Dis. 27 (1968) 559–567

940 Patzold, U., P. Haller, P. Engelhardt, W. Weinrich: Zur Fehlhaltung der Lendenwirbelsäule beim lumbalen Bandscheibenvorfall. Z. Orthop. 113 (1975) 909

941 Paulson, S., O. Snellmann: Biophysical and physiological investigations on cartilage and other mesenchymal tissues. Biochim. biophys. Acta 6 (1950) 48

942 Paulson, S., B. Sylven, C. Hirsch, O. Snellmann: Biophysical and physiological investigations on cartilage and other mesenchymal tissues. III. The diffusion rate of various substances in normal bovine nucleus pulposus. Biochim. biophys. Acta 7 (1951) 207

943 Pearson, C. H.: Collagens and associated glycoproteins in the human intervertebral disc. Ann. rheum. Dis. 31 (1972) 45

944 Pearson, C. H., F. Happy, R. D. Chantall, A. Naylor, R. L. Turner: The non-collagenous proteins of the human intervertebral disc. Gerontologia 15 (1969) 189

945 Pedrini-Mille, A., J. Weinstein: Effect of vibration on the matrix of the annulus fibrosus. ISSLS Meeting, Kyoto 1989 (Abstract)

946 Penning, L.: Acceleration injury of the cervical spine by hypertranslation of the head (part 1 and 2). Europ. Spine J. 1 (1992) 7–19

947 Perret, W.: Was der Arzt von der privaten Unfallversicherung wissen muß. Barth, München 1973

948 Peters, P. E., H. H. Matthiaß, M. Reiser: Magnetresonanztomographie in der Orthopädie. Enke, Stuttgart 1990

949 Petersen, D., H. John: Die Orthesen für den Rumpf, 2. Aufl. Thieme, Stuttgart 1984

950 Pfau, P.: Der Kreuzschmerz aus der Sicht des Gynäkologen. Z. Orthop. 104 (1968) 138

951 Pfeil, J.: Chemonukleolyse, eine Standortbestimmung. Orthopäde 22 (1993) 1–12

952 Pflanz, M.: Epidemiologie und Präventivmedizin. Dtsch. Ärztebl. 7 (1971) 467

953 Pförringer, W., H. W. Müller-Wohlfahrt: Skelettveränderungen bei Hochleistungssportlern. In Kindermann, W., W. Hort: Sportmedizin. Demeter, Gräfelfing 1980

954 Pia, H.: Der akute lumbale Bandscheibenvorfall. Dtsch. Ärztebl. 7 (1977) 429

955 Pieper, W.: 2 Todesfälle nach Novocainblockade des Halsgrenzstranges. Zbl. Chir. 1 (1950) 4

956 Pinder, H.: Über den Beckenschiefstand im Sitzen. Beitr. Orthop. Traumatol. 17 (1970) 220

957 Platt, D.: Altersabhängige Aktivitätsänderungen lysosomaler Enzyme (Glycosaminoglycan-Hydrolasen) in Serum und Organen des Menschen. Dtsch. med. Wschr. 95 (1970) 634

958 Plaue, R., H. J. Gerner, R. Salditt: Das elastomechanische Verhalten menschlicher Bandscheiben unter statischem Druck. Arch. orthop. Unfall-Chir. 79 (1974) 139

959 Polster, J., E. K. Buesenez: Ursachen und Bedeutung des Leitsymptoms der Hüftlendenstrecksteife. Orthop. Prax. 11 (1972) 273

960 Polster, J., H. Hoefert: Die biomechanischen Grundlagen für die Indikationsstellung zur vorderen und hinteren Spondylodese. Z. Orthop. 112 (1974) 753

961 Pon, A.: Die Interaktion von Chymopapain und Kontrastmittel in vitro. In Schleberger, R., J. Krämer: Chemonukleolyse. Enke, Stuttgart 1986

962 Pope, M., T. Hansson: Vibration of the spine and low back pain. Clin. Orthop. 279 (1992) 49–59

963 Pope, M., J. Rosen, D. Wilder, J. Frymoyer: Biomechanical and psychological factors in patients with low back pain. Spine 5 (1980) 173

964 Porter, R. W.: Measurement of the spinal canal by diagnostic ultrasound. In Jayson, M.: The Lumbar Spine and Backpain. Pitman, London 1985

965 Postacchini, F.: Lumbar Spinal Stenosis. Springer, Berlin 1989

966 Postacchini, F., M. Bellocci, J. McCulloch: The in vivo effect of chymopapain. Ital. J. Orthop. Traumatol. 10 (1984) 385

967 Postacchini, F., R. Lami, M. Massobrio: Chemonucleolysis and size of disc herniation. Spine 12 (1987) 87

968 Postacchini, F., R. Lami, O. Pugliese: Familial predisposition to discogenic low back pain. Spine 13 (1988) 1402

969 Prader, A.: Die Entwicklung der Zwischenwirbelscheibe beim menschlichen Keimling. Acta anat. 3 (1947) 115

970 Probst, J.: Über den Einfluß der Arbeit auf die Wirbelsäule. Hippokrates (Stuttg.) 32 (1960) H. 17

971 Probst, J.: Diagnostik und konservative Behandlung der chirurgischen Verletzungen nach Schleudertrauma. H. Unfallheilk. 110 (1972) 38

972 Puhl, W., M. Weber, R. Wetzel: Längsschnittuntersuchungen beim Morbus Scheuermann zum Krankheitswert röntgenologischer Veränderungen. In: Die Wirbelsäule in Forschung und Praxis, Bd. 89. Hippokrates, Stuttgart 1980 (S. 41)

973 Püschel, J.: Der Wassergehalt normaler und degenerierter Zwischenwirbelscheiben, Beitr. pathol. Anat. 84 (1930) 123

974 Raaf, J.: Some observations regarding 905 patients operated upon for protruded lumbar intervertebral disc. Amer. J. Surg. 97 (1955) 388

975 Raines, J.: Intervertebral disc fissures. Amer. J. Roentgenol. 70 (1953) 964

976 Ramseier, E. W.: Schleuderverletzungen der Halswirbelsäule. SUVA – Med. Mitt. 62 (1989) 22–28

977 Ranga Rama Krishnan, K., R. D. France, S. Pelton et al.: Chronic pain and depression. 1. Classification of depression in chronic low back pain patients. Pain 22 (1985) 279–287

978 Rathke, F.: Das elastische Mieder bei statischer Wirbelsäuleninsuffizienz. Dtsch. med. Wschr. 78 (1953) 1066

979 Rauschning, W.: Computed tomography and cryomicrotomy of lumbar spine, specimens. Spine 8 (1983) 170

980 Rauschning, W.: Topographic and functional anatomy of the lumbar joints. ISSLS Meeting, Dallas 1986 (Abstracts)

981 Rauschning, W.: Normal and pathological anatomy of the lumbar root canals. Spine 12 (1987) 1008

982 Ray, C. D.: Percutaneous Radio-Frequency Facet Nerve Blocks, Radionics Burlington/Mass. 1984

983 Ray, C. D.: Facet rhizolysis technique. Alternatives in Spinal Surgery. First Symposium, Paris 1985 (Abstracts)

984 Recues, D. L., H. A. Brown: Thoracic intervertebral disc protrusion with spinal cord compression. J. Neurosurg. 28 (1968) 24

985 Refior, H. J., H. Zenker: Wirbelsäule und Leistungsturnen, Münch. med. Wschr. 112 (1970) 463

986 Reinhardt, B.: Schulung der Beckenbalance. In Nentwig. C. G., J. Krämer, C.-H. Ullrich: Die Rückenschule, 2. Aufl. Enke, Stuttgart 1993

987 Reischauer, F.: Untersuchungen über den lumbalen und cervikalen Wirbelbandscheibenvorfall. Thieme, Stuttgart 1949

988 Reischauer, F.: Zur Technik der lokalen Novocainbehandlung bei Lumbago-Ischias. Dtsch. med. Wschr. 78 (1953) 1373

989 Reischauer, F.: Über die ambulante Novocain-Blockade des Ganglion stellatum und der Spinalwurzeln beim Zervikalsyndrom. Dtsch. med. J. 9/10 (1956) 318

990 Reischauer, F.: Autofahren und Wirbelsäule. Dtsch. med. Wschr. 84 (1959) 617

991 Reischauer, F.: Über die akuten Vertebralsyndrome. Mkurse ärztl. Fortbild. 11 (1961) 457

992 Remak, S. T.: Zur Genese der lumbalen, insbesondere multiplen Bandscheibenvorfälle im jugendlichen Lebensalter. Diss., Berlin 1958

993 Render, R. M.: An Investigation Using the Electron Microscope into the Structure of the Human Intervertebral Disc. Thesis, Bradford 1971

994 Rettig, H.: Pathophysiologie angeborener Fehlbildungen der Lendenwirbelsäule und des Lendenwirbelsäulen-Kreuzbein-Überganges. Enke, Stuttgart 1959

995 Revel, M., et al.: Automated percutaneous lumbar discectomy versus chemonucleolysis in the treatment of sciatica. Spine 18 (1993) 1–7

996 Richard, J.: Disk rupture with cauda equina syndrome: chiropractic adjustment. N.Y. St. J. Med. 67 (1967) 2496–2498

997 Richter, E.: Erfahrungen mit dem Perlschen Gerät bei der konservativen Behandlung von lumbalen Bandscheibenschäden. Krankengymnastik 5 (1953) 178

998 Richter, H. R.: Einklemmungsneuropathien der Rami dorsales als Ursache von akuten und chronischen Rückenschmerzen. Ther. Umsch. 34 (1977) 435

999 Ridley, M. G., G. H. Kingsley, T. Gibson, R. Grahame: Outpatient lumbar epidural corticosteroid injection in the management of sciatica. Brit. J. Rheumatol. 27 (1988) 295–299

1000 Riemer, R., R. Graff, H. Krahl: Das lumbale Facettensyndrom bei Leistungssportlern. Dtsch. Z. Sportmed. 4 (1984) 117

1001 Riese, W.: Manuelle Therapie bei Wirbelsäulensyndromen. Therapiewoche 48 (1975) 7276

1002 Rieselbach, R. E.: Subarachnoid distribution of drugs after lumbar injection. New Engl. J. Med. 267 (1962) 1273

1003 Riihimäki, H.: Back pain and heavy physical work: a comparative study of concrete reinforcement workers and maintenance house painters. Brit. J. industr. Med. 42 (1985) 226–232

1004 Riihimäki, H., G. Wickström, K. Hänninen, T. Mattson, P. Waris, A. Zitting: Radiolographically detectable lumbar degenerative changes as risk indicators of back pain, a cross-sectional epidemiologic study of concrete reinforcement workers and house painters. Scand. J. Work Environ. Hlth 15 (1989) 208–285

1005 Ripplinger, M.: Die zervikale Wurzelblockade nach Reischauer. Diss., Düsseldorf 1977

1006 Rissanen, P.: The surgical anatomy and pathology of the supraspinous and the interspinous ligaments. Acta orthop. scand., Suppl. 46 (1969)

1007 Ritschie, J. H., W. H. Fahrni: Age changes in lumbar intervertebral discs. Canad. J. Surg. 13 (1970) 65

1008 Robert, L., B. Robert: Structural glycoproteins of membranes and connective tissue: biochemical and immunopathological properties. Profides biol. Fluids 15 (1967) 143

1009 Roberts, B. V.: The pathology and interrelation of intervertebral disc lesions. In Jayson, M.: The Lumbar Spine and Backpain. Pitman, London 1985

1010 Roberts, S., J. Menage, J. Urban: Biomechanical and structural properties of the cartilage endplate. Spine 14 (1989) 166

1011 Roda, J. M., C. Gonzalez, M. G. Balazquez et al.: Intradural herniated cervical disc. J. Neurosurg. 57 (1982) 278–280

1012 Rodeck, G.: Der Kreuzschmerz aus der Sicht des Urologen. Z. Orthop. 104 (1968) 138

1013 Rogers, P., D. Schiller, T. P. Nash: The use of epidural steroids for sciatica. Pain, Suppl., 4 (1987) 589

1014 Rohmert, W., K. Landau: Das Arbeitswissenschaftliche Erhebungsverfahren (AET). Handbuch mit Merkmalheft. Huber, Bern 1979

1015 Rohmert, W., K. Landau: A New Technique of Job Analysis. Taylor & Francis, London 1983

1016 Rolander, S. D.: Motion of the lumbar spine with special reference to the stabilizing effect of posterior fusion. Acta orthop. scand., Suppl. 90 (1966)

1017 Rompe, G., A. Erlenkämper: Begutachtung der Haltungs- und Bewegungsorgane. Thieme, Stutgart 1992

1018 Rompe, G., K. Steinbrück: Die konstitutionell lockere Wirbelsäule. In: Die Wirbelsäule in Forschung und Praxis, Bd. 87. Hippokrates, Stuttgart 1981 (S. 57)

1019 Roofe, P.: Innervations of anulus fibrosus and posterior longitudinal ligament. Arch. Neurol. Psychiat. 44 (1940) 100

1020 Rosemeyer, B.: Das lumbosakrale Bewegungssegment als Locus minoris resistentiae bei verschiedenen Körperhaltungen. Orthop. Prax. 8 (1977) 537

1021 Rosenberg, D., B. Longin, Mme. du Guesnel, C. L. Berand, P. Monnet: Les calcifications des disques intervertebraux chez l'enfant. Lyon méd. 24 (1971) 115

1022 Rosenberg, L., M. Schubert: The protein polysaccharides of bovine nucleus pulposus. J. biol. Chem. 242 (1967) 4691

1023 Rössler, A.: Krankengymnastische Übungen der Rückenschule. In Nentwig, C. G., J. Krämer, C.-H. Ullrich: Die Rückenschule, 2. Aufl. Enke, Stuttgart 1993

1024 Rössler, H.: Gezielte lokale Behandlung zervikaler Irritationssyndrome. Z. Orthop. 97 (1963) 223

1025 Rothenberg, S. F., F. Sanford: Effect of traction on the lumbar disc spaces. Surg. Gynecol. Obstet. 96 (1953) 564

1026 Rothman, R., F. Simeone: The Spine, Saunders, Philadelphia 1982

1027 Roy-Camille, R., et al.: Internal fixation of the lumbar spine with pedicle screw fixation. Clin. Orthop. 203 (1986) 7–17

1028 Rütt, A.: Podiumsdiskussion über Bandscheibenoperationen. Beitr. Orthop. Traumatol. 17 (1970) 663

1029 Ryden, O., E. Lindal, A. Uden, S. B. Hansson: Differentiation of back pain patients using a pain questionnaire. Scand. J. Rehab. Med. 17 (1985) 155–161

1030 Rydevik, B.: Effects of chymopapain on nerve tissue. Spine 1 (1976) 137

1031 Rydevik, B.: Collagenase: experimental studies on nerve tissue. ISSLS Meeting, Sydney 1985 (Abstracts)

1032 Rydevik, B.: Etiology of sciatica. In Weinstein, J., S. Wiesel: The Lumbar Spine. Saunders, Philadelphia 1990

1033 Saal, A., J. Saal: Nonoperative treatment of herniated lumbar intervertebral disc. Spine 14 (1989) 431

1034 Saal, J., R. Herzog: The natural history of lumbar intervertebral disc extrusions treated nonoperatively. Spine 51 (1990) 683

1035 Sachs, B., H. Vanharenta, M. Spivey, R. Guyer, T. Videman, R. Rashbaum, R. Johnson, S. Hochsculer, V. Mooney: Dallas discogram description. Spine 12 (1987) 287

1036 Sadler, C., L. Wiltse: Optimal disc injection. ISSLS Meeting, Cambridge 1983 (Abstracts)

1037 Salis-Soglio, G.: Die ventrale interkorporelle Distraktionsspondylodese an der Lendenwirbelsäule. Z. Orthop. 123 (1985) 852

1038 Salis-Soglio, G.: Operationsbefunde nach Chemonukleolyse. Orthopäde 22 (1993) 10

1039 Saternus, K. S.: Die Verletzungen von Halswirbelsäule und von Halsweichteilen. Die Wirbelsäule in Forschung und Praxis, Bd. 84. Hippokrates, Stuttgart 1979

1040 Saternus, K. S.: Dynamik versus Morphologie der HWS. In Hohmann, D.: Neuroorthopädie, Bd. I. Springer, Berlin 1983

1041 Schäfer, R. D.: Zur Rehabilitation des Lumbagikers in der Praxis. Phys. Med. Rehab. 8 (1976) 216

1042 Schaffer, J., in von Möllendorf, W.: Handbuch der mikroskopischen Anatomie des Menschen, Bd. II/2. Springer, Berlin 1930

1043 Schäffer, J., S. Piepenbrock, H. H. George, M. Brock: Narkose bei Chemonukleose. Anästhesiol. u. Intensivmed. 25 (1984) 169

1044 Schanz, A.: Handbuch der orthopädischen Technik. Fischer, Stuttgart 1908

1045 Scharfetter, F., K. Twerdy: Der thorakale Diskusprolaps. Ther. Umsch. 34 (1977) 412

1046 Schellinger, D., H. Manz, B. Vidic, N. Patronas, J. Deveikis. A. Muraki, D. Abdullah: Disc fragment migration. Radiology 175 (1990) 831–836

1047 Schenk, R.: Funktionelle Anatomie der Wirbelsäule. In Belart, W.: Die Funktionsstörungen der Wirbelsäule. Huber, Bern 1964

1048 Schenk, S.: Die intrathekale Cortisontherapie bei lumbalen Discopathien. Arch. orthop. Unfall-Chir. 85 (1976) 21

1049 Scheuermann, H.: Kyphosis dorsalis juvenilis. Z. orthop. Chir. 41 (1921) 305

1050 Schiefer, W.: Indikation zur Operation bei lumbaler Bandscheibenerkrankung. In Wieck, H.: Langzeittherapie neuropsychiatrischer Erkrankungen. Straube, Erlangen 1978

1051 Schiller, S. M., B. Mathews, J. A. Cifonelli, A. Dorfman: The metabolism of mucopolysaccharides in animals. III. Further studies on skin utilizing C″-glucose, C″-acetate, and S″-sodium sulfate. J. biol. Chem. 218 (1956) 139

1052 Schirmer, M.: Der thorakale Bandscheibenvorfall. Orthopäde 14 (1985) 112

1053 Schirmer, M.: Thorakale Bandscheibenvorfälle. In Hohmann, D.: Neuroorthopädie, Bd. III. Springer, Berlin 1985

1054 Schleberger, R.: Das Profil des lumbalen Facettensyndroms. Z. Orthop. 120 (1982) 558

1055 Schleberger, R., J. Krämer: Chemonukleolyse. Enke, Stuttgart 1986

1056 Schleberger, R., J. Krämer, D. Kolditz: Konservative Therapie des lumbalen Bandscheibensyndroms. In Weidmann, G., H. G. Willert: Physikalische Therapie bei Erkrankungen der Lendenwirbelsäule. Hippokrates, Stuttgart 1984

1057 Schleberger, R., J. Krämer, V. Makowka: Die Psychopathologie des Patienten mit Postdiskotomie-Syndrom. Z. Orthop. 122 (1984) 397

1058 Schleberger, R., R. Steffen, E. Nitzschke: Der Stellenwert der Diskografie bei der Chemonukleolyse. In Schleberger, R., J. Krämer: Chemonukleolyse. Enke, Stuttgart 1986

1059 Schlegel, K.: Podiumsdiskussion über Bandscheibenoperationen. Beitr. Orthop. Traumatol. 17 (1970) 663

1060 Schlegel, K.: Aussprache zum Thema Schleudertrauma der Halswirbelsäule. H. Unfallheilk. 110 (1972) 64

1061 Schlegel, K.: Operationsindikation und Operation beim instabilen Bewegungssegment. Z. Orthop. 112 (1974) 766

1062 Schliack, H.: Wirbelsäule, vegetatives Nervensystem und innere Organe. Orthop. Prax. 9 (1973) 98

1063 Schliack, H.: Radikulär bedingte Beschwerden und ihre Differentialdiagnose. Ther. Umsch. 32 (1975) 410

1064 Schliack, H.: Neurologische Diagnose und Differentialdiagnose bei Nacken- und Armschmerzen. In Hohmann, D.: Neuroorthopädie, Bd. I. Springer, Berlin 1983

1065 Schlüter, K.: Form und Struktur des normalen und des pathologisch veränderten Wirbels. Die Wirbelsäule in Forschung und Praxis, Bd. 30. Hippokrates, Stuttgart 1966

1066 Schmidt, K.: Das Verhalten der elektrischen Muskelaktivität nach maschineller Vibrationsmassage. Dtsch. med. Wschr. 93 (1968) 114

1067 Schmitt, E.: Klinik und Prognose der Scheuermann-Skoliose. Z. Orthop. 113 (1975) 573

1068 Schmitt, E.: Ruhigstellung der Bogengelenke. In: Die Wirbelsäule in Forschung und Praxis. Bd. 87. Hippokrates, Stuttgart 1981

1069 Schmitt, E.: D. Ruckelshausen: Zum Bild der Lockerungssymptomatik und der Hypermobilität. Orthop. Prax. 16 (1980) 104

1070 Schmitt, O.: Elektromyographische Untersuchung über die muskelrelaxierende Wirkung der paravertebralen Infiltrationsanaesthesie beim lumbosakralen Wurzelirritationssyndrom. Orthop. Prax. 8 (1977) 587

1071 Schmitt, W.: Die Novocainblockade des Ganglion stellatum. Barth, Leipzig 1955

1072 Schmorl, G.: Zur pathologischen Anatomie der Lendenbandscheiben, Klin. Wschr. 2 (1932) 1369

1073 Schmorl, G.: Über Verlagerungen von Bandscheibengewebe und ihre Folgen. Langenbecks Arch. klin. Chir. 172 (1932) 240

1074 Schmorl, G., H. Junghanns: Die gesunde und die kranke Wirbelsäule in Röntgenbild und Klinik, 5. Aufl. Thieme, Stuttgart 1968

1075 Schnebel, E., J. Simmons, J. Chowning, R. Davidson: A digitizing technique for the study of movement of intradiscal dye in response to flexion and extension of the lumbar spine. Spine 13 (1988) 310

1076 Schneider, H. J., H. Lippert: Das Sitzproblem in funktionell-anatomischer Sicht. Med. Klin. 56 (1961) 1164

1077 Schneider, P. G., E. Rosenkranz: Rezidivbefunde bei operierten lumbalen Bandscheibensyndromen. Z. Orthop. 112 (1974) 823

1078 Schneider, R. C.: Position statement on chymopapain: statement from the American Association of Neurological Surgeons. J. Neurosurg. 42 (1975) 373

1079 Schoberth, H.: Sitzhaltung, Sitzschaden, Sitzmöbel. Springer, Berlin 1962

1080 Schoedinger, G. R., L. T. Ford jr.: The use of chymopapain in ruptured lumbar discs. Sth. med. J. 64 (1971) 333

1081 Schofferman, J.: Management of chronic pain. Spine 1 (1986) 115–127

1082 Schott, B.: Pathologie artérielle du système vertébro-basilaire, vol. I. Masson, Paris 1965

1083 Schrader, E.: Der Bau der Zwischenwirbelscheiben in seinen Beziehungen zur Beanspruchung. Z. orthop. Chir. 53 (1930) 6

1084 Schramm, G.: Die entzündliche Lordose. Z. Orthop. 71 (1941) 172

1085 Schreiber, A., Y. Suezawa: Transdiscoscopic percutaneous nucleotomy in disc herniation. Orthop. Rev. 15 (1986) 75–78

1086 Schreiber, B., E. Rosenthal: Paraplegia from ruptured discs in achondroplastric dwarfs. J. Neurosurg. 9 (1952) 648

1087 Schroeder, S.: Computertomographische Darstellung der freien Fettplastik im Laminektomiebereich. Z. Orthop. 120 (1982) 71

1088 Schroeder, S.: Die Verminderung der Narbenbildung im Laminektomiebereich durch freie Fetttransplantate. In Hohmann, D.: Neuroorthopädie, Bd. II. Springer, Berlin 1983

1089 Schröter, F.: Begutachtungsprobleme bei Halswirbelsäulenerkrankungen. In Kügelgen, B., A. Hillemacher: Problem Halswirbelsäule. Springer, Berlin 1989

1090 Schröter, G.: Die Berufsschäden des Stütz- und Bewegungssystems, VEB Barth, Leipzig 1958

1091 Schröter, G.: Die Bedeutung von außergewöhnlicher Haltung und Belastung für die Entstehung von Abnutzungsschäden der Wirbelsäule. Beitr. Orthop. Traumatol. 18 (1971) 5

1092 Schröter, G., W. Rademacher: Die Bedeutung von Belastung und außergewöhnlicher Haltung für das Entstehen von Verschleißschäden der HWS, dargestellt an einem Kollektiv von Fleischabträgern. Z. Ges. Hyg. 17 (1971) 831–843

1093 Schubert, M.: Intercellular macromolecules containing polysaccharides Biophys. J. 4 (1964) 119

1094 Schubiger, O.: Die Computertomographie der Wirbelsäule. Hippokrates, Stuttgart 1984

1095 Schuh, R.: Zur Korrelation zwischen klinischem, myelographischem und intaoperativem Befund beim lumbalen Bandscheibensyndrom. Z. Orthop. 112 (1974) 819

1096 Schüler, H.: Podiumsdiskussion über Bandscheibenoperationen. Beitr. Orthop. Traumatol. 17 (1970) 663

1097 Schulitz, K. P.: Zur Frage der degenerativen Wirbelsäulenerkrankungen nach Hemilaminektomie. Orthop. Prax. 10 (1970) 246

1098 Schulitz, K. P., J. Assheuer: Facetitis in acute low back pain. 4th Annual Meeting of the European Spine Society Bochum, 1993 (Abstracts)

1099 Schulitz, K.-P., F. U. Niethard: Strain of the interarticular stress distribution. Arch. orthop. traumatol. Surg. 96 (1980) 197

1100 Schulitz, K. P., K. Schoppe, P. Wehling: The correlation between CT-discography, MRI and surgical findings. ISSLS Meeting, Miami 1988 (Abstracts)

1101 Schultz, I. H.: Das autogene Training. Thieme, Stuttgart 1976; 19. Aufl. 1991

1102 Schümmelfelder, W.: Lebensalter und Wasserhaushalt der Zwischenwirbelscheiben, Chirurg 20 (1949) 395

1103 Schuster, M., K. Ochmann: Anamnestische Angaben und Befunde bei Patienten mit Zerviko-Zephal- und Zerviko-Brachial-Syndrom. DIss. Düsseldorf 1981

1104 Schwarzig, G.: The width of the spinal canal. Amer. J. Roentgenol. 75 (1956) 63

1105 Schwetschenau, P., A. Ramirez, J. Johnson, E. Barnes, C. Wiggs: Double blind evaluation of intradiscal chymopapain for herniated lumbar disc. J. Neurosurg. 45 (1976) 622

1106 Scott, B. O.: A universal traction frame and lumbar harness. Ann. phys. Med. 2 (1955) 258

1107 Seghal, A. D.: Laboratory studies after intrathecal corticosteroids, Arch. Neurol. 9 (1963) 64

1108 Seyfarth, F.: Podiumsdiskussion über Bandscheibenoperationen. Beitr. Orthop. Traumatol. 17 (1970) 663

1109 Shark, H., W. Parke: Developmental anatomy of the spine. In Bailey: The Cervical Spine. Lippincott, Philadelphia 1983

1110 Shaw, M. D. M., J. A. Russell, K. W. Grossart: The changing pattern of spinal arachnoiditis. J. Neurol. Neurosurg. Psychiat. 41 (1978) 97–107

1111 Shealy, C. N.: Posterior scalloping of vertebral bodies. J. Neurol. Neurosurg. Psychiat. 27 (1964)

1112 Shealy, C. N.: Tissue reaction to chymopropain in cats. J. Neurosurg. 26 (1967) 327

1113 Shetlav, M.: Effect of age on polysaccharide composition of cartilage. Proc. Soc. exp. Biol. 90 (1955) 31

1114 Shibuya, K.: Experimental and clinical studies on metabolism within the intervertebral disc. Nippon Seikeigeka-Gakkai Zasshi (J. Jap. orthop. Ass.) 44 (1970) 1

1115 Shirazi, A.: Finite-element simulation of changes in the fluid content of human lumbar disc. Spine 17 (1992) 206

1116 Sicard, J. A., J. E. Forestier: Méthode générale d'exploration radiologique par livile jodie. Bull. Soc. med. Hôp. Paris (1922) 463

1117 Sieber, F.: Erfahrungen mit der diagnostischen Discographie beim Bandscheibenvorfall. Dtsch. Gesundh.-Wes. 7 (1952) 1645

1118 Siebert, R., K. Behrendson: 3 year follow up for lasers in percutaneous disc surgery. 4th Annual Meeting ESS, Bochum 1993 (Abstracts)

1119 Siebert, W., B. Siebert, E. Seun: Physikalische Maßnahmen zur konservativen und perioperativen Behandlung von Zervikalsyndromen. Med.-orthop. Techn. 112 (1992) 221–224

1120 Silvers, R.: Microsurgical versus standard lumbar discectomy. Neurosurgery 22 (1988) 837

1121 Simiril, W. A., D. Thurston: The normal interpediculate space in the spines of infants and children. Radiology 64 (1955) 126
1122 Simon, H., H. G. Floss: Bestimmung der Isotopenverteilung in markierten Verbindungen. In Simon, H., H. G. Floss: Anwendung von Isotopen in der organischen Chemie und Biochemie, Bd. I. Springer, Berlin 1967
1123 Skalpe, J. O.: Lumbar myelography with metrizamide. Acta radiol., Diagn., Suppl. 335 (1973) 367
1124 Skalpe, J. O., P. Amundsen: Thoracic and cervical myelography with metrizamide. Radiology 116 (1975) 101
1125 Skalpe, J. O., K. Talle: Lumbar radiculography with meglumine iocarmate (Dimer X): a clinical report with special reference to the adverse effects. J. Oslo Cy Hosp. 23 (1973) 121
1126 Smid, G.: Inversion traction, ISSLS Meeting, Sydney 1985 (Abstracts)
1127 Smith, F. P.: Experimental biomechanics of intervertebral disc rupture through a vertebral body. J. Neurosurg. 30 (1969) 134
1128 Smith, L.: Enzyme dissolution of the nucleus pulposus in humans. J. Amer. med. Ass. 197 (1964) 137
1129 Smith, L.: Chemonucleolysis. Clin. Orthop. 67 (1969) 72
1130 Smith, L.: Paper presented of the 26th Clinical Meeting of the American Medical Association, Cincinnati 1972. Ref. Prax. Kurier 51 (1972) 1
1131 Smith, L., E. Brown: Die Behandlung von Schäden der Bandscheiben im Lendenbereich durch direkte Injektion von Chymopapain. J. Bone Jt Surg. B49 (1967) 502
1132 Smith, L., P. J. Garvin, R. M. Gesler, R. B. Jennings: Enzyme dissolution of the nucleus pulposus. Nature (Lond.) 198 (1963) 1311
1133 Smith, M. J., V. Wright: Sciatica and the intervertebral disc. J. Bone Jt Surg. A40 (1958) 1401
1134 Smith, R., J. Stephens: Deformation of canine discs and vertebral bodies subjected to axial compression. J. Anat. (Lond.) 103 (1968) 196
1135 Smith, S., J. Massie, R. Chesnut, S. Garfin: Straight leg raising: anatomical effects. Spine 18 (1993) 992–999
1136 Snoek, W., H. Weber, B. Jorgensen: Double blind evaluation of extradural methylprednisolone for herniated lumbar discs. Acta orthop. scand. 48 (1977) 535–641
1137 Söderberg, L., L. Andrèn: Disc degeneration and lumbago-ischias. Acta orthop. scand 25 (1955) 137
1138 Söllmer, F., et al.: Die Ergebnisse der operativen Behandlung des Bandscheibenvorfalls – Sammelstudie. Beitr. Orthop. Traumatol. 35 (1988) 4, 143–147
1139 Sonter, W., T. K. F. Taylor: Sulphated acid mucopolysaccharide metabolism in the rabbit intervertebral disc. J. Bone Jt Surg. B52 (1970) 371
1140 Sortland, O.: Myelografi med metrizamide. 33rd Congress of the Nordic Society, od. Radiology, Uppsala 1974; zit. nach Skalpe u. Amundsen 1975
1141 Spangfort, E. V.: The lumbar disc herniation: a computer-aided analysis of 2504 operations. Acta orthop. scand., Suppl. 142 (1972)
1142 Sparup, K.: Prognose bandscheibenbedingter Beschwerden. Acta rheumatol. scand. 5 (1959) 75
1143 Spiro, R. G.: Characterization and quantitative determination of the hydroxylysine-linked carbohydrate units of several collagens. J. biol. Chem. 244 (1969) 602
1144 Spring, A., K. Wörz: Independence of low back pain and psychiatric symptomatology. In Bonica, J. J., D. Albe-Fessard: Advances in Pain Research and Therapy, vol. I. Raven, New York 1976
1145 Spurling, R. G., E. G. Grantham: The end-results of surgery for ruptured lumbar intervertebral discs. J. Neurosurg. 6 (1949) 57
1146 Stabel, H.: Behandlung von lumbalen Wirbelsäulensyndromen mit TENS. In: Die Wirbelsäule in Forschung und Praxis. Bd. 97. Hippokrates, Stuttgart 1984
1147 Staffel: Die menschlichen Haltungstypen und ihre Beziehung zu den Rückgratverkrümmungen. Bergmann, Wiesbaden 1889
1148 Stahl, Ch.: Experimentelle Untersuchungen zur Biomechanik der Halswirbelsäule. Diss., Düsseldorf 1977
1149 Stahl, Ch., F. Huth: Morphologischer Nachweis synovialer Spalträume in der Uncovertebralregion zervikaler Bandscheiben. Z. Orthop. 118 (1980) 721
1150 Stairmand, J., S. Holm, J. Urban: Factors influencing oxygen concentration gradients in the intervertebral disc. Spine 16 (1991) 444
1151 Statistisches Jahrbuch Nordrhein-Westfalen 1975: Landesamt für Datenverarbeitung und Statistik Nordrhein-Westfalen, Düsseldorf 1975
1152 Staudte, W.: Anatomische Risiken der lumbalen Bandscheibenpunktion. Orthopäde 22 (1993) 5
1153 Steere, Z. L.: Elektronenoptische Untersuchungen an der Bandscheibe. J. biophys. biochem. Cytol. 3 (1957) 45
1154 Steffen, R.: Wirkungsweise des Chymopapains im MRI-Verlauf. Orthopäde 22 (1993) 7
1155 Steffen, R., K. Greskoetter, J. Krämer, R. Wittenberg, A. Hedtmann: Long-term changes in disc tissue after application of chymopapain and collagenase. ISSLS Meeting, Kyoto 1989 (Abstracts)
1156 Steffen, R., R. Wittenberg, U. Oppel, U. Bötel: Der traumatische Bandscheibenvorfall bei degenerativ vorgeschädigter Bandscheibe. H. Unfallheilk. 207 (1989) 246
1157 Steffen, R., A. Hedtmann, H. Fett, R. Wittenberg, U. Oppel: Long-term results of chemonucleolysis and collagenase. ISSLS Meeting, Heidelberg 1991 (Abstracts)
1158 Steffen, R., R. Wittenberg, L. Nolte, A. Hedtmann, D. Kolditz, T. Herchenbach: Drehpunktveränderungen des Bewegungssegmentes nach Bandscheibenausräumung. Z. Orthop. 129 (1991) 248–254
1159 Steffen, R., J. Grifka, R. Wittenberg: Lasers in percutaneous disc surgery. 4th Annual Meeting ESS, Bochum 1993 (Abstracts)
1160 Stein, D., Y. Floman: Psychologic approaches to the management and treatment of chronic low back pain. In Weinstein, J., S. Wiesel: The Lumbar Spine. Saunders, Philadelphia 1990
1161 Steinbrück, K.: Sportverletzungen der Wirbelsäule. In Chapchal, G.: Sportverletzungen und Sportschäden. Thieme, Stuttgart 1983
1162 Steinke, C. R.: Spinal tumors. J. nerv. ment. Dis. 47 (1918) 418
1163 Stern, J.: Biochemistry of chymopapain. Clin. Orthop. 67 (1969) 42
1164 Stern, M. B.: Early experience with percutaneous lateral diskectomy. In Mayer, H. M., M. Brock: Percutaneous Lumbar Discectomy. Springer, Berlin 1989
1165 Stern, W. E., W. F. Coulson: Effects of collagenase upon the intervertebral disc in monkeys. J. Neurosurg. 44 (1976) 32
1166 Sternbach, R. A.: Measuring the severity of clinical pain. In Bonica, J. J.: Advances in Neurology, vol. IV. Raven, New York 1974 (pp. 281–288)
1167 Steven, F. S., D. S. Jackson: Purification and amino-acid composition of monomeric and polymeric collagens. Biochem. J. 104 (1967) 534
1168 Steven, F. S., D. S. Jackson, K. Broady: Proteins of human intervertebral disc: the association of collagen with protein fraction having an unusual acid composition. Biochim. biophys. Acta 160 (1968) 435
1169 Steven, F. S., J. Knott, D. S. Jackson, V. Podrazky: Collagen-protein-polysaccharide interactions in human intervertebral disc. Biochim. biophys. Acta 188 (1969) 75
1170 Stilwell, D. L.: The nerve supply of the vertebral column and its associated structures in the monkey. Anat. Rec. (1956) 125
1171 Stoddard, A.: Lehrbuch der osteopathischen Technik an Wirbelsäule und Becken. Die Wirbelsäule in Forschung und Praxis, Bd. 19. Hippokrates, Stuttgart 1961

1172 Stöhr, M.: Iatrogene Nervenläsionen. Thieme, Stuttgart 1980
1173 Stolke, D., V. Seifert: Bandscheibenvorfälle im Kindesalter. Z. Orthop. 122 (1984) 265
1174 Stolke, D., W. Sollmann, V. Seifert: Intra- and postoperative complications in lumbar disc surgery. Spine 14 (1989) 56
1175 Stotz, S.: Funktion und Funktionsstörungen der Halswirbelsäule. In Schattenkirchner, M.: Die rheumatische Halswirbelsäule. Colloquia rheumatologica. Banaschewski, München 1986
1176 Strickstrack, J. H.: Röntgenolische Befunde bei Kreuzschmerzpatienten. Diss., Düsseldorf 1983
1177 Struckhoff, H. J.: Das Öffnungsverhalten der Foramina intervertebralia. Diss., Bochum 1994
1178 Sullivan, M.: Intertransverse fusion, indications, technique, results. Alternatives in Spinal Surgery. First Symposium, Paris 1985 (Abstracts)
1179 Sullivan, M.: What place has discography in discolysis? ISSLS Meeting, Sidney 1985 (Abstracts)
1180 Sullivan, M.: Up date on chemonucleolysis. ESS Meeting, Bochum 1993
1181 Sullivan, M., J. Johnson, G. Kirwan: The long-term results of postero-lateral fusion. ISSLS Meeting, Toronto 1982 (Abstracts)
1182 Sussman, B. J.: Experimental intervertebral discolysis: a critique of collagenase and chymopapain applications. Clin. Orthop. 80 (1971) 181
1183 Sussman, B. J.: Treatment with chymopapain. J. Neurosurg. 39 (1973) 793
1184 Sussman, B. J.: Inadequacies and hazard of chymopapain injections as treatment for intervertebral disc disease. J. Neurosurg. 42 (1975) 389
1185 Sussman, B. J., J. Bromley, J. Gomez: Injeciton of collagenase in the treatment of herniated lumbar disk. J. Amer. med. Ass. 245 (1981) 730
1186 Sutton, C.: Repeat chemonucleolysis. Clin. Orthop. 206 (1986) 45–49
1187 Svensson, H., G. Andersson: Low back pain in relation to other diseases and cardiovascular risk factors. Spine 8 (1983) 277
1188 Sylvén, B.: Biophysical and physiological investigations on cartilage and other mesenchymal tissues. II. The ultrastructure of bovine and human nuclei pulposi. J. Bone Jt Surg. A30 (1951) 33
1189 Sylvén, B.: On the biology of nucleus pulposus. Acta orthop. scand. 20 (1951) 275
1190 Szypryt, E., P. Twining, R. Mulholland, B. Worthington: The prevalence of disc degeneration associated with neural arch defects. Spine 14 (1989) 977
1191 Taeger, K. H.: Schleuderverletzungen an der Halswirbelsäule und Begutachtungsfragen. Z. Orthop., Suppl. 104 (1967) 293
1192 Taillard, W.: Die Klinik der Haltungsanomalien. In Belart, W.: Die Funktionsstörungen der Wirbelsäule. Huber, Bern 1964
1193 Takeda, T.: Three-dimensional observation of collagen frame work of human lumbar discs. Nippon Seikeigeka-Gakkei Zasshi (J. Jap. orthop. Ass.) 49 (1975) 45
1194 Tannich, H. J.: Röntgenologische Kriterien des lumbalen Spinalkanals und die Relevanz der Lumbalstenose beim Rückenschmerz. Diss., Düsseldorf 1976
1195 Tans, J.: Behandlung des Bandscheibenvorfalls mit Alkoholinjektionen. Ref. Zentr.-Org. ges. Chir. 118 (1951) 339
1196 Taylor, H.: Arteriovenous fistula following disk surgery. Brit. J. Surg. 55 (1962) 47
1197 Taylor, T. K., K. Little: Intercellular matrix of the intervertebral disk in ageing and in prolapse. Nature (Lond.) 208 (1965) 384
1198 Tegenthoff, M., J. Malin: Das sogenannte Schleudertrauma der Halswirbelsäule. Dtsch. med. Wschr. 116 (1991) 1030–1034
1199 Terrache, K.: Das zerviko-zephale Syndrom aus der Sicht des HNO-Arztes. Z. Orthop. 122 (1984) 617–618
1200 Terrier, J. C.: Die physikalische Therapie und der praktische Arzt. In Belart, W.: Rheumatismus in Forschung und Praxis, Bd. I. Huber, Bern 1962
1201 Terry, A.: Graft impingement following posterolateral fusion. ISSLS Meeting, Paris 1981 (Abstracts)
1202 Thoen, D.: Interpretation of Lumbar Spine CT Scans. WNA, Salt Lake City/Utah 1983
1203 Thols, M.: Das Dehnungsverhalten der Wirbelgelenkkapseln der menschlichen Lendenwirblsäule. DIss., Bochum 1986
1204 Thomalske, G., M. Schäfer: Gründe für das Versagen aktivchirurgischer Therapie von durch Bandscheibenläsionen verursachten Lumbo-Ischialgien. Med. Welt 14 (1973) 530
1205 Thomalske, G., W. Galow, G. Ploke: Operationsergebnisse bei 2000 Fällen lumbaler Bandscheibenläsionen. Münch. med. Wschr. 119 (1977) 1159
1206 Thomas, D. J., M. E. Jessop: Experimental head and neck injury. In Ewing, C. L., D. L. Thomas, A. Sances jr., S. J. Larson: Impact of the Head and Spine. Thomas, Springfield/Ill. 1983 (pp. 177–217)
1207 Thomas, L.: Reversible collapse of rabbit ears after intravenous papain, and prevention of recovery by cortisone. J. exp. Med. 104 (1956) 245
1208 Thomson, J. L. G.: Myelography in dorsal disc protrusion. Acta radiol., Diagn. 5 (1966) 1140
1209 Thornton, W. E., G. W. Hottler, J. A. Rummel: The body height in astronauts in anthropometric changes and fluid shifts. Meeting of the Aerospace Medical Association. Zit. in Junghanns, H.: Die Wirbelsäule in der Arbeitsmedizin. Hippokrates, Stuttgart 1979
1210 Tillmann, K.: Wirbelsäule, Untersuchungsbogen. In Josenhans, G.: Funktionsprüfungen und Befunddokumentation des Bewegungsapparates. Thieme, Stuttgart 1978
1211 Tilney, F., H. A. Riley: The Form and Functions of the Central Nervous System. Harper & Row, New York 1938
1212 Tilscher, H.: Moderne Techniken der manuellen Medizin. Mkurse ärztl. Fortbild. 33 (1983) 67
1213 Tilscher, H.: Das zervico-zephale Syndrom. Z. Orthop. 122 (1984) 618
1214 Tilscher, H., M. Eder: Der Wirbelsäulenpatient. Rehabilitation – Ganzheitsmedizin, 3. Aufl. Springer, Berlin 1989
1215 Tkaczuk, H.: Intrathecal prednisolone therapy in postoperative arachnoiditis following operation of herniated disc. Acta orthop. scand. 47 (1976) 388
1216 Todd, R., S. Haddad: Herniated thoracic disks. J. spinal Disord. 4 (1991) 397
1217 Töndury, G.: Zur Entwicklung funktioneller Strukturen im Bereich der Zwischenwirbelscheiben. Schweiz. med. Wschr. 77 (1947) 643
1218 Töndury, G.: Zur Anatomie und Entwicklungsgeschichte der Wirbelsäule mit besonderer Berücksichtigung der Altersveränderungen der Bandscheibe. Schweiz. med. Wschr. 85 (1955) 825
1219 Töndury, G.: Entwicklungsgeschichte und Fehlbildungen der Wirbelsäule. Die Wirbelsäule in Forschung und Praxis, Bd. 7. Hippokrates, Stuttgart 1958
1220 Töndury, G.: Der Wirbelsäulenrheumatismus. In Belart, W.: Rheumatismus in Forschung und Praxis. Bd. IV. Huber, Bern 1968 (S. 115)
1221 Töndury, G.: Die Lebenskurve der Zwischenwirbelscheiben. In Trostdorf. E., H. St. Stender: Wirbelsäule und Nervensystem. Thieme, Stuttgart 1970
1222 Töndury, G.: Angewandte und topographische Anatomie, 5. Aufl. Thieme, Stuttgart 1981
1223 Torgerson, W., W. E. Dotter: Comparative roentgenographic study of the asymptomatic and symptomatic lumbar spine. J. Bone Jt Surg. A58 (1976) 850
1224 von Torklus, D.: Hamburger Flektionskorsett bei chronischem Lumbalsyndrom und Lumboischialgie. Orthop. Prax. 18 (1982) 239

1225 von Torklus, D., W. Gehle: Die obere Halswirbelsäule. Thieme, Stuttgart 1970; 3. Aufl. 1987
1226 Török, P., K. O. Räker, E. Habermann: Autoradiographische und biomechanische Studien zur Bindung des Kunitz-Inhibitors am Knorpel. Arzneimittel-Forsch. 22 (1972) 2110
1227 Travenol Laboratories: The Clinical Summary of New Drug Application to the FDA-Safety and Efficacy. Baxter Travenol Laboratories, Deerfield 1982
1228 Troup, J. D. G.: Movement of the Body During Lifting. Commission of European Communities, Luxemburg 1983
1229 Tsukada, K.: Histologische Studien über die Zwischenwirbelscheiben des Menschen. Mitt. med. Akad. Kioto 25 (1939) 207
1230 Turner, P., J. Green, C. Galasko: Back pain in childhood. Spine 14 (1989) 812
1231 Tyrrell, A., D. Troup: Circadian variation in stature and the effects of spinal loading. Spine 10 (1985) 161–164
1232 Übermuth, H.: Die Bedeutung der Altersveränderungen der menschlichen Bandscheiben für die Pathologie der Wirbelsäule. Langenbecks Arch. klin. Chir. 156 (1929) 567
1233 Ullrich, C. H.: Training ohne Reue. Zuckschwerdt, München 1994 (2. Auflage)
1234 Ulrich, S. P.: Der Lordose-Kyphosetest zur Beurteilung einer gezielten Extensionstherapie diskogener Schmerzen. Sportarzt u. Sportmed. 8 (1974) 169
1235 Unterharnscheidt, F.: Pathological and neuropathological findings in rhesus monkeys subjected to -Gx and +Gx indirect impact acceleration. In Sances jr., A., D. J. Thomas, C. L. Ewing, S. J. Larson, F. Unterharnscheidt: Mechanisms of Head and Spine Trauma. Aloray, Goshen, New York 1986 (pp. 565–663)
1236 Urban, J.: Disc biochemistry in relation to function. In Weinstein, J., S. Wiesel: The Lumbar Spine. Saunders, Philadelphia 1990
1237 Urban, J., J. McMullin: Swelling pressure of the lumbar intervertebral discs. Spine 13 (1988) 179
1238 Urban, J., A. Maroudas: The chemistry of the intervertebral disc in relation to its physiological function and requirements. Clin. rheum. Dis. 6 (1980) 51
1239 Urban, J., S. Hohn, A. Maroudas, A. Nachemson: Diffusion of sulphate and proteoglycan turnover in the disc of the dog. Zit. nach Nachemson 1976
1240 Valleix, F. L. J.: Abhandlung über die Neuralgien. Vieweg, Braunschweig 1852
1241 Venning, P. J., S. D. Walter, L. W. Stitt: Personal and job-related factors as determinants of incidence of back injuries among nursing personnel. J. occup. Med. 29 (1987) 820–825
1242 Vent, J., M. Steinhaus, H. Laturnus: Thorakale und lumbale Myelographie mit Metrizamid. Z. Orthop. 115 (1977) 382
1243 Venzlaff, U.: Die psychoreaktiven Störungen nach entschädigungspflichtigen Ereignissen. Springer, Berlin 1958
1244 Verbiest, H.: A radicular syndrome from developmental narrowness of the lumbar vertebral canal. J. Bone Jt Surg. B36 (1954) 230
1245 Verbiest, H.: Fallacies of the present definition, nomenclature and classification of the stenoses of the lumbar vertebral canal. Spine 1 (1976) 217
1246 Verbiest, H.: The significance and principles of CT in stenosis of the lumbar spine. Spine 4 (1979) 369
1247 Verhaeghe, A.: Spondylo-discites chroniques au cours de la polyarthrite rheumatoide. Rev. Rhum. 36 (1969) 124
1248 Versloot, J., A. Rozeman, A. van Son, P. van Akkerveeken: The cost-effectiveness of a back school program in industry. Spine 17 (1992) 22–27
1249 Vesalius, A.: De Humani Corporis fabrica. Bruxelles 1543
1250 Videmann, T., T. Nurminen, S. Tola, I. Kuorinka, H. Vanharanta, J. D. G. Troup: Low back pain in nurses and some loading factors of work. Spine 9 (1984) 400–404
1251 Viernstein, K., E. Hipp, W. Oehler: Der lumbale Bandscheibenvorfall. Z. Orthop. 92 (1960) 11
1252 Viernstein, K., E. Hipp, M. Weigert: Diagnose und Behandlung des lumbalen Bandscheibenvorfalls. Z. Orthop. 101 (1966) 1
1253 Villard, H. P., J. Imbeault, M. Duguay: Low-back pain: a psychosomatic clinical study. Psychother. and Psychosom. 45 (1986) 78–83
1254 Virgin, W. J.: Experimental investigations into the physical properties of the intervertebryal disc. J. Bone Jt Surg. B33 (1951) 607
1255 Virnich, U.: Bedeutung und Häufigkeit bandscheibenbedingter Erkrankungen in der orthopädischen Begutachtung. Diss., Düsseldorf 1982
1256 Vogel, E., J. Osborne: Lesions of the spinal cord in a chondroplasia. Arch. Neurol. (Chic.) 61 (1949) 644
1257 Vogel, G.: Experimentelle Untersuchungen zur Mobilität des Nucleus pulposus in lumbalen Bandscheiben. Diss., Düsseldorf 1977
1258 Vogel, P.: Klinik des engen Spinalkanals. Orthopäde 14 (1985) 118
1259 Volkmann, J.: Bandscheibenschaden als Berufskrankheit. Dtsch. Gesundh.-Wes. 7 (1952) 1495
1260 Voßschulte, K., G. Bürger: Anatomische und funktionelle Untersuchungen über den Bandscheibenprolaps. Langenbecks Arch. klin. Chir. 265 (1950) 329
1261 Waddell, G.: A new clinical model for the treatment of low back pain. Spine 12 (1987) 634
1262 Waddell, G.: A new clinical model of low back pain. In Weinstein, J., S. Wiesel: The Lumbar Spine. Saunders, Philadelphia 1990
1263 Waddell, G., S. Reilly: Assessment of the outcome of low back surgery. J. Bone JtSurg. B70 (1988) 723
1264 Wagenhäuser, F. J.: Die Rheumamorbidität. Huber, Bern 1969
1265 Wagner, R.: Autofahren und Wirbelsäule. Dtsch. med. Wschr. 84 (1959) 617
1266 Walk, L.: Diagnostic lumbar disk puncture. Arch. Surg. 66 (1953) 232
1267 Walz, F.: Das Schleudertrauma der Halswirbelsäule im Straßenverkehr: biomechanische und gutachterliche Aspekte. Schweiz. med. Wschr. 117 (1987) 619–623
1268 Wansor, S., Fleischhauer: Röntgenbefunde an der Brust- und Lendenwirbelsäule bei Frauen und Männern mit und ohne Rückenbeschwerden. Diss., Bochum 1986
1269 Waring, E. M., et. al.: Predictive factors in the treatment of low back pain by surgical intervention. Advances in Pain Research and Therapy, vol. 1. Raven, New York 1976
1270 Wassilev, W.: Alkalisch-phosphatatische Aktivität der Zwischenwirbelscheibe. C. R. Acad. bulg. Sci. 22 (1969) 1321
1271 Wassilev, W.: Altersveränderungen der Ultrastruktur des Nucleus pulposus. C. R. Acad. bulg. Sci. 23 (1970) 595
1272 Wassilev, W.: Occurrence of active zones in the intervertebral disc. Verh. anat. Ges. 64 (1970) 445
1273 Wassilev, W., R. Dimova: Der Einfluß der mechanischen Faktoren auf die Struktur der Zwischenwirbelscheiben. Arch. orthop. Unfall-Chir. 68 (1970) 273
1274 Wassilev, W., B. Wladimirow: Veränderungen in der Blutversorgung der Wirbelsäule von Mäusen nach Amputation der vorderen Extremitäten. C. R. Acad. bulg. Sei. 22 (1969) 101
1275 Watkins, M. B.: Posterolateral fusion of the lumbar and lumbosacral spine. J. Bone Jt. Surg. A35 (1953) 1014
1276 Watkins, R. G., J. P. O'Brien, R. Draugelis, D. Jones: Comparisons of preoperative and postoperative MMPI data in chronic back patients. Spine 11 (1986) 385–390
1277 Watts, C.: Chemonucleolysis: an appeal for objectivity. J. Neurosurg. 42 (1975) 488
1278 Weber, A., J. Peyer: Ergebnisse der dorsalen lumbosakralen Spondylodese. Z. Orthop. 112 (1974) 779–781

1279 Weber, E.: Zur konservativen Behandlung des lumbalen Bandscheibenvorfalls. Krankengymnastik 4 (1952) 165; 5 (1953) 177

1280 Weber, H.: Lumbar disc herniation: a controlled, prospective study over ten years. Spine 8 (1983) 131

1281 Weber, M., F. U. Niethard: Zur Vorhersage des sogenannten Postdiskotomie-Syndroms. In Hohmann, D., et al.: Neuroorthopädie, Bd. II. Springer, Berlin 1984

1282 Weckenmann, B.: Die orthopädische Versorgung des Lumbalsyndroms. Orthop. Techn. 5 (1975) 75

1283 Wehling, P.: Zum Stellenwert der analgetisch-medikamentösen Therapie bei Schmerzen des Bewegungsapparates. Orthop. Prax. 3 (1993) 170

1284 Wehling, P., C. Evans, G. Bandara: The effect of interleukin-1 and other chondrocyte activating factors on nerve formation. ISSLS Meeting, Kyoto 1989 (Abstracts)

1285 Wehling, P., M. Pak, S. Cleveland, K. Schulitz: The influence of spinal cord evoked potentials of chymopapain applied to the rat lumbar spine canal. Spine 14 (1989) 65

1286 Weigert, M., E. Hipp: Haltungsstörungen und röntgenologische Veränderungen an der Lendenwirbelsäule beim Bandscheibenschaden. Z. Orthop. 101 (1966) 313

1287 Weinstein, J., S. Wiesel: The Lumbar Spine. Saunders, Philadelphia 1990

1288 Weinstein, J., T. McNeill, K. Spratt: A ten year follow-up chemonucleolysis vs. open discectomy. ISSLS Meeting, Sydney 1985 (Abstracts)

1289 Weinstein, J., W. Claverie, S. Gibson: The pain of discography. Spine 13 (1988) 1344

1290 Weintraub, A.: Psychosomatische Schmerzsyndrome des Bewegungsapparats und ihre Konfliktspezfität in Psyche und Rheuma. In: Psychosomatische Schmerzsyndrome des Bewegungsapparats. Schwabe, Basel 1975

1291 Weiss, Th., J. Treisch, C. Claussen: Computertomographische Abklärung des Lumbalsyndroms an der degenerativ veränderten Lendenwirbelsäule. Z. Orthop. 121 (1983) 733

1292 Wellauer, J.: Die Myelographie mit positiven Kontrastmitteln. Thieme, Stuttgart 1961

1293 Wende, S., M. Thelen: Kernspintomographie in der Medizin. Springer, Berlin 1983

1294 Wenker, H.: Die operative Behandlung der cervicalen Discusprolapse. In Trostdorf, E., H. St. Stender: Wirbelsäule und Nervensystem. Thieme, Stuttgart 1970

1295 White, A.: Low back pain in men receiving workmen's compensation. Canad. med. Ass. J. 101 (1969) 101

1296 White, A.: Lumbar distraction fusion with Harrington rods. ISSLS Meeting, Cambridge 1983 (Abstracts)

1297 White, A.: Spine Up Date 1984. University of California Press, Berkeley/Calif. 1984

1298 White, A., M. Panjabi: Clinical Biomechanics of the Spine. Lippincott, Philadelphia 1978

1299 White, A., R. Rothman, C. Ray: Lumbar Spine Surgery. Mosby, St. Louis 1987

1300 White, H., R. Derby, G. Wynne: Epidural injections for the diagnosis and treatment of low back pain. Spine 5 (1980) 78

1301 White, J. C.: Surgery 71 (1940) 334

1302 Whitecloud, T., R. Scago: Cervical discogenic syndrome. Spine 12 (1987) 313

1303 Wiberg, G.: Back pain in relation to the nerve of intervertebral disc. Acta orthop. scand. 19 (1949) 211

1304 Wickström, G., T. Niskanen, H. Riihimäki: Strain on the back in concrete reinforcement work. Brit. J. industr. Med. 42 (1985) 233 –239

1305 Widdowsen, W. L.: Effect of chymopapain in the intervertebral disc of the dog. J. Amer. vet. med. Ass. 150 (1967) 608

1306 Wiesel, S.: Positive CAT scans in asymptomatic patients. Spine 9 (1984) 549

1307 Wiesel, S., R. Rothman: Aging Lumbar Spine. Saunders, Philadelphia 1982

1308 Wiesel, S., R. Rothman: Spinal Terms. Saunders, Philadelphia 1982

1309 Wilbrandt, W.: Der Stoffaustausch durch natürliche Membranen. Arch. phys. Ther. 5 (1968) 319

1310 Wilcke, A.: Rückenfreundliches Krafttraining. In Nentwig, C. G., J. Krämer, C.-H. Ullrich: Die Rückenschule, 2. Aufl. Enke, Stuttgart 1993

1311 Wilder, D. G., B. Woodworth, J. Frymoyer, M. Pope: Vibration and the human spine. Spine 7 (1982) 243

1312 Wilkinson, H. A.: The Failed Back Syndrome. Harper & Row, New York 1992

1313 Wilkinson, H. A., N. Schuman: Results of surgical lysis of lumbar adhesive arachnoiditis. Neurosurg. 4 (1979) 401–409

1314 Willert, H.-G., A. Enderle: Tumoren der Wirbelbogengelenke. In: Die Wirbelsäule in Forschung und Praxis, Bd. 87. Hippokrates, Stuttgart 1981 (S. 115)

1315 Williams, H.: The Lumbosacral Spine. McGraw-Hill, New York 1965

1316 Williams, R.: Microlumbar discectomy. Spine 3 (1978) 175

1317 Williams, R.: Techniques of microsurgery. Alternatives in Spinal Surgery, First Symposium, Paris 1985 (Abstracts)

1318 Wilson, D.: Microsurgical lumbar discectomy. Neurosurgery (1979) 137

1319 Wilson, J.: Discusprolaps nach Lumbalpunktion. Brit. med. J. 1949/II, 1334

1320 Wilson, L., J. Chell, R. Mulholland: Adolescent disc protrusions. Europ. Spine J. 1 (1992) 156

1321 Wilson, R.: Symposium: Low back pain and sciatic pain. J. Bone Jt Surg. A50 (1968) 1

1322 Wiltse, L. L.: The paraspinal sacrospinalis-splitting approach to the lumbar spine. J. Bone Jt Surg. 50 (1968) 919

1323 Wiltse, L. L., W. Glenn: Alar transverse process: impingement of the L5 spinal nerve (the far-out-syndrome). ISSLS Meeting, Toronto 1982 (Abstracts)

1324 Wiltse, L. L., P. D. Rocchio: Preoperative psychological tests as predictors of success of chemonucleolysis in the treatment of the low back syndrome. J. Bone Jt Surg. A57 (1975) 478–483

1325 Wiltse, L. L., E. H. Widell, H. A. Yvan: Chymopapain chemonucleolysis in lumbar disk disease. J. Amer. med. Ass. 231 (1975) 474

1326 Wiltse, L., P. Berger, J. McCulloch: A system for reporting the size and location of a lesion in the spine. ISSLS Meeting, Chicago 1992

1327 Wiltse, L., A. Fonseca, J. Amster, P. Dimartino, F. Ravessond: Relationship of the dura, Hofmann's ligaments, Batson's plexus and a fibrovascular membrane. Spine 18 (1993) 1030–1043

1328 Wing, P., J. Tsang, F. Gagnon, L. Susak: Diurnal changes in the profile shape and range of motion of the back. Spine 17 (1992) 761 –766

1329 Winkelmüller, W.: Schmerzstimulation beim Postdiskotomiesyndrom. 16. Jahrestagung der Gesellschaft für Wirbelsäulenforschung, Bad Homburg 1991

1330 Wirsching, M.: Über die Beziehungen der Form, Schwere und Lokalisation von Halswirbelsäulenverletzungen. Arch. orthop. Unfall-Chir. 74 (1972) 63

1331 Wißdorf, H.: Die Gefäßversorgung der Wirbelsäule und des Rückenmarks vom Hausschwein. Zbl. Vet.-Med. 1970, Beitr. 12

1332 Witt, A. N.: Praktische Erfahrungen mit der Nucleographie. Z. Orthop. 80 (1951) 57

1333 Wittenberg, R., J. Krämer: Die implantatfreie dorsale lumbosakrale Distraktionsspondylodese (LSDS). Operat. Orthop. Traumatol. 5 (1993) 77

1334 Wittenberg, R. H., J. Moeller: Lumbosakrale Distraktions-Spondylodese beim Postdiskotomiesyndrom. Med.-orthop. Techn. 109 (1989) 75–81

1335 Wittenberg, R., J. Schymik: Rückenschule bei Patienten nach Bandscheibenoperation – eine prospektive Studie. Orthop. Mitt. 23 (1993) 165

1336 Wittenberg, R. H., J. Moeller, J. Krämer: Ergebnisse nach lumbosakraler Distraktionsspondylodese beim voroperierten Rückenpatienten. Z. Orthop. 127 (1990)

1337 Wittenberg, R., K. Greskötter, R. Steffen, B. Schoenfeld: Ist die epidurale Injektionsbehandlung mit hypertoner Kochsalzlösung sinnvoll? Z. Orthop. 128 (1990) 223–226

1338 Witzel, L.: Die Behandlung des lumbalen Wurzelreizsyndroms mit sakraler epiduraler Injektion von Novocain und Volon A40. Med. Welt 23 (1972) 344

1339 Wolf, H. G.: Headache. Oxford University Press, London 1963

1340 Wolf, S. H.: Interferenzstrom-Therapie. Elektromedizin 1 (1956) 1

1341 Wolff, H. D.: Bemerkungen zur manuellen Therapie. Manu. Med. 5 (1967) 13

1342 Wong, C., B. Pereira, R. Pho: Cervical disc calcification in children. Spine 17 (1992) 139

1343 Wood, P. N., E. M. Bodley: Epidemiology of back pain. In Jayson, M.: The Lumbar Spine and Backpain. Pitman, London 1985

1344 Worden, R., J. Humphrey: Effect of spinal traction on the length of the body. Arch. phys. Med. 45 (1964)

1345 Wrammer, T.: Acta rheumatol. scand. 11 (1957) 108

1346 Wrete, M.: Über die Verbindung der Cervicalnerven mit den sympathischen Grenzsträngen beim Menschen. Z. mikr.-anat. Forsch. 1 (1934) 425

1347 Wyss, Th., S. P. Ulrich: Die gezielte Extensionsbehandlung der Wirbelsäule bei Arm-, Kreuz- und Ischiasschmerzen. Z. Orthop. 83 (1953) 497

1348 Yamada, K.: The dynamics of experimental posture: experimental study of intervertebral disc herniation in bipedal animals. Clin. Orthop. 25 (1962) 20

1349 Yasargil, G., C. Abernathey: Technique of microsurgery. In Williams, R., J. McCulloch, P. Young: Microsurgery of the Lumbar Spine. Aspen, Rockville/Maryl. 1990

1350 Yates, A.: Treatment of backpain. In Jayson, M.: The Lumbar Spine and Backpain. Pitman, London 1985

1351 Yates, D. W.: A comparison of the types of epidural injection in the treatment of low back pain. Rheumatol. Rehab. 17 (1978) 181–186

1352 Yildizhan, A., T. Okten: Intradiscal disc herniations. Acta neurochir. 110 (1991) 160–165

1353 Yoke, C. O., T. K. Ann: Study of lumbar disc pathology among a group of dockworkers. A. Acad. Med. 8 (1979) 81–85

1354 Yoshida, T., M. Goto, T. Nagira, A. Ono, I. Fujita, S. Goda, M. Bando: Studies on low back pain among workers in small scale construction companies. Jap. J. industr. Hlth 13 (1971) 37–43

1355 Yutaka, N., et al.: Fate of epidurally sequestrated disc. ISSLS Meeting, Marseille 1993 (Abstracts)

1356 Zachrisson, M.: Physical therapy on low back pain and sciatica. Physiotherapy 66 (1980) 106

1357 Zahrawi, F.: Microlumbar discectomy. Spine 13 (1988) 358

1358 Zappulla, A., P. Hollis: The microsurgical approach to the herniated lumbar disc. In Camins, M. B., P. O'Leary: The Lumbar Spine. Raven, New York 1987

1359 Zeidler, H.: Rheumatische Krankheitsbilder der Halswirbelsäule. In Schattenkirchner, M.: Die rheumatische Halswirbelsäule. Colloquia rheumatologica. Banaschewski, München 1986

1360 Zenner, P.: Die Schleuderverletzung der Halswirbelsäule und ihre Begutachtung. Springer, Berlin 1987

1361 Zetterberg, C., G. Andersson, A. Schultz: The activity of individual trune muscles during heavy physical loading. Spine 12 (1987) 1035

1362 Zilkens, J.: Die praeoperative Aussagekraft der neurologischen Diagnostik, Myelographie und Computertomographie. Z. Orthop. 121 (1983) 373

1363 Zindrick, M., L. Wiltse, E. Widel, T. Holland, B. Field, C. Spencer: A biomechanical study of intrapeduncular screw fixation. Clin. Orthop. 203 (1986) 99

1364 Zippel, H., E. Pfeil: Wirbelgleiten im Lendenbereich. Geklärte und ungeklärte Spondylolisthesisprobleme. Barth, Leipzig 1980

1365 Zöch, K.: Anatomische Grundlagen und Technik der paravertebralen Spinalnervenblockade. Med. Welt 20 (1969) 2679

1366 Zuchermann, J., K. Hsu, A. White, G. Wynne: Early results of spinal fusion using variable spine plating system. Spine 13 (1988) 570

1367 Zuidema, H.: National statistics in the Netherlands. Seminar on Prevention of Low Back Pain. J. Ergonom. 1983

1368 Zukschwerdt, L., E. Emminger, F. Biedermann, H. Zettel: Wirbelgelenk und Bandscheibe, 2. Aufl. Hippokrates, Stuttgart 1960

Sachverzeichnis

Die **halbfett** gedruckten Seitenzahlen verweisen auf die ausführliche Behandlung des Themas.